ONCOPLASTIA
E RECONSTRUÇÃO MAMÁRIA

2ª edição

ONCOPLASTIA
E RECONSTRUÇÃO MAMÁRIA

2ª edição

Clécio Ênio Murta de Lucena

Mestre e Doutor em Medicina pela UFMG. Professor Adjunto do Departamento de Ginecologia e Obstetrícia da Faculdade de Medicina da UFMG. Coordenador da Disciplina de Mastologia da Faculdade de Medicina da UFMG. Membro do Serviço de Mastologia do Instituto Orizonti – Belo Horizonte-MG – e do Setor de Mastologia do Hospital das Clínicas da UFMG. Membro Titular da Sociedade Brasileira de Mastologia. Ex-Presidente da Sociedade Brasileira de Mastologia – Regional de Minas Gerais (triênio 2014-2016). Membro Efetivo da Academia Mineira de Medicina – Cadeira 31.

Régis Resende Paulinelli

Presidente do Departamento de Oncoplastia da Sociedade Brasileira de Mastologia. Mestre e Doutor em Ciências da Saúde pela UnB. Serviço de Ginecologia e Mama do Hospital Araújo Jorge da Associação de Combate ao Câncer em Goiás. Hospital Israelita Albert Einstein de Goiânia-GO.

José Luiz Pedrini

Mastologista. Fundador do Serviço de Mastologia do Hospital Nossa Senhora da Conceição e do Hospital Ernesto Dornelles. Pesquisador-Diretor do Centro de Pesquisas Médicas e Ensaios Clínicos – Porto Alegre-RS. Mestre e PhD em Patologia Experimental da Mama – Universidade Federal de Ciências da Saúde – RS.

Cícero de Andrade Urban

Mastologista (TEMA) e Cirurgião Oncológico. Coordenador da Divisão de Cirurgia Oncoplástica e Reconstrutiva da Mama no Centro de Doenças da Mama e na Unidade de Mama do Hospital Nossa Senhora das Graças –Curitiba-PR. Vice-Presidente da Sociedade Brasileira de Mastologia. Divisão de Cirurgia Oncoplástica e Reconstrutiva da Mama no Centro de Doenças da Mama e na Unidade de Mama do Hospital Nossa Senhora das Graças em Curitiba.

Maurício de Aquino Resende

Vice-Presidente da Comissão de Oncoplastia da Sociedade Brasileira de Mastologia. Mastologista – TEMa. Ex-Fellow – Karolinska Institut – Estocolmo, Suécia. Coordenador do Curso de Oncoplastia e Reconstrução Mamária da Sociedade Brasileira de Mastologia na cidade de Jaú-SP. Coordenador da Unidade de Mastologia e Saúde da Mulher da Rede Primavera em Aracaju-SE.

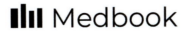

ONCOPLASTIA E RECONSTRUÇÃO MAMÁRIA – Segunda edição
Direitos exclusivos para a língua portuguesa
Copyright © 2024 by Medbook Editora Científica Ltda.

Nota da editora: Os organizadores desta obra verificaram cuidadosamente os nomes genéricos e comerciais dos medicamentos mencionados, assim como conferiram os dados referentes à posologia, objetivando fornecer informações acuradas e de acordo com os padrões atualmente aceitos. Entretanto, em virtude do dinamismo da área da saúde, os leitores devem prestar atenção às informações fornecidas pelos fabricantes para que possam se certificar de que as doses preconizadas ou as contraindicações não sofreram modificações, principalmente em relação a substâncias novas ou prescritas com pouca frequência.

Os organizadores e a editora não podem ser responsabilizados pelo uso impróprio nem pela aplicação incorreta de produto apresentado nesta obra. Apesar de terem envidado esforço máximo para localizar os detentores dos direitos autorais de qualquer material utilizado, os organizadores e a editora estão dispostos a acertos posteriores caso, inadvertidamente, a identificação de algum deles tenha sido omitida.

Editoração Eletrônica: LCM Produção Editorial.
Capa: Eduardo Nascimento

Reservados todos os direitos. É proibida a duplicação ou reprodução deste volume, no todo ou em parte, sob quaisquer formas ou por quaisquer meios (eletrônico, mecânico, gravação, fotocópia, distribuição na Web ou outros), sem permissão expressa da Editora.

CIP-BRASIL. CATALOGAÇÃO NA PUBLICAÇÃO
SINDICATO NACIONAL DOS EDITORES DE LIVROS, RJ

O67

Oncoplastia e reconstrução mamária / Clécio Ênio Murta de Lucena ... [et al.]. - 2. ed., . - Rio de Janeiro : Medbook, 2024.
    728 p. : il. ; 28 cm.

    Apêndice
    Inclui bibliografia e índice
    ISBN 978-65-5783-102-1

    1. Mamas - Câncer. 2. Mamas - Doenças. I. Lucena, Clécio Ênio Murta de.

24-88972   CDD: 616.99449075
                  CDU: 618.19-006

Gabriela Faray Ferreira Lopes - Bibliotecária - CRB-7/6643

22/03/2024   28/03/2024

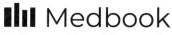
Editora Científica Ltda.
Avenida Treze de Maio 41/sala 804 – Cep 20.031-007 – Rio de Janeiro – RJ
Telefone: (21) 2502-4438 – www.medbookeditora.com.br – instagram: @medbookoficial
contato@medbookeditora.com.br – vendasrj@medbookeditora.com.br

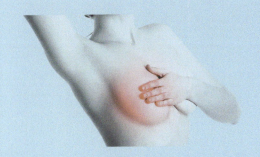

Dedicatória

Dedicamos esta obra às nossas pacientes e àqueles que, ao participarem dos cursos de formação em Oncoplastia e Reconstrução Mamária, estão habilitando outros profissionais.

Que este trabalho possa estimular a Medicina a valorizar a autoestima das mulheres estampada em seus rostos sempre que sua forma e dignidade são respeitadas com o uso das técnicas aqui demonstradas por profissionais que se dispõem a ensinar.

Este livro foi feito muito com o coração. É dedicado diretamente ao coração das mulheres que nos procuram.

Obrigado pela vida e pela dignidade.

Qualidade de vida não é apenas ausência de doença. É também amor pelo tempo de vida.

Os autores

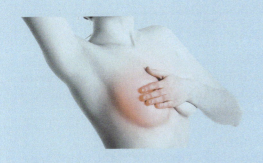

Colaboradores

Abhishek Chatterjee
MD. Tufts Medical Center, Boston, USA.

Ailton Joioso
Mastologista Titular da SBM. Mastologista do Hospital Amaral Carvalho-Jaú e do Centro de Mastologia Jaú. Coordenador do Curso de Oncoplastia e Reconstrução Mamária da SBM e do Hospital Amaral Carvalho-Jaú. Membro da Comissão de Oncoplastia da SBM.

Alberto Bouzón Alejandro
Unidad de Mama. Complexo Hospitalario Universitario A Coruña – A Coruña, España. Cirujano Oncólogo de Mama. Doctor en Medicina y Cirugía.

Alejandra García Novoa
Unidad de Mama. Complexo Hospitalario Universitario A Coruña – A Coruña, España. Cirujana Oncólogo de Mama. Doctora en Medicina y Cirugía.

Alexandre de Almeida Barra
Doutor em Saúde da Mulher pela UFMG. Pós-Doutor em Cuidados Paliativos pelo The Christie NHS Foundation Trust – Manchester, UK. Professor Associado de Ginecologia e Obstetrícia da Universidade Federal de Ouro Preto. Coordenador do Serviço de Mastologia do Instituto de Previdência dos Servidores do Estado de Minas Gerais.

Alice Castro Silva
Membro Titular da SBM. Médica. Mastologista do Breast Center do Instituto Orizonti – Belo Horizonte-MG.

Alice Vilas Boas Garson de Matos
Médica do Setor de Radiologia Mamária da Clínica Alvo – Rio de Janeiro-RJ. Médica do Grupo de Ressonância de Mamas do Fleury-RJ. Radiologista Mamária membro da SBM.

Alícia Marina Cardoso
Médica Ginecologista e Obstetra pela FMJ. Mastologista pela UNICAMP. Mestranda pela UNICAMP.

André Vallejo da Silva
Médico do Serviço de Mastologia da UFF-RJ. Mestre e Doutor em Patologia pela UFF-RJ. Pós-Doutorado em Oncogenética no Hospital Erasto Gaertner-PR.

Andrea Manconi
Médico Assistente do Departamento de Cirurgia Plástica Reconstrutora do Instituto Europeu de Oncologia (IEO) – Milão, Itália.

Andrea Pires Souto Damin
Chefe do Serviço de Mastologia do Hospital de Clínicas de Porto Alegre-RS. Professora da Faculdade de Medicina da UFRGS.

Andreas Karakatsanis
Departamento de Ciências Cirúrgicas, Universidade de Uppsala, Sjukhusvägen ing 70, SE 751 85, Uppsala, Suécia.

Andrei Gustavo Reginatto
Mastologista. Diretor da SBM-RS. Coordenador do Serviço e da Residência de Mastologia do Hospital Fêmina. Preceptor da Residência Médica em Mastologia do Hospital Ernesto Dornelles – Porto Alegre-RS.

Ângela Erguy Zucatto
Médica Mastologista/TEMA. Mestre em Ciências Médicas pela UFRGS. Médica do Serviço de Mastologia do Hospital de Clínicas de Porto Alegre-RS.

Angélica Nogueira-Rodrigues
Post Doc em Oncologia – Harvard University. Professora e Pesquisadora da UFMG. Idealizadora do Grupo Brasileiro de Tumores Ginecológicos – EVA. Chair Ginecologia Oncológica – LACOG. Oncologista – DOM e OC. Presidente-eleita da SBOC.

Ângelo Gustavo Zucca-Matthes
Médico Mastologista com TEMa, do Mamarec, Ribeirão Preto. Graduado em Medicina pela UFTM, com residência em Mastologia pelo Hospital das Clínicas da Faculdade de Medicina da USP. Doutorado e Pós-Doutorado em Mastologia pela Faculdade de Medicina da UNESP. Ex-fellow do Instituto Europeu de Oncologia no Departamento de Cirurgia Plástica e Reconstrutiva.

Annamaria Massahud Rodrigues dos Santos
Mestre em Ciências da Saúde. Membro Titular da SBM. Médica Mastologista na Santa Casa de Belo Horizonte, no Instituto Orizonti e Supervisora da Residência Médica em Mastologia no Instituto de Previdência dos Servidores do Estado de Minas Gerais (IPSEMG).

Antônio Bailão Júnior
Cirurgião Oncológico com atuação em Mastologia Oncológica e Cirurgia Minimamente Invasiva. Mestre pelo Programa de Pós-Graduação em Biotecnologia da Faculdade de Medicina de Botucatu – UNESP. Doutorando em Tocoginecologia pelo Programa de Pós-Graduação em Tocoginecologia da Faculdade de Medicina de Botucatu – UNESP. Coordenador do Departamento de Mastologia e Reconstrução Mamária do Hospital de Câncer de Barretos-SP.

Antônio Luiz Frasson
Titular do Grupo de Mama do Centro de Oncologia do Hospital Albert Einstein. Chefe do Serviço de Mama da Santa Casa de Porto Alegre e Coordenador do Centro de Oncologia do Hospital Nora Teixeira, Rede Einstein de Oncologia. Professor da Faculdade de Medicina da PUC-RS.

Bahadir M. Gulluoglu
Professor da Faculdade de Medicina da Universidade de Mármara, Departamento de Cirurgia Geral – Istambul, Turquia. SENATURK Senology Academy – Istambul, Turquia.

Benigno Acea Nebril
Unidad de Mama. Complexo Hospitalario Universitario A Coruña – A Coruña, España. Cirujano Oncólogo de Mama. Doctor en Medicina y Cirugía. Profesor del Programa de Doctorado de la Universidad da Coruña. Profesor del Máster de Senología de la Universidad de Barcelona. Profesor Invitado de la Universidad Autónoma del Estado de México.

Bertha Andrade Coelho
Diretora da Clínica Mater de Montes Claros-MG. Professora da Faculdade UNIFIP de Montes Claros. Membro da Comissão de Imagem Mamária da SBM. Doutora em Saúde da Mulher pela UNESP – Botucatu-SP.

Betina Vollbrecht
Serviço de Mama do Hospital Nora Teixeira e Santa Casa de Porto Alegre. Doutora em Medicina, PUC-RS. Professora da Faculdade de Medicina da PUC-RS.

Bruno Bohrer Flores
Médico pela Universidade Luterana do Brasil. Ginecologista e Obstetra pela Universidade Luterana do Brasil. Mastologista pela PUC-RJ. Mestre pela Universidade Franciscana. Professor dos Cursos de Medicina da Universidade Federal de Santa Maria-RS e Universidade Franciscana-RS.

Carlos Alberto Ruiz
Assistente Doutor da Disciplina de Ginecologia e Mastologia do HCFMUSP. Médico do Centro de Oncologia do Hospital Alemão Osvaldo Cruz-SP. Ex-Presidente da SBM (2011-2013). Presidente de Honra da UNACAM (União e Apoio ao Combate do Câncer de Mama)-SP.

Carlota Díaz Carballada
Unidad de Mama. Complexo Hospitalario Universitario A Coruña – A Coruña, España. Ginecóloga.

Carmen Conde Iglesias
Unidad de Mama. Complexo Hospitalario Universitario A Coruña – A Coruña, España. Ginecóloga.

Carolina Miranda Fuchino
Médica Mastologista da Unidade de Mastologia Hospital de Base do Distrito Federal. Preceptora do Programa de Residência Médica em Mastologia da SES/DF – Hospital de Base. Ex-Presidente da SBM-DF.

Carolina Nazareth Valadares
Mastologista Titular da SBM. Doutora em Cirurgia pela UFMG. Mastologista do Hospital Paulistano-SP. Membro da Comissão de Imaginologia Mamária da SBM-SP (2023-2025). Membro da Escola Brasileira de Mastologia da SBM (2023-2025).

Caroline King
MD. Tufts Medical Center, Boston USA.

Cícero de Andrade Urban
Mastologista (TEMA) e Cirurgião Oncológico. Coordenador da Divisão de Cirurgia Oncoplástica e Reconstrutiva da Mama no Centro de Doenças da Mama e na Unidade de Mama do Hospital Nossa Senhora das Graças – Curitiba-PR. Vice-Presidente da SBM.

Claudinei Destro
Médico Mastologista do Hospital Central Aristarcho Pessoa – Rio de Janeiro-RJ. Especialista em Cirurgia Oncológica e Mastologia (TEMA).

Cléber Sérgio da Silva
Mastologista pela SBM. Mestre e Doutor pela UFTM. Professor Adjunto da Disciplina de Ginecologia da UFTM. Médico Mastologista do Hospital Helio Angotti –Uberaba-MG.

Clécio Ênio Murta de Lucena
Mestre e Doutor em Medicina pela UFMG. Professor Adjunto do Departamento de Ginecologia e Obstetrícia da Faculdade de Medicina da UFMG. Coordenador da Disciplina de Mastologia da Faculdade de Medicina da UFMG. Membro do Serviço de Mastologia do Instituto Orizonti – Belo Horizonte-MG – e do Setor de Mastologia do Hospital das Clínicas da UFMG. Membro Titular da SBM. Ex-Presidente da SBM – Regional de Minas Gerais (triênio 2014-2016). Membro Efetivo da Academia Mineira de Medicina – Cadeira 31.

Cléverton Spautz
Mastologista (TEMA) no Centro de Doenças da Mama e na Unidade de Mama do Hospital Nossa Senhora das Graças – Curitiba-PR. Mestre em Tocoginecologia na UFPR.

Cristiane da Costa Bandeira Abrahão Nimir
Patologista Associada à SBP e SBM. Laboratório Femme – São Paulo.

Cristóvão Pinheiro Barros
Mastologista do Hospital Governador Israel Pinheiro e Hospital Felício Rocho – Belo Horizonte-MG. TEGO e TEMA. Membro Titular da SBM. Secretário da SBM-MG.

Daniel Meirelles Barbalho
Graduação e Residência pela Faculdade de Medicina da USP. Fellowship em Reconstrução Mamária e Cirurgia Oncoplástica pelo Instituto Europeu de Oncologia – Milão, Itália. Doutorado em Oncogenética pelo Instituto de Ensino e Pesquisa do Hospital Sírio-Libanês. Mestrado em Epidemiologia pela Universidade de Harvard. Médico Assistente do Hospital Sírio Libanês – Unidade Brasília.

Daniele Pitanga Torres
Ex-Residente do Serviço de Mastologia do Instituto Nacional de Câncer (INCA). Mastologista do Hospital Federal da Lagoa – Rio de Janeiro-RJ.

Darley de Lima Ferreira Filho
Serviço de Mastologia e Reconstrução Mamária do Hospital Barão de Lucena – Recife-PE.

Eduarda Goulart Carneiro
Ex-Residente do Serviço de Mastologia da Santa Casa de São Paulo. Mastologista do Hospital Federal do Andaraí – Rio de Janeiro-RJ.

Eduardo Camargo Millen
Mestre e Doutor em Medicina pela UNIFESP. Fundador do Portal Câncer de Mama Brasil. Fellowship pelo Instituto Europeu de Oncologia.

Eduardo González
Especialista em Cirurgia Oncológica, Mastologia e Cirurgia Plástica e Reconstrutiva. Professor de Cirurgia da Universidade de Buenos Aires. Chefe do Departamento de Mastologia do Instituto de Oncologia Ángel H. Roffo – Universidade de Buenos Aires, Argentina.

Ehsanur Rahman
Clinical Oncoplastic Fellow, The Royal Wolverhampton NHS Trust – Wolverhampton, UK.

Elba María Lidia Segovia Fernández
Doutora. Pós-Graduada e Ex-Residente da Unidade de Mastologia do Hospital de Clínicas – Universidade Nacional de Assunção e do Hospital Bautista – Assunção, Paraguai.

Elvis Lopes Barbosa
Serviço de Mastologia e Reconstrução Mamária do Hospital Geral de Fortaleza-CE.

Emmanuel Filizola Cavalcante
Membro da SBM. Pós-Graduação em Reconstrução Mamária na Santa Casa de Belo Horizonte-MG. Mestre em Educação e Saúde pela Escuela Nacional de Havana, Cuba.

Evandro Fallaci Mateus
Ginecologista Obstetra pela Santa Casa de Misericórdia de São Paulo. Mastologista pela Santa Cassa de Misericórdia de São Paulo. Especialista em Reconstrução Mamária e Complicações Pós-Cirúrgicas. Coordenador do Programa de Residência Médica em Mastologia da Prevent Senior-SP. Mastologista do Grupo Oncoclínicas-SP. Mastologista do Hospital Nove de Julho – São Paulo-SP.

Fabiana Christina Araújo Pereira Lisboa
Formada em Medicina pela UnB. Especialista em Ginecologia e Obstetrícia pela FEBRASGO. Especialista em Mastologia pela SBM. Programa de Educação Continuada em Oncoplastia e Reconstrução Mamária pela SBM. Curso de especialização em Retalhos Miocutâneos e *Lipofilling* pela Escola Superior de Cirurgia Oncoplástica da Mama – ESCO. Mestre em Ciências Médicas pela Faculdade de Medicina da UnB. Doutoranda em Ciências Médicas pela Faculdade de Medicina da UnB. Preceptora do Programa de Residência Médica de Ginecologia e Obstetrícia do Hospital Regional de Taguatinga – SES/DF.

Fabiana Coelho

Mastologista Especializada em Reconstrução Mamária pela Santa Casa de São Paulo. Membro da Comissão de Oncoplastia da SBM-SP. Mestranda da Clínica de Mastologia do Departamento de Ginecologia e Obstetrícia pela Faculdade de Ciências Médicas da Santa Casa de São Paulo. Mastologista do Hospital Santa Catarina Paulista e Prevent Senior. Membro Associado do Centro Paulista de Mastologia e Oncoplastia Mamária (CPMO).

Fábio Bagnoli

Professor Instrutor Doutor da Faculdade de Ciências Médicas da Santa Casa de Misericórdia de São Paulo. Assistente do Setor de Mastologia do Departamento de Obstetrícia e Ginecologia da Santa Casa de São Paulo. Mastologista do Hospital Israelita Albert Einstein e Grupo Oncoclínicas. Responsável pela Reconstrução Mamária da equipe de Mastologia do Hospital Paulistano. Vice-Presidente da SBM-SP (2023-2025). Presidente da Comissão de Cirurgia da SBM (2023-2025). Membro da Comissão de Oncoplastia da SBM (2023-2025). Membro Titular do Centro Paulista de Mastologia e Oncoplastia (CPMO).

Fabrício Palermo Brenelli

Professor Doutor Assistente da Divisão de Oncologia Mamária da UNICAMP. Fellow de Mastologia (2004-2007) e de Cirurgia Plástica Reconstrutiva (2007-2009) do Instituto Europeu de Oncologia – Milão, Itália. Coordenador da Equipe do Núcleo de Mastologia da Beneficência Portuguesa de São Paulo.

Felipe Pereira Zerwes

Chefe do Serviço de Mastologia e Professor da PUC-RS.

Fernando Santos de Azevedo

Médico Oncologista do Hospital das Clínicas da UFG. Discente do Programa de Pós-Graduação em Genética e Biologia Molecular da UFG – Goiânia, GO. Tutor do Curso de Medicina da UNIFIMES – Trindade, GO.

Fernando Vecchi Martins

Membro Titular da SBM. Diretor Técnico do Centro de Mama do Santé Cancer Center – Lages-SC. Presidente da SBM-SC (2023-2025).

Flávia Cardoso Franca

Mastologista, Cirurgiã Geral. Mestre e Doutoranda pelo Programa de Pós-Graduação em Tocoginecologia da Faculdade de Medicina de Botucatu – UNESP. Especialista em Medicina Oncológica – Cirurgia Oncoplástica Mamária pelo Programa do Programa de Pós-Graduação Lato Sensu em Oncologia do Hospital de Câncer de Barretos-SP.

Flávia Engel Aduan

Médica do Setor de Radiologia Mamária da Clínica Alvo. Membro da Comissão de Mama do Colégio Brasileiro de Radiologia. Médica do Programa Nacional de Qualidade de Mamografia do INCA/CBR. Pós-Graduação em Pesquisa Clínica na Harvard Medical School. Mestranda em Pesquisa Clínica na Universidade de Dresden, Alemanha.

Flávia Kuroda

Médica Mastologista (TEMA) do Centro de Doenças da Mama e da Unidade de Mama do Hospital Nossa Senhora das Graças –Curitiba-PR. Mestrado e Doutorado em Biotecnologia na Universidade Positivo – Curitiba-PR.

Francisco Javier Abed Mosciaro

Doutor do Serviço de Mastologia do Instituto de Previdência Social e do Hospital La Costa – Assunção, Paraguai. Diretor Médico da La Costa Lynch – Assunção, Paraguai.

Francisco Pimentel Cavalcante

Mastologista Co-Fundador da Iniciativa Câncer de Mama Brasil. Presidente da Comissão de Título de Especialista em Mastologia (TEMa) da SBM. Membro afiliado à SBM, FEBRASGO, ASCO e ASBrS.

Frank Lane Braga Rodrigues

Médico Mastologista do Instituto de Mastologia e Oncologia. Ex-Presidente da SBM-GO.

Gabriel de Almeida Silva Júnior

Especialista e Mestre em Medicina pela UFMG. Membro Titular da FEBRASGO e SBM. Ex-Coordenador do Setor de Mastologia do HCUFMG. Membro do Serviço de Mastologia do Instituto Orizonti – Belo Horizonte-MG.

Gabriela Boufelli de Freitas

Médica e Mestre em Ciências pela FMUSP. Médica Assistente do Instituto do Câncer do Estado de São Paulo – ICESP/HCFMUSP.

Gabriela Dinnebier Tomazzoni

Médica Mastologista/TEMA. Médica do Núcleo Mama do Hospital Moinhos de Vento – Porto Alegre-RS.

Gastón Berman

Especialista em Cirurgia Oncológica, Mastologia e Cirurgia Plástica e Reconstrutiva. Professor Adjunto de Cirurgia da Universidade de Buenos Aires. Médico do Departamento de Mastologia do Instituto de Oncologia Ángel H. Roffo da Universidade de Buenos Aires, Argentina.

Giovanna Medeiros Resende

Medica Residente em Mastologia da Santa Casa de São Paulo.

Graziela Couto de Carvalho

Mastologista pela Beneficência Portuguesa de São Paulo. Ginecologista pelo Hospital Pérola Byington-SP. Graduada pela UFMG.

Guilherme Novita

Mastologista do Grupo Oncoclínicas e do Hospital Israelita Albert Einstein. Diretor da Escola Brasileira de Mastologia (2023-2025).

Gustavo Drummond Pinho Ribeiro

Residente em Oncologia Clínica no HCUFMG.

Gustavo Zucca-Matthes

Mastologista-TEMa. Coordenador do Departamento de Mastologia e Reconstrução Mamária do Hospital de Câncer de Barretos – HCB. Coordenador do Centro de Treinamento em Cirurgia Oncoplástica do HCB. Doutorado e Pós-Doutorado pelo DGOM da Faculdade de Medicina de Botucatu – UNESP. Ex-Fellow do Departamento de Cirurgia Plástica e Reconstrutora do Instituto Europeu de Oncologia – Milão, Itália.

Henrique Lima Couto

Diretor da Clínica Redimama – Redimasto. Coordenador do Departamento de Imagem Mamária da SBM. Doutor em Saúde da Mulher pela Faculdade de Medicina de Minas Gerais.

Idam de Oliveira-Júnior

Mastologista, Cirurgião Geral. Mestre, Doutor e Pós-Doutor pelo Programa de Pós-Graduação em Tocoginecologia da Faculdade de Medicina de Botucatu-SP. Orientador do Programa de Pós-Graduação em Oncologia e do Programa de Pós-Graduação Profissional de Inovação em Saúde da Fundação Pio XII. Membro do Departamento de Oncoplastia da SBM (2022-2024). Coordenador da Comissão de Oncoplastia da SBM-SP (2022-2024). Membro da Comissão do TEMa (2022-2024). Atua no Departamento de Mastologia e Reconstrução Mamária do Hospital de Câncer de Barretos-SP.

Isabela Severo de Miranda

Serviço de Mama – Hospital Nora Teixeira e Santa Casa de Porto Alegre. Mestrado em Medicina pela PUC-RS. Professora de Mastologia da Faculdade de Medicina Unisinos-RS.

Ísis Mendes Barbosa

Médica Mastologista do Hospital Nossa Senhora da Conceição – Porto Alegre-RS. Mastologista no Hospital Bom Jesus – Taquara-RS.

Jaime Letzkus Berríos

Unidad de Patología Mamaria, Hospital Clínico San Borja Arriarán, Santiago de Chile. Profesor Adjunto de Universidad de Chile.

João Henrique Penna Reis

Coordenador Científico do Breast Center do Instituto Orizonti – Belo Horizonte-MG. Mastologista do Hospital Mater Dei – Belo Horizonte-MG. Fellow do Guy's Hospital pela Universidade de Londres. Co-Fundador do Portal Câncer de Mama Brasil.

João Ricardo Auler Paloschi

Mastologista do Hospital Amaral Carvalho de Jaú-SP. Coordenador do Curso de Oncoplastia e Reconstrução Mamária da SBM no Hospital Amaral Carvalho – Jaú-SP. Membro das Comissões de Oncoplastia e Reconstrução Mamária da SBM e SBM-SP.

Jonathan Yugo Maesaka

Médico e Doutor em Ciências pela FMUSP. Médico Assistente do Instituto do Câncer do Estado de São Paulo – ICESP/HCFMUSP. Médico do Serviço de Cirurgia Oncológica da Mama do Hospital Municipal Vila Santa Catarina-SP.

Jorge Villanova Biazús

Médico do Serviço de Mastologia do Hospital de Clínicas de Porto Alegre. Doutor em Ciências Médicas pela UFRGS. Professor da Faculdade de Medicina da UFRGS.

José Carlos Campos Torres

Professor Doutor Assistente da Divisão de Oncologia Mamária/Ginecologia Oncológica e Coordenador da Cirurgia Oncológica Feminina da UNICAMP. Membro Titular da SBM. Membro Titular (*Active Member*) da American Society of Breast Surgeons (ASBrS) – EUA.

José Luiz Pedrini

Mastologista. Fundador do Serviço de Mastologia do Hospital Nossa Senhora da Conceição e do Hospital Ernesto Dornelles. Pesquisador-Diretor do Centro de Pesquisas Médicas e Ensaios Clínicos – Porto Alegre-RS. Mestre e PhD em Patologia Experimental da Mama – Universidade Federal de Ciências da Saúde-RS.

Júlia Dias do Prado

Chefe do Serviço de Mastologia do Hospital Universitário Antônio Pedro – HUAP-UFF. Chefe do Serviço de Mastologia do Hospital Universitário Gaffrée e Guinle – HUGG-UNIRIO. Título de Especialista em Mastologia pela SBM. Fellowship em Oncoplastia e Reconstrução Mamária na Clinique de L'Orangerie – Estrasburgo, França.

Juliana Tavares Salgado

Residência Médica em Ginecologia e Obstetrícia e Mastologia pelo Hospital Governador Israel Pinheiro – IPSEMG. Atuação Profissional nos Hospitais Vila da Serra e Vera Cruz e no Instituto Orizonti – Belo Horizonte-MG.

Juliane Dal Vesco
Membro Titular da Sociedade Brasileira de Mastologia. Residência Médica em Mastologia pelo Hospital Nossa Senhora da Conceição de Porto Alegre-RS. Médica Mastologista e Preceptora do Programa de Residência Médica do Hospital Fêmina – Porto Alegre-RS.

Karina Anselmi
Mastologista (TEMA) no Centro de Doenças da Mama e na Unidade de Mama do Hospital Nossa Senhora das Graças – Curitiba-PR. Mestrado e Doutorado em Biotecnologia na Universidade Positivo em Curitiba.

Leonardo Fleury Orlandini
Mastologista na Oncologia – Santa Casa de Ourinhos-SP. Doutorado pela FMUSP – Ribeirão Preto-SP. Membro da Comissão de Educação Continuada da SBM-SP (2023-2025).

Leonardo Ribeiro Soares
Professor Adjunto da Faculdade de Medicina da UFG. Médico Mastologista do Hospital das Clínicas da UFG. Doutorado em Ciências da Saúde – UFG.

Letícia Guerra Monteiro
Médica Mastologista do Hospital Mater Dei – Belo Horizonte-MG. Médica Mastologista do Breast Center do Instituto Orizonti – Belo Horizonte-MG. Visiting Doctor do Instituto Europeu de Oncologia – Milão, Itália. Especialista em Oncoplastia Mamária.

Letícia Pereira Gonçalves
Presidente da Sociedade de Radiologia do Rio de Janeiro. Médica Radiologista do Hospital Federal da Lagoa, CDPI e consultório próprio de Ultrassonografia e Radiologia Intervencionista. Membro Titular do Colégio Brasileiro de Radiologia. Mestre e Doutora em Medicina pela UFRJ. Professora de Radiologia e Diagnóstico por Imagem da UNIRIO. Pós-Doutoranda da UFRJ.

Liana Ortiz Ruas Winkelmann
Médica Cirurgiã Geral e Mastologista. Ex-Residente do Serviço de Mastologia do Hospital de Clínicas de Porto Alegre-RS.

Lismara Ribeiro
Graduação em Medicina pela Faculdade de Medicina da Universidade Federal de Goiás. Residência Médica em Ginecologia e Obstetrícia pelo Hospital das Clínicas da Faculdade de Medicina de Ribeirão Preto – Universidade de São Paulo. Residência Médica em Mastologia pelo CAISM – Hospital da Mulher Prof. Dr. José Aristodemo Pinotti da UNICAMP. Fellowship no Instituto Europeu de Oncologia nas divisões de Mastologia e Cirurgia Plástica e Reconstrutiva. Bolsista da Fundação Umberto Veronesi.

Lucimara Priscila Campos Veras Giorgi
Presidente da SBM-DF. Mestre na área de Ciências da Saúde da Mulher pela Fundação de Ensino e Pesquisa em Ciências da Saúde – FEPECS-DF. Formação em Oncoplastia e Reconstrução Mamária pela SBM. Título de Especialização em Mastologia (TEMA) pela SBM. Mastologista do Instituto Oncovida – Grupo Oncoclínicas. Mastologista da Secretaria de Saúde do Distrito Federal. Preceptora do Programa de Residência Médica de Ginecologia e Obstetrícia do Hospital Regional da Ceilândia – SES-DF.

Luiz Carlos Navarro de Oliveira
Mastologista, Ginecologista. Mestre em Saúde da Criança e da Mulher pelo Instituto Fernandes Figueira. Coordenador do Serviço de Mastologia Oncológica do Hospital de Câncer de Muriaé-MG.

Luiz Fernando Jubé Ribeiro
Serviço de Ginecologia e Mama do Hospital Araújo Jorge da Associação de Combate ao Câncer em Goiás. Hospital Israelita Albert Einstein – Unidade Goiânia.

Márcia Portela de Melo
Médica Mastologista – Membro da SBM. Mestrado e Doutorado pela Faculdade de Medicina da UFRGS. Mastologista do Serviço de Mastologia do Hospital de Clínicas de Porto Alegre (HCPA). Preceptora da Residência em Mastologia do HCPA e da Escola Superior de Cirurgia Oncoplástica – ESCO – HCPA.

Marden Pinheiro Teixeira Costa
Serviço de Mastologia e Reconstrução Mamária do Hospital Geral de Fortaleza-CE.

Maria Beatriz de Paula Leite Kraft Enz Hubert
Médica Graduada pela Faculdade de Ciências Médicas da UNICAMP. Ginecologista e Obstetra formada no Centro de Atenção Integral à Saúde da Mulher – Hospital da Mulher Prof. Dr. José Aristodemo Pinotti – UNICAMP. Mastologista na unidade Hospital e Maternidade São Luiz Campinas em Campinas-SP.

Maria Júlia Gregório Calas
Título de especialista em Mastologia (TEMA). Título de Qualificação em Mamografia (CBR/FEBRASGO). Doutorado e Mestrado em Radiologia Mamária pela UFRJ. Professora da Saúde da Mulher da Faculdade Estácio de Sá – IDOMED. Professora do Curso de Radiologia Mamária do IETECS – Rio de Janeiro-RJ. Médica da Radiologia Mamária do CDPI, rede DASA, Rio de Janeiro. Secretária da SBM-RJ (2011 a 2013). Membro do Departamento de Ressonância Magnética da SBM (2007 a 2010). Membro do Departamento de Ultrassonografia da SBM (2002 a 2005). Vice-Presidente da SBM-RJ (2020-2022). Presidente da SBM-RJ (2023-2025).

María Teresa Almirón Coronel
Doutora do Serviço de Mastologia do Instituto de Previdência Social – Assunção, Paraguai. Unidade de Mastologia do Hospital Distrital de Mariano Roque Alonso – Paraguai. Unidade de Mastologia do Hospital Regional de Coronel Oviedo – Paraguai.

Maria Virgínia Thomazini
Graduação em Medicina pela Faculdade de Medicina da Universidade Federal de Goiás. Residência Médica em Mastologia pelo CAISM – Hospital da Mulher Prof. Dr. José Aristodemo Pinotti – UNICAMP.

Mário Casales Schorr
Preceptor Chefe da Residência Médica em Mastologia do Hospital Ernesto Dornelles de Porto Alegre-RS. Fellow no Departamento de Cirurgia Plástica Reconstrutora do Instituto Europeu de Oncologia – Milão, Itália. Observership no Departamento de Cirurgia Plástica Reconstrutora do Memorial Sloan-Kettering Cancer Center, Nova Iorque. Mestre e Doutor em Patologia Experimental na Pós-Graduação da Universidade Federal de Ciências da Saúde de Porto Alegre-RS.

Mário Rietjens
Diretor do Departamento de Cirurgia Plástica Reconstrutora do Instituto Europeu de Oncologia – Milão, Itália. Professor da Escola de Especialização em Cirurgia Plástica da Università Statale di Milano, Itália.

Mateus Ricardo Ulsan Lourenço
Acadêmico de Medicina na Faculdade Evangélica Mackenzie de Medicina em Curitiba-PR.

Maurício de Aquino Resende
Vice-Presidente da Comissão de Oncoplastia da SBM. Mastologista – TEMa. Ex-Fellow – Karolinska Institut – Estocolmo, Suécia. Coordenador do Curso de Oncoplastia e Reconstrução Mamária da SBM – Jaú-SP. Coordenador da Unidade de Mastologia e Saúde da Mulher da Rede Primavera em Aracaju-SE.

Nancy Cristina Ferraz de Lucena Ferreira
Serviço de Mastologia e Reconstrução Mamária do Hospital Barão de Lucena – Recife-PE.

Natalie Rios Almeida
Mastologista. Doutoranda pela UNICAMP. Membro da Comissão de Educação Continuada da SBM-SP. Mastologista da Beneficência Portuguesa de São Paulo.

Nilceana Maya Aires Freitas
Rádio-oncologista do Hospital de Câncer Araújo Jorge – ACCG-GO. Instituto de Mastologia e Oncologia – Goiânia-GO. CEBROM – Grupo Oncoclínicas em Goiânia-GO. Doutorado e Mestrado pela UFG.

Paula Clarke
Mastologista da Clínica Redimama - Redimasto. Mestranda em Mastologia pela UNESP – Botucatu.

Peter Barry
Unidade de Mama, Royal Marsden NHS Foundation Trust – Surrey, Reino Unido.

Pollyanna Dornelas Pereira
Graduação em Medicina pela UFMG. Título de Especialista em Mastologia pela SBM. Médica Mastologista da Unidade de Saúde da Mulher do Hospital Universitário de Brasília – UnB. Preceptora do Programa de Residência Médica em Mastologia do HUB/UnB.

Rafael Pegado de Abreu Freitas
Médico Assistente do Instituto do Câncer do Estado de São Paulo – ICESP/HCFMUSP. Pós-Graduando em Ciências da Saúde pela FMUSP.

Raghavan Vidya
Consultant Oncoplastic Surgeon, The Royal Wolverhampton NHS Trust – Wolverhampton, UK.

Régis Resende Paulinelli
Presidente do Departamento de Oncoplastia da SBM. Mestre e Doutor em Ciências da Saúde pela UnB. Serviço de Ginecologia e Mama do Hospital Araújo Jorge da Associação de Combate ao Câncer de Goiás – ACCG. Hospital Israelita Albert Einstein de Goiânia-GO.

Renata Suzuki Brondi
Mestre pela Faculdade de Ciências Médicas da Santa Casa de São Paulo. Mastologista do Hospital Beneficência Portuguesa. Membro Associado do Centro Paulista de Mastologia e Oncoplastia – CPMO. Membro da Comissão de Oncoplastia da SBM-SP (2023-2025). Membro da Comissão de Cirurgia da SBM (2023-2025).

René Aloísio da Costa Vieira
Mastologista, Cirurgião Oncológico. Mestre em Medicina pela FMUSP. Doutor em Ciências pela FMUSP. Pós-Doutorado em Mastologia pela UNESP. Livre-Docência em Ginecologia Oncológica e Mastologia pela Faculdade de Medicina de Ribeirão Preto/USP. Acadêmico da Academia Brasileira de Mastologia. Professor Permanente do Programa de Pós-Graduação em Tocoginecologia da Faculdade de Medicina de Botucatu e do Programa de Pós-Graduação em Oncologia do Hospital de Câncer de Barretos-SP. Membro da Comissão Científica e do Departamento de Oncoplastia da SBM (2022-2024). Coordenador da Comissão de Neoplasias da Mama da SBCO (2023-2024). Atua no Serviço de Mastologia Oncológica do Hospital de Câncer de Muriaé-MG.

Ricardo Abed
Professor e Doutor. Ex-Chefe de Serviço da Unidade de Mastologia do Hospital de Clínicas – Universidade Nacional de Assunção, Paraguai. Diretor do Centro de Diagnóstico de Doenças Mamárias CEDIEMA – Assunção, Paraguai.

Ricardo Tukiama
Mastologista, Ginecologista. Especialista em Medicina Oncológica – Cirurgia Oncoplástica Mamária pelo Programa de Pós-Graduação Lato Sensu em Oncologia do Hospital de Câncer de Barretos-SP. Mestre em Saúde do Adulto, pela UFMA. Doutorando em Tocoginecologia pelo Programa de Pós-Graduação em Tocoginecologia da Faculdade de Medicina de Botucatu-SP. Atua no Hospital de Oncologia Dr. Tarquínio Lopes Filho – São Luís-MA.

Roberto Vieira
Médico Mastologista. Mestrado e Doutorado pela Fundação Oswaldo Cruz. Professor da PUC-RJ, UFF, Fundação Oswaldo Cruz, Faculdade de Medicina de Petrópolis, Hospital da Polícia Militar, da Maternidade Fernando Magalhães e do Instituto Superior de Ciências da Saúde Carlos Chagas.

Rodrigo Cericatto
Médico Mastologista (TEMA). Mestre em Ciências Médicas pela UFRGS. Médico do Serviço de Mastologia do Hospital de Clínicas de Porto Alegre. Ex-Presidente da SBM-RS.

Rodrigo de Jesus Lenharte
Mastologista (TEMa). Ex-Aluno do Curso de Oncoplastia e Reconstrução Mamária da SBM – Jaú-SP. Segundo Secretário da SBM-SC.

Rodrigo Santa Cruz Guindalini
Graduação e Residência de Clínica Médica na EPM/UNIFESP. Residente de Oncologia Clínica e Doutorado e Pós-Doutorado na FMUSP. Fellow da Universidade de Chicago, EUA. Oncologista Clínico e Oncogeneticista da Oncologia D'Or.

Rodrigo Villaverde Cendon
Engenheiro de Computação. Gerente de Projetos na CI&T Inc. Mestre em Biotecnologia na Universidade Positivo em Curitiba-PR.

Rubens Murilo Athayde Prudêncio (*in memoriam*)
Coordenador da Residência Médica de Mastologia do Hospital e Maternidade São Cristóvão-RJ. Mestre em Ciências da Saúde pela Universidade do Vale do Sapucaí – Pouso Alegre-MG. Ex-Tesoureiro da SBM-SP.

Ruffo de Freitas Júnior
Professor Adjunto da Faculdade de Medicina da UFG. Médico Titular do Hospital Araújo Jorge da Associação de Combate ao Câncer de Goiás – ACCG, Goiânia-GO.

Salvatore Nardello
MD. Tufts Medical Center, Boston, USA.

Sarah Persing
MD. Tufts Medical Center, Boston, USA.

Sergio Quildrian
Especialista em Cirurgia Oncológica e em Cirurgia Plástica e Reconstrutiva. Professor Adjunto de Cirurgia da Universidade de Buenos Aires. Chefe da Seção de Microcirurgia e Cirurgia Oncoplástica do Departamento de Cirurgia de Tumores de Tecidos Moles do Instituto de Oncologia Ángel H. Roffo da Universidade de Buenos Aires, Argentina.

Simone Elias
Mastologista. Habilitação em Mamografia – CBR/SBM/FEBRASGO. Pós-Doutorado em Radiologia Clínica. Coordenadora da Comissão de Imaginologia Mamária da SBM-SP. Professora Orientadora do Programa de Pós-Graduação do Departamento de Ginecologia da Escola Paulista de Medicina – UNIFESP. Professora Adjunta do Departamento de Ginecologia da EPM/UNIFESP (2017-2022).

Tarsila Mariá Ventura Prudêncio
Membro da Equipe de Mastologia do Hospital e Maternidade São Cristóvão-RJ. Membro da SBM.

Thais de Lucena Ferreira
Doutoranda da Faculdade Pernambucana de Saúde.

Thais Renovato Gontijo
Rádio-oncologista do Hospital de Câncer Araújo Jorge – ACCG, Goiânia-GO.

Thais Vicentine Xavier
Médica Ginecologista e Obstetra. Residente do Serviço de Mastologia do Hospital de Clínicas de Porto Alegre-RS.

Thiago Gaspar
Mastologista pela UNICAMP. Cirurgia Geral pela PUC-SP. Graduado pela UFPel-RS.

Vander José Ramalho Lima
Membro Titular da SBM. Coordenador da Clínica de Mastologia do Hospital Madre Teresa – Belo Horizonte-MG. Mastologista do Hospital SOCOR – Belo Horizonte-MG. Fellow em Patologia Mamária e Imaginologia Mamária pelo Institut Gustave Roussy – Villejuif, França. Fellow do Centro de Treinamento em Oncoplastia pelo Hospital de Câncer de Barretos-SP.

Vandhana Rajgopal
Clinical Oncoplastic Fellow, The Royal Wolverhampton NHS Trust – Wolverhampton, UK.

Vanessa Villela Pignataro

Médica e Coordenadora de Residência do Serviço de Mastologia do Hospital Universitário Antônio Pedro da UFF. Titular em Mastologia pela SBM e Título de Especialista com área de atuação em Mamografia pelo CBR. Mastologista com Especialização em Oncoplastia e Reconstrução Mamária pelo Hospital de Amor – Barretos-SP.

Vilmar Marques de Oliveira

Professor Adjunto Doutor da Faculdade de Ciências Médicas da Santa Casa de Misericórdia de São Paulo. Chefe do Setor de Mastologia do Departamento de Obstetrícia e Ginecologia da Santa Casa de São Paulo. Presidente do Conselho Deliberativo da SBM (2023-2025). Membro da Comissão de Cirurgia da SBM-SP (2023-2025). Presidente da SBM (2020-2022). Membro Titular do Centro Paulista de Mastologia e Oncoplastia – CPMO.

Vinícius Diniz Oliveira e Xavier

Residente em Oncologia Clínica no HC-UFMG.

Vivian Fontana

Mestre em Medicina pela UFRGS. Título de Especialista em Mastologia (TEMA). Médica Mastologista e Preceptora Chefe da Residência Médica de Mastologia do Hospital Nossa Senhora da Conceição – Porto Alegre-RS.

Wilmar José Manoel

Médico Mastologista e Oncologista do CEBROM – Centro Brasileiro de Radioterapia, Oncologia e Mastologia.

Yazan Masannat

Broomfield Hospital, Mid and South Essex NHS Trust, Chelmsford – Essex, Inglaterra. Professor Clínico Honorário Sênior, Universidade de Aberdeen – Aberdeen, Escócia. Fundador e Editor da *iBreastBook*.

Zeynep D. Akdeniz

Professor Associado da Faculdade de Medicina da Universidade de Mármara, Departamento de Cirurgia Plástica, Reconstrutiva e Estética – Istambul, Turquia.

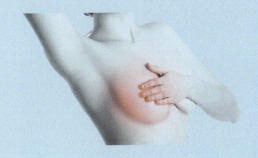

Prefácio

O câncer de mama é responsável por cerca de 30% dos casos de câncer que acometem as mulheres brasileiras e a causa maior de mortalidade. A mastologia brasileira evoluiu, cresceu e tornou-se madura para oferecer melhor assistência às nossas pacientes. Nossa especialidade é capaz de realizar diagnóstico precoce, interpretar exames de imagem, executar procedimentos diagnósticos minimamente invasivos, realizar cirurgias terapêuticas e reparadoras, além de prescrever e discutir opções de tratamento sistêmico.

A cirurgia mamária evoluiu muito ao longo das últimas décadas, e essa evolução está associada ao modelo multidisciplinar do tratamento locorregional, procurando realizar as cirurgias conservadoras associadas à radioterapia nos tumores iniciais, que hoje representam 80% das cirurgias oncológicas mamárias, com total eficácia.

Com a chegada dos estudos do linfonodo sentinela, a indicação do esvaziamento axilar também foi modificada, tornando possível a redução do volume cirúrgico axilar. A técnica para identificação do linfonodo sentinela pode ser executada mediante a injeção de coloide marcado com isótopo ou a injeção de corantes vitais, possibilitando a identificação pelo cirurgião no momento da cirurgia.

Temos aqueles pacientes que necessitam ser submetidos à mastectomia em razão de fatores como tamanho do tumor, recidiva pós-cirurgia conservadora ou em virtude da multicentricidade. As pacientes mastectomizadas têm a possibilidade de fazer a reconstrução imediata ou tardia. A maioria das reconstruções pode ser feita com a colocação de próteses de silicone e, devido à evolução dos modelos de próteses, houve um ganho considerável nos resultados estéticos. Se as condições anatômicas locais são inadequadas, a reconstrução mamária pode ser feita com retalho musculocutâneo pediculado ou transposto por meio de microcirurgia. Mais recentemente, a *nipple-sparing mastectomy*, com sua indicação precisa, tem proporcionado conforto psicológico a essas pacientes em razão da preservação do complexo areolopapilar. Por último, as técnicas desenvolvidas de *lipofilling* melhoraram os resultados estéticos.

Acredito que este livro represente uma obra indispensável para o conhecimento atualizado da cirurgia mamária. Parabenizo os editores Régis Paulinelli, Clécio Lucena, José Luiz Pedrini, Maurício Resende e Cícero Urban, certo de que, em função da contínua evolução, em pouco tempo terão de atualizar este magnífico livro.

Augusto Tufi Hassan
Presidente da Sociedade Brasileira de Mastologia

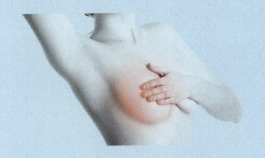

Apresentação

A Medicina é uma ciência em evolução contínua e que busca sempre atender os anseios de toda uma sociedade. Nesse sentido, a adaptação a novas tendências e necessidades nos remete à redesignação de paradigmas e posturas. Pacientes com graus maiores de exigências e conhecimentos, bem como com facilidade de acesso às informações e um conjunto normativo agressivo, nos colocam em uma posição vulnerável, da mesma maneira que nos impulsionam para a prática de uma medicina diferenciada e exigem nossa adequação a essa nova realidade.

Enquanto especialidade médica nova, pujante e de alcance diverso, a Mastologia tem uma abrangência significativa na imaginologia mamária e inclui procedimentos minimamente invasivos, manejo do tratamento sistêmico das pacientes com câncer de mama, além da própria Mastologia geral. Entretanto, em seu escopo desta atuação, nossa especialidade tem um forte viés cirúrgico com uma amplitude prática cada vez maior, na medida em que a diversidade dessas intervenções extrapola não apenas a cirurgia oncológica, mas também as intervenções corretivas, reparadoras e até mesmo as cirurgias estéticas sobre a glândula mamária.

Alguns anos atrás surgiu como embrião a ideia da elaboração de um material didático nacional, rico e bastante completo no cenário da Oncoplastia e da Reconstrução Mamária. Ao longo de todos esses anos, tivemos a oportunidade de participar de diversos eventos de atualização, capacitação, reciclagem e até mesmo da própria formação de diversos colegas mastologistas em início de trajetória e de outros com grande e importante história na vida profissional. A possibilidade de contribuir para essa formação nos engrandece e enche de orgulho cada um dos que participaram da concretização desse rico material.

A primeira edição deste livro já contemplava grande parte desse sonho. No entanto, novas tecnologias e procedimentos, além de um olhar mais atual e ampliado, nos levaram a constatar a necessidade de aumentar o conteúdo desta publicação, materializando essa exigência na construção da segunda edição deste livro que seguramente representará um dos pilares da base teórica da cirurgia mamária no nosso meio.

Vivenciar o processo do câncer de mama é uma experiência desafiadora e enigmática. Do momento do diagnóstico até o planejamento terapêutico e sua execução, faz surgir no imaginário consciente e inconsciente de nossos pacientes um turbilhão de dúvidas, ansiedades e medos. É um trajeto que pode ser longo e doloroso, ou ameno e menos árduo, suavizado por uma postura assertiva, de apoio, segurança e alguma previsibilidade ao longo de todo esse percurso.

Ainda que as cirurgias corretivas e/ou reparadoras das mamas não sejam o cerne do tratamento do câncer de mama, agregar essas intervenções a esse processo ajuda a atenuar um dos grandes temores das mulheres: a mutilação mamária, resgatando a autoestima e sua qualidade de vida. E cabe a nós, maestros dessa interação, conduzir essa jornada da maneira mais correta, atendendo às necessidades daqueles que são o objeto de nossa atenção primordial – os nossos pacientes.

Assim, apresentamos esta nova edição com a expectativa de podermos contribuir para a divulgação do conhecimento, não apenas fomentando a qualificação técnica dos profissionais da Medicina, mas também representando um elemento importante dessa complexa engrenagem que é o tratamento do câncer de mama e das diversas outras necessidades cirúrgicas de nossos pacientes, independentemente da especialidade médica.

Um forte abraço...

Os autores

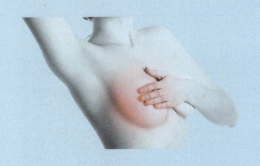

Sumário de Vídeos

Vídeos	QR code
Capítulo 2 **PROPEDÊUTICA MAMÁRIA COMPLEMENTAR** *Link* para a aula: https://youtu.be/nLu9zfHNMhE	
Capítulo 3 **BIÓPSIAS AMBULATORIAIS – PUNÇÃO ASPIRATIVA POR AGULHA FINA, POR AGULHA GROSSA E BIÓPSIA ASSISTIDA A VÁCUO** *Link* para o vídeo 1: https://youtu.be/DkoYhSPBKfc *Link* para o vídeo 2: https://youtu.be/xKl1FyB0jCw	
Capítulo 13 **CIRURGIA CONSERVADORA EM TUMORES LOCALMENTE AVANÇADOS** *Link* para a aula: https://youtu.be/DFXA8iTzRVY	
Capítulo 20 **MAMOPLASTIA COM PEDÍCULO SUPERIOR** *Link* para a aula: https://youtu.be/GSdsxrj5JfQ	

Vídeos	QR code

Capítulo 24
MAMOPLASTIAS COM INCISÕES REDUZIDAS
Link para a aula:
https://youtu.be/K02igtFSmKY

Capítulo 25
PEDÍCULOS EM CIRURGIAS DAS MAMAS
Link para a aula:
https://youtu.be/udM1wFlxcTM

Capítulo 31
TREINAMENTO EM CIRURGIA ONCOPLÁSTICA
Link para a aula:
https://youtu.be/6K6zEsZS2Ec

Capítulo 32
REMODELAMENTO ONCOPLÁSTICO NAS LESÕES DOS QUADRANTES SUPERIORES
Link para a aula:
https://youtu.be/6K6zEsZS2Ec?si=z9KQ3wToFTuxX_ws

Capítulo 34
REMODELAMENTO ONCOPLÁSTICO NAS LESÕES DOS QUADRANTES CENTRAIS
Link para a aula:
https://youtu.be/UQ2R3kGw668

Capítulo 35
TÉCNICAS ALTERNATIVAS E RETALHOS LOCORREGIONAIS NA REPARAÇÃO DAS DEFORMIDADES EM CIRURGIA CONSERVADORA
Link para a aula:
https://youtu.be/uQOyf9GiHYo

Capítulo 36
MAMOPLASTIA COM COMPENSAÇÃO GEOMÉTRICA – TÉCNICA CLÁSSICA E VARIAÇÕES
Link para a aula:
https://youtu.be/SFeOk_J-WXI

Capítulo 40
CIRURGIA ONCOPLÁSTICA EXTREMA – QUANDO E COMO?
Link para a aula:
https://youtu.be/OCkJACN5_tl

Vídeos	QR code

Capítulo 42
COMO PREPARAR A GORDURA PARA *LIPOFILLING*
Link para a aula:
https://youtu.be/kD_TLVnHcHg

Capítulo 46
RECONSTRUÇÃO MAMÁRIA COM IMPLANTE DEFINITIVO RETROMUSCULAR
Link para a aula:
https://youtu.be/4adxjSWxgTY

Capítulo 47
CRITÉRIOS E TÉCNICA DE USO DOS EXPANSORES TECIDUAIS
Link para a aula:
https://youtu.be/PFaKs5_P008

Capítulo 50
RECONSTRUÇÃO MAMÁRIA EM MULHERES COM MAMAS GRANDES
Link para a aula:
https://youtu.be/FNJKIfA-qfY

Capítulo 52
RECONSTRUÇÃO MAMÁRIA COM RETALHO DO MÚSCULO GRANDE DORSAL
Link para a aula:
https://youtu.be/DwRwBZ3r1PU

Capítulo 53
RETALHO MIOCUTÂNEO DO MÚSCULO RETO ABDOMINAL TRANSVERSO (TRAM) PEDICULADO
Link para a aula:
https://youtu.be/M_OOT6v_QzE

Capítulo 54
MICROCIRURGIA NA RECONSTRUÇÃO MAMÁRIA
Link para a aula.
https://youtu.be/ZNPjpRD6ybw

Capítulo 55
RECONSTRUÇÃO DO COMPLEXO AREOLOPAPILAR
Link para a aula:
https://youtu.be/TCpzxJcPgU0

Vídeos	QR code
Capítulo 56 **ENXERTO LIVRE DO COMPLEXO AREOLOPAPILAR – AUTOENXERTIA DO COMPLEXO AREOLOPAPILAR** *Link* para a aula: https://youtu.be/heGTDy7rjS0	
Capítulo 58 **REPARAÇÃO DAS GRANDES RESSECÇÕES NO CÂNCER DE MAMA** *Link* para a aula: https://youtu.be/2588Flo0Wog	
Capítulo 65 **LINFOMA ANAPLÁSICO DE GRANDES CÉLULAS E OUTROS TUMORES ASSOCIADOS A IMPLANTES MAMÁRIOS** *Link* para a aula: https://youtu.be/4pao8wx_Odw	
Capítulo 68 **GINECOMASTIA** *Link* para a aula: https://youtu.be/p-KCduV1AqU	
Capítulo 72 **AVALIAÇÃO DOS RESULTADOS COSMÉTICOS APÓS RECONSTRUÇÃO TOTAL E PARCIAL DA MAMA** *Link* para a aula: https://youtu.be/Bq6KNdPiiSo	

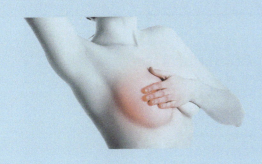

Sumário

PARTE 1
FUNDAMENTOS DO TRATAMENTO CIRÚRGICO DO CÂNCER DE MAMA

1 ANATOMIA CIRÚRGICA DA MAMA E TRONCO, 3
Annamaria Massahud Rodrigues dos Santos

2 PROPEDÊUTICA MAMÁRIA COMPLEMENTAR, 23
Maria Júlia Gregório Calas
Flávia Engel Aduan
Simone Elias
Letícia Pereira Gonçalves
Alice Vilas Boas Garson de Matos

3 BIÓPSIAS AMBULATORIAIS – PUNÇÃO ASPIRATIVA POR AGULHA FINA, POR AGULHA GROSSA E BIÓPSIA ASSISTIDA A VÁCUO, 49
Henrique Lima Couto
Alexandre de Almeida Barra
Clécio Ênio Murta de Lucena
Cristóvão Pinheiro Barros
Bertha Andrade Coelho
Paula Clarke

4 CLASSIFICAÇÃO HISTOLÓGICA E BIOLOGIA TUMORAL NO PLANEJAMENTO TERAPÊUTICO DO CÂNCER DE MAMA, 64
Cristiane da Costa Bandeira Abrahão Nimir

5 MASTECTOMIA E CIRURGIA CONSERVADORA PARA TRATAMENTO DO CÂNCER DE MAMA, 79
Isabela Severo de Miranda
Betina Vollbrecht
Felipe Pereira Zerwes
Antônio Luiz Frasson

6 ABORDAGEM AXILAR NO CÂNCER DE MAMA, 84
Carlos Alberto Ruiz
Jonathan Yugo Maesaka
Gabriela Boufelli de Freitas
Rafael Pegado de Abreu Freitas

7 CÂNCER DE MAMA LOCALMENTE AVANÇADO, 91
Eduardo Camargo Millen
Daniele Pitanga Torres
Eduarda Goulart Carneiro

8 MASTECTOMIA REDUTORA DE RISCO (MASTECTOMIA PROFILÁTICA), 101
Carolina Nazareth Valadares
Guilherme Novita
Eduardo Camargo Millen

9 TRATAMENTO SISTÊMICO DO CÂNCER DE MAMA, 106
Ruffo de Freitas Júnior
Leonardo Ribeiro Soares
Fernando Santos de Azevedo

10 HORMONIOTERAPIA NO CÂNCER DE MAMA, 113
Angélica Nogueira-Rodrigues
Gustavo Drummond Pinho Ribeiro
Vinícius Diniz Oliveira e Xavier

11 RADIOTERAPIA NO TRATAMENTO DO CÂNCER DE MAMA E SEU IMPACTO NA RECONSTRUÇÃO MAMÁRIA, 118
Nilceana Maya Aires Freitas
Thais Renovato Gontijo
Leonardo Ribeiro Soares

12 MASTECTOMIA CONTRALATERAL PROFILÁTICA, 130
Francisco Pimentel Cavalcante

13 CIRURGIA CONSERVADORA EM TUMORES LOCALMENTE AVANÇADOS, 135
Fabiana Christina Araújo Pereira Lisboa
Lucimara Priscila Campos Veras Giorgi
Pollyanna Dornelas Pereira
Carolina Miranda Fuchino
Régis Resende Paulinelli

14 SEGURANÇA DA RECONSTRUÇÃO MAMÁRIA PARCIAL OU TOTAL APÓS QUIMIOTERAPIA NEOADJUVANTE E EM TUMORES MULTICÊNTRICOS, 148
René Aloísio da Costa Vieira
Flávia Cardoso Franca
Luiz Carlos Navarro de Oliveira
Ricardo Tukiama
Idam de Oliveira-Júnior

15 MANEJO DA MAMA E AXILA APÓS QUIMIOTERAPIA NEOADJUVANTE,
João Henrique Penna Reis
Letícia Guerra Monteiro
Alice Castro Silva

16 INCORPORAÇÃO DO PAINEL GENÉTICO NO PLANEJAMENTO TERAPÊUTICO DO CÂNCER DE MAMA, 163
Rodrigo Santa Cruz Guindalini

17 RELAÇÃO MÉDICO-PACIENTE E ASPECTOS JURÍDICOS DA ONCOPLASTIA MAMÁRIA – ATUAÇÃO DO MASTOLOGISTA, 168
Clécio Ênio Murta de Lucena

PARTE 2
TÉCNICAS DE SIMETRIZAÇÃO E CIRURGIA ESTÉTICA

18 SISTEMATIZAÇÃO DA DOCUMENTAÇÃO FOTOGRÁFICA, 177
Bruno Bohrer Flores
Roberto Vieira

19 CUIDADOS ESPECIAIS NAS CIRURGIAS ESTÉTICAS MAMÁRIAS, 180
Vilmar Marques de Oliveira

20 MAMOPLASTIA COM PEDÍCULO SUPERIOR, 186
Régis Resende Paulinelli
Frank Lane Braga Rodrigues

21 MAMOPLASTIA REDUTORA COM PEDÍCULO INFERIOR, 191
Clécio Ênio Murta de Lucena
Cléber Sérgio da Silva
Vander José Ramalho Lima

22 MAMOPLASTIA DE AUMENTO, 206
Maurício de Aquino Resende
Giovanna Medeiros Resende
João Ricardo Auler Paloschi
Ângelo Gustavo Zucca-Matthes

23 MAMOPLASTIA DE AUMENTO E CORREÇÃO DA PTOSE ASSOCIADA, 216
Fábio Bagnoli
Carolina Nazareth Valadares
Vilmar Marques de Oliveira

24 MAMOPLASTIAS COM INCISÕES REDUZIDAS, 223
Clécio Ênio Murta de Lucena
Régis Resende Paulinelli

25 PEDÍCULOS EM CIRURGIAS DAS MAMAS, 231
Clécio Ênio Murta de Lucena
Régis Resende Paulinelli

26 PREVENÇÃO E CONTROLE DAS INTERCORRÊNCIAS EM CIRURGIA MAMÁRIA NÃO ONCOLÓGICA, 237
Jorge Villanova Biazús
Ângela Erguy Zucatto
Rodrigo Cericatto
Liana Ortiz Ruas Winkelmann

PARTE 3
REMODELAMENTO ONCOPLÁSTICO DAS MAMAS

27 CONCEITOS EM ONCOPLASTIA MAMÁRIA, 243
Maurício de Aquino Resende
Ailton Joioso

28 PLANEJAMENTO DA CIRURGIA ONCOPLÁSTICA NO TRATAMENTO CONSERVADOR DO CÂNCER DE MAMA, 249
Cícero de Andrade Urban
Karina Anselmi
Cléverton Spautz

29 EVIDÊNCIAS CIENTÍFICAS EM CIRURGIA ONCOPLÁSTICA, 255
Abhishek Chatterjee
Caroline King
Sarah Persing
Salvatore Nardello

30 BOAS PRÁTICAS EM CIRURGIA ONCOPLÁSTICA, 260
Vandhana Rajgopal
Ehsanur Rahman
Raghavan Vidya

31 TREINAMENTO EM CIRURGIA ONCOPLÁSTICA, 273
Cícero de Andrade Urban
Régis Resende Paulinelli
Maurício de Aquino Resende

32 REMODELAMENTO ONCOPLÁSTICO NAS LESÕES DOS QUADRANTES SUPERIORES, 283
Darley de Lima Ferreira Filho
Elvis Lopes Barbosa
Nancy Cristina Ferraz de Lucena Ferreira
Thaís de Lucena Ferreira
Marden Pinheiro Teixeira Costa

33 REMODELAMENTO ONCOPLÁSTICO NAS LESÕES DOS QUADRANTES INFERIORES, 291
Rodrigo Cericatto
Jorge Villanova Biazús
Ângela Erguy Zucatto
Thais Vicentine Xavier

34 REMODELAMENTO ONCOPLÁSTICO NAS LESÕES DOS QUADRANTES CENTRAIS, 298
Tarsila Mariá Ventura Prudêncio
Rubens Murilo Athayde Prudêncio (in memoriam)

35 TÉCNICAS ALTERNATIVAS E RETALHOS LOCORREGIONAIS NA REPARAÇÃO DAS DEFORMIDADES EM CIRURGIA CONSERVADORA, 319
Régis Resende Paulinelli

36 MAMOPLASTIA COM COMPENSAÇÃO GEOMÉTRICA – TÉCNICA CLÁSSICA E VARIAÇÕES, 336
Régis Resende Paulinelli
Vilmar Marques de Oliveira
Fábio Bagnoli
Jaime Letzkus Berríos

37 RETALHOS PERFURANTES DE PAREDE TORÁCICA, 348
Peter Barry
Yazan Masannat
Andreas Karakatsanis

38 REFINAMENTOS EM CIRURGIA ONCOPLÁSTICA, 360
Jorge Villanova Biazús
Ângela Erguy Zucatto
Rodrigo Cericatto
Gabriela Dinnebier Tomazzoni
Thais Vicentine Xavier

39 CUIDADOS ESPECIAIS COM A RECONSTRUÇÃO PARCIAL DA MAMA APÓS RADIOTERAPIA, 367
Maurício de Aquino Resende
Rodrigo de Jesus Lenharte
Lismara Ribeiro

40 CIRURGIA ONCOPLÁSTICA EXTREMA – QUANDO E COMO?, 373
Benigno Acea Nebril
Alejandra Garcia Novoa
Alberto Bouzón Alejandro
Carlota Díaz Carballada
Carmen Conde Iglesias

PARTE 4
LIPOENXERTIA NA CIRURGIA MAMÁRIA

41 LIPOENXERTIA E CÂNCER DE MAMA, 387
Mário Rietjens
Mário Casales Schorr
José Luiz Pedrini
Andrea Manconi
Fabrício Palermo Brenelli
Natalie Rios Almeida

42 COMO PREPARAR A GORDURA PARA *LIPOFILLING*, 406
Ricardo Abed
Francisco Javier Abed Mosciaro
María Teresa Almirón Coronel
Elba María Lidia Segovia Fernández

43 LIPOENXERTIA NA CIRURGIA MAMÁRIA, 412
Rodrigo Cericatto
Jorge Villanova Biazús
Thais Vicentine Xavier
Andrea Pires Souto Damin

44 RECONSTRUÇÃO MAMÁRIA COM RETALHO DO MÚSCULO GRANDE DORSAL COM LIPOENXERTIA IMEDIATA, 417
Vilmar Marques de Oliveira
Renata Suzuki Brondi
Fábio Bagnoli

PARTE 5
RECONSTRUÇÕES MAMÁRIAS

45 TIPOS E ESCOLHA DOS IMPLANTES MAMÁRIOS, 425
Cícero de Andrade Urban
Karina Anselmi
Rodrigo Villaverde Cendon

46 RECONSTRUÇÃO MAMÁRIA COM IMPLANTE DEFINITIVO RETROMUSCULAR, 432
José Luiz Pedrini
Mario Casales Schorr
Vivian Fontana
Ísis Mendes Barbosa

47 CRITÉRIOS E TÉCNICA DE USO DOS EXPANSORES TECIDUAIS, 447
Maurício de Aquino Resende
Fernando Vecchi Martins
Leonardo Fleury Orlandini

48 RECONSTRUÇÃO MAMÁRIA PRÉ-PEITORAL, 453
Eduardo González
Gastón Berman

49 MASTECTOMIA PRESERVADORA DO COMPLEXO AREOLOPAPILAR, 469
Clécio Ênio Murta de Lucena
Gabriel de Almeida Silva Júnior
Fernando Vecchi Martins

50 RECONSTRUÇÃO MAMÁRIA EM MULHERES COM MAMAS GRANDES, 477
Clécio Ênio Murta de Lucena
Juliana Tavares Salgado

51 USO DE TELAS E MATRIZ ACELULAR EM RECONSTRUÇÃO MAMÁRIA, 488
Fabrício Palermo Brenelli
Maria Virgínia Thomazini
Natalie Rios Almeida
Alícia Marina Cardoso
Graziela Couto de Carvalho

52 RECONSTRUÇÃO MAMÁRIA COM RETALHO DO MÚSCULO GRANDE DORSAL, 498
Vanessa Villela Pignataro
Júlia Dias do Prado
Claudinei Destro
André Vallejo da Silva

53 RETALHO MIOCUTÂNEO DO MÚSCULO RETO ABDOMINAL TRANSVERSO (TRAM) PEDICULADO, 514
Régis Resende Paulinelli
Luiz Fernando Jubé Ribeiro

54 MICROCIRURGIA NA RECONSTRUÇÃO MAMÁRIA, 530
Eduardo González
Gastón Berman
Sergio Quildrian

55 RECONSTRUÇÃO DO COMPLEXO AREOLOPAPILAR, 551
Régis Resende Paulinelli

56 ENXERTO LIVRE DO COMPLEXO AREOLOPAPILAR – AUTOENXERTIA DO COMPLEXO AREOLOPAPILAR, 561
Clécio Ênio Murta de Lucena
Annamaria Massahud Rodrigues dos Santos

57 ESCOLHA DA TÉCNICA E CUIDADOS EM PACIENTES COM RADIOTERAPIA PRÉVIA, 569
Maurício de Aquino Resende
Rodrigo de Jesus Lenharte
Lismara Ribeiro

58 REPARAÇÃO DAS GRANDES RESSECÇÕES NO CÂNCER DE MAMA, 575
Régis Resende Paulinelli
Wilmar José Manoel

59 DESARTICULAÇÃO INTERESCAPULOTORÁCICA, 584
Flávia Cardoso Franca
Idam de Oliveira-Júnior
René Aloísio da Costa Vieira

PARTE 6
MANEJO DAS COMPLICAÇÕES

60 CONTRATURA CAPSULAR, 593
Daniel Meirelles Barbalho

61 CURATIVOS E CUIDADOS NAS COMPLICAÇÕES DA CIRURGIA ONCOPLÁSTICA DA MAMA, 597
Evandro Fallaci Mateus
Fabiana Coelho

62 QUALIDADE DE VIDA NA CIRURGIA ONCOPLÁSTICA MAMÁRIA, 605
René Aloísio da Costa Vieira
Antônio Bailão-Júnior
Idam de Oliveira-Júnior

63 SÍNTESE CIRÚRGICA, 610
Gustavo Zucca-Matthes

64 INFECÇÕES ASSOCIADAS A IMPLANTES MAMÁRIOS, 613
Maurício de Aquino Resende
José Carlos Campos Torres
Emmanuel Filizola Cavalcante

65 LINFOMA ANAPLÁSICO DE GRANDES CÉLULAS E OUTROS TUMORES ASSOCIADOS A IMPLANTES MAMÁRIOS, 622
Zeynep D. Akdeniz
Bahadir M. Gulluoglu

66 SÍNDROME ASIA, 627
Fabrício Palermo Brenelli
Maria Beatriz de Paula Leite Kraft Enz Hubert
Graziela Couto de Carvalho
Thiago Gaspar
Natalie Rios de Almeida

67 ABORDAGEM CIRÚRGICA DO EXPLANTE MAMÁRIO, 634
Idam de Oliveira-Júnior
René Aloísio da Costa Vieira

PARTE 7
SITUAÇÕES ESPECIAIS

68 GINECOMASTIA, 641
José Luiz Pedrini
Mário Casales Schorr
Andrei Gustavo Reginatto
Juliane Dal Vesco

69 RECONSTRUÇÃO MAMÁRIA IMEDIATA NA GRAVIDEZ E LACTAÇÃO, 654
Flávia Kuroda
Cícero de Andrade Urban
Mateus Ricardo Ulsan Lourenço

70 CIRURGIA MAMÁRIA EM INDIVÍDUOS PORTADORES DE DISFORIA DE GÊNERO, 662
Márcia Portela de Melo

71 QUALIDADE DE VIDA EM CIRURGIA ONCOPLÁSTICA E RECONSTRUÇÃO MAMÁRIA, 674
Elvis Lopes Barbosa
Darley de Lima Ferreira Filho
Nancy Cristina Ferraz de Lucena Ferreira
Thaís de Lucena Ferreira
Marden Pinheiro Teixeira Costa

72 AVALIAÇÃO DOS RESULTADOS COSMÉTICOS APÓS RECONSTRUÇÃO TOTAL E PARCIAL DA MAMA, 679
Cícero de Andrade Urban
Flávia Kuroda

ÍNDICE REMISSIVO, 689

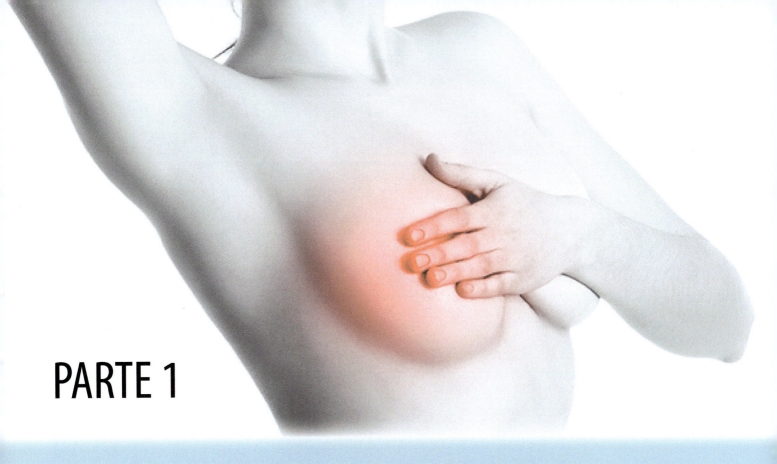

PARTE 1

FUNDAMENTOS DO TRATAMENTO CIRÚRGICO DO CÂNCER DE MAMA

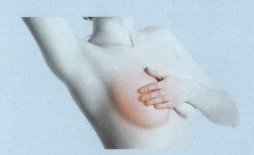

Capítulo 1

Anatomia Cirúrgica da Mama e Tronco

Annamaria Massahud Rodrigues dos Santos

▶ INTRODUÇÃO

O estudo anatômico das mamas – e das estruturas associadas à sua abordagem cirúrgica – é essencial para a atenção holística ao paciente. A consciência corporal decorre de preferências individuais e percepções exteriores, permeadas pelo intelecto e pelas emoções. Subjetivamente, as mamas evocam sentimentos e sensações relacionados com suas funções humanas, relativas a alimento, imunidade, afeto, prazer, beleza ou doença. Para o cirurgião, o conhecimento da anatomia é necessário para execução correta de incisões, dissecções e suturas, de modo seguro e eficiente, minimizando o risco de complicações, como lesão de nervos e vasos, perda da função muscular, hérnias e perda da simetria das mamas. Algumas estruturas e projeções ou dobras cutâneas do tórax anterior servem de referência para o planejamento cirúrgico, particularmente o complexo areolopapilar (CAP), a fúrcula esternal, a linha mediana, o sulco inframamário, a linha axilar anterior e a borda lateral do músculo peitoral maior.

As mamas são órgãos pares, superficiais, de contorno semiesférico, derivados de glândulas sudoríparas modificadas. Na mulher adulta, situam-se entre a segunda (ou terceira) e sexta (ou sétima) costelas, no plano longitudinal, e entre a borda esternal e a linha axilar média, no plano transversal, na face anterior da parede torácica. Em mulheres obesas ou multíparas, as mamas mantêm formato mais cilíndrico do que cônico.

Na margem abdominal (inferior) da mama se encontra o sulco inframamário, ponto de referência essencial na cirurgia desse órgão. Essa dobra se situa sobre a quinta costela, medialmente, e pode atingir até o sexto espaço intercostal, em sua porção mais caudal. A presença de um ligamento verdadeiro nesse sulco é ainda controversa.

Posteriormente, a mama repousa sobre os músculos peitoral maior, serrátil anterior e oblíquo externo. A fáscia superficial, por meio de seus folhetos superficial e profundo, envolve a mama e é contínua com a fáscia superficial de Camper no abdome.

A mama apresenta uma projeção lateral em direção à axila, conhecida como cauda de Spence. Essa cauda axilar não atravessa a fáscia profunda e se localiza na axila.

O tamanho usual da mama pode variar de acordo com a constituição física do indivíduo, a raça, o desenvolvimento muscular subjacente, sua adiposidade e as fases de desenvolvimento – puberdade, gravidez, lactação etc. (Figura 1.1) – e na mulher adulta geralmente esse tamanho corresponde a 10 a 11cm de altura por 12 a 13cm de largura e 5 a 6cm de projeção.

Apesar da mesma origem embrionária – a partir da quarta até a sexta semana intrauterina em ambos os sexos –, a partir da puberdade o desenvolvimento progride nas mamas femininas, o que não ocorre nas masculinas devido ao aumento das concentrações de testosterona. Entretanto, até 40% dos jovens do sexo masculino desenvolvem ginecomastia transitória por hipertrofia de ductos e estroma mamário, persistindo em alguns casos.

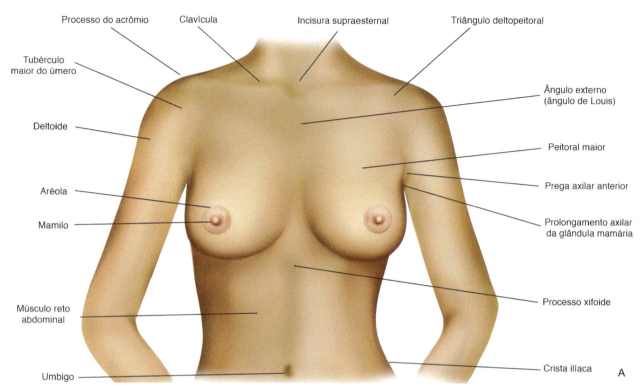

Figura 1.1A Anatomia de superfície do tronco anterior feminino. *(Continua)*

ANATOMIA DA REGIÃO MAMÁRIA

Estruturas

Pele

A pele da mama é fina e contém folículos pilosos, glândulas sebáceas e glândulas sudoríparas.

Subcutâneo

Sob a pele existe uma camada de tecido adiposo em que se encontram vasos arteriais, venosos e linfáticos, além de nervos. Essa camada se diferencia em espessura nas diversas áreas da mama, pois é espessa perifericamente e quase ausente na região areolar. O subcutâneo continua com o tecido conjuntivo que permeia o parênquima mamário.

Parênquima e estroma mamários

A glândula mamária é dividida em 15 a 20 segmentos (lobos) que convergem em um arranjo radial na papila. Cada lobo é drenado por um ducto coletor correspondente e é composto de 20 a 40 lóbulos que, por sua vez, consistem em 10 a 100 alvéolos. Os ductos coletores medem aproximadamente 2mm de diâmetro. Na região retroareolar, cerca de cinco a 10 ductos coletores principais se dilatam como seios lactíferos (5 a 8mm de diâmetro) que se estreitam e desembocam na papila como ductos lactíferos. Na direção oposta encontram-se as unidades terminais ductolobulares, compostas por ductos terminais intra e extralobulares e por lóbulos (unidades morfofuncionais da mama) ou alvéolos (em sua fase secretória). O parênquima da mama é basicamente composto pelo epitélio ductal disposto em duas camadas: uma epitelial luminal, com células cuboides ou colunares, e outra basal, com células mioepiteliais contráteis. O estroma é composto por tecido conjuntivo, vasos e nervos (Figuras 1.2 e 1.3).

PARTICULARIDADES

Papila

Uma projeção tegumentar cilíndrica de 10 a 12mm no centro da aréola, a papila apresenta epitélio escamoso queratinizado, com glândulas sudoríparas e sebáceas, geralmente sem pelos. Nela existem terminações nervosas (táteis) – corpos de Ruffini e corpúsculos de Krause. Na mama não pendular, infantil, encontra-se situada sobre o quarto espaço intercostal. Após a puberdade, sua localização varia com o desenvolvimento da mama e seu deslocamento inferior. Desse modo, não se encontra no

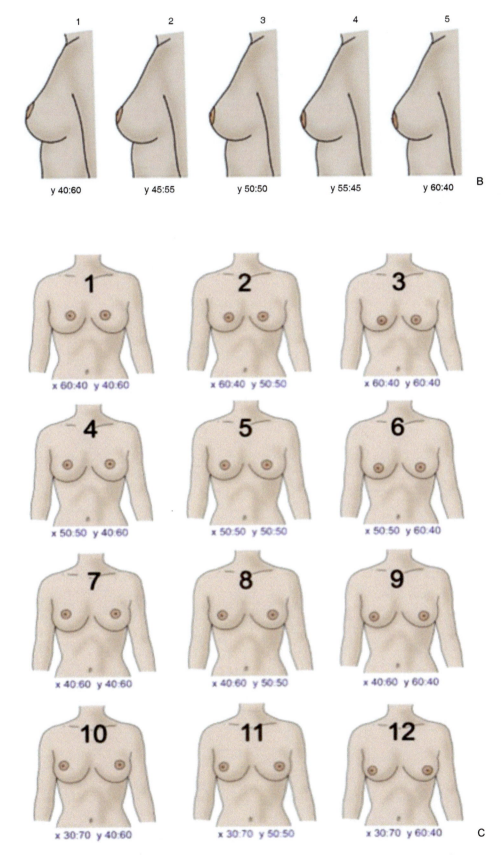

Figura 1.1 *(Cont.)* **B** e **C** Visões em perfil e frontal de mamas femininas e posição do complexo areolopapilar.

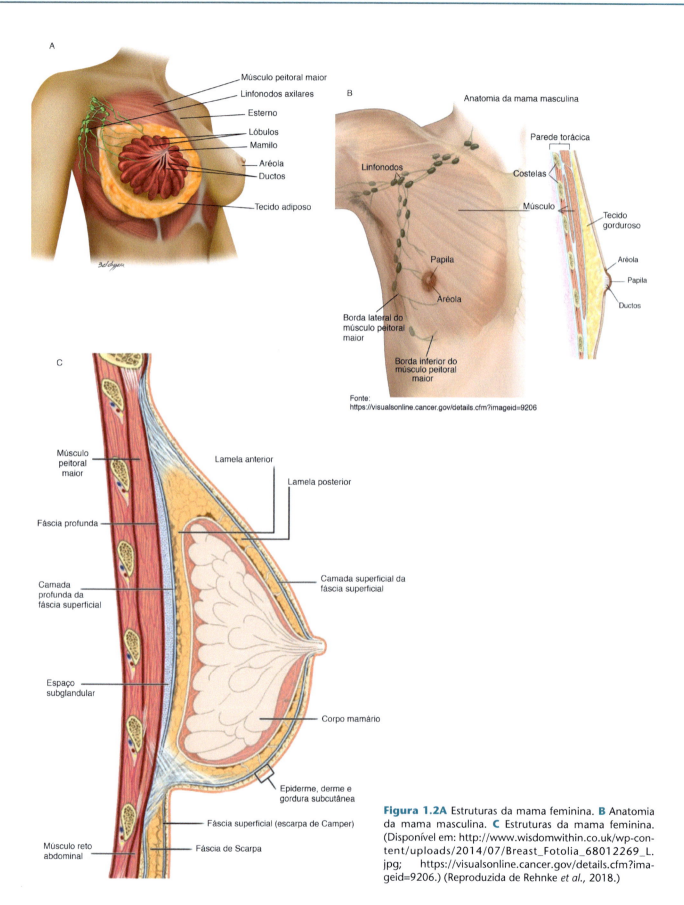

Figura 1.2A Estruturas da mama feminina. **B** Anatomia da mama masculina. **C** Estruturas da mama feminina. (Disponível em: http://www.wisdomwithin.co.uk/wp-content/uploads/2014/07/Breast_Fotolia_68012269_L.jpg; https://visualsonline.cancer.gov/details.cfm?imageid=9206.) (Reproduzida de Rehnke *et al.*, 2018.)

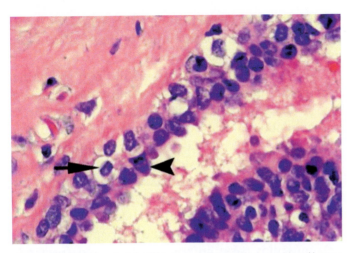

Figura 1.3 Ducto mamário (histologia). (Disponível em: http://www.pathpedia.com/education/eatlas/histology/breast/Images.aspx.)

centro da porção convexa da mama, porém mais próxima da margem abdominal do que da borda clavicular, em uma linha que se situa no ponto médio entre a borda esternal e a linha medioaxilar. Outras referências anatômicas da papila são relativas à distância de 19 a 25cm da fúrcula esternal, 9 a 12cm da linha medioesternal e 7 a 10cm do sulco inframamário. A união do ponto central da fúrcula às papilas forma um triângulo equilátero com 20 a 21cm de base.

A localização da papila masculina difere da feminina e sua posição na parede torácica está relacionada com a linha que liga o umbigo à linha axilar anterior, a linha que liga o umbigo à fúrcula esternal e a distância entre as papilas, que, em média, é de 22cm. No sexo masculino, alguns estudos referem que a distância entre a fúrcula e a papila é de 17,5 a 26cm, com média de 21,5cm. Outros afirmam que a papila se localiza no quarto espaço intercostal masculino. O ângulo de Louis é formado pela junção manubrioesternal e pode servir como ponto de referência para o posicionamento da papila masculina, distando 11,5 a 18,5cm dela. Alguns pontos de referência são menos confiáveis para definição da localização da papila masculina, como sua relação com a clavícula, o ponto medioesternal e a espinha ilíaca anterossuperior.

Aréola

A aréola é composta por tegumento pigmentado, de formato circular, na base da papila, com diâmetro variando de 15 a 45mm – média de 40mm. Destaca-se do restante da pele mamária por sua coloração. Nela se encontram os tubérculos de Morgagni, elevações em sua periferia formadas por aberturas dos ductos das glândulas sebáceas de Montgomery (correspondentes a um estágio entre as glândulas sudoríparas e as mamárias), capazes de secretar leite.

Assim como a papila, a coloração da aréola varia na infância, puberdade, gestação/lactação e senilidade. A região do CAP contém áreas de fibras musculares lisas entremeadas ao estroma colágeno denso. A contração dessas fibras musculares é responsável pela ereção do mamilo e a descarga de leite.

Nas mulheres, a posição estética do CAP na mama pode variar em diferentes populações. A definição da localização é uma informação importante no planejamento das cirurgias reparadoras e estéticas. O posicionamento varia na visão frontal e de perfil. Mallucci e Branford referem que, em uma análise realizada entre homens, mulheres e cirurgiões plásticos de várias nacionalidades, foi considerada ideal a proporção de 45:55 entre o polo superior e o inferior da mama. Por outro lado, Lewin e cols. verificaram preferência maior quando o posicionamento do CAP em mamas femininas se encontra verticalmente no meio da mama (50:50), tanto na avaliação de homens como de mulheres, e horizontalmente (razão de 40:60) mais próxima da região lateral, em uma área cujos limites traçados foram a linha axilar anterior e a borda paraesternal (Figura 1.1). Desse modo, nas cirurgias mamárias, além do volume mamário, a forma e a localização do CAP deverão ser discutidas com os pacientes, pois a convexidade do polo superior também pode ser um parâmetro de preferência.

A forma tende a ser oval em 75% dos homens, majoritariamente horizontal, com a largura maior que a altura e diâmetro médio de 28 × 24mm e localização entre o quarto e o quinto espaço intercostal. Nas cirurgias mamárias, uma técnica para estabelecer a posição da aréola masculina consiste em considerar seu alinhamento com a quarta costela e determinar sua posição horizontal como o terço lateral da linha entre a linha axilar anterior e a linha medioesternal. Outra forma consiste em definir a posição da papila do homem como 2,5cm acima da inserção inferior do músculo peitoral maior e 2cm medialmente à sua borda lateral.

Fáscias, aponeuroses e ligamentos

Na atualidade, o conhecimento da fáscia superficial é relevante no processo de remodelação da mama. Ao compreender a tridimensionalidade da fáscia, o cirurgião obtém melhores resultados na reconstrução e em mamoplastias de aumento da mama.

A fáscia peitoral superficial envolve a mama. Em sua porção superficial se encontram 2 a 3mm de pele e profundamente ela continua com a fáscia abdominal de Camper.

A fáscia do músculo peitoral encontra-se na região posterior à mama, sobre o músculo peitoral maior, fixando-se na clavícula e no esterno e continuando-se lateralmente com a fáscia axilar. Contínua à fáscia axilar, a fáscia clavipeitoral se localiza como uma lâmina posterior ao músculo peitoral maior, que se estende como ligamento suspensor da axila, ou ligamento de Gerdy, que forma o oco axilar.

Os ligamentos suspensórios de Cooper são conexões fibrosas, conjuntivas, entre as fáscias, que partem da fáscia peitoral em direção à pele e que têm como função a sustentação da mama. A glândula mamária é conectada à pele por meio da continuidade desse tecido fibroso pelas cristas de Duret.

Entre o folheto posterior da fáscia peitoral superficial e a fáscia peitoral encontra-se o espaço retromamário de Chassaignac – ou bolsa adiposa de Chassaignac – que separa a mama da musculatura, promovendo sua mobilidade em relação à parede torácica. Esse espaço é um plano de dissecção da mama.

No abdome, a bainha do músculo reto abdominal é composta por aponeuroses dos músculos do flanco, que se fundem à medida que chegam à linha média. O músculo oblíquo externo, o mais superficial, tem uma aponeurose ampla que passa anteriormente ao músculo reto abdominal. Por sua vez, a aponeurose bilaminar do oblíquo interno passa profundamente ao músculo reto, cranialmente à linha arqueada. O músculo abdominal mais profundo é o transverso do abdome. Inferiormente ao ligamento da linha arqueada, a aponeurose dos três músculos passa anteriormente ao reto, formando a bainha anterior do reto; nessa localização, a bainha posterior está ausente e o músculo reto se encontra diretamente sobre a fáscia transversal. A linha arqueada é o local onde os vasos epigástricos inferiores entram no músculo reto abdominal, direcionam-se superiormente e convergem com os vasos epigástricos superiores (Figura 1.4).

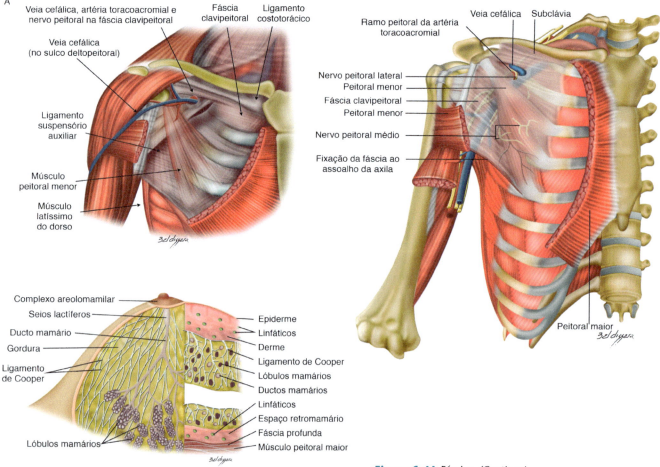

Figura 1.4A Fáscias. *(Continua)*

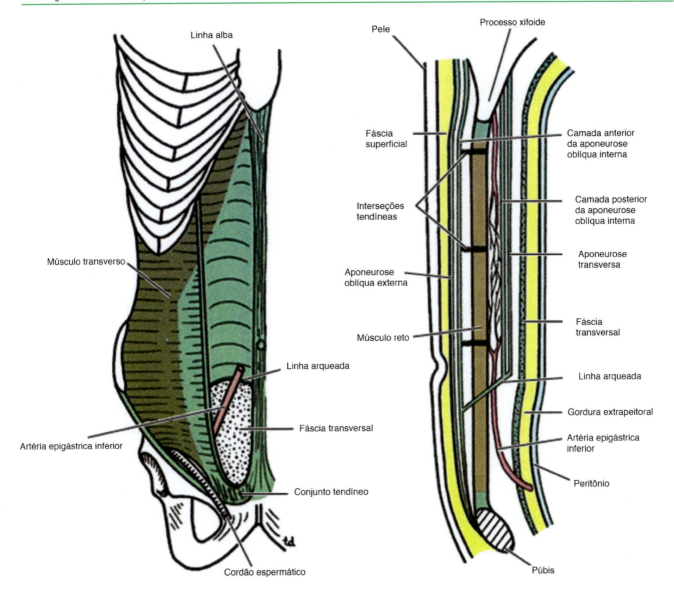

Figura 1.4 *(Cont.)* **B** Camadas da parede abdominal. (Disponível em: http://criticalcaremcqs.com/tag/pg-mcqs/page/14/.)

▶ SUPRIMENTO ARTERIAL

A mama é irrigada por vasos que chegam até ela lateral e medialmente. Os vasos mediais se originam de perfurantes da artéria torácica (mamária) interna, ramo da subclávia. Esses ramos emergem do terceiro, quarto e quinto espaços intercostais. Os vasos laterais têm várias origens – alguns são ramos da artéria axilar: artéria torácica superior, artéria torácica lateral e ramos peitorais da artéria toracoacromial. Além desses, lateralmente a irrigação também é conferida por perfurantes das artérias intercostais posteriores, ramos da aorta descendente, no segundo, terceiro e quarto espaços intercostais. Em virtude dessa irrigação exuberante, a mama pode ser acessada através de incisões diversas, utilizando os vários pedículos e mantendo preservado o suprimento sanguíneo para o CAP (Figura 1.5).

Artéria mamária interna

A artéria mamária interna é um ramo da artéria subclávia que 95% das vezes emerge isolado. Ela desce anteromedialmente no tórax e, por trás da veia jugular interna e da veia inominada, passa por trás da primeira cartilagem costal, junto ao nervo frênico, e continua no sentido caudal, a 1cm lateralmente à borda esternal, posteriormente às seis primeiras cartilagens costais. Em 93% dos casos a artéria mamária interna termina como uma

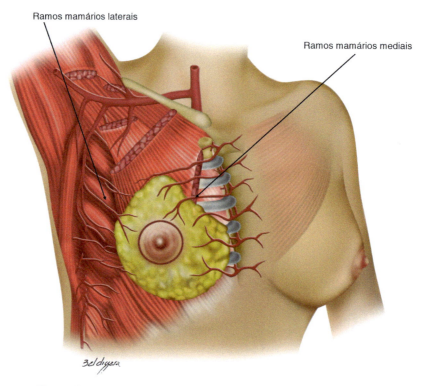

Figura 1.5 Irrigação arterial. (Reproduzida de Macea & Fregnani, 2006.)

bifurcação (artéria epigástrica superior e artéria musculofrênica). Nos outros 7% acresce um terceiro ramo, o diafragmático (Figura 1.6).

A artéria mamária interna ou torácica interna é responsável pela irrigação de cerca de 60% da mama através de seus ramos perfurantes anteriores, que podem emergir do primeiro ao sexto espaço intercostal, mais comumente do segundo ao quarto. Além disso, emite ramos esternais (medialmente) e ramos intercostais. Os ramos perfurantes chegam à mama em sua porção superomedial e percorrem trajeto superficial em direção à aréola. O ramo principal costuma ser encontrado abaixo da quarta costela. Würinger e cols. descreveram um septo horizontal, originado na fáscia peitoral, ao longo da quinta costela, por onde vasos e nervos passam para a região central da mama e suprimento do CAP, possibilitando uma abordagem cirúrgica com pedículo central. Em suas bordas, esse septo se curva como um ligamento suspensório semelhante a um sutiã, cranialmente, do esterno à borda lateral do peitoral menor. Pelo segundo e terceiro espaços intercostais passam perfurantes da torácica interna para suprimento da mama e de sua pele, com trajeto superficial subcutâneo, também irrigando o CAP. A perfurante que passa pelo quinto espaço irriga a porção inferior da mama e o sulco inframamário.

A preservação da integridade desse sistema de irrigação é importante para confecção de retalhos de mastectomia com preservação de pele e também para perfusão adequada de retalhos. O sistema superficial é dominante na porção superomedial da mama.

Embora os vasos mamários internos sejam irradiados durante a radioterapia adjuvante para câncer de mama, os efeitos da radiação sobre a artéria e a veia não parecem ser graves.

Essa artéria tem sido utilizada para revascularização miocárdica desde a década de 1940. Ao utilizar os vasos mamários internos nas reconstruções mamárias a partir de retalhos livres, sua utilização futura será potencialmente para revascularização do miocárdio.

A artéria epigástrica profunda superior é um ramo terminal da artéria torácica interna, passa posteriormente ao triângulo esternocostal e em seguida atrás da bainha do músculo reto abdominal, penetrando-a (geralmente no nível da sétima cartilagem costal) e ao músculo; por fim, anastomosa-se na região umbilical com a artéria epigástrica inferior. Essa anastomose proporciona uma circulação colateral generosa entre a subclávia e as artérias ilíacas externas. Ramos das artérias epigástricas suprem a bainha posterior do músculo reto abdominal, com perfurantes anteriores que irrigam até a pele e o subcutâneo (Figura 1.7).

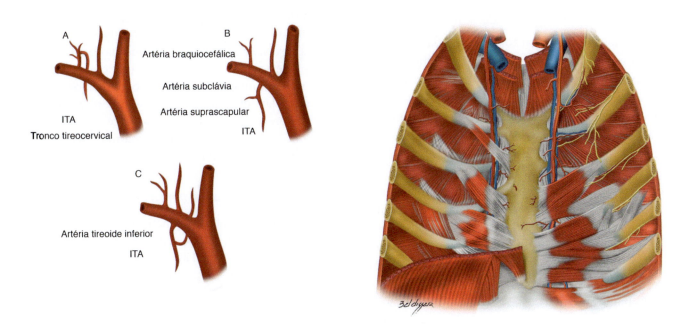

Figura 1.6 Artéria mamária interna.

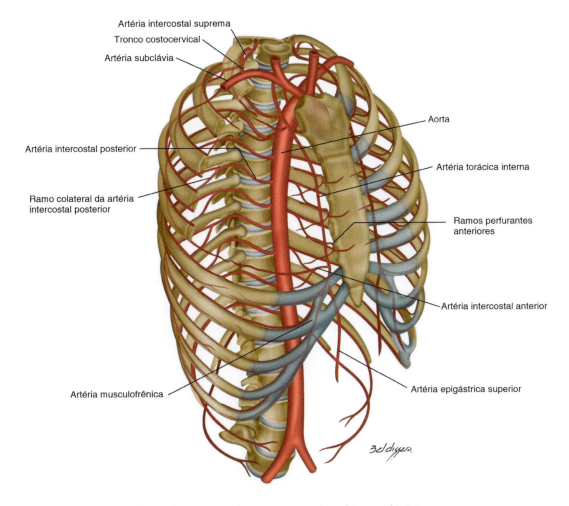

Figura 1.7 Irrigação da mama: ramos da artéria mamária interna.

Artéria axilar

Responsável pela irrigação de parte da parede do tórax, da axila e do membro superior homolateral, a artéria axilar é geralmente dividida em partes de acordo com sua localização em relação ao músculo peitoral menor. Na primeira, medial ao músculo, emerge a artéria torácica superior ou suprema, responsável pela irrigação da parede torácica até o segundo espaço intercostal. Na segunda parte, posteriormente ao músculo peitoral menor, emergem as artérias toracoacromial – que se divide em ramos acromial, clavicular, deltoide, peitoral – e torácica lateral – que prossegue ao longo da borda lateral do músculo peitoral menor sobre o serrátil. As partes superiores do tórax são irrigadas por ramos da artéria toracoacromial que passam através do músculo peitoral maior.

A artéria torácica lateral pode originar-se da artéria axilar, da artéria toracoacromial ou da artéria subescapular e, juntamente com as artérias toracoacromial, torácica superior e subescapular, responde por cerca de 30% da irrigação mamária. Essas artérias também estão relacionadas com o suprimento sanguíneo dos músculos peitorais e do conteúdo axilar (linfonodos).

Na terceira parte, lateral ao músculo peitoral menor, origina-se a artéria subescapular, relacionada com a irrigação de linfonodos centrais e subescapulares. A artéria subescapular termina nas artérias subescapular circunflexa e toracodorsal. Na terceira parte da artéria axilar também se originam as artérias circunflexas umerais anterior e posterior (Figura 1.8).

Outras artérias relevantes para a cirurgia mamária

A região inferolateral da mama é irrigada pelos ramos laterais da terceira, quarta e quinta artérias intercostais. As artérias intercostais laterais podem ser utilizadas na reconstrução mamária por retalho LICAP (do inglês *lateral intercostal artery perforator*). Além disso, são relevantes nos pedículos posterolaterais inferiores e na irrigação do CAP nas dissecções superiores.

A artéria toracodorsal, ramo da subescapular, que é acompanhada pelo nervo toracodorsal, cruza o músculo subescapular e o irriga, bem como o músculo serrátil anterior e o músculo grande dorsal (Figura 1.9).

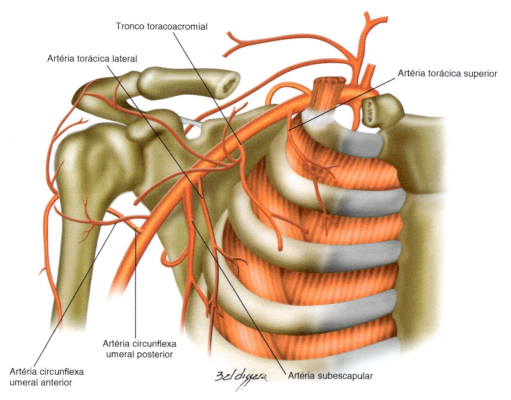

Figura 1.8 Irrigação da mama: ramos da artéria axilar.

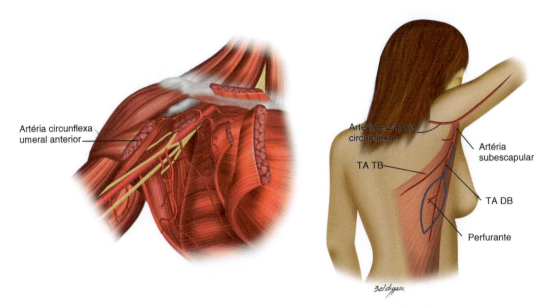

Figura 1.9 Irrigação do tórax: artéria toracodorsal.

▶ DRENAGEM VENOSA

A drenagem venosa das mamas é feita por um sistema superficial e outro profundo, geralmente por veias que acompanham as artérias.

Medialmente, as veias drenam para a torácica interna que é tributária da veia braquiocefálica. Lateralmente, a drenagem é feita para a veia axilar. A veia axilar resulta da união das veias basílica e braquial e termina como veia subclávia. O segundo e terceiro vasos intercostais drenam para a veia intercostal suprema, que é tributária da veia ázigos à direita e da veia braquiocefálica à esquerda. O sistema superficial encontra-se no subcutâneo e é formado por um plexo transversal e outro longitudinal. A veia toracoepigástrica, que se comunica com veias da parede abdominal e drena para a veia axilar, pode ser acometida por processo inflamatório ou angite subcutânea, visível como um cordão fibroso e espesso causado por trombose e esclerose do vaso acometido, caracterizando a doença de Mondor. A doença de Mondor também pode ocorrer nas veias torácica lateral, epigástrica superior e, raramente, em tributárias da jugular externa ou da mamária interna.

Durante a gravidez, a anastomose profusa das veias superficiais é facilmente visível como rede vascular de Haller.

Em volta da papila, as veias têm anastomoses em circunferência, formando um círculo venoso (não aplicável na terminologia anatômica).

A relevância oncológica da drenagem venosa encontra-se em sua potencial relação com a metastatização para o sistema respiratório através dos ramos da veia mamária interna e da veia axilar, bem como a disseminação metastática para as vértebras através das intercostais, fazendo anastomose com o plexo venoso vertebral externo, avalvular. O plexo vertebral externo se anastomosa com o plexo interno, conhecido como plexo de Batson, que é responsável pela drenagem do cérebro e da medula, o que explica a rota metastática para o sistema nervoso central. A vascularização venosa também é importante do ponto de vista cirúrgico devido à drenagem dos retalhos (Figura 1.10). A maior drenagem é superficial e direcionada superomedialmente para a veia mamária interna.

▶ INERVAÇÃO

Inervação sensitiva

A inervação da mama se faz principalmente através de ramos cutâneos, laterais e anteriores, do segundo ao sexto nervo intercostal. Além disso, ramos do nervo supraclavicular, do plexo cervical, suprem a inervação de uma área restrita da pele da região superior da mama. As fibras simpáticas alcançam a mama por meio desses nervos para controle vasomotor, mas não para atividades de secreção, as quais são controladas por mecanismos hormonais. Não há fibras da natureza parassimpática nas mamas.

Os nervos torácicos são em número de 12 de cada lado, 11 dos quais são intercostais e o 12º está localizado abaixo da 12ª costela. Esses estão distribuídos principalmente pelas paredes do tórax e do abdome. Existem

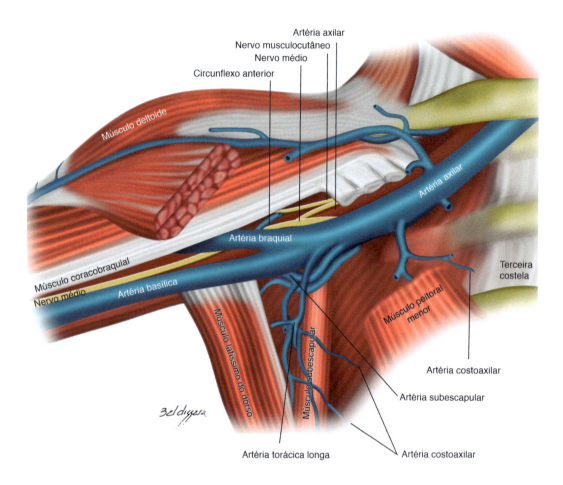

Figura 1.10 Drenagem venosa: axila direita (vista anterior). (Disponível em: http://archive.org/stream/anatomyofhumanbo1918gray#page/664/mode/1up.)

ramos cutâneos anteriores, laterais e posteriores para a inervação sensitiva, alguns deles também relacionados com a inervação motora. Os ramos laterais dos nervos intercostais emergem através da musculatura do serrátil anterior. A inervação de retalhos laterais inferiores se mantém quando não se destaca a fáscia posterior na dissecção cirúrgica lateral. O nervo intercostobraquial corresponde ao ramo lateral cutâneo do segundo nervo intercostal. Esse nervo perfura os músculos intercostal e serrátil anterior e cruza a axila até a porção medial do braço, unindo-se ao nervo cutâneo medial braquial para inervação sensitiva da metade superior medial e posterior do braço, ao se comunicar com o ramo braquial posterior cutâneo do nervo radial. Pode existir um segundo nervo intercostobraquial a partir de um ramo cutâneo lateral do terceiro nervo intercostal. A lesão do nervo intercostobraquial interfere na sensibilidade com hipoestesia ou parestesia da face medial do braço e da axila; assim, convém tentar preservá-lo na dissecção axilar. A inervação do CAP se dá através de ramos anteriores e de ramos laterais dos nervos intercostais, especialmente o ramo lateral do quarto nervo intercostal (Figura 1.11).

Nervos de relevância nas cirurgias de mama e axila

A maioria dos nervos encontrados na axila é proveniente do plexo braquial. Apenas os intercostobraquiais não provêm desse plexo. O plexo braquial é formado anatomicamente por ramos ventrais dos quatro últimos nervos cervicais (C) e do primeiro nervo torácico (T), ou seja, de C5 a T1, podendo haver contribuição, para esse plexo, do quarto cervical ou do segundo nervo torácico. O plexo emerge posteriormente à clavícula, no ápice da axila. Ao se respeitar a veia axilar como limite cranial para a dissecção axilar, os fascículos e ramos do plexo braquial serão protegidos de lesão inadvertida (Figura 1.12).

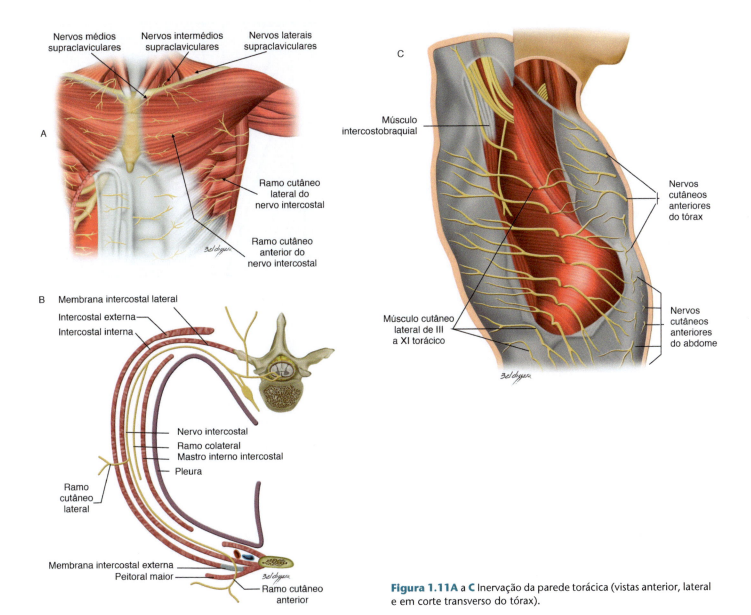

Figura 1.11A a **C** Inervação da parede torácica (vistas anterior, lateral e em corte transverso do tórax).

O nervo peitoral lateral, ramo do fascículo lateral do plexo braquial, supre o músculo peitoral maior após penetrar a fáscia clavipeitoral junto à artéria toracoacromial. Já o nervo peitoral medial, ramo do fascículo medial do plexo braquial, penetra o músculo peitoral maior para supri-lo e continua para inervação do peitoral maior. Em cerca de 60% das vezes, o nervo peitoral medial está localizado entre os músculos peitorais e supre a metade inferior ou dois terços do músculo peitoral maior. A lesão desses dois nervos pode causar atrofia e fibrose dos músculos peitorais (Figura 1.13).

A inervação areolar deriva diretamente do quarto nervo intercostal, anterolateral e anteromedial, embora o terceiro e quinto nervos por vezes se sobreponham para a sensibilidade do CAP. A preservação de nervos sensitivos relacionados com o CAP deve ser observada no modelamento medial, posterior e inferior dos pedículos vasculares.

O nervo torácico longo, ou nervo de Bell, origina-se da face posterior dos ramos ventrais de C5, C6 e C7, segue em sentido caudal, posteriormente ao feixe neurovascular, junto à parede torácica lateral, para inervar o músculo serrátil anterior e é coberto pela fáscia desse músculo. A lesão do nervo de Bell ocasiona a denervação do músculo serrátil anterior, provocando um deslocamento posterior da escápula, conhecido como escápula alada.

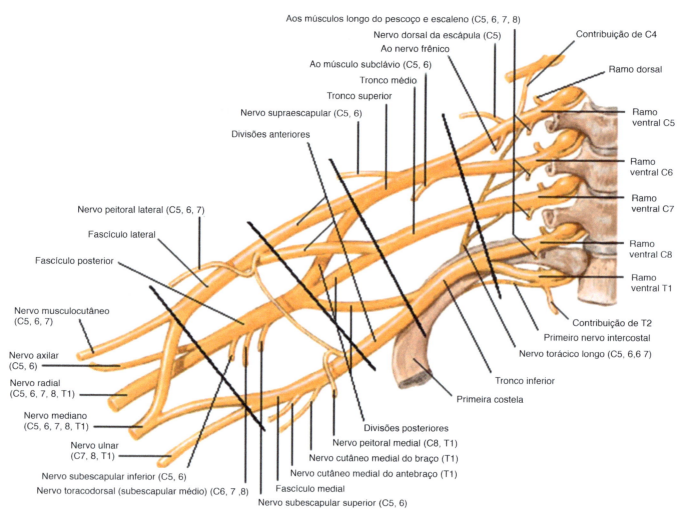

Figura 1.12 Plexo braquial direito. (Reproduzida de Netter, 2000.)

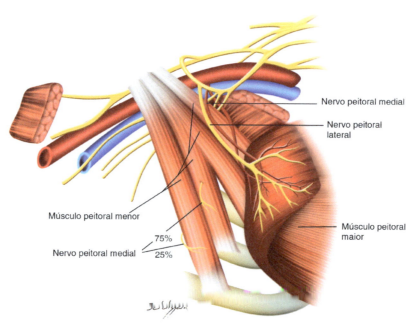

Figura 1.13 Nervos peitorais.

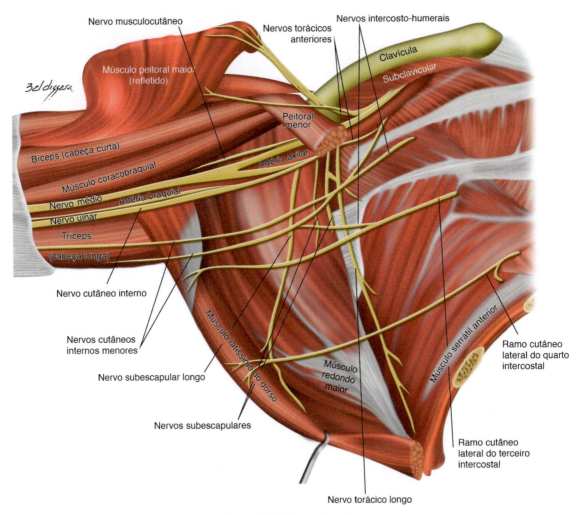

Figura 1.14 Nervos da axila.

O nervo toracodorsal, ramo do fascículo posterior do plexo braquial, inerva o músculo grande dorsal. Ele acompanha as artérias subescapular e toracodorsal, anteriormente ao músculo subescapular, sendo importantes sua identificação e preservação para reconstrução com retalho do músculo grande dorsal (Figura 1.14).

MUSCULATURA DO TRONCO

A parede torácica é formada por 12 vértebras, 12 costelas e suas cartilagens, bem como pelo osso esterno e por músculos. Entre as costelas encontram-se três camadas de músculos intercostais – externos (que se interdigitam com o oblíquo externo do abdome), internos (que caudalmente se interdigitam com as fibras do músculo oblíquo interno do abdome) e íntimos, profundamente. Vários músculos merecem destaque na abordagem de doenças da mama e reconstrução mamária.

O músculo peitoral maior tem duas origens: clavicular e esternocostal. Ele forma a dobra ou linha axilar anterior e é utilizado para proteção de implantes nas cirurgias mamárias. Ele se encontra ausente na síndrome de Poland, coexistindo malformações de parede torácica e da mama.

O músculo peitoral menor está localizado em um nível mais profundo em relação ao peitoral maior, tem formato triangular e é menor. Tem origem costal e se insere na escápula.

O músculo subclávio é diminuto e de difícil visualização.

A estabilização da escápula na parede peitoral é realizada pelo músculo serrátil anterior, que se origina nas superfícies anteriores das oito primeiras costelas e se insere na escápula. A lesão de sua inervação, ou seja, do nervo torácico longo, pode acarretar a síndrome da escápula alada, que cursa com desestabilização da escápula e redução da força do ombro (Figura 1.15).

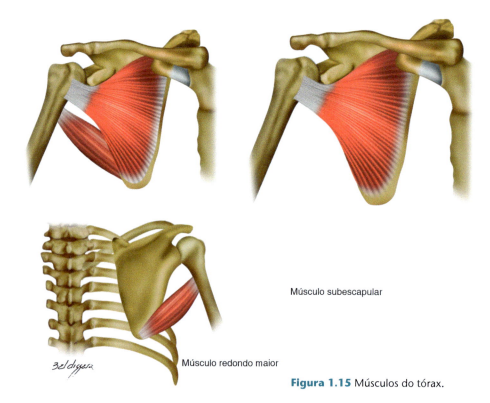

Figura 1.15 Músculos do tórax.

O músculo subescapular e o teres maior são músculos que agem sobre o ombro e o braço. O subescapular tem origem na face anterior da escápula e inserção no úmero e na cápsula da articulação glenoumeral. O músculo redondo maior, ou teres, tem origem na escápula e inserção no úmero.

O grande dorsal é o maior músculo do corpo humano e, assim como o músculo trapézio, é um músculo superficial do dorso. Tem origem nas sete últimas vértebras torácicas, nas lombares e sacrais, na crista ilíaca e nas quatro últimas costelas. Esse músculo encontra-se inserido na fossa bicipital do úmero por meio de um tendão que forma a prega axilar posterior. Sua borda anterior é o limite lateral da dissecção axilar, por onde passa o nervo, juntamente com a artéria e a veia toracodorsais. Esse músculo é responsável pela extensão, adução e rotação medial do braço e desvia o ombro para trás. Em caso de lesão de seu feixe vasculonervoso não há comprometimento motor, mas pode impossibilitar a reconstrução mamária por meio do retalho musculocutâneo que utiliza o grande dorsal (Figura 1.16).

Os músculos retos abdominais consistem em um par de músculos que se estendem pelo comprimento da parede abdominal anterior. Originam-se na sínfise e na crista do púbis e se inserem na quinta, sexta e sétima cartilagens costais e no apêndice xifoide. São irrigados pelas artérias epigástricas inferior (ramo da ilíaca externa) e

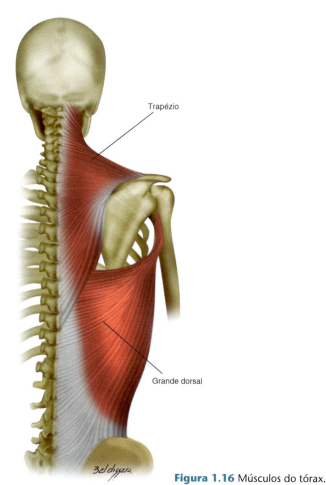

Figura 1.16 Músculos do tórax.

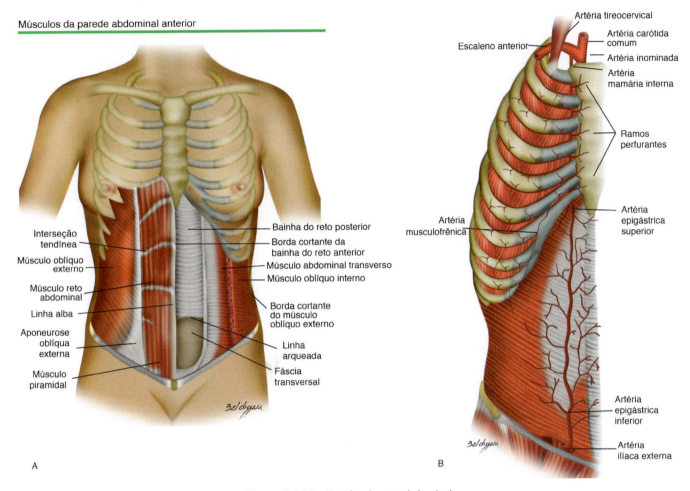

Figura 1.17A e **B** Músculo reto abdominal.

superior (ramo da torácica interna, que vem da subclávia), importantes estruturas para realização da técnica de reconstrução mamária com rotação de retalho musculocutâneo transverso do reto abdominal (TRAM). Têm como funções flexionar o tronco, auxiliando seu movimento e a estabilização da coluna vertebral, comprimir o abdome e proteger o conteúdo abdominal, sendo essenciais nas ações que exigem aumento da pressão intra-abdominal (Figura 1.17).

O oblíquo externo, do abdome, pode ser usado em pedículos e em retalhos livres para reconstrução e cobertura de grandes defeitos das paredes torácica e abdominal. Esse músculo, em sua porção cranial, é irrigado por dois ramos intercostais. Lateralmente, artérias e nervos estão juntos na superfície externa da musculatura; anteriormente, os ramos entram no músculo em sua superfície interna. Na parte caudal do músculo, cerca de 95% de seu suprimento sanguíneo provêm de um ou dois ramos da artéria circunflexa ilíaca profunda (ramo da ilíaca externa), no nível da espinha ilíaca anterossuperior, e os outros 5% vêm da iliolombar. A inervação é dada pelos ramos motores provenientes dos ramos laterais dos nervos espinhais anteriores, de forma segmentar, que correm junto aos ramos das artérias intercostais, adentrando pela superfície externa da digitação muscular da costela acima, com exceção do nervo subcostal.

Desse modo, enquanto o suprimento sanguíneo ocorre de forma segmentar na porção cranial do oblíquo externo, em sua parte caudal uma única artéria é responsável pela quase totalidade desse suprimento, o que possibilita seu uso em retalhos livres. De maneira diversa, a inervação se mantém segmentar. As cirurgias que o utilizam exigem conhecimento não somente da vascularização, mas da inervação, pois a denervação resulta em atrofia e fibrose do músculo. (Figura 1.18)

O Quadro 1.1 apresenta a lista dos músculos descritos neste capítulo com sua origem, inserção, ação e inervação.

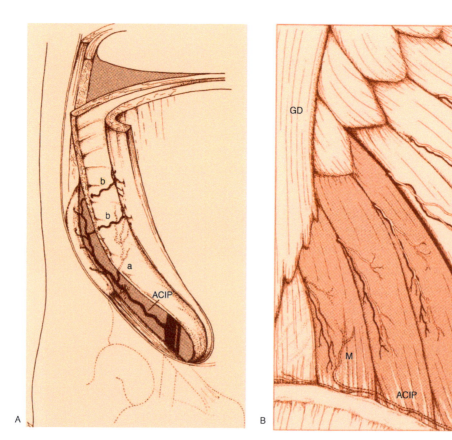

Figura 1.18 Músculo oblíquo externo (visão esquemática). **A** Suprimento da porção caudal do oblíquo externo mais comum (cerca de 80%): superfície interna do músculo oblíquo externo (*a*); artérias intercostais (*b*) e artéria circunflexa ilíaca profunda (*ACIP*). **B** Suprimento neurovascular do músculo oblíquo externo e suas relações com o músculo grande dorsal (*GD*); artéria circunflexa ilíaca externa (*ACIP*) e seu ramo muscular (*M*) para a parte caudal do músculo. (Reproduzida de Schlenz *et al.*, 1999.)

Quadro 1.1 Músculos do tronco

Músculo	Origem	Inserção	Ação	Inervação (nervo)
Peitoral maior	Clavicular (um terço medial) Esternocostal: seis ou sete primeiras cartilagens costais, margem lateral do esterno, músculo oblíquo externo	Crista do tubérculo maior do úmero	Flexão, adução e rotação medial do braço	Peitoral medial Peitoral lateral
Peitoral menor	Face externa da terceira à quinta costela	Processo coracoide da escápula	Puxa a escápula inferiormente e para frente	Peitoral medial
Subclávio	Primeira costela	Clavícula	Puxa o ombro inferiormente e para frente	Torácico longo
Serrátil anterior	Primeira à oitava costela	Escápula	Rotação da escápula, puxando-a para frente	Torácico longo
Subescapular	Fossa subescapular	Úmero Cápsula da articulação do ombro	Rotação medial do braço	Subescapular superior Subescapular inferior
Teres maior	Escápula	Úmero	Adução, extensão e rotação medial do braço	Subescapular inferior
Grande dorsal	Vértebras sacrais Crista ilíaca Nona (décima) à 12ª costelas	Úmero	Extensão, adução e rotação do braço Puxa o ombro inferiormente e para trás	Toracodorsal
Reto abdominal	Crista do púbis Sínfise púbica	Quinta à sétima cartilagens costais Apêndice xifoide	Flexiona o tronco Comprime vísceras abdominais	Ramos ventrais dos seis nervos torácicos inferiores

DRENAGEM LINFÁTICA

A mama apresenta extensa rede de drenagem linfática, cuja rota primária se dirige para os linfonodos axilares. O plexo subepitelial conflui com vasos do corpo e não apresenta válvulas. Os linfáticos confluem com vasos subdérmicos e se juntam ao plexo subareolar de Sappey. No entanto, a drenagem na mama é unidirecional, da superfície para a profundidade, devido à presença de válvulas nos linfáticos principais.

O *status* axilar é o fator prognóstico mais forte para pacientes com câncer de mama e interfere nas decisões referentes ao tratamento local e sistêmico. A cirurgia do linfonodo sentinela tem substituído a de esvaziamento axilar como método de avaliação do acometimento axilar por câncer de mama em pacientes com axila clinicamente negativa. Essa técnica, com alto valor preditivo negativo, tem permitido poupar, em curto e longo prazo, a morbidade da axila operada, promovendo melhor qualidade de vida dos pacientes tratados por câncer de mama com menos linfedema e risco de lesões vasculoneurais.

Os linfonodos axilares, segundo a classificação de Berg, podem ser divididos em níveis com base em sua localização em relação ao músculo peitoral menor. Os linfonodos de nível I encontram-se lateralmente à borda lateral do peitoral menor e correspondem aos grupos da mamária externa, veia axilar e subescapulares. No nível II encontram-se os linfonodos do grupo central de alguns subclaviculares, além dos interpeitorais de Rotter. O nível III, localizado medialmente à borda medial do peitoral menor, inclui subclaviculares (apicais).

Os linfonodos mamários internos recebem cerca de 3% da drenagem linfática da mama e repousam nos espaços intercostais, na região paraesternal, junto aos vasos mamários internos, na gordura extrapleural (Figura 1.19).

Existem vias opcionais de drenagem linfática, como a subesternal profunda cruzada para mamária interna contralateral, a pré-esternal superficial cruzada, a intercostal lateral, a mediastinal e através da bainha do músculo reto abdominal em direção aos plexos subdiafragmático e subperitoneal, conhecida como via de Gerota. Essas vias estão relacionadas com rotas de metástase do câncer.

CONSIDERAÇÕES FINAIS

Nas cirurgias mamárias, tamanho, forma e simetria mamária são fatores relacionados com a satisfação com os resultados estéticos/reparadores e devem ser definidos, junto ao paciente, no planejamento do procedimento.

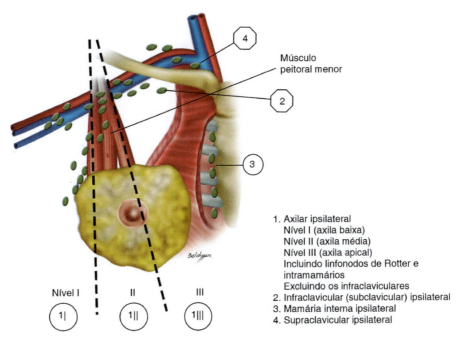

Figura 1.19 Linfonodos regionais (mama). Axilar ipsilateral, incluindo linfonodos de Rotter e intramamários e excluindo os infraclaviculares (*1*); infraclavicular (subclavicular) ipsilateral (*2*); mamária interna ipsilateral (*3*) e supraclavicular ipsilateral (*4*). (Adaptada de UICC Atlas.)

BIBLIOGRAFIA

Atiyeh BS, Dibo SA, El Chafic AH. Vertical and horizontal coordinates of the nipple-areola complex position in males. Annals of Plastic Surgery 2009; 63(5).

Ball M, Falkson SR, Adigun OO. Anatomy, angle of Louis. 2022 Jul. In: StatPearls [Internet]. Treasure Island (FL): StatPearls Publishing, 2023 Jan.

Biazús JV, de Melo MP, Zucatto AE. Cirurgia da mama. 2. ed. Porto Alegre: Artmed, 2012: 13-38.

Calafiore AM, Weltert L, Di Mauro M. Internal mammary artery. Multimedia Manual of Cardiothoracic Surgery 2005. Disponível em: http://mmcts.oxfordjournals.org/content/2005/1129/mmcts.2004.001008.full.

Chagas CR, Menke CH, Vieira RJS, Boff RA. Tratado de mastologia da SBM. Rio de Janeiro: Revinter, 2011.

Cooper A. The anatomy and diseases of the breast. Philadelphia: Lea & Blanchard, 1845. Disponível em: https://archive.org/stream/anatomydiseaseso1845coop#page/n49/mode/2up.

Donker M, Tienhoven G, Straver ME et al. Radiotherapy or surgery of the axilla after a positive sentinel node in breast cancer (EORTC 10981-22023 AMAROS): a randomised, multicentre, open-label, phase 3 non-inferiority trial. Lancet Oncol 2014; 15(12):1303-10.

Drake RL, Vogl AW, Mitchell AWM. Gray's anatomy for students. 3. ed. Philadelphia: Elsevier, 2015.

Faucz RA, Hidalgo RT, Faucz RS. Doença de Mondor: achados mamográficos e ultra-sonográficos. Radiol Bras 2005; 38(2).

Fischer JE, Bland KI, Callery MP. Mastery of surgery. 5. ed. Philadelphia: Lippincott Williams & Wilkins, 2007: 484-8.

Fitoussi A, Berry MG, Couturaud B, Salmon RJ. Oncoplastic and reconstructive surgery for breast cancer: The Institute Curie Experience. Berlin: Springer, 2009.

Gray H. Anatomy of the human body. 20. ed. Philadelphia: Lea & Febiger, 1918.

Gray JE, Mizell JS. Anatomy of the abdominal wall (last updated: Sep 03, 2013); Philadelphia: UpToDate, Wolters Kluwer, 2013.

Hammond DC. Atlas of aesthetic breast surgery. London: British Library Cataloguing in Publication Data – Elsevier Inc, 2009.

Harris JR, Lippman ME, Morrow M, Osborne CK. Diseases of the breast. 5. ed. Philadelphia: Wolters Kluwer Health, 2014.

Hoffman GW, Elliott LF. The anatomy of the pectoral nerves and its significance to the general and plastic surgeon. Ann Surg 1987; 205(5):504-7.

Irigo M, Coscarelli L, Rancati A. Anatomical basis of pedicles in breast reduction. Gland Surg 2017; 6(2):154-62. doi:10.21037/gs.2016.09.11.

Javed A, Lteif A. Development of the human breast. Semin Plast Surg 2013; 27(1):5-12. doi:10.1055/s-0033-1343989.

Khan Y, Sajjad H. Anatomy, thorax, mammary gland. [Updated 2022 Jul 25]. In: StatPearls [Internet]. Treasure Island (FL): StatPearls Publishing, 2023 Jan. Disponível em: https://www.ncbi.nlm.nih.gov/books/NBK547666/.

Kuehn T, Bauerfeind I, Fehm T et al. Sentinel-lymph-node biopsy in patients with breast cancer before and after neoadjuvant chemotherapy (SENTINA): a prospective, multicentre cohort study. Lancet Oncol 2013 Jun; 14(7):609-18.

Lewin R, Amoroso M, Plate N et al. The aesthetically ideal position of the nipple-areola complex on the breast. Aesth Plast Surg 2016; 40:724-32.

Lucena CEM, Silva Júnior GA, Barra AA. Propedêutica em mastologia. Rio de Janeiro: Guanabara Koogan, 2005.

Macea JR, Fregnani JHTG. Anatomy of the thoracic wall, axilla and breast. Int J Morphol 2006; 24(4):691-704.

Mallucci P, Branford OA. Population analysis of the perfect breast: a morphometric analysis. Plast Reconstr Surg 2014 Set; 134(3):436-47.

Moorefield AK, Stock A, Rose-Reneau Z et al. Analysis of nipple-areola complex localization using male cadavers: considerations for gender-affirming surgery. Aesthet Surg J Open Forum 2021 Aug 25; 3(4):ojab032.

Netter Frank H. Atlas de anatomia humana. 2. ed. Porto Alegre: Artmed, 2000.

PathPedia – Global Online Pathology Resource. Breast. Disponível em: http://www.pathpedia.com/education/eatlas/histology/breast/Images.aspx.

Rehnke RD, Groening RM, Van Buskirk ER, Clarke JM. Anatomy of the superficial fascia system of the breast: a comprehensive theory of breast fascial anatomy. Plast Reconstr Surg 2018 Nov; 142(5):1135-44. doi: 10.1097/PRS.0000000000004948.

Ribeiro RC, Saltz R. Cirurgia da mama: estética & reconstrutora. 2. ed. Rio de Janeiro: Revinter, 2012.

Rodrigues GAA. Sistema músculo esquelético. Membro superior, 2023. Disponível em: https://ifanatomia.wordpress.com/category/musculos-do-membro-superior/musculos-que-agem-sobre-a-escapula/.

Schlenz I, Burggasser G, Kuzbari R, Eichberger H, Gruber H, Holle J. External oblique abdominal muscle: a new look on its blood supply and innervation. Anat Rec 1999; 255:388-95.

Shiffman MA. Breast Augmentation - Principles and Practice. Cham: Springer; 2009. Sistema muscular. Músculos do tórax. Aula de anatomia, 2023. Em: http://www.auladeanatomia.com

UICC Atlas. 5. ed. Figura 272, página 231.

Thiel R, Munjal A, Daly DT. Anatomy, shoulder and upper limb, axillary artery. [Updated 2022 Jun 9]. In: StatPearls [Internet]. Treasure Island (FL): StatPearls Publishing 2023 Jan. Disponível em: https://www.ncbi.nlm.nih.gov/books/NBK482174/.

Wittekind CH, Hutter R, Greene FL, Klimpfinger M, Sobin LH. TNM Atlas. 5. ed. Berlin: Springer 2005: 231.

Würinger E, Mader N, Posch E, Holle J. Nerve and vessel supplying ligamentous suspension of the mammary gland. Plast Reconstr Surg 2018 May; 101(6):1486-93.

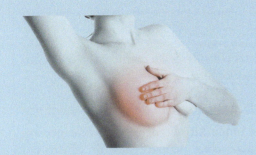

Capítulo 2

Propedêutica Mamária Complementar

Maria Júlia Gregório Calas
Flávia Engel Aduan
Simone Elias
Letícia Pereira Gonçalves
Alice Vilas Boas Garson de Matos

▶ INTRODUÇÃO

A mamografia é o melhor método para detecção precoce do câncer de mama, reduzindo em aproximadamente 24% a mortalidade por câncer entre as mulheres de 40 a 49 anos e em 30% entre aquelas com mais de 50 anos[1,2]. A estrutura radiográfica complexa da mama e a natureza sutil das lesões mais iniciais impõem ao radiologista a necessidade de uma constante aferição do desempenho do equipamento utilizado e do processamento da imagem, bem como do posicionamento correto realizado pelo técnico, além da experiência profissional e conhecimento da patologia mamária[3,4]. Sua acurácia diagnóstica pode ser aumentada por meio da comparação com exames prévios e da realização de dupla leitura, com aumento de 7% a 15% no número de lesões detectadas por essa segunda prática, o que nem sempre é possível em razão da logística e de questões financeiras de cada instituição[4-6]. A detecção auxiliada por computador (*computer-aided detection* [CAD]) e o uso da inteligência artificial podem melhorar o diagnóstico, principalmente quando existe alta variabilidade interobservadores, há a falta de leitores treinados ou na impossibilidade de realizar a dupla leitura[4-7].

A mamografia tem limitações na avaliação de mamas densas e de extensão local da lesão. Novas tecnologias, como a tomossíntese mamária e a mamografia contrastada, podem contribuir para o aumento da sensibilidade. A ultrassonografia mamária e a ressonância magnética são exames complementares importantes, mas também apresentam limitações relacionadas com a sensibilidade e a especificidade[8,9]. Neste capítulo serão abordadas as diferentes tecnologias e suas indicações e limitações, os principais achados de cada método de imagem, o sistema de classificação BI-RADS e as punções percutâneas mamárias diagnósticas.

▶ MAMOGRAFIA

Um exame com posicionamento adequado realizado pelo técnico ou tecnólogo é fundamental para um diagnóstico condizente. Um mau posicionamento pode excluir um segmento da mama e deixar uma lesão importante fora do campo de análise, levando a um erro de diagnóstico. São utilizadas duas incidências convencionais para realização do exame: a craniocaudal (CC) e a mediolateral oblíqua (MLO). Caso haja necessidade de melhor avaliação de determinada lesão ou área, o exame pode ser complementado com incidências adicionais (perfil, CC forçada, clivagem, caudocranial, oblíqua lateromedial e *contact*) ou com manobras (compressão focal, magnificação, rotação e tangencial)[3,5,10,11]. A implantação da tomossíntese mamária reduziu a necessidade dessas manobras, o que representa melhora para a paciente e para o fluxograma do serviço[3,5,10-14].

Indicações da mamografia – rastreamento e diagnóstico

Mamografia de rastreamento

A mamografia de rastreamento é realizada em mulheres sem sinais ou sintomas de câncer de mama, a fim de detectar precocemente lesões não palpáveis nas seguintes situações[3,4,8,13]:

✓ Rastreamento do câncer de mama em mulheres de risco habitual

Diretrizes do Colégio Brasileiro de Radiologia (CBR), da Sociedade Brasileira de Mastologia (SBM) e da Federação Brasileira das Associações de Ginecologia e Obstetrícia (FEBRASGO)[14] recomendam a mamografia anual de rastreamento às mulheres assintomáticas a partir de 40 anos, de preferência com mamografia digital. Nas mulheres com mais de 75 anos, as recomendações são controversas e não há consenso entre as sociedades. A decisão pela continuidade deve ser baseada na expectativa de vida e na saúde da mulher como um todo, tornando a decisão mais personalizada.

✓ Rastreamento do câncer de mama em mulheres de alto risco

Modelos matemáticos para cálculo de risco de câncer de mama predizem se há alto risco (> 20%) ou risco moderado (15% a 20%), como os de Gail, BRCAPRO, Tyrer-Cuzick e Claus, e levam em conta antecedentes familiares de câncer de mama, radiação do tórax na juventude, densidade mamária, biópsias de lesões de alto risco e testes genéticos. As mulheres de alto risco devem ser rastreadas com mamografia e ressonância magnética, iniciando aos 30 anos ou 10 anos antes do diagnóstico de câncer no parente mais novo, porém não antes dos 25 anos. São consideradas mulheres de alto risco:

- Risco de 20% com base na história familiar e parente de primeiro grau com câncer de mama na pré-menopausa.
- Alteração genética do tipo síndrome de Li-Fraumeni, Cowden ou Bannayan-Riley-Ruvalcaba ou probabilidade em parente de primeiro grau.
- Mutação genética do tipo BRCA1 e BRCA2 ou parentes de primeiro grau com mutação.

A suspeita de alteração genética deve ser baseada nos seguintes critérios:

- Dois ou mais parentes de primeiro grau (pais, irmãs ou filhas) ou de segundo grau (neta, avó, tia, sobrinha, meio-irmão) com câncer de mama e/ou de ovário.
- Câncer de mama antes dos 50 anos em parente de primeiro grau.
- Um ou mais parentes com dois tumores (mama e ovário ou dois tumores mamários independentes).
- Parentes do sexo masculino com câncer de mama.

As mulheres com história de radiação torácica entre 10 e 30 anos de idade devem iniciar o rastreamento anual com mamografia e ressonância magnética 8 anos após a radioterapia (mas não antes dos 25 anos de idade). Em caso de contraindicação para realização de ressonância magnética, deve ser considerada a mamografia com contraste ou a ultrassonografia.

✓ Rastreamento do câncer de mama na população transgênero

Transgênero é um termo abrangente que descreve um grupo de indivíduos com incongruência de gênero em relação ao sexo biológico designado ao nascimento, podendo ser masculino, feminino ou não binário. Há informações limitadas de base populacional, o que acaba afetando a análise da incidência do câncer nessa população. Mais estudos são necessários sobre o assunto. De maneira resumida, as recomendações de rastreamento na população transgênero publicadas em 2019, segundo o Posicionamento Conjunto da Sociedade Brasileira de Patologia Clínica, Sociedade Brasileira de Endocrinologia e Metabologia e CBR, são apresentadas no Quadro 2.1[12].

✓ Mulheres pré-terapia hormonal (TH)

A mamografia deve ser realizada antes do início da TH com a finalidade de estabelecer o padrão mamário e detectar lesões que possam contraindicar a terapia (considerar exame até 6 meses antes). Após início da TH, a mamografia é realizada de acordo com a faixa etária e o risco da paciente.

✓ Mulheres em pré-operatório para cirurgia plástica

Neste grupo, a mamografia de rastreamento tem como finalidade rastrear (assintomática) ou até esclarecer alguma alteração no exame físico das mamas ou correlação com outros métodos de imagem. A ultrassonografia pode ser solicitada para as pacientes com menos de 40 anos.

✓ Seguimento pós-tratamento de câncer de mama

No caso de pacientes submetidas à mastectomia com a finalidade de rastrear a mama contralateral. Nos casos após cirurgia conservadora, esse primeiro seguimento será realizado 6 meses após o término da radioterapia e depois a cada ano, independentemente da faixa etária. A correlação com o tipo e o tempo da cirurgia, o término da radioterapia e o tipo de lesão inicial diagnosticada são fundamentais.

Quadro 2.1 Recomendações para rastreio do câncer de mama em transgêneros	
Recomendação de rastreio de câncer de mama em transgêneros masculinos	Segue as recomendações para mulheres cisgêneros, na ausência de mastectomia bilateral. Após mastectomia bilateral, a triagem mamográfica não é recomendada
Recomendação de rastreio de câncer de mama em transgêneros femininos	Mamografia anual ou bienal, a partir dos 50 anos, em pacientes em uso de terapia hormonal há pelo menos 5 anos

Mamografia diagnóstica

A mamografia diagnóstica está indicada para mulheres com sinais ou sintomas de câncer de mama ou para controle radiológico de lesões provavelmente benignas (BI-RADS 3). Para realização do exame, serão avaliados o risco e o custo-benefício de cada caso[3,4,8,13].

✓ Sinais e sintomas como nódulo, "espessamento", descarga papilar

A mamografia deve ser sempre realizada, independentemente da data do exame anterior, se o nódulo palpável ou "espessamento" for um novo achado (autoexame ou exame clínico) com características suspeitas.

Em caso de descarga papilar suspeita, a mamografia está indicada em virtude da possibilidade de associação com outros tipos de imagens suspeitas, mas o ducto causador da queixa não será necessariamente visto.

A mastalgia, apesar de queixa muito frequente, não representa indicação para mamografia, pois o sintoma "dor", com todas as suas características (intensidade, periodicidade, relação com ciclo menstrual ou com transtornos psicológicos e causas extramamárias), não tem expressão correspondente em imagens.

✓ Controle radiológico

A mamografia é realizada para acompanhamento das lesões provavelmente benignas (BI-RADS 3), após 6 meses. Radiologicamente, uma lesão é considerada benigna quando permanece estável por um período de 2 a 3 anos. Qualquer modificação no aspecto radiológico, seja na forma, tamanho, densidade ou número (no caso de calcificações), em qualquer fase do controle, representa indicação para estudo histopatológico.

✓ Avaliação de resposta após tratamento com quimioterapia neoadjuvante (QTN)

Apesar de não ser o método de escolha, a mamografia pode ser indicada para avaliação do tamanho da lesão e sua interação com as estruturas vizinhas. Nos casos de cânceres que se apresentam com calcificações, estas permanecerão no estudo radiológico subsequente à QTN.

✓ Estudo de implantes mamários

A mamografia deve ser realizada para rastreamento do câncer de mama de acordo com a faixa etária da paciente, sendo usada técnica específica com deslocamento posterior de implantes (técnica de Eklund). A mamografia não é o método de escolha para estudo dos implantes, mas detecta ruptura extracapsular (principalmente), herniação e contraturas mais acentuadas. A ruptura intracapsular não possui expressão na mamografia.

✓ Mama masculina

Apesar de pouco frequente, a mama masculina também pode ser acometida por doença maligna, que se expressa de forma radiologicamente semelhante à mama feminina. A ginecomastia é outra indicação de exame, diferenciando a ginecomastia verdadeira da lipomastia, assim como os diferentes tipos de ginecomastia (aspectos nodular, dendrítico e glandular).

▶ PRINCIPAIS ACHADOS RADIOLÓGICOS

Nódulos

Achado tridimensional – ou seja, tem de estar representado em duas ou mais incidências. Caso a lesão seja identificada em apenas uma incidência, deve ser considerada assimetria. As principais características na descrição são forma (Figura 2.1), margem (contorno [Figura 2.2]), densidade (Figura 2.3), tamanho e localização[12,13,15,16].

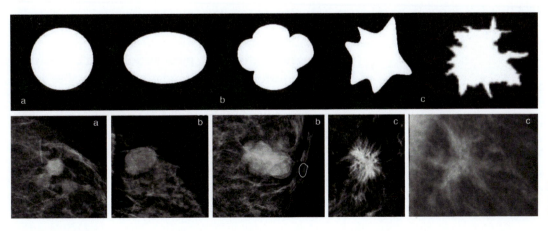

Figura 2.1 Forma do nódulo: (*a*) arredondada; (*b*) oval; (*c*) irregular.

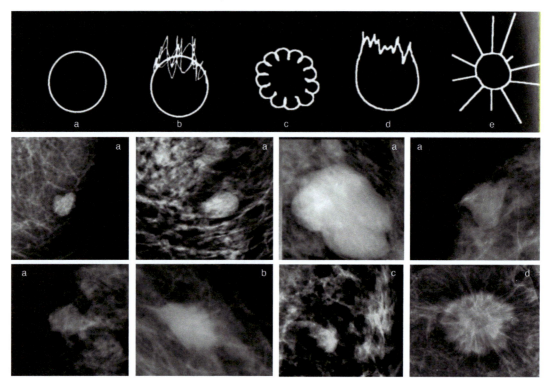

Figura 2.2 Contorno (margem) do nódulo: (*a*) circunscrito; (*b*) não circunscrito (obscurecido); (*c*) microlobulado; (*d*) indistinto; (*e*) espiculado.

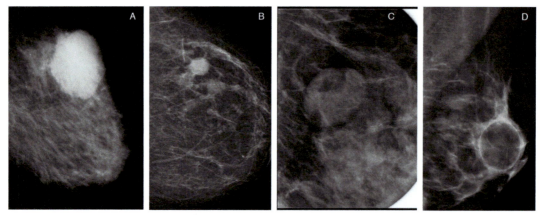

Figura 2.3 Densidade do nódulo: alta (**A**); isodenso (**B**); baixa (**C**); densidade de gordura (**D**)

Calcificações

São consideradas calcificações tipicamente benignas: cutâneas, vasculares, grandes grosseiras (pipoca) e semelhantes a bastonetes, redondas e puntiformes, anelares ("casca de ovo" ou com "centro radiotransparente"), distróficas, "leite de cálcio" e de fios de sutura (Figura 2.4). As calcificações suspeitas (Figura 2.5) são descritas segundo o sistema BI-RADS como amorfas ("indistintas"), heterogêneas grosseiras, pleomórficas finas e lineares finas ou lineares finas ramificadas. As calcificações devem também ser caracterizadas quanto à sua distribuição (Figura 2.6): difusas (ocupam a maior parte do parênquima, geralmente benignas), regionais (ocupam a maior parte de um quadrante), agrupadas (ocupam até 2cm), lineares (trajeto ductal) e segmentares (ocupam um segmento) – as três últimas têm maior grau de suspeição[12,13,15,16].

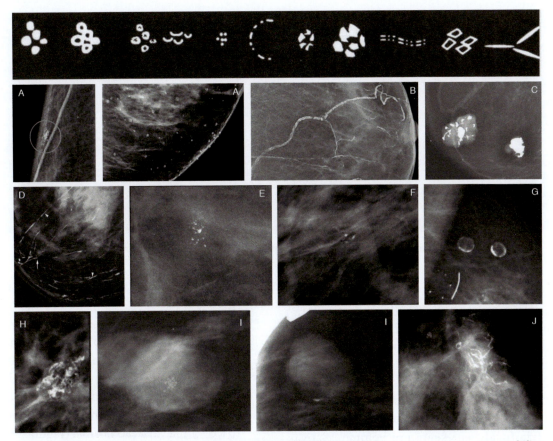

Figura 2.4 Calcificações tipicamente benignas: cutâneas (**A**), vasculares (**B**), grandes grosseiras (pipoca [**C**]) e semelhantes a bastonetes (**D**), redondas (**E**) e puntiformes (**F**), anelares ("casca de ovo" [**G**]), distróficas (**H**), "leite de cálcio" (**I**) e de fios de sutura (**J**).

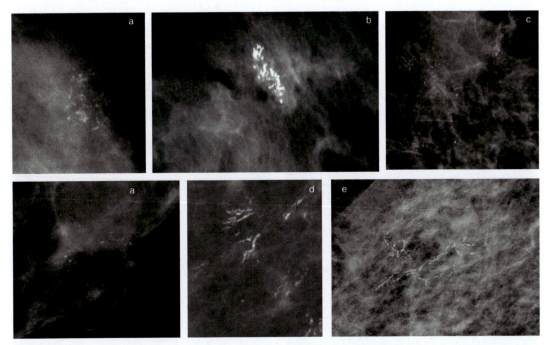

Figura 2.5 Calcificações suspeitas: amorfas (*a*), heterogêneas grosseiras (*b*), pleomórficas finas (*c*), lineares finas (*d*) ou lineares finas ramificadas (*e*).

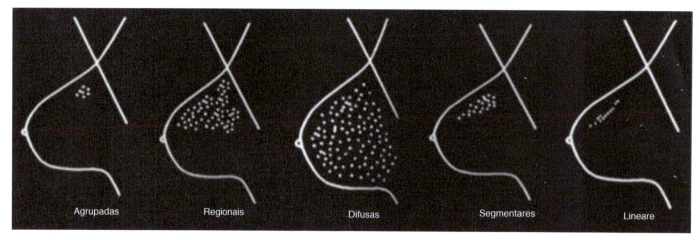

Figura 2.6 Distribuição das calcificações: agrupadas, regionais, difusas, segmentares e lineares.

Assimetrias

As assimetrias consistem em achados cuja comparação com a mama contralateral é essencial. Segundo o sistema BI-RADS, são classificadas como:

- **Assimetria:** área de tecido de densidade fibroglandular visível somente em incidência mamográfica. A maioria representa artefatos de somação de estruturas mamárias normais (Figura 2.7)[12,13,15,16].
- **Assimetria focal:** representa um volume relativamente pequeno de tecido fibroglandular em relação a uma porção confinada da mama e ao sítio correspondente da mama contralateral. Apresenta formato similar nas diferentes incidências mamográficas. Trata-se de um achado real, porém não apresenta margens convexas nem a conspicuidade de um nódulo e geralmente contém gordura entremeada (Figura 2.8)[12,13,15,16].
- **Assimetria global:** representada por grande volume de tecido mamário, não observado na mama contralateral. Quando acompanhada de alterações palpáveis, o exame deve ser complementado por ultrassonografia. Em exames de rastreamento, na maioria das vezes representa parênquima mamário assimétrico – uma variação normal (Figura 2.9)[12,13,15,16].
- **Assimetria em desenvolvimento:** representa uma assimetria focal nova, maior ou mais evidente do que em exame anterior. Como cerca de 15% dos achados são diagnosticados como malignos, convém realizar biópsia mesmo na ausência de correlação ultrassonográfica (Figura 2.10)[12,13,15,16].

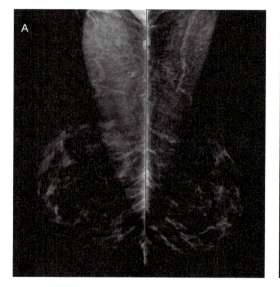
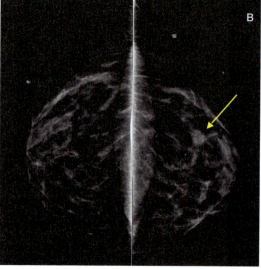

Figura 2.7A e B Assimetria: imagem de assimetria visibilizada apenas na incidência craniocaudal (CC) da mama esquerda (*seta amarela*).

Capítulo 2 | Propedêutica Mamária Complementar

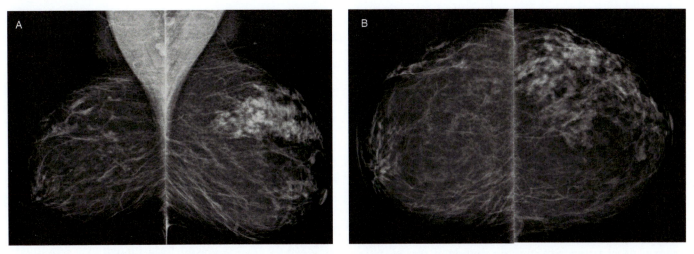

Figura 2.8A e **B** Assimetria global: área de tecido fibroglandular ocupando o QSL da mama esquerda.

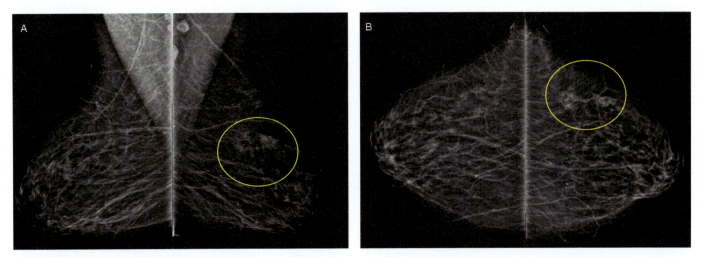

Figura 2.9A e **B** Assimetria focal: área de tecido fibroglandular no QSL da mama esquerda (*área marcada em amarelo em ambas as incidências*).

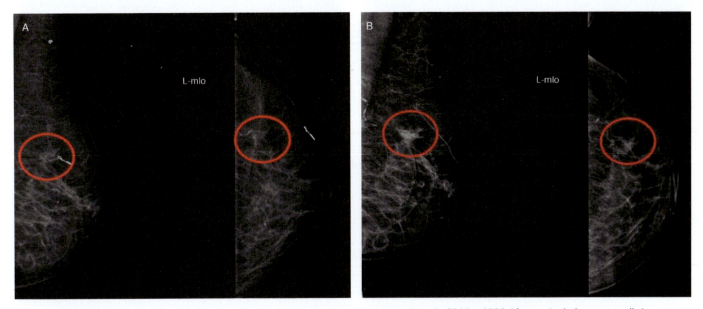

Figura 2.10A e **B** Assimetria focal em desenvolvimento: exames comparativos de 2019 e 2020 (*área assinalada em vermelho*).

Distorção arquitetural

Quando a arquitetura da glândula está distorcida, sem evidência de nódulo definido, são observadas linhas finas, algumas vezes formando espículas, saindo de um ponto em comum (Figura 2.11). Às vezes, a distorção arquitetural está associada a calcificações ou assimetrias, o que aumenta a probabilidade de malignidade. Na ausência de trauma ou cirurgia no local, o diagnóstico diferencial é realizado com cicatriz radiada e adenose esclerosante, principalmente. Em caso de cirurgia (a cicatriz na pele deve estar marcada com fio metálico para correlação), pode ser muito difícil o diagnóstico diferencial entre recidiva local e distorção própria da cirurgia. Em caso de dúvida, a ressonância magnética é o melhor exame para auxiliar o diagnóstico[12,13,15,16].

Outros achados

No léxico de mamografia do BI-RADS ainda são relatados linfonodos intramamários, lesões de pele e achados associados, representando características mamográficas que acompanham as lesões, o que aumenta a probabilidade de malignidade. São eles: retração da pele e/ou da papila, espessamento cutâneo (> 2mm), espessamento trabecular e adenopatia axilar[12,13,15,16].

▶ TOMOSSÍNTESE

Método de imagem radiológico utilizado tanto para rastreamento como diagnóstico do câncer de mama[15], a tomossíntese é uma tecnologia avançada em relação à mamografia digital, permitindo a análise da mama por meio de imagens sequenciais com reconstrução. Embora conhecida como mamografia tridimensional (3D), convém evitar essa expressão, uma vez que as imagens são reconstruídas a partir de planos bidimensionais[16,17]. A tomossíntese utiliza feixes de raios X de baixa dose e deve ser sempre acompanhada por imagem de mamografia bidimensional (2D), a qual pode ser obtida no início do exame, ou por uma imagem sintetizada através de um *software*, reduzindo em quase 50% a dose de radiação do exame[15,18].

A tomossíntese reduz a sobreposição de estruturas mamárias, possibilitando melhor rastreamento de mamas densas e heterogeneamente densas e diminuindo as taxas de reconvocação para incidências adicionais. Em comparação com a mamografia convencional, promove redução nas taxas de falso-positivos devido à melhor análise de assimetrias, diagnóstico diferencial com tecido glandular interposto, caracterização de áreas de distorção arquitetural, avaliação de margens de nódulos e de tecido adiposo no interior das lesões (Figura 2.12)[18,19].

▶ MAMOGRAFIA CONTRASTADA

A mamografia contrastada é procedimento de imagem que usa filtros especiais e contraste iodado endovenoso e se baseia na neovascularização tumoral, sendo o câncer de mama evidenciado pela permeabilidade da membrana dos vasos tumorais ao contraste, impregnando a lesão[20,21]. Esse método não depende das alterações anatômicas causadas pelo câncer de mama, como distorções e calcificações, nem da densidade da mama, melhorando a análise de mamas densas[20,21]. Pode ser utilizado

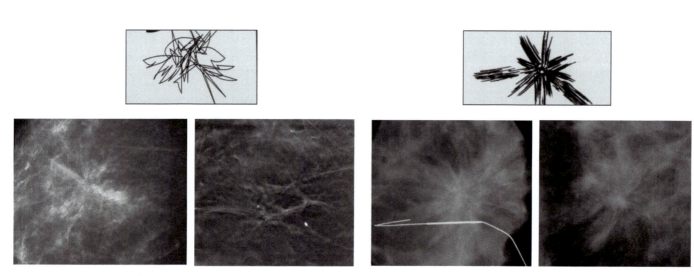

Figura 2.11 Distorção arquitetural, podendo apresentar espículas mais finas ou mais grossas.

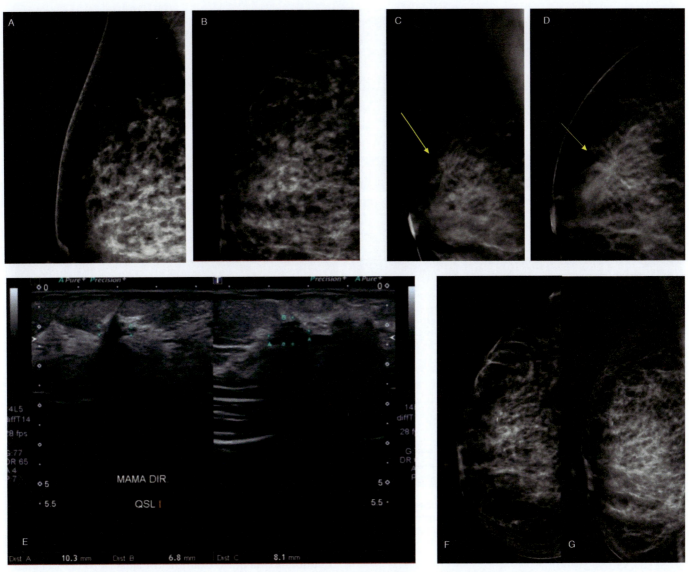

Figura 2.12 Tomossíntese (caso clínico): **A** e **B** Mamografia de rastreamento em mulher de 45 anos. Mamas densas, sem lesão definida nas imagens (com ampliação da área) em incidência mediolateral oblíqua (MLO) e craniocaudal (CC). **C** e **D** Após análise com tomossíntese, observa-se distorção arquitetural no QSL. Imagens em MLO e CC (cortes de tomossíntese – *setas amarelas*). **E** Ultrassonografia mostrando lesão irregular hipoecoica na área da distorção arquitetural. **F** e **G** Mamografia de controle em MLO e CC após biópsia a vácuo com clipe localizado na lesão, porém não se observa a distorção sem os cortes de tomossíntese. (Anatomopatológico: carcinoma lobular invasivo).

para avaliar a resposta do tratamento de câncer de mama na terapia neoadjuvante, hormonal ou QT, especialmente em pacientes que não podem realizar ressonância magnética mamária[20-22].

Cabe informar ao técnico ou radiologista qualquer alergia ou intolerância a medicamentos, incluindo contraste iodado, bem como qualquer problema renal ou hepático. Alguns medicamentos, como anti-inflamatórios não esteroides, devem ser suspensos antes do exame, para evitar reações adversas[20,21]. A técnica é semelhante à da mamografia digital convencional. As imagens são obtidas entre 2 e 7 minutos, após administração endovenosa do contraste iodado. São realizadas duas séries de imagem: uma de baixa energia e outra imediatamente em seguida, ainda com a mama comprimida, de alta energia. Após a obtenção das imagens, é realizada a subtração das imagens de alta e baixa energia, obtendo como resultado apenas a imagem das áreas de realce pelo contraste iodado (áreas de neovascularização tumoral)[21]. A mamografia contrastada vem sendo estudada como alternativa à ressonância magnética e como complemento às limitações da mamografia convencional (Figuras 2.13 e 2.14)[22].

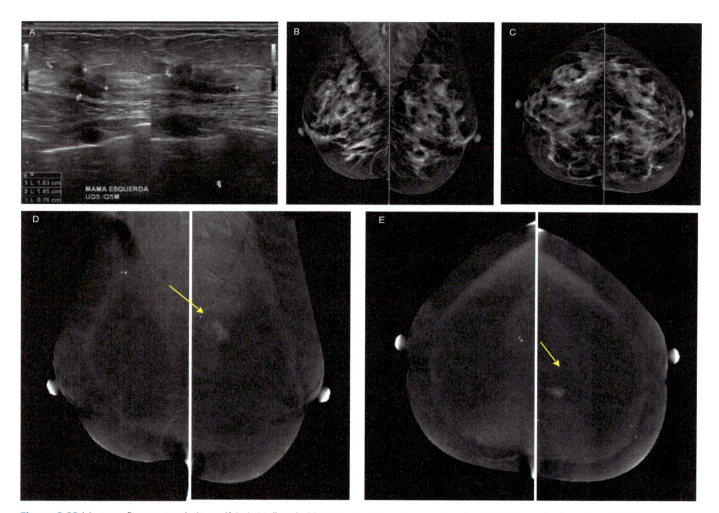

Figura 2.13 Mamografia contrastada (caso clínico). Mulher de 51 anos apresenta em exame de rotina lesão hipoecoica irregular na UQQSup da mama esquerda na ultrassonografia (**A**). *Core biopsy* com histopatológico de carcinoma ductal *in situ*. Mamografia digital (**B** e **C**) sem expressão e mamografia com contraste (**D** e **E**) mostrando área de realce posterior (*seta amarela*) em correspondência com a lesão observada na mamografia e na ultrassonografia.

ULTRASSONOGRAFIA

A ultrassonografia é uma técnica importante para identificação e diferenciação de nódulos mamários, bem como para detecção de câncer de mama (rastreio em mamas densas) e realização de biópsias guiadas por imagem[23]. Além disso, por não utilizar radiação ionizante ou compressão, é exame bem tolerado pelas pacientes. Contudo, a qualidade do exame depende do conhecimento e da habilidade do radiologista, bem como de sua experiência com outros métodos de imagem mamária, além de equipamentos com boa resolução[24,25].

Trata-se de método examinador e aparelho-dependente, e a otimização da técnica continua a evoluir com o aprimoramento das máquinas e técnicas de otimização, como posicionamento do paciente, frequência, contato e pressão do transdutor, profundidade, ganho, foco, imagem harmônica, composição espacial, faixa dinâmica, velocidade da imagem do som, avaliação com Doppler e elastografia[24-27].

É fundamental que o examinador ajuste a zona focal para a área de interesse – na presença de nódulo, o foco deve ser ajustado para a porção mais profunda da lesão, documentando o estudo ortogonal de lesões sólidas (eixos longitudinal e transversal) com a medida do maior eixo, assim como a localização precisa da lesão (quadrante, sentido horário, profundidade e distância do mamilo)[28-33].

Indicações da ultrassonografia mamária[13,25,27,28,30-35]

- Mastalgia unilateral recente, não relacionada com o ciclo menstrual.
- Mulheres grávidas ou lactantes com alterações ao exame físico.
- Inflamação ou infecção da mama.
- Anormalidade suspeita identificada na imagem de mamografia ou ressonância magnética (ultrassonografia *second look*).

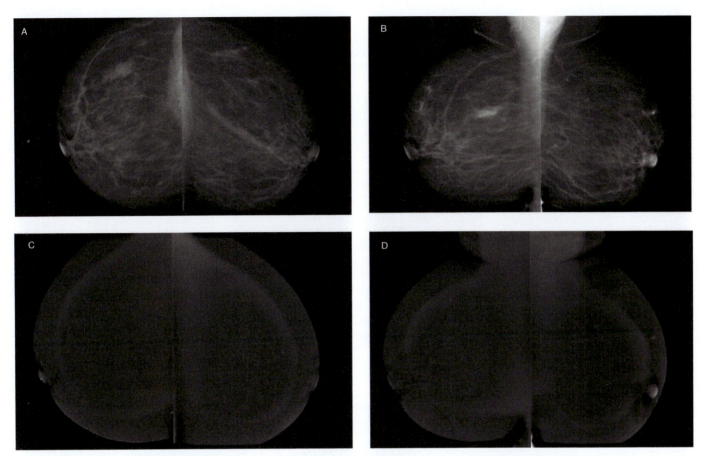

Figura 2.14 Mamografia contrastada (caso clínico). **A** e **B** Paciente de 35 anos apresentando nódulo irregular no QSL da mama direita, com diagnóstico histopatológico de fibroadenoma (lesão benigna). **C** e **D** Mamografia com contraste mostrando ausência de realce.

- Avaliação de nódulo palpável independentemente da idade.
- Descarga papilar suspeita.
- Retração da pele ou inversão da papila.
- Caracterização de linfadenopatia axilar.
- Anormalidades na cicatriz cirúrgica (cirurgia conservadora ou mastectomia).
- Estadiamento locorregional quando a ressonância magnética não está disponível.
- Suspeita de rupturas de implantes mamários.
- Guiar intervenções mamárias percutâneas.
- Monitoramento de pacientes em QTN, quando a ressonância magnética não está disponível.
- Rastreio de mulheres de alto risco quando a ressonância magnética não pode ser realizada.

A ultrassonografia é uma ferramenta estabelecida para o diagnóstico de suspeita de câncer em todas as idades e o método de escolha para mulheres com menos de 40 anos de idade[27,30]. A literatura relata aumento da detecção dos casos de câncer, mas também de falso-positivos, das taxas de biópsia e dos exames de acompanhamento. Desse modo, a ultrassonografia da mama é inadequada como método de triagem independente[31-34]. No entanto, tem demonstrado melhor desempenho em mulheres com tecido mamário denso, nas quais o risco de câncer de mama é maior (1,2 vez maior em mamas heterogeneamente densas e 2,1 vezes nas extremamente densas)[35,36]. Em seu estudo sobre ultrassonografia mamária de rastreio em mamas densas, Berg e Vourtsis mostraram melhor detecção de cânceres invasivos pequenos (< 1cm) e com linfonodos negativos, bem como redução das taxas de câncer de intervalo[33].

Limitações da ultrassonografia mamária[13,24,28-30]

- Avaliação de pequenos grupamentos de calcificações sem nódulo.
- Avaliação de distorção da arquitetura do parênquima mamário.
- Diferenciação de lesão cística e sólida em lesões < 5mm ou em planos muito profundos.
- Detecção de nódulos em mamas predominantemente adiposas.

Achados ecográficos
- Nódulos: forma, orientação, limites, ecogenicidade, ecotransmissão (Figuras 2.15 a 2.21)[13,29,31-38].

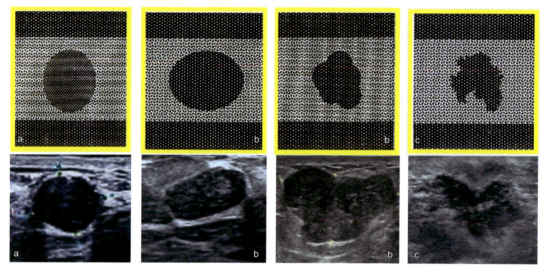

Figura 2.15 Ultrassonografia. Descrição da forma do nódulo: arredondada (*a*), ovalada (*b*) e irregular (*c*).

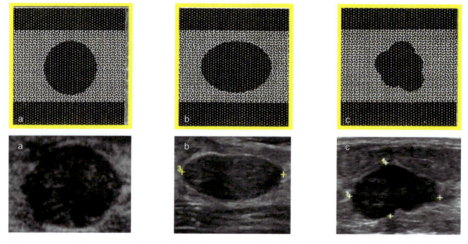

Figura 2.16 Ultrassonografia. Descrição da margem (contorno) do nódulo: circunscrita (*a* a *c*).

Capítulo 2 | Propedêutica Mamária Complementar

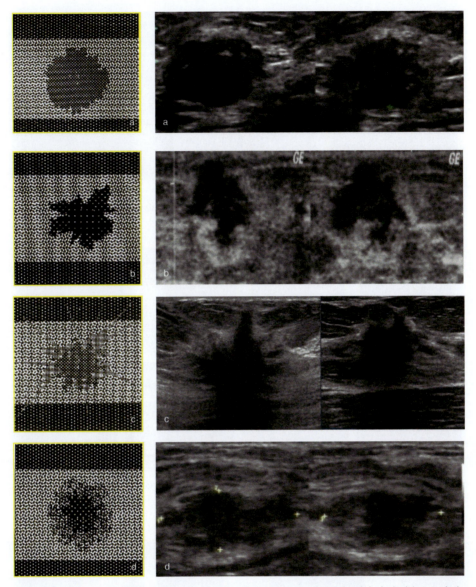

Figura 2.17 Ultrassonografia. Contorno (margem) não circunscrito: microlobulado (*a*), angulado (*b*), espiculado (*c*) e indistinto (*d*).

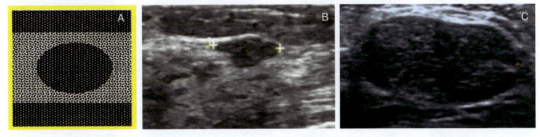

Figura 2.18A a **C** Ultrassonografia. Orientação do nódulo: paralela à pele (horizontal).

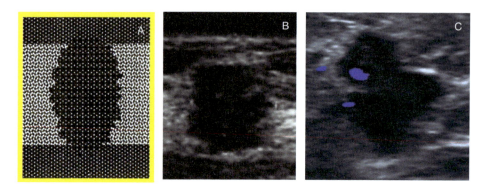

Figura 2.19A a C Ultrassonografia. Orientação do nódulo: não paralela à pele (vertical).

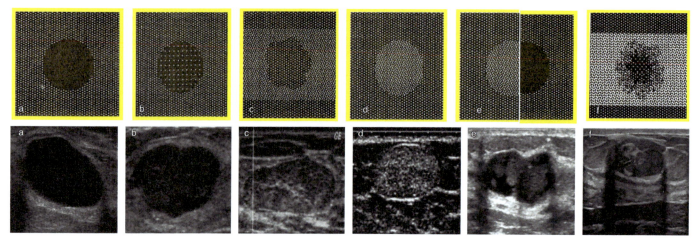

Figura 2.20 Ultrassonografia. Ecogenicidade do nódulo: anecoico (a), hipoecoico (b), isoecoico (c), hiperecoico (d), complexo sólido cístico (e) e heterogêneo (f).

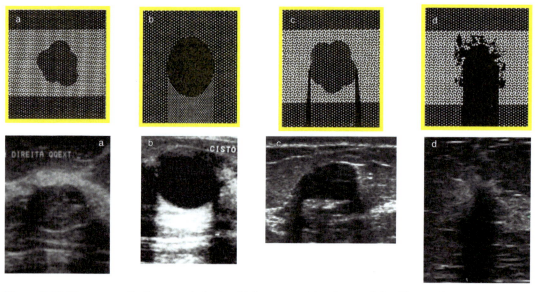

Figura 2.21 Ultrassonografia. Ecotransmissão do nódulo: ausente (a), reforço acústico (b) e sombra posterior (c e d).

ULTRASSOM DE MAMA AUTOMATIZADO (ABUS)

Em 2012, o ABUS foi aprovado pelo Food and Drug Administration dos EUA como método de rastreio para pacientes com mamas densas e heterogeneamente densas[39,40].

A técnica de ABUS utiliza um equipamento dedicado que escaneia a mama de maneira automatizada e padronizada, por técnicos ou tecnólogos de radiologia, possibilitando ao radiologista otimizar seu tempo apenas com a interpretação das imagens. As imagens são adquiridas com transdutor linear de 15cm, com tempo de aquisição de cerca de 60 segundos por varredura (em geral, três varreduras por mama). Após a aquisição, as imagens são enviadas para uma estação de trabalho dedicada que poderá analisar o estudo com reconstruções multiplanares de até 2mm de espessura (Figuras 2.22 e 2.23)[40-44]. Erros na aquisição de imagem, que anulam o exame, representaram apenas 1,1%, segundo estudo publicado por Calas e cols.[45], mostrando a real possibilidade de o exame ser realizado por técnicos após treinamento adequado[42,44,45]. Pesquisas sobre a aplicabilidade da tecnologia ABUS na detecção do câncer de mama revela resultados semelhantes aos obtidos em estudos com ultrassonografia *handheld* (realizada pelo médico radiologista). As técnicas novas, com a inclusão de sistemas CAD e inteligência artificial, são promissoras[42,46-49].

As principais vantagens do ABUS são maior reprodutibilidade, dupla leitura e menos tempo de leitura em caso de exames normais[44,45], enquanto as principais limitações incluem custo elevado do equipamento, não oferecer imagens da região axilar e não utilização de Doppler e elastografia[44,45].

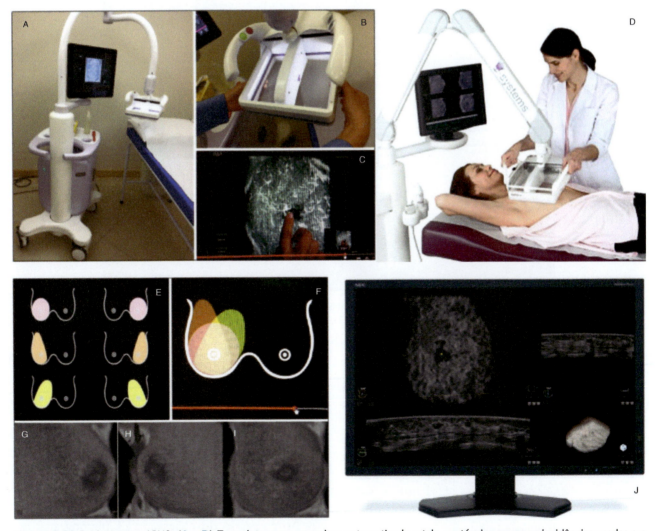

Figura 2.22 Equipamento ABUS. (**A** a **D**) Transdutor com varredura automatizada e tela – a técnica marca as incidências usadas e o mamilo. (**E** a **J**) Aquisições do ABUS (equivalentes a posicionamentos mamográficos ou sequências de ressonância magnética): lateral (*laranja*), medial (*amarelo*) e anteroposterior (*rosa*) e a estação de trabalho dedicada.

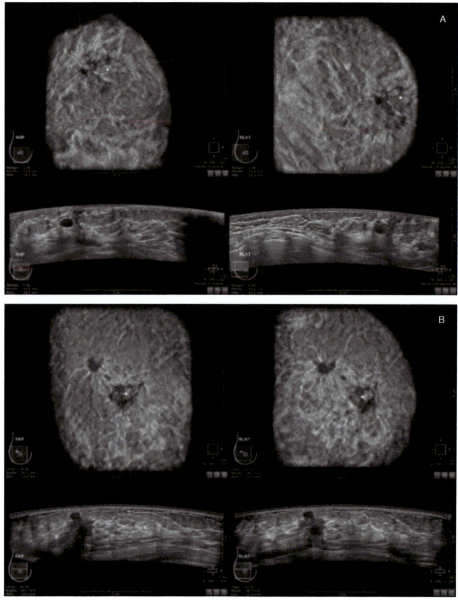

Figura 2.23 Visibilização das imagens na estação de trabalho do ABUS. **A** Caso de lesão benigna – um cisto. **B** Caso de carcinoma confirmado com *core biopsy*.

▶ RESSONÂNCIA MAGNÉTICA MAMÁRIA

A ressonância magnética cumpre papel fundamental tanto no rastreamento como no diagnóstico de lesões mamárias, pois, além da análise morfológica, também oferece informações sobre as características funcionais das lesões, como perfusão e cinética, o que é obtido à custa de contraste endovenoso (gadolínio), com base no princípio da neoangiogênese tumoral, já que os vasos neoformados nos tumores malignos costumam resultar em realce precoce, intenso e rápido das lesões pelo contraste com sua rápida lavagem[9,50-54]. Essa combinação de informações confere à ressonância, entre todos os métodos de imagem mamária, maiores sensibilidade (100% a 96%), especificidade (97% a 87%) e taxa de detecção de câncer (15,2/1.000). Sem a radiação ionizante, os protocolos multiparamétricos e multiplanares oferecem detalhes anatômicos exuberantes e importantes para avaliação das pacientes submetidas a cirurgias em geral (oncológicas, plásticas estéticas ou reparadoras), além de avaliar regiões pobremente visibilizadas nos métodos convencionais[55-59].

Ao contrário do observado na mamografia, a densidade mamária não interfere na acurácia do método. Fatores que podem diminuir a sensibilidade do método incluem: fase do ciclo menstrual, uso de terapia hormonal, processos inflamatórios, incluindo pós-operatório e radioterapia recentes[50-55]. Há limitações na avaliação de calcificações suspeitas, especialmente nos casos de lesões de grau baixo ou intermediário, quando a mamografia deve ser o método de escolha para a avaliação e decisão de conduta[50-55].

As contraindicações relativas da ressonância magnética são claustrofobia, impossibilidade de permanecer em decúbito ventral durante a aquisição (20 a 30 minutos, em média), obesas com peso maior do que o permitido pelo maquinário, impossibilidade de punção de veia periférica e gravidez (devido ao uso do contraste no primeiro trimestre e em razão do posicionamento mais tarde)[50-55].

As contraindicações absolutas incluem alergia ao gadolínio e uso de marca-passo, implante coclear, clipe de aneurisma cerebral ou objeto ferromagnético na córnea, além de alguns tipos de implante-expansor mamário que ainda contenham válvula metálica[50-55].

A ressonância magnética deve ser realizada em aparelhos de alto campo (1,5 Tesla ou 3T), alto gradiente e com bobina específica para a mama, de modo a obter de imagens com resolução espacial e temporal adequadas. A paciente é posicionada em decúbito ventral com as mamas no interior da bobina e de preferência com os braços acima da cabeça, a qual fica apoiada em suporte específico[50-55].

Indicações da ressonância magnética

Diagnóstico

✓ Mamografia/ultrassonografia não conclusivas

Em caso de imagens das categorias BI-RADS 0 ou BI-RADS 3 nos métodos convencionais, a ressonância magnética será exame de terceira linha na tentativa de excluir malignidade. São exemplos cistos complicados × tumores sólidos nos pacientes com mutações genéticas, assimetrias focais ou globais sem calcificações na mamografia e alterações mamográficas suspeitas visibilizadas em uma incidência só. Em caso de alteração suspeita no exame físico com mamografia e ultrassonografia normais, a ressonância também pode corroborar a ausência de lesão em correspondência[56-63].

✓ Na mama operada

- **Avaliação de recidiva:** nas pacientes submetidas à cirurgia conservadora, a diferenciação entre fibrose e recidiva pode ser difícil e inconclusiva por meio de mamografia e ultrassonografia, principalmente

quando há distorção focal, pseudonódulos e áreas densas. Em virtude de seu alto valor preditivo negativo (VPN), a ressonância tem nesse grupo uma de suas principais indicações (Figura 2.24)[57,59].

- **Avaliação da mama com implantes:** nas pacientes submetidas a mastoplastias de aumento, adenectomia subcutânea e mastectomias reconstruídas com implante, a ressonância magnética torna possível identificar tipo, número, localização, posicionamento, pastilhas de fechamento e simetria dos implantes, além de estudar suas complicações. Nesse grupo, a mamografia e a ultrassonografia apresentam limitações na avaliação da porção posterior do implante. Além de ser o melhor método para avaliação dos implantes em si, no contexto do rastreamento e do diagnóstico, a presença ou não do implante não interfere no desempenho do método na detecção de câncer[56,59].
- **Avaliação das complicações dos implantes mamários:** as complicações mais comuns são acúmulo de líquido, rotação, contratura capsular, deslocamento, *bulge* e ruptura intracapsular e extracapsular. A ressonância consegue identificar sinais inequívocos de ruptura intracapsular, desde os mais precoces até os mais exuberantes e tardios, seguindo esta ordem: "sinal do óleo na salada" (indicando pequenas gotículas de líquido no interior do implante), "sinal do duplo contorno" (quando a cápsula interna começa a se soltar), evoluindo para o "sinal da gota invertida" e, por fim, o "sinal do linguini" (com a cápsula interna totalmente solta e enrolada nela própria). A avaliação de ruptura extracapsular tem alta especificidade graças às sequências com e sem supressão do sinal de silicone, podendo ser identificada claramente quando há sinal de silicone fora da cápsula. Para pesquisa de coleções no pós-operatório, principalmente posteriores aos implantes, a ressonância está indicada como método de escolha, podendo ser calculado o volume estimado, além de identificada a presença ou não de sangue[56,59].

✓ Resposta ao tratamento com quimioterapia neoadjuvante

A ressonância magnética é o método com maior acurácia por conseguir diferenciar melhor os achados após biópsia e fibrose após tratamento de tumor residual, devendo ser realizada antes, durante (em alguns casos) e depois do tratamento[58]. Para avaliação da resposta costuma ser adotado o *Evaluation Criteria in Solid Tumors*

(RECIST)[62], um conjunto de critérios que contempla quatro categorias de resposta na avaliação das lesões-alvo:

- **Resposta radiológica completa (rCR):** desaparecimento de todas as lesões-alvo. Todos os linfonodos patológicos precisam sofrer redução para < 10mm no menor eixo.
- **Resposta radiológica parcial (rPR):** > 30% de redução na soma dos eixos das lesões-alvo, tendo como referência as imagens pré-QTN.
- **Progressão de doença (rPD):** > 20% de aumento na soma dos eixos das lesões-alvo, tendo como referência a menor soma no estudo atual. O surgimento de uma ou mais lesões também é considerado rPD.
- **Doença estável (rED):** sem critérios de redução suficiente para qualificar como rPR nem de incremento relevante para qualificar como rPD, tendo como referência a menor soma de eixos no estudo atual.

O RECIST também avalia a resposta das lesões não alvo de acordo com os seguintes critérios:

- **rCR:** desaparecimento de todas as lesões não alvo com todos os linfonodos medindo < 10mm no menor eixo.
- **não rCR/não rPD:** persistência de mais de uma lesão não alvo.
- **rPD:** progressão inequívoca de lesões não alvo ou aparecimento de mais de uma nova lesão.

A ausência de resposta no meio do tratamento pode indicar mudanças no esquema terapêutico ineficaz, evitando-se toxicidade desnecessária da QTN. Por outro lado, a melhora precoce do padrão da curva cinética com redução da intensidade de realce na lesão tem sido descrita como um dos preditores mais importantes de resposta.

Entretanto, a resposta radiológica completa nem sempre tem correlação exata com a resposta patológica completa, já que remanescentes tumorais microscópicos podem ser encontrados na patologia. A ausência de realce no leito tumoral tem sido considerada o melhor preditor de resposta patológica completa[58,59,62].

✓ Pré-operatória/planejamento terapêutico

Nessa situação, a ressonância magnética poderia ser entendida como estadiamento, mas envolve aspectos mais globais, sendo usada para avaliação da extensão de doença, análise de multicentricidade, multifocalidade e bilateralidade, evitando reoperações e tratamento inadequado. Esse método é o mais confiável para estimativa da exten-

são tumoral, incluindo a relação com estruturas adjacentes (músculo, pele e complexo areolopapilar [CAP]), além do tamanho da lesão, perdendo um pouco a acurácia em tumores muito grandes e/ou que se apresentam como realce não nodular. A comprovação histológica das lesões adicionais encontradas deve ser mandatória antes da decisão por mudança na estratégia terapêutica. No entanto, a avaliação pré-operatória das mamas com ressonância ainda é muito controversa, já que não foi provado que a detecção de mais doença pré-operatória se traduza em maior sobrevida livre de doença. Muitas diretrizes recomendam seu uso nos seguintes casos: carcinoma lobular invasor, diagnóstico em mulher jovem, manifestação da doença como câncer de intervalo, tumores com receptores hormonais negativos e nas mamas densas.

Em virtude da pouca disponibilidade de biópsia percutânea guiada por ressonância no país, nos casos de BI-RADS 4, 5 e 3 em pacientes de alto risco é sugerida a correlação com ultrassonografia direcionada (*second look*) a fim de viabilizar, simplificar e baratear o procedimento[57,63].

✓ Carcinoma oculto

A ressonância é usada para pesquisa da lesão primária (detecção em torno de 60% dos casos) nos casos de metástase para linfonodo axilar como primeira manifestação do carcinoma, com mamografia e ultrassonografia negativas. Além disso, em razão de seu alto valor preditivo negativo, a ressonância magnética negativa é capaz de mudar a conduta terapêutica, prosseguindo somente com radioterapia ipsilateral e poupando a paciente da mastectomia[59].

Descarga papilar patológica

Em caso de exames convencionais normais ou inconclusivos, a ressonância pode contribuir de duas maneiras: (1) comprovando a natureza do material espesso intraductal com sinal de gordura inquestionável na sequência de supressão de gordura e excluindo realce associado; (2) identificando nódulo/realce intraductal sem expressão nos outros métodos[59].

Rastreamento

Nas populações de alto risco, a ressonância é recomendada como método de rastreamento suplementar por várias diretrizes nacionais e internacionais (Figura 2.25)[60,61]. Em 2017, o CBR, em conjunto com a SBM e a FEBRASGO, atualizou suas recomendações para uso da ressonância magnética em conjunto com a mamografia nas seguintes situações[14]:

- Mutação do gene BRCA1 ou BRCA2 ou parentes de primeiro grau com mutação provada: exame anual a partir dos 25 anos de idade.

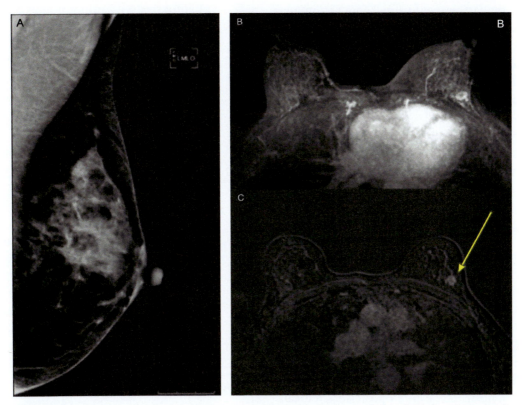

Figura 2.24 Rastreamento com ressonância em paciente de alto risco com 40 anos de idade. **A** Mamografia normal – incidência MLO. **B** Ressonância com MIP. **C** Subtração mostrando nódulo redondo, circunscrito, com realce em halo – carcinoma triplonegativo.

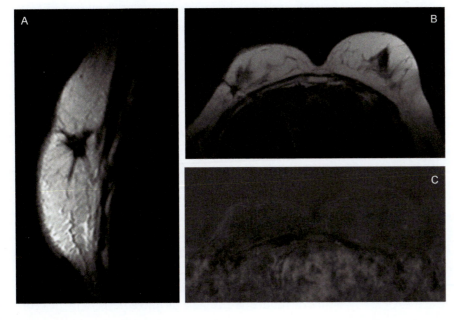

Figura 2.25 Caso clínico de ressonância magnética para diagnóstico diferencial entre cicatriz cirúrgica e recidiva. Cirurgia conservadora na mama direita. Ressonância magnética mostra distorção no leito cirúrgico, no QSL, nos planos sagital (**A**) e axial (**B**), sem realce na subtração (**C**), revelando tratar-se de fibrose.

- Risco ≥ 20% ao longo da vida: exame anual, iniciando 10 anos antes da idade do diagnóstico do parente mais jovem (não antes dos 25 anos).
- História de irradiação no tórax entre os 10 e os 30 anos de idade: rastreamento anual com ressonância magnética a partir do oitavo ano após o tratamento radioterápico (não antes dos 25 anos).
- Diagnóstico de síndromes genéticas que aumentam o risco de câncer de mama (Li-Fraumeni, Cowden e outras) ou parentes de primeiro grau acometidos: exame anual a partir do diagnóstico (não antes dos 25 anos).
- História pessoal de neoplasias lobulares, hiperplasia ductal atípica, carcinoma ductal *in situ* e carcinoma invasor de mama: exame anual a partir do diagnóstico.

Critérios de interpretação

A avaliação da imagem na ressonância magnética é baseada nas seguintes características das lesões: morfologia (conseguida pela máxima resolução espacial), padrão de sinal nas sequências pré-contraste (T1 e T2) e cinética (através de aquisições temporais repetidas após a administração endovenosa do agente paramagnético gadolínio [Gd-DTPA]).

No laudo deve constar a medida da lesão nos três eixos (longitudinal, horizontal e anteroposterior), a localização por quadrante, a lateralidade e a distância para o CAP, para a pele e para o plano muscular[13,50-55].

Achados da ressonância magnética (Figuras 2.26 e 2.27)

Nódulo

Representa um achado tridimensional, identificado antes e após a injeção venosa do meio de contraste e avaliado segundo os seguintes critérios:
- **Forma:** oval (incluindo lobulada), redonda ou irregular.
- **Margem:** circunscrita ou não circunscrita (irregular ou espiculada).
- **Padrão de realce interno:** homogêneo (mais comum em nódulos benignos) ou heterogêneo (nódulos malignos) – se exibir padrão "em halo", será mais específico para malignidade. Septações escuras (sem realce) são sugestivas de fibroadenomas, quando forma e margem também sugerem esse diagnóstico. A ausência de realce e realce exclusivamente muito tardio são critérios de benignidade (fibroadenomas antigos).

- **Curva cinética:** definida como maior intensidade de sinal no interior do nódulo, comparado com o realce de fundo do parênquima adjacente. A curva é avaliada em duas fases: na primeira, mais precoce e quantitativa, 1 a 2 minutos após o início da aquisição dinâmica, avalia-se com que velocidade o realce do nódulo acontece, podendo ser lenta, moderada ou rápida. Na segunda fase, qualitativa, a partir de 3 minutos da injeção do contraste, avaliam-se as alterações de intensidade de sinal, refletindo o que acontece com o contraste dentro do nódulo. São descritos três tipos de curva:
  - **Curva tipo I ou persistente:** caracteriza uma lesão que apresenta aumento progressivo e ascendente do realce, ou seja, o pico de maior intensidade de contraste é tardio. É a mais comum nas lesões benignas.
  - **Curva tipo II ou "platô":** lesão que apresenta intenso realce precoce pelo contraste, que se mantém nas fases tardias. Pode ser vista em lesões malignas (mais comum) ou benignas.
  - **Curva tipo III ou *washout*:** lesão com intenso realce precoce pelo contraste, seguido por queda rápida nas fases tardias, sugestivo de malignidade.

Realce não nodular

Representa uma lesão visível apenas após injeção venosa do meio de contraste, cujo padrão de realce interno se diferencia do padrão de realce de fundo do parênquima, devendo ser avaliado de acordo com os seguintes critérios:
- **Distribuição:** focal (menor que um quadrante), linear (que corresponde a um ducto), segmentar (de aspecto triangular, com o ápice na papila), regional, em múltiplas regiões ou difuso. Os mais suspeitos são os lineares e os segmentares, enquanto os três últimos são mais sugestivos de doença benigna.
- **Padrão de realce interno:** homogêneo, heterogêneo, agrupado ou agrupado anelar.

Foco

Trata-se de um ponto de realce < 5mm, também identificado somente após injeção venosa do meio de contraste. Quando múltiplos, podem representar um padrão de realce de fundo e não devem ser considerados lesão. Foco, quando único, pode indicar malignidade e destacado do realce de fundo, na ausência de hilo adiposo, cinética com lavagem rápida do contraste (*washout*), ou quando representa novo achado na comparação com exame prévio.

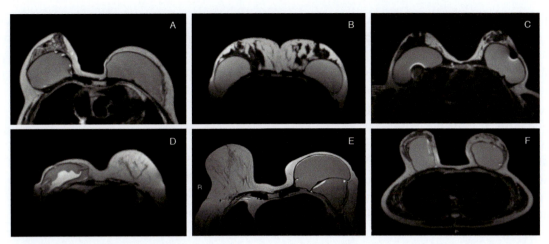

Figura 2.26 Ressonância magnética para avaliação de implantes – plano axial. Mastectomia reconstruída com grande dorsal e implante à esquerda e inclusão de implante à direita, mostrando sinais de contratura capsular deste lado (**A**). Implantes simétricos, porém lateralizados (**B**). Implantes com *chip*, gerando artefato ferromagnético, de localização posterior à direita e anterior à esquerda, indicando rotação (**C**). Implante de duplo lúmen pós-mastectomia com reconstrução à direita (**D**). Mastectomia reconstruída com dois implantes à esquerda (**E**). Pastilha de fechamento lateralizada à direita, indicando rotação parcial e implante esquerdo com sinais de contratura capsular (**F**).

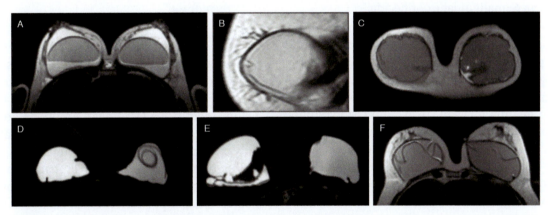

Figura 2.27 Ressonância magnética para avaliação de complicações de implantes. **A** Coleção intracapsular bilateral. **B** Ruptura intracapsular bilateral – "sinal do duplo contorno" (*seta*). **C** Ruptura intracapsular bilateral – "sinal da gota invertida" à direita e "sinal do óleo na salada" à esquerda. **D** Ruptura intracapsular à esquerda – "sinal do linguini". **E** Ruptura extracapsular à direita – sequência "*silicone only*" com supressão de água e gordura. **F** Ruptura intracapsular à direita e herniação do implante esquerdo.

SISTEMA BI-RADS (*BREAST IMAGING REPORTING AND DATA SYSTEM*)

O sistema BI-RADS consiste em um léxico de terminologia e um conjunto de definições na tentativa de padronizar a linguagem, definir os critérios de interpretação dos achados, estruturar padrão de laudo e definir orientações de conduta para cada caso. No Brasil, o CBR promoveu uma adaptação do BI-RADS de acordo com particularidades da língua portuguesa com a primeira publicação em 2005 e a última em 2013 – a próxima edição ainda está sendo aguardada para 2024. O uso universal do BI-RADS torna possível listar como principais benefícios[11,13,24,25,27,29]:

- Aumentar a confiabilidade na interpretação das imagens e transmissão das informações, melhorando o diálogo entre médicos especialistas ou não e pacientes.
- Facilitar a correlação entre os diferentes métodos de imagem mamária.
- Emitir uma impressão diagnóstica com sugestão de conduta.
- Facilitar o acompanhamento das pacientes e a avaliação de tratamentos.

- Permitir comparação objetiva entre os achados do exame clínico, dos métodos de imagem e dos resultados anatomopatológicos.
- Contribuir como ferramenta na auditoria de resultados e na elaboração de estudos científicos.

A elaboração do laudo descrito no sistema BI-RADS deve conter: identificação da paciente, descrição do exame segundo o léxico BI-RADS, conclusão com classificação por categoria e, finalmente, orientação de conduta. Com base no grau de suspeição após avaliação das imagens, todos os exames de imagem mamária (mamografia, ultrassonografia e ressonância magnética) devem ser classificados da seguinte maneira:

- **Categoria 0:** necessidade de avaliação adicional.
- **Categoria 1:** exame normal.
- **Categoria 2:** achados benignos.
- **Categoria 3:** achados provavelmente benignos.
- **Categoria 4:** achados suspeitos.
- **Categoria 5:** achados altamente suspeitos.
- **Categoria 6:** malignidade conhecida.

A edição de 2013 apresentou uma diferença quanto à classificação e à orientação de conduta, o que se revela importante por permitir que o radiologista possa sugerir determinada conduta de acordo com os dados clínico--radiológicos disponíveis, independentemente do grau de suspeição de uma imagem (p. ex., um cisto volumoso e doloroso, apesar de caracteristicamente benigno [BI-RADS 2], pode ter como melhor recomendação de conduta a punção de alívio). Com base apenas no grau de suspeição da imagem, o BI-RADS indica as seguintes condutas por categoria:

- **Categoria 0:** necessita exames adicionais ou comparação com exames prévios.
- **Categorias 1 e 2:** rastreamento anual segundo faixa etária e risco.
- **Categoria 3:** controle por 2 a 3 anos (6 meses-6 meses-1 ano-1 ano).
- **Categorias 4 e 5:** investigação histológica.
- **Categoria 6:** conduta terapêutica cirúrgica quando apropriada.

▶ MÉTODOS DE BIÓPSIA DAS LESÕES IMPALPÁVEIS

Na fase pré-analítica de um procedimento percutâneo é imprescindível a avaliação dos exames relacionados. Assim, os laudos, e sobretudo as imagens da mamografia, ultrassonografia e ressonância magnética, devem ser disponibilizados para o médico executor da biópsia. As pacientes com cirurgias ou biópsias prévias idealmente devem portar o laudo anatomopatológico. A fase do ciclo menstrual não é fator limitante para os procedimentos. O uso de anticoagulantes e antiagregantes plaquetários deve ser suspenso somente com a avaliação e orientação do médico assistente da paciente[64-69].

Fatores que influenciam a indicação do tipo de biópsia

- Classificação BI-RADS (mamografia, ultrassonografia ou ressonância magnética).
- Tipo e localização da lesão.
- Composição e tamanho da mama.
- Tipo de paciente (risco, paciente oncológico, ansiedade, comorbidades, limitações motoras, entre outras).
- Materiais e equipamentos disponíveis.
- Equipes médica e técnica treinadas.
- Rotina e experiência de cada serviço.

Tipos de biópsia

Biópsia cirúrgica (biópsia aberta)

Toda cirurgia de lesão impalpável deve ser precedida obrigatoriamente de marcação pré-operatória (MPC), que deverá ser orientada pelo método de imagem que melhor identifica a lesão-alvo. Assim, os nódulos geralmente serão marcados pela ultrassonografia, método mais confortável, rápido e em tempo real. As calcificações suspeitas são marcadas pela mamografia, pela técnica biplanar (compressor fenestrado alfa-numérico) ou mais raramente por estereotaxia. As lesões identificadas apenas na ressonância magnética serão marcadas por esse método.

A marcação poderá ser realizada por meio do fio metálico, denominada agulhamento (opção mais disponível na maioria dos serviços e mais barata) ou por radiotraçador (material marcado com tecnécio ou com semente de iodo [I^{125}]). O fio metálico apresenta problemas logísticos, devendo ser colocado poucas horas antes do procedimento cirúrgico, o que se revela inconveniente e causa ansiedade na paciente, demora e, por vezes, localização subótima, cabendo salientar a possibilidade de deslocamento do fio metálico, principalmente nas mamas adiposas. Além disso, os fios podem ser seccionados ou quebrados involuntariamente pelo cirurgião durante o procedimento, dificultando ou impossibilitando a localização da lesão e podendo ocasionar a presença de "corpos estranhos" iatrogênicos. Essa complicação é cada vez mais infrequente em virtude do uso de bisturis elétricos[70-76].

O carvão é utilizado como corante em alguns poucos lugares, mas não apresenta o problema da difusão como outros corantes, sendo biologicamente inerte e facilmente identificável a olho nu, sem prejuízo na análise patológica e de fácil execução.

A marcação com substâncias radioativas, também conhecida como ROLL (*radioguided occult lesion localization*), é um método excelente, mais preciso, porém com o inconveniente de necessitar de um serviço de Medicina Nuclear. Além de evitar as complicações impostas pelo método tradicional, o ROLL é para o cirurgião um meio seguro, rápido e eficiente de identificar e remover as lesões subclínicas de mama. A incisão é feita na projeção cutânea suprajacente ao ponto de injeção do radiofármaco no parênquima, possibilitando uma incisão mais estética, com remoção de volume menor de tecido mamário, lesão mais ao centro da peça e melhor resultado cosmético[59].

A técnica que se utiliza de injeção intralesional de radiotraçador consiste no uso de substância carreadora (macroagregado de albumina) associada a outra radioativa (tecnécio 99). Um pequeno volume desse composto (0,2mL) é injetado na ou em torno da lesão algumas horas antes da cirurgia (até 24 horas antes) com detecção intraoperatória através de sonda detectora de radiação gama (*gamma probe*).

Não existem na literatura contraindicações a essa técnica, sendo inclusive considerada padrão no tratamento de gestantes com câncer de mama em axilas clinicamente negativas. Estima-se que, se o cirurgião realizasse 100 cirurgias radioguiadas por ano, ele se exporia a cerca de 1% do valor limite estipulado pela Comissão Internacional de Proteção Radiológica para a população em geral (50µSv por ano). Essa exposição, segundo a Comissão Internacional de Proteção Radiológica, corresponde a 0,1% do valor limite para profissionais que lidam com material radioativo.

Os principais motivos de falha com o uso de tecnécio como marcador são a inexperiência do radiologista, lesões intraductais, na região subareolar e lesões próximas entre si, em razão da possível difusão do material.

Já a marcação com semente utiliza as sementes de I[125], que são cápsulas contendo sais de iodo cobertos por titânio, medindo 5,0 × 0,8mm, com meia-vida de 60 dias, emissão de radiação gama de baixa energia (27keV), carregadas com material radioativo variando entre 0,2 e 0,9mCi, esterilizadas e manuseadas de acordo com as diretrizes de segurança da Comissão Nacional de Energia Nuclear (CNEN). A emissão de fótons de baixa energia torna desprezível o efeito biológico aos tecidos vizinhos sem prejudicar a análise patológica da peça cirúrgica nem o processo de cicatrização. Além disso, não há necessidade de medidas radioprotetoras.

As sementes esterilizadas são implantadas por meio de agulha de aço inoxidável com 20cm de comprimento e 18G de diâmetro, visíveis ao ultrassom e à radiografia (são radiopacas). A agulha contém um êmbolo metálico que permite deslocar a semente para o centro da lesão. As sementes não migram ou se difundem, podendo marcar lesões intraductais ou próximas entre si. O *probe* utilizado no centro cirúrgico para identificação dessas marcações utiliza detectores com diferentes intensidades de radiação gama, possibilitando identificar e diferenciar a radiação do tecnécio 99 emitido pelo linfonodo sentinela marcado da semente de iodo[70-76].

Nos últimos anos, as opções de localização sem fio se expandiram e agora incluem, além das sementes radioativas, sementes magnéticas, refletores de radar e identificação por radiofrequência (RFID), porém ainda não disponíveis no Brasil.

Apesar de ser considerada padrão de referência, a biópsia cirúrgica inevitavelmente deixa uma cicatriz e tem custo e morbidade associados. Perda da área de interesse tem sido relatada em 1% a 10% dos casos, em virtude de fatores como sangramento abundante na cirurgia, manipulação excessiva do fio metálico (técnica mais utilizada), lesões de localização profunda ou uso de anestesia local[65-69].

Biópsias percutâneas

Punção aspirativa com agulha fina (PAAF)

As principais indicações de PAAF são alívio de cistos dolorosos/volumosos, aspiração de coleções (seromas ou hematomas) e avaliação de linfonodos axilares, quando há contraindicação de *core biopsy* por dificuldades técnicas. Guiada por ultrassonografia, utiliza de preferência citoaspirador para produção de vácuo satisfatório, o que facilita a execução do procedimento[77-84].

Core biopsy/biópsia com agulha grossa (BAG)

A BAG consiste na retirada de fragmentos de tecido mamário utilizando um sistema de agulhas acoplado a dispositivo automático para biópsia (pistola), podendo ser guiada por estereotaxia ou ultrassonografia. Embora as taxas de sensibilidade sejam altas, apresenta como desvantagem o risco maior de subestimação diagnóstica, principalmente em caso de nódulos < 1cm, calcificações e distorções arquiteturais[77,79,84].

Biópsia a vácuo (BAV)

Utiliza um sistema de vácuo que torna possível a obtenção de número maior de fragmentos através de uma única passagem na pele, em menos tempo, e em muitos casos promove a exérese completa da lesão. Pode ser guiada por estereotaxia, ultrassonografia ou ressonância magnética. Tem sido chamada mais comumente de mamotomia (o primeiro fabricante denominou o sistema de Mammotome®), termo este incorporado na prática diária em razão da grande aceitação. Estudos demonstraram que a biópsia a vácuo com agulha de 11G obtém uma amostra de aproximadamente 100mg, enquanto a de 14G, utilizada na BAG, obtém 15mg. Desse modo, é fácil compreender a diferença nas taxas de subestimação da BAV e da BAG para carcinoma *in situ* (10% e 20%, respectivamente) e para lesões de alto risco (20% e 40%, respectivamente)[78,81-83].

Biópsia excisional a vácuo (Vacuum Assisted Excision [VAE])

A excisão a vácuo poderá ser uma opção no contexto de uma equipe multidisciplinar, em casos selecionados, com diagnóstico patológico concordante com a imagem e/ou a clínica. Nesses casos a vigilância é considerada uma opção segura. Também já foi descrita sua utilidade na avaliação pré-operatória dos ductos retroareolares antes de uma mastectomia preservadora de pele e CAP. Para esse tipo de procedimento, que pode ser realizado por meio de estereotaxia ou ultrassonografia, são utilizadas agulhas de 7G. Outras indicações em potencial para a VAE, mas ainda sem estudos clínicos controlados, são: tratamento da mama acessória, ginecomastia, abscesso mamário, câncer inicial da mama e tratamento do câncer de mama após tratamento neoadjuvante.

A marcação do local da biópsia a vácuo com clipe é fundamental nos casos de remoção completa da imagem/lesão, na presença de mais de uma lesão na mama e em biópsias realizadas após ultrassonografia *second look*. A VAE pode ser ainda uma opção terapêutica para as lesões BI-RADS 3 com indicação cirúrgica. Em lesões medindo até 2cm, a taxa de remoção completa é de 100%[78,80-83].

✓ Indicações

As lesões mamárias palpáveis e impalpáveis suspeitas (BI-RADS 4 e 5) necessitam estudo histopatológico para diagnóstico definitivo[64-69].

A BAG guiada por ultrassonografia está indicada para o diagnóstico de qualquer lesão que possa ser adequadamente identificada por esse método de imagem.

Trata-se de um procedimento mais barato e de mais fácil execução, permitindo a identificação da agulha e da lesão em tempo real, além de ser mais rápido e confortável do que as biópsias guiadas por estereotaxia. Assim, é o método mais utilizado para diagnóstico em Mastologia[64-69].

Nas lesões BI-RADS 3, os procedimentos percutâneos têm indicação em casos especiais[64-69]:

- Fatores que dificultam o seguimento da lesão: planejamento de gestação, cirurgia estética ou terapia hormonal, cirurgias bariátricas, transplante de órgão, moradia sem condições de controle.
- Pacientes com lesões BI-RADS 4 ou 5 na mesma mama ou na mama contralateral.
- Pacientes de alto risco.
- Pacientes cancerofóbicas.

No material obtido tanto através da BAV como da BAG, o estudo imuno-histoquímico pode elucidar o tipo molecular do tumor e os fatores prognósticos[65].

✓ Complicações

As complicações possíveis são reação vagal (frequentemente quando se utiliza dispositivo *add-on* para estereotaxia), hematoma (mais comum), infecção e pneumotórax (raras). Durante a realização dos procedimentos pode ocorrer sangramento mais intenso, que geralmente cede com pressão manual sobre a mama. Os hematomas são comuns e respondem bem ao tratamento clínico. A infecção é complicação pouco frequente, uma vez que os princípios de assepsia e antissepsia devem ser respeitados[64-69].

Resultados de lesões B3: o que são e como conduzir?

O risco de malignidade para as lesões mamárias classificadas como B3 (potencial de malignidade incerto ou lesões mamárias de alto risco) pode chegar a 30% após ressecção total[85]. Em 2018, a International Breast Ultrasound School e a Swiss Minimally Invasive Breast Biopsy (MIBB) realizaram a segunda reunião de consenso para recomendações do manejo dessas lesões diagnosticadas por BAG ou BAV. As lesões de atipia epitelial plana, neoplasia lobular, lesões papilíferas de até 1,5cm e cicatriz radial (até 1cm) podem ser excisadas terapeuticamente com vácuo (deixando clipe no leito da lesão) e seguimento por imagem por 5 anos. No caso de hiperplasia ductal atípica e tumor *phyllodes*, recomenda-se a cirurgia aberta para obtenção de margens seguras[85].

CONSIDERAÇÕES FINAIS

O conhecimento dos métodos de imagem de rastreio e de diagnóstico, bem como da propedêutica complementar, é fundamental. As pacientes submetidas a cirurgias mamárias oncológicas, em especial às oncoplásticas, apresentam características pós-operatórias nos métodos de imagem que por vezes podem levantar dúvidas e dificultar o diagnóstico diferencial com recidivas ou novos tumores primários. A correlação entre os métodos de imagem e os procedimentos percutâneos é um tema fundamental no cotidiano de um mastologista.

REFERÊNCIAS

1. Myers ER, Moorman P, Gierisch JM et al. Benefits and harms of breast cancer screening: A systematic review. JAMA 2015; 314(15):1615-34.
2. Ren W, Chen M, Qiao Y et al. Global guidelines for breast cancer screening: A systematic review. The Breast 2022; 64:85-99.
3. Monticciolo DL, Malak SF, Friedewald SM et al. Breast cancer screening recommendations inclusive of all women at average risk: Update from the ACR and Society of Breast Imaging. J Am Coll Radiol 2021; 18(9):1280-8.
4. Gilbert FJ, Selamoglu A. Personalised screening: is this the way forward? Clinic Radiol 2018; 73:327-33.
5. Rodrigues MCS, Calas MJG, Nadruz E. Mamografia: exame único, tecnologias diversas. Femina 2008; 36(6):373-7.
6. Calas MJG, Gutfilen B, Pereira WCA. CAD e mamografia: por que usar esta ferramenta? Radiol Bras 2012; 45(1):46-52.
7. Calas MJG, Alvarenga AV, Gutfilen B et al. Evaluation of morphometric parameters calculated from breast lesion contours at ultrasonography in the distinction among BI-RADS categories. Radiol Bras 2011; 44:289-96.
8. Hadadi I, Rae W, Clarke J et al. Diagnostic performance of adjunctive imaging modalities compared to mammography alone in women with non-dense and dense breasts: A systematic review and meta-analysis. Clin Breast Cancer 2021; 21(4):278-91.
9. Pereira FPA, Martins G, Domingues RC, Calas MJG. Ressonância magnética das mamas: o exame e suas indicações. Femina 2008; 36(9):565-70.
10. Instituto Nacional de Câncer José Alencar Gomes da Silva. Diretrizes para a detecção precoce do câncer de mama no Brasil. Rio de Janeiro: INCA, 2015.
11. Instituto Nacional do Câncer José Alencar Gomes da Silva. Atualização em mamografia para técnicos em radiologia. 2. ed. rev. atual. Rio de Janeiro: INCA, 2019: 40-172.
12. Calas MJG, Dantas RFA, Ciscotto CB et al. Integrative review on breast cancer screening in the transgender population: what do we know? Mastology 2022; 32:e20210051.
13. D'Orsi C, Sickles E, Mendelson E et al. ACR BI-RADS® Atlas, Breast Imaging Reporting and Data System. Am Coll Radiol 2013.
14. Urban LABD, Chala LF, Bauab SP et al. Recomendações do Colégio Brasileiro de Radiologia e Diagnóstico por Imagem, da Sociedade Brasileira de Mastologia e da Federação Brasileira das Associações de Ginecologia e Obstetrícia para o rastreamento do câncer de mama. Radiol Bras 2017; 50(4):244-9.
15. Marinovich ML, Hunter KE, Macaskill P et al. Breast cancer screening using tomosynthesis or mammography: A meta-analysis of cancer detection and recall. J Natl Cancer Inst, 2018; 110(9):1-8.
16. Pattacini P, Nitrosi A, Giorgi Rossi P et al. RETomo Working Group. A randomized trial comparing breast cancer incidence and interval cancers after tomosynthesis plus mammography versus mammography alone. Radiology 2022; 303(2):256-66.
17. Heindel W, Weigel S, Gerß J et al. Digital breast tomosynthesis plus synthesised mammography versus digital screening mammography for the detection of invasive breast cancer (TOSYMA): A multicentre, open-label, randomised, controlled, superiority trial. Lancet Oncol 2022; 23(5):601-11.
18. Phi XA, Tagliafico A, Houssami N et al.. Digital breast tomosynthesis for breast cancer screening and diagnosis in women with dense breasts – A systematic review and meta-analysis. BMC Cancer 2018; 18(1):380.
19. Heywang-Köbrunner SH, Jänsch A, Hacker A et al. Tomosynthesis with synthesized two-dimensional mammography yields higher cancer detection compared to digital mammography alone, also in dense breasts and in younger women: A systematic review and meta-analysis. Eur J Radiol 2022; 152:110324.
20. Jochelson MS, Lobbes MBI. Contrast-enhanced mammography: State of the art. Radiology 2021; 299(1):36-48.
21. Sensakovic WF, Carnahan MB, Czaplicki CD et al. Contrast-enhanced mammography: How does it work? Radiographics 2021; 41(3):829-39.
22. Covington MF. Contrast-enhanced mammography implementation, performance, and use for supplemental breast cancer screening. Radiol Clin North Am 2021; 59(1):113-28.
23. Guo R, Lu G, Qin B et al. Ultrasound imaging technologies for breast cancer detection and management: A review. Ultrasound Med Biol 2018; 44(1):37-70.
24. Calas MJG, Castro R, Pereira FPA. Requisitos para o exame de ultrassonografia mamária. In: Chagas CR, Menke CH, Vieira RJS, Boff RA (eds.) Tratado de mastologia da SBM. 1. ed. Rio de Janeiro: Revinter 2011; II(5):221-7.
25. Calas MJG, Almeida RMVR, Gutfilen B et al. Intraobserver interpretation of breast ultrasonography following the BI-RADS classification. Eur J Radiol 2010; 74:525-8.
26. Sivarajah RT, Brown K, Chetlen A. "I can see clearly now." fundamentals of breast ultrasound optimization. Clin Imaging 2020; 64:124-35.
27. Calas MJG, Almeida RMVR, Gutfilen B et al. Interobserver concordance in the BI-RADS classification of breast ultrasound exams. São Paulo: Clinics 2012; 67:185.
28. American College of Radiology. ACR practice parameter for the performance of breast ultrasound examination. Revised 2016 (Resolution 38). Reston, VA: American College of Radiology, 2016.
29. Stavros AT. Breast ultrasound. Lippincott Williams & Wilkins, 2004.
30. Evans A, Trimboli RM, Athanasiou A et al. European Society of Breast Imaging (EUSOBI). Breast ultrasound: Recommendations for information to women and referring physicians by the European Society of Breast Imaging. Insights Imaging 2018; 9(4):449-61.
31. Geisel J, Raghu M, Regina R. The role of the US in breast cancer screening: The case for and against ultrasound. Seminars in Ultrasound, CT, MRI. Elsevier 2018.
32. Tafti D. Breast ultrasound. [Updated 2022 Sep 7]. In: StatPearls [Internet]. Treasure Island (FL): StatPearls Publishing 2022 Jan. Disponível em: https://www.ncbi.nlm.nih.gov/books/NBK557837/.
33. Mendelson EB, Berg WA, Gordon PB. Benefits of supplemental ultrasonography with mammography. JAMA Intern Med 2019; 179(8):1150.
34. Butler RS, Hooley RJ. Screening breast ultrasound: Update after 10 years of breast density notification laws. Am J Roentgenol 2020; 214(6):1424-35.
35. Winkler NS, Raza S, Mackesy M et al. Breast density: Clinical implications and assessment methods. Radiographics 2015; 35(2):316-24.
36. Hooley RJ, Greenberg KL, Stackhouse RM et al. Screening US in patients with mammographically dense breasts: Initial experience with Connecticut public act 09- 41. Radiology 2012; 265(1):59-69.
37. Ohuchi N, Akihiko Suzuki, Sobue T et al, for the J-START investigator groups. Sensitivity and specificity of mammography and adjunctive ultrasonography to screen for breast cancer in the Japan Strategic Anti-cancer Randomized Trial (J-START): A randomised controlled trial. Lancet 2016; 387:341-8.
38. Carpentier B, Hayward J, Strachowski L. Enhancing your acoustics: Ultrasound image optimization of breast lesions. J Ultrasound Med 2017; 36:1479-85.
39. Kaplan SS. Automated whole breast ultrasound. Radiol Clin North Am 2014; 52:539-46.
40. Kim H, Cha JH, Oh HY et al. Comparison of conventional and automated breast volume ultrasound in the description and characterization of solid breast masses based on BI-RADS features. Breast Cancer 2014; 21:423-8.

41. Chang JM, Cha JH, Park JS et al. Automated breast ultrasound system (ABUS): Reproducibility of mass localization, size measurement, and characterization on serial examinations. Acta Radiol 2015; 56:1163-70.

42. Philadelpho F. Ultrassonografia automatizada. In: Ultrassonografia mamária: Dos conceitos de mastologia e oncologia à prática clínica e intervencionista. Conexão Propaganda e Editora 2022: 547-72.

43. Skaane P, Gullien R, Eben EB et al. Interpretation of automated breast ultrasound (ABUS) with and without knowledge of mammography: A reader performance study. Acta Radiol 2015; 56:404-12.

44. Philadelpho F, Calas MJG, Carneiro GAC et al. Comparison of Automated breast ultrasound and hand-held breast ultrasound in the screening of dense breasts. RBGO 2021; 43(3):190-9.

45. Calas MJG, Pereira FPA, Gonçalves LP et al. Preliminary study of the technical limitations of automated breast ultrasound: From procedure to diagnosis. Radiol Bras 2020; 53(5):293-300. doi: 10.1590/0100-3984.2019.0079.

46. Brem RF, Tabar L, Duffy SW et al. Assessing improvement in detection of breast cancer with three-dimensional automated breast US in women with dense breast tissue: the Somolnsight Study. Radiology 2015; 274(3):663-73.

47. Berg WA, Vourtsis A. Screening breast ultrasound using handheld or automated technique in women with dense breasts. J Breast Imaging 2019; 1(4):283-96.

48. Golatta M, Franz D, Harcos A et al. Interobserver reliability of automated breast volume scanner (ABVS) interpretation and agreement of ABVS findings with handheld breast ultrasound (HHUS), mammography and pathology results. Eur J Radiol 2013; 82(8):e332-6.

49. Jeh SK, Kim SH, Choi JJ et al. Comparison of automated breast ultrasonography to handheld ultrasonography in detecting and diagnosing breast lesions. Acta Radiol 2016; 57:162-9.

50. American Society of Breast Surgeons. Consensus statement on the use of magnetic resonance imaging in breast oncology [internet]. 2017. Disponível em: http://breastsurgeons.org/mri_statement.shtml.

51. Mann R, Cho N, Moy L. Breast MRI: State of the art. Radiology 2019; 00:1-18.

52. Kuhl C. The current status of breast MR imaging. Part I. Choice of technique, image interpretation, diagnostic accuracy, and transfer to clinical practice. Radiology 2007; 244(2):356-78.

53. Kuhl C. Current status of breast MR imaging. Part II. Clinical applications. Radiology 2007; 244(3):672-91.

54. Morris EA.; Liberman Laura (eds.) In: Breast MRI: diagnosis and intervention. New York: Springer 2005.

55. Saslow D, Boetes C, Burke W et al. American Cancer Society guidelines for breast screening with MRI as an adjunct to mammography. Cancer J Clin 2007; 57:75-89.

56. Hölmich LR, Vejborg IM, Conrad C et al. The diagnosis of breast implant rupture: MRI findings compared with findings at explanation. Eur Radiol 2005; 53:213-25.

57. Duygulu G, Oktay A, Bilgen IG et al. The role of breast MRI in planning surgical treatment of breast cancer. Diagn Interv Radiol 2012; 18(5):460-7.

58. Chen M, Zhan WW, Han BS et al. Accuracy of physical examination, ultrasonography, and magnetic resonance imaging in predicting response to neoadjuvant chemotherapy for breast cancer. Chin Med J 2012; 125(11):1862-6.

59. Sardanelli F, Giuseppetti GM, Canavese G et al. Indications for breast magnetic resonance imaging. Consensus document "Attualità in senologia", Florence 2007. Radiol Med 2008; 113(8):1085-95.

60. Kuhl C, Weigel S, Schrading S et al. Prospective multicenter cohort study to refine management recommendations for women at elevated familial risk of breast cancer: The EVA trial. J Clin Oncol 2010; 28(9):1450-7.

61. Kuhl C, Bieling H, Strobel K et al. Breast MRI screening of women at average risk of breast cancer: An observational cohort study. J Clin Oncol 2015; 33(28 Suppl):1.

62. Eisenhauer EA, Therasse P, Bogaerts J et al. New response evaluation criteria in solid tumors: Revised RECIST guideline (version I.I.). Eur J Cancer 2009; 45(2):228-47.

63. Plana MN, Carreira C, Muriel A et al. Magnetic resonance imaging in the preoperative assessment of patients with primary breast cancer: Systematic review of diagnostic accuracy and meta-analysis. Eu Radiol 2012; 22(1):26-38.

64. Tomkovich KR. Interventional radiology in the diagnosis and treatment of diseases of the breast: A historical review and future perspective based on currently available techniques. Am J Roentgenol 2014; 203:725-33.

65. Madubogwu CI, Ukah CO, Anayanwu S, Chianakwana GU, Onyiaorah IV, Anyiam D. Sub-classification of breast masses by fine needle aspiration cytology. Eur J Breast Health 2017; 13(4):1994-9.

66. Bick U, Trimpoli RM, Athanasiou A et al.; European Society of Breast Imaging (EUSOBI). Image-guided breast biopsy and localisation: Recommendations for information to women and referring physicians by the European Society of Breast Imaging. Insights into Imaging 2020; 11(1):12.

67. Apesteguía CL, Ovelar FA, Alfaro AC. Review of interventional radiology techniques in breast disease. Radiologia 2011; 53(3):226-35.

68. O'Flynn EA, Wilson AR, Michell MJ. Image-guided breast biopsy: State-of-the-art. Clin Radiol 2010; 65(4):259-70.

69. Calas MJG, Fonseca RCSP. Procedimentos invasivos mamários guiados por ultrassonografia. In: Franco JM (ed.) Cirurgia da mama. 1. ed. Rio de Janeiro: Revinter 2012: 23-50.

70. Cheang E, Ha R, Thornton CM et al. Innovations in image-guided preoperative breast lesion localization. Br J Radiol 2018; 91(1085):20170740.

71. Cavalcanti TCS, Malafaia O, Nassif PAN et al. Lesões impalpáveis da mama marcadas com suspensão de carvão: Avaliação de aspectos anatomopatológicos, viabilidade de interpretação e resposta inflamatória. Rev Col Bras Cir 2012; 39(6):469-75.

72. Philadelpho FAP, Martins G., Calas MJG et al. Magnetic resonance imaging-radioguided occult lesion localization (ROLL) in breast cancer using Tc-99m macroaggregated albumin and distilled water control. BMC Med Imaging 2013; 18(13):33.

73. Campbell DA, Franca CAS, Oliveira MVFT et al. Use of 125 iodine seeds (ROLLIS) for intraoperative localization of non-palpable breast lesions: Analysis of the implant of 338 seeds in 284 patients. Mastology 2017; 27(2):117-123.

74. Kapoor MM, Patel MM, Scoggins ME. The wire and beyond: Recent advances in breast imaging preoperative needle localization. Radiographics 2019; 39(7):1886-906.

75. Camargo Junior HS, Camargo MMA, Teixeira SRC. Agulhamento por ressonância magnética – Descrição da técnica. Rev Bras Mastologia 2008; 18(3):122-7.

76. Bernardi S, Bertozzi S, Londero AP et al. Incidence and risk factors of the intraoperative localization failure of nonpalpable breast lesions by radio-guided occult lesion localization: A retrospective analysis of 579 cases. World J Surg 2012; 36(8):1915-21.

77. Rocha RD, Pinto RR, Aquino D et al. Passo-a-passo da core biópsia de mama guiada por ultrassonografia: Revisão e técnica. Radiol Bras 2013; 46(4):234-41.

78. Park HL, Kim LS. The current role of vacuum assisted breast biopsy system in breast disease. J Breast Cancer 2011; 14(1):1-7.

79. Nakano S, Imawari Y, Mibu A et al. Differentiating vacuum-assisted breast biopsy from core needle biopsy: Is it necessary? Br J Radiol 2018; 91(1092):20180250.

80. Govindarajulu S, Narreddy S, Shere MH et al. Preoperative mammotome biopsy of ducts beneath the nipple areola complex. Eur J Surg Oncol 2006; 32:410-2.

81. Li SJ, Hao XP, Hua B et al. Clinical practice guidelines for ultrasound-guided vacuum-assisted breast biopsy: Chinese Society of Breast Surgery (CSBrS) practice guidelines 2021. Chin Med J 2021; 134(12):1390-2.

82. Bozzini A, Cassano E, Raciti D et al. Analysis of the efficacy and accuracy of two vacuum-assisted breast biopsy devices: Mammotome and elite. Clin Breast Cancer 2018; 18:1277-82.

83. Wiratkapun C, Fusuwankaya E, Wibulpholprasert B, Lertsittichai P. Diagnostic accuracy of vacuum-assisted stereotactic core needle biopsy for breast lesions. J Med Assoc Thai 2010; 93(9):1058-64.

84. Bruening W, Fontanarosa J, Tipton K et al. Systematic review: Comparative effectiveness of core-needle and open surgical biopsy to diagnose breast lesions. Ann Intern Med 2010; 152(4):238-46.

85. Rageth CJ, O'Flynn EAM, Pinker K et al. Second International Consensus Conference on lesions of uncertain malignant potential in the breast (B3 lesions). Breast Cancer Res Treat 2019; 174(2):279-96.

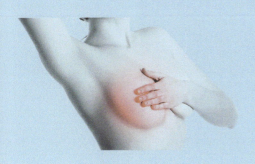

Capítulo 3
Biópsias Ambulatoriais – Punção Aspirativa por Agulha Fina, por Agulha Grossa e Biópsia Assistida a Vácuo

Henrique Lima Couto
Alexandre de Almeida Barra
Clécio Ênio Murta de Lucena
Cristovão Pinheiro Barros
Bertha Andrade Coelho
Paula Clarke

▸ INTRODUÇÃO

Em uma paciente com massa mamária palpável ou exame de imagem mamário suspeito de malignidade, o próximo passo propedêutico é a biópsia percutânea, um procedimento minimamente invasivo e ambulatorial. Por ser método invasivo e de maior custo, a biópsia cirúrgica não deve ser utilizada na investigação diagnóstica, exceto naqueles casos em que a biópsia percutânea (guiada por palpação ou imagem) não seja viável ou seja inconclusiva[1,2].

A punção aspirativa por agulha fina (PAAF), por agulha grossa (core biopsy [CB]), a biópsia assistida a vácuo (vacuum assisted biopsy [VAB]) e a excisão assistida a vácuo (vacuum assisted excision [VAE]) são os quatro tipos de biópsias percutâneas comumente utilizadas em Mastologia. As biópsias em que são obtidos fragmentos teciduais (CB, VAB e VAE) são os métodos de escolha para confirmar ou excluir malignidade.

Por se tratar de procedimento minimamente invasivo, com uso apenas de anestesia local, não há preparos especiais anteriores à biópsia percutânea. Na CB e VAB, a terapia anticoagulante é geralmente interrompida por 1 semana antes do procedimento, o que não é necessário na PAAF. O objetivo seria reduzir a formação de hematomas após a biópsia; no entanto, diferentes estudos têm mostrado que a suspensão da anticoagulação não promove taxas menores de hematomas e, portanto, a indicação de interrupção não é consensual[3,4]. No dia do procedimento, a paciente pode alimentar-se normalmente, e pode ser prescrita medicação ansiolítica de curta duração nos casos em que se julgar necessário. Breves intervenções de *mindfullness* antes do procedimento podem contribuir para reduzir o desconforto em caso de ansiedade[5].

▸ PUNÇÃO ASPIRATIVA POR AGULHA FINA

A PAAF é um método diagnóstico utilizado para obter material celular para exame citológico através da aspiração das lesões com agulhas com diâmetro externo de até 1mm. Esse método, utilizado em diversos órgãos, mostrou ser exame de fácil operabilidade e baixo custo, apresentando morbidade quase desprezível e boa acuidade. Na mama, em caso de lesões palpáveis, a PAAF pode ser realizada sem a necessidade de métodos de imagem. Em lesões não palpáveis, o ultrassom deve ser utilizado para guiar a punção[6].

Para realização da PAAF mamária são utilizadas agulhas de cerca de 0,6mm de diâmetro externo com comprimento médio de 2,5cm. O puncionador penetra a agulha, acoplada à seringa, em direção à área a ser puncionada. Assim que a agulha penetra a lesão, o êmbolo da seringa é retraído para se obter a pressão negativa. A agulha é movida para frente e para trás, em diferentes sentidos dentro da lesão, cerca de dez vezes em cada punção, para se obter material suficiente para diagnóstico. Durante a manipulação, a pressão negativa é mantida, permanecendo com o êmbolo da seringa retraído. Quando a aspiração está completa, solta-se o êmbolo

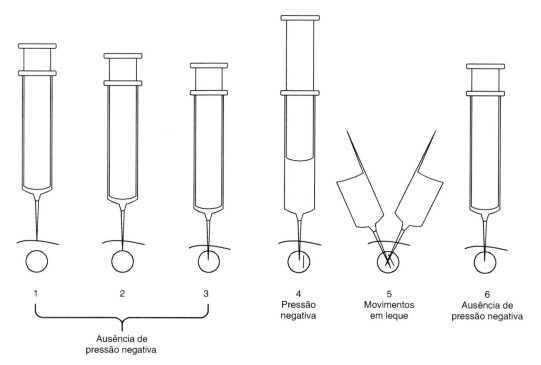

Figura 3.1 Técnica de realização da punção aspirativa por agulha fina. (Reproduzida de Barra, 2003[7].)

para desfazer a pressão negativa. É importante que não haja diferença de pressão ao se retirar a agulha de dentro da lesão, para evitar que o material aspirado vá para dentro da seringa – o material deve manter-se dentro da agulha (Figura 3.1). Após a retirada da agulha da mama, esta é desconectada da seringa, enche-se a seringa de ar, reconecta-se então a agulha e expele-se o conteúdo da luz da agulha sobre a lâmina de vidro. Distribui-se o material celular sobre a lâmina por meio de outra lâmina (Figura 3.2) e coloca-se a lâmina em frasco com etanol fixador a 95%, e o material é encaminhado para análise citológica[7].

A pressão negativa pode ser mantida por mão livre ou podem ser usados dispositivos tipo pistola de Cameco e método de autovácuo. A aplicação dos dispositivos não acarreta diferenças na acurácia do método[8].

A International Academy of Cytology (IAC) reuniu um grupo de citopatologistas especialistas em citologia mamária que, trabalhando com médicos especialistas em diagnóstico de mama e gestão, desenvolveram o Sistema IAC Yokohama para Notificação de Citologia de Biópsia por Aspiração por Agulha Fina da Mama[9]. O sistema enfatiza que os requisitos cruciais para a citologia diagnóstica da mama são um alto padrão para o desempenho da PAAF e para a realização de esfregaços diretos e citopatologistas experientes e bem treinados para interpretar o material. Os indicadores de desempenho de PAAF de mama incluem especificidade e sensibilidade, valor preditivo negativo, valor preditivo positivo e risco de malignidade. A prática atual de PAAF evoluiu com o uso crescente de orientação por ultrassom e avaliação rápida no local. O Sistema IAC Yokohama tem cinco categorias que podem ser estratificadas por seu risco de malignidade: insuficiente/inadequado, benigno, atípico, suspeito de malignidade e maligno.

O risco de malignidade para cada categoria foi extraído da literatura mais recente[10,11] de modo a incluir as melhores práticas atuais e minimizar as diferenças de confusão entre os estudos, que incluem coortes de pacientes,

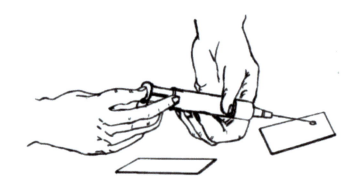

Figura 3.2 Técnica de confecção do esfregaço citológico. (Reproduzida de Barra, 2003[7].)

experiência dos operadores, uso de orientação por ultrassom e análises estatísticas. Foram encontrados os seguintes riscos de malignidade para as categorias: insuficiente: 2,6% a 4,8%; benigno: 1,4% a 2,3%; atípico: 13% a 15,7%; suspeito de malignidade: 84,6% a 97,1%; maligno: 99,0% a 100%.

A análise imediata oferece a oportunidade de avaliar o material da PAAF para adequação e testar o caso para os procedimentos diagnósticos adicionais, incluindo CB imediata. Quando um citopatologista estabelece o diagnóstico provisório com a avaliação imediata, isso pode orientar a discussão com o paciente, reduzindo muito a ansiedade[12].

Embora esses estudos confirmem a acurácia da PAAF, a utilidade dessa técnica depende do contexto em que ela é empregada. É indiscutível que a PAAF tem importância significativa como método investigativo inicial, haja vista seu custo e invasibilidade mínimos. Caso a PAAF seja utilizada como teste diagnóstico definitivo para emprego clínico, a experiência dos profissionais que a executam e analisam o material deve ser inquestionável. Além disso, caso não haja concordância entre os exames clínico, mamográfico e citológico, a avaliação histológica se torna essencial[8].

Na abordagem da axila para tratamento do câncer de mama, a PAAF guiada por ultrassom tem sido utilizada para diagnóstico pré-operatório para o estadiamento das pacientes. O ultrassom apresenta os melhores valores de acurácia na detecção de metástases em linfonodos axilares e tem a vantagem adicional de facilitar a obtenção de material citológico com a utilização da PAAF para confirmação diagnóstica e planejamento terapêutico adequado. Pacientes com suspeita de lesão BI-RADS 4C ou 5 na mamografia têm indicação de ultrassonografia da axila ipsilateral, seguida de PAAF dos nódulos suspeitos[13,14].

▶ PUNÇÃO POR AGULHA GROSSA (*CORE BIOPSY*)

O sistema de disparo automático Biopty-Cut® foi utilizado em Mastologia pela primeira vez em 1991, por Barreto e cols., no Guy's Hospital em Londres[15]. Estudos subsequentes avaliaram a eficácia e a reprodutibilidade desse sistema de punção por agulha grossa (*core biopsy*) em lesões mamárias, tanto em nódulos como nas calcificações, demonstrando que a biópsia de fragmento percutânea constitui alternativa eficaz na propedêutica diagnóstica das lesões mamárias[16,17]. A CB pode ser guiada por palpação ou por imagem, o que inclui ultrassom, mamografia (estereotaxia) ou ressonância magnética. Entre esses três métodos de imagem é utilizado o que melhor visualiza a lesão em cada paciente, dando-se a preferência inicialmente, por motivos de custo, acessibilidade e complexidade, ao ultrassom, posteriormente à estereotaxia e, por fim, à ressonância.

Após infiltração do anestésico local, uma pequena incisão é feita na pele para introdução da agulha da CB (o diâmetro da agulha varia de 1,6 a 3,8mm). Para evitar pneumotórax, o trajeto da agulha deve ser paralelo à parede torácica. Convém escolher o caminho mais curto possível, dando preferência a um trajeto que será removido ao se considerar um futuro tratamento cirúrgico da lesão. Durante o procedimento monitorado por ecografia, todo o percurso da agulha é visibilizado por monitoração ultrassonográfica, até que sua ponta encoste na lesão, quando então é executado o disparo (Figura 3.3). Após o disparo, a agulha de biópsia é removida e faz-se a coleta do fragmento obtido (Figura 3.4). Um clipe metálico pode ser colocado no local da coleta (em caso de lesões múltiplas, utilizam-se clipes de formato e tamanho diferentes) para marcar o local e facilitar um futuro planejamento cirúrgico. Quanto maior o diâmetro

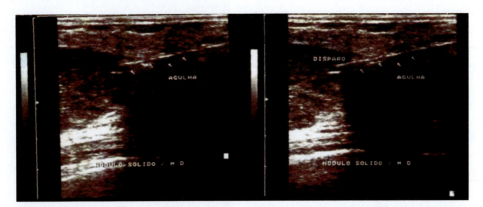

Figura 3.3 *Core biopsy* – localização da agulha antes e após o disparo. Observe que antes do disparo a agulha deve ser posicionada bem próximo à lesão, preferencialmente sem penetrá-la. (Reproduzida de Barra, 2003[7].)

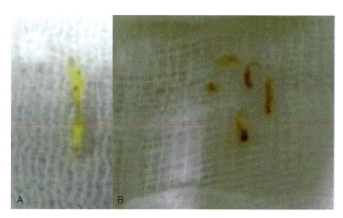

Figura 3.4 Fragmentos de *core biopsy*. (Reproduzida de Barra, 2003[7].)

da agulha utilizada na biópsia, maior a massa de tecido obtida por fragmento. Independentemente do tamanho ou do número de fragmentos obtidos, o importante é assegurar uma amostragem adequada – por exemplo, demonstrando uma concordância imaginopatológica por meio da presença de calcificações nos espécimes retirados de regiões com calcificação. Em estudo realizado por Lucena e cols., concluiu-se que, em geral, duas amostras são suficientes para estabelecer o diagnóstico nos procedimentos de CB guiados por ultrassom[18].

No procedimento guiado por mamografia, através da estereotaxia, o computador determina a localização de lesões mamárias a partir do cálculo de suas coordenadas tridimensionalmente, seguida da introdução manual da agulha no local determinado pelo aparelho. Existem dois tipos de aparelhos de estereotaxia: o primeiro é projetado especificamente para esse fim e consiste em uma mesa em que a paciente fica posicionada em decúbito ventral com a mama pêndula através de uma abertura, sendo o procedimento realizado debaixo da mesa – mesa dedicada[15]. A mesa conta com um dispositivo para fazê-la subir ou descer, possibilitando que o intervencionista tenha espaço suficiente para trabalhar; assim, a paciente não vê o procedimento e é rara a ocorrência de reação vagal ou movimentação. As principais desvantagens desse aparelho são o custo e a impossibilidade de realizar mamografias convencionais.

Já o aparelho acoplado ao mamógrafo convencional (*add on*), além de mais barato, permite a realização de exames mamográficos de rotina. Nesse caso, a paciente permanece sentada, vendo todo o procedimento, e é mais comum, portanto, a ocorrência de reação vagal ou movimentação da paciente, o que pode determinar a alteração das coordenadas. O procedimento propriamente dito consiste nas seguintes etapas: identifica-se a lesão, realiza-se seu enquadramento na janela de compressão do aparelho de modo que ela possa ser vista nas duas visões estereotáxicas (+15 e -15 graus) e calcula-se pelo aparelho o posicionamento da agulha, seguido de controle mamográfico pré e pós-disparo para confirmar o bom posicionamento da agulha. Em se tratando de microcalcificações, os fragmentos deverão também ser radiografados para confirmação de sua exérese (Figura 3.5)[19].

Em 2011, uma revisão sistemática verificou que um em quatro diagnósticos de carcinoma ductal *in situ* (CDIS) subestimava invasão na peça cirúrgica. O uso da CB foi um fator significativamente associado à subestimativa de invasão[20]. Nesse sentido, uma metanálise e revisão sistemática aponta que a taxa de subestimativa de invasão para CB com resultado de hiperplasia ductal atípica e CDIS foi de 20,9%[21]. A VAB, quando comparada à CB, reduz a subestimativa em lesões de alto risco e CDIS e apresenta menos falhas de amostragens em biópsias estereotáxicas[22,23]. Desse modo, é possível inferir que a técnica preferencial para biópsia de calcificações é a VAB orientada por estereotaxia.

Através do material coletado na CB é possível a realização de imuno-histoquímica para definição de fatores prognósticos e preditivos de resposta terapêutica no câncer de mama. O diagnóstico de carcinoma de mama por CB tem elevada reprodutibilidade, seja em termos histológicos, seja em termos moleculares, o que permite o estabelecimento de uma estratégia terapêutica segura e torna dispensável, na maioria dos casos, a repetição do estudo molecular nas peças cirúrgicas[24].

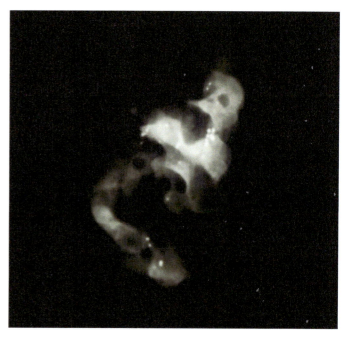

Figura 3.5 Radiografia dos fragmentos de *core biopsy* mostrando a presença de microcalcificações. (Reproduzida de Barra, 2003[7].)

As indicações primordiais para CB são as lesões mamárias suspeitas ou fortemente sugestivas de malignidade, palpáveis ou não palpáveis. Em caso de lesões com características de benignidade, a CB pode ser indicada para planejamento do seguimento dessas lesões. Lucena e cols. analisaram comparativamente o emprego da CB na investigação de nódulos benignos e malignos das mamas, demonstrando falha significativamente maior na captação de tecido com representação tumoral na biópsia de lesões de natureza benigna. Isso pode ser justificado pela maior mobilidade das lesões benignas[25]. Esses dados reforçam a teoria de que as pacientes portadoras de lesões provavelmente benignas (categoria 3 do ACR BI-RADS), seja pela avaliação mamográfica, seja no estudo ultrassonográfico, se beneficiariam mais com a realização de uma PAAF guiada por ultrassom do que com o uso da CB, embora a recomendação atual seja apenas o seguimento imaginológico em 6 meses sem a necessidade de propedêutica invasiva[26].

Barra e cols. desenvolveram um estudo em que compararam a PAAF e a CB por meio de uma avaliação prospectiva dos dois métodos de maneira homogênea, ou seja, os dois procedimentos foram realizados simultaneamente em lesões de 264 pacientes. Todas as biópsias foram guiadas por ultrassom, sendo palpável a maioria das lesões (93%). A CB apresentou resultados estatisticamente superiores em termos de sensibilidade e especificidade, com a PAAF apresentando taxas de material insuficiente estatisticamente superiores à CB. A associação dos dois métodos demonstrou resultados estatisticamente superiores ao emprego isolado de cada um deles, mostrando um aumento da sensibilidade e diminuição na taxa de material insuficiente sem diminuir a especificidade dos métodos associados (Quadro 3.1)[27].

▶ BIÓPSIA ASSISTIDA A VÁCUO E EXCISÃO ASSISTIDA A VÁCUO

A VAB de lesões da mama é procedimento minimamente invasivo descrito pela primeira vez por Burbank e cols. em 1996. O primeiro dispositivo de biópsia a vácuo foi aprovado pelo Food and Drug Administration (FDA) em 2004. Desde então, várias pistolas com diferentes mecanismos e tecnologias de aspiração a vácuo vêm sendo desenvolvidas e comercializadas em todo o mundo[28-33]. Após anestesia local, introduz-se uma cânula, cujo calibre pode variar de 7 a 14G, dentro ou próximo à lesão, sendo então realizado um único disparo para coleta do material desejado. Esta se faz por meio de uma lâmina giratória com auxílio de um sistema de vácuo contínuo. A cânula é retirada somente após o término do procedimento com a confirmação por método de imagem da retirada da lesão-alvo. Idealmente, um clipe metálico deve ser posicionado no leito da biópsia pós-procedimento para futura identificação, durante o seguimento ou caso seja necessária a abordagem cirúrgica[28-33]. Cabe destacar que se trata de procedimento similar ao descrito na CB, com a diferença de ser assistido a vácuo.

A VAB visa à obtenção de material histológico de lesões mamárias e pode ser considerada um procedimento diagnóstico ou terapêutico, dependendo da lesão. Considerado ambulatorial e realizado sob anestesia local, o procedimento pode ser guiado por ultrassom, estereotaxia, tomossíntese (tomobiópsia), ressonância magnética das mamas ou mamografia contrastada (CESM – Figura 3.6)[28-33]. Em geral bem tolerado pelas pacientes, há poucos relatos de dor em estudos direcionados e alta satisfação em relação aos resultados cosméticos (Figura 3.6)[34,35].

A VAB difere da CB pelo maior volume de tecido coletado na amostra e por permitir que os fragmentos

Quadro 3.1 Resultados dos testes de validade para comparação entre os métodos de PAAF, CB e ambos associados em paralelo (PAAF + CB), considerando material coletado de lesões suspeitas de 264 pacientes

Medidas de acuidade (%)	Métodos propedêuticos					
	PAAF	CB	PAAF + CB	(p) PAAF *versus* CB	(p) PAAF *versus* PAAF + CB	(p) CB *versus* PAAF + CB
Se	68,5	84,7	91,0	p < 0,001	p < 0,001	p < 0,001
E	66,7	95,2	97,6	p = 0,003	p < 0,001	p = 1
VPP	100	100,0	100,0	p = 1	p = 1	p = 1
VPN	75,7	74,1	85,4	p = 0,7	p = 0,2	p = 0,04
Tx FN	4,0	6,3	3,2	p = 0,3	p = 0,8	p = 0,2
Tx MI	14,0	5,3	1,9	p = 0,001	p < 0,001	p = 0,07
Tx Susp	14,4	3,0	3,4	p < 0,001	p < 0,001	p = 0,8

CB: *core biopsy*; E: especificidade; FN: falso-negativo; MI: material insuficiente; (p): p-valor; PAAF: punção aspirativa por agulha fina; Se: sensibilidade; Susp: lesões suspeitas de malignidade; Tx: taxa; VPN: valor preditivo negativo; VPP: valor preditivo positivo.
Fonte: adaptado de Barra *et al.*, 2008[27].

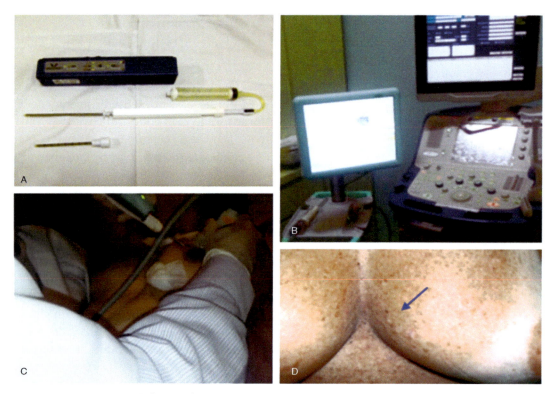

Figura 3.6A Aparelho de biópsia a vácuo, agulha, *probe* e trocarte. **B** Conjunto ultrassonográfico e monitor do aparelho de biópsia a vácuo. **C** Biópsia a vácuo guiada por ultrassom. **D** Cicatriz após biópsia a vácuo.

retirados sejam contíguos (Figura 3.7). Essa situação é mais confiável e segura para o patologista que realizará a avaliação histológica da peça (nível de evidência A)[28-33]. Apresenta menores taxas de subdiagnóstico de malignidade para lesões de potencial de malignidade incerto (lesões B3) e subestimação de carcinoma invasor na presença de resultado CDIS, comparado à CB. A VAB pode reduzir a necessidade de novas biópsias e cirurgias diagnósticas e o número de cirurgias necessárias para tratamento do câncer de mama[36-41].

Parker recomenda a VAB para nódulos < 1,5cm[28,29]. A Associação Americana dos Cirurgiões de Mama recomenda tanto a CB como a VAB para casos de nódulos suspeitos BI-RADS 4 ou 5 < 1,0cm, sendo a VAB preferencial nessa situação, quando disponível[42]. A CB com ultrassom pode ser utilizada com excelente acurácia em nódulos < 1,0cm[43]. A Agência Nacional de Saúde Suplementar (ANS) garante cobertura obrigatória pelos planos de saúde para avaliação de lesões/alterações categoria BI-RADS 4 ou 5, quando não palpáveis, de qualquer tamanho, palpáveis até 1,5cm e palpáveis > 1,5cm, quando há dúvida diagnóstica após CB[44]. A taxa de complicações da VAB foi estimada em 2,5%[1], enquanto a de CB é de 0,2%[45].

Nos casos de nódulos e demais lesões, independentemente do tamanho, em que a CB não foi conclusiva ou elucidativa, a VAB está indicada com o objetivo de reduzir biópsias cirúrgicas diagnósticas potencialmente evitáveis e desnecessárias (nível de evidência A)[31,32,36,38,42-45].

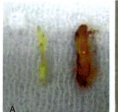 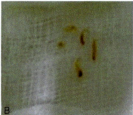 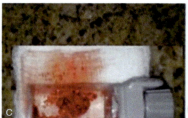 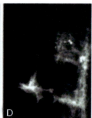

Figura 3.7A Comparação entre peça de biópsia de fragmento e VAB. **B** Fragmentos resultantes de *core biopsy*. **C** Fragmentos resultantes de VAB por ultrassom. **D** Microcalcificações agrupadas, fragmentos obtidos por VAB guiada por estereotaxia.

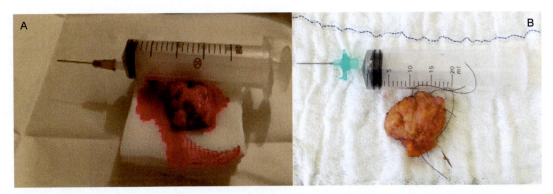

Figura 3.8A Peça cirúrgica da VAE. **B** Peça cirúrgica de setor por marcação ecoguiada – cirurgia diagnóstica.

A VAE (Figura 3.8) consiste na excisão percutânea a vácuo completa da lesão ou de quantidade de material > 4g, equivalente à biópsia cirúrgica incisional/excisional. Quando uma CB resulta em lesões com potencial de malignidade incerto (lesões B3), a realização da VAE para diversas dessas lesões é recomendação de consenso internacional de lesões B3 e do NHS (Quadro 3.2)[36,40]. Estudo recente demonstrou segurança da VAE para manejo das lesões B3 com atipia, a qual também é uma de suas indicações[36,38,40,41]. Em caso de VAE para lesões associadas a atipias é recomendável, mas não indispensável, ressonância magnética das mamas para confirmar a exérese da lesão. Na ausência de realce suspeito, o acompanhamento está indicado com segurança[46].

As lesões sólido-císticas (cisto complexos ou nódulos mistos) têm um componente sólido e um cístico (nódulos heterogêneos) devido a necrose e vegetações intracísticas e intraductais. Lesões com grande componente sólido podem ser abordadas por meio de CB; no entanto, quanto maior a lesão, maior é o risco de subestimação na presença de resultado B3 (Figura 3.9). Lesões sólido-císticas têm risco menor de subestimação com VAB.

		Quadro 3.2 Manejo de lesões B3	
Lesão diagnosticada com *core biopsy* (14G) ou VAB	Risco de *upgrade*	Recomendação de investigação	Sugestão de abordagem de acompanhamento na ausência de malignidade da VAE
Proliferação epitelial intraductal atípica (AIDEP)	18% a 87% com 14g Média global de 21% na VAB	Excisão/amostragem de toda lesão na VAE (4g = 12 × 7g fragmentos)	Acompanhamento mamográfico (intervalo ótimo ainda não determinado; muitos centros realizam controle anual)
Neoplasia lobular clássica (não pleomórfica)	Média global de 27%	Excisão/amostragem de toda lesão na VAE (4g = 12 × 7g fragmentos)	
Atipia epitelial plana	13% a 21% (forma pura); se associada a AIDEP ± LN, aumenta o risco	Excisão/amostragem de toda lesão na VAE (4g = 12 × 7g fragmentos)	
Cicatriz radial com atipia epitelial	36%	Excisão/amostragem de toda lesão na VAE (4g = 12 × 7g fragmentos)	
Lesão papilífera com atipia epitelial	36%	Excisão cirúrgica convencional	
Lesão *mucocele like* com atipia epitelial	21%	Excisão/amostragem de toda lesão na VAE (4g = 12 × 7g fragmentos)	
Cicatriz radial ou lesão papilífera sem atipia epitelial	< 10%	Excisão/amostragem de toda lesão na VAE (4g = 12 × 7g fragmentos)	Retorno ao programa de rastreamento habitual (NHSBSP)
Lesão celular fibroepitelial	37% (16% a 76%) para tumor *phyllodes*, mas raramente maligno (< 2%)	Excisão cirúrgica convencional	
Lesão *mucocele like* sem atipia epitelial	< 5%	Excisão/amostragem de toda lesão na VAE (4g = 12 × 7g fragmentos)	
Outras: lesões fusocelulares, adenose microglandular, adenomioepitelioma	Depende da lesão	Excisão cirúrgica convencional	

Fonte: adaptado NHS.

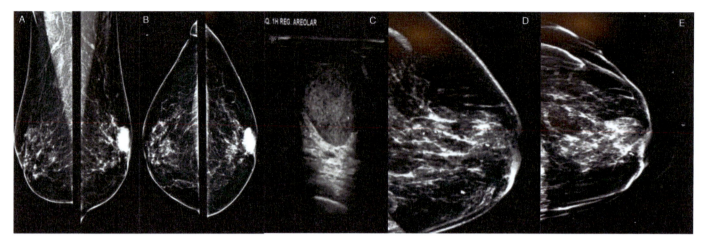

Figura 3.9A Nódulo de 2,6cm na mama esquerda na mamografia MLO. **B** Nódulo de 2,6cm na mama esquerda na mamografia CC. **C** Nódulo heterogêneo (misto) no ultrassom da mama esquerda. **D** e **E** Incidências pós-VAE que demonstram excisão completa do nódulo – a *core biopsy* revelou lesão papilífera sem atipias e a VAE confirmou carcinoma papilífero encapsulado com focos de microinvasão.

Lesões com pequenas vegetações intracísticas ou intraductais são, em geral, mais bem abordadas com VAB. Como abordagem inicial, a cirurgia é na maioria das vezes desnecessariamente invasiva[30-32,36-41]. Em casos de malignidade, a VAB fornece um diagnóstico preciso na ampla maioria das vezes, possibilitando uma abordagem cirúrgica única e evitando o sofrimento e o desconforto de cirurgias sucessivas[30-33,42,45,47-49].

A VAB guiada por estereotaxia é o método de eleição para as calcificações agrupadas, uma vez que a CB não é considerada um método eficaz nesses casos (Figura 3.10)[30-33,42,45,47-49].

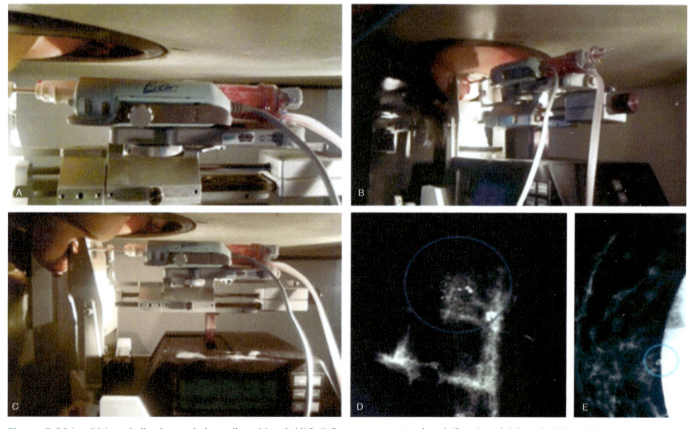

Figura 3.10A a **C** Mesa dedicada acoplada ao dispositivo de VAB. **D** Fragmento contendo calcificações obtido pela VAB guiada por estereotaxia. **E** Clipe metálico aplicado após a retirada de calcificações.

Os efeitos adversos para a VAB são os mesmos descritos para CB. Eventualmente, podem ocorrer hematomas, sangramentos, dor, reflexo vasovagal (mais comum quando o procedimento é realizado com a paciente em posição ortostática ou sentada), pneumotórax e infecção no orifício de inserção da cânula. A taxa de hematoma parece ser pouco maior com a VAB do que com a CB. Complicações mais graves, que necessitam de intervenção, ocorrem em menos de 1% dos casos[34,35]. As pacientes com VAE apresentam hematomas e sufusões visualmente mais intensas; entretanto, a ampla maioria se resolve espontaneamente em 30 a 90 dias com ótimos resultados estéticos (Figura 3.11). Nesses casos, o manejo conservador é a regra (Figura 3.12)[50].

Uma metanálise publicada em 2014 comparou complicações de biópsias a vácuo, pistolas automáticas e cirurgias abertas. Os métodos apresentaram sensibilidade e especificidade estatisticamente semelhantes para diagnóstico de neoplasia maligna (> 90%). De maneira geral, a cirurgia aberta apresentou taxas maiores de complicação, comparada aos demais métodos (Quadro 3.3)[51].

Não existem estudos randomizados que tenham comparado a CB com a VAB ou a VAE. Um estudo da Associação Americana dos Cirurgiões de Mama encontrou custo-benefício favorável à VAB em relação à CB no manejo do câncer de mama[52]. Um estudo espanhol encontrou dados semelhantes (nível de referência A)[53]. Até a presente data, não existem estudos de farmacoeficácia ou eficiência que tenham comparado VAB ou VAE com CB no Brasil. Portanto, a escolha da forma de biópsia para nódulos deve ser individualizada para cada paciente e lesão, levando em consideração os seguintes aspectos: acesso e localização, invasividade, risco de subestimação e subdiagnóstico, disponibilidade e custo.

Quadro 3.3 Comparação das complicações dos métodos diagnósticos invasivos

	Mamotomia e *core biopsy*	Cirurgia aberta
Reflexo vasovagal	< 5%	10,2% (durante marcação pré-cirúrgica com fio metálico)
Hematoma	< 9%	2% a 10%
Sangramento	5%	Dado não fornecido
Infecção	< 1%	3,8% a 6,3%
Abscesso	0%	2,1%
Necessidade de repetir procedimento	2%	4%

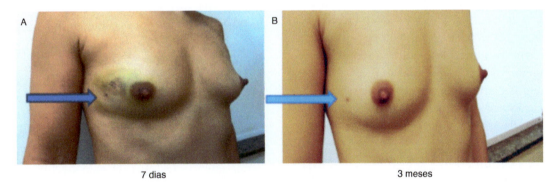

Figura 3.11A e B Resultado cosmético após excisão assistida a vácuo (*seta* na cicatriz cirúrgica).

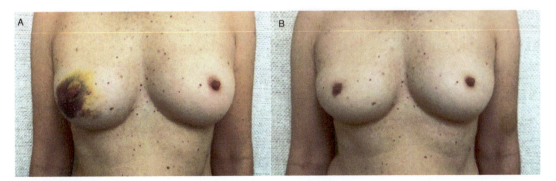

Figura 3.12A Sufusão/hematoma após VAE – sétimo dia de pós-operatório. **B** Resultado em 60 dias de pós-operatório.

Tanto a CB como a VAB são excelentes opções a serem indicadas conforme cada caso.

A VAE também pode ser utilizada de forma terapêutica alternativa para fibroadenomas, havendo relatos na literatura de desaparecimento completo da lesão palpável e da imagem ultrassonográfica em até 98% dos casos 6 meses após procedimento e recorrência < 3%[54,55]. A VAE também pode ser uma alternativa ao tratamento cirúrgico convencional dos tumores *phyllodes* benignos[56,57].

Procedimentos percutâneos da mama (VAE, crioablação e ablação) para tratamento do câncer de mama são técnicas experimentais, ainda não aprovadas pelo FDA, que devem ser executadas apenas em grandes centros de pesquisa com finalidade acadêmica[54]. Entretanto, a VAE tem sido avaliada como forma de tratamento percutâneo minimamente invasivo do câncer de mama. O estudo SMALL está sendo conduzido pelo NHS. Trata-se de estudo prospectivo randomizado e controlado para avaliar a VAE como tratamento percutâneo do câncer de mama[58].

Recentemente, tem sido avaliada a potencial indicação da VAB/VAE para confirmação da resposta patológica completa (PCR) após quimioterapia neoadjuvante. Nesses casos, as pacientes que apresentam PCR poderiam ser avaliadas no futuro com a possibilidade de omissão seletiva da cirurgia mamária. Com critérios de seleção rígidos, as pacientes cT2 ou menores submetidas à quimioterapia neoadjuvante, que apresentem lesões residuais a imagem < 2cm, submetidas a VAB com mais de seis fragmentos e amostra representativa (resgate do clipe de marcação pré-quimioterapia) apresentam taxa de falso-negativo de 3,2%, compreendendo todos os subtipos tumorais[59].

Os resultados de um estudo multicêntrico de braço único de fase 2, conduzidos nos EUA, foram publicados recentemente. Nesse estudo, mulheres de 40 anos ou mais, não grávidas, com doença unicêntrica cT1-2N-0-1M0, triplonegativas ou HER-2-positivas submetidas à quimioterapia neoadjuvante, apresentando resposta imaginológica completa ou residual < 2cm, foram incluídas para omissão da cirurgia após comprovação de PCR (ausência de câncer invasor ou *in situ*) por VAB "estendida": amostra de no mínimo 12 fragmentos com agulha 9G no leio tumoral. As 31 pacientes que tiveram PCR na VAB foram tratadas com radioterapia total da mama (40Gy em 15 frações ou 50Gy em 25 frações) associada a reforço (14Gy em sete frações) no leito tumoral. Em seguimento médio de 26·4 meses (IQR 15·2-39·6), nenhuma recorrência ipsilateral aconteceu[60].

▶ CRIOABLAÇÃO

A crioablação utiliza um *probe* que é inserido no interior da lesão mamária de forma percutânea, causando lesão celular direta induzida pela formação de uma bola de gelo, além de mecanismos indiretos que acarretam isquemia e necrose de coagulação. O processo envolve uma etapa de congelamento rápido, seguido do descongelamento lento e uma segunda etapa de congelação.

Essa técnica é realizada de forma ambulatorial, sob anestesia local, com duração aproximada de 30 a 60 minutos. Pode ser guiada por tomografia computadorizada, ressonância magnética ou por ultrassonografia[61]. Esta tem baixo custo, encontra-se largamente disponível e possibilita a visualização em tempo real do *probe* e o acompanhamento da evolução da bola de gelo. Caso a lesão não seja adequadamente visível à ultrassonografia, um clipe inserido por outro método e visível ao ultrassom pode servir de alvo[62]. Entre as vantagens do método percutâneo se destacam a realização ambulatorial, apenas sob anestesia local, pois a temperatura baixa age como analgesia, a recuperação rápida, com mínima cicatriz, e a redução ou nenhum prejuízo cosmético[63]. Os efeitos adversos reportados são leves a moderados, sendo os mais comuns: dores, equimose, edema, queimadura da pele, necrose de pele, retração cutânea e persistência de área palpável.

O eixo do *probe* é termicamente isolado, exceto pela ponta, que conduz a temperatura e permite o congelamento rápido. Dois dispositivos principais para crioablação estão disponíveis[64]: um à base de nitrogênio líquido, mais econômico e que funciona em sistema de circuito fechado, utiliza *probes* de 10 a 12G, criando bolas de gelo de até 6,5cm[64,65]; o outro utiliza gás argônio através do "efeito Joule-Thomson" – habilidade que um gás tem de extrair energia térmica da área circundante quando se expande rapidamente. Dentro do *probe*, o gás está sob alta pressão, passando então por uma válvula e sofrendo descompressão brusca, ficando sob baixa pressão, o que provoca seu resfriamento rápido[64,66]. Os dispositivos de gás argônio possibilitam o uso de diversos *probes* (de 12 a 17G), tornando possível a criação de bolas de gelo de diferentes formas (com até 6cm). Uma inconveniência desse gás é precisar de armazenamento em recipientes grandes, o que torna mais difícil seu manejo[64,67].

Técnica e mecanismo de ação

Após o posicionamento do paciente e a anestesia local, o *probe* é introduzido sob visão no maior eixo da lesão com sua extremidade se estendendo logo após a margem do tumor. A infiltração de solução salina em torno da lesão pode ser realizada a fim de afastar os tecidos (pele e parede torácica) e evitar complicações. Uma compressa ou bolsa de solução salina morna pode ser posicionada sobre a pele para ajudar em sua proteção. Durante o congelamento, forma-se uma bola de gelo elíptica que ecograficamente é percebida como uma imagem ecogênica com sombra acústica posterior, inicialmente pequena, mas que aumenta progressivamente até englobar toda a lesão[62]. A bola de gelo exerce sua ação a uma temperatura entre -20ºC e -40ºC[64,68]. Essa temperatura é alcançada em uma extensão em torno do *probe*, que atinge até 5 a 8mm internamente à margem visível da bola de gelo. Em outras palavras, a extremidade da bola de gelo não tem temperatura tão baixa quanto o centro. Portanto, para assegurar a ablação completa é necessário que a bola de gelo ultrapasse em 1cm todas as margens da lesão, pois pode ocorrer a sobrevivência celular na faixa térmica subletal marginal[62,66].

O mecanismo de lesão celular inicia-se na primeira etapa de congelamento. Em razão de sua maior osmolalidade, o líquido extracelular congela primeiro, levando a um fluxo de saída de água do meio intracelular com consequente desidratação da célula[67]. A formação de cristais de gelo nas organelas e na membrana plasmática maximiza a lesão celular. Segue-se uma etapa de descongelamento passiva, mais lenta, na qual o fluxo de líquido ocorre de forma reversa, levando a inchaço e ruptura celular. Na segunda etapa de congelamento, a área de necrose é expandida, pois o líquido extravasado anteriormente conduz de maneira mais eficaz a temperatura fria. Uma segunda etapa curta de descongelamento ativo possibilita a remoção do *probe*, e a bola de gelo residual descongela passivamente dentro de 20 a 30 minutos[68]. A duração total do procedimento dependerá do dispositivo utilizado, do número de *probes*, do tamanho da lesão e da margem desejada.

Mecanismos indiretos também estão envolvidos no processo de crioablação. Um deles é a lesão da parede dos vasos no nível da microcirculação, através do congelamento do endotélio. Posteriormente, no descongelamento, trombócitos entram em contato com o endotélio lesionado, levando a trombose e isquemia local. Observa-se, também, apoptose na periferia da bola de gelo, que ocorre durante dias após o procedimento, determinada por lesão mitocondrial[66].

A extensão da necrose pode ser observada dentro de 2 dias após a lesão. Em semanas a meses, o tecido morto é substituído por fibroblastos com neoformação de colágeno. O resultado é uma área contraída de tecido cicatrizado[69].

Existe ainda outro mecanismo indireto, imunológico, desencadeado pela crioablação: durante o descongelamento são liberados para a circulação antígenos tumorais intactos, sinalizadores de estresse celular e citocinas pró-inflamatórias[70]. Esse processo resulta na atração de macrófagos e células *natural killers*, no recrutamento de células apresentadoras de antígeno e na ativação de células T, induzindo uma resposta tumor-específica, agora sistêmica, que pode agir também sobre linfonodos e metástases à distância – o chamado "efeito abscopal". Esse efeito descreve um raro fenômeno presente em terapias locais, em que o tratamento da lesão primária resulta em regressão tumoral à distância[71,72]. Os efeitos imunogênicos levaram ao estudo crescente da associação entre as terapias ablativas e a imunoterapia.

Indicação

A eficácia e a segurança da crioablação de fibroadenomas já foram demonstradas em diversos estudos, com redução do volume dos nódulos entre 87% e 98% após 12 meses para nódulos de até 4,2cm; os resultados são melhores quando os nódulos têm até 2cm. Nódulos de dimensões maiores podem apresentar redução mais lenta de volume e chance maior de lesão residual[69]. De acordo com o consenso atual do Colégio Americano de Cirurgiões da Mama (ASBrS), o critério para indicação da crioablação percutânea de fibroadenomas é o diagnóstico histológico comprovado através de CB, com exame de imagem concordante e medindo até 4cm[73].

De acordo com estudo conduzido por Kaufman e cols., a regressão de fibroadenomas após crioablação é gradual e progressiva, bem como proporcional ao tamanho original da lesão[74]. De 78 lesões benignas tratadas, 73% não eram mais palpáveis após 12 meses; quando consideradas as lesões < 2,5cm, esse percentual aumenta para 83%[55].

Em um estudo multicêntrico que envolveu a crioablação de 60 fibroadenomas, com eliminação completa do nódulo em 93% dos casos, Golatta e cols. descreveram mínimo efeito adverso, reportado como enduração local em apenas um caso e satisfação de 100% e 97% pelo médico e paciente, respectivamente[76].

A crioablação é aprovada para tratamento de alguns tumores malignos hepáticos, renais, pulmonares, na próstata e, em menor escala, em outros sítios[66]. Entretanto, no caso do câncer de mama, ainda não foi possível estabelecer os critérios para indicação desse tratamento percutâneo nem a relação com desfechos oncológicos, sendo realizado apenas no cenário de ensaios clínicos[73]. A maior parte das publicações inclui pacientes que recusaram ou que se encontram inaptas para a cirurgia convencional e envolvem a excisão cirúrgica complementar à crioablação, havendo poucos estudos sobre o tratamento exclusivo com esse método percutâneo. Até o momento, dados sugerem que o tamanho tumoral, a multifocalidade, a presença de componente *in situ* extenso e o subtipo lobular comprometem o sucesso do procedimento[77].

Em estudo multicêntrico de fase II, 76% dos tumores com histologia de carcinoma ductal invasor e componente intraductal limitado, < 2cm, foram ressecados com sucesso pela crioablação, de acordo com avaliação histopatológica da cirurgia realizada até 28 dias após o procedimento ablativo. Desconsiderando doença multifocal com localização distinta do local de ablação, a taxa de sucesso se elevou para 92% para tumores < 2cm e 100% para tumores < 1cm[78].

Em recente revisão, publicada em 2022, para tumores ≤ 2cm, a taxa de sucesso da ablação variou entre 36% e 100%, sendo os casos de insucesso atribuídos à presença de CDIS extenso, focos tumorais adicionais não identificados nos exames pré-operatórios, lesões residuais marginais ou mau posicionamento do *probe*[79].

Poucos estudos envolvem o tratamento exclusivo com a crioablação. Habrawi e cols.[61] avaliaram 12 pacientes com tumores de até 15mm, com receptor hormonal positivo e HER-2 negativo, submetidas à crioablação não seguida de cirurgia com taxa de 100% de ablação. Após seguimento de 6 meses, 11 pacientes não tinham doença residual detectável, e a biópsia mostrou apenas necrose adiposa em quatro pacientes. Quatro pacientes já apresentam 2 anos de seguimento sem doença residual.

Dois estudos prospectivos para investigar a crioablação em câncer de mama inicial estão em andamento: o *Freezing Instead of Removal of Small Tumors* (FROST) e o *Cryoablation of Low Risk Small Breast Cancer* (Ice3) – ambos buscam avaliar o papel da crioablação exclusiva em pacientes com idade ≥ 50 anos[80,81].

Os critérios de inclusão do FROST são carcinoma invasivo unifocal de até 1,5cm, com componente intraductal < 25%, receptor hormonal positivo e HER-2 negativo e axila clinicamente negativa. Seis meses após a ablação, uma CB ecoguiada da imagem residual é realizada para confirmar a ausência de doença e, caso a biópsia seja positiva, procede-se à ressecção cirúrgica. Adjuvância com terapia hormonal é indicada no mínimo por 5 anos, e são realizados exames seriados de mamografia, ultrassom e ressonância magnética. O desfecho primário é o sucesso da ablação determinado 6 meses após o procedimento, ao passo que os desfechos secundários são a taxa de recorrência local, a satisfação com resultado cosmético e a ocorrência de reações adversas. O estudo estava previsto para ser finalizado em junho de 2023[80].

O Ice3 apresenta critérios de inclusão semelhantes: carcinoma invasivo unifocal de até 1,5cm, grau histológico 1 ou 2, receptor estrogênico positivo e HER-2 negativo. Como desfecho primário está a taxa de recorrência local em 6 meses e depois anualmente por 5 anos. Entre os desfechos secundários estão a ablação completa do tumor até 60 meses após o procedimento, a qualidade de vida, a satisfação cosmética, a taxa de recorrência local, as metástases à distância, a sobrevida livre de doença, a sobrevida global, a sobrevida câncer-específica e as reações adversas[81]. Em 2021 foram liberados dados referentes a 34,8 meses de seguimento. Dos 194 pacientes elegíveis, apenas quatro (2,06%) apresentaram recorrência local[82].

Em vista desses dados, a crioablação é promissora opção ao tratamento cirúrgico do câncer de mama em casos específicos, oferecendo as vantagens do tratamento minimamente invasivo. Um dos questionamentos ainda sem resposta é se e como deve ser feita a abordagem dos linfonodos sentinelas. Estudos randomizados poderão fornecer mais informações e ao mesmo tempo avaliar em conjunto a adjuvância com radioterapia e hormonioterapia nesses casos.

▶ CONSIDERAÇÕES FINAIS

Nas últimas décadas, as técnicas de biópsia percutânea ambulatorial tornaram-se padrão como método diagnóstico inicial de lesões mamárias[1,39]. No entanto, em vários centros a biópsia cirúrgica ainda é utilizada em excesso, ocasionando danos e custos desnecessários às pacientes e ao sistema de saúde. A taxa de realização de biópsia cirúrgica na propedêutica inicial do câncer de mama deveria ser < 15% (nível de evidência A)[83].

A tendência é que a CB seja cada vez mais valorizada como método inicial na investigação diagnóstica, em contrapartida a um declínio no uso da PAAF, haja vista as importantes dificuldades operacionais que limitam o uso eficaz dessa técnica citológica. A VAB é uma técnica relativamente recente, e suas potencialidades diagnósticas e terapêuticas nas lesões mamárias estão apenas começando a ser exploradas. Nas próximas décadas, novos estudos e ensaios clínicos definirão melhor o papel desse tipo específico de biópsia na propedêutica e terapêutica em Mastologia.

Vários fatores influenciam a escolha do método de biópsia inicial (Quadro 3.4). É consenso que a biópsia cirúrgica não deve ser utilizada inicialmente, a não ser

Quadro 3.4 Comparação dos métodos diagnósticos			
	PAAF	*Core biopsy*	Mamotomia
Tipo de material e suas características	• Estudo citológico • Capaz de diferenciar lesão maligna de benigna, mas não consegue determinar invasão • Avaliação de lesões sólidas e císticas	• Estudo histológico • Possibilita imuno-histoquímica • Fragmentos pequenos • Possibilita determinar invasão • Avaliação de lesões sólidas	• Estudo histológico • Possibilita imuno-histoquímica • Fragmentos grandes, maior índice de diagnóstico conclusivo • Possibilita determinar invasão • Avaliação de lesões sólidas e mistas e aspiração de líquidos
Características do método	• Pode ser realizada em consultório • Menos invasiva e rápida • Operador-dependente e dependente de citopatologista treinado • Falso-positivo deve ser < 1% • Útil em punção de linfonodos e punções de alívio	• Mecanismo de disparo • A agulha é inserida várias vezes • Útil em quase todo tipo de lesão • Uso limitado à USG em lesões < 1cm, lesões próximas ao tórax, axilas e próteses • Não conclusiva em lesões papilíferas e cicatriz radial • Pode subestimar diagnósticos de CDIS e carcinoma invasor	• Mecanismo de inserção a vácuo • Inserção única • Pode retirar lesão por inteiro – deixar clipe metálico para orientar seguimento de lesão benigna e tratamento de lesão maligna • Excelente para avaliação de calcificações • Superior à *core biopsy* em lesões < 1cm e naquelas de difícil diagnóstico (lesões papilíferas e cicatriz radial) • Menor índice de subestimativa de diagnóstico de CDIS e carcinoma invasor

CDIS: carcinoma ductal *in situ*; USG: ultrassonografia.

que a biópsia percutânea (associada ou não a algum método de imagem) não seja viável ou esteja absolutamente indisponível. A decisão entre a utilização de PAAF e a de CB como método inicial varia entre as diferentes instituições. Em geral, a PAAF é o método de escolha para lesões císticas sintomáticas ou sugestivas de benignidade, enquanto a CB e a VAB são os métodos de escolha para lesões com características clínicas e mamográficas que apontam para malignidade.

A concordância entre os resultados da biópsia e a clínica/imagem é fundamental, e a discordância leva à necessidade de reforçar a investigação diagnóstica. Caso o resultado de uma PAAF seja discordante, deve-se prosseguir com uma CB. Caso o resultado de uma CB seja discordante, deve-se prosseguir com uma VAB ou VAE de segunda linha e finalmente a biópsia cirúrgica. Quando os resultados são concordantes, há segurança no diagnóstico e a partir daí pode ser instituída a melhor terapêutica para cada caso específico.

REFERÊNCIAS

1. Bruening W, Fontanarosa J, Tipton K, Treadwell JR, Launders J, Schoelles K. Systematic review: Comparative effectiveness of core-needle and open surgical biopsy to diagnose breast lesions. Ann Intern Med 2010; 152(4):238-46.
2. Silverstein MJ, Recht A, Lagios MD et al. Special report: Consensus Conference III – Image-detected breast cancer: State-of-the-art diagnosis and treatment. J Am Coll Surg 2009; 209(4):504-20.
3. Somerville P, Seifert PJ, Destounis SV, Murphy PF, Young W. Anticoagulation and bleeding risk after core needle biopsy. Am J Roentgenol 2008; 191(4):1194-7.
4. Chetlen AL, Kasales C, Mack J, Schetter S, Zhu J. Hematoma formation during breast core needle biopsy in women taking antithrombotic therapy. Am J Roentgenol 2013; 201(1):215-22.
5. Coelho BA, Paiva SPC, da Silva Filho AL. Extremely brief mindfulness interventions for women undergoing breast biopsies: A randomized controlled trial. Breast Cancer Res Treat 2018 Oct; 171(3):685-92. doi: 10.1007/s10549-018-4869-9.
6. Wesoła M, Jeleń M. The diagnostic efficiency of fine needle aspiration biopsy in breast cancers – Review. Adv Clin Exp Med 2013; 22(6):887-92.
7. Barra AA. Avaliação da acurácia dos métodos de punção aspirativa por agulha fina e core biopsy guiadas por ultra-som de acordo com o tamanho da lesão mamária suspeita de malignidade [Tese de Doutorado]. Belo Horizonte (MG): Faculdade de Medicina da UFMG, 2003.
8. Freitas Júnior R, Paulinelli RR, Moreira MAR. Fatores associados ao material insuficiente em punção aspirativa por agulha fina nos nódulos sólidos da mama. Rev Bras Ginecol Obstet 2001; 23(10):635-9.
9. Field AS, Raymond WA, Rickard M et al. The International Academy of Cytology Yokohama System for reporting breast fine-needle aspiration biopsy cytology. Acta Cytol 2019. doi: 10.1159/000499509.
10. Montezuma D, Malheiros D, Schmitt F. Breast FNAB cytology using the newly proposed IAC Yokohama System for reporting breast cytopathology: The experience of a single institution. Acta Cytol 2019. doi: 10.1159/000492638.
11. Wong S, Rickard M, Earls P, Arnold L, Bako B, Field AS. The IAC Yokohama System for reporting breast FNAB cytology: A single institutional retrospective study of the application of the system and the impact of ROSE. Acta Cytol 2019. doi: 10.1159/0005001991.
12. Boinon D, Dauchy S, Charles C et al. Patient satisfaction with a rapid diagnosis of suspicious breast lesions: Association with distress and anxiety. Breast J 2018 Mar; 24(2):154-60.
13. Almeida Júnior W. Avaliação da punção aspirativa com agulha fina guiada por ultrassom de linfonodos axilares em pacientes com câncer de mama na indicação de biópsia do linfonodo sentinela [Tese de Mestrado]. Belo Horizonte (MG): IPSEMG, 2011.
14. Almeida Júnior W, Barra A, Silva HMS, Dias Filho MA, Couto HL, Souza BB. Fine needle aspiration cytology guided by ultrasound of suspicious axillary lymph nodes in breast cancer patients. Hematol Med Oncol, 2018; 3(3):1-6.
15. Garrett NM, Roberts CE, Gerlach KE, Shetty MK. Breast intervention. In: Shetty MK (ed.) Breast cancer screening and diagnosis – A synopsis. New York (NY): Springer, 2015: 233-62.
16. Barreto V, Hamed H, Griffiths AB, Hanby A, Chaudary MA, Fentiman IS. Automatic needle biopsy in the diagnosis of early breast cancer. Eur J Surg Oncol 1991; 17(3):237-9.

17. Parker SH, Burbank F, Jackman RJ et al. Percutaneous large-core breast biopsy: A multi-institutional study. Radiology 1994; 193(2):359-64.
18. Lucena CEM, Santos Júnior JL, Resende CAL, Amaral VF, Barra AA, Reis JHP. Ultrasound-guided core needle biopsy of breast masses: How many cores are necessary to diagnose cancer? J Clin Ultrasound 2007; 35(7):363-6.
19. Israel PZ, Fine RE. Stereotactic needle biopsy for occult breast lesions: A minimally invasive alternative. Am Surg 1995; 61(1):87-91.
20. Brennan ME, Turner RM, Ciatto S et al. Ductal carcinoma in situ at core-needle biopsy: Meta-analysis of underestimation and predictors of invasive breast cancer. Radiology 2011; 260(1):119-28.
21. Yu YH, Liang C, Yuan XZ. Diagnostic value of vacuum-assisted breast biopsy for breast carcinoma: A meta-analysis and systematic review. Breast Cancer Res Treat 2010; 120(2):469-79.
22. Hoorntje LE, Peeters PH, Mali WP, Borel Rinkes IH. Vacuum-assisted breast biopsy: A critical review. Eur J Cancer 2003; 39(12):1676-83.
23. Fahrbach K, Sledge I, Cella C, Linz H, Ross SD. A comparison of the accuracy of two minimally invasive breast biopsy methods: A systematic literature review and meta-analysis. Arch Gynecol Obstet 2006; 274(2):63-73.
24. Bettencourt H, Amendoeira I. Are core-needle biopsies representative of breast carcinomas? Arq Med 2012; 26(4):145-8.
25. Lucena CEM, Barra AA, Santos Júnior JL, Rodrigues FHS, Rezende CAL, Amaral VF. Análise comparativa do emprego da biópsia de fragmento no estudo das lesões benignas e malignas da mama. Rev Lat Mastol 2003; 4(1):9-13.
26. ACR BI-RADS. 5. ed. 2013.
27. Barra AA, Gobbi H, Rezende CAL et al. A comparision of aspiration cytology and core needle biopsy according to tumor size of suspicious breast lesions. Diagn Cytopathol 2008; 36(1):26-31.
28. Parker SH, Burbank F, Jackman RJ et al. Percutaneous large-core breast biopsy: A multi-institutional study. Radiology 1994; 193(2):359-64.
29. Parker SH, Klaus AJ, McWey PJ et al. Sonographically guided directional vacuum-assisted breast biopsy using a handheld device. Am J Roentgenol 2001; 177(2):405-8.
30. Park HL, Hong J. Vacuum-assisted breast biopsy for breast cancer. Gland Surg 2014 May; 3(2):120-7.
31. Bennett IC. The changing role of vacuum-assisted biopsy of the breast: A new prototype of minimally invasive breast surgery. Clin Breast Cancer 2017 Aug; 17(5):323-5.
32. Bennett IC, Saboo A. The evolving role of vacuum assisted biopsy of the breast: A progression from fine-needle aspiration biopsy. World J Surg 2019 Apr; 43(4):1054-61.
33. Park HL, Kim KY, Park JS et al. Clinicopathological analysis of ultrasound-guided vacuum-assisted breast biopsy for the diagnosis and treatment of breast disease. Anticancer Res 2018 Apr; 38(4):2455-62.
34. van de Voort EMF, Klem TMAL, Struik GM, Birnie E, Sinke RHJA, Ghandi A. Patient reported cosmetic outcome after vacuum assisted excision of benign breast lesions: A cross-sectional study. Br J Radiol 2020 Oct; 93(1114):20190994.
35. Seely JM, Hill F, Peddle S, Lau J. An evaluation of patient experience during percutaneous breast biopsy. Eur Radiol 2017 May. doi 10.1007/s00330-017-4872-2.
36. Rageth CJ, O'Flynn EAM, Pinker K et al. Second International Consensus Conference on lesions of uncertain malignant potential in the breast (B3 lesions). Breast Cancer Res Treat 2019 Apr; 174(2):279-96.
37. Quinn-Laurin V, Hogue J-C, Pinault S, Duchesne N. Vacuum-assisted complete excision of solid intraductal/intracystic masses and complex cysts: Is follow-up necessary? The Breast 2017; 35:42-7.
38. Forester ND, Lowes S, Mitchell E, Twiddy M. High risk (B3) breast lesions: What is the incidence of malignancy for individual lesion subtypes? A systematic review and meta-analysis. Eur J Surg Oncol 2019; 45:519e527.
39. Teberian I, Kaufman T, Shames J, Rao VM, Liao L, Levin DC. Trends in the use of percutaneous versus open surgical breast biopsy: An update. J Am Coll Radiol 2020 Aug; 17(8):1004-10.
40. Pinder SE, Shaaban A, Deb R et al. NHS Breast Screening Multidisciplinary Working Group Guidelines for the diagnosis and management of breast lesions of uncertain malignant potential on core biopsy (B3 lesions). Clin Radiol 2018 Aug; 73(8):682-92.
41. McMahona MA, Haigha I, Chenb Y, Millican-Slaterc RA, Sharma N. Role of vacuum assisted excision in minimizing overtreatment of ductal atypias. Eur J Radiol 2020 Oct; 131:109258.
42. The American Society of Breast Surgeons. Consensus guideline on image-guided percutaneous biopsy of palpable and nonpalpable breast lesions. ASBS, 2017 Nov.
43. Camargo HS, Camargo MM, Teixeira SR, Arruda MS. Biópsia de fragmento em nódulos mamários suspeitos com até 10mm. Rev Bras Ginecol Obstet 2007; 29(6):317-23.
44. Agência Nacional de Saúde Suplementar (ANS). Diretrizes de utilização para cobertura de procedimentos na saúde suplementar. Anexo II. (Rol de Procedimentos e Eventos em Saúde). Brasília (DF): ANS, 2021. Disponível em: http://www.ans.gov.br/images/stories/Plano_de_saude_e_Operadoras/Area_do_consumidor/rol/rol2016_diretrizes_utilizacao.pdf.
45. Park HL, Kim LS. The current role of vacuum assisted breast biopsy system in breast disease. J Breast Cancer 2011; 14(1):1-7.
46. Bertani V, Urbani M, La Grassa M et al. Atypical ductal hyperplasia: Breast DCE-MRI can be used to reduce unnecessary open surgical excision. Eur Radiol 2020 Jul; 30(7):4069-81.
47. Yu YH, Liang C, Yuan XZ. Diagnostic value of vacuum-assisted breast biopsy for breast carcinoma: A meta-analysis and systematic review. Breast Cancer Res Treat 2010; 120:469-79.
48. Brennan ME, Turner RM, Ciatto S, Marinovich ML, French JR, Macaskill P. Ductal carcinoma in situ at core-needle biopsy: Meta-analysis of underestimation and predictors of invasive breast cancer. Radiology 2011 Jul; 260(1):119-28.
49. Povoski SP, Jimenez RE, Wang WP. Ultrasound-guided diagnostic breast biopsy methodology: Retrospective comparison of the 8-gauge vacuum-assisted biopsy approach versus the spring-loaded 14-gauge core biopsy approach. World J Surg Oncol 2011 Aug: 9:87.
50. Zheng J et al. Prediction of postoperative hematoma occurrence after ultrasound-guided vacuum-assisted breast biopsy in minimally invasive surgery for percutaneous removal of benign breast lesions. Gland Surg 2020 Oct; 9(5):1346-53. doi: 10.21037/gs-20-344.
51. Dahabreh IJ, Wieland LS, Adam GP, Halladay C, Lau J, Trikalinos TA. Core needle and open surgical biopsy for diagnosis of breast lesions: An update to the 2009 report. Comparative Effectiveness Review, Number 139. AHRQ Publication No. 14-EHC040-EF. September 2014.
52. Grady I, T, Tawfik S, Grady S. Ultrasound-guided core-needle versus vacuum-assisted breast biopsy: A cost analysis based on the American Society of Breast Surgeons' mastery of breast surgery registry. Ann Surg Oncol 2017 Mar; 24(3):676-82.
53. Fernández-García P, Marco-Doménecha SF, Lizán-Tudelac L, Ibánez-Guald MV, Navarro-Ballestera A, Casanovas-Feliu E. The cost effectiveness of vacuum-assisted versus core-needle versus surgical biopsy of breast lesions. Radiologia 2017; 59(1):40-6
54. The American Society of Breast Surgeons. Consensus guideline on the use of transcutaneous and percutaneous methods for the treatment of benign and malignant tumors of the breast. ASBS, 2017.
55. Peek MCL, Ahmed M, Pinder SE et al. A review of ablative techniques in the treatment of breast fibroadenomata. J Ther Ultrasound 2016 Jan; 4:1.
56. Chao X, Jin X, Tan C et al. Re-excision or "wait and watch" – A prediction model in breast phyllodes tumors after surgery. Ann Transl Med 2020 Mar; 8(6):371.
57. López LG, Caruncho MV, Armas AV. Percutaneous removal of benign phyllodes tumor of the breast: An alternative to surgery. Breast J 2018 Nov; 24(6):1035-7.
58. Morgan J, Potter S, Sharma N et al. The SMALL Trial: A big change for small breast cancers. Clin Oncol (R Coll Radiol) 2019 Sep; 31(9):659-63.
59. Tasoulis MK, Lee HB, Yang W et al. Accuracy of post-neoadjuvant chemotherapy image-guided breast biopsy to predict residual cancer. JAMA Surg 2020 Oct. doi:10.1001/jamasurg.2020.4103.
60. Kuerer HM, Smith BD, Krishnamurthy S et al.; Exceptional Responders Clinical Trials Group. Eliminating breast surgery for invasive breast cancer in exceptional responders

to neoadjuvant systemic therapy: A multicentre, single-arm, phase 2 trial. Lancet Oncol 2022 Dec; 23(12):1517-24. doi: 10.1016/S1470-2045(22)00613-1.

61. Habrawi Z, Melkus MW, Khan S et al. Cryoablation: A promising non-operative therapy for low-risk breast cancer. Am J Surg 2021 Jan; 221(1):127-133. doi: 10.1016/j.amjsurg.2020.07.028.

62. Roknsharifi S, Wattamwar K, Fishman MDC et al. Image-guided microinvasive percutaneous treatment of breast lesions: Where do we stand? Radiographics 2021 Jul-Aug; 41(4):945-66. doi: 10.1148/rg.2021200156.

63. Mauri G, Sconfienza LM, Pescatori LC et al. Technical success, technique efficacy and complications of minimally-invasive imaging-guided percutaneous ablation procedures of breast cancer: A systematic review and meta-analysis. Eur Radiol 2017 Aug; 27(8):3199-210. doi: 10.1007/s00330-016-4668-9.

64. Percutaneous Tumor Ablation. Capítulo 2 Cryoablation: Mechanism of Action and Devices. Ed. Thieme Hong, Kelvin et al.: 2011 doi: 10.1055/b-0034-81500

65. Ward RC, Lourenco AP, Mainiero MB. Ultrasound-guided breast cancer cryoablation. Am J Roentgenol 2019 Sep; 213(3):716-22. doi: 10.2214/AJR.19.21329.

66. Mahnken AH, König AM, Figiel JH. Current technique and application of percutaneous cryotherapy. Rofo 2018 Sep; 190(9):836-46. doi: 10.1055/a-0598-5134.

67. Sanderink WBG, Mann RM. Advances in breast intervention: Where are we now and where should we be? Clin Radiol 2018 Aug; 73(8):724-34. doi: 10.1016/j.crad.2017.10.018.

68. Gage AA, Baust J. Mechanisms of tissue injury in cryosurgery. Cryobiology 1998 Nov; 37(3):171-86. doi: 10.1006/cryo.1998.2115.

69. Sheth M, Lodhi U, Chen B, Park Y, McElligott S. Initial institutional experience with cryoablation therapy for breast fibroadenomas: Technique, molecular science, and post-therapy imaging follow-up. J Ultrasound Med 2019 Oct; 38(10):2769-76. doi: 10.1002/jum.14980.

70. Pusceddu C, Paliogiannis P, Nigri G, Fancellu A. Cryoablation in the management of breast cancer: Evidence to date. breast cancer. Dove Med Press 2019 Oct; 11:283-92. doi: 10.2147/BCTT.S197406.

71. Regen-Tuero HC, Ward RC, Sikov WM, Littrup PJ. Cryoablation and immunotherapy for breast cancer: Overview and rationale for combined therapy. Radiol Imaging Cancer 2021 Feb; 3(2):e200134. doi: 10.1148/rycan.2021200134.

72. Kumar AV, Patterson SG, Plaza MJ. Abscopal effect following cryoablation of breast cancer. J Vasc Interv Radiol 2019 Mar; 30(3):466-9. doi: 10.1016/j.jvir.2018.12.004.

73. The American Society of Breast Surgeons. Consensus guideline on the use of transcutaneous and percutaneous ablation for the treatment of benign and malignant tumors of the breast. ASBS, 2018.

74. Kaufman CS, Bachman B, Littrup PJ et al. Office-based ultrasound-guided cryoablation of breast fibroadenomas. Am J Surg 2002 Nov; 184(5):394-400. doi: 10.1016/s0002-9610(02)01010-3.

75. Kaufman CS, Bachman B, Littrup PJ et al. Cryoablation treatment of benign breast lesions with 12-month follow-up. Am J Surg 2004 Oct; 188(4):340-8. doi: 10.1016/j.amjsurg.2004.06.025.

76. Golatta M, Harcos A, Pavlista D et al. Ultrasound-guided cryoablation of breast fibroadenoma: A pilot trial. Arch Gynecol Obstet 2015 Jun; 291(6):1355-60. doi: 10.1007/s00404-014-3553-5.

77. Lanza E, Palussiere J, Buy X et al. Percutaneous image-guided cryoablation of breast cancer: A systematic review. J Vasc Interv Radiol 2015 Nov; 26(11):1652-7.e1. doi: 10.1016/j.jvir.2015.07.020.

78. Simmons RM, Ballman KV, Cox C et al; ACOSOG Investigators. A phase II trial exploring the success of cryoablation therapy in the treatment of invasive breast carcinoma: Results from ACOSOG (Alliance) Z1072. Ann Surg Oncol 2016 Aug; 23(8):2438-45. doi: 10.1245/s10434-016-5275-3.

79. Dai Y, Liang P, Yu J. Percutaneous management of breast cancer: A systematic review. Curr Oncol Rep 2022 Nov; 24(11):1443-59. doi: 10.1007/s11912-022-01290-4.

80. Cryoablation of Small Breast Tumors in Early-Stage Breast Cancer (FROST). Disponível em: https://clinicaltrials.gov/ct2/show/NCT01992250. Acesso em: 6 abr 2023.

81. Cryoablation of Low-Risk Small Breast Cancer – Ice3 Trial. Disponível em: https://clinicaltrials.gov/ct2/show/NCT02200705. Acesso em: 6 abr 2023.

82. Fine RE, Gilmore RC, Dietz JR et al. Cryoablation without excision for low-risk early-stage breast cancer: 3-year interim analysis of ipsilateral breast tumor recurrence in the Ice3 trial. Ann Surg Oncol 2021 Oct; 28(10):5525-34. doi: 10.1245/s10434-021-10501-4.

83. Maes-Carballo M, Gómez-Fandiño Y, Reinoso-Hermida A et al. Quality indicators for breast cancer care: A systematic review. Breast 2021 Oct; 59:221-31. doi: 10.1016/j.breast.2021.06.013.

Capítulo 4
Classificação Histológica e Biologia Tumoral no Planejamento Terapêutico do Câncer de Mama

Cristiane da Costa Bandeira Abrahão Nimir

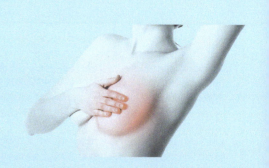

▶ INTRODUÇÃO

Apesar dos avanços nas pesquisas, no diagnóstico precoce e nos novos tratamentos cirúrgicos e sistêmicos, o câncer de mama persiste como a principal causa de óbito por tumores malignos em mulheres de todo o mundo. No Brasil, é o tipo mais prevalente de câncer entre as mulheres (excluindo os de pele não melanoma), com estimativa de aproximadamente 74 mil novos casos previstos para o triênio 2023/2025, correspondendo a uma taxa estimada de 67 casos novos para cada 100 mil habitantes (INCA – 2023)[1,2].

Considerado um problema de saúde pública, a incidência do câncer de mama tem aumentado globalmente, acarretando gastos significativos com tratamentos cirúrgicos (terapêuticos ou reparadores), terapias sistêmicas, complicações decorrentes de intervenções, como quimioterapia, endocrinoterapia e uso de imunoterápicos, além do impacto econômico associado ao afastamento do trabalho de população em idade economicamente ativa[2,3].

Inicialmente mais prevalente em países desenvolvidos e em mulheres com melhores condições socioeconômicas, a incidência do câncer de mama aumentou nos países em desenvolvimento, possivelmente devido a mudanças nos hábitos de vida das mulheres na vida moderna, como alimentação, sedentarismo, consumo de álcool e nicotina, vida reprodutiva e estresse excessivo. Esse aumento é agravado ainda pela demora no diagnóstico e pela falta de tratamento adequado[2,3,5,6]. Na América Latina, cerca de 20% dos casos ocorrem em pacientes < 45 anos de idade[28].

Diante desse cenário, a compreensão aprofundada da doença e seu controle continuam sendo objetivos cruciais para a comunidade científica. O câncer de mama se apresenta como uma doença altamente heterogênea, com características clínicas, morfológicas e moleculares variadas, influenciadas por diversos fatores intrínsecos e extrínsecos, os quais determinam o prognóstico e a resposta aos tratamentos[3,4]. Nos últimos 10 a 15 anos, em virtude dessa heterogeneidade, os paradigmas de tratamento específico têm evoluído, incluindo o desenvolvimento de drogas-alvo, visando aprimorar a eficácia terapêutica e reduzir os efeitos colaterais[3,5].

▶ ETIOLOGIA

O câncer de mama é uma condição multifatorial cuja carcinogênese ainda não foi completamente definida. Entretanto, diversos fatores de risco associados a seu desenvolvimento são reconhecidos, incluindo sexo, idade e grau de desenvolvimento de determinado país.

A maior incidência desse tipo de câncer ocorre em mulheres, sendo estimado que 1 em cada 8 mulheres possa desenvolver a doença em algum momento da vida[1]. Embora os casos em homens representem apenas cerca de 1%, estudos recentes indicam aumento provavelmente vinculado às crescentes obesidade e expectativa de vida[7]. Outros fatores relevantes incluem aspectos hormonais e reprodutivos, estilo de vida, hábitos nutricionais, história familiar e predisposição genética[3,6,7].

O estrogênio desempenha papel crucial no desenvolvimento do câncer de mama. Uma maior exposição a esse hormônio, seja de forma endógena ou exógena ao longo da vida, aumenta a probabilidade de ocorrência da doença. Condições como menarca precoce (< 12 anos), menopausa tardia (> 50 anos) e reposição hormonal pós-menopausa são exemplos que ampliam a exposição do epitélio mamário ao estímulo hormonal proliferativo[2,3,6,8-10].

A observação de maior prevalência da doença em mulheres sedentárias e obesas, com dieta rica em calorias, gorduras e proteína animal (conhecida como nutrição ocidental), sugere a influência desses hábitos de vida nas mudanças hormonais, promovendo alterações na circulação de hormônios esteroides e de fatores de crescimento (fator de crescimento semelhante à insulina [IGF] e receptores de fatores de crescimento epidérmico [EGFR]), agentes diretamente associados à proliferação celular e ao desenvolvimento da doença[2,4,5].

Nuliparidade, primeira gestação tardia (após 30 anos) e amamentação tardia, características da vida da mulher moderna, também são apontadas como fatores que podem aumentar o risco de câncer de mama, uma vez que contribuem para a perda da proteção proporcionada pela maturação completa do epitélio mamário e pela manutenção das células progenitoras epiteliais [2,3,6,11,12].

O consumo de álcool é associado ao aumento da concentração sanguínea de estrogênio, seja pela inibição de metabolismo hepático, seja pelo aumento da conversão de androgênio em estrogênio. Além disso, interfere no funcionamento do sistema imune, altera mecanismos de reparo do DNA e aumenta o risco de desenvolvimento do câncer[13,14].

O uso de nicotina, especialmente quando iniciado na adolescência e em mulheres antes da primeira gestação, parece contribuir para o aumento do risco em pacientes com história familiar prévia, além de favorecer metastatização e quimiorresistência por meio de ações no sistema imune[6,15-17].

Em conjunto, aproximadamente 20% dos casos de câncer de mama poderiam ser prevenidos por meio de modificações nos hábitos de vida, como manutenção de alimentação saudável, prática regular de atividade física e redução do consumo de álcool[3].

Além disso, a origem do câncer de mama pode estar em fatores genéticos, incluindo mutações familiares (5% a 10%) ou erros esporádicos (aproximadamente 90%)[2,3,6], os quais serão detalhados posteriormente.

▶ CLASSIFICAÇÃO HISTOLÓGICA E ESTADIAMENTO

As bases fundamentais para abordagem terapêutica do câncer de mama residem em meticulosas definição e descrição das características morfológicas, associadas a dados clínicos e fatores prognósticos e preditivos identificados por meio de exame morfológico e imuno-histoquímico[2,3,6].

O laudo anatomopatológico é um documento que deve conter os seguintes aspectos cruciais:

- Tipo histológico do tumor com base em sua arquitetura, conforme predefinido pela Organização Mundial da Saúde (OMS), características e graduação nucleares, bem como alterações do estroma associadas.
- Graduação histológica.

- Presença ou ausência de invasão vascular (linfática ou sanguínea).
- Presença ou ausência de neoplasia *in situ* associada.
- Tamanho da neoplasia.
- Descrição das margens cirúrgicas e *status* linfonodal, quando aplicável.
- Perfil imuno-histoquímico, abrangendo a determinação de receptor de estrogênio, receptor de progesterona, *status* do HER-2 e índice de proliferação Ki-67.

Os carcinomas da mama manifestam-se em uma diversidade de padrões morfológicos e moleculares distintos, determinando comportamentos e prognósticos diversos. Atualmente, o American College of Pathologists (ACP), em conjunto com a OMS, reconhece mais de 20 tipos histológicos distintos de carcinomas de mama, os quais são tratados por meio dos dois maiores pilares disponíveis: tratamentos locorregional e sistêmico[6,20-24].

A análise histológica dos carcinomas mamários considera sua origem anatômica, o que ocorre frequentemente a partir da junção entre o ducto terminal e o lóbulo. Os tipos histológicos mais prevalentes são o carcinoma invasivo de tipo não especial ou sem outras especificações (SOE – 70% a 80%) e o carcinoma lobular (10% a 14%)[2,3,6,24,25].

O carcinoma invasivo de tipo não especial pode apresentar-se de diferentes maneiras, desde formações glandulares ou tubulares típicas até massas ou blocos coesos sem padrões definidos (Figura 4.1). Por outro lado, os carcinomas lobulares se caracterizam pela perda da coesividade celular, apresentando células dispostas em fila indiana ou blocos com células discoesas (Figura 4.2)[23,25].

Outros tipos histológicos reconhecidos incluem carcinoma papilífero, mucinoso, tubular, cribriforme, micropapilar, apócrino, secretor, adenoidecístico, mucoepidermoide, metaplásico, de células acinares ou de células altas com polaridade invertida. Alguns, como o tubular, o mucinoso e o cribriforme, frequentemente apresentam bom prognóstico. Em contrapartida, os carcinomas metaplásico de alto grau, micropapilar e lobular pleomórfico estão associados a desfechos desfavoráveis. Cada subgrupo apresenta semelhanças quanto a crescimento, epidemiologia, probabilidade de disseminação e padrão imuno-histoquímico. A definição prognóstica de cada subgrupo é válida apenas quando associada à graduação histológica[21-23].

O ACP, em conjunto com a OMS, recomenda a classificação histológica (graduação) de todos os carcinomas (exceto do carcinoma medular e dos carcinomas microinvasivos). A classificação mais utilizada é a de

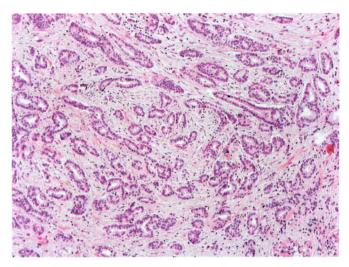 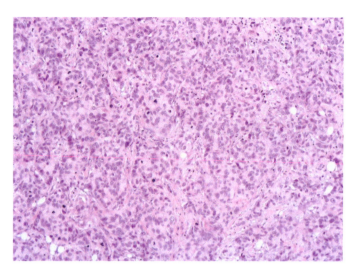

Figura 4.1A Carcinoma invasivo de tipo não especial de baixo grau: formações tubulares bem definidas, células com núcleos predominantemente homogêneos e baixo índice mitótico (HE, 200×). **B** Neoplasia de alto grau disposta em blocos sólidos, com intenso pleomorfismo nuclear e figuras de mitose frequentes (HE, 200×).

Bloom-Richardson-Scarff ou a *Nottingham Combined Histologic Grade* (NCHC)[20-22], que leva em consideração:

- A porcentagem de formação tubular.
- O grau nuclear (pleomorfismo).
- A contagem mitótica por 10 campos de grande aumento (cga) ou pela área do campo microscópico calculada pelo diâmetro da objetiva do microscópio.

Cada item recebe um escore, e a graduação é dada com um somatório final que reflete o potencial de agressividade da neoplasia[20-22].

A partir da definição desses critérios, vários autores, como Elston e Ellis, demonstraram maior sobrevida livre de doença em pacientes com tumores de grau 1 (bem diferenciados) em comparação com aqueles classificados como de grau 2 (moderadamente diferenciados) ou 3 (pouco diferenciados), confirmando, assim, o valor prognóstico da graduação histológica (Quadro 4.1)[3,21].

Os carcinomas de alto grau são caracterizados por maior pleomorfismo nuclear, maior índice de proliferação celular, maior agressividade, maior capacidade de interação com o estroma e maior probabilidade de metastatização[2,3,6].

FATORES PROGNÓSTICOS E PREDITIVOS

Estadiamento anatomopatológico

Os fatores prognósticos clássicos incluem idade, estadiamento, tipo de tumor e tamanho, presença de in-

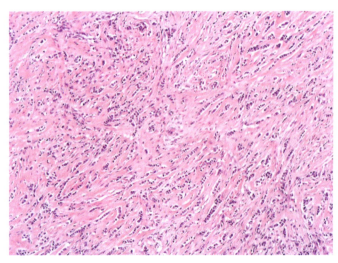

Figura 4.2 Carcinoma lobular invasivo de padrão clássico com células discoesas dispostas em "fila indiana" (HE, 200×).

Quadro 4.1 Graduação histológica do câncer de mama por Elston e Ellis modificada do sistema de Bloom-Richardson-Scarff*		
Características		Escore
Formação tubular/glandular	75%	1
	10% a 75%	2
	< 10%	3
Pleomorfismo nuclear	Células pequenas, núcleo uniforme	1
	Moderada variabilidade nuclear	2
	Alta variação nuclear	3
Contagem mitótica (campo 0,264mm²)	0 a 9	1
	10 a 19	2
	> 20	3

* Pontuação combinada de 3 a 5 é designada como grau 1; pontuação combinada de 6 ou 7, grau 2; 8 ou 9 se refere à pontuação combinada para tumores de grau 3.

vasão vascular e metástase linfonodal axilar. Entre esses, o estadiamento anatomopatológico emerge como um dos principais determinantes prognósticos, podendo ser considerado isoladamente na ausência de informações imuno-histoquímicas[2,3,24,26].

O estadiamento tumoral deve ser conduzido conforme as diretrizes mundialmente reconhecidas (TNM/AJCC[24]), com laudo anatomopatológico abrangendo todos os elementos essenciais mencionados anteriormente (ASCO/ACP[22]/ICCR[27]). Conforme dados do SEER, pacientes com doença localizada apresentam taxa de sobrevivência de 98,9%, enquanto aqueles com doença localmente avançada e doença metastática alcançam taxas de sobrevivência de 85,7% e 28,1%, respectivamente, mediante tratamento adequado[26].

Tamanho tumoral e presença de metástases linfonodais constituem os principais componentes do estadiamento anatomopatológico. Conforme indicado pelos dados do SEER, pacientes com tumores de 1 a 3cm apresentam taxa de sobrevivência de 89% em 5 anos, enquanto aqueles com tumores de 3 a 5cm alcançam 86% de sobrevivência no mesmo período. Ademais, tumores de maior dimensão aumentam a probabilidade de envolvimento linfonodal[2,25,26].

Nos casos em que ocorrem metástases axilares, a sobrevivência em 5 anos é de 81% para pacientes com um a três linfonodos acometidos, reduzindo para 57% nos casos em que mais de quatro linfonodos estão comprometidos[2,25,26].

Marcadores imuno-histoquímicos

Alguns biomarcadores detectados por meio da imuno-histoquímica desempenham papel crucial no diagnóstico, prognóstico e planejamento do tratamento do câncer de mama. Na era atual da medicina personalizada, a compreensão das características moleculares específicas de um tumor torna-se fundamental para formulação de estratégias terapêuticas individualizadas, aumentando a probabilidade de sucesso no tratamento.

Receptores de estrogênio e progesterona

Os receptores de estrogênio e progesterona têm importante papel no câncer de mama e estão diretamente envolvidos nos processos de regulação da proliferação e desenvolvimento celular. Aproximadamente 70% a 80% dos cânceres de mama expressam marcação positiva para receptor de estrogênio, tornando-se alvo de trata-

mento específico com bloqueadores hormonais, visando reduzir a quantidade de hormônio circulante ou bloquear diretamente sua formação[2,3,6,26,29].

A avaliação imuno-histoquímica para receptores de estrogênio e progesterona deve ser realizada em todos os casos novos de câncer de mama, considerando tanto os valores quantitativos (porcentagem de células positivas) como qualitativos (positividade fraca, moderada ou intensa)[2,6,22,24,27]. Os laudos de imuno-histoquímica devem reportar a porcentagem de células com marcação nuclear e a intensidade da positividade. São considerados positivos tumores com marcação nuclear em 1% ou mais das células neoplásicas[6,22,24,27,29]. Diferentes escores podem ser usados para essa classificação, sendo o escore de Allred o mais comumente empregado: ele soma os dois parâmetros em uma escala de 0 a 8, fornecendo informações sobre o prognóstico e o valor preditivo para tratamentos específicos (Figura 4.3)[29].

Tumores com receptores hormonais positivos exibem ampla gama de histologias e graus diversos, abrangendo desde tumores bem diferenciados até tumores de alto grau. São considerados tumores de melhor prognóstico, apresentando alta probabilidade de resposta favorável a tratamentos endócrinos com bloqueio hormonal (SERM, SERD e inibidores de aromatase), além de menor sensibilidade à quimioterapia[6,30,31]. Atualmente, o tratamento inclui a associação de terapias endócrinas com inibidores de CDK4/6, mTOR e PI3K[30-33].

Tumores com positividade para receptor de estrogênio entre 1% e 10% são classificados como de baixa expressão, exigindo considerações especiais para o tratamento (observado em 3% a 9% dos pacientes). Esse grupo é extremamente heterogêneo e em geral afeta pacientes mais jovens, apresentando características moleculares e comportamento biológico mais agressivo (tumores de grau mais alto, índice de proliferação Ki-67 maior e infiltrado linfocitário associado), à semelhança dos tumores triplonegativos. Assim, mesmo que essas neoplasias sejam consideradas elegíveis para terapias endócrinas, seu benefício é questionável nesse grupo de pacientes e deve ser avaliado individualmente[6,22,24,30-33].

HER-2

O HER-2 é uma proteína codificada pelo oncogene ErbB2 e membro da família dos EGFR (HER-1), HER-3 e HER-4. Dominante mitogênico da família, sua superexpressão está associada a 10% a 20% dos cânceres de mama, promovendo crescimento celular, inibição da

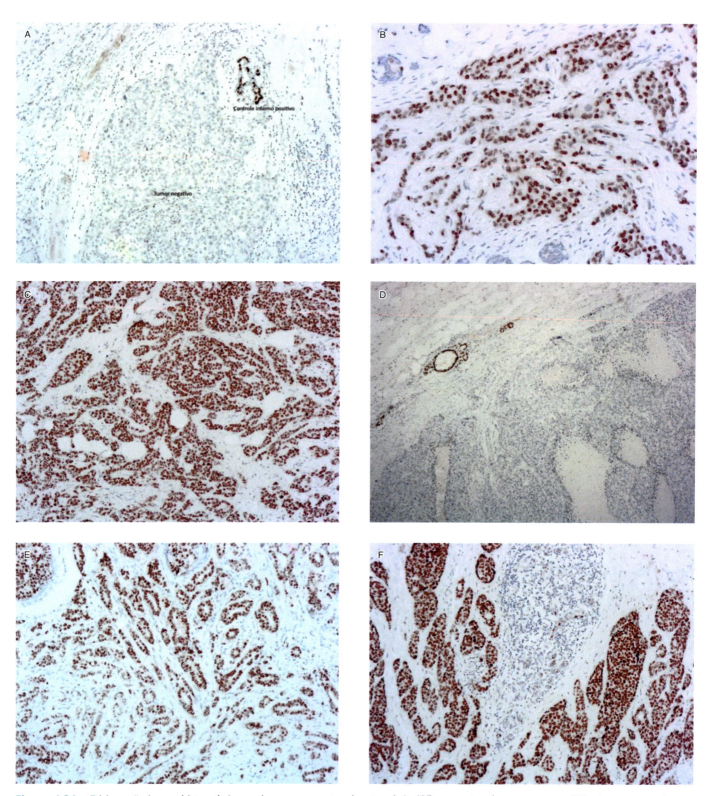

Figura 4.3A a F Marcação imuno-histoquímica nuclear para receptor de estrogênio (*RE*) e receptor de progesterona (*RP*) – importante relatar a proporção e a intensidade.

apoptose, aumento da capacidade de invasão e angiogênese e determinando recidiva precoce e pior prognóstico[2,6,36].

A introdução das terapias anti-HER-2 representou uma revolução no tratamento do câncer de mama, melhorando a sobrevida de pacientes tanto com tumores receptores hormonais positivos como negativos. A detecção da superexpressão de HER-2 tornou-se de extrema relevância como marcador prognóstico (associado a tumores de alto grau) e como preditor de resposta a terapias específicas anti-HER-2, resultando em redução significativa dos taxas de recidiva precoce em cerca de metade dos pacientes e do risco de mortalidade em um terço dos casos[2,3,6,26].

A positividade do HER-2, conforme avaliação pela imuno-histoquímica, de acordo com as diretrizes da ASCO/ACP, leva em consideração o padrão de expressão na membrana (completa ou não), a intensidade da positividade (fraca, moderada ou intensa) e a porcentagem de células neoplásicas positivas. Esses fatores são considerados para determinação do escore, conforme detalhado no Quadro 4.2.

Escore 2+ representa uma categoria indeterminada para pesquisa de superexpressão do HER-2. Para sua determinação, é necessário um teste complementar de hibridização *in situ* (ISH na sigla em inglês), que avalia se há ou não amplificação através da contagem do número de cópias do gene HER-2 em relação ao número de cromossomos 17.

Cânceres de mama que apresentam superexpressão de HER-2, ou seja, escore 3+, são considerados positivos e elegíveis para terapia-alvo com terapias anti-HER-2 (trastuzumabe, TDM-1, pertuzumabe, lapatinibe).

Por mais de duas décadas, os escores de HER-2 foram categorizados de maneira dicotômica – como negativos (escores 0, 1+ e 2+ sem amplificação pela ISH) ou positivos (escores 3+ ou 2+ com amplificação pela ISH) –, resultando em cerca de 80% a 85% dos cânceres de mama considerados negativos mesmo com mais da metade desses tumores exibindo alguma marcação para o HER-2 na imuno-histoquímica. No entanto, a recente publicação do estudo DESTINY-Breast04 (*Trastuzumab Deruxtecan in previously treated HER2-low advanced breast cancer*) alterou esse cenário ao demonstrar a ação de um anticorpo anti-HER-2 droga-conjugada em tumores com baixa expressão de HER-2. A nova droga utilizada, atuando em tumores HER-2 de baixa expressão (cenário metastático ou de doença avançada), associados ou não a receptores hormonais positivos, promove ganho de sobrevida em todos os grupos de pacientes, reduzindo o risco de progressão da doença ou morte em cerca de 50% dos pacientes[37].

Tumores HER-2 com escore 1+ ou escore 2+ e ausência de amplificação do HER-2 pela ISH são agora classificados como *HER-2 de baixa expressão*. Esses tumores, que constituem cerca de metade ou mais dos cânceres de mama, exibem heterogeneidade biológica significativa, com comportamento determinado pela expressão de receptores hormonais, e apresentam resistência maior à terapia endócrina, resultando em risco maior de recidiva[38-40]. Além disso, a doença HER-2 de baixa expressão apresenta outras características, como instabilidade (alternando valores de negativo para positivo, e vice-versa, ao longo de sua evolução em sítios metastáticos) e heterogeneidade (diferentes escores de marcação de HER-2 em um único sítio tumoral)[41,42].

Embora os tumores HER-2 de baixa expressão não representem uma nova entidade molecular ou clínica distinta, a determinação precisa dos escores pela imuno-histoquímica, especialmente a distinção entre tumores com escores 0 e 1+, é de extrema importância para definição de uma terapêutica específica[40-42].

A metodologia para determinação dos escores de HER-2 pela imuno-histoquímica, originalmente concebida para identificar tumores amplificados/positivos, está sendo reavaliada em um cenário em que a expressão do HER-2 deixa de ser binária e passa para um espectro contínuo, exigindo a exploração de novas abordagens diagnósticas[40-42].

Quadro 4.2 Escores para graduação do HER-2 de acordo com a ASCO/ACP[22]

Escore HER-2		Critérios
	Escore 0	Nenhuma marcação Marcação fraca e/ou incompleta, imperceptível em ≤ 10% das células tumorais
	Escore 1+	Marcação fraca e incompleta, pouco perceptível em ≤ 10% das células tumorais
	Escore 2+	Marcação incompleta ou fraca em > 10% das células Marcação completa em ≤ 10% das células tumorais
	Escore 3+	Marcação intensa e completa em > 10% das células

Ki-67

A proliferação celular descontrolada é uma das características das neoplasias malignas e sua avaliação é determinante para compreensão da agressividade tumoral. Diferentes métodos podem ser empregados, incluindo a contagem mitótica em lâminas de hematoxilina e eosina (HE). No entanto, a mensuração mais amplamente utilizada consiste na avaliação imuno-histoquímica do antígeno Ki-67, um marcador nuclear expresso em todas as fases do ciclo celular, exceto na fase G0, indicando atividade proliferativa[2,6,43].

Apesar dos desafios associados à padronização na mensuração e à definição de pontos de corte, a avaliação do índice de proliferação Ki-67 desempenha papel essencial no estudo morfológico, possibilitando a determinação do grau de malignidade histológica. Altos índices de proliferação estão associados a piores prognósticos, tornando-o um possível marcador prognóstico e preditivo de resposta à quimioterapia ou terapia endócrina em pacientes com câncer de mama (Figura 4.4)[2,43,44].

Em 2022, o International Ki-67 in Breast Cancer Working Group (IKWG) reconheceu o MIB-1 como o mais amplamente validado e estabeleceu o limiar de ≥ 20% como ponto de corte clinicamente significativo para distinguir, entre os tumores luminais (pacientes em estádio inicial), aqueles que são de alto e baixo grau. Resultados do estudo clínico MonarchE evidenciaram que pacientes com tumores apresentando índices elevados de Ki-67 tinham maior probabilidade de recorrência ao longo de um período de 2 anos, especialmente entre aqueles com fatores clínico-patológicos de alto risco[44].

Apesar de alguns oncologistas considerarem o índice de proliferação Ki-67 em suas decisões terapêuticas, a American Society of Clinical Oncology (ASCO) não endossa sua utilização para determinar a necessidade de quimioterapia ou orientar a seleção de terapia endócrina adjuvante[44]. A complexidade na interpretação e aplicação clínica ressalta a necessidade contínua de pesquisas e consenso na incorporação do Ki-67 nas estratégias de tratamento do câncer de mama.

Testes genômicos – plataformas multigenes

A relevância dos parâmetros clínico-patológicos e moleculares é inegável na avaliação do câncer de mama. Entretanto, sua utilização enfrenta desafios significativos, relacionados com a dificuldade de reprodutibilidade decorrente da diversidade de opiniões entre patologistas e das questões de padronização em técnicas como imuno-histoquímica ou ISH[13]. Diante dessa complexidade, na década de 2000 a pesquisa concentrou-se na genômica e biologia tumoral, visando estabelecer critérios mais acurados, precisos e reprodutíveis para determinação do prognóstico tumoral e predição de resposta ao tratamento hormonal ou quimioterápico[14,15].

O avanço da biologia molecular e da genética possibilitou a identificação de diversos novos fatores prognósticos, bem como a introdução de novas tecnologias inovadoras para o desenvolvimento de ferramentas mais sofisticadas para avaliação do câncer de mama. Essas ferramentas compreendem testes preditivos multigênicos com o propósito de estimar o risco individual de recorrência e avaliar os benefícios dos tratamentos propostos. Na prática, esses testes são empregados para

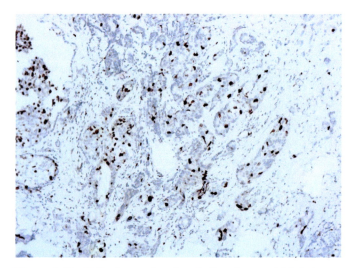
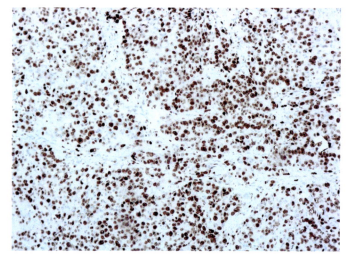

Figura 4.4A e B Carcinomas invasivos de tipo não especial de baixo grau com baixo índice de proliferação Ki-67. (Imuno-histoquímica Ki-67, 200×.)

selecionar, de forma criteriosa, pacientes com câncer de mama inicial, receptor de estrogênio positivo e HER-2 negativo, que possam se beneficiar não apenas da terapia hormonal padrão, mas também da quimioterapia adjuvante. Entre os testes mais conhecidos destacam-se o Oncotype DX® e o Mammaprint®, sendo relevante ressaltar que apenas o Oncotype DX® foi incorporado à oitava edição da classificação TNM/AJCC[2,24].

Oncotype DX®

Teste prognóstico e preditivo de resposta à quimioterapia destinado a pacientes com câncer de mama inicial, receptor de estrogênio positivo e HER-2 negativo, o Oncotype DX® abrange a avaliação de 21 genes, 16 dos quais estão associados ao câncer, incluindo genes relacionados com a via do receptor de estrogênio, proliferação e renovação celular, e cinco genes de referência[45].

Os resultados do teste são apresentados em um escore contínuo, com tumores com escores < 11 demonstrando baixa probabilidade de recorrência, enquanto escores > 25 indicam alta probabilidade de recorrência em um período de 10 anos (Figura 4.5). Portanto, sugere-se que pacientes com escores mais elevados podem se beneficiar substancialmente da combinação de quimioterapia com terapia endócrina[6,45].

O teste pode ser realizado em blocos de parafina obtidos de biópsias ou peças cirúrgicas.

É importante observar que, embora o teste forneça a expressão quantitativa de RNA de genes relacionados aos receptores de estrogênio, progesterona e HER-2, a ASCO/ACP não recomenda o uso de RT-PCR para avaliação dessas expressões no contexto da tomada de decisões terapêuticas[46].

Mammaprint®

O Mammaprint® é um teste que incorpora 70 genes do Mammaprint® e 80 genes do Blue Print®, gerando um escore binário para classificação de tumores como de alto ou baixo risco de recorrência em um período de 10 anos. Esse teste é aplicado em tumores iniciais caracterizados por positividade para receptores hormonais e negatividade ou positividade para HER-2. Os genes selecionados para análise estão associados a processos de invasão, proliferação e ciclo celular, além de vias relacionadas com receptores de estrogênio, progesterona e HER-2[47]. A técnica utilizada é a de *microarray* e, ao integrar informações clínicas e genéticas, o teste fornece uma classificação molecular semelhante ao PAM50®[47].

Recentemente, uma atualização relevante do estudo Mindact mostrou que pacientes com alto risco clínico e baixo risco genômico de recorrência podem evitar a quimioterapia neoadjuvante associada à endocrinoterapia independentemente do *status* linfonodal. Contudo, é importante notar que o benefício da quimioterapia adjuvante parece variar de acordo com a idade – pacientes < 50 anos podem obter benefícios maiores com esse tratamento (Figura 4.6)[46,48].

É crucial salientar que, embora o Mammaprint® seja considerado um teste prognóstico, os resultados dos estudos atuais não corroboram completamente seu valor preditivo[46].

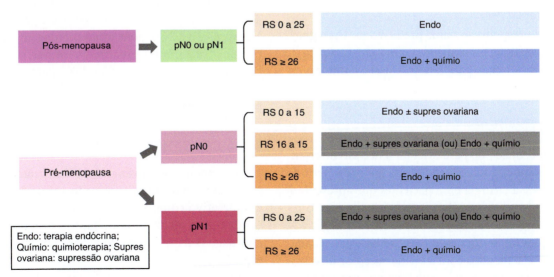

Figura 4.5 Algoritmo de indicações para uso do Oncotype DX® de acordo com a National Comprehensive Cancer Network (NCCN)[53].

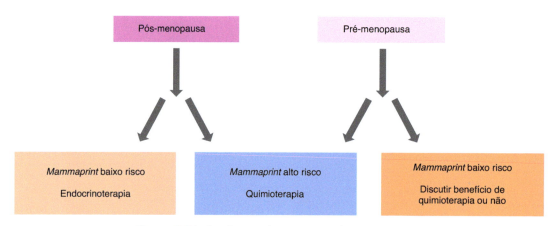

Figura 4.6 Indicações para interpretação do Mammaprint®.

Prosigna®/PAM50®

O Prosigna®/PAM50® é um teste que integra informações clínico-morfológicas, como tamanho tumoral e *status* linfonodal, a dados genômicos relacionados com o subtipo molecular intrínseco. Esse teste promove uma avaliação do risco de recorrência da doença em 10 anos, expressa em uma escala contínua de 0 a 100 (escore contínuo). Para pacientes sem envolvimento linfonodal, são estabelecidas três categorias, enquanto para aqueles com comprometimento linfonodal são determinadas apenas duas categorias (baixo e alto risco)[46,49,50].

O teste é realizado em blocos de parafina provenientes de biópsias ou peças cirúrgicas, utilizando a técnica *N-counter*. Embora seja possível sua execução em laboratórios locais, é relevante observar a ausência de uma metodologia consistente de extração de RNA, o que pode resultar em variações de resultados entre laboratórios. O teste pode ser solicitado ao diagnóstico ou após 5 anos de endocrinoterapia[46,49,50].

No que diz respeito ao valor preditivo do Prosigna®, apesar das investigações realizadas, ainda há carência de evidências substanciais para seu uso nesse contexto específico[46].

Breast Cancer Index (BCI)®

O BCI® foi concebido para orientar a decisão de estender ou interromper a terapia endócrina após um período de 5 anos desde a cirurgia para pacientes que apresentam tumores de mama em estádio inicial positivos para o receptor de estrogênio e linfonodos positivos ou negativos. As informações fornecidas pelo BCI® se baseiam na análise de genes relacionados com a via do receptor de estrogênio, bem como em genes envolvidos nos processos de proliferação e diferenciação das células tumorais[51].

Desse modo, o BCI® se caracteriza como um biomarcador endócrino que oferece uma estimativa personalizada de benefício decorrente da terapia endócrina prolongada. O resultado obtido pelo teste é binário, composto por dois elementos distintos: um de natureza prognóstica, que antecipa a probabilidade de benefício da terapia hormonal estendida ao longo de 5 a 10 anos, e outro de caráter preditivo, que estima a probabilidade de benefícios relacionados com a terapia hormonal prolongada no mesmo período (5 a 10 anos)[46,51].

A aplicabilidade e a adoção de perfis genômicos suscitam controvérsias com diferentes diretrizes apresentando indicações discrepantes. A ASCO/ACP preconiza o uso de praticamente todos os perfis genômicos para pacientes pós-menopausa com câncer de mama receptor de estrogênio-positivo, HER-2-negativo, ausência de comprometimento linfonodal ou até três linfonodos positivos. No entanto, para pacientes pré-menopausa e sem comprometimento linfonodal, a recomendação limita-se ao Oncotype DX® (Figura 4.7)[52]. Por outro lado, a National Comprehensive Cancer Network (NCCN) adota uma abordagem mais restritiva no que se refere às informações preditivas, sugerindo exclusivamente o uso do Oncotype DX® para decisões relacionadas com a quimioterapia e do BCI® para considerações sobre a terapia endócrina estendida[53].

▶ BIOLOGIA TUMORAL E SUBTIPOS MOLECULARES

A despeito dos avanços na detecção precoce e no tratamento, para uma condução mais eficaz da doença é imperativo compreender a evolução biológica do câncer de mama, incorporando fatores prognósticos e novas abordagens terapêuticas com base em fatores preditivos específicos.

Nesse contexto, os parâmetros clínico-patológicos tradicionalmente utilizados para antecipar o comporta-

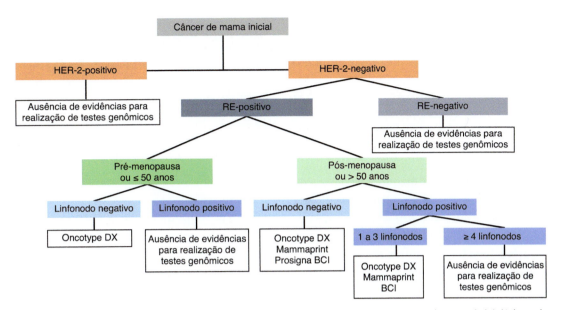

Figura 4.7 Algoritmo para utilização e recomendação de testes genômicos. (RE: receptor de estrogênio) (Adaptada de Andre *et al.*, 2022[52].)

mento do tumor, como idade, estado menopausal, tipo e grau histológico, tamanho e estado linfonodal e perfil imuno-histoquímico, parecem ser insuficientes para prever o curso clínico do câncer de mama. A diversidade no curso clínico e prognóstico de tumores com características morfológicas semelhantes é atribuída à sua variabilidade genética.

A relevância dos parâmetros clínico-patológicos e moleculares é inquestionável, mas sua reprodutibilidade é desafiadora, dadas a variedade de opiniões entre os patologistas e a falta de padronização de técnicas como a imuno-histoquímica ou outras, como a ISH[2,5,6]. Diante desse cenário, as pesquisas se intensificaram nos anos 2000, explorando a genômica e a biologia tumoral com o intuito de estabelecer critérios mais precisos e reprodutíveis na avaliação prognóstica e na predição de resposta a tratamentos endócrinos ou quimioterápicos[54,55].

Estudos conduzidos por Perou e cols.[54] e Sorlie e cols.[17,18] observaram a variação de expressão gênica de subgrupos de tumores de mama, agrupando-os em subtipos moleculares com distintos prognósticos e respostas aos tratamentos. Essa abordagem identificou cinco subgrupos principais: luminal A, luminal B, HER-2 enriquecido "não luminal", triplonegativo e tipos histológicos especiais. Esses subgrupos moleculares diferem entre si quanto ao prognóstico e à resposta aos tratamentos.

Os principais subtipos moleculares são:
- **Luminal A:** caracterizado pela alta expressão de genes associados à atividade do receptor de estrogênio, como GATA 3, FOX A1 e LIV-1, e baixa expressão de genes relacionados com as vias de proliferação e do HER-2[2,57]. Em geral, são tumores bem diferenciados, de baixo grau, com alta expressão dos receptores de estrogênio e progesterona, baixo índice de proliferação (em comparação com tumores luminais B) e ausência de superexpressão de HER-2/*neu*. O nível de expressão do receptor de progesterona parece ser um indicador prognóstico significativo em tumores luminais, nos quais níveis > 20% estão associados a melhor sobrevida em comparação com tumores luminais B[58]. Pacientes com tumores luminais A apresentam melhor sobrevida livre de recorrência e sobrevida global em comparação com outros subtipos[58,59].
- **Luminal B:** grupo heterogêneo de tumores de mama com expressão aumentada para genes relacionados com a via do receptor de estrogênio, além da expressão de citoqueratinas luminais (CK8/18) e aumento da expressão de genes relacionados com a proliferação, como CCNB1, MYBL2 e MKI67[55,57]. Comparados com tumores luminais A, esses tumores tendem a ter uma expressão mais baixa do receptor de estrogênio, podendo ou não expressar receptor de progesterona. Apresentam taxas de proliferação mais altas, evidenciadas pela marcação nuclear de Ki-67 na imuno-histoquímica, e podem exibir superexpressão de HER-2/*neu*. Um painel de especialistas em St. Gallen reconheceu a expressão do Ki-67 como um dos fatores que poderiam ser usados para diferenciar tumores dos tipos luminais A e B[60]. Tumores luminais B, morfologicamente, tendem a apresentar um grau histológico

mais alto, com chance maior de recorrência, em comparação com os tumores luminais A[57,60].

- **HER-2 enriquecido:** caracterizado pelo aumento da expressão do gene HER-2/*neu* e outros genes associados ao HER-2, como GRB7 e TRAP 100. Pela imuno-histoquímica, apresenta superexpressão de HER-2, associada à ausência de expressão para receptores de estrogênio e progesterona. Representa cerca de 15% a 20% dos cânceres de mama, sendo mais agressivo, de alto grau histológico (cerca de 75%), frequentemente associado a multifocalidade e multicentricidade, com alta probabilidade de envolvimento linfonodal, ósseo e hepático[61,62].

- **Triplonegativo basal:** os tumores triplonegativos são assim conhecidos pela ausência de expressão, na imuno-histoquímica, de receptores de estrogênio e progesterona e negatividade para a superexpressão de HER-2, ou seja, não apresentam alvos terapêuticos para terapia endócrina ou para o bloqueio das vias de HER-2[2,6,57]. Trata-se de um grupo extremamente heterogêneo, constituído pelo subtipo molecular basal em cerca de 80% dos casos, com aumento da expressão de KRT5, KRT17, CX3CL1 e TRIM29 e altas taxas de mutações em p53. Morfologicamente, são predominantemente de tipo não especial. Na imuno-histoquímica, além da negatividade para receptores hormonais e ausência de superexpressão de HER-2, são positivos para citoqueratinas basais (CK5/6, CK17 e CK19) e podem expressar positividade para EGFR[2,57]. Esses tumores são geralmente agressivos, de alto grau e alto índice mitótico com áreas de necrose. São comuns em pacientes mais jovens com altas taxas de recidiva, acometimento linfonodal frequente e alta probabilidade de metástases cerebrais[2,6,57]. Cerca de 25% dos cânceres triplonegativos apresentam mutações em BRCA1/2 (germinativa ou somática), além de outros defeitos em genes de recombinação homóloga[63]. Em face da heterogeneidade desse grupo de neoplasias e na ausência de terapia-alvo, Lehmann e cols. propuseram uma subtipagem desses tumores com base na expressão gênica: basal-símile 1 (BL1 na sigla em inglês), basais-símiles 2 (BL2), mesenquimal símile (MES) e luminal androgênio (LAR)[64,65]. Burstein e cols. foram mais além, observando a importância do infiltrado linfocitário nesses tumores, e colocaram os tumores basal-símile em duas categorias: imunoativado (BLIA na sigla em inglês) e imunossuprimido (BLIS) (Quadro 4.3)[66].

Quadro 4.3 Principais vias de atuação molecular nos diferentes tipos de tumores triplonegativos

Subtipo molecular	Principais alterações
Basal-símile 1	Genes envolvidos no ciclo celular e no reparo do DNA
Basal-símile 2	Vias de fatores de crescimento
Luminal androgênio	Vias hormonais reguladas pelo androgênio
Mesenquimal	Transição epitélio-mesênquima e vias de fatores de crescimento
Imunomodulatório	Vias de sinalização da resposta imune

O reconhecimento dos diferentes subtipos de tumores triplonegativos é crucial, especialmente pela relevância terapêutica específica em tumores não responsivos ao bloqueio hormonal ou das vias de HER-2.

- **Triplonegativo não basal:** categoria de tumores de subtipo especial que, apesar de não expressarem receptores hormonais ou HER-2, são usualmente de bom prognóstico. Incluem carcinoma adenoide cístico, secretor, de células acinares, carcinoma mucoepidermoide, de células altas com polaridade invertida, carcinoma adenoescamoso de baixo grau, alguns carcinomas apócrinos e o carcinoma metaplásico fibromatose-símile. Cada tipo apresenta características morfológicas e imuno-histoquímicas específicas, facilitando sua conclusão diagnóstica.

▶ ALTERAÇÕES GENÉTICAS

No âmbito das alterações genéticas familiares, merece destaque a relevância das mutações em genes de alta penetrância associados ao reparo do DNA, notadamente os genes BRCA1 e BRCA2.

Os genes BRCA1 e BRCA2 desempenham papel crucial no reparo de quebras do DNA de fita dupla por meio da recombinação homóloga (reparo por recombinação homóloga), contribuindo substancialmente para a manutenção da integridade genômica. Variantes patogênicas nesses genes compreendem aproximadamente 20% a 25% das síndromes hereditárias e são de alta penetrância, conferindo risco consideravelmente elevado para o desenvolvimento de câncer de mama, ovário e outros tumores ao longo da vida.

Mutações em BRCA1 aumentam o risco para tumores com características morfológicas e imuno-histoquímicas bem definidas, notadamente tumores triplonegativos, mais agressivos sobretudo em pacientes mais jovens. Em contrapartida, mutações em BRCA2, embora associadas a aumento do risco de tumores com receptores hormonais positivos, ainda não apresentam características bem definidas, sendo necessária a correlação com histórico clínico e familiar para conclusão diagnóstica[2,3,6,17,18].

Adicionalmente, mutações em outros dois genes supressores de alta penetrância, TP53 (síndrome de Li-Fraumeni) e PTEN (síndrome de Cowden), também estão associadas a aumento significativo no risco de câncer de mama. Mutações em TP53 estão predominantemente relacionadas com tumores de alto grau e HER-2-positivos (em cerca de dois terços dos casos) e frequentemente associadas a mutações em reparo de pareamento (*mismatch repair*)[2,3,6].

Entre os genes de moderada penetrância, é essencial destacar ATM, CHECK2, PALB2 e STK1, que também merecem cuidadosa avaliação em contextos clínicos pertinentes.

Mutações somáticas esporádicas respondem por cerca de 90% dos casos de câncer de mama e podem influenciar a história familiar, contribuindo para o delineamento do risco individual.

A compreensão abrangente do perfil genético subjacente a essas condições hereditárias é vital para uma abordagem mais precisa e personalizada no manejo clínico e na tomada de decisões terapêuticas.

▶ NOVOS BIOMARCADORES E POTENCIAIS ALVOS TERAPÊUTICOS

Novos biomarcadores em câncer de mama representam uma área promissora de pesquisa voltada para aprimorar a caracterização, o prognóstico e as estratégias de tratamento. Diversos biomarcadores estão sendo investigados para proporcionar uma compreensão mais abrangente dos cânceres de mama e orientar abordagens de tratamento personalizadas.

Mutações em PIK3CA

Mutações na fosfatidilinositol-4,5-bifosfato 3-quinase (PIK3CA) ativam a via do PI3K e mTOR e estão associadas à resistência à terapia hormonal. A identificação dessas mutações em pacientes com tumores luminais pode ajudar a prever a resposta a terapias direcionadas a inibidores dessas vias. Alpelisibe, o primeiro inibidor seletivo de PIK3 alfa, combinado ao fulvestranto, é uma opção de tratamento para pacientes com tumores com mutações em PIK3CA (nos éxons 9 ou 20, detectados preferencialmente no tumor ou alternativamente no DNA tumoral circulante) previamente expostos a um inibidor de aromatase, mostrando melhora na sobrevida livre de progressão. Outra opção é a adição de everolimus, um inibidor de mTOR, que melhorou significativamente a sobrevida livre de progressão em mais de duas vezes em pacientes com câncer de mama metastático resistente à terapia endócrina que recidivaram ou progrediram durante ou após o tratamento com inibidores de aromatase não esteroides[2,5].

Mutações em ESR1

Mutações no gene do receptor de estrogênio (ESR1) foram identificadas como biomarcadores potenciais de resistência à terapia endócrina em pacientes com câncer de mama receptor de estrogênio-positivo. O ESR1 codifica o receptor de estrogênio alfa, e mutações ativadoras resultam em atividade independente do receptor de estrogênio, especialmente em pacientes que receberam terapia endócrina com inibidores da aromatase. Essas mutações podem levar a alterações na proteína do receptor de estrogênio, afetando sua resposta à terapia hormonal. Câncer de mama metastático apresenta taxas mais elevadas de mutação ESR1 em comparação com câncer de mama primário. Como possibilidade terapêutica para esses tumores encontram-se os novos conjugados droga-anticorpo, como sacituzumabe-govitecan e trastuzumabe-deruxtecan[2,5].

Inibidor de CDK4/6

O uso de um inibidor de CDK4/6 (palbociclibe, abemaciclibe e ribociclibe), em combinação com a terapia endócrina, é considerado padrão para pacientes com câncer de mama metastático positivo para receptor de estrogênio e negativo para HER-2. Essa combinação resulta em taxa de resposta mais alta e benefício na sobrevida livre de progressão e aumenta substancialmente a sobrevida global, mantendo ou melhorando a qualidade de vida. Os inibidores de CDK4/6 podem ser combinados a um inibidor da aromatase (preferencialmente em casos de doença sensível à terapia endócrina) ou ao fulvestranto ou tamoxifeno (em casos de doença resistente à terapia endócrina) no câncer de mama metastático *de novo* ou recorrente, em primeira, segunda ou mais linhas de tratamento, e em mulheres na pré e pós-menopausa[5,67,68].

Receptor de androgênio (RA)

O RA é expresso em proporção significativa tanto nos cânceres de mama positivos para estrogênio como nos negativos. Em tumores RA-positivos/RE-positivos, a razão RA:REα tem sido proposta como preditor de resposta à terapia endócrina adjuvante. Pacientes com valor ≥ 2 nessa razão mostram maior resistência ao tamoxifeno e pior sobrevida, sugerindo que expressão de RA acima desse limiar pode prejudicar a função molecular do REα. Em contrapartida, nos tumores triplonegativos, a expressão de RA fala a favor do subtipo molecular apócrino, que determina melhor prognóstico nesse grupo[69].

Tumour Infiltrating Lymphocytes (TILs)

A presença de linfócitos infiltrantes do tumor (TILs) está correlacionada ao prognóstico e serve como indicador preditivo de resposta à quimioterapia. A avaliação de TILs é feita por meio da análise quantitativa de lâminas coradas com HE, seguindo as diretrizes estabelecidas pelo International TILs Working Group 2014.

A expressão dos TILs estromais é quantificada como a porcentagem de estroma tumoral ocupada por linfócitos que não mantêm contato direto com as células tumorais. Estudos demonstraram que um aumento de 10% nos TILs está associado a melhores taxas de sobrevida livre de doença e sobrevida global. Os TILs englobam diversos tipos de células imunes, incluindo linfócitos citotóxicos (CD8+) e linfócitos T regulatórios, desempenhando papéis na imunidade antitumoral e na evasão imunológica, respectivamente.

Apesar de suas funções antagônicas, os TILs têm valor prognóstico, sendo o componente CD8+ associado a tumores mais propensos a atingir uma resposta patológica completa e a prognóstico mais favorável. Atualmente, a quantificação de TILs desempenha um papel prognóstico, e espera-se que essas informações contribuam para a seleção de pacientes com tumores triplonegativos candidatos ao tratamento com imunoterápicos[63,70].

PD-L1

Os *checkpoints* imunológicos desempenham função essencial na regulação do ciclo imunológico, evitando a hiperatividade dos linfócitos T citotóxicos em condições não neoplásicas e atuando como mecanismos de evasão em condições neoplásicas. O receptor da morte celular programada 1 (PD-1) e seus ligantes (PD-L1 e PD-L2) constituem elementos críticos nessa regulação, influenciando a resposta imunológica em condições tanto normais como neoplásicas.

Alguns cânceres de mama triplonegativos exibem elevada expressão de PD-L1 em sua superfície, o que lhes confere a capacidade de evasão ao reconhecimento e ataque pelo sistema imunológico. A imunoterapia, por meio de inibidores de *checkpoint* imunológico (ICIs), como atezolizumabe, pembrolizumabe, durvalumabe, avelumabe e nivolumabe, é empregada para bloquear a interação entre PD-L1 e sua proteína parceira PD-1, possibilitando que o sistema imunológico combata as células cancerígenas de maneira mais eficaz.

A expressão de PD-L1 atua como biomarcador para esses medicamentos, especialmente em tumores em estádios metastáticos/avançados. Em estádios iniciais, embora tenha valor prognóstico, a eficácia da terapia não está estritamente vinculada a esse biomarcador.

Apesar de ser o único biomarcador aprovado para terapias ICIs em tumores triplonegativos, surgem controvérsias quanto a seu uso clínico em razão da expressão dinâmica, da distribuição heterogênea e de questões de reprodutibilidade. A otimização dos testes para PD-L1, considerando associações com outros biomarcadores imunológicos, como TILs e carga mutacional do tumor, pode oferecer uma solução para aprimorar a aplicabilidade clínica desses biomarcadores em tumores triplonegativos[63,71].

BRCA1/BRCA2

Os genes BRCA1/2 são centrais para o funcionamento da via de reparo de recombinação homóloga (HRR na sigla em inglês). Mutações patológicas em BRCA1, BRCA2 e PALB2 levam a um defeito no reparo por recombinação homóloga, e a função comprometida desses genes torna as células tumorais suscetíveis à terapia com inibidores de PARP (iPARP). O tratamento adjuvante com iPARP foi associado em diferentes estudos a melhores resultados em pacientes com câncer de mama avançado e doença em estádio inicial de alto risco HER-2-negativa associados a BRCA1/2.

Uma proporção significativa de cânceres de mama pode estar associada a um fenótipo de HRR, independentemente do *status* germinativo BRCA, devido a mutações germinativas em outros mediadores da via (p. ex., PALB2), mudanças epigenéticas (p. ex., metilação somática do promotor BRCA1) e desregulação mutacional somática de genes associados. Com base na ação dos inibidores de PARP em pacientes com mutações germinativas e somáticas em BRCA, outros medicamentos semelhantes ao olaparibe, como rucaparibe, veliparibe e niraparibe, também estão sendo estudados em ensaios clínicos[63,72-74].

▶ TRATAMENTO

A abordagem terapêutica do câncer de mama está intricadamente vinculada à sua classificação histológica e à biologia tumoral. Compreender a natureza específica do tumor, incluindo características histológicas e biomoleculares, é essencial para personalizar o tratamento e otimizar os resultados clínicos.

A diversidade do câncer de mama se reflete na variedade de abordagens terapêuticas disponíveis, desde intervenções cirúrgicas e tratamentos adjuvantes até terapias-alvo e imunoterapia. A identificação precisa de subtipos moleculares e marcadores prognósticos, bem como a consideração da expressão de receptores hormonais e HER-2, desempenha papel crucial na determinação das estratégias terapêuticas mais eficazes.

A evolução contínua da pesquisa e a incorporação de avanços tecnológicos na prática clínica prometem aprimorar ainda mais a precisão do diagnóstico e a eficácia das opções terapêuticas, oferecendo esperança para pacientes que enfrentam o desafio do câncer de mama. Futuros conceitos terapêuticos para manejo do câncer de mama devem ter como objetivo individualizar a terapia e reduzir ou escalar o tratamento com base na biologia do tipo específico do câncer, possibilitando uma resposta precoce à terapia.

REFERÊNCIAS

1. INCA – Instituto Nacional do Câncer. Estimativa 2023. Disponível em: http://www.inca.gov.br.

2. Smolarz B, Nowak AZ, Romanowicz H. Breast cancer-epidemiology, classification, pathogenesis and treatment (Review of literature). Cancers (Basel) 2022 May; 14(10):2569. doi: 10.3390/cancers14102569.

3. Harbeck N, Penault-Llorca F, Cortes J et al. Breast cancer. Nat Rev Dis Primers 2019 Sep; 5(1):66. doi: 10.1038/s41572-019-0111-2.

4. Venetis K, Crimini E, Sajjadi E et al. HER-2 low, ultra-low, and novel complementary biomarkers: Expanding the spectrum of HER-2 positivity in breast cancer. Front Mol Biosci 2022 Mar; 9:834651. doi: 10.3389/fmolb.2022.834651.

5. Loibl S, Poortmans P, Morrow M et al. Breast cancer. Lance. 2021 May; 397(10286):1750-69. doi: 10.1016/S0140-6736(20)32381-3. Erratum in: Lancet 2021 May; 397(10286):1710.

6. WHO. Classification of tumours editorial board. Breast tumours. 5. ed. vol2. Lyon (France): Intern Agency Res Cancer, 2019.

7. Lima SM, Kehm RD, Terry MB. Global breast cancer incidence and mortality trends by region, age-groups, and fertility patterns. E Clin Med 2021; 38:100985.

8. Dall GV, Britt KL. Estrogen effects on the mammary gland in early and late life and breast cancer risk. Front Oncol 2017; 7:110.

9. Colditz GA, Hankinson SE, Hunter DJ et al. The use of estrogens and progestins and the risk of breast cancer in postmenopausal women. N Engl J Med 1995; 332:1589-93.

10. Colditz GA, Rosner B. Cumulative risk of breast cancer to age 70 years according to risk factor status: Data from Nurses' Health Study. Am J Epidemiol 2000; 152:950-64.

11. Kelsey JL, Gammon MD, John EM. Reproductive factors and breast cancer. Epidemiol 1993; 15:36-47.

12. Siwko S K et al. Evidence that an early pregnancy causes a persistent decrease in the number of functional mammary epithelial stem cells — Implications for pregnancy-induced protection against breast cancer. Stem Cells 2008; 26:3205-9.

13. Meyer SB, Foley K, Olver I et al. Alcohol and breast cancer risk: Middle-aged women's logic and recommendations for reducing consumption in Australia. PLoS One 2019; 14:e0211293.

14. Khushalani JS, Qin J, Ekwueme DU et al. Awareness of breast cancer risk related to a positive family history and alcohol consumption among women aged 15-44 years in United States. Prev Med Rep 2019; 17:101029.

15. Gaudet MM, Gapstur SM, Sun J, Diver WR, Hannan LM, Thun MJ. Active smoking and breast cancer risk: Original cohort data and meta-analysis. J Natl Cancer Inst 2013 Apr; 105(8):515-25. doi: 10.1093/jnci/djt023.

16. Jones ME, Schoemaker MJ, Wright LB et al. Smoking and risk of breast cancer in the Generations Study cohort. Breast Cancer Res 2017; 19:118.

17. Tyagi A, Sharma S, Wu K et al. Nicotine promotes breast cancer metastasis by stimulating N2 neutrophils and generating pre-metastatic niche in lung. Nat Commun 2021; 12:474.

18. Rish HA, McLaughlin JR, Cole DE et al. Population BRCA1 and BRCA2 mutation frequencies and cancer penetrances: A kin-cohort study in Ontario, Canada. J Natl Cancer Inst 2006; 98:1694-706.

19. Easton DF, Pooley KA, Dunning AM et al. A systematic genetic assessment of 1433 sequence variants of unknown clinical significance in the BRCA1 and BRCA2 breast cancer-predisposition genes. Am J Hum Genet 2007; 81:873-83.

20. Bloom HJ, Richardson WW. Histological grading and prognosis in breast cancer: A study of 1409 cases of which 359 have been followed for 15 years. Br J Cancer 1957; 11:359-77.

21. Elston CW, Ellis IO. Pathological prognostic factors in breast cancer. The value of histological grade in breast cancer: Experience from a large study with long-term follow-up. Histopathology 1991; 19:403-10.

22. College of American Pathologists. Protocol for the examination of resection specimens from patients with invasive carcinoma of the breast. Version: 4.8.1.0. 2023 Mar.

23. Makki J. Diversity of breast carcinoma: Histological subtypes and clinical relevance. Clin Med Insights Pathol 2015; 8:23-31.

24. Amin MB, Greene FL, Edge SB et al. The Eighth Edition AJCC Cancer Staging Manual: Continuing to build a bridge from a population-based to a more "personalized" approach to cancer staging. CA Cancer J Clin 2017; 67:93-9.

25. Hayes DF, Isaacs C, Stearns V. Prognostic factors in breast cancer: Current and new predictors of metastasis. J Mammary Gland Biol. Neoplasia 2001; 6:375-92.

26. Davis C, Pan H, Godwin J et al. Long-term effects of continuing adjuvant tamoxifen to 10 years versus stopping at 5 years after diagnosis of estrogen receptor-positive breast cancer: ATLAS, a randomised trial. Adjuvant Tamoxifen: Longer against Shorter (ATLAS) Collaborative Group. Lancet 2013; 381(9869):805-16.

27. Ellis I, Allison KH, Dang C, GobbiH et al. Invasive carcinoma of the breast histopathology reporting guide. 2. ed. Sydney, Australia: International Collaboration on Cancer Reporting 2022; ISBN:979-1-922324-35-1.

28. Rosa DD, Bines J, Werutsky G et al. The impact of sociodemographic factors and health insurance coverage in the diagnosis and clinicopathological characteristics of breast cancer in Brazil: Amazon III study (GBECAM 0115). Breast Cancer Res Treat 2020 Oct; 183(3):749-57. doi: 10.1007/s10549-020-05831-y.

29. Ahmad Fauzi MF, Wan Ahmad WSHM, Jamaluddin MF et al. Allred scoring of ER-IHC stained whole-slide images for hormone receptor status in breast carcinoma. Diagnostics (Basel) 2022 Dec; 12(12):3093. doi: 10.3390/diagnostics12123093.

30. Sleightholm R, Neilsen BK, Elkhatib S et al. Percentage of hormone receptor positivity in breast cancer provides prognostic value: A single-institute study. J Clin Med Res 2021 Jan; 13(1):9-19. doi: 10.14740/jocmr4398.

31. Allison KH, Hammond MEH, Dowsett M et al. Estrogen and progesterone receptor testing in breast cancer: American Society of Clinical Oncology/College of American Pathologists Guideline update. Arch Pathol Lab Med 2020 May; 144(5):545-63. doi: 10.5858/arpa.2019-0904-SA.

32. Cejalvo JM, Pascual T, Fernández-Martínez A et al. Clinical implications of the non-luminal intrinsic subtypes in hormone receptor-positive breast cancer. Cancer Treat Rev 2018 Jun; 67:63-70. doi: 10.1016/j.ctrv.2018.04.015.

33. Badve SS, Baehner FL, Gray RP et al. Estrogen- and progesterone-receptor status in ECOG 2197: Comparison of immunohistochemistry by local and central laboratories and quantitative reverse transcription polymerase chain reaction by central laboratory. J Clin Oncol 2008; 26:2473-81.

34. Salmon DJ, Clark GM, Wong SG et al. Human breast cancer: Correlation of relapse and survival with amplification of the HER-2/neu oncogene. Science 1987; 235:177-82.

35. Gabos Z, Sinha R, Hanson J et al. Prognostic significance of human epidermal growth factor receptor positivity for the development of brain metastasis after newly diagnosed breast cancer. J Clin Oncol 2006; 24:5658-63.

36. Wolff AC, Hammond MEH, Allison KH et al. Human epidermal growth factor receptor 2 testing in breast cancer: American Society of Clinical Oncology/College of American

Pathologists Clinical Practice Guideline focused update. J Clin Oncol 2018 Jul; 36(20):2105-22. doi: 10.1200/JCO.2018.77.8738.

37. Modi S, Jacot W, Yamashita T et al. DESTINY-Breast04 trial investigators. Trastuzumab deruxtecan in previously treated HER-2-low advanced breast cancer. N Engl J Med 2022 Jul; 387(1):9-20. doi: 10.1056/NEJMoa2203690.

38. Schettini F, Chic N, Brasó-Maristany F et al. Clinical, pathological, and PAM50 gene expression features of HER-2-low breast cancer. NPJ Breast Cancer 2021 Jan; 7(1):1. doi: 10.1038/s41523-020-00208-2. Erratum in: NPJ Breast Cancer. 2023 Apr; 9(1):32.

39. Venetis K, Crimini E, Sajjadi E et al. HER-2 low, ultra-low, and novel complementary biomarkers: Expanding the spectrum of HER-2 positivity in breast cancer. Front Mol Biosci 2022 Mar; 9:834651. doi: 10.3389/fmolb.2022.834651.

40. Tarantino P, Gupta H, Hughes ME et al. Comprehensive genomic characterization of HER-2-low and HER-2-0 breast cancer. Nat Commun 2023 Nov; 14(1):7496. doi: 10.1038/s41467-023-43324-w.

41. Miglietta F, Griguolo G, Bottosso M et al. Evolution of HER-2-low expression from primary to recurrent breast cancer. NPJ Breast Cance. 2021 Oct; 7(1):137. doi: 10.1038/s41523-021-00343-4. Erratum in: NPJ Breast Cancer 2021 Nov; 7(1):149.

42. Marchiò C, Annaratone L, Marques A et al. Evolving concepts in HER-2 evaluation in breast cancer: Heterogeneity, HER-2-low carcinomas and beyond. Semin Cancer Biol 2021 Jul; 72:123-35. doi: 10.1016/j.semcancer.2020.02.016.

43. Nielsen TO, Leung SCY, Rimm DL et al. Assessment of Ki67 in breast cancer: Updated Recommendations from the International Ki67 in Breast Cancer Working Group. J Natl Cancer Inst 2021 Jul; 113(7):808-19. doi: 10.1093/jnci/djaa201.

44. Polewski MD, Nielsen GB, Gu Y et al. A standardized investigational Ki-67 immunohistochemistry assay used to assess high-risk early breast cancer patients in the monarchE phase 3 clinical study identifies a population with greater risk of disease recurrence when treated with endocrine therapy alone. Appl Immunohistochem Mol Morphol 2022 Apr; 30(4):237-45. doi: 10.1097/PAI.0000000000001009.

45. Paik S, Shak S, Tang G et al. A multigene assay to predict recurrence of tamoxifen-treated, node-negative breast cancer. N Engl J Med 2004; 351:2817-26.

46. Sun L, Wu A, Bean GR et al. Molecular testing in breast cancer: Current status and future directions. J Mol Diagn 2021 Nov; 23(11):1422-32. doi: 10.1016/j.jmoldx.2021.07.026.

47. Piccart M, van't Veer LJ, Poncet C et al. 70-gene signature as an aid for treatment decisions in early breast cancer: Updated results of the phase 3 randomised MINDACT trial with an exploratory analysis by age. Lancet Oncol 2021 Apr; 22(4):476-88. doi: 10.1016/S1470-2045(21)00007-3.

48. Cardoso F, van't Veer LJ, Poncet C et al. Long-term MINDACT results affirm excellent prognosis for clinically and genetically low-risk early breast cancer. Oncologist 2021 Feb; 26(Suppl 2):S13-S14. doi: 10.1002/onco.13666.

49. Nielsen T, Wallden B, Schaper C et al. Analytical validation of the PAM50-based prosigna breast cancer prognostic gene signature assay and n-counter analysis system using formalin-fixed paraffin-embedded breast tumor specimens. BMC Cancer 2014 Mar; 14:177. doi: 10.1186/1471-2407-14-177.

50. Wallden B, Storhoff J, Nielsen T et al. Development and verification of the PAM50-based prosigna breast cancer gene signature assay. BMC Med Genomics 2015 Aug 22; 8:54. doi: 10.1186/s12920-015-0129-6.

51. Zhang Y, Schnabel CA, Schroeder BE et al. Breast cancer index identifies early-stage estrogen receptor-positive breast cancer patients at risk for early- and late-distant recurrence. Clin Cancer Res 2013 Aug; 19(15):4196-205. doi: 10.1158/1078-0432.CCR-13-0804.

52. Andre F, Ismaila N, Allison KH et al. Biomarkers for adjuvant endocrine and chemotherapy in early-stage breast cancer: ASCO guideline update. J Clin Oncol 2022 Jun; 40(16):1816-37. doi: 10.1200/JCO.22.00069. Erratum in: J Clin Oncol 2022 Aug; 40(22):2514.

53. NCCN Clinical Practice Guidelines in Oncology (NCCN guidelines). Breast cancer. 2023. Disponível em: https://www.nccn.org/professionals/physician_gls/pdf/breast.pdf. Acesso em: 2023 Dec.

54. Perou CM, Sorlie T, Eisen MB et al. Molecular portraits of human breast tumours. Nature 2000; 406:747-52.

55. Sorlie T, Perou CM, Tibshirani R et al. Gene expression patterns of breast carcinomas distinguish tumor subclasses with clinical implications. Proc Natl Acad Sci 2001; 98:10869-74.

56. Sorlie T, Tibshirani R, Parker J et al. Repeated observation of breast tumor subtypes in independent gene expression datasets. Proc Natl Acad Sci USA 2003; 100:8418-23.

57. Bandyopadhyay S, Bluth MH, Ali-Fehmi R. Breast carcinoma: Updates in molecular profiling 2018. Clin Lab Med 2018 Jun; 38(2):401-20. doi: 10.1016/j.cll.2018.02.006.

58. Prat A, Cheang MC, Martin M et al. Prognostic significance of progesterone receptor-positive tumor cells within immunohistochemically defined luminal A breast cancer. J Clin Oncol 2013; 31:203-9.

59. Park S, Koo JS, Kim MS et al. Characteristics and outcomes according to molecular subtypes of breast cancer as classified by a panel of four biomarkers using immunohistochemistry. Breast 2012; 21:50-7.

60. Curigliano G, Burstein HJ, Winer EP et al. De-escalating and escalating treatments for early-stage breast cancer: The St. Gallen International Expert Consensus Conference on the Primary Therapy of Early Breast Cancer 2017. Ann Oncol 2017 Aug; 28(8):1700-12. doi: 10.1093/annonc/mdx308. Erratum in: Ann Oncol 2018 Oct; 29(10):2153. Erratum in: Ann Oncol. 2019 Jan.

61. Wiechmann L, Sampson M, Stempel M et al. Presenting features of breast cancer differ by molecular subtype. Ann Surg Oncol 2009; 16:2705-10.

62. Smid M, Wang Y, Zhang Y et al. Subtypes of breast cancer show preferential site of relapse. Cancer Res 2008; 68:3108-14.

63. Carvalho FM. Triple-negative breast cancer: From none to multiple therapeutic targets in two decades. Front Oncol 2023 Nov; 13:1244781. doi: 10.3389/fonc.2023.1244781.

64. Lehmann BD, Bauer JA, Chen X et al. Identification of human triple-negative breast cancer subtypes and preclinical models for selection of targeted therapies. J Clin Invest 2011; 121:2750-67. doi: 10.1172/ JCI45014.

65. Lehmann BD, Jovanović B, Chen X et al. Refinement of triple-negative breast cancer molecular subtypes: Implications for neoadjuvant chemotherapy selection. PloS One 2016; 11:e0157368. doi: 10.1371/ journal.pone.0157368.

66. Burstein MD, Tsimelzon A, Poage GM et al. Comprehensive genomic analysis identifies novel subtypes and targets of triple-negative breast cancer. Clin Cancer Res 2015; 21:1688-98. doi: 10.1158/1078- 0432.CCR-14-0432.

67. Tancredi R, Furlanetto J, Loibl S. Endocrine therapy in premenopausal hormone receptor positive/human epidermal growth receptor 2 negative metastatic breast cancer: Between guidelines and literature. Oncologist 2018 Aug; 23(8):974-81. doi: 10.1634/ theoncologist.2018-0077.

68. Im SA, Lu YS, Bardia A et al. Overall survival with ribociclib plus endocrine therapy in breast cancer. N Engl J Med 2019 Jul; 381(4):307-16. doi: 10.1056/NEJMoa1903765.

69. You CP, Leung MH, Tsang WC et al. Androgen receptor as an emerging feasible biomarker for breast cancer. Biomolecules 2022 Jan; 12(1):72. doi: 10.3390/biom12010072.

70. Salgado R, Denkert C, Demaria S et al; International TILs Working Group 2014. The evaluation of tumor-infiltrating lymphocytes (TILs) in breast cancer: Recommendations by an International TILs Working Group 2014. Ann Oncol 2015 Feb; 26(2):259-71. doi: 10.1093/ annonc/mdu450.

71. Vranic S, Gatalica Z. PD-L1 testing by immunohistochemistry in immuno-oncology. Biomol Biomed 2023 Feb; 23(1):15-25. doi: 10.17305/bjbms.2022.7953.

72. Sokolova A, Johnstone KJ, McCart Reed AE et al. Hereditary breast cancer: Syndromes, tumour pathology and molecular testing. Histopathology 2023 Jan; 82(1):70-82. doi: 10.1111/his.14808.

73. Jeon JE et al. Poster session HRD signature and HRD genomic landscape of tumors from 896 patients with early-stage breast cancer. J Clin Oncol 2023; 41(Suppl 16; abstr 539).

74. Tutt ANJ, Garber JE, Kaufman B et al; Olympia Clinical Trial Steering Committee and Investigators. Adjuvant olaparib for patients with BRCA1- or BRCA2-mutated breast cancer. N Engl J Med 2021 Jun; 384(25):2394-405. doi: 10.1056/NEJMoa2105215.

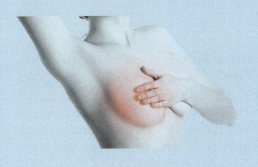

Capítulo 5
Mastectomia e Cirurgia Conservadora para Tratamento do Câncer de Mama

Isabela Severo de Miranda
Betina Vollbrecht
Felipe Pereira Zerwes
Antônio Luiz Frasson

▶ INTRODUÇÃO

No Brasil, o câncer de mama é a neoplasia de maior incidência entre as mulheres, à exceção do câncer de pele não melanoma, representando 30% dos casos novos de câncer nesse grupo. Segundo o Instituto Nacional de Câncer (INCA), o número estimado de casos novos de câncer de mama no Brasil, para o triênio 2023 a 2025, é de 73.610 casos, correspondendo a um risco estimado de 66,54 casos novos a cada 100 mil mulheres.

Quando diagnosticada precocemente e tratada de maneira adequada, a neoplasia maligna da mama apresenta prognóstico extremamente favorável. De acordo com dados do SEER (*Surveillance, Epidemiology, and End Results*) americano, é de 91% a sobrevida específica estimada em 5 anos para pacientes com câncer de mama em todos os estádios.

A pesquisa e o desenvolvimento de novas técnicas cirúrgicas para melhorar o tratamento aumentaram rapidamente nos últimas décadas. O objetivo dessa evolução é oferecer o melhor tratamento oncológico, com resultado estético satisfatório e menor morbidade, baseado no conceito de Umberto Veronesi de "mínimo necessário para obtenção de tratamento oncológico seguro".

Neste capítulo são descritas diferentes técnicas do tratamento cirúrgico do câncer de mama, suas principais complicações e indicações.

▶ TRATAMENTO CIRÚRGICO DA MAMA

O tratamento do câncer de mama não metastático é fundamentado em três estratégias principais: cirurgia, radioterapia e tratamento sistêmico. O tratamento local da doença consiste na remoção do tumor mamário por meio de cirurgia, complementada ou não pela radioterapia.

As opções cirúrgicas podem ser categorizadas em dois grupos gerais: cirurgia conservadora (CC) e mastectomia com ou sem reconstrução mamária. Ensaios randomizados estabeleceram a CC como alternativa equivalente à mastectomia em pacientes selecionadas com câncer de mama em estádio inicial.

▶ MASTECTOMIAS

Mastectomia radical de Halsted

Descrita por William Halsted a partir de experiências no Hospital John Hopkins, a técnica demonstrou taxa de controle locorregional de 73% e o dobro de sobrevida em comparação às pacientes não tratadas, chegando a 40% em 5 anos. Essa técnica permaneceu como tratamento padrão até a década de 1970 e consiste na retirada de toda a glândula mamária e dos músculos peitorais maior e menor, associada à linfadenectomia axilar dos níveis I, II e III de Berg. Raramente utilizada, está indicada somente nos casos de invasão tumoral dos músculos peitorais maior e menor.

Mastectomia radical modificada por Pattey-Dyson

A mastectomia de Pattey, descrita em 1948, consiste na retirada da glândula mamária, do músculo peitoral menor e dos níveis axilares I, II e III de Berg. A retirada do músculo peitoral menor é realizada para facilitar o esvaziamento axilar dos níveis II e III. Sua realização na prática clínica é restrita por não aumentar o controle local da doença, comparada às cirurgias com morbidades menores.

Mastectomia radical modificada por Madden-Auchincloss

A técnica de mastectomia radical modificada por Madden, em 1965, envolve a retirada da glândula mamária com preservação dos músculos peitorais maior e menor, associada à linfadenectomia axilar dos três níveis de Berg. A indicação clássica desse procedimento é o tratamento cirúrgico do carcinoma inflamatório, após quimioterapia neoadjuvante, independentemente da resposta clínica e imaginológica após o tratamento sistêmico.

Mastectomia simples

A mastectomia simples consiste na retirada de toda a glândula mamária, incluindo aréola e mamilo, com a dissecção se estendendo superiormente até a clavícula, inferiormente até a inserção da bainha do músculo reto abdominal, medialmente até a borda do esterno e lateralmente até o músculo grande dorsal, preservando os linfonodos axilares. A espessura do tecido subcutâneo remanescente deve ser mínima para que não ocorra necrose de pele.

Embora não exista benefício em termos de recorrência e sobrevida, comparada à CC, a mastectomia está indicada para não candidatas à conservação da mama ou para as que optam por esse procedimento. O papel do subtipo molecular no risco de recorrência locorregional (RLR) após mastectomia em câncer de mama inicial é controverso. Estudo de Truong e cols. avaliou 1.994 pacientes com câncer de mama inicial tratadas com mastectomia com e sem radioterapia com o objetivo de relacionar o risco de recorrência com o subtipo molecular. Na coorte, não houve diferença no risco de RLR em 5 anos entre os subtipos aproximados, mas tumores triplonegativos apresentaram risco maior de recorrência à distância e elevado risco de RLR na presença de margens positivas ou próximas.

As complicações após mastectomia são incomuns, e a mortalidade é < 1%. Entre as complicações, podem ocorrer infecção de ferida operatória, complicações da cicatriz, necrose de retalho, síndrome da mama fantasma, dor crônica e perda da sensibilidade da parede torácica.

Mastectomias conservadoras

Nas últimas décadas, com base em princípios oncoplásticos e visando a melhores resultados cosméticos, foram desenvolvidas as chamadas "mastectomias conservadoras", que incluem a mastectomia com preservação de pele (SSM) e a mastectomia com preservação de pele e do complexo areolomamilar (NSM). O conceito baseia-se na preservação do envelope cutâneo e subcutâneo da mama de modo a facilitar a reconstrução mamária imediata. O resultado estético favorável impulsionou a escolha dessas técnicas mesmo quando a cirurgia conservadora é viável. Quando corretamente indicada, não impacta a probabilidade de recidiva ou morte e está associada a melhor qualidade de vida para muitas pacientes. Apesar da carência de ensaios randomizados sobre o tema, diversos estudos retrospectivos indicam que o risco de recorrência local não aumenta quando mastectomias preservadoras são comparadas à mastectomia simples. Dados de séries menores e com curto seguimento sugerem que a NSM em pacientes selecionadas está associada a taxas baixas de envolvimento oculto do complexo areolomamilar (CAM) e recidiva local.

Metanálises indicam que os resultados para SSM e NSM não diferem daqueles para mastectomias não conservadoras, e as taxas de recorrência no CAM após a NSM são aceitavelmente baixas, variando de 0% a 3,7%. Em revisão da Cochrane publicada em 2016, foram incluídas 6.502 participantes, submetidas a 7.018 procedimentos: 2.529 realizaram NSM, 818, SSM e 3.671, realizaram mastectomia radical modificada (MRM). Em relação à sobrevida global, o *hazard ratio* (HR) para mastectomia com preservação de pele e do CAM foi de 0,70 em comparação à mastectomia com preservação de pele (IC95%: 0,28 a 1,73) e de 0,72 em comparação à MRM (IC95%: 0,46 a 1,13). A recorrência local foi avaliada em dois estudos dessa revisão, com HR de 0,28 (IC95%: 0,12 a 0,68) na comparação de NSM com MRM. A taxa de complicações foi maior para NSM em relação às demais técnicas, com risco relativo de 0,10 (IC95%: 0,01 a 0,82; P = 0,03). No entanto, aos autores atentam para a baixa qualidade das evidências, uma vez que há discrepâncias nos critérios de inclusão nos estudos e intervalos de confiança amplos.

Mastectomia com preservação de pele ou mastectomia *skin sparing*

Inicialmente descrita por Toth e Lappert em 1991, a mastectomia com preservação de pele envolve a retirada de toda a glândula mamária, inclusive do CAM, conservando a maior quantidade de pele possível com o objetivo de realizar a reconstrução mamária imediata. Esse procedimento pode ser realizado quando a localização e o tamanho do tumor tornam possível deixar pele sem risco de invasão neoplásica. As principais contraindicações dessa técnica cirúrgica são o carcinoma inflamatório e o comprometimento cutâneo extenso. As complicações mais frequentes são necrose de pele, infecção, seromas e hematoma. Trata-se de técnica oncologicamente segura, principalmente em pacientes com tumores T1/T2, carcinoma ductal *in situ*, e como cirurgia redutora de risco.

Estudos recentes têm demonstrado que não há aumento do risco de recidiva local nas pacientes que realizaram a mastectomia com preservação de pele com margens livres de neoplasia. Em 2015, uma metanálise de 20 estudos, envolvendo 5.594 pacientes com câncer de mama em estádio inicial, avaliou sobrevida global, sobrevida livre de doença e recorrência local de SSM em comparação à mastectomia convencional. O estudo não detectou quaisquer diferenças nos resultados oncológicos entre os dois grupos.

Estudo asiático que comparou a segurança oncológica das mastectomias conservadoras (SSM e NSM) *versus* mastectomia convencional em pacientes jovens com câncer de mama (idade < 35 anos) revelou não haver diferença significativa após ajuste de variáveis em recorrências locais, regionais ou sistêmicas. Da mesma maneira, o tipo de cirurgia não foi considerado um fator prognóstico em análise multivariada para sobrevida livre de doença à distância e sobrevida específica do câncer de mama.

Mastectomia total subcutânea com preservação do complexo areolomamilar ou adenomastectomia

Essa técnica cirúrgica consiste na retirada de toda a glândula mamária com conservação da pele, aréola e mamilo e reconstrução mamária com expansores de tecidos ou prótese de silicone no mesmo tempo cirúrgico. O local da incisão pode variar conforme a localização do tumor e a experiência do cirurgião: periareolar, radial em quadrante externo, sulco mamário ou periareolar com prolongamento para a junção dos quadrantes inferiores. Segundo análise do banco de dados americano SEER, entre 2005 e 2009 houve aumento de 202% no número de NSM.

A NSM apresenta resultados estéticos satisfatórios e segurança oncológica demonstrada por estudos não randomizados. Os estudos de seguimento apresentam índices baixos de recorrência local e no CAM nos casos de carcinomas invasores excisados com margens livres. Estudo de Galimberti e cols. analisou 1.989 casos de NSM por carcinoma invasor ou carcinoma *in situ*, realizados de 2003 a 2011 no Instituto Europeu de Oncologia. Após seguimento médio de 94 meses, a taxa de recorrência local foi de 5,5% nas pacientes com carcinoma invasor e de 4,0% nos casos de carcinoma *in situ*, com taxa geral de 1,8% de recorrência no CAM. A sobrevida global em 5 anos foi de 96,1% para os casos de carcinoma invasor e 99,2%

para os *in situ*. Os autores do estudo concluíram que a NSM é uma opção segura para pacientes selecionadas com taxa de perda de CAM aceitavelmente baixa.

Em revisão sistemática publicada em 2018, incluindo 14 estudos, não houve diferença significativa na sobrevida livre de doença em 5 anos e mortalidade para os grupos de NSM e SSM, assim como nas taxas de recorrência local (3,9% *versus* 3,3%, respectivamente). Em relação às complicações, a taxa geral de complicações após NSM foi maior (22,6% *versus* 14,0%), especialmente devido à necrose parcial ou completa de mamilo, que chegou a 15%. Apesar do risco maior de complicações, em casos selecionados, a NSM é uma escolha viável e segura para tratamento de câncer de mama naquelas pacientes com indicação de mastectomia.

Essa técnica cirúrgica também tem sido utilizada nos casos de cirurgias redutoras de risco, em pacientes com mutações comprovadas de BRCA 1/2 ou lesões marcadoras de risco. Como comentado previamente, apresenta bons resultados estéticos, mas, especificamente em uma cirurgia preventiva, devemos lembrar as possíveis complicações, como infecções, perda de sensibilidade do CAM, necrose de aréola e/ou mamilo e extrusão de prótese.

Estudo de Manning e cols., de 2015, avaliou retrospectivamente 728 NSM realizadas entre 2000 e 2013 em 413 pacientes – sendo 269 para câncer de mama, 459 para redução de risco e 177 (24,3%) em pacientes sabidamente com mutação BRCA 1/2, ou uma variante genética de significado incerto. Nenhum câncer de mama foi diagnosticado após acompanhamento médio de 2,15 anos (IQR: 0,11 a 8,14). Os autores concluíram que a NSM é uma opção oncologicamente segura para pacientes mutadas com taxas de complicação aceitáveis.

Estudo brasileiro de Frasson e cols., publicado em 2020, analisou 124 casos de NSM redutora de risco – 53,3% por mutação patogênica, 25,8% por histologia com atipia ou carcinoma lobular *in situ* e 20,9% por história familiar de câncer de mama e/ou ovário – com taxa geral de complicação de 1,6%, sendo 0,8% por infecção e 0,8% por necrose do CAM. No seguimento de 50 meses, apenas um caso de câncer de mama foi diagnosticado entre as 62 pacientes que realizaram a cirurgia profilática.

Atualmente, discute-se na literatura a indicação de radioterapia adjuvante após adenomastectomia. Não há consenso sobre a indicação desse tratamento complementar, mas há a tendência de indicação nos casos de pacientes jovens, de tumores > 5cm, de biologia tumoral desfavorável e/ou de linfonodos metastáticos.

CIRURGIAS CONSERVADORAS OU SETORECTOMIA OU RESSECÇÃO SEGMENTAR OU QUADRANTECTOMIA

A técnica da CC revolucionou a história da mastologia, substituindo a ideia de que o tratamento do câncer de mama precisa ser localmente agressivo para que seja oncologicamente seguro. O principal objetivo do tratamento conservador, além do controle oncológico adequado, é a manutenção da estética corporal.

Para realização de uma CC adequada devem ser considerados os fundamentos básicos dessa abordagem: segurança oncológica através de margens livres, viabilidade técnica com resultado estético adequado e radioterapia complementar obrigatória.

As contraindicações clássicas à CC incluem presença de microcalcificações suspeitas difusas nas imagens da mama, impossibilidade de margens livres, doença que não pode ser tratada pela excisão de uma única região do tecido mamário com resultado cosmético satisfatório, exceto em pacientes altamente selecionadas, doenças do colágeno que contraindicam radioterapia, mutações genéticas com risco aumentado de tumores radioinduzidos e radioterapia prévia sobre a mesma mama.

Está bem estabelecido que a sobrevida após CC é equivalente à da mastectomia em pacientes com câncer de mama dos estádios I e II. Metanálise do Early Breast Cancer Trialists' Collaborative Group (EBCTCG), avaliando desfechos de sobrevida em 10 anos de 3.100 mulheres, não encontrou diferenças significativas ao comparar os procedimentos.

Análise retrospectiva do National Cancer Database (NCDB), publicada por Almahariq e cols., comparou dados de sobrevida em mulheres com câncer de mama em estádio inicial e com axila negativa (pT1-2,N0) tratadas com mastectomia sem radioterapia e CC entre 2006 e 2014. Os resultados do estudo mostraram sobrevida global (SG) significativamente maior nos casos de câncer de mama pT1-2, pN0 tratadas com CC em comparação à mastectomia (SG de 94,4% *versus* 91,8% em 5 anos, respectivamente; $P < 0,001$). Em análise multivariada, o benefício em sobrevida foi mais pronunciado nas pacientes com escore de recorrência alto pelo OncotypeDx® (RS > 25) e naquelas com idade > 50 anos.

Estudo coreano que avaliou 45.770 pacientes com câncer de mama inicial submetidas à cirurgia conservadora, seguida de radioterapia e mastectomia, demonstrou melhor sobrevida global e específica para aquelas submetidas ao tratamento conservador, mesmo após controle de variáveis. Os autores sugerem que os procedimentos são pelo menos equivalentes em termos de sobrevida.

Os subtipos moleculares têm sido ativamente estudados como fator prognóstico de RLR. No contexto da CC, alguns estudos relataram que subtipos moleculares específicos, como câncer de mama triplonegativo, conferem risco aumentado de RLR. Essa observação levou inicialmente à consideração do tratamento desses tumores com mastectomia, na tentativa de reduzir essas taxas, porém estudos retrospectivos mostraram que não há diferença quando se comparam os procedimentos após ajuste para outros fatores.

Esses estudos também relacionam o benefício da radioterapia nesse subtipo molecular. Na última década tem sido questionado o paradigma clássico de controle locorregional equivalente com CC e mastectomia nas pacientes com câncer de mama triplonegativo. Enquanto alguns relataram que o controle locorregional com CC é superior, outros não foram capazes de validar esses achados.

Estudo de Zumsteg e cols. com 646 casos de câncer de mama triplonegativo em estádio inicial (T1-2N0) tratados de 1999 a 2008 em uma mesma instituição comparou CC e mastectomia sem radioterapia. Após seguimento de 78,3 meses, a taxa de RLR foi de 4,2% *versus* 5,4% para CC e mastectomia, respectivamente. Não houve diferença significativa em RLR, metástase à distância e sobrevida livre de doença e sobrevida global entre os grupos.

Em análise recente do banco de dados SEER de Li e cols., envolvendo 14.910 pacientes, foi avaliado o efeito da CC em comparação à mastectomia em tumores triplonegativos em estádio inicial (T1-2N0M0). Nos achados do estudo, em 5 anos, as pacientes submetidas à CC apresentaram melhor sobrevida global (88,6% *versus* 83%; p < 0,05) e sobrevida específica do câncer de mama (94,3% *versus* 93,3%; p < 0,05) do que aquelas que realizaram mastectomia.

Do mesmo modo, análise dos estudos multicêntricos KROG 14-18 e 14-23 identificou benefício significativo em sobrevida livre de RLR (94,6% *versus* 87,7%; p = 0,01), sobrevida livre de doença (89,5% *versus* 80,4%; p = 0,006) e sobrevida global (95,0% *versus* 87,8%; p = 0,005) no subgrupo de pacientes com tumores triplonegativos submetidas à CC *versus* mastectomia.

Em estudo de Macfie e cols., a taxa de recorrência à distância foi menor em pacientes com tumores triplonegativos em estádio II submetidas à CC em comparação à mastectomia, com benefício em sobrevida. Os autores sugerem que a CC, quando viável, deve ser encorajada como opção de tratamento nesse subgrupo de pacientes.

Historicamente, o carcinoma de mama localmente avançado era considerado uma contraindicação à CC. Com o advento das terapias neoadjuvantes, a abordagem conservadora tornou-se viável. Revisão sistemática publicada em 2017, envolvendo 3.531 pacientes, avaliou a segurança oncológica da CC naquelas com carcinoma localmente avançado e boa resposta à quimioterapia neoadjuvante. Os resultados do estudo mostram que não há diferença em recorrência local e regional quando se comparam a CC e a mastectomia. No entanto, taxas menores de recorrência à distância e maiores de sobrevida livre de doença e sobrevida global foram identificadas para CC, levando à conclusão de que ela é uma opção segura em bons respondedores à quimioterapia neoadjuvante.

Outra revisão sistemática, incluindo 5.379 pacientes tratadas com quimioterapia neoadjuvante e 10.110 tratadas sem quimioterapia neoadjuvante, mostrou resultados heterogêneos em relação a margens comprometidas, procedimentos adicionais necessários, tamanho do espécime cirúrgico e resultados cosméticos. Desse modo, os autores sugerem que as evidências são insuficientes para afirmar que a neoadjuvância melhora os desfechos cirúrgicos da cirurgia conservadora.

▶ CONSIDERAÇÕES FINAIS

O tratamento do câncer de mama é multidisciplinar e multifatorial, uma vez que muitas variáveis devem ser consideradas para que sejam alcançados resultados oncológicos seguros e resultados estéticos satisfatórios. Fatores como tamanho do tumor em relação ao tamanho da mama, subtipo histológico e molecular, avaliação adequada por imagem, avaliação genética, viabilidade de radioterapia, tratamentos neoadjuvantes, comorbidades, experiência do cirurgião, possibilidade de seguimento pós-operatório e desejo do paciente são decisivos na escolha do tratamento cirúrgico. O conceito de "mínimo necessário para obter um tratamento oncológico seguro" deve sempre fazer parte da decisão terapêutica.

BIBLIOGRAFIA

Agha RA, Al Omran Y, Wellstead G et al. Systematic review of therapeutic nipple-sparing versus skin-sparing mastectomy. BJS Open 2019 Apr; 3(2):135-45.

Almahariq MF, Quinn TJ, Siddiqui Z et al. Breast conserving therapy is associated with improved overall survival compared to mastectomy in early-stage, lymph node-negative breast cancer. Radiother Oncol 2020 Jan; 142:186-94.

Brenelli FP, Torresan RZ, Brenelli HB. Cirurgias mamarias com preservação de pele e complexo aréolo-papilar (CAP). In: Temas controversos na Mastologia. Caxias do Sul: Lorigraf 2014: 103-13.

Fisher B, anderson S, Bryant J et al. Twenty-year follow-up of a randomized trial comparing total mastectomy, lumpectomy, and lumpectomy plus irradiation for the treatment of invasive breast cancer. N Engl J Med 2002 Oct; 347(16):1233-41.

Frasson AL, Lichtenfels M, Souza AAB et al. Risk-reducing mastectomy: A case series of 124 procedures in Brazilian patients. Breast Cancer Res Treat 2020 May; 181(1):69-75.

Galimberti V, Morigi C, Bagnardi V et al. Oncological outcomes of nipple-sparing mastectomy: A single-center experience of 1989 patients. Ann Surg Oncol 2018 Dec; 25(13):3849-57.

Galimberti V, Vicini E, Corso G et al. Nipple-sparing and skin-sparing mastectomy: Review of aims, oncological safety and contraindications. Breast 2017 Aug; 34(Suppl 1):S82-S84.

Grupo de Pesquisas em Mastologia. Mastectomias. In: Frasson A et al. (eds.). Doenças da mama. Guia de Bolso Baseado em Evidências. 2. ed. São Paulo: Atheneu, 2017: 291-8.

Jagsi R, Li Y, Morrow M et al. Patient-reported quality of life and satisfaction with cosmetic outcomes after breast conservation and mastectomy with and without reconstruction: Results of a Survey of breast cancer survivors. Ann Surg 2015 Jun; 261(6):1198-206.

Jonczyk MM, Jean J, Graham R, Chatterjee A. Surgical trends in breast cancer: A rise in novel operative treatment options over a 12 year analysis. Breast Cancer Res Treat 2019 Jan; 173(2):267-74.

Kim H, Lee SB, Nam SJ et al. Survival of breast-conserving surgery plus radiotherapy versus total mastectomy in early breast cancer. Ann Surg Oncol 2021 Sep; 28(9):5039-47.

Kim K, Park HJ, Shin KH et al. Breast conservation therapy versus mastectomy in patients with t1-2n1 triple-negative breast cancer: Pooled analysis of KROG 14-18 and 14-23. Cancer Res Treat 2018 Oct; 50(4):1316-23.

Lee SB, Lee JW, Son BH et al. Oncologic safety of skin-sparing mastectomy followed by immediate reconstruction in young patients with breast cancer. Asian J Surg 2019 Jan; 42(1):274-82.

Li H, Chen Y, Wang X et al. T1-2N0M0 Triple-negative breast cancer treated with breast-conserving therapy has better survival compared to mastectomy: A SEER population-based retrospective analysis. Clin Breast Cancer 2019 Dec; 19(6):e669-e682.

Macfie R, Aks C, Panwala K et al. Breast conservation therapy confers survival and distant recurrence advantage over mastectomy for stage II triple negative breast cancer. Am J Surg, 2020 Apr.

Mamtani A, Morrow M. Why Are there so many mastectomies in the United States? Annu Rev Med 2017 Jan; 68:229-41.

Ministério da Saúde / INCA. Estimativa Câncer Brasil, 2023.

Morrow M, Golshan M. Mastectomia. In: Harris JR, Lippman ME, Morrow M, Osborne CK (eds.). Doenças da Mama. 5. ed. DLivros 2016; 2:624-31.

Mota BS, Riera R, Ricci MD et al. Nipple- and areola-sparing mastectomy for the treatment of breast cancer. Cochrane Database Syst Rev 2016 Nov; 11(11):Cd008932.

NCCN Clinical Practice Guidelines in Oncology (NCCN Guidelines⏉) Breast Cancer 2023 Nov; Version 4.2023.

Sun Y, Liao M, He L, Zhu C. Comparison of breast-conserving surgery with mastectomy in locally advanced breast cancer after good response to neoadjuvant chemotherapy: A PRISMA-compliant systematic review and meta-analysis. Medicine (Baltimore) 2017 Oct; 96(43):e8367.

Truong PT, Sadek BT, Lesperance MF et al. Is biological subtype prognostic of locoregional recurrence risk in women with pT1-2N0 breast cancer treated with mastectomy? Int J Radiat Oncol Biol Phys 2014 Jan; 88(1):57-64.

Veronesi U, Cascinelli N, Mariani L et al. Twenty-year follow-up of a randomized study comparing breast-conserving surgery with radical mastectomy for early breast cancer. N Engl J Med 2002 Oct; 347(16):1227-32.

Veronesi U, Stafyla V, Luini A, Veronesi P. Breast cancer: from "maximum tolerable" to "minimum effective" treatment. Front Oncol 2012; 2:125.

Volders JH, Negenborn VL, Spronk PE et al. Breast-conserving surgery following neoadjuvant therapy-a systematic review on surgical outcomes. Breast Cancer Res Treat 2018 Feb; 168(1):1-12.

Waks AG, Winer EP. Breast cancer treatment: A review. JAMA 2019 Jan; 321(3):288-300.

Zumsteg ZS, Morrow M, Arnold B et al. Breast-conserving therapy achieves locoregional outcomes comparable to mastectomy in women with T1-2N0 triple-negative breast cancer. Ann Surg Oncol 2013 Oct; 20(11):3469-76.

Capítulo 6

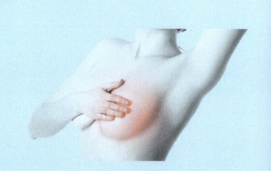

Abordagem Axilar no Câncer de Mama

Carlos Alberto Ruiz

Jonathan Yugo Maesaka

Gabriela Boufelli de Freitas

Rafael Pegado de Abreu Freitas

▶ INTRODUÇÃO

A avaliação axilar é parte integral da abordagem cirúrgica do câncer de mama e a linfadenectomia axilar (LA) foi considerada o tratamento padrão desde as publicações de Halsted[1,2]. A LA visava melhorar o controle local, além de obter informações sobre o número de linfonodos comprometidos, definindo o estadiamento e com isso o prognóstico e tratamento oncológicos. Isoladamente, o *status* axilar era o principal fator prognóstico para a paciente com câncer de mama[3]. Atualmente, além dele, são importantes o tamanho do tumor, o grau tumoral e a expressão de receptores hormonais e HER-2. A presença de doença linfonodal axilar em pacientes sem doença metastática tem impacto nas taxas de sobrevida em 5 anos, com as pacientes sem comprometimento axilar apresentando taxa de 99% de sobrevida em 5 anos, enquanto para as pacientes com comprometimento linfonodal a taxa de sobrevida em 5 anos é de 86%[4].

O advento do estudo do linfonodo sentinela estabeleceu uma modificação definitiva na avaliação axilar, sendo suas indicações cada vez mais amplas e abrangentes atualmente. No presente capítulo discutiremos a abordagem axilar no câncer de mama a partir de uma breve contextualização histórica das técnicas, consolidação do linfonodo sentinela como técnica padrão nas pacientes com estádio inicial e discussão de situações clínicas especiais.

▶ EVOLUÇÃO HISTÓRICA DA ABORDAGEM AXILAR EM CÂNCER DE MAMA

A dissecção axilar integra o tratamento do câncer de mama desde 1894, quando Halsted descreveu a técnica da mastectomia radical, que incluía no procedimento cirúrgico a retirada dos músculos peitorais maior e menor e a dissecção dos linfonodos do nível I ao nível III de Berg[1,2]. Com base na teoria de que o rigoroso controle local se traduz em ganho de sobrevida, foi adotada como técnica padrão por cerca de 70 anos, considerando que, quanto maiores a radicalidade da cirurgia e o número de linfonodos dissecados, maior a chance de cura da paciente. Entretanto, a LA tem como complicações potenciais linfedema, restrição na movimentação do braço, dor e parestesia[5,6]. Com os ganhos crescentes em sobrevida da paciente tratada do câncer de mama, observou-se a tendência de busca de terapêuticas que agregassem menor morbidade.

O primeiro a citar a expressão *linfonodo sentinela* foi Ramon Cabanas, em 1977, após avaliação de 100 casos de carcinoma de pênis[7]. O linfonodo sentinela era o primeiro linfonodo da cadeia de drenagem do câncer com localização anatômica determinada, e as pacientes que o apresentavam sem doença não tinham os demais linfonodos da cadeia comprometidos, o que levou à conclusão de que, se o linfonodo sentinela fosse negativo, os demais não precisariam ser ressecados, diminuindo a morbidade e as complicações das cirurgias.

Os primeiros a avaliar a aplicabilidade da técnica do linfonodo sentinela no câncer de mama foram Giuliano e cols., em 1994. Azul patente a 1% foi utilizado no estudo de 174 pacientes, demonstrando acurácia de 96% na identificação do linfonodo sentinela[8]. Outras técnicas de identificação foram descritas, destacando-se a cirurgia radioguiada. Krag e cols. foram os primeiros a descrever o emprego de radiofármaco para identificação do linfonodo sentinela com taxas equivalentes de sucesso[9]. Albertini e cols., ao utilizarem a técnica que combinava azul isossulfano, radiofármaco e tecnécio, encontraram 92% dos linfonodos sentinelas[10].

Para confirmação do linfonodo sentinela como primeiro sítio de metástase de um tumor mamário e de que não existe doença axilar se ele for negativo, Turner e cols. avaliaram 103 pacientes submetidas à biópsia do linfonodo sentinela e posteriormente à LA. Nas 60 pacientes com linfonodo sentinela negativo, foram analisados 1.087 linfonodos não sentinelas, e apenas um deles estava comprometido[11]. Os autores concluíram que, se o linfonodo sentinela for negativo tanto por hematoxilina e eosina como pela imuno-histoquímica, a paciente não apresenta doença axilar.

▶ APLICAÇÃO DO LINFONODO SENTINELA

Diversos estudos avaliaram a aplicabilidade da técnica do linfonodo sentinela, bem como a acurácia para sua identificação. O estudo NSABP-B32 avaliou 5.611 pacientes com carcinoma invasivo e axila clinicamente negativa. As pacientes foram randomizadas para biópsia do linfonodo sentinela seguida de LA *versus* biópsia do linfonodo sentinela e LA apenas em caso de linfonodo sentinela positivo. A taxa de identificação do linfonodo sentinela foi de 97,2%, e a taxa de falso-negativo, 9,8%[12]. Diversos outros ensaios clínicos confirmaram a aplicabilidade do linfonodo sentinela, com acurácia de 96% a 98%[13]. O ensaio clínico ALMANAC. que randomizou biópsia de linfonodo sentinela *versus* dissecção axilar, encontrou taxa maior de linfedema no grupo de LA. Os riscos relativos de qualquer linfedema foram de 0,37 (IC95%: 0,23 a 0,60; taxas absolutas: 5% *versus* 13%) para o grupo de biópsia de linfonodo sentinela, em comparação com o grupo submetido ao tratamento axilar padrão em 12 meses, e perda sensorial de 0,37 (IC95%: 0,27 a 0,50; taxas absolutas: 11% *versus* 31%), respectivamente. A qualidade de vida geral registrada pela paciente e os escores de funcionamento do braço foram significativamente melhores no grupo de biópsia de linfonodo sentinela (todos P ≤ 0,003)[14]. A biópsia do linfonodo sentinela deve ser considerada conduta padrão no estadiamento das pacientes com câncer de mama com linfonodos clinicamente negativos[15].

Diversos trabalhos avaliaram dados referentes ao desfecho clínico. Ensaios clínicos randomizados demonstraram taxas equivalentes de sobrevida global, sobrevida livre de doença e recorrência locorregional nas pacientes com linfonodo sentinela negativo, comparadas às com linfonodo sentinela negativo submetidas à LA e, fundamentalmente, revelaram que as taxas de eventos adversos, como linfedema e alterações sensoriais, foram significativamente maiores nas pacientes submetidas à LA[11-16].

▶ DEFINIÇÃO DE TRATAMENTO: CIRURGIA *VERSUS* TRATAMENTO SISTÊMICO (NCCN 2023[17])

As pacientes com câncer de mama não metastático podem ser selecionadas para tratamento neoadjuvante primeiro ou para tratamento cirúrgico com posterior adjuvância. As pacientes com os seguintes critérios devem iniciar o tratamento sistêmico antes da cirurgia:

1. Doença HER-2-positiva ou subtipo triplonegativo se ≥ T2 ou ≥ N1.
2. Tumor grande para o tamanho da mama da paciente, tentativa de viabilizar uma cirurgia conservadora.
3. cN+ na tentativa de alcançar cN0.
4. Pode ser considerado para cT1cN0 HER-2 ou triplonegativo.

Não são candidatas ao tratamento cirúrgico inicial:

1. Pacientes com carcinoma ductal *in situ* (CDIS) extenso e cuja extensão do invasivo não é certa.
2. Pacientes que apresentam tumores difíceis de delimitar adequadamente.
3. Pacientes com tumores não palpáveis e não acessíveis clinicamente.

Cabe mencionar que no consenso internacional de câncer de mama na gravidez idealizado pela European Society of Gynecological Cancer, publicado em 2010, o painel de especialistas considerou que a biópsia de linfonodo sentinela com radiofármaco pode ser utilizada com segurança durante a gestação, mediante injeção do coloide na manhã do dia de cirurgia, e que o azul patente não deve ser utilizado para identificação do linfonodo sentinela[18].

▶ RECOMENDAÇÕES PARA ABORDAGEM AXILAR DA SOCIEDADE AMERICANA DE CIRURGIÕES DE MAMA (2022[19])

Indicações de biópsia de linfonodo sentinela

- cT1mic-3cN0 (ausência de linfonodo palpável suspeito).
- cT1-2cN0 (ausência de linfonodos palpáveis suspeitos no exame físico, apesar de exame de imagem com linfonodo suspeito).
- ycN0.

Indicações de dissecção axilar

- cN2-3.
- cN0 com mais de dois linfonodos positivos em cirurgia conservadora e mais de três em mastectomia (já que não se enquadram no Z0011 ou Amaros).
- cN1-2 não candidatas à neoadjuvância.
- pN1-2 pós-neoadjuvância.
- Câncer de mama inflamatório.
- Recorrência local e axila comprometida (N1-2).
- Metástase axilar de câncer de mama oculto.

Quando não abordar a axila

- Caso a informação axilar nada acrescente para a decisão quanto à adjuvância: idade avançada ou múltiplas comorbidades.
- CDIS puro e cirurgia conservadora.
- Paciente com idade ≥ 70 anos e tumor receptor hormonal-positivo, HER-2-negativo.
- Adenectomia profilática.

O European Institute of Oncology of Milan iniciou o estudo *Sentinel node vs Observation after axillary Ultra-SouND* (SOUND)[20], o qual incluiu pacientes com câncer de mama ≤ 2cm, candidatas a cirurgia conservadora e radioterapia com avaliação axilar guiada por ultrassom demonstrando axila negativa. As pacientes estão sendo randomizadas para não abordagem axilar ou abordagem axilar, e os desfechos analisados serão a sobrevida livre de doença e a sobrevida global, além das taxas de recorrência local e à distância.

▶ TRATAMENTO CIRÚRGICO *UPFRONT*

Manejo da axila na paciente com linfonodo sentinela positivo

Nomogramas

Historicamente, a paciente com linfonodo sentinela positivo deveria ser submetida à LA. No entanto, considerando a morbidade da LA e o maior conhecimento sobre as terapias adjuvantes, surgiu intenso questionamento sobre a possibilidade de se prescindir da LA para essas pacientes. Nomogramas foram elaborados para determinação do risco de acometimento do restante da axila quando o linfonodo sentinela é positivo, como o elaborado por Van Zee e cols. em 2003[21], que apresentou taxas divergentes de reprodutibilidade em outros estudos. Esses dados são semelhantes aos obtidos por outros

nomogramas, ilustrando que a acurácia de predição de um modelo se modifica quando aplicado em populações distintas[22].

Micrometástases em linfonodo sentinela

O manejo da paciente com linfonodo sentinela positivo para micrometástases foi avaliado em diversos estudos. O IBCSG 23-01 avaliou pacientes cT1N0 com linfonodo sentinela positivo para micrometástases, randomizadas para LA *versus* observação. Após seguimento médio de 10 anos, não houve diferenças estatisticamente significativas entre os grupos em relação à sobrevida global (88,2% no grupo de LA *versus* 90,8% no de observação) e à sobrevida livre de doença (74,9% no de LA *versus* 76,8% no de observação)[23].

O estudo ACOSOG Z0010 avaliou pacientes cT1-2N0 submetidas à cirurgia conservadora mais biópsia de linfonodo sentinela. O uso de imuno-histoquímica aumentou a taxa de identificação de metástases linfonodais em 10,5%, mas essas pacientes não apresentaram mudanças na sobrevida global em 5 anos[24].

Uma análise de subgrupo do estudo NSABP-B32 foi realizada no intuito de identificar o valor prognóstico de metástases linfonodais ocultas. O reexame seriado de 3.887 blocos de parafina com marcadores imuno-histoquímicos identificou 15,9% de metástases ocultas. A sobrevida global foi de 94,6% para as pacientes com metástases ocultas *versus* 95,8% para as sem metástases ocultas[25].

Macrometástase em linfonodo sentinela

✓ *ACOSOG Z0011*

Em 2011, Giuliano e cols. publicaram o ACOSOG Z0011, ensaio clínico randomizado que avaliou pacientes cT1-T2cN0M0 submetidas à ressecção segmentar mais biópsia de linfonodo sentinela com programação de radioterapia tangencial mamária que apresentavam um ou dois linfonodos sentinelas positivos para macrometástases, randomizadas para grupos de LA ou observação da axila. Os desfechos incluíram sobrevida global, morbidade e sobrevida livre de doença. Foram avaliadas 891 pacientes e, após seguimento médio de 6,3 anos, não foram encontradas diferenças entre os dois grupos para sobrevida global (91,8% no de LA *versus* 92,5% no de observação), sobrevida livre de doença (82,2% no de LA *versus* 83,9% no de observação) e recorrência locorregional (3,1% no de LA *versus* 1,6% no de observação)[26]. Em 2017 foi publicada a atualização dos 10 anos do Z0011 –

856 pacientes (96%) completaram o estudo (446 no grupo linfonodo sentinela e 445 no grupo de LA). Em uma mediana de seguimento de 9,3 anos, a sobrevida global em 10 anos foi de 86,3% no grupo de linfonodo sentinela e 83,6% no grupo de LA (HR: 0,85 [1 lado IC95%: 0 a 1,16]; não inferioridade P = 0,02). A sobrevida livre de doença em 10 anos foi de 80,2% no grupo apenas de linfonodo sentinela e de 78,2% no grupo de LA (HR: 0,85 [IC95%: 0,62 a 1,17]; P = 0,32). Entre o quinto e o décimo ano houve apenas uma recorrência regional no grupo linfonodo sentinela *versus* nenhuma no grupo de LA. A recorrência regional em 10 anos foi semelhante em ambos os grupos, demonstrando a segurança da realização apenas do linfonodo sentinela nesse grupo de pacientes (T1-2 submetidos a cirurgia conservadora com até dois linfonodos sentinelas comprometidos com macrometástases)[27].

✓ AMAROS trial

O EORTC AMAROS foi um estudo multicêntrico que randomizou pacientes com tumores invasivos < 5cm e axila clinicamente negativa, com biópsia de linfonodo sentinela positiva, para realização de LA *versus* radioterapia (RT) axilar. Os desfechos avaliados foram taxa de recorrência axilar em 5 anos, sobrevida global, sobrevida livre de doença, qualidade de vida, movimento do ombro e linfedema em 1 e 5 anos. Com seguimento médio de 6,1 anos, as taxas de recorrência axilar em 5 anos foram de 0,54% no grupo de LA *versus* 1,03% no de RT axilar. Não houve diferenças estatisticamente significativas na sobrevida global e na sobrevida livre de doença nos dois grupos. As taxas de linfedema após LA foram maiores do que no grupo de RT axilar (em 1 ano: 40% no de LA *versus* 22% no de RT axilar, p < 0,0001; em 5 anos: 28% no de LA *versus* 14% no de RT axilar, p < 0,0001). O estudo demonstra que tanto a LA como a RT axilar conseguem excelente controle local[28]. A atualização de 10 anos do estudo demonstrou uma taxa de recorrência axilar em 10 anos de 0,93% (IC95%: 0,18 a 1,68; sete eventos) após LA e 1,82% (IC95%: 0,74 a 2,94; 11 eventos) após RT axilar (HR: 1,71; IC95%: 0,67 a 4,39). Não houve diferenças na sobrevida global (HR: 1,17; IC95%: 0,89 a 1,52) ou sobrevida livre de doença (HR: 1,19; IC95%: 0,97 a 1,46). A LA foi associada a taxa de linfedema em análises atualizadas (24,5% *versus* 11,9%; P < 0,001). As escalas de qualidade de vida não diferiram entre os vários tratamentos. Uma análise exploratória demonstrou incidência cumulativa de 12,1% (IC95%: 9,6 a 14,9) de um segundo câncer primário em 10 anos após RT axilar e de 8,3% (IC95%:

6,3 a 10,7) após LA. A atualização do estudo AMAROS confirmou o risco baixo de recorrência axilar após RT axilar e após LA sem diferença na sobrevida global e livre de doença e no controle locorregional. Considerando a menor morbidade do braço, a RT axilar é preferível à LA para pacientes com câncer de mama cT1-2 com até três linfonodos sentinelas positivos[29].

▶ LINFONODO SENTINELA EM PACIENTES SUBMETIDAS À NEOADJUVÂNCIA

A quimioterapia neoadjuvante (QTN) é uma abordagem estabelecida em pacientes com diagnóstico de câncer de mama e seu benefício pode ser expresso em diversos campos do tratamento, possibilitando avaliação *in vivo* da resposta tumoral ao agente citotóxico, aumento das taxas de realização de cirurgia conservadora tanto na mama como na axila[30] e diminuição dos riscos de recorrência à distância[31]; além disso, pode evitar o risco de complicações relacionadas com a reconstrução mamária em pacientes que seriam candidatas a mastectomias, melhorando assim os desfechos estéticos e as outras complicações, como linfedema. A avaliação axilar pré-QTN pode contemplar exame físico minucioso e ultrassonografia direcionada, podendo ser considerada ou não a realização de ressonância magnética, com possibilidade de punção aspirativa por agulha fina (PAAF) para avaliação citológica ou *core biopsy* para amostragem histológica linfonodal.

Para redução das taxas de LA, uma série de estudos sugeriu a utilização do linfonodo sentinela como técnica para avaliação do *status* axilar. Estudos iniciais avaliaram o emprego do linfonodo sentinela em pacientes submetidas à QTN com axila clinicamente negativa, apresentando acurácia equivalente à das paciente submetidas à cirurgia como tratamento primário[32,33]. O estudo NSABP B18 relatou taxas de resposta completa axilar à neoadjuvância (pCR na sigla em inglês) da ordem de 37%. As taxas de resposta podem chegar, em média, a 49%, com taxas maiores de pCR (97%) para tumores HER-2 amplificados que receberam terapia anti-HER-2 associada à quimioterapia padrão, seguidas de taxas de resposta da ordem de 70% dos casos para tumores HER-2+/receptor de estrogênio positivo, tumores triplonegativos com taxa de resposta de 47% e receptor de estrogênio positivo com taxas de pCR de 21%[34].

Cientes da possibilidade de axilas inicialmente positivas se tornarem negativas após QTN, a doença residual axilar está presente em cerca de 50% a 60% dos casos[35], e estudos buscaram avaliar a possibilidade de realização da técnica do linfonodo sentinela nesse grupo de pacientes.

O ensaio SENTINA trial[36], estudo prospectivo, multicêntrico e randomizado, avaliou 1.737 pacientes, divididas em quatro braços:

A. Realização de biópsia do linfonodo sentinela pré-quimioterapia em pacientes com axila clinicamente negativa (cN0).

B. Biópsia de linfonodo sentinela em pacientes com axila clinicamente negativa (cN0) com resultado positivo (pN1[ls]) e novo sentinela (ressentinela) ao término da QTN, seguido de LA.

C. Pacientes com axila clinicamente positiva (cN1) submetidas à QTN, resultando em axila clinicamente negativa após (ycN0), realizada biópsia de linfonodo sentinela, seguida de LA.

D. Pacientes clinicamente positivas (cN1) submetidas à QTN com *status* pós-terapia sistêmica ainda positivo (ycN1[ls]), submetidas à LA.

Nas pacientes do braço C, a taxa de detecção do linfonodo sentinela foi de 80,1% com taxa de falso-negativo de 14,2% (IC95%: 9,9 a 19,4). Nas pacientes do braço B (ressentinela), as taxas de detecção foram de 69,8% com 51,6% de falso-negativo (IC95%: 55,6 a 65). Os autores concluem que uma segunda avaliação do linfonodo sentinela (ressentinela) apresenta taxas inaceitavelmente baixa de detecção e de falso-negativo. Quanto à negativação do *status* axilar clínico após QTN, os autores não recomendam a utilização do linfonodo sentinela para avaliação axilar. O estudo *Canadian Sentinel Node Biopsy Following Neoadjuvant Chemotherapy* (SN FNAC) corrobora esses achados, apresentando diferenças sutis na taxa de identificação do linfonodo sentinela: 18% para um linfonodo avaliado e 5% para dois ou mais linfonodos.

O estudo ACOSOG Z1071 avaliou as taxas de falso-negativos ao realizar a biópsia de linfonodo sentinela após QTN em pacientes com doença axilar inicial[37]. Foram avaliadas 701 pacientes – T0 a T4 –, sendo 663 com cN1 e 38 com cN2, todas confirmadas com PAAF ou *core biopsy*. Após a QTN, 582 pacientes não apresentavam linfonodos palpáveis (83%). Na cirurgia foi utilizada a técnica combinada (tecnécio mais azul patente), e as pacientes foram submetidas à biópsia de linfonodo sentinela, seguida de LA. Em 525 pacientes, pelo menos dois linfonodos foram ressecados, com 41% (215) apresentando resposta patológica completa e 310 apresentando doença residual – desses, 39 tiveram linfonodo sentinela negativo e taxa de 12,6% de falso-negativo (IC95%: 9,95 a 16,05). Quando o linfonodo sentinela foi identificado, somando as duas técnicas, a taxa de falso-negativo foi de 10,8%; quando foi feita a ressecção de pelo menos três linfonodos sentinelas, a taxa caiu para 9,1%. O trabalho ilustra que uma técnica adequada de identificação e exérese do linfonodo sentinela diminui as taxas de falso-negativos, sendo fundamental a atenção do médico assistente para esse aspecto. No entanto, ainda são necessários mais estudos para definir com segurança as candidatas a essa técnica.

Em 2015, Galimberti e cols.[38] publicaram a análise retrospectiva do Instituto Europeu de Oncologia sobre os resultados do seguimento de 5 anos de pacientes que fizeram biópsia de linfonodo sentinela após tratamento neoadjuvante, sendo cN1/N2 ou N0. O trabalho contemplou 396 mulheres com tumores T1 a T4 sem doença axilar ou com axila positiva (cN1 e N2) comprovados por PAAF, que se tornaram ycN0 após o tratamento neoadjuvante. As mulheres foram avaliadas por meio de tomografia computadorizada com emissão de pósitrons ou ultrassonografia axilar.

As pacientes que se mantiveram com axila clinicamente positiva após a neoadjuvância foram submetidas à LA. A presença de micrometástases ypN1(mi) caracterizou a axila como positiva, e a de células tumorais isoladas (ypN0 [i+]), como negativas. A sobrevida global em 5 anos foi de 90,7%, sendo de 93,3% nas pacientes inicialmente com cN0 e de 86,3% nas inicialmente com cN1/2. A recorrência axilar ocorreu como um evento em ambos os grupos. A sobrevida livre de doença em 5 anos foi de 81,1% nas com cN0 e de 73,4% naquelas com cN1/2. O trabalho corrobora como aceitável a realização de biópsia do linfonodo sentinela nos casos de cN1//N2 pré-tratamento neoadjuvante, caso ocorra boa resposta axilar ypN0 ou ypN0(mi).

Em 2016, Caudle e cols.[39] avaliaram a utilização de clipes em linfonodos metastáticos confirmados por biópsia antes da terapia sistêmica neoadjuvante com o objetivo de determinar se as alterações patológicas nos linfonodos marcados refletiam o *status* nodal basal e se a dissecção axilar dirigida, que inclui linfonodo sentinela e localização e remoção seletiva do linfonodo clipado, alcança taxas de falso-negativo comparáveis às da biópsia de linfonodo sentinela isoladamente.

Das 208 pacientes do estudo, 191 foram submetidas a LA, e doença residual foi identificada em 120 (63%). O linfonodo clipado mostrou comprometimento metastático em 115 pacientes, com uma taxa de falso-negativo de 4,2% (IC95%: 1,4 a 9,5) para o linfonodo clipado. Das 118 pacientes submetidas à biópsia de linfonodo sentinela e LA, a taxa de falso-negativo foi de 10,1% (IC95%:

4,2 a 19,8), incluindo sete eventos falsos-negativos em 69 pacientes com doença residual. Ao ser adicionada a avaliação do linfonodo clipado, a taxa de falso-negativo caiu para 1,4% (IC95%: 0,03 a 7,3; P = 0,3). O linfonodo clipado não foi identificado como linfonodo sentinela em 23% das pacientes (31 de 134), incluindo seis com linfonodo sentinela negativo, porém com metástase no linfonodo clipado. A dissecção axilar dirigida foi realizada em 85 pacientes, com taxa de falso-negativo de 2% (1 de 50; IC95%: 0,05 a 10,7).

Diante da tendência da aparente segurança de abordagens menos invasivas na cirurgia axilar após neoadjuvância, o ensaio clínico The Alliance A11202 pretende comprovar a não inferioridade da radioterapia axilar (axila, fossa supraclavicular e mamária interna), comparada à LA, em pacientes que mantêm linfonodos positivos após neoadjuvância independentemente do tipo de cirurgia realizada.

O estudo SOUND[40] também mantém a linha de descalonamento cirúrgico axilar, pois pretende randomizar pacientes com baixa carga de doença axilar para realizarem biópsia de linfonodo sentinela ou ultrassonografia isolada, visto que nesses casos são baixas as chances de o resultado do linfonodo sentinela mudar a indicação de tratamento adjuvante.

Nos últimos anos, o tratamento axilar passou por diversas mudanças em decorrência das crescentes estratégias de tratamento, possibilitando que as pacientes com doença axilar fossem poupadas da cirurgia radical ao ser atingido *status* clínico negativo após terapia sistêmica neoadjuvante, levando essa rápida mudança nos padrões de tratamento ao enfrentamento de diversos desafios no manejo axilar. Weber e cols.[41] publicaram suas incertezas e controvérsias a respeito do manejo axilar das pacientes com câncer de mama, formando um consórcio internacional e multicêntrico com mais de 250 membros, incluindo cirurgiões de mama, oncologistas e radiologistas de mais de 60 países, para preencher as lacunas ainda existentes sobre o tema e promovendo discussões entre especialistas na tentativa de padronizar as melhores opções de tratamento com base nas informações sobre o tema já interpretadas nos diversos trabalhos, além de moldar a próxima geração de ensaios clínicos que possam facilitar e padronizar as futuras tomadas de decisões.

Alguns temas, como padrões de imagem axilar e descalonamento cirúrgico em pacientes com axila positiva, não são considerados prioridade de estudo pelos especialistas, pois as evidências atuais atendem bem à necessidade desses questionamentos, que já são bem estabelecidos, porém recomendam-se o desenho de projetos de pesquisa para o tratamento de doença linfonodal residual após cirurgia e a identificação dos principais *endpoints* para o manejo axilar.

As perspectivas futuras incluem a necessidade de novas metanálises e revisões sistemáticas sobre as lacunas do descalonamento da radioterapia axilar, bem como a manutenção do funcionamento do consórcio para orientação de futuros desenhos de estudo que possam ajudar a suprir as atuais necessidades de temas controversos no tratamento da doença linfonodal axilar.

REFERÊNCIAS

1. Halsted WS. The results of operations for the cure of cancer of the breast performed at the Johns Hopkins Hospital from June 1889 to January 1894. Johns Hopkins Hosp Rep 1894; 4:297-350.
2. Halsted WS. The results of radical operations for the cure of carcinoma of the breast. Ann Surg 1907; 46:1.
3. Carter CL, Allen C, Henson DE. Relation of tumor size, lymph node status and survival in 24,740 breast cancer cases. Cancer 1989; 63:181-7.
4. Siegel RL, Miller KD, Fuchs HE, Jemal A. Cancer statistics, 2022. CA Cancer J Clin 2022 Jan; 72(1):7-33. doi: 10.3322/caac.21708.
5. Lauridsen MC, Overgaard M, Overgaard J et al. Shoulder disability and late symptoms following surgery for early breast cancer. Acta Oncol 2008; 47(4):569-75.
6. Schmitz KH, Speck RM, Rye SA et al. Prevalence of breast cancer treatment sequelae over 6 years of follow-up: the Pulling Through Study. Cancer 2012; 118(8 Suppl):2217-25.
7. Cabanas RM. An approach for the treatment of penile carcinoma. Cancer 1977 Feb; 39(2):456-66.
8. Giuliano AE, Kirgan DM, Guenther JM et al. Lymphatic mapping and sentinel lymphadenectomy for breast cancer. Ann Surg 1994; 220:391-8; discussion 398-401.
9. Krag D, Weaver D, Ashikaga T et al. The sentinel node in breast cancer ⊠ A multicenter validation study. N Engl J Med 1998; 339:941-6.
10. Albertini JJ, Lyman GH, Cox C et al. Lymphatic mapping and sentinel node biopsy in the patient with breast cancer. JAMA 1996 Dec; 276(22):1818-22.
11. Turner RR, Ollila DW, Krasne DL et al. Histopathologic validation of the sentinel lymph node hypothesis for breast carcinoma. Ann Surg 1997; 226:271-6; discussion 276-8.
12. Krag DN, Anderson SJ, Julian TB et al. Sentinel-lymph-node resection compared with conventional axillary-lymph-node dissection in clinically node-negative patients with breast cancer: Overall survival findings from the NSABP B-32 randomised phase 3 trial. Lancet Oncol 2010; 11:927-33.
13. Chung AP, Giuliano AE. Sentinel lymph node biopsy. In: Harris JR, Lippman ME, Morrow M, Osborne CK (eds.) Diseases of the breast. Philadelphia, PA: Wolters Kluwer Health, 5. ed.
14. Mansel RE, Fallowfield L, Kissin M et al. Randomized multicenter trial of sentinel node biopsy versus standard axillary treatment in operable breast cancer: The ALMANAC Trial. J Natl Cancer Inst 2006 May; 98(9):599-609.
15. Morrow M, Harris JR. Local management of the axilla. In: Harris JR, Lippman ME, Morrow M, Osborne CK (eds.) Diseases of the breast. Philadelphia, PA: Wolters Kluwer Health, 5. ed.
16. Magnoni F, Galimberti V, Corso G et al. Axillary surgery in breast cancer: An updated historical perspective. Semin Oncol 2020 Dec; 47(6):341-52
17. National Comprehensive Cancer Network. Breast Cancer (Version 4.2023). Disponível em: https://www.nccn.org/professionals/physician_gls/pdf/breast.pdf. Acesso em: 24 de abr de 2023.
18. Amant F, Deckers S, Van Calsteren K et al. Breast cancer in pregnancy: Recommendations of an international consensus meeting. Eur J Cancer 2010 Dec; 46(18):3158-68.

19. Surgeons ASoB. Position statement on management of the axilla in patients with in-situ and invasive breast cancer: A concise overview. Disponível em: https://www.breastsurgeons.org/docs/statements/management-of-the-axilla.pdf.

20. https://clinicaltrials.gov/ct2/show/NCT02167490

21. Van Zee KJ, Manasseh DM, Bevilacqua JL et al. A nomogram for predicting the likelihood of additional nodal metastases in breast cancer patients with a positive sentinel node biopsy. Ann Surg Oncol 2003; 10:1140-51.

22. Degnim AC, Reynolds C, Pantvaidya G et al. Non-sentinel node metastasis in breast cancer patients: Assessment of an existing and a new predictive nomogram. Am J Surg 2005 Oct; 190(4):543-50.

23. Galimberti V, Cole BF, Viale G et al; International Breast Cancer Study Group Trial 23-01. Axillary dissection versus no axillary dissection in patients with breast cancer and sentinel-node micrometastases (IBCSG 23-01): 10-year follow-up of a randomised, controlled phase 3 trial. Lancet Oncol 2018 Oct; 19(10):1385-93.

24. Cote R, Giuliano AE, Hawes D et al. ACOSOG Z0010: A multicenter prognostic study of sentinel node (SN) and bone marrow (BM) micrometastases in women with clinical T1/T2 N0M0 breast cancer. J Clin Oncol 2010; 28(18 suppl):CRA504.

25. Weaver DL, Ashikaga T, Krag DN et al. Effect of occult metastases on survival in node-negative breast cancer. N Engl J Med 2011; 364:412-21.

26. Giuliano AE, Hunt KK, Ballman KV et al. Axillary dissection vs no axillary dissection in women with invasive breast cancer and sentinel node metastasis: A randomized clinical trial. JAMA 2011; 305(6):569-75.

27. Giuliano AE, Ballman KV, McCall L et al. Effect of axillary dissection vs no axillary dissection on 10-year overall survival among women with invasive breast cancer and sentinel node metastasis: The ACOSOG Z0011 (Alliance) Randomized Clinical Trial. JAMA 2017 Sep; 318(10):918-26.

28. Rutgers EJ, Donker M, Straver EM et al. Radiotherapy or surgery of the axilla after a positive sentinel node in breast cancer patients: Final analysis of the EORTC AMAROS trial. J Clin Oncol 2013; 31(18 suppl):LBA1001.

29. Bartels SAL, Donker M, Poncet C et al. Radiotherapy or surgery of the axilla after a positive sentinel node in breast cancer: 10-year results of the randomized controlled EORTC 10981-22023 AMAROS Trial. J Clin Oncol 2023 Apr; 41(12):2159-65.

30. Fisher B, Brown A, Mamounas E et al. Effect of preoperative chemotherapy on local-regional disease in women with operable breast cancer: Findings from National Surgical Adjuvant Breast and Bowel Project B-18. J Clin Oncol 1997; 15:2483-93.

31. Kaufmann M, Hortobagyi GN, Goldhirsch A et al. Recommendations from an International Expert Panel on the use of neoadjuvant (primary) systemic treatment of operable breast cancer: An update. J Clin Oncol 2006 Apr; 24(12):1940-9.

32. Piato JR, Barros AC, Pincerato KM, Sampaio AP, Pinotti JA. Sentinel lymph node biopsy in breast cancer after neoadjuvant chemotherapy: A pilot study. Eur J Surg Oncol 2003 Mar; 29(2):118-20.

33. Hunt KK, Yi M, Mittendorf EA et al. Sentinel lymph node surgery after neoadjuvant chemotherapy is accurate and reduces the need for axillary dissection in breast cancer patients. Ann Surg 2009; 250:558-66.

34. Mamtani A, Barrio AV, King TA et al. How often does neoadjuvant chemotherapy avoid axillary dissection in patients with histologically confirmed nodal metastases? Results of a prospective study. Ann Surg Oncol 2016 Oct; 23(11):3467-74.

35. Bear HD, Anderson S, Brown A et al. The effect on tumor response of adding sequential preoperative docetaxel to preoperative doxorubicin and cyclophosphamide: Preliminary results from National Surgical Adjuvant Breast and Bowel Project Protocol B-27. J Clin Oncol 2003; 21:4165-74.

36. Kuehn T, Bauerfeind I, Fehm T et al. Sentinel-lymph-node biopsy in patients with breast cancer before and after neoadjuvant chemotherapy (SENTINA): A prospective, multicentre cohort study. Lancet Oncol 2013 Jun; 14(7):609-18.

37. Boughey JC, Suman VJ, Mittendorf EA et al. Sentinel lymph node surgery after neoadjuvant chemotherapy in patients with node-positive breast cancer: The ACOSOG Z1071 (Alliance) clinical trial. JAMA 2013 Oct; 310(14):1455-61.

38. Galimberti V, Ribeiro Fontana SK, Maisonneuve P et al. Sentinel node biopsy after neoadjuvant treatment in breast cancer: Five-year follow-up of patients with clinically node-negative or node-positive disease before treatment. Eur J Surg Oncol 2016 Mar; 42(3):361-8.

39. Caudle AS, Yang WT, Krishnamurthy S et al. Improved axillary evaluation following neoadjuvant therapy for patients with node-positive breast cancer using selective evaluation of clipped nodes: Implementation of targeted axillary dissection. J Clin Oncol 2016 Apr; 34(10):1072-8. doi: 10.1200/JCO.2015.64.0094.

40. Gentilini O, Veronesi U. Abandoning sentinel lymph node biopsy in early breast cancer? A new trial in progress at the European Institute of Oncology of Milan (SOUND: Sentinel node vs Observation after axillary UltraSouND). Breast 2012 Oct; 21(5):678-81.

41. Weber WP, Gentilini OD, Morrow M et al. Uncertainties and controversies in axillary management of patients with breast cancer. Cancer Treat Rev 2023 Jun; 117:102556. doi: 10.1016/j.ctrv.2023.102556.

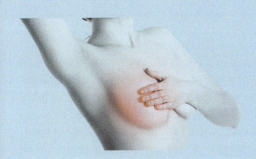

Capítulo 7

Câncer de Mama Localmente Avançado

Eduardo Camargo Millen
Daniele Pitanga Torres
Eduarda Goulart Carneiro

▸ INTRODUÇÃO

O câncer de mama é importante problema de saúde pública. Entre as pacientes que se submetem a rastreio periódico, o câncer de mama localmente avançado (CMLA) representa 5% de todas as neoplasias malignas da mama, enquanto o carcinoma inflamatório responde por 1,3% dos casos. Nos países em desenvolvimento, onde é de paciente o acesso ao rastreio e ao tratamento, o CMLA representa 40% a 60% de todas as neoplasias malignas de mama. No Brasil, em suas diversas regiões, varia entre 15% e 46,5%.

Os CMLA continuam sendo um desafio clínico, uma vez que as pacientes com doença localmente avançada apresentam taxas altas de recidiva e mortalidade. No entanto, com o desenvolvimento das formas combinadas de tratamento, incluindo cirurgia, quimioterapia, hormonioterapia, radioterapia e mais recentemente terapia-alvo, o prognóstico dessas pacientes apresentou melhora importante.

As mulheres hispânicas e africanas são mais propensas a serem diagnosticadas com doença localmente avançada, quando comparadas às de outras etnias de mesmo nível socioeconômico e, portanto, com a mesma possibilidade de acesso a cuidados preventivos, incluindo o rastreio mamográfico.

Entre os diversos estádios, convém diferenciar o carcinoma inflamatório. Este apresenta características biológicas de maior agressividade, geralmente com receptores hormonais negativos, alto grau, alto percentual de expressão do Ki-67, maior angiogênese e invasão angiolinfática. O risco de morte é duas vezes maior do que nos demais.

▸ DEFINIÇÃO

Não há consenso quanto à definição de CMLA. Para alguns autores, baseia-se no tumor sem evidência de metástase à distância que não pode ser ressecado adequadamente por cirurgia sem tratamento sistêmico ou radioterapia neoadjuvante[1]. Os CMLA também são identificados a partir da extensão anatômica da doença: estadiamento IIIB e IIIC pelo American Joint Committee on Cancer, e alguns autores incluem o IIIA. Nesses estádios, incluem-se o câncer inflamatório (T4d), com comprometimento cutâneo (T4b) ou da parede torácica (T4a), linfonodos fixos ou fusionados (N2) e envolvimento de linfonodos ipsilaterais supra ou infraclaviculares (N3).

Nos últimos anos, a proporção de casos de CMLA diminuiu nos EUA. Em estudo populacional realizado na Suécia, a proporção de tumores diagnosticados no estádio III sofreu redução de 15% entre 1989 e 1993 e de 12% entre 2009 e 2013. A mortalidade em 5 anos foi reduzida em 48%. Provavelmente, essa redução se deve ao melhor acesso à informação e às campanhas de detecção precoce do câncer de mama[2].

O conceito de tumor operável tem se modificado ao longo dos anos em consequência das terapias neoadjuvantes e do abandono das ressecções extensas. Considerando os tumores irressecáveis, essas situações incluiriam a fixação do tumor no periósteo ou músculos intercostais, invasão do plexo braquial, vasos axilares, costelas e comprometimento cutâneo, além do sulco inframamário e do esterno ou o câncer "em couraça".

DIAGNÓSTICO

A grande maioria dos CMLA é facilmente palpável e aparente. As pacientes estão usualmente conscientes de suas alterações mamárias e até linfonodais, mas, devido à combinação de receio, constrangimento, negação e/ou dificuldade de acesso ao sistema de saúde, o diagnóstico é postergado. Alguns se apresentam com infiltração difusa da mama e parede torácica, sem, no entanto, configurar um tumor dominante. Nesses casos, a mamografia e a ultrassonografia costumam mostrar grandes áreas de distorção associadas a calcificações difusas.

A mamografia deve ser o exame inicialmente solicitado para avaliação da presença de outros focos tumorais, microcalcificações suspeitas, multicentricidade e da mama contralateral. A ultrassonografia pode oferecer auxílio na avaliação de mamas densas e fundamentalmente na pesquisa dos linfonodos axilares, mamários internos e supra/infraclaviculares, assim como guiar procedimentos de biópsia. A ressonância magnética cumpre papel importante na análise da resposta após tratamento neoadjuvante e, mais raro, no diagnóstico de carcinomas ocultos das mamas.

O diagnóstico histopatológico, em geral, é confirmado por meio de *core biopsy*, sendo necessária a biópsia incisional em casos isolados. Em caso de suspeita de carcinoma inflamatório, costuma ser recomendada biópsia cutânea (*punch biopsy*), englobando toda a espessura da pele edemaciada.

Após confirmação do diagnóstico histopatológico, o tumor deve ser classificado quanto ao grau nuclear, *status* dos receptores de estrogênio e progesterona e amplificação dos genes HER-2 e Ki67, este último representando a taxa de proliferação celular.

O estadiamento completo da paciente deve ser sempre realizado antes do início de qualquer tratamento. A presença de doença à distância deve ser pesquisada, uma vez que as pacientes com doença em estádio III apresentam alta incidência de doença à distância. A descrição de metástases ao diagnóstico pode ocorrer em até 30% dos casos de CMLA, o que justifica o estadiamento imaginológico ativo dessas pacientes. Caso haja evidência de metástases, o tumor é classificado como estádio IV e o planejamento terapêutico deve ser readequado.

O estadiamento por meio de PET-scan e PET-CT apresenta sensibilidade maior na detecção de metástases à distância e pode facilitar tanto o diagnóstico como monitorar a resposta, sendo bastante útil na indicação da cirurgia nessas situações. Em 2013, Groheux e cols. observaram uma mudança do estádio III para estádio IV em 57% dos casos estadiados com PET-CT, em comparação com 44% dos estadiados com a tomografia convencional[3]. Em 2021, Vogsen e cols., na Dinamarca, concluíram que o estadiamento com PET-CT modifica substancialmente os tratamentos, alterando em 32% a radioterapia, em 23% a cirurgia e em 25% as drogas usadas em quimioterapia. Desse modo, a PET-CT é considerada superior e o padrão ouro na avaliação e estadiamento das pacientes com CMLA[4].

Quando não há possibilidade de realização, o estadiamento deve ser efetuado por meio de TC de tórax e abdome, associada à cintilografia óssea e aos exames laboratoriais de rotina.

O CMLA não é investigado separadamente em estudos randomizados. Portanto, as recomendações quanto a diagnóstico e tratamento são extrapoladas a partir de estudos sobre os tumores com estádios menores ou maiores.

TRATAMENTO: ASPECTOS GERAIS

A terapia combinada, envolvendo múltiplas estratégias, é a base do tratamento do CMLA. Para que seja otimizado e individualizado da melhor maneira para cada paciente, é essencial a integração entre os especialistas responsáveis por cada uma das modalidades de tratamento. Após avaliação minuciosa e conjunta de oncologistas, radioterapeutas e cirurgiões, a sequência de tratamento mais adequada deve ser estabelecida para cada caso, sendo mais habitual o emprego de quimioterapia neoadjuvante, a qual será determinada a partir do subtipo tumoral, além da avaliação do *performance status* da paciente, que determinará o tipo de tratamento que ela será capaz de suportar.

Nos tumores luminais em que as comorbidades impeçam o tratamento quimioterápico neoadjuvante, deve ser considerado o emprego da hormonioterapia neoadjuvante.

Para os tumores triplonegativos e HER-2 enriquecidos, deve ser considerada a inclusão da imunoterapia com pembrolizumabe nos primeiros e bloqueio duplo do HER-2 com pertuzumabe e traztuzumabe nos segundos. Além de aumentarem a taxa de pacientes com resposta patológica completa (RPC) e melhor prognóstico, essas medidas possibilitam a adição de novo esquema terapêutico adjuvante nas pacientes que não obtiveram RPC. No estudo CREATE X[5], a adição da capecitabina demonstrou ganho de sobrevida global de cerca de 10% nas pacientes com tumores triplonegativos, enquanto o tratamento com T-DM1 beneficiou os HER-2 enriquecidos que não obtiveram resposta completa, segundo o estudo KATHERINE[6].

Exames de imagem e monitorização da resposta ao tratamento sistêmico

Durante a avaliação inicial da paciente com CMLA, é importante realizar exames de imagem que estimem o tamanho e a extensão do tumor com o objetivo de definir as melhores opções de tratamento. Além disso, dados iniciais da doença servirão para comparação e avaliação da resposta do tumor às terapias e para o planejamento cirúrgico. É de suma importância a adoção do mesmo método de exame de imagem na pré e pós-neoadjuvância para que a análise de resposta seja mais fidedigna.

Exames de imagem após quimioterapia neoadjuvante

Mamografia e ultrassonografia das mamas são exames de boa acurácia para avaliação do tamanho e extensão do tumor, sobretudo em pacientes com pequenos carcinomas ductais invasores sem grande extensão de carcinoma ductal *in situ* e, principalmente, nas pacientes que ainda não foram submetidas a tratamento quimioterápico.

Para análise do tamanho do tumor residual após quimioterapia neoadjuvante, estima-se que a mamografia e a ultrassonografia apresentem a mesma acurácia do exame físico nessa situação[7]. No entanto, as taxas de falso-negativos associadas ao exame físico chegam a valores próximos a 60%, indicando que pequenos tumores residuais podem passar despercebidos ao exame físico[7].

De modo semelhante, as taxas de falso-positivo com o uso de mamografia e ultrassonografia podem alcançar 50%, sugerindo que as alterações observadas nesses exames podem significar processo inflamatório e fibrose em decorrência da quimioterapia neoadjuvante.

Na avaliação de 41 mulheres com neoplasia maligna da mama nos estádios clínicos II e III que receberam quimioterapia neoadjuvante, todas as pacientes submetidas a exame físico, ultrassonografia, mamografia e ressonância magnética das mamas antes e após cada ciclo de quimioterapia, as taxas de concordância da resposta clínica foram de 32%, 48% e 55%, respectivamente, para mamografia, ultrassonografia e ressonância magnética, comparadas ao exame clínico. Já os índices de concordância de resposta patológica foram de 19%, 26%, 35% e 71% para exame clínico, mamografia, ultrassonografia e ressonância magnética, respectivamente, em comparação com a avaliação patológica[8].

Ressonância magnética das mamas

Diversas modalidades de exames de imagem têm sido usadas com o objetivo de detectar lesões malignas residu-ais após quimioterapia neoadjuvante. Dessas, a ressonância magnética das mamas vem sendo cada vez mais recomendada e utilizada. O estudo ACRIN 6657 avaliou as dimensões e captação de contraste dos tumores pela ressonância magnética antes, durante e após a quimioterapia neoadjuvante, e os padrões de resposta se correlacionaram com sobrevida livre de doença tanto em casos de RPC como nas respostas parciais (RPP).

A capacidade de avaliação da resposta patológica completa, no entanto, pode variar em função das limitações que envolvem a identificação de focos muito pequenos de carcinoma ductal infiltrante ou de carcinoma ductal *in situ*. Em função disso, um resultado negativo na ressonância magnética, sugerindo resposta clínica completa, deve ser analisado com cautela, sobretudo quando o objetivo é definir se uma paciente é candidata à cirurgia conservadora.

Outras importantes indicações do uso da ressonância magnética das mamas são carcinoma oculto e exclusão de doença multifocal ou multicêntrica, uma vez já tendo sido identificado o tumor primário.

Radioterapia

Historicamente, as pacientes com CMLA eram tratadas por meio de mastectomia radical, desde que o tumor fosse operável. No entanto, as com doença localmente avançada submetidas ao tratamento cirúrgico exclusivo apresentavam má evolução da doença. Apesar de a ressecção cirúrgica ser considerada possível na maior parte dos casos de CMLA, ao longo de 10 anos de acompanhamento após o diagnóstico observou-se que 80% apresentavam recidiva[9].

Com base nisso, Haagensen e Stout definiram como sinais de inoperabilidade do câncer de mama: ulceração da pele, edema cutâneo, fixação do tumor à pele ou à parede torácica, linfonodos axilares > 2,5cm e linfonodos axilares fixos uns aos outros[8]. Qualquer paciente que apresentasse um desses sinais era considerada inoperável, uma vez que a presença deles estaria relacionada com alto risco de falência do tratamento cirúrgico.

Após os estudos de Haagensen e Stout, as pacientes com tumores considerados inoperáveis passaram a ser tratadas com radioterapia exclusiva ou associada ao tratamento cirúrgico. Observou-se que, em função das altas doses de radioterapia necessárias para promover controle local, eram comuns complicações como fibrose da pele e parede torácica, ulceração de pele, fibrose pulmonar, necrose de arcos costais, plexopatia braquial e linfedema do membro superior[8].

A terapia combinada, utilizando cirurgia e radioterapia, resultou em taxas de controle local que variavam entre 70% e 86%. No entanto, as taxas de cura não apresentaram alteração[9]. Desse modo, começaram a ser utilizadas as terapias combinadas, incluindo quimioterapia e hormonioterapia.

Quanto ao uso de radioterapia neoadjuvante seguida de cirurgia, os dados mostram que os resultados também são insatisfatórios.

O padrão ouro para uso da radioterapia em pacientes portadoras de CMLA seria no contexto de adjuvância, compreendendo mama/plastrão, fossas infra e supraclaviculares, mamária interna e região axilar, em frações durante 25 a 28 dias, com dose total de 45 a 50,4Gy[10].

A experiência com a radioterapia pré-operatória com intuito de melhorar a ressecabilidade do tumor é limitada e pouco investigada. Em 2017, Mladenovic e cols., em interessante estudo realizado na Sérvia, observaram pacientes com tumores não inflamatórios nos estádios IIIA e IIIB e alcançaram taxa de resposta de 78% após tratamento com 45Gy em 15 frações. As pacientes foram submetidas à mastectomia e ao estudo axilar 6 semanas após alcançarem 15% dos casos de RPC na mama e 7,5% na axila[11].

Matuschek e cols., na Alemanha, avaliaram 315 pacientes com CMLA tratadas com quimioterapia neoadjuvante e radioterapia. As pacientes que atingiram RPC e simultaneamente quimioterapia e radioterapia alcançaram melhores resultados[12].

Em resumo, a radioterapia no contexto pré-operatório tem sido escassamente estudada em estudos randomizados. Embora ocasionalmente pudesse ser útil no manejo de tumores irressecáveis, sua combinação com quimioterapia está indicada em razão do alto risco de metástases ocultas nessa população. Ainda precisa ser avaliado o impacto negativo da radioterapia pré-operatória na reconstrução mamária após mastectomia. Dados os avanços da radioterapia e da terapia sistêmica, a tendência é que a indicação formal para uso da radioterapia antes da cirurgia mereça maiores investigações, como em pacientes com tumores refratários à terapia sistêmica.

No contexto da adjuvância, a radioterapia é parte integrante do tratamento do CMLA. Diante das cirurgias conservadoras, sua indicação permanece irrestrita, como nos tumores iniciais. Alguns ensaios clínicos randomizados estão avaliando a real necessidade de *boost* em pacientes com RPC ou grande redução tumoral.

Em um estudo do MD Anderson Cancer Center, em pacientes com CMLA submetidas à mastectomia com RPC, a recidiva local foi de 15% para as que se submeteram e de 33% para as que não se submeteram à radioterapia.

Tratamento cirúrgico e reconstrução

A indicação da cirurgia conservadora da mama respeita os preceitos básicos, como desejo da paciente, relação favorável tumor-mama, obtenção de resultado cosmético aceitável e resposta clínica e radiológica favorável. O objetivo principal da cirurgia conservadora é a ressecção do tumor com margens livres.

As pacientes portadoras de CMLA podem tornar-se candidatas à cirurgia conservadora após neoadjuvância nos casos em que houver redução adequada do volume tumoral, ausência de microcalcificações difusas ou mais de três focos de multicentricidade, com exceção dos casos em que houver infiltração de pele ou parede torácica (T4). Aquelas que preenchem esses critérios apresentam taxas de recorrência local e de sobrevida em 10 anos equivalentes às observadas em pacientes com tumores iniciais[13].

O tumor residual pode ser de difícil avaliação em 30% dos casos que cursam com resposta patológica completa após neoadjuvância (e em até 60% nos casos em que é associado o trastuzumabe). A introdução prévia de um marcador metálico na área tumoral soluciona a questão[14].

Uma parcela dessas pacientes ainda precisará ou optará pela mastectomia, sendo a reconstrução uma opção factível em muitos desses casos. A adenomastectomia com preservação de pele e do complexo areolopapilar (CAP) pode representar uma alternativa às mastectomias simples sempre que os critérios da cirurgia conservadora não puderem ser respeitados e desde que a paciente não apresente previamente lesão cutânea. A avaliação perioperatória por exame histológico de congelação da região retroareolar é fortemente recomendável para conservação do CAP.

Idealmente, a cirurgia de reconstrução deve ser realizada no mesmo tempo cirúrgico, diminuindo o custo e o risco de múltiplas cirurgias. No entanto, médicos e pacientes devem sempre considerar as contraindicações em potencial para reconstrução imediata. As pacientes com CMLA apresentam risco maior de recorrência local em caso de tratamento local isolado com cirurgia. Por esse motivo, após a cirurgia, recomenda-se radioterapia adjuvante sobre o plastrão e a fossa axilar. Não há contraindicação à reconstrução imediata em pacientes candidatas à radioterapia, mas os resultados cosméticos podem ser prejudicados e técnicas especiais de radioterapia devem ser adotadas na vigência de expansor ou prótese.

A melhor sequência entre reconstrução e radioterapia ainda é controversa. Se por um lado a reconstrução imediata leva à recuperação mais rápida física e emocionalmente, por outro ainda se questionam possíveis interferências no tecido reconstruído após a ação efetiva de radioterapia sobre o plastrão, principalmente sobre a cadeia de linfonodos da mamária interna. Além disso, a radioterapia pode aumentar as taxas de contraturas, perda de volume e assimetrias em neomamas[15].

Um estudo de Tran e cols. avaliou complicações precoces e tardias de pacientes submetidas à reconstrução com retalho miocutâneo de reto abdominal (TRAM). Das 102 pacientes, 32 foram submetidas à reconstrução imediata seguida de radioterapia e 70 receberam radioterapia seguida de reconstrução tardia. Em 3 e 5 anos de seguimento, respectivamente, foram observadas incidências maiores de complicações tardias no subgrupo com reconstrução imediata, como necrose gordurosa (44%), perda de volume do retalho (88%) e contratura (75%). No subgrupo com reconstrução tardia, observou-se necrose gordurosa em 9% das pacientes e não houve casos de perda de volume ou contratura[16].

Estudo mais recente, de Foster e cols., avaliou 35 pacientes com CMLA submetidas à reconstrução imediata com TRAM seguida de radioterapia. Após 1 ano, necrose gordurosa foi observada em três pacientes, duas das quais desenvolveram perda de volume, necessitando de nova abordagem cirúrgica. O estudo, no entanto, não descreveu a ocorrência de complicações tardias e não havia grupo de controle de pacientes submetidas à reconstrução tardia[17].

A tendência atual é optar pela reconstrução imediata com uso de expansores nos casos de pacientes com CMLA submetidas à mastectomia e candidatas à radioterapia, exceto quando houver a necessidade de rotação de retalho miocutâneo para fechamento de grandes defeitos na parede torácica. O importante é deixar a paciente sempre informada sobre os riscos e benefícios das técnicas e suas possíveis complicações após radioterapia.

O National Comprehensive Cancer Network (NCCN), por diversas razões, continua a reconstrução tardia como padrão ouro para reconstrução em tumores inflamatórios. A necessidade de ressecção da pele envolvida elimina o benefício da mastectomia poupadora de pele para reconstrução imediata, e as altas taxas de recorrência local e à distância exigem que não haja atraso da adjuvância, o que pode ser tecnicamente mais desafiador após a reconstrução imediata. Os avanços na terapia multimodal melhoraram a sobrevida de 5 anos em pacientes com câncer de mama inflamatório, justificando estudos clínicos para avaliar se a reconstrução imediata pode ser apropriada nesses casos, mas nem os resultados nem as características clínicas para prever os resultados são conhecidos até o momento. Quando a extensão da excisão da pele no momento da mastectomia impede o fechamento primário ou local, a reconstrução do defeito da parede torácica com tecido autólogo é necessária e pode ser realizada a reconstrução imediata concomitante.

Alguns casos de reconstrução de defeitos de parede em tumores localmente avançados são apresentados nas Figuras 7.1 e 7.2.

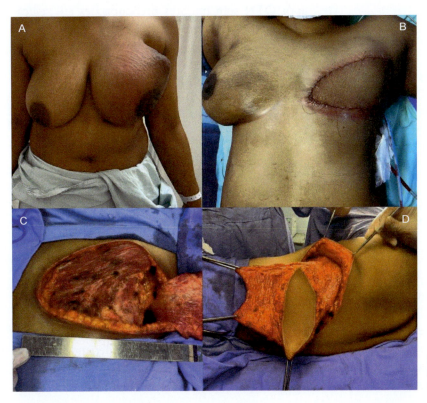

Figura 7.1A a D Reconstrução imediata com retalho do músculo grande dorsal para correção de defeito de parede.

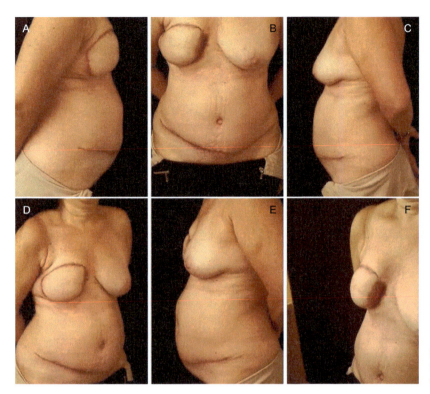

Figura 7.2A a **F** Reconstrução imediata com retalho do músculo reto abdominal (TRAM) para correção de defeito de parede.

Cirurgia axilar

A maioria dos casos de CMLA se apresenta clinicamente com comprometimento da axila ao diagnóstico, e o papel da biópsia de linfonodo sentinela (BLS) vem sendo amplamente discutido.

Na avaliação do *status* axilar, utiliza-se a *core biopsy* ou a punção por agulha filha (PAAF) para determinação do planejamento da radioterapia adjuvante.

A BLS pode ser utilizada com os mesmos preceitos dos estudos mais importantes. Os estudos SENTINA e ACOSOG Z1071 foram considerados negativos, pois as taxas de falso-negativo na detecção do linfonodo sentinela após quimioterapia neoadjuvante (QTN) foram maiores do que as previamente estabelecidas (10%). No entanto, os resultados foram aceitáveis quando três ou mais linfonodos foram identificados e quando foi utilizada a dupla marcação: azul patente e tecnécio.

Em 2021, a experiência do Memorial Sloan-Kettering Cancer Center foi publicada no mesmo cenário, sendo estudadas 610 pacientes com cN1 tratadas com QTN, das quais 555 (91%) foram convertidas para cN0 e submetidas à BLS. Dessas, 234 (45%) tinham três ou mais linfonodos sentinelas negativos e não realizaram esvaziamento axilar. Em um seguimento de 40 meses, houve apenas um caso de recidiva axilar, sincrônica com recidiva local, quando a paciente se recusou a se submeter à radioterapia.

Em recente revisão sobre BLS após quimioterapia, Pimentel e cols. reuniram evidências e recomendações para a prática atual nesse cenário:

- **Axila inicialmente negativa (CN0) e BLS:** a BLS pode ser realizada em pacientes inicialmente CN0 após QTN sem maiores preocupações em relação ao número de linfonodos removidos ou ao uso de mapeamento de duplo traçador, uma vez que a taxa de falso-negativos costuma ser semelhante à da cirurgia inicial, e estudos não randomizados revelaram baixa taxa de recorrência.
- **Axila inicialmente positiva (CN1/2) e resposta clínica completa após QTN:** nesse cenário, a taxa de falso-negativos é mais elevada, e é necessário selecionar pacientes para terapia adjuvante quando há doença residual. Por isso, até que os resultados dos ensaios clínicos randomizados estejam disponíveis, devem ser encorajadas estratégias para reduzir a taxa de falso-negativos, como a dupla marcação com azul patente e radioisótopo e identificação de três ou mais linfonodos (Quadro 7.1).
- **BLS positiva após QTN:** a dissecção axilar deve ser o padrão atual, até que os resultados dos ensaios clínicos randomizados estejam disponíveis, uma vez que a carga axilar residual é alta, independentemente da extensão da metástase linfonodal. Além disso, os dados de ensaios não randomizados são discutíveis.

Quadro 7.1 Resultados de estudos com pacientes submetidas à biópsia de linfonodo sentinela que apresentavam axila positiva e foram submetidas à quimioterapia neoadjuvante

Autor	Axila inicial	Número de pacientes	Recorrência regional
Piltlin e cols.	cN1/2	159	< 1%
Kahler-Ribeiro-Fontana e cols.	cN1/2	123	1,6%
Barrio e cols.	cN1	234	< 1%
Wong e cols.	cN1/2	58	0%

■ **Omissão da cirurgia axilar em bons respondedores:** a cirurgia axilar deve ser realizada de rotina em todos os casos, independentemente da resposta clínica ou dos achados nos exames de imagem após QTN, uma vez que não existem dados de ensaios clínicos randomizados sobre segurança oncológica e há risco considerável de perda de candidatas à terapia adjuvante. Circunstâncias específicas estão sendo avaliadas em ensaios clínicos[18].

Quanto à clipagem do linfonodo sentinela pré-neoadjuvância, em estudo retrospectivo realizado no MD Anderson Cancer Center, o linfonodo clipado não foi identificado na BLS de 23% das 134 pacientes submetidas a essa técnica. Em outro estudo, a taxa de identificação foi de 77,8% (329/423) para os casos de linfonodo clipado e de 86,9% (199/229) quando foi utilizada uma semente de I-125. Em 35,2% dos casos, o linfonodo clipado revelou não ser o linfonodo sentinela[18].

Em estudo randomizado com 688 pacientes cT1-3 e cN0/1/2 do Instituto Europeu de Oncologia em Milão, realizado entre 2000 e 2015, Kahler-Ribeiro-Fontana e cols. demonstraram ter convertido para cN0 após quimioterapia neoadjuvante e foram submetidas à BLS com ressecção de pelo menos um linfonodo sentinela. Após um seguimento de 9,2 anos, a sobrevida em 5 e 10 anos foi de 91,3% e 81%: 92% e 81,5% para as pacientes inicialmente cN0 e 89,8% e 80,1% para as pacientes inicialmente cN1/2. Após 10 anos de seguimento, foram confirmados os dados preliminares de que a terapia padrão da BLS é aceitável em pacientes cN1/2 que responderam à quimioterapia neoadjuvante e se tornaram cN0.[19]

Modalidades de terapias combinadas e adjuvância

Diversas são as opções de terapias combinadas disponíveis para o tratamento do CMLA. As neoplasias localmente avançadas cursam com taxas altas de metástase à distância, tornando imperativa a instituição precoce de terapia sistêmica. Assim, a maioria dos protocolos recomenda início precoce de quimioterapia, em geral com antracíclicos e taxanos, acompanhados de trastuzumabe em tumores com amplificação de HER-2, seguidos de cirurgia, quimioterapia adjuvante, quando indicada, radioterapia e hormonioterapia adjuvantes.

Como adjuvância, a expressão de receptores de estrogênio e progesterona determina a necessidade de hormonioterapia (à exceção de algumas contraindicações). Para as pacientes com genes BRCA1 ou BRCA2 mutados, o olaparibe é incluído como adjuvante. Para pacientes com doença residual após tratamento sistêmico neoadjuvante, recomenda-se quimioterapia adjuvante com trastuzumabe-emtasine (T-DM1) para as HER-2-positivas[20] e capecitabina para os tumores triplonegativos[21].

A imunoterapia com anti-PD1 e anti-PDL1 tem mostrado benefício nas pacientes com tumores triplonegativos. O pembrolizumabe (KEYNOTE-522) e o atezolizumabe (IMpassion030) melhoram as taxas de resposta parcial e completa, quando combinados às antraciclinas e taxanos na quimioterapia neoadjuvante[22].

A maioria das pacientes receberá radioterapia adjuvante em mama/plastrão e cadeias linfonodais independentemente da resposta à quimioterapia neoadjuvante. A NRG Oncology está conduzindo um estudo randomizado americano – o NSABP B-51/RTOG 1304 – sobre

Quadro 7.2 Resumo dos trabalhos que apresentaram taxas de identificação e de resultados falso-negativos para linfonodos clipados

Autor	Linfonodos clipados não identificados	Taxa de falso-negativo de linfonodos clipados	Taxa de falso-negativo com alvo na dissecção axilar
Boughey e cols.	37%	7,2%	1,4%
Caudle e cols.	23%	4,2%	2,0%
Kuemmel e cols.	22%	7,2%	4,2%

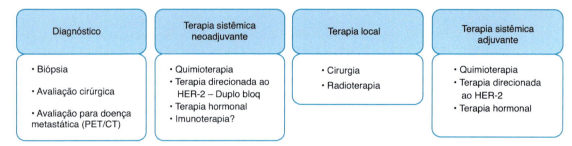

Figura 7.3 Resumo das condutas de avaliação e tratamento em pacientes portadoras de câncer de mama localmente avançado.

não radiação (exceto radioterapia da mama após cirurgia conservadora) *versus* a radiação nodal e plastrão, o qual inclui pacientes com doenças T3N1 que obtiveram um *downstaging* para axila negativa após quimioterapia neoadjuvante. Os resultados desses estudos provavelmente irão fornecer informações a respeito da tomada de decisão do tratamento a partir da resposta após a neoadjuvância em vez de realizarmos um procedimento extenso como programado para o tumor inicial (Figura 7.3)[23].

▶ FATORES PROGNÓSTICOS

São considerados fatores preditivos de diminuição das taxas de sobrevida livre de doença e sobrevida global: tamanho do tumor, envolvimento de linfonodos axilares e supraclaviculares, edema cutâneo, carcinoma inflamatório, tumor primário difuso e rápida evolução dos sintomas[24-26]. O número de linfonodos axilares comprometidos por células malignas nos espécimes cirúrgicos de pacientes submetidas à quimioterapia neoadjuvante é o preditor mais importante de recidiva e morte. Outros importantes fatores prognósticos observados foram o estágio clínico do tumor no momento de seu diagnóstico, a resposta clínica à quimioterapia e o *status* menopausal da paciente[27,28].

O fator considerado de melhor prognóstico seria a resposta patológica completa, definida como ausência completa de doença residual no espécime cirúrgico, incluindo os linfonodos axilares, após quimioterapia neoadjuvante. As taxas de resposta patológica completa são maiores em pacientes com tumores negativos para receptores hormonais.

Estudo recente, incluindo 36.500 pacientes com câncer no estádio III, concluiu que a mortalidade específica para câncer de mama estava associada ao estádio (IIIA *versus* IIIB *versus* IIIC), à expressão dos receptores de estrogênio e progesterona, ao grau histológico, ao *status* nodal e à etnia. A mortalidade específica em 20 anos variou de 43% para as pacientes com tumores do estádio IIIA com receptores de estrogênio positivos contra 69% em tumores de estádio IIIC com receptores hormonais negativos. As taxas de recidivas tardias, após 5 anos, variaram de acordo com o estádio da doença, mas foram bem maiores nas pacientes com doença com receptor hormonal positivo (62% a 65%) do que naquelas com doença com receptor hormonal negativo (21% a 28%).

▶ CONSIDERAÇÕES FINAIS

Os avanços no manejo dos casos de CMLA nas últimas décadas foram importantes, mas persistem muitos desafios.

A combinação de antracíclicos e taxanos é considerada muito eficaz no tratamento dos CMLA. Novos agentes quimioterápicos vêm se mostrando eficazes nos casos de doença metastática, como a capecitabina e os inibidores de CDK4/6, e novos estudos vêm sendo conduzidos no campo de quimioterapia adjuvante e neoadjuvante[28].

O uso de trastuzumabe, associado à quimioterapia, é capaz de prolongar a sobrevida de pacientes com tumores metastáticos e diminuir as taxas de recorrência local, além de aumentar as taxas de resposta patológica completa em casos de CMLA submetidos à neoadjuvância.

Assim, novos medicamentos vão sendo progressivamente incorporados às terapias combinadas, e estudos atuais vêm avaliando a eficácia da cirurgia conservadora e da biópsia de linfonodo sentinela no contexto dos CMLA. Técnicas de radioterapia vêm sendo modificadas, de modo a reduzir a toxicidade e manter o efeito terapêutico. Atenção crescente vem sendo dispensada à hormonioterapia como terapia neoadjuvante. Novos marcadores de resposta à terapia sistêmica, como mapeamento genômico e proteico, também estão sendo estudados.

Embora raro em alguns países, o CMLA continua impondo desafios para definição do melhor tratamento. A mortalidade, apesar da redução gradual nos últimos anos, ainda se mantém elevada em comparação com os outros estádios clínicos (Figura 7.4).

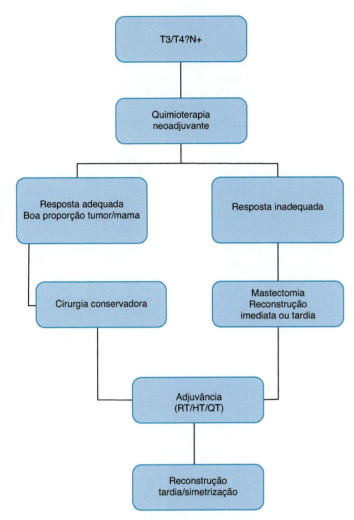

Figura 7.4 Conduta terapêutica nos casos de carcinoma de mama localmente avançado. (HT: hormonioterapia; QT: quimioterapia; RT: radioterapia.)

Os tumores avançados deveriam ser um tema isolado de estudos maiores, e seria necessário distinguir melhor os tratamentos específicos para os diferentes estádios (p. ex., no câncer inflamatório).

A abordagem multidisciplinar é fundamental no tratamento dos casos de CMLA, uma vez que a taxa de sucesso está associada ao controle locorregional e à terapia neodjuvante sistêmica.

A prevenção dos casos de CMLA será, no entanto, a medida mais eficaz no combate ao câncer de mama. Desde o fim do século XIX, a proporção de casos de CMLA passou de quase 100% para menos de 5% nos países que contam com programas de rastreamento para o câncer de mama, o que se revela uma medida muito eficaz, principalmente quando associada à identificação das mulheres com alto risco genético.

REFERÊNCIAS

1. Locoregional Therapy of Locally Advanced Breast Cancer. Acesso em: 5 Dec 2021.
2. Nordenskjold AE, Fohlin H, Arnesson LG et al. Breast cancer survival trends in different stages and age groups – A population-based study 1989-2013. Acta Oncol 2019; 58(1):45-51.
3. Groheux D, Giacchetti S, Delord M et al. 18F-FDG PET/CT in staging patients with locally advanced or inflammatory breast cancer: Comparison to conventional staging. J Nucl Med 2013; 54(1):5-11.
4. Vogsen M, Jensen JD, Christensen IY et al. FDG-PET/CT in high-risk primary breast cancer – A prospective study of stage migration and clinical impact. Breast Cancer Res Treat 2021; 185(1):145-53.
5. Zujewski JA, Rubinstein L. CREATE-X a role for capecitabine in early-stage breast cancer: An analysis of available data. NPJ Breast Cancer 2017 Jul; 3:27. doi: 10.1038/s41523-017-0029-3.
6. Von Minckwitz G, Huang CS, Mano MS et al; KATHERINE Investigators. Trastuzumab emtansine for residual invasive HER2-positive breast cancer. N Engl J Med 2019 Feb; 380(7):617-28. doi: 10.1056/NEJMoa1814017.
7. Marinovich LM, Houssami N, Macaskill P et al. Meta-analysis of magnetic resonance imaging in detecting residual breast cancer after neoadjuvant therapy. JNCI 2013; 105(5):321-33.
8. Tran NV, Chang DW, Gupta A et al. Comparison of immediate and delayed free TRAM flap breast reconstruction in patients receiving postmastectomy radiation therapy. Plast Reconstr Surg 2001; 108:78-82.
9. Foster RD, Hansen SL, Esserman LJ et al. Safety of immediate transverse rectus abdominis myocutaneous breast reconstruction for patients with locally advanced disease. Arch Surg 2005; 140:196-200.
10. National Comprehensive Cancer Network. Breast cancer (version 3.2021). 2021. Disponível em: https://www.nccn.org/professionals/physician_gls/pdf/breast_blocks.pdf.
11. Mladenovic J, Susnjar S, Tanic M et al. Tumor response and patient outcome after preoperative radiotherapy in locally advanced non-inflammatory breast cancer patients. J BUON 2017; 22(2):325-33.
12. Matuschek C, Bolke E, Roth SL et al. Long-term outcome after neoadjuvant radiochemotherapy in locally advanced non-inflammatory breast cancer and predictive factors for a pathologic complete remission: Results of a multivariate analysis. Strahlenther Onkol 2012; 188(9):777-81.
13. Haagensen CD, Stout AP. Carcinoma of the breast: Criteria of inoperability. Am Surg 1943; 118:859-66.
14. Stewart JH, King RJB, Winter PJ et al. Estrogen receptors, clinical features and prognosis in stage III breast cancer. Eur J Cancer Clin Oncol 1982; 18:1315-20.
15. Vilcoq JR, Fourquet A, Julien D et al. Prognostic significance of clinical nodal involvement in patients treated by radical radiotherapy for locally advanced breast cancer. Am J Clin Oncol 1984; 7:625-8.
16. McCready DR, Hortobagyi GN, Kau SW et al. The prognostic significance of Lymph node metastases after preoperative chemotherapy for locally advanced breast cancer. Arch Surg 1989; 124:21-5.
17. Kuerer HM, Newman LA, Fornage BD et al. Role of axillary lymph node dissection after tumor downstaging with induction chemotherapy for locally advanced breast cancer. Ann Surg Oncol 1998; 5(8):673-80.
18. Cavalcante FP, Millen EC, Novita GG et al. Sentinel lymph node biopsy following neoadjuvant chemotherapy: An evidence-based review and recommendations for current practice. Chin Clin Oncol 2023; 12(1):6. doi: 10.21037/cco-22-110.
19. Kahler-Ribeiro-Fontana S, Pagan E, Magnoni F et al. Long-term standard sentinel node biopsy after neoadjuvant treatment in breast cancer: A single institution ten-year follow-up. Eur J Surg Oncol 2021 Apr; 47(4):804-12. doi: 10.1016/j.ejso.2020.10.014.
20. von Minckwitz G, Huang CS, Mano MS et al. Trastuzumab emtansine for residual invasive HER2-positive breast cancer. N Engl J Med 2019; 380(7):617-28.
21. Masuda N, Lee SJ, Ohtani S et al. Adjuvant capecitabine for breast cancer after preoperative chemotherapy. N Engl J Med 2017; 376(22):2147-59.
22. Schmid P, Cortes J, Pusztai L et al. Pembrolizumab for early triple-negative breast cancer. N Engl J Med 2020; 382(9):810-21.

23. Mamounas EP, Bandos H, White JR, et al. NRG Oncology/NSABP B-51/RTOG 1304: Phase III trial to determine if chest wall and regional nodal radiotherapy (CWRNRT) post mastectomy (Mx) or the addition of RNRT to breast RT post breast-conserving surgery (BCS) reduces invasive breast cancer recurrence-free interval (IBCR-FI) in patients (pts) with positive axillary (PAx) nodes who are ypN0 after neoadjuvant chemotherapy(NC). J Clin Oncol 2018; 36(15_suppl):TPS601-TPS.

24. Gardin G, Rosso R, Campora E et al. Locally advanced non-metastatic breast cancer: Analysis of prognostic factors in 125 patients homogeneously treated with a combined modality approach. Eur J Cancer 1995; 31A:1428-33.

25. Burn I. Primary endocrine therapy of advanced local breast cancer. Rev Endocr Relat Cancer 1985; 16:5-8.

26. Hortobagyi GN, Ames FC, Buzdar AU et al. Management of stage III primary breast cancer with primary chemotherapy, surgery, and radiation therapy. Cancer 1988; 62:2507-16.

27. Touboul E, Lefranc JP, Blondon J et al. Multidisciplinary treatment approach to locally advanced non-inflammatory breast cancer using chemotherapy and radiotherapy with or without surgery. Radiother Oncol 1992; 25:167-75.

28. Hamilton A, Hortobagy G. Chemotherapy: What progress in the last 5 years? J Clin Oncol 2005; 23(8):1760-75.

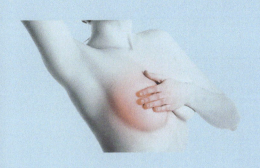

Capítulo 8

Mastectomia Redutora de Risco (Mastectomia Profilática)

Carolina Valadares

Guilherme Novita

Eduardo Millen

INTRODUÇÃO

A mastectomia redutora de risco (MRR) – também conhecida como mastectomia profilática, expressão que deve ser evitada por sugerir a falsa ideia de que é possível a prevenção total do câncer de mama – é uma cirurgia baseada no princípio de que a redução do parênquima mamário reduz o risco de desenvolvimento do câncer de mama em mulheres sem o diagnóstico prévio da doença. Em geral, é indicada para mulheres que apresentam alto risco de câncer de mama ao longo da vida com o objetivo de reduzir a incidência e a mortalidade da doença. Com o aumento do aconselhamento e da testagem genética da população e a maior compreensão das alterações moleculares do câncer de mama, a MRR e suas indicações vêm sendo cada vez mais discutidas por cirurgiões e pacientes[1]. A realização do procedimento aumentou expressivamente nos últimos anos, e uma das principais causas foi o "efeito Angelina". A atriz norte-americana Angelina Jolie realizou pesquisa genética devido ao histórico familiar fortemente positivo para câncer de mama, que evidenciou mutação patogênica no gene BRCA 1. Em 2013, foi submetida à MRR bilateral e anunciou publicamente sua decisão, despertando o interesse e a procura das mulheres de alto risco por essa cirurgia[2].

É muito importante destacar que a MRR bilateral é um procedimento irreversível e, portanto, as pacientes devem ser informadas sobre sua real indicação, prováveis benefícios em casos selecionados, limitações e possíveis complicações da técnica e alternativas viáveis, como rastreamento imaginológico e quimioprofilaxia, e a decisão deve ser compartilhada entre a paciente, o cirurgião, a equipe multidisciplinar e os familiares[3].

INCIDÊNCIA DO CÂNCER DE MAMA E MORTALIDADE ASSOCIADA À MASTECTOMIA REDUTORA DE RISCO BILATERAL

Os principais estudos apresentaram benefícios contundentes na redução da incidência e da mortalidade do câncer de mama em pacientes submetidas à MRR bilateral, com redução de 90% na incidência de câncer de mama e 80% na mortalidade. Esse benefício foi evidenciado principalmente em mulheres de alto risco[3]. Todavia, essa informação deve ser avaliada com cautela, pois os principais estudos apresentam número reduzido de pacientes e/ou seguimento curto. Além disso, existe viés de seleção na metodologia dos principais trabalhos, pois não houve a randomização das pacientes nem grupo de controle.

Em 1999, Hartmann e cols. evidenciaram redução de 94% da mortalidade em mulheres submetidas à MRR bilateral, comparadas ao grupo-controle de irmãs sem o procedimento[4]. Geiger e cols. registraram redução de 100% no risco em mulheres com risco moderado de desenvolver a doença[5]. A sobrevida global em 10 anos das pacientes submetidas à MRR bilateral foi de 99%, comparada a 96% no grupo-controle, no estudo de Heemskerk-Gerritsen, publicado em 2013[6]. Um estudo holandês, publicado em 2019, avaliou mulheres com mutação dos genes BRCA 1 e 2 submetidas à MRR bilateral por uma média de 10 anos, comparadas a mulheres mutadas que não foram submetidas à MRR. A sobrevida câncer de mama-específica aos 65 anos foi de 99,7% nas mulheres com mutação do gene BRCA 1 submetidas à MRR, em comparação a 93% no grupo das mulheres com mutação do gene BRCA 1 que não operaram (HR: 0,06; IC95%: 0,01 a 0,46). Também houve ganho de sobrevida câncer de mama-específica no grupo de mulheres com mutação do gene BRCA 2, mas

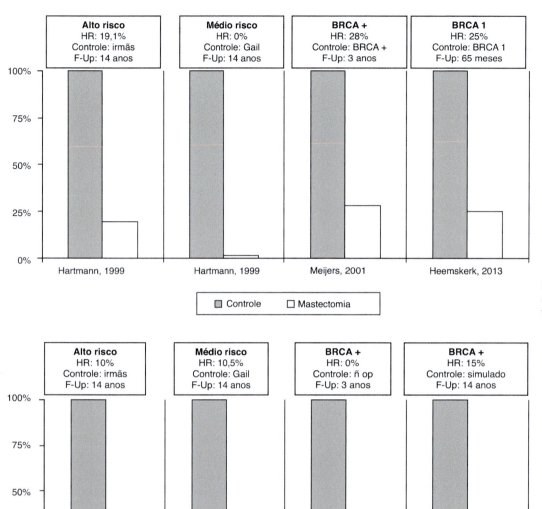

Figura 8.1 Mortalidade específica em estudos sobre mastectomia bilateral.

Figura 8.2 Incidência de câncer de mama em estudos sobre mastectomia bilateral.

esse ganho foi menor (98% de sobrevida câncer de mama-específica nas pacientes sem MRR, comparados a 100% de sobrevida no grupo submetido à MRR)[6].

▶ SELEÇÃO DE PACIENTES

Não existe consenso das principais diretrizes em relação ao grupo de pacientes que devam ser submetidas ao procedimento. Aparentemente, as mulheres jovens portadoras de mutações patogênicas no gene BRCA 1 seriam as principais candidatas, uma vez que o benefício da quimioprevenção é questionável e é maior o risco de desenvolvimento de câncer de mama de mau prognóstico.

Aproximadamente 50% dos cânceres de mama e ovário hereditários estão associados a mutações patogênicas nos genes BRCA 1 e 2, e apenas 10% dos casos estão associados a outros genes de penetrância moderada ou alta, como TP53, PTEN, PALB2, CHECK2 e STK11[2]. As mulheres portadoras de mutações patogênicas em BRCA apresentam aumento significativo do risco de desenvolvimento de câncer de mama ao longo da vida, de 72% aos 80 anos em BRCA 1 mutadas e 69% em BRCA 2 mutadas. Esse grupo de pacientes pode optar por realizar rastreamento imaginológico precoce com ressonância magnética e mamografia ou pela MRR bilateral. De acordo com o NCCN 3.2023[13], as portadoras

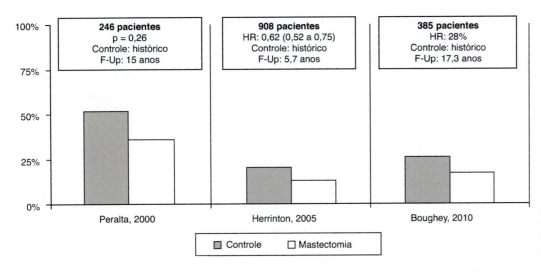

Figura 8.3 Mortalidade global em pacientes submetidas à mastectomia contralateral para redução de risco.

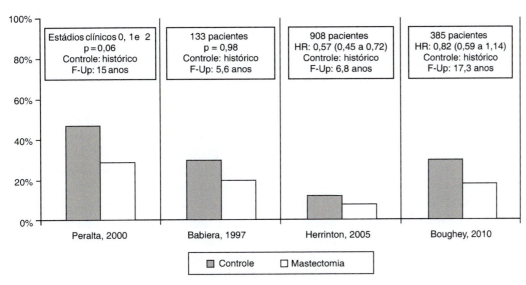

Figura 8.4 Mortalidade específica por câncer de mama em pacientes submetidas à mastectomia contralateral para redução de risco.

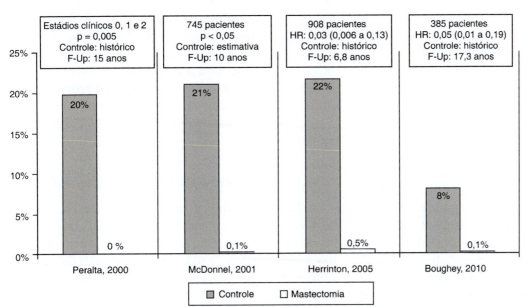

Figura 8.5 Incidência de câncer de mama em pacientes submetidas à mastectomia contralateral para redução de risco.

de mutação nos genes BRCA apresentam indicação de MRR bilateral.

Segundo a última edição do NCCN 1.2023 (*Breast Cancer risk reduction*)[14], a MRR bilateral é recomendada para pacientes com mutações patogênicas de alta penetrância para câncer de mama (mutações patogênicas dos genes BRCA 1/2 e TP53, podendo ser discutida em casos de mutações nos genes CDH1, STK11 e PALB2), pacientes submetidas à radioterapia torácica antes dos 30 anos de idade e pacientes com risco vitalício elevado de desenvolvimento de câncer de mama ≥ 20% com base em modelos validados fundamentados na história familiar. Cabe ressaltar que em todas as condições listadas as pacientes devem apresentar expectativa de vida > 10 anos. Apesar de a MRR ter sido considerada em edições prévias do NCCN para pacientes portadoras de hiperplasia atípica ou carcinoma lobular *in situ*, a diretriz atual recomenda profilaxia com agentes endócrinos nesses casos devido à redução de 86% no risco de desenvolvimento de câncer de mama em hiperplasia atípica e > 50% de carcinoma lobular *in situ*.

▶ TÉCNICA CIRÚRGICA

A técnica cirúrgica ideal é aquela que possibilita a realização de maior ressecção possível de tecido fibroglandular com melhores resultados cosméticos em longo prazo, principalmente por se tratar de cirurgia redutora de risco.

A mastectomia preservadora de mamilo e aréola (*nipple-sparing mastectomy*) consiste na ressecção da glândula mamária, preservando-se pele e complexo areolopapilar (CAP), com reconstrução imediata, geralmente com próteses de silicone. A reconstrução pode ser realizada com loja retromuscular ou pré-peitoral, dependendo da espessura do retalho dérmico, do volume mamário e do biótipo da paciente. A principal preocupação relativa às mastectomias preservadoras de CAP é com a necrose dessa estrutura anatômica e o risco de recorrências em pacientes com diagnóstico de câncer de mama. Um trabalho publicado pela equipe do Instituto Europeu de Oncologia em 2017 evidenciou baixo risco de recidiva após mastectomia preservadora de CAP (0% a 3,7%) em portadoras de câncer de mama[15]. As taxas de complicações foram baixas, incluindo necrose de CAP, e, quando ocorrem, estão principalmente associadas a volumes mamários maiores, ptose, tabagismo, obesidade e radioterapia prévia. A satisfação cosmética após o procedimento foi alta, com boa evolução psicológica das pacientes após a cirurgia.

Yao e cols. avaliaram as taxas de câncer de mama incidental, complicações e recorrências em 201 pacientes com mutação de BRCA 1/2 submetidas à mastectomia preservadora de CAP para tratamento de câncer ou para redução de risco[16]. Após 32,6 meses, não houve nenhum acometimento neoplásico de CAP. Portanto, a mastectomia preservadora de CAP é a técnica de escolha para a maioria das pacientes, mas os casos devem ser discutidos de maneira individualizada.

▶ BIÓPSIA DE LINFONODO SENTINELA

A biópsia do linfonodo sentinela não deve ser realizada de rotina em mastectomias redutoras de risco, pois a realização sistemática desse procedimento causaria mais dano para essa população do que um eventual esvaziamento axilar (EA) nos raros casos de achado incidental de carcinoma[17].

Para avaliação do impacto da realização sistemática de biópsia de linfonodo sentinela em MRR, comparada à não realização desse procedimento com eventual EA em caso de carcinoma incidental, Boughey e cols. analisaram a porcentagem de efeitos colaterais associados às duas condutas[10]. A prevalência estimada de carcinoma incidental nesse grupo de pacientes foi de 1,9%. Os achados estão resumidos no Quadro 8.1.

Em contraposição a esses dados, alguns grupos defendem a biópsia de linfonodo sentinela de forma rotineira em pacientes submetidas à MRR. Burger e cols. publicaram em 2013 os dados retrospectivos de pacientes do National Health Service (NHS) submetidas à MRR[18]. Eles detectaram uma taxa de aproximadamente 5% de carcinoma incidental em peças de mastectomias profiláticas (maior que a relatada no estudo prévio de Boughey e cols.) e acreditam que o estadiamento axilar é necessário nesses casos, pois a biópsia de linfonodo sentinela seria uma cirurgia com baixas taxas de complicações (linfedema foi a maior complicação encontrada no estudo, que ocorreu em aproximadamente 7% das pacientes avaliadas).

▶ MASTECTOMIA REDUTORA DE RISCO CONTRALATERAL

A MRR contralateral visa à redução do risco de desenvolvimento de câncer de mama contralateral naquelas mulheres que já têm o diagnóstico de câncer em uma das mamas. Apesar da redução da incidência de um novo câncer de mama, essa medida não reduz a mortalidade da doença, pois o principal fator prognóstico das pacientes consiste nas características do primeiro tumor. Portanto,

Quadro 8.1 Modelo matemático adaptado com base nos principais estudos publicados na época sobre o risco de carcinoma incidental, biópsia de linfonodo sentinela (BLS) e esvaziamento axilar (EA) publicado por Boughey e cols. (2007)[10]

Probabilidade/risco	Dados disponíveis na literatura		
	Base	Mínimo	Máximo
Carcinoma incidental (média)	1,9%	0,1%	3,5%
Complicações da BLS (média)	6,8%	0%	22,0%
Complicações do uso rotineiro de EA (média)	31,4%	12,0%	69,0%
Complicações de EA somente nos casos de carcinoma incidental	0,5%	0,01%	2,4%

a cirurgia redutora de risco contralateral poderia apresentar benefícios nos casos com risco baixo para recidivas ou morte, mas não deve ser estimulada em pacientes que apresentam um subtipo tumoral com pior prognóstico ou doenças avançadas. Além desse critério, a revisão da Cochrane também sugere que a mastectomia redutora de risco contralateral deveria ser uma opção para mulheres jovens sem comorbidades ou com poucas comorbidades, com uma expectativa de vida alta e com bom prognóstico relacionado com o tumor primário[19].

SALPINGOOFORECTOMIA BILATERAL (SOB)

Esse procedimento está indicado para pacientes com mutações patogênicas nos genes BRCA 1 e 2 de modo isolado (para reduzir o risco de câncer de mama e ovário) ou em associação à cirurgia mamária. Vale ressaltar que toda a tuba uterina deve ser retirada com o ovário, desde sua porção uterina até as fímbrias. Os dados sobre o impacto na mortalidade ainda são escassos[20]. Como o câncer de tubas uterinas/ovário costuma ocorrer mais tardiamente que o de mama, a mastectomia é indicada em idade mais precoce (entre 25 e 40 anos), e a SOB, entre 40 e 45 anos. Dessa maneira, é possível adiar um pouco as consequências da castração precoce em mulheres jovens com todas as repercussões em relação à saúde óssea e à qualidade de vida[17]. O histórico familiar deve ser levado em consideração, e a decisão sobre o melhor momento para realização das cirurgias deve ser discutida com a paciente e com a equipe multidisciplinar.

CONSIDERAÇÕES FINAIS

A mastectomia redutora de risco é um procedimento eletivo que deve ser discutido e planejado com muito critério pela equipe multidisciplinar e a paciente. O real benefício deve ser apresentado à paciente para auxiliá-la na tomada de decisão, tendo em vista que a MRR bilateral é procedimento definitivo não isento de possíveis efeitos adversos.

REFERÊNCIAS

1. Eisemann BS et al. Risk-reducing mastectomy and breast reconstruction: Indications and Evidence for current management strategies. Clin Plast Surg 2018.
2. Frasson AL, Lichtenfels M, Souza AAB et al. Risk-reducing mastectomy: A case series of 124 procedures in Brazilian patients. Breast Cancer Res Treat 2020 May; 181(1):69-75. doi: 10.1007/s10549-020-05582-w.
3. Carbine NE, Lostumbo L, Wallace J, Ko H. Risk-reducing mastectomy for the prevention of primary breast cancer. Cochrane Database Syst Rev 2018 Apr; 4(4):CD002748. doi: 10.1002/14651858.CD002748.pub4.
4. Hartmann LC, Schaid DJ, Woods JE et al. Efficacy of bilateral prophylactic mastectomy in women with a family history of breast cancer. N Engl J Med 1999; 340:77-84.
5. Geiger AM, Yu O, Herrinton LJ et al. A population-based study of bilateral prophylactic mastectomy efficacy in women at elevated risk for breast cancer in community practices. Arch Intern Med. 2005 Mar; 165(5):516-20. doi: 10.1001/archinte.165.5.516.
6. Heemskerk-Gerritsen BAM, Jager A, Koppert LB et al. Survival after bilateral risk-reducing mastectomy in healthy BRCA1 and BRCA2 mutation carriers. Breast Cancer Res Treat 2019 Oct; 177(3):723-33. doi: 10.1007/s10549-019-05345-2.
7. Meijers-Heijboer H, van Geel B, van Putten WL et al. Breast cancer after prophylactic bilateral mastectomy in women with a BRCA1 or BRCA2 mutation. N Engl J Med 2001 Jul; 345(3):159-64. doi: 10.1056/NEJM200107193450301.
8. Peralta EA et al. Contralateral prophylactic mastectomy improves the outcome of selected patients undergoing mastectomy for breast cancer. Am J Surg 2000.
9. Herrinton LJ, Barlow WE, Yu O et al. Efficacy of prophylactic mastectomy in women with unilateral breast cancer: A cancer research network project. J Clin Oncol 2005 Jul; 23(19):4275-86. doi: 10.1200/JCO.2005.10.080.
10. Boughey JC, Hoskin TL, Degnim AC et al. Contralateral prophylactic mastectomy is associated with a survival advantage in high-risk women with a personal history of breast cancer. Ann Surg Oncol 2010 Oct; 17(10):2702-9. doi: 10.1245/s10434-010-1136-7.
11. Babiera GV, Lowy A, Davidson BS, Singletary SE. The role of contralateral prophylactic mastectomy in invasive lobular carcinoma. The Breast Journal 1997; 3(1):2-6.
12. McDonnell SK et al. Efficacy of contralateral prophylactic mastectomy in women with a personal and family history of breast cancer. J Clin Oncol 2001.
13. NCCN Clinical Practice Guidelines in Oncology. Genetic/familial high-risk assessment: Breast, ovarian, and pancreatic. Version 3.2023.
14. NCCN Clinical Practice Guidelines in Oncology. Breast cancer risk reduction. Version 1.2023.
15. Galimberti V, Vicini E, Corso G et al. Nipple-sparing and skin-sparing mastectomy: Review of aims, oncological safety and contraindications. Breast 2017 Aug; 34(Suppl 1):S82-S84. doi: 10.1016/j.breast.2017.06.034.
16. Yao K, Liederbach E, Tang R et al. Nipple-sparing mastectomy in BRCA1/2 mutation carriers: An interim analysis and review of the literature. Ann Surg Oncol 2015; 22(2):370-6. doi: 10.1245/s10434-014-3883-3.
17. Doenças da mama – Guia de bolso baseado em evidências. 3. ed. Atheneu 2022.
18. Burger A et al. Sentinel lymph node biopsy for risk-reducing mastectomy. Breast J 2013.
19. Eisemann BS, Spiegel AJ. Risk-reducing mastectomy and breast reconstruction: Indications and evidence for current management strategies. Clin Plast Surg 2018 Jan; 45(1):129-36. doi: 10.1016/j.cps.2017.08.013.
20. Diretrizes em Mastologia, Sociedade Brasileira da Mastologia, 2022.

Capítulo 9

Tratamento Sistêmico do Câncer de Mama

Ruffo de Freitas Júnior
Leonardo Ribeiro Soares
Fernando Santos de Azevedo

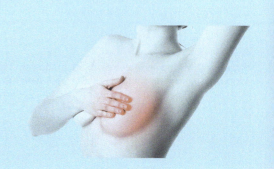

▶ INTRODUÇÃO

A abordagem terapêutica do câncer de mama deve ser multidisciplinar e integral com avaliação de todas as características clínicas e individuais envolvidas no processo saúde-doença. Entre as modalidades terapêuticas disponíveis, a quimioterapia e a endocrinoterapia representam as alternativas para tratamento sistêmico, com destaque para as terapias alvo-dirigidas[1,2]. Caso duas ou mais modalidades sejam indicadas na adjuvância, recomenda-se que a quimioterapia seja administrada inicialmente, seguida da endocrinoterapia e/ou radioterapia[2].

Atualmente, a recomendação de tratamento sistêmico deve considerar o subtipo de câncer de mama e o risco de recidiva da doença[1,2]. Em alguns casos, modelos preditivos disponíveis na internet podem ser utilizados para auxiliar essa decisão, como o programa PREDICT PLUS[3,4] ou, preferencialmente, as plataformas genômicas que avaliam o perfil molecular e estimam o risco de recorrência tumoral, como o Oncotype DX® e o MammaPrint®[5-7].

Quanto aos subtipos biológicos, a doença é classificada em: (1) luminal, representada pela positividade dos receptores hormonais (estrogênio e/ou progesterona); (2) HER-2 enriquecido, seja 3+ na imuno-histoquímica ou amplificado por imunofluorescência *in situ*, e (3) triplo-negativo, categorizado diante da ausência de expressão de receptores hormonais e HER-2[1,2]. Cabe ressaltar que a baixa expressão de HER-2 (*HER-2-low*), embora preditiva de resposta ao trastuzumabe-deruxtecan (T-DXd), não caracteriza um subtipo biológico da doença. Trata-se de tumores com expressão de HER-2 na imuno-histoquímica em 1+ ou 2+ com FISH negativo[8].

Nesse contexto, o tratamento sistêmico será definido de acordo com as características do tumor e da paciente, como o fato de o tumor ser operável ou não, o estádio do tumor, o acometimento de linfonodos, a presença de receptores hormonais, o risco de recorrência, o estado menstrual e a idade da paciente, entre outras.

▶ QUIMIOTERAPIA

Não existe um regime quimioterápico ideal considerado adequado para todos os casos de câncer de mama. No entanto, quando indicada, observou-se que CMF (ciclofosfamida, metotrexato e fluoracila) é melhor que placebo, regimes com antracíclicos (doxorrubicina ou epirrubicina) são melhores que CMF e, em casos de alto risco de recidiva, a adição de taxanos (paclitaxel ou docetaxel) promove aumento da sobrevida livre de doença e da sobrevida global[9].

A quimioterapia, quando indicada, deve ser administrada em doses completas e dentro dos intervalos recomendados para cada regime. Não obstante, convém destacar o benefício em termos de sobrevida global com a utilização do esquema AC (doxorrubicina e ciclofosfamida) em regime de dose densa. Nesse caso, trata-se da redução do intervalo entre os ciclos (de 21 para 14 dias) com suporte de um fator estimulador de colônias de granulócitos para prevenção de neutropenia grave[10]. A administração e o manejo das complicações decorrentes do tratamento exigem o acompanhamento de profissional capacitado e com experiência no manejo dos eventos adversos e das complicações.

Quimioterapia neoadjuvante

A neoadjuvância é mais comumente indicada para pacientes com axila positiva e/ou doença localmente avançada, embora tenha as mesmas indicações da terapia adjuvante[1,2]. Nesse contexto, a resposta à quimioterapia neoadjuvante é um fator preditivo de sobrevida livre de doença e de sobrevida global[11], e as portadoras de tumores triplonegativos e HER-2-positivos apresentam taxas maiores de resposta clínica e patológica completa (RPC)[11].

Em análise combinada de quase 12 mil pacientes, a taxa de RPC variou de 7,5%, em tumores luminais puros de baixo grau, a 50,3%, em tumores HER-2 puros que receberam trastuzumabe concomitantemente à quimioterapia neoadjuvante (Figura 9.1)[12]. Não obstante, com o acréscimo do duplo bloqueio em tumores HER-2-positivos, a taxa de RPC tem variado de 45% a 83% segundo diferentes subgrupos[13,14]. Já em tumores triplonegativos, o acréscimo de platina à quimioterapia neoadjuvante aumentou a média de RPC para cerca de 55%, o que também se traduziu em maior sobrevida livre de eventos[15]. Recentemente, conforme observado no estudo KEYNOTE 522, o acréscimo de pembrolizumabe resultou em uma taxa de RPC de 64,8%, tornando-se a terapia de escolha para pacientes com tumores triplonegativos em estádio II ou III[16,17].

Nos últimos anos, a consolidação das terapias neoadjuvantes também possibilitou a investigação de diversas estratégias terapêuticas individualizadas para as pacientes com doença residual. No estudo CREATE-X, a capecitabina adjuvante melhorou a sobrevida livre de doença (74,1% versus 67,6%) e a sobrevida global (89,2% versus 83,6%) em 5 anos após quimioterapia neoadjuvante em pacientes com câncer de mama HER-2-negativo[18]. Atualmente, essa estratégia é recomendada pela Sociedade Brasileira de Mastologia para as pacientes com tumores triplonegativos com doença residual após quimioterapia adjuvante[17]. Já em pacientes com tumores HER-2-positivos e ausência de resposta patológica completa, a substituição de trastuzumabe por T-DM1 aumentou a sobrevida livre de doença invasiva (88% versus 77%) e também se tornou rotina em diversos países. Nessa população, os resultados se mostraram consistentes em todos os subgrupos e independentes da extensão e da expressão de HER-2 na doença residual[19].

A quimioterapia neoadjuvante também é uma alternativa atual para aumentar as taxas de cirurgia conservadora em pacientes não candidatas ao procedimento devido à relação desfavorável entre o volume da mama e o tamanho do tumor[20,21]. Essa abordagem torna possível a cirurgia conservadora em aproximadamente 50% das pacientes com indicação prévia de mastectomia em razão da extensão anatômica tumoral, com resultados semelhantes em relação à sobrevida global e ao benefício clínico[20,21]. Já em relação ao tempo entre o último ciclo e a cirurgia mamária, observou-se que períodos > 8 semanas ocasionam prejuízo na sobrevida global, devendo a cirurgia ser realizada mediante avaliação clínica individualizada[22].

Quimioterapia adjuvante

A quimioterapia adjuvante deve ser considerada para pacientes de risco intermediário (risco de morte entre 10% e 20%) e de alto risco (risco de morte > 20%), a partir de fatores como idade, tamanho tumoral, grau histológico, invasão vascular, subtipo molecular e comprometimento

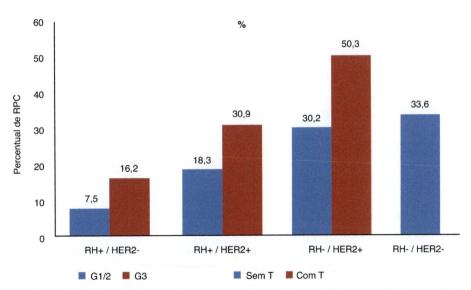

Figura 9.1 Taxa de resposta patológica completa (RPC) conforme diferentes variáveis em análise combinada de 11.955 pacientes com câncer de mama submetidas à quimioterapia neoadjuvante. (Adaptada de Cortazar et al., 2014[12].)

linfonodal[1,2]. Não obstante, em todas as comparações feitas com regimes de quimioterapia adjuvante, a mortalidade geral foi reduzida, e estima-se redução de aproximadamente 36% na mortalidade para os regimes mais efetivos, quando comparados com a não administração de quimioterapia[23].

Quando indicada, a adjuvância deverá ser iniciada assim que a paciente estiver recuperada do procedimento cirúrgico, de preferência nos primeiros 60 dias. Após 90 dias, diversos estudos já observaram redução de sobrevida global e sobrevida câncer-específica, especialmente em tumores triplonegativos[24,25]. Entre os fatores determinantes para esse atraso destacam-se as complicações cirúrgicas e as condições socioeconômicas[24,26].

Atualmente, a quimioterapia padrão para as pacientes com alto risco de recidiva envolve antracíclicos e taxanos, no esquema AC×4, seguido de 12 ciclos de paclitaxel semanal. Entretanto, Bines e cols.[27] demonstraram que a inversão da ordem do sequenciamento (T×12 seguido de AC×4) apresenta o mesmo perfil de segurança e melhores desfechos oncológicos em relação à sequência tradicional, permitindo que ambas as estratégias sejam escolhidas conforme o perfil individual de cada paciente. Nessa população de alto risco, destacam-se os tumores com axila positiva e os tumores triplonegativos que porventura não tenham recebido neoadjuvância. Entre aqueles com axila livre se destacam os tumores de grau 1 > 3cm, os tumores de grau 2 > 2cm e os tumores de grau 3 > 1cm[7].

Já para as pacientes com indicação de quimioterapia e que não se enquadram no alto risco (RH+/HER-2-), o esquema com docetaxel e ciclofosfamida (TC) mostrou-se equivalente ao esquema com antracíclico (AC-T). Essa indicação também se estende para as pacientes de alto risco clínico e com baixo risco genômico (Oncotype DX® ou Mammaprint®), mesmo aquelas com um ou dois linfonodos comprometidos[28]. Embora a maioria dos estudos que realizaram essa comparação (TC *versus* AC-T) tenha utilizado seis ciclos de TC, a opção por apenas quatro ciclos também é razoável e pode beneficiar um grupo de pacientes com menor carga de doença[29].

▶ ENDOCRINOTERAPIA

A resposta do câncer de mama à endocrinoterapia recebe influência direta da expressividade para receptores hormonais esteroidais, incluindo o receptor de estrogênio (RE) e o receptor de progesterona (RP), sendo a resposta endócrina incerta quando a expressão dos receptores hormonais é quantitativa ou qualitativamente baixa (1% a 10%)[1,2].

Entre as opções terapêuticas se destacam o tamoxifeno, para mulheres na pré e pós-menopausa, e os inibidores da aromatase (IA), para mulheres na pós-menopausa. De maneira geral, os IA são drogas bem toleradas, com menor incidência de sangramento vaginal, câncer de endométrio e eventos tromboembólicos em relação ao tamoxifeno. Entretanto, podem aumentar o risco de eventos cardiovasculares, perda de massa óssea e fraturas patológicas, além de artralgia e sintomas musculoesqueléticos[30]. Portanto, o conhecimento do perfil de segurança e dos eventos adversos relacionados com essas medicações pode contribuir para a tomada de decisão acerca do protocolo de endocrinoterapia mais adequado para cada paciente[30,31].

Endocrinoterapia neoadjuvante

O tratamento neoadjuvante reduz as taxas de mastectomia e aumenta o índice de cirurgias conservadoras, em especial para tumores unifocais e distantes do complexo areolopapilar[32,33]. Além disso, se revelou uma alternativa em caso de condições clínicas desfavoráveis à quimioterapia ou cirurgias radicais, especialmente em pacientes idosas[33,34].

Nas pacientes na pós-menopausa, observa-se discreto benefício com a utilização de IA em relação ao tamoxifeno[34]. Já entre os IA, entretanto, não houve diferença significativa entre os grupos avaliados no estudo prospectivo ACOSOG Z-1031, que comparou a utilização de letrozol, anastrozol e exemestano por 4 meses antes da cirurgia e observou taxas de resposta clínica de 74,8%, 69,1% e 62,9%, respectivamente[35,36].

Para pacientes na menacme, a comparação entre anastrozol e tamoxifeno foi realizada no estudo STAGE, ambos em associação à gosserrelina. Nesse estudo, o anastrozol mostrou-se superior ao tamoxifeno em todas as taxas de resposta objetiva. Ademais, houve benefício nas taxas de cirurgias conservadoras após 24 semanas de tratamento (86% *versus* 68%)[37]. Em comparação à quimioterapia neoadjuvante em mulheres na pré-menopausa, a endocrinoterapia apresenta menor intensidade de resposta clínica e radiológica, assim como de RPC. Não obstante, apresenta taxa semelhante de conversão para cirurgia conservadora e menores taxas de eventos adversos graves[38].

Por fim, cabe ressaltar que a resposta à endocrinoterapia é mais lenta, comparada à quimioterapia, e, portanto, a duração do tratamento endócrino neoadjuvante deve ser individualizada com base na resposta clínica. O planejamento inicial é de 4 a 6 meses; entretanto, se houver

Endocrinoterapia adjuvante na pré-menopausa

Na pré-menopausa, a utilização de tamoxifeno reduz a recorrência e a mortalidade, independentemente da idade e do acometimento axilar, em pacientes com receptores hormonais positivos[40,41]. Os benefícios também são independentes da utilização de quimioterapia[40], com resultados favoráveis em associação com diversos esquemas terapêuticos[41].

Durante a 17ª St. Gallen Breast Cancer Conference, as recomendações para endocrinoterapia adjuvante na pré-menopausa foram contextualizadas em dois cenários distintos. Em um perfil de paciente com 42 anos de idade, portadora de doença pT1pN0, com grau histológico I e sem quimioterapia prévia, a maioria dos *experts* recomendou tamoxifeno isolado. Por outro lado, considerando uma mulher de 34 anos de idade, portadora de tumor grau III e de comprometimento axilar, a qual permaneceu na pré-menopausa após a quimioterapia prévia, a maioria dos *experts* recomendaria IA associado à supressão da função ovariana (SFO)[42]. Por fim, o painel recomendou a inclusão da SFO para pacientes com idade < 35 anos, com dois ou mais linfonodos axilares comprometidos, para portadoras de tumores de alto grau e para aquelas com assinaturas genéticas de alto risco, embora os testes moleculares não tenham sido utilizados nos estudos pivotais de adjuvância nessa população[42].

As recomendações do Consenso de St. Gallen em relação à endocrinoterapia na pré-menopausa foram baseadas nos estudos SOFT e TEXT[42-45]. Na análise combinada dos dois estudos, observou-se aumento na sobrevida livre de doença entre as usuárias de exemestano e SFO, em relação às usuárias de tamoxifeno e SFO (91,1% *versus* 87,3%, p < 0,001). Não obstante, observou-se redução relativa de 34% no risco de recorrência da doença entre as usuárias da combinação IA + SFO[43].

Em mulheres na pré-menopausa portadoras de tumores luminais, a utilização de tamoxifeno permanece uma recomendação padrão, apesar dos resultados favoráveis com a utilização de IA e SFO[42]. Entretanto, a mensuração de benefício com a associação de tamoxifeno e SFO permanece incerta. Em estudo randomizado que incluiu mulheres portadoras de tumores pequenos e com axilas livres, não houve benefício na sobrevida global e na sobrevida livre de doença com o acréscimo da SFO ao tamoxifeno. Além disso, foram observadas incidência maior de eventos adversos e redução na qualidade de vida no grupo de mulheres submetidas à SFO[46]. Já na avaliação de sobrevida livre de doença do estudo SOFT, a associação tamoxifeno-SFO mostrou-se superior ao tamoxifeno isolado apenas entre as mulheres com alto risco de recorrência, as quais receberam quimioterapia e permaneceram na pré-menopausa[44]. Desse modo, uma revisão recente, conduzida pela American Society of Clinical Oncology, recomendou a adição de SFO ao tamoxifeno apenas em pacientes portadoras de alto risco para recorrência ou naquelas com estadiamento II ou III e que permaneceram na pré-menopausa após a quimioterapia[30].

A duração da endocrinoterapia adjuvante em mulheres na pré-menopausa deve ser baseada na idade e no estado menstrual da paciente após os primeiros 5 anos de tratamento, além das características clínicas e patológicas da doença. Segundo as últimas recomendações da American Society of Clinical Oncology e do National Comprehensive Cancer Network (NCCN), as pacientes que permaneceram na pré-menopausa após os primeiros 5 anos de terapia devem receber tamoxifeno por mais 5 anos ou interromper a terapia endócrina[31]. Por outro lado, aquelas que definitivamente entraram na pós-menopausa poderiam receber a terapia adjuvante conforme as mesmas indicações dos estudos que avaliaram a terapia estendida nessa população[30,31].

Endocrinoterapia adjuvante na pós-menopausa

A endocrinoterapia adjuvante tem demonstrado grande impacto na sobrevida global de pacientes com receptores hormonais positivos[30,47]. O uso do tamoxifeno na adjuvância reduz o risco de recorrência em 47% e apresenta benefício independente da expressão de RP, da idade, do envolvimento linfonodal e do uso de quimioterapia[47]. Ademais, a utilização do tamoxifeno em pacientes com receptores hormonais positivos reduziu a mortalidade em 30% e 34% em 5 e 10 anos, respectivamente[47]. Esse benefício é observado mesmo em pacientes com baixa expressão de RE, cuja expressão de 1% na imuno-histoquímica já traduz benefício da terapia em diversos desfechos clínicos em longo prazo[41,47].

Nos últimos anos, entretanto, diversos estudos observaram superioridade dos IA sobre o tamoxifeno na endocrinoterapia adjuvante na pós-menopausa. Em 2010, uma metanálise que incluiu sete estudos randomizados,

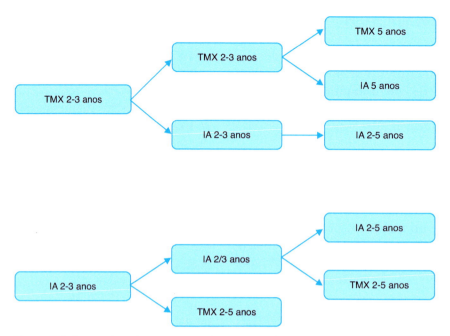

Figura 9.2 Opções de endocrinoterapia adjuvante na pós-menopausa conforme individualização de risco e características pessoais. (Reproduzida de NCCN, 2023[31].)

comparando diversos IA ao tamoxifeno, observou redução relativa de 23% no risco de recidivas com os IA, com discreto aumento de sobrevida e redução de recorrências nos estudos que utilizaram o esquema *switch*[48]. Entretanto, a comparação direta entre monoterapia com IA e esquemas sequenciais não resultou em diferenças na sobrevida global ou na sobrevida livre de doença, conforme observado nos estudos BIG 1-98[49] e TEAM[50], com letrozol e exemestano, respectivamente.

Nas recomendações atuais do NCCN, observam-se oito possibilidades de endocrinoterapia adjuvante na pós-menopausa, envolvendo o uso de tamoxifeno ou IA por 5 ou 10 anos, além de várias estratégias de *switch* entre essas classes após 2, 3 ou 5 anos de uso (Figura 9.2)[31]. No entanto, considerando o benefício absoluto modesto (3% a 5%) e os efeitos adversos potencialmente graves da terapia endócrina estendida, é importante determinar quais pacientes apresentam risco aumentado de recidiva tardia[30,32,51,52]. Os fatores prognósticos para recorrência tardia incluem tamanho do tumor, *status* nodal, grau histológico e porcentagem de expressão de RE[30]. Nesse contexto, algumas ferramentas podem auxiliar a decisão de estender a terapia endócrina além dos 5 anos, como o BCI (*Breast Cancer Index*) e o CTS5 (*Clinical Treatment Score at 5 years*).

Por fim, com a publicação dos resultados preliminares do estudo MonarchE, presenciamos a consolidação dos inibidores de CDK 4/6 no cenário adjuvante de pacientes com alto risco, definidas diante de pN2-3 ou pN1 com pT3-4, grau 3 ou Ki67 ≥ 20%. Após 42 meses de seguimento, observou-se aumento de 6,4% na taxa de sobrevida livre de doença invasiva com o acréscimo do abemaciclibe à endocrinoterapia padrão (85,8% *versus* 79,4% em 4 anos)[53]. Para os próximos anos, outras terapias-alvo também poderão ser incorporadas ao cenário adjuvante, como o T-DXd em pacientes com expressão de HER-2.

REFERÊNCIAS

1. Harbeck N, Penault-Llorca F, Cortes J et al. Breast cancer. Nat Rev Dis Primers 2019; 5(1):66.
2. Loibl S, Poortmans P, Morrow M, Denkert C, Curigliano G. Breast cancer. Lancet 2021; 397(10286):1750-69.
3. Ravdin PM, Siminoff LA, Davis GJ et al. Computer program to assist in making decisions about adjuvant therapy for women with early breast cancer. J Clin Oncol 2001; 19:980-91.
4. Wishart GC, Bajdik CD, Dicks E et al. PREDICT Plus: Development and validation of a prognostic model for early breast cancer that includes HER2. Br J Cancer 2012; 107:800-7.
5. Sparano JA, Gray RJ, Ravdin PM et al. Clinical and genomic risk to guide the use of adjuvant therapy for breast cancer. N Engl J Med 2019; 380(25):2395-405.
6. Kalinsky K, Barlow WE, Gralow JR et al. 21-gene assay to inform chemotherapy benefit in node-positive breast cancer. N Engl J Med 2021; 385(25):2336-47.
7. Piccart M, van't Veer LJ, Poncet C et al. 70-gene signature as an aid for treatment decisions in early breast cancer: Updated results of the phase 3 randomised MINDACT trial with an exploratory analysis by age. Lancet Oncol 2021; 22(4):476-88.
8. Cortés J, Kim SB, Chung WP et al. Trastuzumab deruxtecan versus trastuzumab emtansine for breast cancer. N Engl J Med 2022; 386(12):1143-54.
9. Fujii T, Le Du F, Xiao L et al. Effectiveness of an adjuvant chemotherapy regimen for early-stage breast cancer: A systematic review and network meta-analysis. JAMA Oncol 2015; 1(9):1311-8.

10. Early Breast Cancer Trialists' Collaborative Group (EBCTCG). Increasing the dose intensity of chemotherapy by more frequent administration or sequential scheduling: A patient-level meta-analysis of 37,298 women with early breast cancer in 26 randomised trials. Lancet 2019; 393(10179):1440-52.

11. Prakash I, Neely NB, Thomas SM et al. Utilization of neoadjuvant chemotherapy in high-risk, node-negative early breast cancer. Cancer Med 2022; 11(4):1099-108.

12. Cortazar P, Zhang L, Untch M et al. Pathological complete response and long-term clinical benefit in breast cancer: the CTNeoBC pooled analysis. Lancet 2014; 384(9938):164-72.

13. Gianni L, Pienkowski T, Im YH et al. Efficacy and safety of neoadjuvant pertuzumab and trastuzumab in women with locally advanced, inflammatory, or early HER2-positive breast cancer (NeoSphere): A randomised multicentre, open-label, phase 2 trial. Lancet Oncol 2012; 13(1):25-32.

14. Gavilá J, Oliveira M, Pascual T et al. Safety, activity, and molecular heterogeneity following neoadjuvant non-pegylated liposomal doxorubicin, paclitaxel, trastuzumab, and pertuzumab in HER2-positive breast cancer (Opti-HER HEART): An open-label, single-group, multicenter, phase 2 trial. BMC Med 2019; 17(1):8.

15. Geyer CE, Sikov WM, Huober J et al. Long-term efficacy and safety of addition of carboplatin with or without veliparib to standard neoadjuvant chemotherapy in triple-negative breast cancer: 4-year follow-up data from BrighTNess, a randomized phase III trial. Ann Oncol 2022; 33(4):384-94.

16. Schmid P, Cortes J, Pusztai L et al; KEYNOTE-522 Investigators. Pembrolizumab for early triple-negative breast cancer. N Engl J Med 2020; 382(9):810-21.

17. Freitas-Junior R, Oliveira VM, Frasson AL et al. Management of early-stage triple-negative breast cancer: Recommendations of a panel of experts from the Brazilian Society of Mastology. BMC Cancer 2022; 22(1):1201.

18. Masuda N, Lee SJ, Ohtani S et al. Adjuvant capecitabine for breast cancer after preoperative chemotherapy. N Engl J Med 2017; 376(22):2147-59.

19. von Minckwitz G, Huang CS, Mano MS et al; KATHERINE Investigators. Trastuzumab emtansine for residual invasive HER2-positive breast cancer. N Engl J Med 2019; 380(7):617-28.

20. Bollet MA, Savignoni A, Pierga JY et al. High rates of breast conservation for large ductal and lobular invasive carcinomas combining multimodality strategies. Br J Cancer 2008; 98(4):734-41.

21. Agarwal G, Sonthineni C, Mayilvaganan S, Mishra A, Lal P, Agrawal V. Surgical outcomes of primary versus post-neoadjuvant chemotherapy breast conservation surgery: A comparative study from a developing country. World J Surg 2018; 42(5):1364-74.

22. Al-Masri M, Aljalabneh B, Al-Najjar H, Al-Shamaileh T. Effect of time to breast cancer surgery after neoadjuvant chemotherapy on survival outcomes. Breast Cancer Res Treat 2021; 186(1):7-13.

23. Early Breast Cancer Trialists' Collaborative Group (EBCTCG); Peto R, Davies C, Godwin J et al. Comparisons between different polychemotherapy regimens for early breast cancer: Meta-analyses of long-term outcome among 100,000 women in 123 randomised trials. Lancet 2012; 379(9814):432-44.

24. Chavez-MacGregor M, Clarke CA, Lichtensztajn DY, Giordano SH. Delayed initiation of adjuvant chemotherapy among patients with breast cancer. JAMA Oncol 2016; 2(3):322-9.

25. Morante Z, Ruiz R, Araujo JM et al. Impact of the delayed initiation of adjuvant chemotherapy in the outcome of triple negative breast cancer. Clin Breast Cancer 2021; 21(3):239-46.e4.

26. He X, Ye F, Zhao B et al. Risk factors for delay of adjuvant chemotherapy in non-metastatic breast cancer patients: A systematic review and meta-analysis involving 186982 patients. PLoS One 2017; 12(3):e0173862.

27. Bines J, Small IA, Sarmento R et al. Does the sequence of anthracycline and taxane matter? The NeoSAMBA Trial. Oncologist 2020; 25(9):758-64.

28. Nitz U, Gluz O, Clemens M et al; West German Study Group PlanB Investigators. West German Study PlanB Trial: Adjuvant four cycles of epirubicin and cyclophosphamide plus docetaxel versus six cycles of docetaxel and cyclophosphamide in HER2-negative early breast cancer. J Clin Oncol 2019; 37(10):799-808.

29. Blum JL, Flynn PJ, Yothers G et al. Anthracyclines in early breast cancer: The ABC Trials-USOR 06-090, NSABP B-46-I/USOR 07132, and NSABP B-49 (NRG Oncology). J Clin Oncol 2017; 35(23):2647-55.

30. Burstein HJ, Lacchetti C, Anderson H et al. Adjuvant endocrine therapy for women with hormone receptor-positive breast cancer: American Society of Clinical Oncology Clinical Practice Guideline focused update. J Clin Oncol 2018; 37(5):423-38.

31. National Comprehensive Cancer Network (NCCN). NCCN Clinical Practice Guidelines in Oncology: Breast cancer. Fort Washington, PA: NCCN; 2023.4. [citado em 01 Abril, 2023]. Disponível em: https://www.nccn.org/professionals/physician_gls/pdf/breast.pdf.

32. Madigan LI, Dinh P, Graham JD. Neoadjuvant endocrine therapy in locally advanced estrogen or progesterone receptor-positive breast cancer: Determining the optimal endocrine agent and treatment duration in postmenopausal women – A literature review and proposed guidelines. Breast Cancer Res 2020; 22(1):77.

33. Sella T, Weiss A, Mittendorf EA et al. Neoadjuvant endocrine therapy in clinical practice: A review. JAMA Oncol 2021; 7(11):1700-8.

34. Reinert T, Gonçalves R, Ellis MJ. Current status of neoadjuvant endocrine therapy in early-stage breast cancer. Curr Treat Options Oncol 2018; 19(5):23.

35. Ellis MJ, Suman VJ, Hoog J et al. Randomized phase II neoadjuvant comparison between letrozole, anastrozole, and exemestane for postmenopausal women with estrogen receptor-rich stage 2 to 3 breast cancer: Clinical and biomarker outcomes and predictive value of the baseline PAM50-based intrinsic subtype – ACOSOG Z1031. J Clin Oncol 2011; 29(17):2342-9.

36. Li JJ, Shao ZM. Endocrine therapy as adjuvant or neoadjuvant therapy for breast cancer: Selecting the best agents, the timing and duration of treatment. Chin Clin Onco. 2016; 5(3):40.

37. Masuda N, Sagara Y, Kinoshita T et al. Neoadjuvant anastrozole versus tamoxifen in patients receiving goserelin for premenopausal breast cancer (STAGE): A double-blind, randomised phase 3 trial. Lancet Oncol 2012; 13(4):345-52.

38. Kim HJ, Noh WC, Lee ES et al. Efficacy of neoadjuvant endocrine therapy compared with neoadjuvant chemotherapy in pre-menopausal patients with oestrogen receptor-positive and HER2-negative, lymph node-positive breast cancer. Breast Cancer Res 2020; 22(1):54.

39. Toi M, Saji S, Masuda N et al. Ki67 index changes, pathological response and clinical benefits in primary breast cancer patients treated with 24 weeks of aromatase inhibition. Cancer Sci 2011; 102(4):858-65.

40. Early Breast Cancer Trialists' Collaborative Group (EBCTCG). Effects of chemotherapy and hormonal therapy for early breast cancer on recurrence and 15-year survival: An overview of the randomised trials. Lancet 2005; 365:1687-717.

41. Burstein HJ, Temin S, Anderson H et al. Adjuvant endocrine therapy for women with hormone receptor-positive breast cancer: American Society Of Clinical Oncology Clinical Practice Guideline focused update. J Clin Oncol 2014; 32(21):2255-69.

42. Burstein HJ, Curigliano G, Thürlimann B et al; Panelists of the St Gallen Consensus Conference. Customizing local and systemic therapies for women with early breast cancer: the St. Gallen International Consensus Guidelines for treatment of early breast cancer 2021. Ann Oncol 2021; 32(10):1216-35.

43. Pagani O, Regan MM, Walley BA et al; TEXT and SOFT Investigators; International Breast Cancer Study Group. Adjuvant exemestane with ovarian suppression in premenopausal breast cancer. N Engl J Med 2014; 371(2):107-18.

44. Francis PA, Regan MM, Fleming GF et al; SOFT Investigators; International Breast Cancer Study Group. Adjuvant ovarian suppression in premenopausal breast cancer. N Engl J Med 2015; 372:436-46.

45. Regan MM, Francis PA, Pagani O et al. Absolute benefit of adjuvant endocrine therapies for premenopausal women with hormone receptor-positive, human epidermal growth factor receptor 2-negative early breast cancer: TEXT and SOFT Trials. J Clin Oncol 2016; 34(19):2221-31.

46. Tevaarwerk AJ, Wang M, Zhao F et al. Phase III comparison of tamoxifen versus tamoxifen plus ovarian function suppression in premenopausal women with node-negative, hormone receptor-positive breast cancer (E-3193, INT-0142): A trial of the Eastern Cooperative Oncology Group. J Clin Oncol 2014; 32(35):3948-58.

47. Early Breast Cancer Trialists' Collaborative Group (EBCTCG). Relevance of breast cancer hormone receptors and other factors to the efficacy of adjuvant tamoxifen: Patient-level meta-analysis of randomised trials. Lancet 2011; 378(9793):771-84.

48. Dowsett M, Cuzick J, Ingle J et al. Meta-analysis of breast cancer outcomes in adjuvant trials of aromatase inhibitors versus tamoxifen. J Clin Oncol 2010; 28(3):509-18.

49. Regan MM, Neven P, Giobbie-Hurder A et al; BIG 1-98 Collaborative Group; International Breast Cancer Study Group (IBCSG). Assessment of letrozole and tamoxifen alone and in sequence for postmenopausal women with steroid hormone receptor-positive breast cancer: The BIG 1-98 randomised clinical trial at 8·1 years median follow-up. Lancet Oncol 2011; 12(12):1101-8.

50. van de Velde CJ, Rea D, Seynaeve C et al. Adjuvant tamoxifen and exemestane in early breast cancer (TEAM): A randomised phase 3 trial. Lancet 2011; 377(9762):321-31.

51. Davies C, Pan H, Godwin J, Gray R, Arriagada R, Raina V; Adjuvant Tamoxifen: Longer Against Shorter (ATLAS) Collaborative Group. Long-term effects of continuing adjuvant tamoxifen to 10 years versus stopping at 5 years after diagnosis of oestrogen receptor-positive breast cancer: ATLAS, a randomised trial. Lancet 2013; 381(9869):805-16.

52. Goss PE, Ingle JN, Pritchard KI et al. Extending aromatase-inhibitor adjuvant therapy to 10 years. N Engl J Med 2016; 375(3):209-19.

53. Johnston SRD, Toi M, O'Shaughnessy J et al; monarchE Committee Members. Abemaciclib plus endocrine therapy for hormone receptor-positive, HER2-negative, node-positive, high-risk early breast cancer (monarchE): Results from a preplanned interim analysis of a randomised, open-label, phase 3 trial. Lancet Oncol 2023; 24(1):77-90.

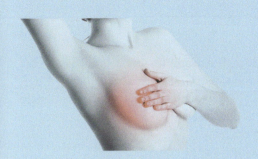

Capítulo 10

Hormonioterapia no Câncer de Mama

Angélica Nogueira-Rodrigues
Gustavo Drummond Pinho Ribeiro
Vinícius Diniz Oliveira e Xavier

▸ INTRODUÇÃO

À exceção dos cânceres de pele, o câncer de mama é a neoplasia sólida maligna diagnosticada com mais frequência e a principal causa de morte por câncer em mulheres em todo o mundo. Doença heterogênea, fenotipicamente diversa, é composta por vários subtipos biológicos que apresentam comportamento e resposta distintos à terapia. O tipo mais comum é o que apresenta receptores para estrogênio (RE) e/ou progesterona (RP), respondendo por cerca de 80% a 70% dos casos[1].

Datam do século XIX os primeiros registros conhecidos sobre a relação entre hormônios e câncer, quando Thomas William Nunn relatou o caso de uma mulher na perimenopausa com câncer de mama, cuja doença regrediu 6 meses após o término da menstruação. Em 15 de junho de 1895, George Thomas Beatson realizou ooforectomia bilateral em uma mulher com câncer de mama extenso, obtendo resposta objetiva e longa sobrevida[2].

Apesar de o estudo da hormonioterapia não ser algo novo em Oncologia, essa modalidade de tratamento ainda é um dos pilares terapêuticos do câncer de mama, se encontra em constante mudança e é o foco deste capítulo. De modo geral, as terapias endócrinas podem ser separadas em estratégias para reduzir os níveis séricos de estrogênio ou agir bloqueando o RE. Assim, como a atuação desse hormônio é a pedra angular do tratamento, o *status* menopausal é importante fator a ser levado em consideração na escolha da terapêutica.

Entre as possíveis abordagens para redução dos níveis de estrogênio em pacientes na pré-menopausa estão a ooforectomia e o uso de agonistas/antagonistas do hormônio liberador de gonadotrofina (GnRH). Já para as pacientes na pós-menopausa existem os inibidores da aromatase (IA), enzima que converte testosterona e androstenediona em estradiol e estrona nas células periféricas, para redução do estrogênio. Anastrozol, letrozol (compostos azólicos) e exemestano (esteroide 17-di-hidro) são exemplos de IA.

As estratégias para atingir diretamente o RE incluem o uso de moduladores seletivos do RE, como tamoxifeno ou raloxifeno, e os reguladores negativos seletivos dos receptores: fulvestranto e elacestranto (Quadro 10.1).

▸ DEFINIÇÃO DE TUMOR RECEPTOR-POSITIVO

As diretrizes mais atuais definem tumor receptor endócrino-positivo como aquele que apresenta 1% ou mais de núcleos tumorais positivos para receptores para estrogênio e/ou progesterona. No entanto, essa definição vem sendo questionada devido aos dados limitados sobre o

Quadro 10.1 Terapias endócrinas utilizadas no câncer de mama		
Classe farmacológica	Mecanismo de ação	Fármacos
Inibidores da aromatase	Inibe a enzima aromatase, que converte androgênios em estrogênios	Anastrozol Letrozol Exemestano
Agonistas do hormônio liberador de gonadotrofina	Ao se ligar ao receptor para GnRH de forma constante, inibe a liberação de FSH e LH pela hipófise, reduzindo o estímulo necessário para produção ovariana de estrogênio	Gosserrelina Leuprorrelina Triptorrelina
Moduladores seletivos do receptor para estrogênio	Agonista em tecido ósseo e útero; antagonista na mama	Tamoxifeno Raloxifeno
Antagonista de receptor de estrogênio	Supressão da proteína dos receptores de estrogênio nos tumores e em outros tecidos-alvo	Fulvestranto Elacestranto

FSH: hormônio folículo-estimulante; GnRH: hormônio liberador de gonadotrofina; LH: hormônio luteinizante.

benefício da terapia endócrina para cânceres com 1% a 10% das células com coloração positiva para RE[3].

Estudos mais recentes, direcionados para tumores triplonegativos (TN), como o estudo NeoSTOP[4] de quimioterapia neoadjuvante, definem TN como o tumor com expressão de 10% ou menos de RE. Em 2020, a American Society of Clinical Oncology (ASCO), reconhecendo os dados conflitantes de benefício nesse subgrupo de tumores com expressão de 1% a 10%, convencionou chamá-los de tumores fracamente positivos, mas manteve a recomendação de hormonioterapia para tumores com 1% ou mais de expressão de RE até que surjam mais dados sobre o impacto da hormonioterapia nesse subgrupo, sugerindo, inclusive, ponderações com a paciente sobre os riscos e benefícios[3].

▶ HORMONIOTERAPIA NEOADJUVANTE

Em virtude da escassez de dados sobre hormonioterapia neoadjuvante, essa estratégia não costuma ser utilizada nas pacientes na pré-menopausa fora de estudos clínicos[5]. Entretanto, nos casos com indicação de tratamento sistêmico neoadjuvante, a hormonioterapia pode ser cogitada para pacientes pós-menopausadas com histologias menos responsivas ou com contraindicações à quimioterapia (p. ex., idosas e/ou debilitadas)[6]. Vale ressaltar que, independentemente do tipo e tempo de hormonioterapia, as taxas de resposta patológica completa com essa estratégia são bastante modestas, da ordem de 1% a 3%[7]. Nesses casos, os IA se revelam superiores ao tamoxifeno em termos de taxa de resposta, sendo utilizados por 4 a 6 meses ou até o benefício clínico máximo[5].

▶ HORMONIOTERAPIA ADJUVANTE

A hormonioterapia adjuvante está indicada para todos os tumores invasores com RE ou RP positivo, mesmo com as ressalvas anteriormente expostas. Essa abordagem é apoiada por ensaios clínicos que envolveram pacientes com tumores positivos para receptores hormonais de qualquer tamanho, independentemente da idade, status menopausal e acometimento linfonodal, com redução das taxas de recorrência e de um segundo tumor primário de câncer de mama e aumento da sobrevida[8]. No entanto, exige discussão cuidadosa nos indivíduos com múltiplas comorbidades que possam aumentar o risco de toxicidades importantes, como história preexistente de trombose, doença cerebrovascular, osteoporose e fraturas refratárias.

A modalidade de hormonioterapia a ser utilizada depende do status menopausal. Segundo o National Comprehensive Cancer Network (NCCN), os critérios para definição de menopausa são[9]:

- Mulheres ≥ 60 anos.
- Mulheres < 60 anos, se:
  - previamente submetidas a ooforectomia bilateral;
  - amenorreia por 12 meses na ausência de tamoxifeno, quimioterapia ou supressão ovariana, com estradiol sérico na faixa pós-menopausa;
  - amenorreia em vigência de tamoxifeno e hormônio folículo-estimulante (FSH) e estradiol sérico na faixa pós-menopausa.

Mulheres na pré-menopausa

A abordagem terapêutica depende do risco de recorrência do câncer de mama e, embora não existam critérios formais para definição de alto risco nesse contexto, uma definição razoável incluiria pacientes em idade mais jovem (≤ 35 anos) e/ou para as quais está indicada a quimioterapia.

Apesar de boa parte das recomendações provir de extrapolações de estudos para pacientes na pós-menopausa, o uso de tamoxifeno costuma ser indicado por 5 a 10 anos para as pacientes com baixo risco de recorrência. Em 2005, revisão publicada pelo grupo EBCTCG mostrou que o uso de tamoxifeno por 5 anos reduziu relativamente o risco de recorrência em 41% e o de morte em 34%[10]. Já o estudo ATLAS demonstrou ganho de sobrevida livre de doença e sobrevida global com o uso de tamoxifeno por 10 anos à custa de aumento de eventos adversos (p. ex., embolia pulmonar e câncer de endométrio)[11].

Para as pacientes de alto risco, a adição de supressão da função ovariana ao uso de IA ou tamoxifeno resulta em redução clinicamente significativa do risco de recorrência, mas aumenta a toxicidade. Assim, para aquelas com risco maior de recorrência, sugere-se supressão da função ovariana (agonistas do hormônio liberador de gonadotrofina, ooforectomia ou irradiação) com IA ou tamoxifeno (alternativa), uma vez que esse subconjunto de pacientes tem a maior probabilidade de obter benefícios. Essa recomendação é baseada nos resultados do Suppression of Ovarian Function Trial (SOFT) e do Tamoxifen and Exemestane Trial (TEXT)[12,13].

Recentemente foram incorporadas terapias direcionadas para pacientes de alto risco selecionadas para terapia endócrina adjuvante: abemaciclibe (inibidor de CDK 4/6) e olaparibe (inibidor da PARP). Com base no estudo MonarchE, o abemaciclibe foi aprovado pela Food and Drug Administration (FDA) como terapia adjuvante em um grupo específico de mulheres de alto risco[14] e o olaparibe, segundo dados do OlympiA, foi liberado para as portadoras de variante patogênica em BRCA com câncer de mama HER-2-negativo e de alto risco, nas quais foram demonstrados benefícios para a sobrevida livre de progressão[15].

Mulheres na pós-menopausa

Quase todas as mulheres na pós-menopausa são candidatas à terapia endócrina independentemente da idade. Embora a possibilidade de comorbidades médicas associadas aumente com a idade e possa predispor as mulheres mais velhas para maior toxicidade relacionada com o tratamento, os benefícios da terapia endócrina adjuvante na redução dos riscos de recorrência e morte por câncer de mama têm sido consistentemente demonstrados. Portanto, as pacientes que apresentem risco aumentado de toxicidade relacionada com o tratamento adjuvante devem ser tratadas adequadamente com cuidados coordenados entre a equipe multiprofissional.

Preferencialmente, os IA são usados por 5 a 10 anos, promovendo incremento absoluto de sobrevida livre de doença de 4% em relação ao tamoxifeno[16]. Os fármacos dessa classe parecem ser semelhantes em eficácia e efeitos colaterais[17]. Ainda se discute sobre o tempo de terapia estendida, havendo dados que mostram equivalência entre 7 e 10 anos de uso[18].

▶ HORMONIOTERAPIA PALIATIVA

Aproximadamente 6% das mulheres se apresentam com doença metastática no momento do diagnóstico, com mais frequência as mulheres negras e afro-americanas. Além disso, 30% das mulheres diagnosticadas nos estádios iniciais irão apresentar recorrência metastática em algum momento da vida[19].

Como se trata de contexto de tratamento paliativo, a escolha da terapia visa aumentar a probabilidade de estabilização ou redução da carga da doença com menos efeitos colaterais. De modo geral, mantém-se a terapia em vigência até que toxicidades inaceitáveis sejam evidentes ou ocorra a progressão da doença.

Considerando o perfil ideal de terapêutica proposto anteriormente, a terapia endócrina é a escolha como primeira linha de tratamento para a maioria das pacientes com doença receptor hormonal-positiva, uma vez que também apresenta eficácia comparável à dos quimioterápicos[20]. Estes, por sua vez, podem ser considerados uma opção apropriada para pacientes com alto volume de doença visceral, nas quais há risco de crise visceral, doença hormônio-resistente (primária/secundária) ou em linhas subsequentes. No entanto, o estudo recente *Right Choice*, apresentado no simpósio San Antonio 2022, reportou que mesmo no contexto de volume significativo de doença visceral a hormonioterapia associada ao inibidor de ciclina se mostra superior à quimioterapia quanto à sobrevida livre de progressão.

Resistência primária hormonal é definida como a ocorrência de recidiva nos primeiros 2 anos de tratamento endócrino adjuvante ou progressão de doença nos primeiros 6 meses da primeira linha de tratamento endócrino para doença metastática, enquanto resistência secundária hormonal consiste em recidiva durante o tratamento endócrino adjuvante, após os primeiros 2 anos ou dentro de 12 meses após completado o tratamento adjuvante, ou progressão da doença 6 meses após o início do tratamento endócrino para doença metastática. Esses critérios, propostos pelo grupo ABC/ESMO, ajudam a selecionar grupos de pacientes com maior probabilidade de resposta ao tratamento proposto[21].

Para as pacientes tanto na pré como na pós-menopausa, o tratamento padrão envolve terapia hormonal (IA ou tamoxifeno, associado ou não à supressão ovariana no caso da pré-menopausa) com inibidores de ciclina 4 e 6 (iCDK4/6). Na doença endócrino-resistente, os iCDK4/6 são o padrão em combinação com fulvestrante. Em ambos os cenários, a associação de iCDK4/6 resulta em taxas maiores de resposta e sobrevida livre de progressão com tendência de aumento da sobrevida global[22-24]. Os três inibidores de ciclinas disponíveis (palbociclibe, ribociclibe e abemaciclibe) apresentam dados de eficácia similares, e a escolha do agente, na maioria dos casos, será baseada no perfil de toxicidade. De maneira geral, essas medicações são bem toleradas e apresentam neutropenia, fadiga, náuseas, diarreia, anemia e plaquetopenia como principais efeitos colaterais[22-24].

Um grupo que exige atenção especial é o de pacientes com mutações do BRCA 1 ou 2 no contexto de câncer de mama receptor hormonal-positivo. Nesse cenário, convém considerar o tratamento sistêmico com inibidores da PARP (olaparibe ou talazoparibe), com base em estudos que demonstraram ganho de sobrevida livre de progressão para esse perfil de pacientes[25,26].

Caso ocorra evolução para doença endócrino-resistente, as pacientes devem receber prioritariamente quimioterapia em monoterapia, uma vez que a poliquimioterapia produz resultados similares em termos de sobrevida global, mas com aumento da toxicidade. Antraciclinas e taxanos são as primeiras opções para aquelas que ainda não foram expostas a essas drogas, e as opções sequenciais incluem capecitabina, eribulina, gencitabina e vinorelbina.

QUIMIOPROFILAXIA

- Algumas pacientes apresentam risco elevado de desenvolver câncer de mama durante a vida. Para elas, as diretrizes da ASCO sugerem terapia endócrina para prevenção do câncer de mama. As pacientes que parecem se beneficiar dessa abordagem têm ≥ 35 anos, com expectativa de vida de pelo menos 10 anos, e pelo menos um dos seguintes[27]:
- História de radiação torácica administrada antes dos 30 anos de idade.
- História de carcinoma lobular *in situ*.
- Risco de desenvolver câncer de mama ≥ 1,7% em 5 anos.
- Hiperplasia atípica.

CONSIDERAÇÕES FINAIS

O manejo dos cânceres de mama positivos para receptores hormonais mudou muito desde a descoberta dos efeitos hormonais nas neoplasias; no entanto, essa estratégia sempre foi um importante pilar do tratamento e tem sido incorporada nas mais diversas facetas da abordagem oncológica. Um dos fatores que contribuem para a presença longeva da endocrinoterapia é seu perfil favorável em termos de toxicidade.

Os desafios dessa modalidade terapêutica consistem, entre outros, em maximizar seus benefícios, associando-se a outras classes de medicações coadjuvantes, como os iCDK4/6, e consolidar seus ganhos em cenários em que eles ainda são incertos, apresentando-se como opção segura e eficaz.

REFERÊNCIAS

1. Bray F, Ferlay J, Soerjomataram I, Siegel RL, Torre LA, Jemal A. Global cancer statistics 2018: GLOBOCAN estimates of incidence and mortality worldwide for 36 cancers in 185 countries. CA Cancer J Clin 2018; 0:3-31.
2. Love RR, Philips J. Oophorectomy for breast cancer: history revisited. J Nat Cancer Instit 2002; 94(19):1433-4.
3. Allison KH, Hammond MEF, Dowsett M et al. Estrogen and progesterone receptor testing in breast cancer: ASCO/CAP guideline update. J Clin Oncol 2020; 38(12):1346-66.

4. Sharma P et al. Randomized phase II Trial of anthracycline-free and anthracycline-containing neoadjuvant carboplatin chemotherapy regimens in stage i–iii triple-negative breast cancer (NeoSTOP) neoadjuvant chemotherapy for TNBC. Clin Cancer Res 2021; 27(4):975-82.
5. Masuda Norikazu et al. Neoadjuvant anastrozole versus tamoxifen in patients receiving goserelin for premenopausal breast cancer (STAGE): A double-blind, randomised phase 3 trial. Lancet Oncol 2012; 13(4):345-52.
6. Smith IE et al. Neoadjuvant treatment of postmenopausal breast cancer with anastrozole, tamoxifen, or both in combination: The Immediate Preoperative Anastrozole, Tamoxifen, or Combined with Tamoxifen (IMPACT) multicenter double-blind randomized trial. J Clin Oncol 2005; 23(22):5108-16.
7. Spring LM et al. Neoadjuvant endocrine therapy for estrogen receptor-positive breast cancer: A systematic review and meta-analysis. JAMA Oncol 2016; 2(11):1477-86.
8. Goldhirsch A et al. Thresholds for therapies: Highlights of the St Gallen International Expert Consensus on the primary therapy of early breast cancer 2009. Ann Oncol 2009; 20(8):1319-29.
9. National Cancer Institute Surveillance, Epidemiology, and End Results (SEER). Cancer Stat Facts: Female breast cancer. Disponível em: http://seer.cancer.gov/statfacts/html/breast.html. Acesso em: 1 mar 2023.
10. Early Breast Cancer Trialists' Collaborative Group et al. Effects of chemotherapy and hormonal therapy for early breast cancer on recurrence and 15-year survival: An overview of the andomized trials. Lancet 2005; 365(9472):1687-717.
11. Davies C et al. Long-term effects of continuing adjuvant tamoxifen to 10 years versus stopping at 5 years after diagnosis of oestrogen receptor-positive breast cancer: ATLAS, a randomised trial. Lancet 2013; 381(9869):805-16.
12. Francis PA et al. Adjuvant ovarian suppression in premenopausal breast cancer. N Eng J Med 2015; 372(5):436-46.
13. Francis PA et al. Tailoring adjuvant endocrine therapy for premenopausal breast cancer. NEng J Med 2018; 379(2):122-37.
14. Johnston SRD et al. Abemaciclib combined with endocrine therapy for the adjuvant treatment of HR+, HER2−, node-positive, high-risk, early breast cancer (monarchE). J Clin Oncol,2020; 38(34):3987.
15. Tutt A et al. OlympiA: a phase III, multicenter, randomized, placebo-controlled trial of adjuvant olaparib after (neo) adjuvant chemotherapy in patients with germline BRCA1/2 mutations and high-risk HER2-negative early breast cancer. 2021.
16. Early Breast Cancer Trialists' Collaborative Group et al. Aromatase inhibitors versus tamoxifen in early breast cancer: Patient-level meta-analysis of the randomised trials. Lancet 2015; 386(10001):1341-52.
17. Buzdar AU et al. An overview of the pharmacology and pharmacokinetics of the newer generation aromatase inhibitors anastrozole, letrozole, and exemestane. Cancer: Interdiscipl Intern J Am Cancer Society 2002; 95(9):2006-16.
18. Gnant M et al. Abstract GS3-01: A prospective randomized multi-center phase-III trial of additional 2 versus additional 5 years of anastrozole after initial 5 years of adjuvant endocrine therapy ⊠ results from 3,484 postmenopausal women in the ABCSG-16 trial. Cancer Res 2018; 78(Suppl 4):GS3-01.
19. Desantis CE et al. Breast cancer statistics, 2019. Cancer J Clin 2019; 69(6):438-51.
20. Martin M et al. Palbociclib in combination with endocrine therapy versus capecitabine in hormonal receptor-positive, human epidermal growth factor 2-negative, aromatase inhibitor-resistant metastatic breast cancer: A phase III randomised controlled trial ⊠PEARL. Ann Oncol 2021; 32(4):488-99.
21. Cardoso Fatima et al. 3rd ESO-ESMO international consensus guidelines for advanced breast cancer (ABC 3). The Breast 2017; 31:244-59.
22. Finn RS et al. Palbociclib and letrozole in advanced breast cancer. N Eng J Med 2016; 375(20):1925-36.
23. Hortobagyi GN et al. Ribociclib as first-line therapy for HR-positive, advanced breast cancer. N Eng J Med 2016; 375(18):1738-48.

24. Johnston S et al. MONARCH 3 final PFS: A randomized study of abemaciclib as initial therapy for advanced breast cancer. NPJ Breast Cancer 2019; 5(1):5.

25. Robson ME et al. OlympiAD final overall survival and tolerability results: Olaparib versus chemotherapy treatment of physician's choice in patients with a germline BRCA mutation and HER2-negative metastatic breast cancer. Ann Oncol 2019; 30(4):558-66.

26. Litton JK et al. Talazoparib versus chemotherapy in patients with germline BRCA1/2-mutated HER2-negative advanced breast cancer: Final overall survival results from the EMBRACA trial. Anna Oncol 2020; 31(11):1526-35.

27. Visvanathan K et al. Use of endocrine therapy for breast cancer risk reduction: ASCO clinical practice guideline update. J Clin Oncol 2019; 37(33):3152-65.

Capítulo 11
Radioterapia no Tratamento do Câncer de Mama e seu Impacto na Reconstrução Mamária

Nilceana Maya Aires Freitas
Thais Renovato Gontijo
Leonardo Ribeiro Soares

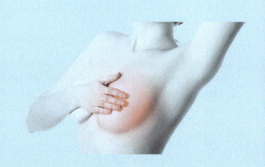

▶ INTRODUÇÃO

A radioterapia é importante ferramenta para o tratamento do câncer de mama e consiste na aplicação de radiação ionizante por meio de diversas técnicas para combate às células tumorais malignas.

Atualmente são utilizados equipamentos de alta tecnologia, conhecidos como aceleradores lineares, os quais são capazes de produzir raios X de alta energia ao frear elétrons acelerados, direcionando-os em feixes organizados para um alvo definido em dose previamente estabelecida. Ao interagirem com o tecido-alvo, os raios X originarão uma série de efeitos físicos e químicos que resultará no dano do DNA e consequentemente na morte celular. Essa interação no tecido maligno pode resultar em controle local e outros desfechos clínicos favoráveis para o tratamento da doença.

Entretanto, o mesmo efeito pode acometer as células do tecido normal e causar danos precoces e tardios, incluindo dermatites, comprometimento vascular e necrose tecidual, assim como edema e inflamação local. Desse modo, os critérios para indicações e manejo dos eventos associados à radioterapia deverão fazer parte da rotina dos profissionais envolvidos no tratamento do câncer de mama.

A radioterapia conformada de toda a mama é a técnica padrão mais empregada no tratamento adjuvante, podendo ser realizada com fracionamento convencional em doses diárias de 180 a 200cGy, em 25 frações, na dose total de 5.000cGy. Mais recentemente, o hipofracionamento moderado ganhou mais espaço na prática clínica, sendo realizado em 15 a 16 frações, na dose diária de 267cGy/dia, até a dose total de 4.005cGy.

No modelo de hipofracionamento reduz-se o número de frações e aumenta-se a dose diária com a mesma eficácia terapêutica e o mesmo perfil de segurança clínico. Estudos radiobiológicos recentes têm observado a equivalência de diferentes esquemas radioterápicos, considerando-se a radiossensibilidade específica dos tumores mamários.

Nas pacientes submetidas à cirurgia conservadora, pode ser indicada uma dose de reforço (*boost*) no leito tumoral, área em que é maior o risco de recidiva da doença. A localização da região a ser irradiada deverá ser idealmente marcada por meio de clipes cirúrgicos, principalmente em pacientes submetidas à oncoplastia, para que seja evitado o risco de erro geográfico na determinação do leito tumoral que receberá maior dose de irradiação (Figura 11.1).

▶ RADIOTERAPIA APÓS MASTECTOMIA

As técnicas cirúrgicas utilizadas no tratamento do câncer de mama sofreram modificações significativas desde a clássica descrição de mastectomia radical por Halsted, em 1891. Atualmente, observa-se a tendência de realização da mastectomia poupadora de mamilo ou de pele (NSM e SSM, respectivamente) em conjunto com a reconstrução mamária imediata, o que levou à ampliação da indicação de irradiação pós-mastectomia (RTPM).

No entanto, apesar da consolidação dos programas de rastreamento e dos avanços no diagnóstico precoce da neoplasia, as taxas de mastectomias permanecem significativas, possivelmente em razão das dificuldades de acesso aos serviços de saúde, das características específicas da biologia tumoral e, eventualmente, do tamanho da mama e do tumor.

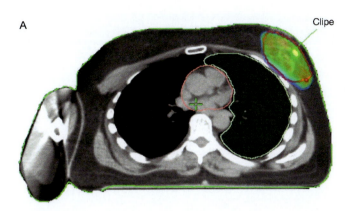 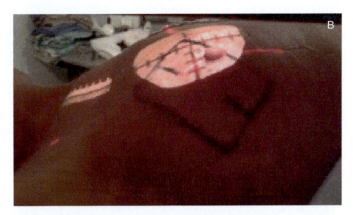

Figura 11.1A Tomografia com corte axial identificando-se o clipe cirúrgico que servirá de orientação para o planejamento do *boost* (ou reforço de dose) da radioterapia na mama. **B** Correspondência visual do campo luminoso do *boost* da radioterapia projetado sobre a pele da mama da paciente com o clipe cirúrgico no leito tumoral (feixe luminoso – quadrantes mediais) e a diferença do campo da radioterapia planejado na tomografia sem a presença do clipe cirúrgico projetado sobre a pele da mama da paciente com a tinta preta (em **A** – quadrante superolateral), exemplificando as disparidades possíveis de erro geográfico no momento do planejamento do *boost* da radioterapia.

Indicações

A RTPM reduz os riscos de falha locorregional (RFL), recorrência e mortalidade por câncer em pacientes com câncer de mama, principalmente para doenças localmente avançadas, com tumor inflamatório, acometimento da pele e margens positivas recorrentes. Entretanto, no subgrupo de pacientes com câncer de mama T1-T2 com um a três linfonodos axilares positivos, a suscetibilidade da RFL é tão baixa que o benefício absoluto da RTPM é superado por sua toxicidade potencial.

No subgrupo descrito anteriormente, a RTPM deve ser considerada em pacientes com múltiplos fatores para alto risco de recorrência, incluindo tumores centrais/mediais ou tumores > 2cm e pelo menos um dos seguintes critérios: grau 3 ou invasão angiolinfática positiva. Para tumores triplonegativos, recomenda-se RTPM mesmo em caso de estadiamento T1-2N1-3, como referendado pela Sociedade Brasileira de Mastologia.

Atualmente, apesar das controvérsias, recomenda-se a radioterapia após mastectomia de acordo com as indicações apresentadas no Quadro 11.1.

A quimioterapia neoadjuvante foi inicialmente desenvolvida para reduzir o volume tumoral e possibilitar a realização de cirurgia conservadora. A consolidação das terapias sistêmicas mais eficazes também possibilitou aumento nas taxas de resposta patológica completa e a avaliação *in vivo* da sensibilidade tumoral às medicações. As indicações para radioterapia após quimioterapia neoadjuvante ainda são baseadas no estadiamento pré-quimioterapia, enquanto são aguardados os resultados dos estudos randomizados (Quadro 11.2).

Em pacientes com axila clinicamente negativa e tumores de até 5cm referidas primeiro para tratamento

Quadro 11.1 Indicações do tratamento locorregional de pacientes portadoras de câncer de mama submetidas à mastectomia segundo recomendações do National Comprehensive Cancer Network

Mastectomia total com ou sem reconstrução	Margens ≥ 1mm	T1-T2	Biópsia de linfonodos sentinelas	N0	Sem indicação de RT
				N+	RT em toda a parede torácica + Considerar Quadro 11.3 para decisão de RT em drenagem
	Margens negativas, mas < 1mm	T1-T2	Biópsia de linfonodos sentinelas	N0	RT em toda a parede torácica para pacientes com fatores de pior prognóstico
	Margens negativas	≥T3	Veja o Quadro 11.3 para decisão de RT em drenagem		RT em toda a parede torácica
	Margens cirúrgicas positivas	Reabordagem cirúrgica	Margens ≥ 1mm		Seguir linhas anteriores conforme características tumorais
			Se não factível		RT em toda a parede torácica + Considerar Quadro 11.3 para decisão de RT em drenagem

RT: radioterapia.
Fonte: modificado do NCCN versão 2023 (Gradishar e cols,. 2023).

Quadro 11.2 Estudos randomizados em andamento envolvendo radioterapia em pacientes com axila clinicamente positiva que apresentaram resposta completa após quimioterapia neoadjuvante (cN+ → ypN0)

Cenário da radioterapia pós-neoadjuvância cN+ → ypN0			
Estudo ALLIANCE A011202		**Estudo NSABP B-51 / RTOG 1304 (NRG 9353)**	
Estadiamento clínico T1 – T3 N1 M0		Estadiamento clínico T1 – T3 N1 M0	
QT neoadjuvante		Envolvimento axilar comprovado (biópsia)	
Cirurgia conservadora da mama ou mastectomia + Biópsia do linfonodo sentinela		QT neoadjuvante (+ terapia anti-HER para pacientes com receptor HER-2 positivo)	
BLS negativa	BLS positivo	Cirurgia conservadora da mama ou mastectomia + documentação histológica de envolvimento axilar negativo (apenas por BLS ou por BLS seguida de esvaziamento axilar, sendo os dois negativos)	
		Estratificação por: • Tipo de cirurgia (mastectomia *versus* lumpectomia) • *Status* HER (positivo *versus* negativo) • *Status* hormonal (positivo *versus* negativo) • Resposta patológica completa na mama (sim *versus* não)	
Randomização		**Randomização**	
Esvaziamento axilar + RT de toda a mama ou RT de parede torácica (sem RT em axila)	Sem cirurgia na axila RT de toda a mama ou RT de parede torácica + RT de drenagens (incluindo RT em axila)	Sem RT de drenagem regional RT de toda a mama ou RT de parede torácica	RT de toda a mama ou RT de parede torácica + RT de drenagens regionais (incluindo RT em axila)

BLS: biópsia de linfonodo sentinela; QT: quimioterapia; RT: radioterapia.
Fonte: Protocolo clínico ALLIANCE A011202; Boughey et al / Protocolo clínico NSABP B-51 / RTOG 1304 (NRG 9353); Mamounas et al (Gradishar et al. 2023)

cirúrgico, caso a biópsia do linfonodo sentinela seja positiva, será possível evitar o esvaziamento axilar (ALND) com segurança, conforme publicado nos ensaios randomizados ACOSOG Z011 e AMAROS.

A radioterapia de cadeia mamária interna (RCMI) tem a intenção de contribuir para o controle locorregional e de doença à distância. Entretanto, sua eficácia é controversa, mas pode ser particularmente benéfica em pacientes com tumores localizados medialmente ou com linfonodos axilares positivos, uma vez que a chance de envolvimento microscópico da doença é alta. As indicações de irradiação nodal estão descritas no Quadro 11.3.

Situações que deverão ser lembradas com as técnicas de reconstrução mamária

Complicações da reconstrução mamária envolvendo a radioterapia com ou sem próteses

Um estudo clássico mostrou que a radioterapia influencia permanentemente o arranjo arquitetural dos vasos da pele de pacientes submetidas à mastectomia como resultado de uma reação inflamatória intensificada no local. Entretanto, esses efeitos são multifatoriais e podem causar efeitos insatisfatórios conforme os diferentes tipos e momentos da reconstrução mamária.

Quadro 11.3 Indicações do tratamento nodal de pacientes portadoras de câncer de mama submetidas à mastectomia ou cirurgia conservadora, segundo recomendações do National Comprehensive Cancer Network

Biópsia de linfonodo sentinela	0 a 3 LFN+ sem extravasamento extracapsular	Quimioterapia neoadjuvante	Sim	Considerar esvaziamento axilar	RT em toda a mama (ou parede torácica) + fossa supraclavicular*
			Não	Considerar não realizar esvaziamento axilar se até 2 LFN+ (ACOSOG Z0011)	RT em toda a mama (ou parede torácica) com campos tangentes altos
				Considerar não realizar esvaziamento axilar se até 3 LFN+ (AMAROS)	RT em toda a mama (ou parede torácica) + fossa supraclavicular + axila*
	≥ 4 LFN+	Independe de ter recebido quimioterapia neoadjuvante ou não		Considerar esvaziamento axilar	RT em toda a mama (ou parede torácica) + fossa supraclavicular*

*Considerar RT em cadeia mamária interna (principalmente se lesão tumoral em quadrantes centrais ou > 4 linfonodos acometidos).
LFN+: linfonodos comprometidos; RT: radioterapia.
Fonte: modificado do NCCN versão 2023; Bartels e cols., 2023; Giuliano e cols., 2017.

Uma série inicial mostrou que a RTPM com reconstrução autóloga imediata, em comparação à abordagem em dois tempos, pode aumentar a incidência de toxicidade tardia, incluindo necrose gordurosa, contratura e perda de volume. A reconstrução autóloga imediata é geralmente extensa e delicada; logo, a irradiação desses tecidos pode resultar em complicações maiores e exigir procedimentos cirúrgicos de resgate.

Apesar disso, a reconstrução com implante seguida de radioterapia tem alcançado boa satisfação segundo as pacientes e baixo índice de arrependimento decisório. Os benefícios de uma reconstrução mamária imediata incluem procedimento cirúrgico único, tempo de tratamento geralmente mais curto e maior bem-estar psicossocial. A incidência de complicações, particularmente de contratura capsular, tem se mostrado significativa em pacientes irradiadas; no entanto, há controvérsias quanto ao tempo ideal para realização da radioterapia nas pacientes submetidas à inclusão de expansor tecidual mamário – se deve ser realizada antes ou após a inclusão dos implantes permanentes.

Uma alternativa seria a inclusão de tecido expansor no momento da mastectomia, antes da radioterapia, com o objetivo de preservar o envelope natural da pele da mama. A vantagem do expansor, além do resultado estético, inclui o benefício psicológico de uma reconstrução imediata, enquanto se evita o potencial efeito actínico sobre a reconstrução autóloga imediata.

Caso o expansor seja utilizado para reconstrução, recomenda-se a expansão necessária de todo o volume da mama antes da tomografia para planejamento da radioterapia, lembrando de tomar cuidado para que esse volume não seja grande o suficiente a ponto de dificultar a boa distribuição da dose homogênea da radioterapia no volume-alvo necessário previamente definido pelo radioncologista (Figura 11.2).

A necessidade de RTPM nem sempre é estabelecida no pré-operatório e pode influenciar a escolha cirúrgica final em virtude dos motivos expostos previamente. Portanto, recomenda-se que todos os casos sejam discutidos pela equipe multidisciplinar antes de se submeterem à mastectomia para que seja determinada a probabilidade de RTPM.

Entre as complicações relacionadas com a RTPM estão fibrose da pele, infecção, distorção da forma da mama, hipopigmentação e redução do complexo areolomamilar, perda de volume, necrose de gordura e mau funcionamento do implante, o que se traduz em má estética e reduzida satisfação das pacientes.

Quando a simetrização da mama contralateral e o volume da mama reconstruída dificultam o planejamento da radioterapia

Cuidado especial deverá ser tomado quanto ao volume da mama reconstruída em pacientes que precisarão de radioterapia. Com a utilização dos campos tangentes para irradiação da mama, é possível que, por melhor que seja a tecnologia utilizada, mamas muito volumosas dificultem tecnicamente o planejamento, já que para se obter a cobertura de irradiação em todo o campo a região medial da mama contralateral poderá receber doses significativas de irradiação, além de ser possível que maior volume pulmonar inevitavelmente esteja incluído desnecessariamente no campo de radioterapia (Figura 11.2).

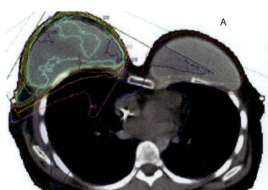 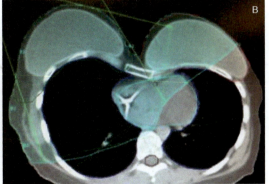

Figura 11.2A e B Tomografia para planejamento da radioterapia de mama direita em paciente submetida à mastectomia e reconstrução mamária com prótese. O tamanho da mama impossibilitou o planejamento adequado por não permitir a homogeneidade de dose (**A**) para toda a mama e por comprometer volume significativo da mama contralateral, do coração e do pulmão (**B**).

RADIOTERAPIA APÓS CIRURGIAS CONSERVADORAS DA MAMA

O diagnóstico precoce foi o principal responsável pelos avanços no tratamento cirúrgico do câncer de mama, possibilitando a investigação do linfonodo sentinela e a realização de técnicas cirúrgicas de conservação mamária. Muitos estudos randomizados confirmaram a segurança oncológica das técnicas conservadoras, contribuindo para seu estabelecimento como padrão de tratamento para o câncer de mama em estádio inicial. Além disso, a preservação da mama está associada a resultados estéticos excelentes com melhor bem-estar emocional e aumento da percepção da aparência física em comparação com a mastectomia seguida de reconstrução.

Nesse contexto, as pacientes submetidas à cirurgia conservadora de mama associada à radioterapia adjuvante apresentam taxas de sobrevida global e outros desfechos clínicos semelhantes aos das pacientes submetidas à mastectomia. A quimioterapia neoadjuvante é outra estratégia que contribui para converter pacientes com doença extensa que necessitam de mastectomia em candidatas à cirurgia conservadora e tornou-se uma abordagem cada vez mais comum para o tratamento do câncer de mama.

Entre os principais fatores prognósticos associados à recidiva locorregional, à sobrevida livre de doença e à sobrevida global, destaca-se o número de linfonodos axilares comprometidos. Da mesma maneira, o grau histológico do tumor, a expressão da oncoproteína HER-2 e o estadiamento da doença também apresentam relevância clínica na avaliação de recorrência e de sobrevida, principalmente entre aquelas pacientes com dois ou mais fatores prognósticos desfavoráveis.

Os primeiros estudos que avaliaram a omissão da radioterapia adjuvante após cirurgia conservadora da mama identificaram taxas significativamente mais elevadas de recorrência local, bem como potencial para pior sobrevida livre de doença. Uma metanálise revelou que a omissão da radioterapia não apenas impactou a recorrência local, mas também contribuiu negativamente para a mortalidade por câncer de mama.

A omissão da radioterapia adjuvante após cirurgia conservadora em pacientes com risco menor foi analisada em alguns estudos randomizados, como o CALGB 9343 e o PRIME II, que avaliaram pacientes idosas (> 65 anos) portadoras de câncer de mama com receptor hormonal positivo T1N0 submetidas ao bloqueio hormonal e que não receberam radioterapia adjuvante. Esses estudos demonstraram que a omissão da radioterapia esteve associada a aumento de aproximadamente 1% em valor absoluto no risco de recorrência local para cada ano após a cirurgia, sem impacto na sobrevida global.

Nas últimas duas décadas, o papel da genética tumoral redefiniu a maneira como são tomadas as decisões sobre terapia sistêmica. Atualmente, estudos em andamento avaliam o papel dessas técnicas nas decisões de radioterapia em caso de cânceres invasivos, bem como carcinoma ductal *in situ*. Trabalhos utilizando genética tumoral (Oncotype DX DCIS Score/DCISionRT) vêm sendo relacionados com a identificação de grupos de pacientes de baixo risco, em que a radioterapia poderia ser omitida, resultando em mudança na terapêutica. Entretanto, são necessários estudos futuros com seguimento maior para comprovação da segurança dessa mudança em razão do risco do perfil genômico. Até lá, recomenda-se que, após o tratamento com conservação mamária, a radioterapia seja sempre realizada (Quadro 11.4).

Quadro 11.4 Cirurgia conservadora da mama seguida de radioterapia (após estadiamento axilar), segundo recomendações do National Comprehensive Cancer Network, versão 2023.

Cirurgia conservadora da mama com estadiamento axilar com ou sem reconstrução oncoplástica	Linfonodos negativos	RT de toda a mama com ou sem *boost* no leito tumoral		
		Considerar RT parcial de mama para pacientes com bom prognóstico (veja Quadro 11.5)		
		Considerar omissão de RT para pacientes ≥70 anos, receptor hormonal-positivas, que farão terapia hormonal adjuvante		
	1 a 3 linfonodos positivos	Considerar os seguintes critérios: • cT1-T2, cN0 • Sem QT neoadjuvante • 1 a 2 linfonodos sentinelas positivos	Sim para todos	RT de toda a mama com ou sem *boost* no leito tumoral Considerar RT nodal conforme Quadro 11.3
			Não	RT de toda a mama com ou sem *boost* no leito tumoral + RT de toda a porção não dissecada da axila
	≥ 4 linfonodos positivos	RT de toda a mama com ou sem *boost* no leito tumoral + RT de toda a porção não dissecada da axila		

RT: radioterapia
Fonte: modificado de NCCN versão 2023 (Gradishar e cols., 2023).

Identificação do leito tumoral operado

O grande desafio para a radioterapia adjuvante nas cirurgias conservadoras com técnica de oncoplastia consiste na determinação do leito tumoral, sendo publicado um consenso para ajudar com as questões de delineamento, o qual destaca a importância de uma abordagem multidisciplinar e sugere que para uma ótima colaboração tanto os radioncologistas devem participar ou observar vários tipos de procedimentos oncoplásticos como os cirurgiões devem ter conhecimento prático sobre as técnicas envolvidas no planejamento e administração de radioterapia. Por meio dessas parcerias, o desafio de traduzir informações geométricas de uma especialidade médica para outra pode ser superado e resultar no tratamento ideal para a paciente.

No cenário da cirurgia oncoplástica, a capacidade de delinear com precisão o leito tumoral depende parcialmente do grau de rearranjo no momento da cirurgia. A definição adequada do leito tumoral é importante para planejamento da dose de reforço na radioterapia adjuvante, quando necessária, mas principalmente quando há a possibilidade de utilização da radioterapia parcial da mama em casos de mulheres com prognóstico muito bom.

As imagens pré-operatórias podem auxiliar a localização do leito tumoral, como a ultrassonografia e a mamografia. Entre os métodos de imagem pré-operatórios disponíveis, a ressonância magnética demonstrou sensibilidade e precisão superiores para detecção e visualização do tumor e sua extensão.

Independentemente do procedimento cirúrgico conservador realizado, o cirurgião deverá estar comprometido para facilitar a identificação do leito tumoral mediante a inserção de clipes cirúrgicos que auxiliarão a tomada de decisão quanto ao planejamento da radioterapia externa (veja a Figura 11.3).

Para as pacientes com pior prognóstico, e principalmente as jovens, o incremento de dose da radioterapia no leito tumoral operado (*boost*) está relacionado com maior controle local. Tradicionalmente, a principal preocupação com o *boost* no leito tumoral tem sido um ligeiro aumento na incidência de fibrose tecidual. Isso é particularmente preocupante na cirurgia oncoplástica, em que mais tecido foi manipulado cirurgicamente, o que teoricamente já aumentaria o risco de fibrose, comprometendo ainda mais o resultado estético.

Fracionamentos de radioterapia em mamas reconstruídas

Os ensaios randomizados que avaliaram a cirurgia conservadora da mama em comparação com a mastectomia utilizaram o fracionamento padrão de 1,8 a 2,0Gy/fração, exigindo 5 semanas de tratamento e até 50 a 60Gy. Nas últimas décadas, o hipofracionamento moderado (40Gy em 15 frações durante 3 semanas) da radioterapia de toda a mama surgiu como alternativa ao fracionamento padrão, reduzindo o curso da radioterapia de 5 para 3 semanas.

Nos últimos anos, o hipofracionamento moderado foi consolidado após a publicação de diversos estudos randomizados que não mostraram diferenças na recorrência locorregional e na estética da mama, como redução do encolhimento da mama, telangiectasias e edema, levando à publicação de diretrizes que recomendam seu uso.

Além do hipofracionamento moderado, também foram avaliados cursos mais curtos de radioterapia de toda a mama, conhecidos como hipofracionamentos extremos ou ultra-hipofracionamentos. O ensaio FAST

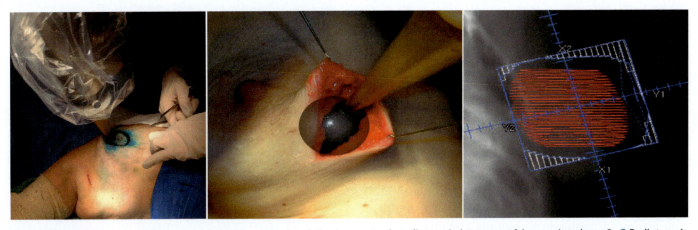

Figura 11.3 Técnicas de radioterapia parcial da mama. **A** e **B** Equipamento de radioterapia intraoperatória com Intrabeam®. **C** Radioterapia externa parcial da mama.

randomizou pacientes pT1-2N0 para radioterapia de toda a mama com fracionamento padrão (50Gy em 25 frações) ou hipofracionamento extremo (28,5 ou 30Gy administrados em cinco frações, uma vez por semana). Os resultados iniciais em 1.915 mulheres alocadas demonstraram que 28,5Gy determinaram resultados cosméticos semelhantes aos do fracionamento convencional. Os resultados atualizados de 10 anos demonstraram aumento dos efeitos nos tecidos normais (encolhimento, endurecimento, telangiectasias e edema) com o braço de 30Gy em comparação com a radioterapia de fracionamento convencional. O braço de 28,5Gy teve uma taxa aumentada (de 5,5%) de efeitos moderados em comparação com o braço de 50Gy, além de taxas baixas de recorrência locorregional observadas em todos os braços, revelando a segurança de sua utilização na dose diária de 5,7Gy.

Posteriormente, o ensaio FAST-Forward, que incluiu aproximadamente 4.000 pacientes, avaliou a radioterapia de toda a mama em cinco frações em 1 semana. Os resultados iniciais indicaram o mesmo controle locorregional com hipofracionamento extremo com taxas de toxicidade aguda grau 3 menores para o esquema ultra-hipofracionado de 26Gy em cinco frações (13,6% [40Gy/15 frações], 9,8% [27Gy/cinco frações em 5 semanas] e 5,8% [26Gy/cinco frações em 1 semana]).

Radioterapia parcial da mama

O conceito de irradiação parcial da mama (IPM) deriva de estudos que demonstraram que o benefício da radioterapia adjuvante após a cirurgia conservadora da mama ocorreu predominantemente na prevenção de recorrências nas proximidades do tumor original e que a doença recidivada estava próxima ao leito operado.

Múltiplas técnicas estão disponíveis para fornecer IPM, incluindo radioterapia intraoperatória, braquiterapia intersticial e braquiterapia com aplicador (como o Mammosite®), bem como técnicas com radioterapia externa, incluindo a conformada tridimensional (3D-CRT) e a de intensidade modulada (RTIM).

Recentemente foi publicada uma metanálise que incluiu diversos estudos randomizados que avaliaram a IPM com técnicas diferentes. A IPM mostrou segurança oncológica em diversos estudos randomizados para pacientes selecionadas de bom prognóstico (Quadro 11.5), os quais comprovaram a mesma sobrevida de mulheres que receberam radioterapia de toda a mama, apesar da pequena diferença absoluta (< 1%) no controle local.

Radioterapia intraoperatória

A radioterapia intraoperatória (RTIO) é uma das modalidades técnicas da IPM que oferece às pacientes a capacidade de concluir a cirurgia e a radioterapia ao mesmo tempo com dose única. Existem várias técnicas, incluindo raios X de baixa energia, elétrons e braquiterapia. Os dois principais estudos randomizados foram o ELIOT e o TARGIT.

O estudo TARGIT-A utilizou raios X de baixa energia (ortovoltagem), através de um miniacelerador linear dedicado e portátil, randomizando 3.451 pacientes para dois braços: RTIO ou radioterapia de toda a mama (RTM). O ensaio foi publicado com seguimento de longo prazo, mostrando que a RTIO não é inferior à RTM em termos de sobrevida global e sobrevida de câncer de mama. No entanto, mostrou-se superior para sobrevida por outras causas que não o câncer de mama, apesar do discreto aumento absoluto na taxa de recidiva local.

Um segundo ensaio randomizado (*Electron Intraoperative Radiation Therapy* [ELIOT]) avaliou o papel da RTIO com radioterapia de elétrons, utilizando um acelerador linear, em comparação com a RTM. Aos 10 anos, a RTIO foi associada ao aumento das taxas de recorrência local (7,5% *versus* 3%), provavelmente devido à maior permissividade na inclusão de pacientes que não obedeciam aos critérios americanos de IMP (Quadro 11.5).

Radioterapia externa parcial de mama

As técnicas com radioterapia externa, incluindo a conformada tridimensional (3D-CRT) e a de RTIM, também podem ser usadas para planejamento da IPM. Principal estudo randomizado a utilizar RTIM para IPM,

Quadro 11.5 Indicação da radioterapia parcial da mama segundo os critérios da Sociedade Americana de Radioterapia (ASTRO)	
Idade	≥ 50 anos
Tamanho do tumor	Tis (até 2,5cm) ou T1
Margem	Negativa em > 2mm (negativa > 3mm para CDIS)
Histologia	CDI (CDIS permitido)
Status linfonodal	Negativo
Multifocalidade	Unifocal apenas
Grau histológico	Qualquer grau (para CDIS apenas grau 1 ou 2)
Invasão linfovascular	Negativa
Status de receptor de estrogênio	Positivo

CDIS: carcinoma ductal *in situ*.

Quadro 11.6 Principais estudos randomizados com radioterapia ultra-hipofracionada em cinco sessões			
Estudo	Fast trial	Fast forward trial	Florence trial
Número de pacientes	915	4.096	520
Seguimento	10 anos	5 anos	10 anos
Critérios de elegibilidade	Mulheres ≥ 50 anos T até 3cm N0 Cirurgia conservadora com margens livres RT de toda a mama Sem indicação de *boost*	Mulheres ou homens ≥ 18 anos pT1-T3 pN0 Margens livres Cirurgia conservadora ou mastectomia Reconstrução mamária permitida *Boost* permitido	Mulheres ≥ 40 anos Até 2,5cm Cirurgia conservadora da mama Margens livres em pelo menos 5mm Pelo menos quatro clipes cirúrgicos no leito tumoral Critérios de bom prognóstico elegíveis para irradiação parcial da mama
Campo da RT	Mama total	Mama total	RT externa de mama parcial
Tempo total da RT	5 frações em 5 semanas	5 frações em 1 semana	5 frações em 1 semana e meia
Esquema de hipofracionamento	30Gy/5 frações/5 semanas 28,5Gy/5 frações/5 semanas *versus* 50Gy/25 frações/5 semanas	26Gy/5 frações/1 semana 27Gy 5 frações/1 semana *versus* 40Gy/15 frações/3 semanas	30Gy/5 frações em dias alternados com RT parcial — APBI *versus* 50Gy/25 frações de RT de toda a mama + 10Gy em leito tumoral
Benefícios	28,5Gy/5 frações equivalem a 50Gy/25 frações	26Gy/5 frações não são inferiores a 40Gy/15 frações	RT parcial da mama em cinco sessões não difere da RT de toda a mama quanto à RL e à sobrevida, com melhores resultados estéticos e menor toxicidade aguda e tardia

APBI: radioterapia acelerada parcial da mama; RL: recidiva local; RT: radioterapia.

o *Florence Trial* não mostrou diferença significativa entre a IPM e a RTM em termos de recorrência de tumor de mama ipsilateral e taxas de sobrevida em 10 anos, apresentando resultados significativamente melhores quanto à toxicidade relacionada com o tratamento e resultados cosméticos em favor do braço IPM (Quadro 11.6).

▶ CONSIDERAÇÕES FINAIS

Diante dos inúmeros benefícios da utilização cada vez maior das técnicas de hipofracionamento no câncer de mama no Brasil e no mundo, os esquemas moderados baseados em 15 a 16 frações de radioterapia tem sido aceitáveis e estimulados, mesmo em mamas reconstruídas, como publicado recentemente por Meattini e cols. (2022). Ainda aguardamos a atualização do consenso americano de radioterapia (ASTRO) para respaldar o hipofracionamento nas mamas com próteses, já que a última publicação data de 2018. Até o momento, não há estudos com nível I de evidência que assegurem a utilização da radioterapia com os esquemas de hipofracionamento e ultra-hipofracionamento em mamas reconstruídas.

Para responder a esse questionamento, os dois mais aguardados estudos randomizados de fase III que avaliam o hipofracionamento moderado (15 a 16 sessões) da radioterapia em mamas reconstruídas, incluindo ou não as drenagens nodais, comparando-o com o braço de pacientes com fracionamento convencional de 50Gy em 25 sessões, foram o ALLIANCE A221505 (RT CHARM), que tem como objetivo primário a avaliação das taxas de complicações em mamas reconstruídas, e mais recentemente o FABREC – conduzido pelo Dana Farber e apresentado na ASTRO em 2023 –, que revelou dados preliminares de segurança para o hipofracionamento em mamas reconstruídas com benefício maior para a qualidade de vida, incluindo o bem-estar físico da paciente em 6 meses.

Na tentativa de reduzir as taxas de complicações e evitar atrasos no início da radioterapia adjuvante, o PRADA Trial *(Primary Radiotherapy And DIEP Flap Reconstruction Trial)* é um estudo prospectivo multicêntrico não randomizado que se propõe a utilizar a radioterapia hipofracionada moderada em 15 a 16 frações em caráter pré-operatório, com resultados ainda preliminares que precisam ser confirmados por estudos randomizados.

Um grupo de especialistas se reuniu no congresso europeu da European SocieTy for Radiotherapy and Oncology (ESTRO) em 2018 com o obetivo de sugerir mudanças no delineamento do volume-alvo durante o planejamento da radioterapia em mamas submetidas à reconstrução de modo a evitar a irradiação desnecessária dos tecidos normais durante a radioterapia por câncer de mama inicial e assim reduzir os danos actínicos às próteses, conforme publicado no Consenso ESTRO-ACROP e pelo grupo do Instituto Europeo de Oncologia (IEO) com a técnica *Halfmoon Tomotherapy* (*Helical Altered Fractionation for Implant Partial Omission*).

Atualmente, o principal desafio da radioterapia em mamas reconstruídas é garantir a segurança oncológica, mantendo o resultado estético satisfatório para as pacientes e, quando possível, reduzindo o volume de tecido mamário ou de parede torácica irradiado, assegurando taxas baixas de complicações e, acima de tudo, o mesmo controle local.

BIBLIOGRAFIA

Abou Yehia, Z., M. M. Poppe MM, and C. B. Baker CB. 2020. "Reconstruction outcomes in a multi-institution prospective phase ii hypofractionated post-mastectomy radiation therapy trial." International Journal ofJ Radiation, Oncology, Biology Physics 2020. Disponível em: https://www.redjournal.org/article/S0360-3016(20)33506-9/abstract.

Alço, Gül, Sefik Igdem S, Sait Okkan S, Maktav Dincer, Dauren Sarsenov, Ahmet Serkan Ilgun, Filiz Agacayak, et al. 2016. "Replacement of the Tumor bed following oncoplastic breast-conserving surgery with immediate latissimus dorsi mini-flap." Molecular and Clinical Oncology 2016; 5 (4): 365–71.

Almeida, Caroline Silva Costa D. E., Morais Rafael Ximenes Bandeira D. E. Morais, França Igor Rabelo D. E. França, Kyldery Wendell Moura Cavalcante, André Luiz Belém Negromonte D. O. S. Santos, Beatriz Ximenes Bandeira D. E. Morais, Igor Chaves Gomes Luna, and Rafael Anlicoaraet al. 2022. "Análise comparativa das mastectomias e reconstruções de mama realizadas no sistema único de saúde do Brasil nos últimos 5 anos." Revista bBrasileira de cCirurgia 2022; 36 (3): 263–6-9.

Arnaout, A., Ross D. Ross, Khayat E. Khayat, J. Richardson, M. Kapala, R. Hanrahan, J. Zhang, C. Doherty, and M. Brackstoneet al. 2019. "Position statement on defining and standardizing an oncoplastic approach to breast-conserving surgery in Canada." Current Oncology 2019; 26 (3): e405–9.

Bartels, Sanne A. L., Mila Donker M, Coralie Poncet C, Nicolas Sauvé, Marieke E. Straver, Cornelis J. H. van de Velde, Robert E. Mansel, et al. 2023. "Radiotherapy or surgery of the axilla after a positive sentinel node in breast cancer: 10-Year results of the randomized controlled EORTC 10981-22023 AMAROS Trial." Journal of Clinical Oncology: Official Journal of the American Society of Clinical OncologyJ Clin Oncol 2023; 41 (12): 2159–65.

Benediktsson, K., and L. Perbeck L. 1999. "The Influence of radiotherapy on skin circulation of the breast after subcutaneous mastectomy and immediate reconstruction." British Journal ofJ Plastic Surgery 1999; 52 (5): 360–6-4.

Borm, Kai Joachim, Markus Oechsner M, Mathias Düsberg M, Gabriel Buschner, Wolfgang Weber, Stephanie Elisabeth Combs, and Marciana-Nona Dumaet al. 2020. "Irradiation of Regional lymph node areas in breast cancer –- Dose Eevaluation according to the Z0011, AMAROS, EORTC 10981-22023 and MA-20 field design." Radiotherapy and Oncology: Journal ofJ the European Society for Therapeutic Radiology and Oncology 2020; 142 (January): 195–201.

Brennan, Meagan E., Kathy Flitcroft K, Sanjay Warrier S, Kylie Snook K, and Andrew J. Spillane AJ. 2016. "Immediate expander/implant breast reconstruction followed by post-mastectomy radiotherapy for breast cancer: Aesthetic, Surgical, satisfaction and quality of life outcomes in women with high-risk breast cancer." Breast 2016; 30: 59–65.

Murray Brunt AM, Adrian, Joanne S. Haviland JS, Duncan A. Wheatley DA, Mark A. Sydenham, Abdulla Alhasso, David J. Bloomfield, Charlie Chan, et al. 2020. "Hypofractionated breast radiotherapy for 1 week versus 3 weeks (FAST-Forward): 5-Year efficacy and late normal tissue effects results from a multicentre, non-inferiority, randomised, phase 3 trial." The Lancet 2020; 395 (10237): 1613–26.

Brunt, Adrian Murray, Joanne S. Haviland JS, Mark Sydenham M, Rajiv K. Agrawal, Hafiz Algurafi, Abdulla Alhasso, Peter Barrett-Lee, et al. 2020. "Ten-year results of FAST: A Rrandomized controlled trial of 5-fraction whole-breast radiotherapy for early breast cancer." Journal of Clinical Oncology: Official Journal of theJ American Society of Clinical Oncology 2020; 38 (28): 3261–72.

Chand, Natalie D., Victoria Browne V, Nirmala Paramanathan N, Lashan J. Peiris LJ, Siobhan A. Laws SA, and Richard M. Rainsbury RM. "Patient-Rreported outcomes are better after oncoplastic breast conservation than after mastectomy and autologous reconstruction." Plastic and Reconstructive Surgery. Global Open 2017; . 5 (7): e1419.

Clough, Krishna B., Raquel F. D. van la Parra RFD, Helene H. Thygesen HH, Eric Levy, Elisabeth Russ, Najeeb M. Halabi, Isabelle Sarfati, and Claude Noset al. 2018. "Long-term results after Oncoplastic oncoplastic surgery for breast cancer: A 10-year follow-up." Annals of Surgery 2018; 268 (1): 165–71.

Cordeiro, Peter G., and Colleen M. McCarthy CM. 2006. "A Single surgeon's 12-year experience with tissue expander/implant breast reconstruction: Part I. A prospective analysis of early Complicationscomplications." Plastic and Reconstructive Surgery 2006; 118 (4): 825–31.

Correa, Candace, Eleanor E. Harris EE, Maria Cristina Leonardi MC, Benjamin D. Smith, Alphonse G. Taghian, Alastair M. Thompson, Julia White, and Jay R. Harriset al. "Accelerated partial breast irradiation: Executive summary for the update of an ASTRO evidence-based consensus Sstatement." Practical Radiation Oncology 2017; . 7 (2): 73–7-9.

Corrêa, Rosangela da Silveira, Ruffo Freitas-Junior R, João Emílio Peixoto JE, Danielle Cristina Netto Rodrigues, Maria Eugênia Fonseca Lemos, Cíntia Melazo Dias, Rubemar de Souza Ferreira, and Rosemar Macedo Souza Rahalet al. 2012. "Efetividade de programa de controle de qualidade em mamografia para o Sistema Único de Saúde." Revista de Saúde Pública 2012; 46 (5): 769–76.

Crown, Angelena, Nicketti Handy N, Christina Weed C, Ruby Laskin R, Flavio G. Rocha FG, and Janie Grumley J. 2021. "Oncoplastic Bbreast-conserving surgery: Can we reduce rates of mastectomy and chemotherapy use in Patients with traditional indications for mastectomy?" Annals of Surgical Oncology 2021; 28 (4): 2199–2-209.

Crown, Angelena, Ruby Laskin R, Flavio G. Rocha FG, and Janie Grumley J. 2019. "Extreme Ooncoplasty: Expanding Iindications for breast conservation." American Journal of J Surgery 2019; 217 (5): 851–5-6.

Crown, Angelena, Lauren G. Scovel LG, Flavio G. Rocha FG, Elliot J. Scott EJ, Debra G. Wechter DG, and Janie W. Grumley JW. 2019. "Oncoplastic Breast conserving surgery is associated with a lower rate of surgical site complications compared to standard breast conserving surgery." American Journal of J Surgery 2019; 217 (1): 138–41.

Curigliano, G., H. J. Burstein HJ, M. Gnant M, S. Loibl, D. Cameron, M. M. Regan, C. Denkert, et al. 2023. "Understanding breast cancer complexity to improve patient outcomes: The St Gallen International Consensus Conference for the Primary therapy of individuals with early breast cancer 2023." Annals of Oncology: Official Journal of the European Society for Medical Oncology / ESMO, 2023 September. Disponível em: https://doi.org/10.1016/j.annonc.2023.08.017.

De Rose, Fiorenza, Antonella Fogliata A, Davide Franceschini D, Salvatore Cozzi, Cristina Iftode, Antonella Stravato, Stefano Tomatis, et al. 2019. "Postmastectomy radiation therapy using VMAT Technique for breast cancer patients with expander reconstruction." Medical Oncology 2019; 36 (6): 48.

Ding, Shuning, Xiaosong Chen X, and Kunwei Shen K. 2020. "Single-Cell cell RNA sequencing in breast cancer: Understanding tumor heterogeneity and paving roads to individualized therapy." Cancer Communications 2020; 40 (8): 329–44.

Early Breast Cancer Trialists' Collaborative Group (EBCTCG),; S. Darby, P. McGale SP, C. Correa C, C. Taylor, R. Arriagada, M. Clarke, et al. 2011. "Effect of radiotherapy after breast-conserving surgery on 10-year Recurrence and 15-year breast cancer death: Meta-analysis of individual patient Ddata for 10,801 women in 17 randomised trials." The Lancet 2011; 378 (9804): 1707–16.

FAST Trialists gGroup,; Rajiv K. Agrawal RK, Abdulla Alhasso A, Peter J. Barrett-Lee PJ, Judith M. Bliss, Peter Bliss, David Bloomfield, et al. 2011. "First Rresults of the Rrandomised UK FAST trial of radiotherapy hypofractionation for treatment of early breast cancer (CRUKE/04/015)." Radiotherapy and Oncology: Journal of the European Society for Therapeutic Radiology and Oncology 2011; 100 (1): 93–-100.

Fisher, Bernard, Stewart Anderson S, John Bryant J, Richard G. Margolese, Melvin Deutsch, Edwin R. Fisher, Jong-Hyeon Jeong, and Norman Wolmarket al. 2002. "Twenty-year follow-up of a randomized trial comparing total mastectomy, lumpectomy, and lumpectomy plus irradiation for the Treatment of invasive breast cancer." The New England Journal ofJ Medicine 2002; 347 (16): 1233–-41.

Fisher, Bernard, John Bryant J, James J. Dignam JJ, D. Lawrence Wickerham, Eleftherios P. Mamounas, Edwin R. Fisher, Richard G. Margolese, et al. "Tamoxifen, radiation therapy, or both for prevention of ipsilateral breast tumor recurrence after lumpectomy in women with Invasive breast cancers of one centimeter or less." Journal of Clinical Oncology: Official Journal of the American Society of Clinical OncologyJ Clin Oncol 2002; . 20 (20): 4141–4-9.

Flanagan, Meghan R., Emily C. Zabor EC, Anya Romanoff A, Sarah Fuzesi, Michelle Stempel, Babak J. Mehrara, Monica Morrow, Andrea L. Pusic, and Mary L. Gemignaniet al. 2019. "A Comparison of patient-reported Ooutcomes after breast-conserving surgery and mastectomy with implant breast Rreconstruction." Annals of Surgical OncologyAnn Surg Oncol 2019; 26 (10): 3133–-40.

Freitas, Nilceana Maya Aires, Arthur Accioly Rosa AA, Gustavo Nader Marta GN, Samir Abdalla Hanna, Rodrigo de Morais Hanriot, Allisson Bruno Barcelos Borges, Guilherme Rocha Melo Gondim, et al. 2018. "Recommendations for Hhypofractionated Whole-breast irradiation." Revista Da Associacao Medica Brasileira 2018; 64 (9): 770–7-7.

Freitas, Thiago Brasileiro de, Kennya Medeiros Lopes de Barros Lima KML, Heloísa de Andrade Carvalho HA, Patricia de Azevedo Marques, Fabio Teixeira Belfort Mattos, Alexandre Siqueira Franco Fonseca, Alexandre Mendonça Munhoz, José Roberto Filassi, Silvia R. Stuart, and Gustavo Nader Martaet al. "What a difference a clip makes! Analysis of Boost volume definition in radiation therapy for conservative breast Ssurgery." European Journal of Surgical Oncology: The Journal of the European Society of Surgical Oncology and the British Association of Surgical Oncology 2018.; 44 (9): 1312–1-7.

Freitas-Junior, Ruffo, Vilmar Marques de Oliveira VM, Antonio Luiz Frasson AL, Francisco Pimentel Cavalcante, Fabio Postiglione Mansani, André Mattar, Felipe Pereira Zerwes, et al. 2022. "Management of Early-stage triple-negative breast cancer: Recommendations of a panel of experts from the Brazilian Society of Mastology." BMC Cancer 2022; 22 (1): 1201.

Gage, I., A. Recht A, R. Gelman R, A. J. Nixon, B. Silver, B. A. Bornstein, and J. R. Harriset al. 1995. "Long-Term outcome following breast-conserving Surgery surgery and radiation therapy." International Journal ofJ Radiation Oncology, Biology, Physics 1995; 33 (2): 245–-51.

Garreffa, Emanuele, Luke Hughes-Davies L, Simon Russell S, Sara Lightowlers S, and Amit Agrawal A. 2020. "Definition of Tumor bed boost in oncoplastic breast surgery: An understanding and approach." Clinical Breast Cancer 2020; 20 (4): e510–1-5.

Aldosary, Ghada A, Jean-Michel Caudrelier JM, Angel Arnaout A, Lynn Chang, Tabitha Tse, Claire Foottit, Jiheon Song, Jason Belec, and Eric Vandervoortet al. 2021. "can we rely on surgical clips placed during oncoplastic breast surgery to accurately delineate the tumor bed for targeted Bbreast Rradiotherapy?" Breast Cancer Research and Treatment 2021;186 (2): 343–-52.

Ginsburg, Ophira, Cheng-Har Yip CH, Ari Brooks A, Anna Cabanes, Maira Caleffi, Jorge Antonio Dunstan Yataco, Bishal Gyawali, et al. 2020. "Breast cancer early detection: A Pphased approach to implementation." Cancer 2020; 126 Suppl 10 (Suppl 10): 2379–-93.

Giuliano, Armando E., Karla V. Ballman KV, Linda McCall L, Peter D. Beitsch, Meghan B. Brennan, Pond R. Kelemen, David W. Ollila, et al. 2017. "Effect of axillary dissection vs no Axillary dissection on 10-year overall survival among women with invasive Bbreast cancer and sentinel node metastasis: The ACOSOG Z0011 (Alliance) Rrandomized clinical trial." JAMA: The Journal of the American Medical Association 2017; 318 (10): 918–-26.

Goldberg, Mira, Jidapa Bridhikitti J, Atif J. Khan AJ, Paul McGale P, Whelan TJ. "A meta-analysis of trials of partial breast irradiation." International Journal of Radiation Oncology, Biology, Physics 2023.; 115 (1): 60–-72.

Goldberg, Mira, Sameer Parpia S, Eileen Rakovitch E, Lynn Chang, Julie Bowen, Himanshu Lukka, Francisco Perera, et al. 2023. "Long-term outcomes and effects of hypofractionated radiotherapy in microinvasive breast cancer: Analysis from a randomized trial." Breast 2023; 68 (February): 189–-93.

Gradishar, William J., Meena S. Moran MS, Jame Abraham J, Vandana Abramson, Rebecca Aft, Doreen Agnese, Kimberly H. Allison, et al. 2023. "NCCN Guidelines® Insights: Breast Ccancer, Version version 4.2023." Journal of the National Comprehensive Cancer Network: JNCCN 2023; 21 (6): 594–-608.

Hall, Eric J., Amato J. Giaccia AJ, and Otherset al. 2006. Philadelphia: Radiobiology for the Radiologist. 2006; Vol. 6. Philadelphia..

Halperin, Edward C., Luther W. Brady LW, David E. Wazer DE, and Carlos A. Perez CA. 2013. perez & brady's principles and practice of radiation oncology. Lippincott Williams & Wilkins., 2013.

Halsted, W. S. 1894. "I. The results of operations for the cure of cancer of the breast performed at the Johns Hopkins Hospital from June, 1889, to January, 1894." Annals of Surgery 1894; 20 (5): 497–-555.

Haviland, Joanne S., J. Roger Owen JR, John A. Dewar JA, Rajiv K. Agrawal, Jane Barrett, Peter J. Barrett-Lee, H. Jane Dobbs, et al. 2013. "The UK Standardisationstandardization of breast radiotherapy (START) trials of radiotherapy hypofractionation for treatment of early breast Cancercancer: 10-year follow-up results of two randomisedrandomized controlled trials." The Lancet Oncology 2013; 14 (11): 1086–-94.

Huang, Ou, Liping Wang L, Kunwei Shen K, Hong Lin, Zhen Hu, Guangyu Liu, Jiong Wu, et al. 2008. "Breast cancer subpopulation with high risk of internal mammary lymph nodes metastasis: Analysis of 2,269 Chinese breast cancer patients treated with extended radical mastectomy." Breast Cancer Research and Treatment 2008; 107 (3): 379–-87.

Hughes, Kimberley, and Derek Neoh D. 2018. "Neoadjuvant Radiotherapyradiotherapy: Changing the treatment sequence to allow immediate free autologous breast reconstruction." Journal of Reconstructive MicrosurgeryJ Reconstr Microsurg 2018; 34 (8): 624–-31.

Hughes, Kevin S., Lauren A. Schnaper LA, Jennifer R. Bellon JR, Constance T. Cirrincione, Donald A. Berry, Beryl McCormick, Hyman B. Muss, et al. 2013. "Lumpectomy plus Ttamoxifen with or without irradiation in women age 70 years or older with early breast cancer: Long-Tterm Ffollow-up of CALGB 9343." Journal of Clinical Oncology: Official Journal of the American Society of Clinical OncologyJ Clin Oncol 2013; 31 (19): 2382–8-7.

Jones, Heather A., Ninja Antonini N, Augustinus A. M. Hart AAM, Johannes L. Peterse, Jean-Claude Horiot, Françoise Collin, Philip M. Poortmans, et al. 2009. "Impact of Pathological characteristics on local relapse after breast-conserving therapy: A Subgroup analysis of the EORTC Bboost versus no boost trial." Journal of Clinical Oncology: Official Journal of the American Society of Clinical OncologyJ Clin Oncol 2009; 27 (30): 4939–-47.

Kaidar-Person, Orit, Birgitte V. Offersen BV, Liesbeth J. Boersma LJ, Dirk de Ruysscher, Trine Tramm, Thorsten Kühn, Oreste Gentilini, Zoltán Mátrai, and Philip Poortmans.et al. 2021. "A multidisciplinary view of mastectomy and breast reconstruction: Understanding the Challengeschallenges." Breast 2021; 56 (April): 42–-52.

Kaidar-Person, Orit, Birgitte Vrou Offersen, BV, Sandra Hol S, Meritxell Arenas, Cynthia Aristei, Celine Bourgier, Maria Joao Cardoso, et al. 2019. "ESTRO ACROP Consensus Guideline for target volume delineation in the setting of postmastectomy radiation therapy after implant-based immediate reconstruction for early stage breast cancer." Radiotherapy and Oncology: Journal of the European Society for Therapeutic Radiology and Oncology 2019; 137 (August): 159–-66.

Khan, Faiz M., and John P. Gibbons JP. 2014. Khan's the Physics physics of radiation therapy. Lippincott Williams & Wilkins., 2014.

Kim, Yong Bae, Hwa Kyung Byun HK, Dae Yong Kim DY, Sung-Ja Ahn, Hyung-Sik Lee, Won Park, Su Ssan Kim, et al. 2022. "Effect of elective internal mammary node Iirradiation on disease-free survival in women with node-positive breast cancer: A Rrandomized phase 3 clinical trial." JAMA Oncology 2022; 8 (1): 96–-105.

Kunkler, Ian H., Linda J. Williams LJ, Wilma J. L. Jack WJL, David A. Cameron DA, and J. Michael Dixon JM. 2023. "Breast-Cconserving surgery with or without irradiation in early breast cancer."The New England Journal ofJ Medicine 2023; 388 (7): 585–-94.

Kunkler, Ian H., Linda J. Williams LJ, Wilma J. L. Jack WJL, David A. Cameron DA, J. Michael Dixon JM,; and PRIME II ilnvestigators. 2015. "Breast-conserving surgery with or without irradiation in women aged 65 years or older with early breast cancer (PRIME II): A randomised controlled trial."The Lancet Oncology 2015; 16 (3): 266–-73.

Leonardi, Maria Cristina, Ruggero Spoto R, Eleonora Miglietta E, Sara Trivellato, Eliana La Rocca, Rosa Luraschi, Paola Grosso, et al. 2019. "HALFMOON TomoTtherapy (Helical ALtered Fractionation for iMplant Partial OmissiON): Implant-sparing post-mastectomy radiotherapy reshaping the clinical target volume in the reconstructed breast." Journal of Cancer Research and Clinical OncologyJ Cancer Res Clin Oncol 2019; 145 (7): 1887–-96.

Litière, Saskia, Gustavo Werutsky G, Ian S. Fentiman IS, Emiel Rutgers, Marie-Rose Christiaens, Erik Van Limbergen, Margreet H. A. Baaijens, Jan Bogaerts, and Harry Bartelinet alk. "Breast conserving therapy versus Mastectomy mastectomy for Sstage I-II breast cancer: 20 year follow-up of the EORTC 10801 Pphase 3 randomised trial." The Lancet Oncology 2012; .13 (4): 412–1-9.

Meattini, Icro, Carlotta Becherini C, Liesbeth Boersma L, Orit Kaidar-Person, Gustavo Nader Marta, Angel Montero, Birgitte Vrou Offersen, et al. 2022. "European Society for Radiotherapy and Oncology Advisory Committee in Radiation oncology practice consensus recommendations on patient selection and dose and fractionation for external Bbeam radiotherapy in early breast cancer."The Lancet Oncology 2022; 23 (1): e21–-31.

Meattini, Icro, Livia Marrazzo L, Calogero Saieva C, Isacco Desideri, Vieri Scotti, Gabriele Simontacchi, Pierluigi Bonomo, et al. 2020. "Accelerated partial-breast irradiation compared with whole-breast irradiation for early breast cancer: Long-term results of the randomized phase III APBI-IMRT-Florence Trialtrial." Journal of Clinical Oncology: Official Journal of the American Society of Clinical OncologyJ Clin Oncol 2020; 38 (35): 4175–-83.

Metz, Gabrielle, Kylie Snook K, Samriti Sood S, Sally Baron-Hay, Andrew Spillane, Gillian Lamoury, and Susan Carroll.et al 2022. "Breast radiotherapy after oncoplastic surgery — -A multidisciplinary approach." Cancers 2022; 14 (7). Disponível em: https://doi.org/10.3390/cancers14071685.

Moran, Meena S., and Alice Y. Ho AY. 2022. "Radiation therapy for low-risk breast cancer: Whole, Ppartial, or Nnone?" Journal of Clinical Oncology: Official Journal of the American Society of Clinical OncologyJ Clin Oncol 2022; 40 (36): 4166–-72.

Murphy, Brittany L., Courtney N. Day CN, Tanya L. Hoskin TL, Elizabeth B. Habermann EB, and Judy C. Boughey JC. 2018. "Neoadjuvant chemotherapy use in breast cancer is greatest in excellent responders: Triple-Nnegative and HER2+ Subtypessubtypes."Annals of Surgical Oncology 2018; 25 (8): 2241–4-8.

mutter, robert w. 2019. "estro acrop consensus guideline for Target target volume delineation in the setting of postmastectomy radiation therapy after implant-based immediate Rreconstruction for early stage breast cancer." Radiotherapy and Oncology 2019. Disponível em: https://doi.org/10.1016/j.radonc.2019.07.019.

Naoum, George E., Myrsini Ioannidou Ioakeim MI, Amy M. Shui AM, Laura Salama, Amy Colwell, Alice Y. Ho, and Alphonse G. Taghianet al. 2022. "Radiation Modality modality (proton/photon), Ttiming, and complication rates in patients with breast cancer receiving 2-stages expander/implant reconstruction." Practical Radiation Oncology 2022; 12 (6): 475–-86.

Orecchia, Roberto, Umberto Veronesi U, Patrick Maisonneuve P, Viviana Enrica Galimberti, Roberta Lazzari, Paolo Veronesi, Barbara Alicja Jereczek-Fossa, et al. 2021. "Intraoperative irradiation for early Breast breast Ccancer (ELIOT): Long-term recurrence and survival outcomes from a single-Centrecentre, randomised, phase 3 equivalence trial."The Lancet Oncology 2021; 22 (5): 597–-608.

Owen, J. Roger, Anita Ashton A, Judith M. Bliss JM, Janis Homewood, Caroline Harper, Jane Hanson, Joanne Haviland, Soren M. Bentzen, and John R. Yarnoldet al. "Effect of radiotherapy fraction size on tumour control in patients with early-stage breast cancer after local tumour excision: Long-term results of a randomised trial."The Lancet Oncology 2006; .7 (6): 467–-71.

Piroth, Marc D., Vratislav Strnad V, David Krug D, Gerd Fastner, René Baumann, Stephanie E. Combs, Marciana Nona Duma, et al. 2022. "Long-term results of the TARGIT-A Ttrial: More questions than answers."Breast Care 2022; 17 (1): 81–8-4.

Poortmans, Philip M., Caroline Weltens C, Catherine Fortpied C, Carine Kirkove, Karine Peignaux-Casasnovas, Volker Budach, Femke van der Leij, et al. 2020. "Internal mammary and medial supraclavicular lymph node chain irradiation in stage i-iii breast cancer (EORTC 22922/10925): 15-year results of a randomised, phase 3 trial."The Lancet Oncology 2020; 21 (12): 1602–-10.

Recht, Abram, Elizabeth A. Comen EA, Richard E. Fine RE, Gini F. Fleming, Patricia H. Hardenbergh, Alice Y. Ho, Clifford A. Hudis, et al. 2016. "Postmastectomy Rradiotherapy: An American Society of Clinical Oncology, American Society for Radiation Oncology, and Society of Surgical Oncology focused guideline update." Practical Radiation Oncology 2016; 6 (6): e219–-34.

Rosa, Arthur Accioly, Cecília Félix Penido Mendes de Sousa CFPM, Leonardo Cunha Furbino Pimentel LCF, Homero Lavieri Martins, Fabio Ynoe Moraes, Gustavo Nader Marta, and Marcus Simões Castilhoet al. 2023. "Radiotherapy Resources resources in Brazil (RT2030): A comprehensive analysis and projections for 2030." The Lancet Oncology 2023; 24 (8): 903–-12.

Sakorafas, G. H., and Michael Safioleas M. 2010. "Breast cancer surgery: An historical narrative. Part III. From the Sunset of the 19th to the dawn of the 21st century."European Journal ofJ Cancer Care 2010; 19 (2): 145–-66.

Helena Regina Comodo Segreto HRC, Roberto Araújo Segreto RA, and Barry D. Michael BD, Kathryn D. Held KD. 2022. Radiobiologia —- Da Bbancada à Cclínica. Scortecci., 2022.

Shah, Chirag, Kristine Bauer-Nilsen K, Ryan Hazard McNulty RH, and Frank Vicini F. "Novel radiation therapy approaches for breast cancer treatment." Seminars in Oncology 2020;. 47 (4): 209–-16.

Shah, Chirag, Frank Vicini F, Simona F. Shaitelman SF, Jaroslaw Hepel, Martin Keisch, Douglas Arthur, Atif J. Khan, Robert Kuske, Rakesh Patel, and David E. Wazeret al. 2018. "The American Brachytherapy Society Consensus consensus statement for accelerated partial-breast irradiation."Brachytherapy 2018; 17 (1): 154–-70.

Shaitelman, Simona F., Pamela J. Schlembach PJ, Isidora Arzu I, Matthew Ballo, Elizabeth S. Bloom, Daniel Buchholz, Gregory M. Chronowski, et al. 2015. "Acute and short-term toxic effects of conventionally fractionated vs hypofractionated whole-breast irradiation: A randomized clinical trial."JAMA Oncology 2015; 1 (7): 931–-41.

Shumway, Dean A., Adeyiza O. Momoh AO, Michael S. Sabel MS, and Reshma Jagsi R. "Integration of breast reconstruction and postmastectomy radiotherapy." Journal of Clinical Oncology: Official Journal of the American Society of Clinical OncologyJ Clin Oncol 2020; .38 (20): 2329–-40.

Sjöström, Martin, Anthony Fyles A, Fei-Fei Liu FF, David McCready, Wei Shi, Katrina Rey-McIntyre, S. Laura Chang, et al. 2023. "Development and Validation of a genomic profile for the omission of local adjuvant radiation in breast cancer." Journal of Clinical Oncology: Official Journal of the American Society of Clinical OncologyJ Clin Oncol 2023; 41 (8): 1533–-40.

Smith, Benjamin D., Jennifer R. Bellon JR, Rachel Blitzblau R, Gary Freedman, Bruce Haffty, Carol Hahn, Francine Halberg, et al. "Radiation therapy for the whole breast: Executive Ssummary of an American Society for Radiation Oncology (ASTRO) evidence-based guideline."Practical Radiation Oncology 2018;.8 (3): 145–-52.

Stoleru, Liviu, Smaranda Stoleru S, Bogdan Gaspar B, Aniela Noditi A, and Alexandru Blidaru A. "Use of a tumor bed boost in the radiotherapy after oncoplastic breast conserving surgery."Chirurgia 2021;.116 (2 Suppl): 110–1-9.

Strach, Madeleine C., Thiru Prasanna T, Youlia M. Kirova YM, Severine Alran, Sandra O'Toole, Jane M. Beith, Philip Poortmans, Catriona M. McNeil, and Susan Carrollet al. 2019. "Optimise not compromise: The limportance of a multidisciplinary breast cancer patient pathway in the era of oncoplastic and reconstructive surgery." Critical Reviews in Oncology/hHematology 2019; 134 (February): 10–-21.

Thiruchelvam, Paul T. R., Daniel R. Leff DR, Amy R. Godden AR, Susan Cleator, Simon H. Wood, Anna M. Kirby, Navid Jallali, et al. "Primary radiotherapy and deep linferior epigastric perforator flap reconstruction for patients with breast cancer (PRADA): A multicentre, prospective, non-randomised, feasibility study." The Lancet Oncology 2022;. 23 (5): 682–-90.

Thorsen, Lise B. J., Jens Overgaard J, Louise W. Matthiessen LW, Martin Berg, Lars Stenbygaard, Anders N. Pedersen, Mette H. Nielsen, Marie Overgaard, Birgitte Vrou Offersenet al,.; and DBCG Radiotherapy Committee. 2022. "Internal mammary node irradiation in patients with node-positive early breast Ccancer: Fifteen-year results from the Danish Breast Cancer Group Internal Mammary Node Study." Journal of Clinical Oncology: Official Journal of the American Society of Clinical OncologyJ Clin Oncol 2022; 40 (36): 4198–4-206.

Tom, Martin C., Nikhil Joshi N, Frank Vicini F, Albert J. Chang, Theodore S. Hong, Timothy N. Showalter, Samuel T. Chao, et al. 2019. "The American Brachytherapy Society Cconsensus statement on intraoperative radiation therapy." Brachytherapy 2019; 18 (3): 242–-57.

Tran, N. V., D. W. Chang DW, A. Gupta A, S. S. Kroll SS, and G. L. Robb GL. 2001. "Comparison of Immediate immediate and delayed free TRAM flap breast reconstruction in patients receiving Postmastectomy postmastectomy radiation therapy." Plastic and Reconstructive SurgeryPlast Reconstr Surg 2001; 108 (1): 78–-82.

Trayes, Kathryn P., and Sarah E. H. Cokenakes SEH. 2021. "Breast cancer treatment." American Family Physician 2021; 104 (2): 171–7-8.

Tse, T., S. Knowles S, J. Bélec J, J. M. Caudrelier, M. Lock, M. Brackstone, and A. Arnaoutet al. 2020. "Consensus statement on tumour bed localization for radiation after oncoplastic breast surgery." Current Oncology 2020; 27 (3): e326–-31.

Vaidya, Jayant S., Max Bulsara M, Michael Baum M, Frederik Wenz, Samuele Massarut, Steffi Pigorsch, Michael Alvarado, et al. 2020. "Long term survival and local control outcomes from single dose targeted intraoperative radiotherapy during lumpectomy (TARGIT-IORT) for early breast cancer: TARGIT-A randomised clinical trial." BMJ 2020; 370 (August): m2836.

Veronesi, Umberto, Natale Cascinelli N, Luigi Mariani L, Marco Greco, Roberto Saccozzi, Alberto Luini, Marisel Aguilar, and Ettore Marubini.et al. "Twenty-year follow-up of a randomized study comparing breast-conserving surgery with radical mastectomy for early Breast breast Cancercancer." The New England Journal ofJ Medicine 2002; . 347 (16): 1227–-32.

Vicini, Frank A., Larry L. Kestin LL, and Neal S. Goldstein NS. 2004. "Defining the clinical target volume for patients with early-stage breast cancer treated with lumpectomy and accelerated partial Breast breast Irradiationirradiation: A pathologic analysis." International Journal ofJ Radiation Oncology, Biology, Physics 2004; 60 (3): 722–-30.

Vrieling, Conny, Erik van Werkhoven E, Philippe Maingon P, Philip Poortmans, Caroline Weltens, Alain Fourquet, Dominic Schinagl, et al. 2017. "Prognostic factors for local control in breast cancer after long-term follow-up in the EORTC boost vs no boost trial: A randomized clinical trial." JAMA Oncology 2017; 3 (1): 42–4-8.

Wang, Jianhua, Mei Shi M, Rui Ling R, Yuesheng Xia, Shanquan Luo, Xuehai Fu, Feng Xiao, et al. 2011. "Adjuvant chemotherapy and radiotherapy in triple-negative breast carcinoma: A prospective randomized controlled multi-center Trialtrial." Radiotherapy and Oncology: Journal of the European Society for Therapeutic Radiology and Oncology 2011; 100 (2): 200–20-4.

Wang, Shu-Lian, Hui Fang H, Yong-Wen Song YW, Wei-Hu Wang, Chen Hu, Yue-Ping Liu, Jing Jin, et al. 2019. "Hypofractionated versus conventional fractionated postmastectomy radiotherapy for patients with high-risk breast cancer: A randomised, non-inferiority, open-label, phase 3 trial." The Lancet Oncology 2019; 20 (3): 352–-60.

Weber, Walter Paul, Jane Shaw J, Andrea Pusic A, Lynda Wyld, Monica Morrow, Tari King, Zoltán Mátrai, et al. 2022. "Oncoplastic Breast Consortium Recommendations recommendations for mastectomy and whole breast reconstruction in the setting of post-mastectomy radiation therapy." Breast 2022; 63 (June): 123–39.

Whelan, Timothy J., Ivo A. Olivotto IA, Wendy R. Parulekar WR, Ida Ackerman, Boon H. Chua, Abdenour Nabid, Katherine A. Vallis, et al. "Regional nodal irradiation in early-stage breast cancer." The New England Journal of Medicine 2015; . 373 (4): 307–-16.

Whelan, Timothy J., Jean-Philippe Pignol JP, Mark N. Levine MN, Jim A. Julian, Robert MacKenzie, Sameer Parpia, Wendy Shelley, et al. 2010. "Long-term results of hypofractionated radiation therapy for breast cancer." The New England Journal ofJ Medicine 2010; 362 (6): 513–-20.

Wong, J. S., H. Uno H, A. Tramontano A, C. Pellegrini, J. R. Bellon, M. D. Cheney, P. H. Hardenbergh, et al. 2023. "Patient-reported and toxicity results from the FABREC Studystudy: A multicenter randomized trial of hypofractionated vs. conventionally-fractionated postmastectomy radiation therapy after implant-based Reconstructionreconstruction." International Journal of J Radiation Oncology, Biology, Physics 2023; 117 (4): e3–-4.

Yun, Johanna H., Roberto Diaz R, and Amber G. Orman AG. 2018. "Breast reconstruction and radiation therapy." Cancer Control: Journal of the Moffitt Cancer Center 2018; 25 (1): 1073274818795489.

Zhang, Aiping, Jianbin Li J, Wei Wang W, Yongsheng Wang, Dianbin Mu, Zhaoqiu Chen, Qian Shao, and Fengxiang Liet al. 2017. "A comparison study between gross tumor volumes defined by preoperative magnetic resonance imaging, postoperative specimens, and tumor bed for radiotherapy after breast-conserving surgery." Medicine 2017; 96 (2): e5839.

Capítulo 12

Mastectomia Contralateral Profilática

Francisco Pimentel Cavalcante

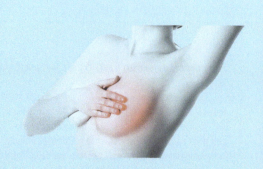

▶ INTRODUÇÃO

O tratamento cirúrgico do câncer de mama inicial envolve o controle local da doença, mas também a avaliação do risco de novos tumores primários na mama ipsilateral e contralateral. A despeito da baixa incidência anual de câncer de mama contralateral (CMC [0,5% ao ano])[1], há tendência de aumento das taxas da mastectomia profilática contralateral (MPC), seja em doença mais inicial, invasiva ou *in situ*, seja em casos mais avançados[2-4]. Essa tendência também tem sido observada no Brasil[5].

Diversos fatores podem influenciar o risco de CMC, como a idade ao diagnóstico, a história familiar e, sobretudo, a presença de mutações germinativas que aumentam o risco de novos tumores primários. Muitas dessas mutações são muito bem catalogadas como de risco elevado para o primeiro tumor, mas os dados são mais escassos em relação à incidência de risco de CMC (novos tumores primários). Outro fator importante nesse cenário é a avaliação do impacto da sobrevida com a utilização de MPC. Os fatores relacionados com a cirurgia, como risco de complicações, imagem corporal e satisfação com resultados, também devem ser levados em consideração na discussão acerca dessa abordagem.

Neste capítulo abordaremos a incidência do CMC em mulheres com câncer de mama unilateral e presença de mutações ou história familiar importante, o impacto da MPC na mortalidade e os desfechos pós-operatórios da MPC, assim como a técnica cirúrgica mais recomendada nesse cenário.

▶ INCIDÊNCIA DE CÂNCER DE MAMA CONTRALATERAL E MUTAÇÕES PATOGÊNICAS

Alguns genes têm sido associados ao aumento da incidência de CMC. Os dados mais robustos são aqueles relacionados com mutações do BRCA1 e 2: as alterações patogênicas nesses genes estão, em geral, relacionadas com risco vitalício de cerca de 70% de desenvolver um primeiro tumor e de 40% e 25% de um CMC em BRCA1 e BRCA2, respectivamente, sendo mais importante quando o primeiro evento ocorre antes dos 40 anos ($\geq 60\%$)[6]. Em relação a outros genes, os dados são mais controversos. Um estudo que avaliou o banco de dados de um laboratório com mais de 80 mil pacientes com câncer de mama, sendo 4.321 casos com mutações patogênicas conhecidas e 652 novos primários, demonstrou que o risco de incidência de CMC nos genes PALB2 (1,29 [0,96 a 1,70]), ATM (1,18 [0,91 a 1,51]), TP53 9 (1,46 [0,87 a 2,32]), NBN (1,75 [0,96 a 2,98]) e CHEK2 (1,47 [1,25 a 1,73]) foi modesto, sendo mais significativo apenas no último[7].

Os consórcios CARRIERS e Breast Cancer Association Consortium (BCAC) avaliaram milhares de mulheres com ou sem mutação patogênica, de risco elevado ou mais populacional, demonstrando associação entre cada gene e o risco de câncer de mama primário[8,9]. Mais recentemente, avaliaram também o risco de CMC em pacientes com câncer de mama unilateral e presença de mutações. O estudo CARRIERS[10] avaliou mais de 15 mil pacientes, 655 das quais eram portadoras de alguma mutação (BRCA1, BRCA2, ATM, CHEK2 e PALB2), sendo a mais frequente a do BRCA2 (n = 170; 1,1%;), seguido de CHEK2 (n = 140; 0,9%), BRCA1 (n = 132; 0,9%), ATM (n = 116; 0,7%) e PALB2 (n = 97; 0,6%). Foram identificados 801 CMC, sendo 90 em pacientes portadoras de mutação. O BRCA1 teve incidência acumulada de 23% de CMC, comparado ao controle (4,3%), BRCA2 (17% *versus* 4,3%), CHEK2 (8% *versus* 4%), PALB2 (7,9% *versus* 4,3%), sendo este significativo apenas para tumores com receptores hormonais (RH) negativos, enquanto o ATM não teve impacto significativo (4,0% *versus* 4,3%). O estudo também avaliou o risco pelo *status* menopausal, o qual foi maior na pré-menopausa para todos esses genes, exceto ATM. Vale salientar que na pós-menopausa o risco foi significativo para BRCA2 global (3,0; 1,57 a 5,2; p < 0,001) e BRCA2/RH-positivo (2,7; 1,1 a 6,5; p = 0,03), sendo > 2, mesmo sem significância, para BRCA2/RH-negativo (2,6; 0,9 a 7,7), BRCA1/RH-negativo (2,3; 0,9 a 5,6) e PALB2/RH-negativo (2,2; 0,5 a 9,3). Também foram avaliadas mulheres com mais de 65 anos (n = 6.010), sendo 153 com mutações em seguimento de 10 anos e apenas três casos de CMC.

Em 34 estudos e 34.304 casos (1.963 com mutação), o consórcio BCAC[11] avaliou 676 CMC, sendo 103 em portadoras de mutação nos genes ATM (n = 229), BARD1 (n = 51), BRCA1 (n = 330), BRCA2 (n = 420), CHEK2 (n = 656), PALB2 (n = 200), RAD51C (n = 37), RAD51D (n = 29) e TP53 (n = 41). Os genes BRCA1, BRCA2, CHEK2, PALB2 e TP53 foram relacionados, respectivamente, com aumento significativo de CMC de 2,88 (1,70 a 4,87), 2,31 (1,39 a 3,85), 2,25 (1,55 a 3,27), 2,67 (1,33 a 5,35) e 8,29 (2,53 a 27,21), enquanto o ATM não teve impacto (1,17 [0,51 a 2,70]).

Analisando em conjunto os estudos desses consórcios (Quadro 12.1), observamos uma clara relação entre os genes BRCA1, BRCA2, PALB2 e CHEK2 e CMC em pelo menos algum cenário específico, assim como TP53, mesmo com número pequeno de pacientes e intervalo de confiança longo no estudo BCAC. Por outro lado, não houve impacto no ATM e em outros genes menos frequentes (RAD51C, RAD51D e BARD1). Também foi evidenciado risco menor de segundo evento, comparado ao primeiro câncer, nos genes BRCA1 e BRCA2, corroborando dados prévios; entretanto, foi identificada uma diferença menor para PALB2 e CHEK2. Esses dados estimulam a oportunidade de discussão sobre a cirurgia redutora de risco ou mesmo um seguimento clínico mais frequente, possivelmente com a utilização de ressonância magnética.

▶ INCIDÊNCIA DE CÂNCER DE MAMA CONTRALATERAL E HISTÓRIA FAMILIAR

A história familiar é fator de risco conhecido de longa data para câncer de mama. O uso da MPC em mulheres com câncer de mama unilateral e história familiar importante para a doença tem sido motivo de discussão. Um estudo epidemiológico com pacientes com câncer de mama unilateral, história familiar importante e ausência de mutações patogênicas nos genes BRCA1/BRCA2, ATM, CHEK2 e PALB2, demonstrou que o risco em 10 anos dessas pacientes desenvolverem CMC é elevado e relativamente similar ao das que apresentam essa mutação (WECARE II)[12]. Essa análise vai de encontro aos estudos tradicionais de mastectomias profiláticas em mulheres assintomáticas e com história familiar importante, que demonstraram importante redução de risco nesse cenário[13].

▶ IMPACTO DA MASTECTOMIA CONTRALATERAL NA MORTALIDADE

Apesar da clara evidência de redução de incidência de CMC em pacientes de alto risco, o impacto da mortalidade com a realização da mastectomia profilática contralateral é motivo de controvérsia. Os dados mais relevantes são relacionados com mutação BRCA. Uma metanálise de estudos com pacientes com câncer de mama unilateral demonstrou importante redução no risco de novos tumores primários com a MPC (RR: 3,56; 2,50 a 5,00)[14]. Três estudos, publicados entre 2013 e 2015, demonstraram redução significativa da mortalidade: 89% MPC *versus* 71%, 88% MPC *versus* 66% e 92% MPC *versus* 81%[15-17](Quadro 12.2). Esses dados, apesar de não definitivos, garantem a discussão sobre a cirurgia redutora de risco contralateral.

Quadro 12.1 Risco de primeira neoplasia de mama e câncer de mama contralateral nos genes BRCA1, BRCA2, PALB2, CHEK2, ATM e TP53 nos consórcios CARRIERS e BCAC

GENE	Primeiro câncer *Odds Ratio* (IC95%)		Câncer contralateral HR (IC95%)	
	CARRIERS[9]	BCAC[8]	CARRIERS[10]	BCAC[11]
BRCA1	7,62 (5,33 a 11,27)	10,57 (8,02 a 13,93)	2,7 (2,0 a 3,8) [3,1 (1,7 a 5,6) RH+]	2,88 (1,70 a 4,87)
BRCA2	5,23 (4,09 a 6,77)	5,85 (4,85 a 7,06)	3,0 (2,1 a 4,3) [3,3 (2,0 a 5,5) RH+]	2,31 (1,39 a 3,85)
PALB2	3,83 (2,68 a 5,63)	5,02 (2,73 a 6,76)	1,3 (0,6 a 2,6) [2,9 (1,4 a 6,4) RH-]	2,67 (1,33 a 5,35)
CHEK2	2,47 (2,02 a 3,05)	2,54 (2,21 a 2,91)	1,9 (1,1 a 3,3)	2,25 (1,55 a 3,27)
ATM	1,82 (1,46 a 2,27)	2,10 (1,71 a 2,57)	1,2 (0,6 a 2,6)	1,17 (0,51 a 2,70)
TP53	NA	3,06 (0,63 a 14,91)	–	8,29 (2,53 a 27,21)

Quadro 12.2 Estudos que demonstraram impacto na mortalidade da mastectomia profilática contralateral (MPC) em portadoras de câncer de mama unilateral e mutação em BRCA1 e BRCA2

Estudo	n	Sobrevida MPC	Sobrevida seguimento
Evans, 2013[15]	698	89%	71%
Metcalfe, 2014[16]	390	88%	66%
Heemskerk-Gerritsen, 2015[17]	583	92%	81%

TIPO DE CIRURGIA

O tipo de cirurgia para MPC, especialmente em pacientes com mutação, tem sido motivo de debate, principalmente a manutenção do complexo areolomamilar (CAM). A discussão reside na possibilidade de deixar tecido mamário residual em uma técnica cirúrgica mais complexa, como a mastectomia preservadora do mamilo (MPM). Vale salientar que estudos com mastectomia simples, tipo poupadora de pele, demonstraram ser frequente deixar tecido mamário residual no retalho, mesmo com espessura < 5mm[18]. Diversos estudos atestaram a segurança do uso da MPM, assim como maior satisfação. Recentemente, um estudo apenas com portadoras de mutação BRCA (n = 548), operadas entre 2008 e 2013 com MPM, não evidenciou casos de câncer de mama nessas mulheres, mas o seguimento ainda é curto (34 a 54 meses)[19].

TÉCNICA CIRÚRGICA

Em geral, a técnica cirúrgica da mastectomia contralateral deve ser similar à cirurgia da mama com câncer, incluindo a preservação do CAM: a dissecção e a confecção dos retalhos cutâneos devem ser realizadas com bisturi elétrico, seguindo o plano anatômico (fáscia mamária superficial) até a silhueta da mama previamente marcada em posição sentada. Não há uma espessura de retalho mínima ou padrão a ser atingida, uma vez que a espessura de retalho é definida pela constituição individual de cada paciente.

O tipo de reconstrução mamária tem sido motivo de discussão e deve ser também, em geral, similar à mama com a doença. O uso de implantes definitivos em cirurgia única ou de expansores provisórios em duas etapas tem se tornado popular na reconstrução mamária imediata em virtude da diminuição da morbidade cirúrgica (ausência de área doadora quando realizado retalho miocutâneo), especialmente levando em consideração que com a cirurgia profilática haverá menos impacto de terapias adjuvantes sobre os implantes, principalmente a radioterapia. Estudos recentes demonstram que o uso do implante definitivo em cirurgia única na MPM pode ter um perfil de complicação pós-operatória aceitável e comparável ao uso de expansores provisórios em duas etapas[20,21].

Outro fator que pode influenciar o resultado estético da cirurgia, assim como o perfil de complicações, é o tipo de incisão da MPM. A incisão radial lateral, historicamente usada na MPM, pode facilitar o procedimento cirúrgico, porém uma cicatriz aparente e a possibilidade

de desvio do CAM podem impactar os desfechos estéticos finais, embora essas situações sejam pouco relatadas como complicações na literatura. Por outro lado, a abordagem inframamária (IFM) ou periareolar pode maximizar o resultado por se tratar de cicatrizes mais estéticas ("escondidas"), sendo a primeira mais desafiadora tecnicamente e a última relacionada historicamente com taxa maior de complicações, incluindo isquemia e necrose do CAM, em séries com pequeno número de pacientes, que incluíram, em sua maioria, vários tipos de incisões[22].

Recente estudo de nosso grupo, em mulheres operadas pela mesma equipe cirúrgica, avaliando 180 MPM e reconstrução imediata com incisões inframamárias e periareolares, demonstrou que a incisão periareolar está mais associada a taxas de complicações, comparada a IFM (27 [35%] casos *versus* 16 [15,3%]; p = 0,0002), basicamente devido à taxa de necrose do CAM (17 [22,4%] casos *versus* 9 [8,5%]; p = 0,002), sem diferença significativa em outros tipos de complicações. Em relação aos graus de necrose do CAM, apenas um procedimento causou necrose severa (1,4%; periareolar), sem diferença significativa (p = 0,228). A maioria das necroses foi considerada leve, 10 (15,3%) casos no periareolar comparados a 8 (7,7%) no IFM (p = 0,111). Por outro lado, grande parte das necroses moderadas foi significativamente maior no grupo periareolar: 6 (8,3%) *versus* 1 (1,0%) no IFM (p = 0,014)[23].

IMPACTO DA MASTECTOMIA PROFILÁTICA CONTRALATERAL: COMPLICAÇÕES E SATISFAÇÃO

Tradicionalmente, a mastectomia com intenção curativa tem maior impacto nas taxas de complicações, comparada à cirurgia profilática, possivelmente em razão da maior radicalidade na espessura dos retalhos da mastectomia, mas também pelo impacto de terapias "adjuvantes" no tratamento do câncer de mama inicial, especialmente a radioterapia e a dissecção axilar. As cirurgias bilaterais também estão relacionadas com taxas maiores de complicação do que a mastectomia unilateral: uma metanálise com 15 estudos[24], incluindo pacientes com câncer de mama unilateral, avaliou o impacto da cirurgia contralateral com ou sem reconstrução (implantes ou retalhos autólogos). A cirurgia terapêutica foi associada a taxa maior de complicações que a MPC (1,24; 1,02 a 1,51), assim como a cirurgia bilateral comparada à unilateral, mesmo sem reconstrução (2,03; 1,38 a 2,98), com reconstrução com implantes (1,42; 1,13 a 1,80) ou com retalho autólogo (1,32; 1,09 a 1,61), indo ao encontro de um estudo prospectivo[25] contido nessa análise. Este último foi uma coorte prospectiva em 11 centros nos EUA e Canadá, entre 2012 e 2014, que avaliou as complicações da mastectomia bilateral comparadas às da cirurgia unilateral em 1.144 pacientes com câncer unilateral: o estudo relatou taxa maior de complicações na cirurgia bilateral, seja na reconstrução com implantes (25,7% *versus* 18,4% unilateral), seja com retalho autólogo (55,7% *versus* 42,6% unilateral). Por outro lado, essa análise identificou maior satisfação com as mamas na cirurgia bilateral (p = 0,0009), utilizando o questionário BREAST-Q[25].

Um estudo de uma instituição única americana, também utilizando o BREAST-Q, em 3.489 mamas reconstruídas com implantes, com ou sem radioterapia, entre 1994 e 2016, e seguimento mínimo de 1 ano, também demonstrou maior satisfação estética com a cirurgia bilateral, mesmo no cenário com radioterapia adjuvante[26]. As mulheres submetidas à mastectomia bilateral também parecem apresentar taxas menores de arrependimento quando têm diagnóstico de câncer unilateral: em uma pesquisa com 1.525 mulheres tratadas com câncer de mama entre 2009 e 2020, aquelas submetidas à mastectomia bilateral relataram a menor taxa de arrependimento (OR: 2,66)[27].

▶ CONSIDERAÇÕES FINAIS

A MPC reduz a incidência de CMC em pacientes com câncer de mama unilateral e história familiar importante, assim como naquelas com algumas mutações patogênicas, especialmente BRCA1, BRCA2, PALB2, CHEK2 e TP53. Os dados sobre outras mutações e o aumento da incidência contralateral são controversos, garantindo uma discussão multidisciplinar caso a caso.

A MPC pode ter impacto na mortalidade mulheres com mutação BRCA 1 e 2. Os dados para mutações em outros genes e naquelas com teste negativo e história familiar são escassos.

A cirurgia preferencial para MPC deve ser, em geral, similar à realizada para mama com câncer, incluindo a preservação do CAM, quando possível em uma MPM. A reconstrução imediata deveria ser recomendada. Atualmente, há uma tendência para o uso de implantes/expansores em vez de retalhos miocutâneos.

Em geral, as cirurgias profiláticas têm perfil de complicação menor que as mastectomias terapêuticas, porém as cirurgias bilaterais apresentam taxa maior de complicações que as unilaterais. Por outro lado, os índices de satisfação e arrependimento parecem ser melhores nas mastectomias bilaterais, comparadas à mastectomia unilateral.

REFERÊNCIAS

1. Gao X, Fisher SG, Emami B. Risk of second primary cancer in the contralateral breast in women treated for early-stage breast cancer: A population-based study. Int J Radiat Oncol Biol Phys 2003 Jul; 56(4):1038-45. doi: 10.1016/s0360-3016(03)00203-7.

2. Baskin AS, Wang T, Bredbeck BC, Sinco BR, Berlin NL, Dossett LA. Trends in contralateral prophylactic mastectomy utilization for small unilateral breast cancer. J Surg Res 2021 Jun; 262:71-84. doi: 10.1016/j.jss.2020.12.057.

3. Panchal H, Pilewskie ML, Sheckter CC et al. National trends in contralateral prophylactic mastectomy in women with locally advanced breast cancer. J Surg Oncol 2019 Jan; 119(1):79-87. doi: 10.1002/jso.25315.

4. Zhang B, Coopey SB, Gadd MA, Hughes KS, Chang DC, Oseni TO. Trends in unilateral and contralateral prophylactic mastectomy use in ductal carcinoma in situ of the breast: Patterns and predictors. Ann Surg Oncol 2019 Nov; 26(12):3863-73. doi: 10.1245/s10434-019-07628-w.

5. Cavalcante FP, Barros Silva PG, Lima MVA. Trends in bilateral mastectomy for cases of unilateral breast cancer in a Brazilian institute over a 10-year period. Mastology 2021. doi: 10.29289/2594539420210030.

6. Kuchenbaecker KB, Hopper JL, Barnes DR et al. Risks of breast, ovarian, and contralateral breast cancer for BRCA1 and BRCA2 mutation carriers. JAMA 2017 Jun; 317(23):2402-16. doi: 10.1001/jama.2017.7112.

7. Yao KKA, Clifford J, Li S et al. Prevalence of germline pathogenic and likely pathogenic variants in patients with second breast cancers. JNCI Cancer Spectr 2020 Oct; 4(6):pkaa094. doi: 10.1093/jncics/pkaa094.

8. Breast Cancer Association Consortium; Dorling L, Carvalho S, Allen J et al. Breast cancer risk genes ⊠ Association analysis in more than 113,000 women. N Engl J Med 2021 Feb; 384(5):428-39. doi: 10.1056/NEJMoa1913948.

9. Hu C, Hart SN, Gnanaolivu R et al. A population-based study of genes previously implicated in breast cancer. N Engl J Med 2021 Feb; 384(5):440-51. doi: 10.1056/NEJMoa2005936.

10. Yadav S, Boddicker NJ, Na J et al. Contralateral breast cancer risk among carriers of germline pathogenic variants in ATM, BRCA1, BRCA2, CHEK2, and PALB2. J Clin Oncol 2023 Mar; 41(9):1703-13. doi: 10.1200/JCO.22.01239.

11. Morra A, Mavaddat N, Muranen TA et al. The impact of coding germline variants on contralateral breast cancer risk and survival. Am J Hum Genet 2023 Mar; 110(3):475-86. doi: 10.1016/j.ajhg.2023.02.003.

12. Reiner AS, Sisti J, John EM et al. Breast cancer family history and contralateral breast cancer risk in young women: An update from the Women's Environmental Cancer and Radiation Epidemiology Study. J Clin Oncol 2018 May; 36(15):1513-20. doi: 10.1200/JCO.2017.77.3424.

13. Hartmann LC, Schaid DJ, Woods JE et al. Efficacy of bilateral prophylactic mastectomy in women with a family history of breast cancer. N Engl J Med 1999 Jan; 340(2):77-84. doi: 10.1056/NEJM199901143400201.

14. Valachis A, Nearchou AD, Lind P. Surgical management of breast cancer in BRCA-mutation carriers: A systematic review and meta-analysis. Breast Cancer Res Treat 2014 Apr; 144(3):443-55. doi: 10.1007/s10549-014-2890-1.

15. Evans DG, Ingham SL, Baildam A et al. Contralateral mastectomy improves survival in women with BRCA1/2-associated breast cancer. Breast Cancer Res Treat 2013 Jul; 140(1):135-42. doi: 10.1007/s10549-013-2583-1.

16. Metcalfe K, Gershman S, Ghadirian P et al. Contralateral mastectomy and survival after breast cancer in carriers of BRCA1 and BRCA2 mutations: retrospective analysis. BMJ 2014 Feb; 348:g226. doi: 10.1136/bmj.g226.

17. Heemskerk-Gerritsen BA, Rookus MA, Aalfs CM et al. Improved overall survival after contralateral risk-reducing mastectomy in BRCA1/2 mutation carriers with a history of unilateral breast cancer: A prospective analysis. Int J Cancer 2015 Feb; 136(3):668-77. doi: 10.1002/ijc.29032.

18. Torresan RZ, Santos CC, Okamura H, Alvarenga M. Evaluation of residual glandular tissue after skin-sparing mastectomies. Ann Surg Oncol 2005 Dec; 12(12):1037-44. doi: 10.1245/ASO.2005.11.027.

19. Jakub JW, Peled AW, Gray RJ, et al. Oncologic safety of prophylactic nipple-sparing mastectomy in a population with BRCA mutations: A multi-institutional study. JAMA Surg 2018 Feb; 153(2):123-9. doi: 10.1001/jamasurg.2017.3422.

20. Lee KT, Mun GH. Comparison of one-stage vs two-stage prosthesis-based breast reconstruction: A systematic review and meta-analysis. Am J Surg 2016 Aug; 212(2):336-44. doi: 10.1016/j.amjsurg.2015.07.015.

21. Basta MN, Gerety PA, Serletti JM, Kovach SJ, Fischer JP. A systematic review and head-to-head meta-analysis of outcomes following direct-to-implant versus conventional two-stage implant reconstruction. Plast Reconstr Surg 2015 Dec; 136(6):1135-44. doi: 10.1097/PRS.0000000000001749.

22. Daar DA, Abdou SA, Rosario L et al. Is There a preferred incision location for nipple-sparing mastectomy? A systematic review and meta-analysis. Plast Reconstr Surg 2019 May; 143(5):906e-919e. doi: 10.1097/PRS.0000000000005502.

23. Cavalcante FP, Novita G, Lima TO et al. Aesthetic incisions and early complications for nipple-sparing mastectomy followed by immediate breast reconstruction [abstract]. In: Proceedings of the 2022 San Antonio Breast Cancer Symposium, 2022 Dec 6-10; San Antonio, TX. Philadelphia (PA): AACR; Cancer Res 2023; 83(5 Suppl):Abstract nr P2-15-08.

24. Murphy AI, Asadourian PA, Mellia JA, Rohde CH. Complications associated with contralateral prophylactic mastectomy: A systematic review and meta-analysis. Plast Reconstr Surg 2022 Oct; 150:61S-72S. doi: 10.1097/PRS.0000000000009493.

25. Momoh AO, Cohen WA, Kidwell KM et al. Tradeoffs associated with contralateral prophylactic mastectomy in women choosing breast reconstruction: Results of a prospective multicenter cohort. Ann Surg 2017 Jul; 266(1):158-64. doi: 10.1097/SLA.0000000000001840.

26. Seth AK, Cordeiro PG. Stability of long-term outcomes in implant-based breast reconstruction: An evaluation of 12-year surgeon- and patient-reported outcomes in 3489 nonirradiated and irradiated implants. Plast Reconstr Surg 2020 Sep; 146(3):474-84. doi: 10.1097/PRS.0000000000007117.

27. Deliere A, Attai D, Victorson D et al. Patients undergoing bilateral mastectomy and breast-conserving surgery have the lowest levels of regret: The WhySurg Study. Ann Surg Oncol 2021 Oct; 28(10):5686-97. doi: 10.1245/s10434-021-10452-w.

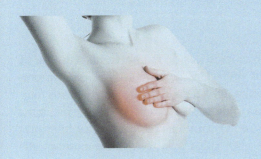

Capítulo 13

Cirurgia Conservadora em Tumores Localmente Avançados

Fabiana Christina Araújo Pereira Lisboa
Lucimara Priscila Campos Veras Giorgi
Pollyanna Dornelas Pereira
Carolina Miranda Fuchino
Régis Resende Paulinelli

▶ INTRODUÇÃO

O câncer de mama, à exceção do tumor de pele não melanoma, é a principal causa global de incidência de câncer no mundo, representando 11,7% do total de casos. No Brasil, para o triênio 2023/2025, são estimados 73.610 novos casos, com risco estimado de 66,54 casos novos a cada 100 mil mulheres[1]. Esse aumento da incidência está relacionado, entre outros fatores, com o envelhecimento da população, as mudanças no estilo de vida e o sobrediagnóstico. De acordo com o estudo AMAZONA, embora a idade > 50 anos seja o principal fator de risco para o câncer de mama feminino, grande parte das brasileiras com a doença tem < 50 anos (41,1%) e é diagnosticada com doença localmente avançada (53,5% no estádio II e 23,2% no estádio III)[2].

De acordo com o sistema TNM do American Joint Committee on Cancer (AJCC), o câncer de mama localmente avançado é definido como tumores > 5cm (T3), tumores de qualquer tamanho que invadiram pele ou tórax (T4), metástases para linfonodos fixos ou fusionados ou cadeia mamária interna ipsilateral na ausência de linfonodos axilares acometidos (N2), metástases para linfonodos supraclaviculares e infraclaviculares ou para linfonodos da cadeia mamária interna com acometimento axilar (N3)[3].

O tratamento do câncer de mama localmente avançado é desafiador, uma vez que a doença evolui com altas taxas de recidiva e mortalidade. O uso de terapias combinadas oferece melhor prognóstico às pacientes[4].

▶ TRATAMENTO REGIONAL

Durante muitos anos, a mastectomia radical foi considerada o tratamento cirúrgico de escolha para o câncer de mama, independentemente do subtipo e do tamanho do tumor. Com o advento da radioterapia, e visando reduzir a agressividade cirúrgica, vários estudos randomizados compararam mastectomia radical *versus* cirurgia conservadora e radioterapia e mostraram sobrevida livre de doença e sobrevida global equivalentes em ambas as técnicas para tumores em estádio inicial. Assim, a mastectomia continuava sendo o tratamento de escolha para tumores T3 e T4[5].

A radioterapia pós-mastectomia está comumente indicada nos casos de tumor primário > 5cm e axila com linfonodos comprometidos, porém é importante que as pacientes submetidas à reconstrução mamária imediata com implantes tenham ciência dos riscos de mau resultado estético, já que o emprego da radioterapia pode acarretar falha na reconstrução em aproximadamente 20% dos casos[6].

A cirurgia oncoplástica torna possível a utilização de inúmeras técnicas para melhorar o resultado oncológico e estético das mamas sem a obrigatoriedade do uso de implantes mamários, reduzindo os riscos de falha da reconstrução. Tumores grandes submetidos a cirurgias conservadoras habitualmente exigem grandes ressecções, o que impacta o resultado estético. Nessas pacientes, a terapia neoadjuvante irá reduzir a extensão do tumor, o que resultará em tamanho de tumor mais favorável à conservação[7]. Em 2015, Silverstein introduziu a expressão *oncoplastia extrema* para designar a cirurgia conservadora da mama utilizando técnicas oncoplásticas em pacientes com tumores grandes, multifocais ou multicêntricos (> 5cm) que seriam candidatas à mastectomia[8].

A oncoplastia comumente proporciona à paciente um resultado estético mais satisfatório do que a mastectomia com reconstrução imediata e radioterapia, além de contribuir para a redução da morbidade pós-operatória[8]. São utilizados métodos de redução ou substituição do volume, objetivando assegurar ressecção oncológica com margens negativas e resultado estético adequado[9].

▶ NOVAS INDICAÇÕES DE CIRURGIA CONSERVADORA

Evidências científicas atuais sugerem que o uso da cirurgia conservadora é seguro, apesar das antigas contraindicações relativas ao procedimento, como nos casos de tumores localmente avançados e multicêntricos. As pacientes com tumores localmente avançados (T3 ou T4) que se submetem à terapia neoadjuvante e apresentam redução da massa tumoral podem ser candidatas à cirurgia conservadora, desde que associada à radioterapia[7].

A seleção adequada de pacientes para a cirurgia oncoplástica é essencial para reduzir o risco de margens comprometidas e as demais complicações. A escolha da técnica a ser empregada depende, entre outros fatores, das características relacionadas com o tumor e a mama da paciente e deve ser avaliada individualmente (Quadro 13.1).

▶ TÉCNICA ONCOPLÁSTICA NA CIRURGIA CONSERVADORA PARA CÂNCER DE MAMA LOCALMENTE AVANÇADO

Encontram-se disponíveis diversas técnicas de deslocamento de volume e reposição de volume. Em mamas grandes com ptose são utilizadas técnicas de deslocamento de volume, como mamoplastia e retalhos glandulares e dermoglandulares. Em mamas pequenas sem ptose podem ser utilizadas técnicas de reposição de volume, como retalhos locorregionais, retalhos perfurantes, lipoenxertia e retalhos miocutâneos.

Quadro 13.1 Fatores relacionados com o tumor e a mama

- Relação tamanho do tumor *versus* tamanho da mama
- Tumores multicêntricos ou multifocais
- Distância do tumor à pele e ao complexo areolopapilar
- Volume, formato e grau de ptose da mama
- Tratamentos anteriores nas mamas e/ou parede torácica

As técnicas oncoplásticas de mamoplastia redutora (T invertido) são as preferidas para abordagem de tumores grandes, e a escolha adequada depende, entre outros fatores, da localização e volume do tumor, do volume da mama e do grau de ptose. Os tumores de quadrantes inferiores são comumente abordados pela técnica de mamoplastia redutora por pedículo superior, enquanto os localizados nos quadrantes superiores são tratados pela técnica por pedículo inferior ou lateral[10]. Neste capítulo serão discutidas algumas técnicas especialmente úteis em grandes lesões.

Mamoplastia de compensação geométrica clássica

Descrita em 2014, a técnica de compensação geométrica é indicada para tumores em que é necessária a ressecção de pele em áreas não contempladas nos desenhos pré-operatórios usuais de mamoplastia[11].

A marcação pré-operatória segue a técnica da mamoplastia convencional (T invertido). O pedículo (superior, superomedial, superolateral ou inferior) é escolhido de acordo com a localização do tumor e a distância entre ele e o complexo areolopapilar. A área do tumor, juntamente com a pele sobrejacente, é marcada para ser ressecada, visando à obtenção de margens cirúrgicas livres. As medidas de um dos triângulos dos quadrantes inferiores são transpostas até a área do tumor, transformando a cicatriz em forma de Z (Figuras 13.1 e 13.2)[11].

Compensação geométrica disfarçada

A compensação geométrica disfarçada consiste em uma modificação da técnica clássica em que a ressecção glandular é idêntica, mas as cicatrizes visíveis são mantidas na região do sulco inframamário. O tumor e o tecido glandular envolvidos nos pilares medial ou lateral são removidos, preservando-se a pele acima do tumor. A excisão deve ser limitada aos mesmos volume e forma do triângulo no polo inferior da mamoplastia. Para aumentar a vascularização da pele deteriorada, esta é mantida ligada ao triângulo inferior, que recebe suprimento sanguíneo dos vasos perfurantes intercostais. O triângulo inferior é desepitelizado e dobra-se sobre si para fechar a pele na região inframamária (Figura 13.3)[12].

Miniflap do músculo grande dorsal

Grandes ressecções, com necessidade de remoção de 20% a 50% do volume mamário, podem causar sequelas cosméticas importante e, nesses casos, é possível utilizar técnicas oncoplásticas como *miniflap* do músculo grande dorsal (Figura 13.4)[13].

Capítulo 13 | Cirurgia Conservadora em Tumores Localmente Avançados

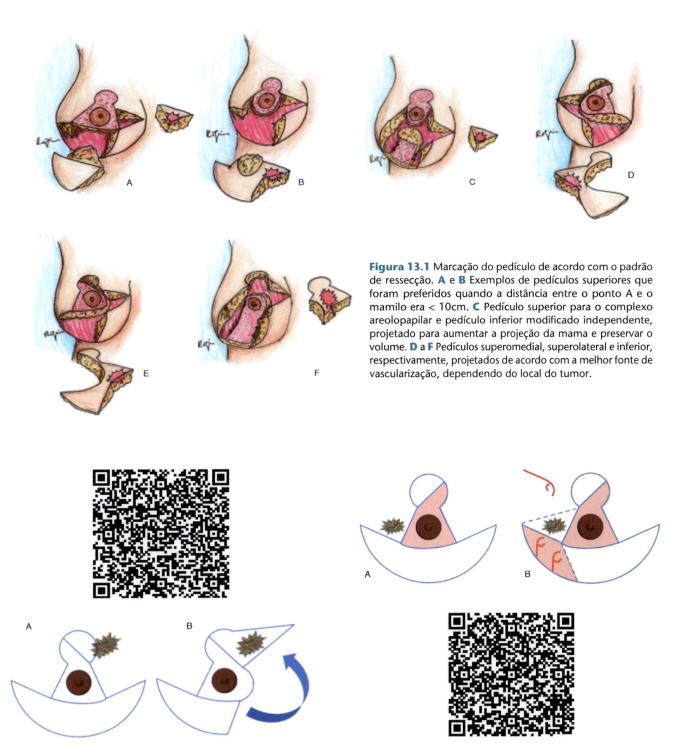

Figura 13.1 Marcação do pedículo de acordo com o padrão de ressecção. **A** e **B** Exemplos de pedículos superiores que foram preferidos quando a distância entre o ponto A e o mamilo era < 10cm. **C** Pedículo superior para o complexo areolopapilar e pedículo inferior modificado independente, projetado para aumentar a projeção da mama e preservar o volume. **D** a **F** Pedículos superomedial, superolateral e inferior, respectivamente, projetados de acordo com a melhor fonte de vascularização, dependendo do local do tumor.

Figura 13.2A Representação gráfica de um T invertido convencional ou mamoplastia de padrão Wise. **B** No planejamento da técnica de compensação geométrica clássica, a pele inferior e os tecidos glandulares são preservados para compensar a ressecção do tumor, resultando em uma cicatriz em forma de Z em vez de em T invertido. (É possível assistir um vídeo demonstrativo da técnica da compensação geométrica clássica através do *QR code* acima e do *link* a seguir: https://www.oncoplasty.com/?wix-vod-video-id=e0fd5199566147a5baebdc0bf80e062e&wix-vod-comp-id=comp-ka78v1mr.)

Figura 13.3 Diagrama da compensação geométrica disfarçada. **A** Tumor envolvendo o pilar da mamoplastia. Neste caso, a aréola é vascularizada por um pedículo superomedial desepitelizado. **B** Desepitelização do quadrante inferior externo seria um dos triângulos inferiores excisados em uma mamoplastia convencional. A pele enfraquecida do pilar recebe vascularização dos vasos torácicos laterais, mas também dos vasos perfurantes intercostais, provenientes do triângulo inferior, ou seja, mantidos presos à parede torácica e ao pilar lateral[11]. (Um vídeo demonstrativo da técnica pode ser visto através do *QR code* acima ou do seguinte *link*: https://www.oncoplasty.com/?wix-vod-video-id=b41240804204486189291094cd2f091c&wix-vod-comp-id=comp-ka78v1mr.)

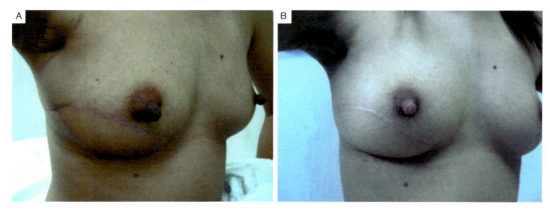

Figura 13.4 Em paciente com ressecção de 50% do volume mamário no quadrante inferior, reconstrução da mama pela técnica oncoplástica com retalho do grande dorsal é necessária para preencher o defeito após remoção de grande volume da mama por meio de cirurgia conservadora[14].

Pearce e cols. descreveram o uso de *miniflap* do músculo grande dorsal na cirurgia oncoplástica com substituição do volume e encontraram sobrevida livre de recorrência em 5 anos de 98% e taxa de recorrência local de 1,1% em 5 anos e 16% em 10 anos[7]. Na última década, substituímos a maioria das indicações de minidorsais por outros retalhos locorregionais de reposição de volume. Nos quadrantes laterais temos usado o retalho toracolateral de transposição, mais conhecido atualmente como LICAP. Nos quadrantes mediais, temos usado o retalho toracolateral de avanço com fechamento em VY. Nos quadrantes centrais temos utilizado o retalho bilobado, que também é baseado nos vasos perfurantes intercostais laterais (LICAP). Nos quadrantes inferiores temos substituído o minidorsal pelo retalho toracoepigástrico, que atualmente tem sido chamado de LICAP, MICAP ou AICAP, a depender dos vasos perfurantes utilizados – mais laterais, centrais ou mediais, respectivamente. Na Figura 13.5 é possível encontrar o *QR code* para um vídeo de oncoplastia extrema em mamas pequenas, com pouca ptose, em quadrantes mediais, sem resposta à quimioterapia neoadjuvante, utilizando-se um retalho toracolateral de avanço.

Resposta à quimioterapia neoadjuvante e desfechos oncológicos

A ressecção de grandes tumores nos casos de câncer de mama localmente avançado pode ser um desafio para a cirurgia de conservação da mama quanto à eficácia e à segurança oncológica. Nesses casos, contamos com a ação da quimioterapia neoadjuvante na redução tumoral. Existe a necessidade de remover completamente todos os focos de doença com adequada margem cirúrgica e mantendo o resultado cosmético da mama sem grandes sequelas de deformidade[15].

Quando a conservação da mama foi adotada pela primeira vez, as taxas de recidiva local foram maiores, comparadas às de mastectomia, mas com sobrevida semelhante[8]. Os benefícios oncológicos adicionais das técnicas oncoplásticas, em comparação com a cirurgia conservadora isoladamente, estão cada vez mais bem estabelecidos[16].

A excisão cirúrgica não tenta remover todo o volume de doença anterior à quimioterapia neoadjuvante. O objetivo da excisão ampla é remover qualquer lesão residual com margens livres. Se não houver lesão residual detectável após ser alcançada uma resposta clínica completa, é sugerida uma amostra de 2cm de margem com o clipe metálico no centro da excisão[15].

A quimioterapia neoadjuvante pode diminuir o estádio do tumor, permitindo a cirurgia conservadora; no entanto, três tipos de padrão de resposta podem ocorrer após o tratamento. Na resposta patológica completa, o tumor macroscópico desaparece totalmente. Na resposta com padrão concêntrico, o tumor regride para pequeno volume e não há doença residual na periferia. O padrão em mosaico mostra regressão do tumor para pequeno volume, como o padrão concêntrico, mas ainda com múltiplos pequenos nódulos ao redor do tumor, correspondendo a um resíduo multifocal. Esse é o maior desafio para a conservação da mama com margens de segurança e com risco maior de recorrência local.

Os exames de imagem podem ajudar a avaliar a resposta do tumor após administração da quimioterapia neoadjuvante, mas nem sempre podem diferenciar entre lesão fibrótica do tumor inativado e tumor ainda viável, podendo não detectar a ausência de focos residuais e

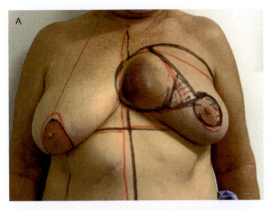
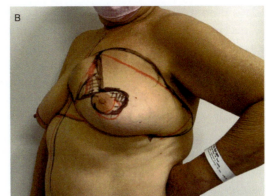
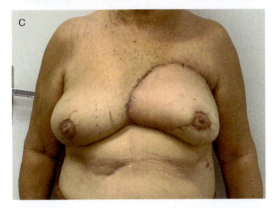
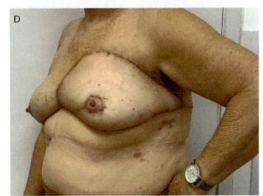

Figura 13.5A a D Exemplo de oncoplastia extrema em um caso de T4b, sem resposta à quimioterapia neoadjuvante, em mamas pequenas com pouca ptose, em quadrantes mediais, utilizando-se um retalho toracolateral de avanço com fechamento em VY. Com esta técnica foi possível evitar a mastectomia, bem como o uso de retalho miocutâneo do músculo grande dorsal. (Disponível em: https://pt.oncoplasty.com/?wix-vod-video-id=3dff6ba2895c40cd9ff64dc6c2cf6cbd&wix-vod-comp-id=comp-ka78wmxq.)

subestimar a lesão invasiva na mama[15]. Os fatores identificados como preditores de reexcisão após cirurgia oncoplástica incluem microcalcificações, multifocalidade tumoral e excesso de peso[17].

Um estudo comparou 66 casos de oncoplastia extrema com 245 casos de cirurgia conservadora padrão de pacientes com tumores multifocais, multicêntricos ou localmente avançados > 5cm. O grupo de oncoplastia extrema apresentou tamanhos tumorais maiores, taxa maior de reexcisão (9,1%) e taxa maior de conversão para mastectomia (6,1%); no entanto, as taxas de recorrência local foram semelhantes (1,5% em 24 meses de seguimento)[8].

Outro estudo retrospectivo, com 1.198 participantes, relatou taxa de reexcisão de 12,1%, taxa de conversão para mastectomia de 3,1%, taxa de recorrência local de 9,1% e sobrevida atuarial de 88% em 10 anos[18]. A análise da segurança de procedimentos oncoplásticos mostrou incidência de recidiva local em 5 anos de 2,2% na série de Clough e cols. O Instituto Europeu de Oncologia relata taxa de 6,7% em 10 anos e Acea e cols. de 4,7% e 9,8% em 5 e 10 anos, respectivamente. Nesses três estudos, nenhuma diferença na sobrevida global foi observada entre cirurgia conservadora padrão e procedimentos oncoplásticos.

A série de Silverstein mostrou incidência de recaída local de 1,5% em um acompanhamento médio de 24 meses, mas não forneceu dados em 5 e 10 anos[18].

Um estudo de caso-controle pareado avaliou tumores localmente avançados submetidos à quimioterapia neoadjuvante e à cirurgia conservadora. O peso das peças cirúrgicas e as margens cirúrgicas foram maiores no grupo de oncoplastia. A taxa de resposta patológica completa foi de 26,9%. Em 67,1 meses de acompanhamento, 10,2% das pacientes tiveram recorrência local, 12,8% recorrência locorregional e 19,2% morreram devido à progressão da doença. A sobrevida global em 60 meses foi de 81,7%. Após a cirurgia, a sobrevida livre de doença em 60 meses foi de 76,5%. Não houve diferença entre os grupos em relação à resposta patológica, recorrência local, recorrência locorregional, sobrevida geral e sobrevida doença-específica[19].

Com o objetivo de demonstrar se as técnicas cirúrgicas oncoplásticas podem ser utilizadas para tratar tumores localmente avançados após quimioterapia neoadjuvante, um ensaio clínico prospectivo incluiu 50 pacientes com câncer de mama em estádio clínico III. O tamanho do tumor variou de 3 a 14cm (mediana de 6,5cm). A resposta patológica foi classificada como estável, progressiva, resposta parcial ou resposta completa em 10%, 8%, 80% e 2% dos casos, respectivamente. Nenhuma paciente submetida à cirurgia oncoplástica apresentou margens positivas. As técnicas cirúrgicas oncoplásticas para pacientes selecionadas mostraram-se eficazes em diminuir as taxas de cirurgia radical apesar dos grandes tumores[20].

Para analisar a evolução oncológica resultante após cirurgia oncoplástica, um estudo prospectivo avaliou 350 casos operados com tumores grandes ou localmente avançados. Os pacientes eram incluídos caso a remodelação da mama incluísse uma mamoplastia redutora com excisão da pele. As margens dos espécimes estavam comprometidas em 12,6% dos casos, sendo 10,5% com carcinoma ductal invasivo, 14,7% com carcinoma ductal *in situ* (CDIS) e 20,9% com carcinoma invasivo lobular. A taxa geral de conservação da mama foi de 92%, variando de 87,4% para CDIS a 93,5% para os cânceres invasivos. Trinta e uma pacientes (8,9%) desenvolveram uma ou mais complicações pós-operatórias, induzindo o tratamento adjuvante em 4,6% dos pacientes. O acompanhamento mediano foi de 55 meses. As incidências cumulativas de 5 anos para recorrência local, regional e distante foram de 2,2%, 1,1% e 12,4%, respectivamente.

As técnicas de redução mamária oncoplástica permitem ressecções seguras e podem ser usadas como alternativa à mastectomia para grandes cânceres. Além disso, terão o benefício oncológico de margens mais amplas e melhor radioterapia, em função da redução do volume mamário, além de alcançarem melhor aparência estética e aumento do conforto[21].

Em uma revisão retrospectiva, pacientes com diagnóstico de câncer de mama em estádio avançado que receberam quimioterapia antes da terapia de conservação da mama foram estratificadas em dois grupos de cirurgia conservadora: com e sem oncoplastia. As pacientes do grupo de oncoplastia eram mais jovens, tinham tumores iniciais significativamente maiores, estádio mais avançado, assim como resposta maior à quimioterapia neoadjuvante e maior peso médio do tumor excisado. As taxas de margem positiva, reexcisão, conversão de mastectomia, recorrência local e metástase, bem como o tempo médio para recidiva local, a sobrevida doença-específica em 5 anos e a taxa de mortalidade, foram semelhantes entre os dois grupos[16].

O controle local da doença depende da ressecção de margem livre e, desde que essa condição seja atendida, a conservação é uma opção segura mesmo que outros fatores adversos estejam envolvidos, como maior tamanho tumoral, grau mais elevado, axila positiva e idade < 40 anos. Estudo prospectivo com 90 pacientes e seguimento de 80 meses para avaliar resultados clínicos e oncológicos de longo prazo após oncoplastia extrema reportou 12,2% de reexcisão cirúrgica e 98% de sobrevida livre de recorrência local em 5 anos. As taxas de recorrência local prevista de 5 e 10 anos foram de 1,1% e 16%, evidenciando mais uma vez que a oncoplastia extrema é um procedimento seguro para pacientes com tumores volumosos normalmente tratados por mastectomia, sem risco para o controle local. Embora a multifocalidade possa estar associada a taxas de recidiva local maiores após cirurgia conservadora, esses achados aumentam a evidência de que a preservação da mama para tumores multifocais ressecados com margem livre é uma opção segura para as pacientes de oncoplastia extrema[7].

Um estudo de coorte observacional incluiu 111 pacientes com câncer de mama com lesões múltiplas e tumores > 5cm submetidas à oncoplastia extrema e mostrou que nenhum tumor na tinta (*no ink on tumor*) ocorreu em 78,3% das pacientes; a taxa de reexcisão cirúrgica foi de 51,4%, e a de conversão da mastectomia, 12,6%. A taxa de recorrência local foi de 1,1% entre as pacientes que completaram a oncoplastia e a radioterapia adjuvante. Embora a taxa de reexcisão tenha sido significativa, a maioria das pacientes finalmente alcançou a conservação da mama com margens adequadas[22]. Outro estudo retrospectivo com 42 pacientes com tumores localmente avançados, seguidas com mediana de 61 meses, obteve 16,7% de resposta patológica completa e taxas de recidiva local de 14,6%, de sobrevida global de 86,6% e de sobrevida livre de doença de 59,6%[23].

Assim, esses dados corroboram a oncoplastia como procedimento seguro para tumores localmente avançados, oferecendo os mesmos resultados oncológicos observados em pacientes submetidas à cirurgia conservadora clássica.

Avaliação do espécime cirúrgico

O objetivo principal da ressecção cirúrgica em cirurgias conservadoras é a remoção do tumor com margens negativas. A cirurgia oncoplástica possibilita a ressecção de espécimes maiores, quando comparada à cirurgia conservadora tradicional. Losken e cols. conduziram uma metanálise em que compararam os resultados de cirurgias conservadoras com técnicas de oncoplastia às cirurgias conservadoras com técnicas tradicionais. O peso do espécime cirúrgico foi quatro vezes maior no primeiro grupo e a positividade de margens foi significativamente menor no grupo oncoplastia (12% *versus* 21%; p < 0,0001)[24]. O peso do espécime cirúrgico ressecado nas cirurgias oncoplásticas extremas varia entre 217 e 334g na literatura[7,8,17,24].

A positividade de margens cirúrgicas em pacientes submetidas à oncoplastia extrema varia entre 0% e 22%[7,8,24,25]. Silverstein e cols. compararam 66 pacientes com tumores multicêntricos, multifocais ou localmente avançados com > 50mm de comprimento submetidas à oncoplastia extrema a um grupo de 245 pacientes com tumores uni ou multifocais que mediam 50mm ou menos submetidas à oncoplastia tradicional, obtendo excelentes resultados, com 83,3% de margens livres (ausência de tumor na tinta) *versus* 96% de margens livres, respectivamente. O espécime cirúrgico relativo ao tumor pesava, em média, 217g no grupo oncoplastia extrema, enquanto no outro grupo a média era de 142g[8].

A solução para as margens comprometidas pode ser a reexcisão, na tentativa de preservar a mama, porém com margens mais amplas e seguras, ou a conversão para mastectomia. A opção pela conversão para mastectomia pode ocorrer em razão do extenso comprometimento de margens, das múltiplas tentativas de conservação da mama sem remoção bem-sucedida das margens ou da dificuldade em reconhecer com segurança o leito tumoral original após o remodelamento[25]. A opção por reexcisão para obtenção de margens livres varia entre 3,3% e 37,8% nos trabalhos, e a taxa de conversão à mastectomia é de 3,1% a 13,5%[7,8,18,22,25].

No trabalho citado de Silverstein e cols., 9,1% das pacientes do grupo de oncoplastia extrema foram submetidas à reexcisão para atingir margens mais amplas e a taxa de conversão para mastectomia foi de 6,1%. No grupo submetido à oncoplastia tradicional, apenas uma paciente (0,4%) necessitou de conversão para mastectomia e 6,9% foram submetidas à reexcisão[8].

Benigno e cols., em estudo retrospectivo, compararam um grupo de 33 pacientes submetidas à oncoplastia extrema com outro grupo submetido a técnicas de oncoplastia tradicional. Reexcisão de margens foi necessária em 12,5% e 8,1% dos casos, respectivamente, enquanto a incidência de conversão para mastectomia foi de 3,1% no primeiro e de 1,1% no segundo grupo. O peso do espécime cirúrgico foi significativamente maior no grupo on-

coplastia extrema (332,67g) do que no grupo oncoplastia tradicional (200,77g)[18].

Em coorte observacional de 111 pacientes submetidas à oncoplastia extrema, nenhum tumor na tinta foi detectado em 87 (78,3%) pacientes[22]. Vinte e seis pacientes apresentaram histologia lobular e, dessas, 50% (13 pacientes) tiveram margens inadequadas, e um total de 42 pacientes (37,8%) se submeteu a cirurgia adicional por margem < 2mm de CDIS, confirmando que a histologia lobular e a presença de CDIS puro são fatores de risco para margens comprometidas[22].

Pearce e cols., em análise retrospectiva de um subgrupo com 90 mulheres submetidas à oncoplastia extrema (62 *miniflaps* do grande dorsal e 28 mamoplastias terapêuticas), constataram que 12% das pacientes apresentaram margens positivas. A congelação de margens no intraoperatório foi associada a taxas menores de reexcisão e de conversão à mastectomia. Das pacientes submetidas ao *miniflap*, 90% tiveram congelação de margens, o que resultou em 5% de taxa de reexcisão e 3% de conversão para mastectomia. Em contraste, em somente 50% do grupo submetido à mamoplastia terapêutica foi realizada congelação intraoperatória, o que resultou em 21% de margens positivas[7].

Em uma coorte com 39 pacientes – com média de tamanho tumoral de 75mm, tumores multicêntricos e multifocais – todas atingiram margens livres na biópsia de congelação, o que foi confirmado na análise histopatológica final. A média de distância entre o tumor e a margem foi de 5mm[26].

Complicações cirúrgicas

A incidência de complicações pós-operatórias varia de 7,7% a 28%; apenas 0% a 10% das pacientes necessitam nova abordagem em centro cirúrgico para resolução de complicações maiores[7,18,22,25,26].

As complicações mais frequentes são hematoma, deiscência e infecção de ferida operatória, necrose tecidual, seroma e necrose gordurosa. Os motivos mais frequentes para reabordagem em centro cirúrgico são hematomas e deiscências de ferida operatória[22].

Savioli e cols., em estudo prospectivo com 50 pacientes submetidas à oncoplastia extrema, mostraram que 14 delas (28%) desenvolveram complicações cirúrgicas, mas apenas duas (4%) precisaram de reoperação por hematoma. Entre as pacientes que desenvolveram complicações, cinco apresentaram hematoma, cinco tiveram deiscência de ferida operatória, três apresentaram necrose gordurosa e uma cursou com celulite[25]. No entanto, a literatura mostra que as pacientes que desenvolveram complicações não tiveram atraso no início de sua terapia adjuvante[25,26].

Vale ressaltar que as pacientes submetidas à oncoplastia extrema são candidatas ao tratamento com mastectomia, mas com taxas maiores de complicações pós-operatórias. Peled e cols. compararam as complicações de 37 pacientes submetidas à cirurgia conservadora com oncoplastia com as de 64 submetidas à mastectomia com reconstrução imediata[27]. A proporção de pacientes que desenvolveram pelo menos uma complicação foi muito maior no grupo submetido à mastectomia (45,3% *versus* 18,9%; p = 0,008). A incidência de reabordagem em centro cirúrgico para resolução de complicações também foi maior (37,5% *versus* 2,7%; p < 0,0001).

As taxas de necrose do retalho cutâneo ou deiscência da ferida também foram maiores no grupo mastectomia com reconstrução, em comparação com o grupo mamoplastia oncoplástica (29,7% *versus* 10,8%; p = 0,03), assim como as taxas de infecção do sítio cirúrgico (35,9% *versus* 16,2%; p = 0,04). A única complicação avaliada que não foi significativamente maior no grupo mastectomia com reconstrução foi o seroma (7,8% *versus* 5,4%; p = 0,6)[27].

Oncoplastia e carcinoma inflamatório

O câncer de mama inflamatório se caracteriza pela presença de comprometimento dos linfáticos dérmicos com presença de edema (*peau d'orange*), hiperemia em mais de 20% da mama e ausência de definição de bordas tumorais[28], em geral acompanhado de história de surgimento recente com evolução rápida. Essa entidade, a despeito de tratamentos mais radicais, está associada a mau prognóstico.

Em virtude dessa realidade, o tratamento padrão consiste em quimioterapia neoadjuvante, seguida de mastectomia com esvaziamento axilar e radioterapia. Nos tumores luminais segue-se a hormonioterapia. Com a evolução do tratamento sistêmico, no entanto, a resposta à quimioterapia neoadjuvante têm surpreendido e o tratamento cirúrgico conservador da mama passa a ser aventado. Em 2016, Monika Brzezinska e Michel Dixon publicaram uma coorte retrospectiva – de 1999 a 2013 – com 35 casos de câncer de mama inflamatório tratados com cirurgia conservadora[28]. Nessa série, 20 pacientes realizaram quimioterapia neoadjuvante, cinco das quais tiveram resposta completa, e 14 realizaram hormonioterapia neoadjuvante. O seguimento médio foi de 80 meses. A taxa de sobrevida atuarial em 5 anos foi de 70,3% (IC95%: 54,8 a 85,8) e a taxa de sobrevida livre de recorrência locorregional em 5 anos para as 35 pacientes foi de 87,5% (IC95%: 76,0 a

99,0)[28,29]. O grupo de Rea e cols. sugere que os casos de pacientes com câncer de mama inflamatório com resposta completa à quimioterapia neoadjuvante deveriam ser discutidos em reuniões multidisciplinares para planejamento de cirurgia conservadora[30]. Nesse cenário, a cirurgia oncoplástica extrema poderia auxiliar com menores taxas de comprometimento de margem e maior quantidade de tecido excisado, inclusive a pele.

Leone e cols. compararam a cirurgia oncoplástica à mastectomia em pacientes com tumores localmente avançados após o uso da quimioterapia neoadjuvante[31]. O estudo avaliou 297 pacientes: 87 submetidas à cirurgia conservadora com oncoplastia extrema (OE) e 210 à mastectomia com reconstrução mamária imediata (MRMI). Nesse estudo havia 18 pacientes com estadiamento T4 – os autores realizaram cirurgia com OE em oito e mastectomia em 10. As taxas de sobrevida livre de recorrência local em 3 anos foram de 95,1% para OE e de 96,2% para MRMI, e as taxas de sobrevida livre de recorrência à distância foram, respectivamente, de 90,7% e 89,7%. As taxas de sobrevida global em 3 anos foram de 95,7% e 95%[31]. Os autores pontuam que a OE é segura em casos selecionados.

Chen publicou um estudo de base populacional com dados do *SEER database 18*, mostrando que a evolução do carcinoma inflamatório não está diretamente ligada ao tipo de cirurgia. Quando comparou os tipos de cirurgia – conservadora, mastectomia, mastectomias com reconstrução e profiláticas contralaterais –, os desfechos de sobrevida específica para câncer de mama e sobrevida global foram semelhantes entre as diversas técnicas e não houve diferença estatística[32].

A maioria dos estudos sobre oncoplastia extrema não avalia pacientes com carcinoma inflamatório, e os que os incluem em sua amostra, em geral, são pouco representados e retrospectivos. A viabilidade e a segurança da cirurgia conservadora e até mesmo da biópsia de linfonodo sentinela nessas pacientes deverão ser mais bem avaliadas em novos estudos[33]. O tratamento preconizado ainda é a mastectomia com esvaziamento axilar[33], mas a discussão multidisciplinar é fundamental em casos selecionados.

Cirurgia conservadora em carcinoma lobular invasivo, multifocal, multicêntrico e microcalcificações

O carcinoma lobular invasivo (CLI) é o segundo tipo histológico mais frequente de câncer de mama, atrás do carcinoma ductal invasivo (CDI), representando cerca de 10% a 15% dos casos. Em particular, tem crescimento difuso no parênquima mamário, o que dificulta seu diagnóstico e a avaliação de sua extensão. Em virtude dessas características, costuma ser diagnosticado com dimensões maiores. A cirurgia conservadora nesses casos acaba sendo um desafio em razão da dificuldade de alcançar margens livres, podendo prejudicar as taxas de recorrência local.

Abel e cols. analisaram uma coorte de 180 pacientes tratadas de CLI de 1994 a 2019 com cirurgia conservadora, oncoplástica, mastectomia simples e mastectomia com radioterapia[34]. Foram avaliados tumores > 4cm, taxas de margem livres e sobrevida livre de recorrência local. Mastectomia foi realizada em 150 pacientes, cirurgia conservadora em 30 pacientes – 12 entre as quais realizaram cirurgia oncoplástica, 17 (56,7%) vieram com margem positiva e realizaram nova excisão e 13 ficaram com margens livres. As outras quatro foram direcionadas para mastectomia. No grupo da mastectomia, 20 (13,3%) pacientes tiveram margem positiva. O tempo médio de seguimento foi de 5,3 anos[34]. As taxas de sobrevida livre de recorrência para cirurgia conservadora em 5 e 10 anos foram de 80,6% e 80,6% respectivamente; no grupo de mastectomia simples, foram de 86,2% e 71,8%; no grupo de mastectomia com radioterapia, 78,5% e 66,8%[34]. Os autores concluem que não houve diferença significativa entre os grupos, a despeito das taxas maiores de margens positivas no CLI, e que a cirurgia conservadora com oncoplastia pode ser considerada no tratamento.

O'Connor e cols. publicaram uma metanálise em que compararam a sensibilidade do CLI e do CDI à quimioterapia neoadjuvante e sua implicação no desfecho cirúrgico[35]. Foram incluídas 87.303 pacientes recebendo quimioterapia neoadjuvante. Dessas, 7.596 tinham CLI (8,7%) e 79.708, CDI (91,3%)[35]. O CLI foi menos responsivo à quimioterapia neoadjuvante com resposta patológica completa (RPC) menor em comparação ao CDI (7,4% *versus* 22%; OR: 3,03; IC95%: 2,5 a 3,68; p < 0,00001)[35]. Foram realizadas menos cirurgias conservadoras em CLI do que no CDI (33,3% *versus* 45,7%; OR: 2,14; IC95%: 1,87 a 2,45; p < 0,00001). As margens foram mais positivas no CLI do que no CDI (36% *versus* 13,5%; OR: 4,84; IC95%: 2,88 a 8,15; p < 0,00001)[35]. Os autores reforçam a necessidade de tratamentos diferenciados para as pacientes com CLI – com relação à neoadjuvância, pensando em hormonioterapia neoadjuvante; no entanto, mais estudos são necessários nesse sentido. Apesar dos índices maiores de margens comprometidas, as pacientes com CLI tinham tumores maiores, o que pode ter influenciado os resultados, e os autores destacam que em

outros estudos, como o de Fodor e cols., isso não afetou a sobrevida livre de câncer específica[36].

Rita Mukhtar e cols. conduziram um estudo para avaliar o impacto da cirurgia conservadora com técnicas oncoplásticas e a realização do *shaving* da cavidade nas pacientes com CLI[37], identificando, em uma coorte entre 1992 e 2017, 365 casos de CLI que realizaram cirurgia conservadora da mama. As que realizaram a cirurgia com técnica oncoplástica e as que fizeram o *shaving* da cavidade apresentaram taxas menores de margens comprometidas (OR: 0,4; IC95%: 0,21 a 0,79; p = 0,008 e OR: 0,393; IC95%: 0,22 a 0,7; p = 0,002, respectivamente)[37]. A taxa de conservação foi de 75% e a conversão para mastectomia de 25%. A oncoplastia tem nesses casos um nicho importante de atuação.

Um grande desafio na cirurgia conservadora, e em especial na oncoplastia, é representado pelos tumores multicêntricos e multifocais e as microcalcificações. A despeito dos procedimentos de quimioterapia neoadjuvante, os leitos tumorais distantes entre si dificultam o planejamento cirúrgico. Além disso, muitos tumores unifocais não diminuem concentricamente e deixam vários focos, assim como as microcalcificações. É de praxe excisar toda a área de microcalcificações, pois vários estudos mostraram que não é possível identificar com precisão qual microcalcificação respondeu ao tratamento quimioterápico.

Angelena conduziu um estudo de coorte observacional entre novembro de 2012 e setembro de 2017 com pacientes com câncer de mama com múltiplos focos e > 5cm em extensão que realizaram cirurgia conservadora com oncoplastia extrema[22]. Foram selecionados 111 casos de câncer de mama, sendo 94 (84,7%) de carcinoma invasivo e 17 (15,3%) de CDIS. Doença multifocal ou multicêntrica estava presente em 82 pacientes, com média de 3,2 lesões na mama, variando entre 5,7 e 2,3cm. Não atingiram margens livres 57 (51,4%) pacientes, 15 das quais foram para mastectomia e 42 realizaram reexcisão. Nessa intervenção, 33 (78,6%) pacientes ficaram com margens livres e nove (21,4%) necessitaram múltiplas cirurgias. Ao final, a oncoplastia extrema permitiu que 96 (86,5%) pacientes mantivessem o tratamento conservador da mama. A taxa de recorrência local foi de 1,1% em 3 anos. Chama a atenção no estudo o cuidado que se deve ter na identificação do leito tumoral nos casos de reabordagem. A clipagem do leito teve extrema importância[22].

Outro estudo que mostra a viabilidade da oncoplastia extrema nos tumores multifocais e multicêntricos e nas microcalcificações é o de Savioli e cols.[25]. Em análise retrospectiva, entre junho de 2007 e maio de 2018, foram identificadas 50 pacientes com câncer de mama, com tumores > 5cm em extensão, multifocais e multicêntricos, que realizaram cirurgia oncoplástica extrema. A média de idade foi de 55 anos, e a média tumoral foi de 5,5cm – 28 pacientes tinham tumores > 5cm e as outras 22 apresentavam tumores multicêntricos e/ou multifocais[25]. Após a cirurgia oncoplástica extrema, nove pacientes vieram com margens comprometidas, três das quais realizaram reexcisão e seis, mastectomia. A média de seguimento foi de 62 meses (6 a 165 meses). Durante o período de seguimento, cinco (10%) pacientes tiveram recorrência à distância e uma delas também local. Os autores concluem que o estudo ecoa uma nova tendência de conservação em tumores maiores, multicêntricos e multifocais. Entretanto, estudos de longo prazo são necessários para melhor avaliação da sobrevida global neste cenário.

Qualidade de vida em cirurgia conservadora versus mastectomia

O resultado cosmético da cirurgia do câncer de mama faz parte do tratamento integral da paciente oncológica com impacto importante no bem-estar pessoal, a qual será determinante para a qualidade de vida das sobreviventes. Aproximadamente 30% a 40% das pacientes tratadas com cirurgia conservadora ficam insatisfeitas com a estética[38]. Nesse sentido, a cirurgia oncoplástica e a OE podem atuar de modo a promover melhor resultado. Em uma série pessoal de 780 pacientes que concluíram todas as etapas de reconstrução mamária, encontramos maior satisfação com os resultados entre as mulheres que fizeram reconstrução parcial da mama do que entre as que reconstruíram toda a mama. A cirurgia oncoplástica também apresentou risco menor de complicações e menor quantidade de reoperações com desfechos oncológicos semelhantes.

Estudo conduzido por Leone e cols. avaliou 297 pacientes tratadas com mastectomia com MRMI *versus* OE quanto à qualidade de vida através do BREAST-Q[31]. Os dados foram coletados de janeiro de 2016 a março de 2021, quando 87 pacientes realizaram OE e 210, MRMI. Após acompanhamento médio de 39 meses, do total de 297 pacientes, 194 (65,3%) completaram o questionário de qualidade de vida, e houve diferença estatisticamente significativa para o grupo de OE (p < 0,05 no quesito bem-estar físico), com menos dor torácica e preservação da sensibilidade cutânea em relação ao grupo que realizou MRMI[31].

Outro estudo semelhante, de Nebril e cols., comparou a OE à cirurgia oncoplástica convencional quanto à qualidade de vida, aplicando o mesmo questionário BREAST-Q, e relatou maior satisfação com a mama, sua evolução em 12 e 24 meses, bem-estar psicossocial e condição do complexo areolopapilar (CAP) no grupo de OE[18].

Em análise prospectiva de qualidade de vida e bem-estar social após tratamento de câncer de mama, Rosenberg e Partridge constataram que a satisfação melhora com o tempo. No entanto, as diferenças entre as cirurgias são marcantes, e as pacientes que realizaram mastectomia tendem a apresentar mais estresse e pior qualidade de vida com o passar dos anos, comparadas às mulheres que realizaram cirurgia conservadora[39]. Na mesma linha, Pardo e cols. mostraram que a cirurgia conservadora promove melhor qualidade de vida do que a mastectomia e que o grau de satisfação também está relacionado com a idade, ou seja, mulheres mais jovens tendem a ser mais impactadas do que as mais velhas[40].

A qualidade de vida é requisito importante no tratamento do câncer de mama e de difícil avaliação porque está ligado a muitas variáveis, sendo complicado uniformizar as comparações. Entretanto, é um objetivo que deve ser perseguido, e novas ferramentas são necessárias para auxiliar o tratamento integral da mulher.

Resultado estético

Além da segurança oncológica, a cirurgia oncoplástica pode proporcionar melhor resultado estético, comparado à cirurgia conservadora clássica e à mastectomia, em casos de tumores localmente avançados. As sequelas cosméticas após a cirurgia conservadora podem ocorrer em pacientes com tumores grandes em que é necessária a retirada de grande volume de tecido mamário além de pele. Existem três tipos de sequelas cosméticas decorrentes do tratamento conservador:

- **Tipo I:** mamas assimétricas sem deformidade da mama tratada.
- **Tipo II:** deformidade da área tratada da mama, compatível com cirurgia conservadora e reconstrução parcial (ressecção de 20% a 50% do volume da mama).
- **Tipo III:** deformidade maior da mama, necessitando mastectomia.

Nesse último caso, pode ser necessária a reconstrução total da mama com retalho para preencher o defeito, após a remoção de grande volume mamário na cirurgia conservadora, e pode prevenir e corrigir a deformidade com bom resultado estético[15].

A razão para conservar a mama baseia-se na concepção de que a reconstrução oncoplástica extrema geralmente apresenta resultado cosmético superior ao da mastectomia com reconstrução e radioterapia, há menor morbidade operatória e pós-operatória e, finalmente, a radioterapia é muito mais favorável à conservação da mama do que à mastectomia com reconstrução[8]. Mais pacientes poderiam ser beneficiadas e ter a mama preservada caso as técnicas de oncoplastia sofisticadas fossem habitualmente aplicadas e as equipes cirúrgicas fossem bem treinadas nessa área.

Um estudo retrospectivo foi realizado para avaliar o efeito da oncoplastia extrema no bem-estar da paciente, bem como a sobrevida e a qualidade de vida, em comparação com a cirurgia oncoplástica padrão. Todas as pacientes receberam o questionário BREAST-Q entre 12 e 24 meses após o término do tratamento radioterápico. As mulheres submetidas à oncoplastia extrema relataram satisfação significativamente maior com a mama e melhores evolução, bem-estar psicossocial e condição do mamilo. Além disso, forneceram uma pontuação nominalmente mais alta para bem-estar sexual e físico, bem como para satisfação com o processo informativo[18].

A satisfação estética de pacientes com tumores localmente avançado submetidas à cirurgia oncoplástica foi avaliada em estudo retrospectivo que mostrou taxas de avaliações estéticas excelentes e boas (79,4%), de satisfação com o resultado estético (88,2%) e de complicações precoces e tardias (16,7%). O uso das técnicas de oncoplastia não representou risco para o controle oncológico local, os resultados estéticos foram aceitáveis, e o índice de satisfação foi alto[23]. Outro estudo de coorte observacional mostrou que resultados cosméticos bons a excelentes foram relatados por 95% das pacientes que finalmente conseguiram a conservação da mama[22].

Uma série retrospectiva de 87 pacientes com diagnóstico de câncer de mama em estádio avançado (> T1 ou pelo menos N1) que receberam quimioterapia neoadjuvante antes da terapia de conservação da mama, com seguimento médio de 44 meses, mostrou redução tumoral maior no grupo oncoplastia em comparação com o grupo de terapia conservadora clássica após quimioterapia. O peso da peça cirúrgica foi maior no grupo oncoplastia, mas os resultados oncológicos (taxas de reexcisão de 6%, de conversão de mastectomia de 6% e de recidiva local de 5%) foram semelhantes para os dois grupos, bem como a satisfação das pacientes. As pacientes também responderam o questionário BREAST-Q no pós-operatório e se revelaram muito mais satisfeitas com a aparência, mais frequentemente satisfeitas com o tamanho de seus seios no pós-operatório e como seus seios se alinhavam entre si[16].

Pacientes com tumores multifocais/multicêntricos, CDIS extenso ou tumor grande (> 50mm) foram submetidas à OE e avaliaram o resultado estético por meio do questionário validado BREAST-Q em estudo uni-institucional que envolveu a análise retrospectiva de dados coletados prospectivamente. Os dados foram coletados das participantes do estudo após 12 meses de pós-operatório. Das 39 participantes, 74,3% responderam o questionário, mostrando pontuações médias de 78,0 ± 16,6 para satisfação com os seios, 85,7 ± 13,7 para satisfação com o resultado, 90,8 ± 11,5 para o bem-estar psicossocial e 75,8 ± 11,7 para o bem-estar sexual[26].

Ao estender as indicações de conservação para um novo subgrupo de pacientes com lesões ≥ 5cm, multifocais e/ou multicêntricas, em que a mastectomia seria a principal opção, a OE representou uma mudança de paradigma no manejo cirúrgico com a vantagem de ser beneficiada pela evolução do tratamento neoadjuvante, que proporcionou resposta patológica parcial ou total, otimizando a segurança oncológica da OE sem comprometer os desfechos, inclusive o estético[7]. Quanto à qualidade de vida, é uma opção melhor do que a combinação de mastectomia, reconstrução e radioterapia[8].

A compensação geométrica figura como uma das técnicas utilizadas na OE com excelentes resultados, como evidenciado em estudo multicêntrico com 77 pacientes que avaliou os resultados cosméticos, os quais foram considerados bons ou excelentes em 80,82% dos casos, com taxas de recidiva local de 4,29%, bem como os de sobrevida livre de recorrência local, de 88,75% em 60 meses, e de sobrevida livre de recorrência à distância, de 93,96% em 60 meses. Essa técnica torna possível a conservação da mama quando são necessárias grandes ressecções de pele e em posições difíceis, com alto índice de margens livres, correção da ptose, simetria satisfatória e poucas complicações[14].

▶ CONSIDERAÇÕES FINAIS

O tratamento do câncer de mama evoluiu muito nas últimas décadas, resultando em aumento da taxa de sobrevida e incentivando o desejo de melhor resultado estético e qualidade de vida para as pacientes com maior expectativa de vida. Portanto, o tratamento cirúrgico do câncer de mama também mudou o foco para refletir essas mudanças no perfil da paciente tratada após câncer de mama. Antes havia uma preocupação de que a cirurgia oncoplástica realizada em estádio avançado pudesse apresentar piores desfechos oncológicos e risco maior de mortalidade por câncer de mama. No entanto, está bem estabelecida a capacidade da cirurgia oncoplástica e da reconstrução imediata de possibilitar ressecções maiores com a terapia conservadora da mama, mesmo em tumores localmente avançados, principalmente após quimioterapia neoadjuvante, em oposição à mastectomia[16].

Além de fornecer as mesmas taxas de sobrevida e recorrência, a OE se revela melhor que uma mastectomia no que diz respeito à cosmese, à satisfação das pacientes e à qualidade de vida[18] mesmo em estádio avançado, possibilitando um volume mamário mais adequado para realização da radioterapia e a realização conjunta de simetrização contralateral. A oncoplastia extrema aumenta o potencial de ressecção com margens cirúrgicas livres mais amplas, menor incidência de margens positivas e potencialmente menos reexcisões e conversão para mastectomia, possibilitando igualmente um excelente controle local, mesmo quando existem outros fatores tumorais e relacionados com a paciente que estão associados a alto risco de recidiva local[7].

Atenção maior deve ser destinada à avaliação do carcinoma lobular invasivo, em razão do maior envolvimento de margens, e a taxa de conservação da mama parece ser menor para o carcinoma intraductal[21]. A multifocalidade, a multicentricidade e a presença de microcalcificações são listadas como fatores preditivos de recidiva local, devendo ser consideradas com cuidado na indicação do tipo de cirurgia e na avaliação das margens pós-operatórias.

REFERÊNCIAS

1. INCA - Instituto Nacional de Câncer. Estimativa 2023: Incidência de câncer no Brasil [Internet]. 2023 [citado 20 de março de 2023]. Disponível em: https://www.inca.gov.br/publicacoes/livros/estimativa-2023-incidencia-de-cancer-no-brasil.

2. Simon SD, Bines J, Werutsky G et al. Characteristics and prognosis of stage I-III breast cancer subtypes in Brazil: The AMAZONA retrospective cohort study. The Breast 2019 Apr; 44:113-9.

3. Amin MB, Greene FL, Edge SB et al. The Eighth Edition AJCC Cancer Staging Manual: Continuing to build a bridge from a population-based to a more "personalized" approach to cancer staging. CA Cancer J Clin 2017 Mar; 67(2):93-9.

4. Assi HA, Khoury KE, Dbouk H, Khalil LE, Mouhieddine TH, El Saghir NS. Epidemiology and prognosis of breast cancer in young women. J Thorac Dis 2013 Jun; 5(Suppl 1):S2-8.

5. Fisher B, Anderson S, Bryant J et al. Twenty-year follow-up of a randomized trial comparing total mastectomy, lumpectomy, and lumpectomy plus irradiation for the treatment of invasive breast cancer. N Engl J Med 2002 Oct; 347(16):1233-41.

6. Urban C, Freitas-Junior R, Zucca Matthes AG et al. Cirurgia oncoplástica e reconstrutiva da mama: Reunião de Consenso da Sociedade Brasileira de Mastologia. Rev Bras Mastologia 2015 out; 25:118.

7. Pearce BCS, Fiddes RN, Paramanathan N, Chand N, Laws SAM, Rainsbury RM. Extreme oncoplastic conservation is a safe new alternative to mastectomy. Eur J Surg Oncol J 2020 Jan; 46(1):71-6.

8. Silverstein MJ, Savalia N, Khan S, Ryan J. Extreme oncoplasty: Breast conservation for patients who need mastectomy. Breast J 2015 Jan; 21(1):52-9.

9. Munhoz AM, Montag E, Gemperli R. Oncoplastic breast surgery: Indications, techniques and perspectives. Gland Surg 2013 Aug; 2(3):143-57.

10. Abu Elnga NE, Kotb MBM, Ayoub MT, Ahmed MT, Abdel Salam AR. Extreme oncoplastic mammaplasty: A safe procedure that limits indications of mastectomy. Egypt J Surg 2021 Sep; 40(3):800.

11. Paulinelli RR, Oliveira VM, Bagnoli F, Chade MC, Alves KL, Freitas-Junior R. Oncoplastic mammaplasty with geometric compensation ⊠ A technique for breast conservation. J Surg Oncol 2014; 110(8):912-8.

12. Paulinelli RR, Ribeiro LFJ, Santos TD et al. Oncoplastic mammoplasty with disguised geometric compensation. Surg Oncol 2021 Dec; 39:101660.

13. Chirappapha P, Kongdan Y, Vassanasiri W et al. Oncoplastic technique in breast conservative surgery for locally advanced breast cancer. Gland Surg 2014 Mar; 3(1):227.

14. Resende Paulinelli R, Oliveira VM, Bagnoli F et al. Oncoplastic mammaplasty with geometric compensation: Evolution of the technique, outcomes and follow-up in a multicentre retrospective cohort. J Surg Oncol 2020 May; 121(6):967-74.

15. Chirappapha P, Kongdan Y, Vassanasiri W et al. Oncoplastic technique in breast conservative surgery for locally advanced breast cancer. Gland Surg 2014 Feb; 3(1):22-7.

16. Broecker JS, Hart AM, Styblo TM, Losken A. Neoadjuvant therapy combined with oncoplastic reduction for high-stage breast cancer patients. Ann Plast Surg 2017 Jun; 78(6S Suppl 5):S258-62.

17. Amabile MI, Mazouni C, Guimond C et al. Factors predictive of re-excision after oncoplastic breast-conserving surgery. Anticancer Res 2015 Jul; 35(7):4229-34.

18. Acea Nebril B, García Novoa A, Polidorio N, Cereijo Garea C, Bouzón Alejandro A, Mosquera Oses J. Extreme oncoplasty: The last opportunity for breast conservation ⊠ Analysis of its impact on survival and quality of life. Breast J 2019 May; 25(3):535-6.

19. Vieira RAC, Carrara GFA, Scapulatempo Neto C, Morini MA, Brentani MM, Folgueira MAAK. The role of oncoplastic breast conserving treatment for locally advanced breast tumors. A matching case-control study. Ann Med Surg 2016 Aug; 10:61-8.

20. Zucca Matthes AG, Uemura G, Kerr L et al. Feasibility of oncoplastic techniques in the surgical management of locally advanced breast cancer. Int J Surg 2012 Jan; 10(9):500-5.

21. Clough KB, van la Parra RFD, Thygesen HH et al. Long-term results after oncoplastic surgery for breast cancer: A 10-year follow-up. Ann Surg 2018 Jul; 268(1):165-71.

22. Crown A, Laskin R, Rocha FG, Grumley J. Extreme oncoplasty: Expanding indications for breast conservation. Am J Surg 2019 May; 217(5):851-6.

23. Emiroglu M, Sert I, Karaali C, Aksoy SO, Ugurlu L, Aydın C. The effectiveness of simultaneous oncoplastic breast surgery in patients with locally advanced breast cancer. Breast Cancer Tokyo Jpn 2016 May; 23(3):463-70.

24. Losken A, Dugal CS, Styblo TM, Carlson GW. A meta-analysis comparing breast conservation therapy alone to the oncoplastic technique. Ann Plast Surg 2014 Feb; 72(2):145-9.

25. Savioli F, Seth S, Morrow E et al. Extreme cncoplasty: Breast conservation in patients with large, multifocal, and multicentric breast cancer. Breast Cancer Targets Ther 2021 May; 13:353-9.

26. Koppiker CB, Noor AU, Dixit S et al. Extreme oncoplastic surgery for multifocal/multicentric and locally advanced breast cancer. Int J Breast Cancer 2019 Feb; 2019:1-8.

27. Peled AW, Sbitany H, Foster RD, Esserman LJ. Oncoplastic mammoplasty as a strategy for reducing reconstructive complications associated with postmastectomy radiation therapy. Breast J 2014; 20(3):302-7.

28. Brzezinska M, Williams LJ, Thomas J, Michael Dixon J. Outcomes of patients with inflammatory breast cancer treated by breast-conserving surgery. Breast Cancer Res Treat 2016 Dec; 160(3):387-91.

29. Brzezinska M, Dixon JM. Inflammatory breast cancer: No longer an absolute contraindication for breast conservation surgery following good response to neoadjuvant therapy. Gland Surg 2018 Dec; 7(6):520-4.

30. Rea D, Francis A, Hanby AM et al. Inflammatory breast cancer: Time to standardize diagnosis assessment and management, and for the joining of forces to facilitate effective research. Br J Cancer 2015 Apr; 112(9):1613-5.

31. Di Leone A, Franco A, Terribile DA et al. Level II oncoplastic surgery as an alternative option to mastectomy with immediate breast reconstruction in the neoadjuvant setting: A multidisciplinary single center experience. Cancers 2022 Mar; 14(5):1275.

32. Chen H, Wu K, Wang M, Wang F, Zhang M, Zhang P. A standard mastectomy should not be the only recommended breast surgical treatment for non-metastatic inflammatory breast cancer: A large population-based study in the surveillance, epidemiology, and end results database 18. Breast Edinb Scotl 2017 Oct; 35:48-54.

33. Vagia E, Cristofanilli M. New treatment strategies for the inflammatory breast cancer. Curr Treat Options Oncol 2021 Jun; 22(6):50.

34. Abel MK, Brabham CE, Guo R et al. Breast conservation therapy versus mastectomy in the surgical management of invasive lobular carcinoma measuring 4 cm or greater. Am J Surg 2021 Jan; 221(1):32-6.

35. O'Connor DJ, Davey MG, Barkley LR, Kerin MJ. Differences in sensitivity to neoadjuvant chemotherapy among invasive lobular and ductal carcinoma of the breast and implications on surgery – A systematic review and meta-analysis. The Breast 2022 Feb; 61:1-10.

36. Fodor J, Major T, Tóth J, Sulyok Z, Polgár C. Comparison of mastectomy with breast-conserving surgery in invasive lobular carcinoma: 15-year results. Rep Pract Oncol Radiother 2011; 16(6):227-31.

37. Mukhtar RA, Wong J, Piper M et al. Breast conservation and negative margins in invasive lobular carcinoma: The impact of oncoplastic surgery and shave margins in 358 patients. Ann Surg Oncol 2018 Oct; 25(11):3165-70.

38. Catsman CJLM, Beek MA, Voogd AC, Mulder PGH, Luiten EJT. The COSMAM TRIAL a prospective cohort study of quality of life and cosmetic outcome in patients undergoing breast conserving surgery. BMC Cancer 2018 Apr; 18(1):456.

39. Rosenberg SM, Dominici LS, Gelber S et al. Association of breast cancer surgery with quality of life and psychosocial well-being in young breast cancer survivors. JAMA Surg 2020 Nov; 155(11):1035-42.

40. Alvarez-Pardo S, Romero-Pérez EM, Camberos-Castañeda N et al. Quality of life in breast cancer survivors in relation to age, type of surgery and length of time since first treatment. Int J Environ Res Public Health 2022 Dec; 19(23):16229.

Capítulo 14
Segurança da Reconstrução Mamária Parcial ou Total após Quimioterapia Neoadjuvante e em Tumores Multicêntricos

René Aloísio da Costa Vieira
Flávia Cardoso Franca
Luiz Carlos Navarro de Oliveira
Ricardo Tukiama
Idam de Oliveira-Júnior

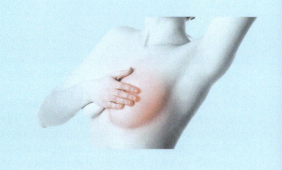

INTRODUÇÃO

Nas últimas décadas, dois fatores modificaram radicalmente o tratamento cirúrgico do câncer de mama: a cirurgia oncoplástica e a quimioterapia neoadjuvante (QTN). O conceito de tamanho do tumor modificou-se para relação mama/tumor, aumentando as taxas de conservação mamária[1,2]. A quimioterapia tornou possível o aumento do número de pacientes submetidas a tratamento conservador[2], e o uso da cirurgia oncoplástica facilitou a preservação mamária em casos de tumores extensos, multicêntricos e multifocais[3].

O câncer de mama localmente avançado (CMLA) é definido como aquele diagnosticado em estádio ≥ III, ou seja, identificado clínica e radiologicamente como tumor > 5cm com infiltração cutânea ou doença linfonodal axilar e/ou supraclavicular extensa[4,5]. A incidência de câncer de mama tem aumentado nos países em desenvolvimento, assim como a mortalidade, provavelmente devido ao atraso na introdução de programas de rastreamento do câncer de mama e ao acesso limitado ao tratamento[6]. Na comparação de duas coortes retrospectivas foram identificados mais casos avançados no Brasil do que nos EUA, o que, por inferência, foi relacionado com o momento oportuno do diagnóstico[7].

No caso do CMLA, o tratamento neoadjuvante sistêmico é frequentemente a primeira estratégia adotada com o objetivo de tratar a doença micrometastática regional e sistêmica. As pacientes submetidas à QTN apresentam taxas de sobrevida global semelhantes às daquelas que realizam quimioterapia adjuvante[8]. No entanto, as vantagens da QTN são: avaliar a resposta do tumor ao tratamento sistêmico e assim obter informação prognóstica, visto que as pacientes que apresentam resposta patológica completa ao tratamento sistêmico neoadjuvante têm melhor prognóstico[9], e oportunizar a realização de cirurgias menos extensas às pacientes que apresentaram boa resposta local ao tratamento sistêmico, como a cirurgia conservadora associada à radioterapia, sem prejuízos na sobrevida global[10,11].

Muitos tumores não respondem ao tratamento sistêmico neoadjuvante ou recorrem após tratamento sistêmico adjuvante, alguns podem apresentar progressão em vigência de QTN e outros evoluem localmente muito rápido, sendo necessária a realização da mastectomia com ou sem a utilização de retalhos para fechamento do defeito[12]. O objetivo da cirurgia nesses contextos é melhorar a qualidade de vida e o controle local da doença, e a ressecção do tumor com margens livres é importante para diminuir as chances de recorrência local[13].

A análise do tratamento cirúrgico do câncer de mama vai além das questões puramente oncológicas. Nesse sentido, a cirurgia oncoplástica (CO) tornou-se uma nova *expertise* para o mastologista, associando ressecção tumoral oncologicamente adequada ao remodelamento glandular, através de conceitos e técnicas da cirurgia plástica, com o objetivo de melhorar os desfechos cosméticos. Portanto, não se pode falar de cirurgia de câncer de mama sem a inclusão do critério cosmético[14].

A CO proporciona grandes ressecções com a possibilidade de margens mais amplas, possibilitando índice menor de margens comprometidas sem prejuízo cosmético, o que favorece a realização de tratamento conservador em pacientes inicialmente candidatas ao tratamento radical[15]. Muitas contraindicações iniciais à cirurgia conservadora tornaram-se relativas com a CO, como a presença de tumores > 5cm e infiltração cutânea localizada, desde que as margens sejam satisfatórias e o volume mamário possibilite o procedimento. A CO tem seu papel plenamente estabelecido[16], mas os dados de seguimento em longo prazo sobre o CMLA são limitados tanto do ponto de vista de recorrência como de resultado cosmético ou qualidade de vida[17].

▶ QUIMIOTERAPIA NEOADJUVANTE

A QTN promoveu uma mudança radical no tratamento cirúrgico do câncer de mama com o surgimento de novas drogas, principalmente para os tumores HER-2, elevando a taxa de resposta. Do mesmo modo, o conceito inicial de ressecção de toda a área tumoral antes do tratamento deu luz ao conceito de ressecção da área tumoral remanescente, possibilitando a diminuição da área de ressecção após terapia neoadjuvante[2].

Ao realizar a QTN, deve-se ter o cuidado de conduzir uma avaliação radiológica pós-terapêutica, principalmente quando se pretende executar o tratamento conservador da mama. A QTN pode determinar diversas respostas terapêuticas, como diminuição concêntrica do tumor, fragmentação tumoral (com doença invasora ou *in situ*), resposta patológica completa ou não resposta[18]. O conceito de fragmentação tumoral está relacionado com o de tumor multifocal, determinando ressecção maior em um mesmo quadrante.

A marcação do tumor prévia à QTN é aconselhável[18], preferencialmente por meio de clipes metálicos. No passado, realizávamos a marcação cutânea em quatro pontos; atualmente, no entanto, optamos pela marcação em ponto único, com a descrição das relações entre esses pontos no prontuário.

Para avaliação das diferentes respostas, a resposta clínica deve ser associada, no mínimo, aos exames de imagem de mamografia e ultrassonografia. A adição da ressonância magnética é recomendada, principalmente quando se tem em mente o tratamento conservador em razão da melhor correlação patológica[19,20], a qual, entretanto, aumenta as taxas de mastectomia[21] e não se encontra disponível em todos os serviços.

Na avaliação da resposta radiológica, quando a lesão desaparece do ponto de vista clínico, convém avaliar os sinais clínicos e radiológicos disponíveis para identificação da área tumoral. Na presença de doença residual macroscópica ou de clipes metálicos, isso se torna mais fácil, podendo ser utilizada a ultrassonografia. A mamografia é útil quando não se consegue visualizar o clipe ou na presença de microcalcificações, as quais constituem um marcador de presença de doença no passado, não representando necessariamente doença em atividade, embora precisem ser removidas[6,22].

▶ RECONSTRUÇÃO PARCIAL DA MAMA
Quimioterapia neoadjuvante

Em pacientes submetidas à QTN, a cirurgia oncoplástica nem sempre se faz necessária[23], porém é muito útil[24,25], aumentando as taxas de tratamento conservador. Em geral, há um viés na seleção das pacientes submetidas à QTN, uma vez que elas apresentam tumores maiores e a seleção se baseia na resposta à terapêutica, sendo comumente selecionados os melhores respondedores. Por ser indicada em tumores maiores, a taxa de recorrência local costuma ser um pouco mais elevada[11], embora essa elevação não seja significativa. No que se refere à CO e à QTN, não se observa alteração na sobrevida[17,25].

Tumores multicêntricos e multifocais

Por definição, um tumor é considerado multicêntrico quando está presente em quadrantes diferentes no mesmo momento (sincrônicos) e multifocal caso se observe a presença de mais de um tumor sincrônico em um mesmo quadrante[26]. Esses tumores determinam a ressecção de uma área mamária maior, tornando necessária a avaliação de duas situações: a relação mama/tumores e as possibilidades cirúrgicas que permitam a ressecção das lesões com margem livre, associada a um resultado cosmético aceitável, para o que é necessária a realização de cirurgia oncoplástica. Para o tratamento conservador, é fundamental a avaliação imaginológica, associada ao conhecimento das múltiplas técnicas de CO.

Oncoplastia extrema

Silverstein e cols. definem a oncoplastia extrema (OE) como uma cirurgia conservadora, realizada por meio de técnicas oncoplásticas, em uma paciente que, na opinião médica geral, necessitaria de mastectomia. Em geral, a OE envolve tumores > 5cm (T3), multifocais ou multicêntricos, em alguns casos considerados localmente avançados. A OE amplia as indicações do tratamento conservador da mama, alternativa melhor que a mastectomia, mesmo com reconstrução com próteses ou retalhos, promovendo qualidade de vida[3]. Por se tratar de um conjunto de procedimentos que possibilita o tratamento conservador da mama, a CO constitui sempre melhor opção do que a mastectomia com prótese[27].

Entre as opções técnicas para realização da OE, é necessário discutir a compensação geométrica (CG). Descrita em 2014 como CG por Paulinelli e em 2015 como *split reduction* por Silverstein, trata-se de uma modificação da técnica *Wise pattern* para os casos em que a pele da topografia tumoral a ser ressecada está fora dos limites usuais de ressecção das técnicas de mamoplastia.

Paulinelli e cols., em 73 casos submetidos à CG, relataram 20 tumores (30,77%) localmente avançados e 15 (20,55%) multicêntricos, com margens comprometidas em dois casos (2,74%), tratadas com reexcisão. Os autores encontraram taxa de sobrevida livre de recorrência local de 88,75% em 60 meses, com bom desfecho cosmético através de análise objetiva e subjetiva[28]. Recentemente, Franca e cols. avaliaram 36 pacientes submetidas à CG, estudo seguido de revisão sistemática da literatura (Figura 14.1). Após tempo médio de 36,6 ± 16,8 meses de seguimento, não foi encontrada recidiva local e houve adequado resultado cosmético. Na revisão sistemática foram avaliadas 243 pacientes submetidas à CG com indicações variadas e altas taxas de margens livres, baixa recorrência e bons resultados estéticos. Nesse estudo foram ampliadas as indicações de CG para tumores pequenos e médios, desde que associados à ptose mamária[29].

Casuísticas demonstraram que a OE está associada a taxas de sobrevida livre de doença elevadas[30] e taxas de reexcisão aceitáveis (0% a 12,5%)[29-32], as quais são maiores em casos de tumores multifocais/multicêntricos[33], e taxas de conversão para mastectomia entre 0% e 13,5%[29,31-33]. Um estudo de caso-controle relatou taxas menores de reexcisão, taxas baixas de conversão para mastectomia e taxas de recorrência semelhantes às encontradas em pacientes submetidas à cirurgia conservadora padrão[31]. Trata-se de um procedimento seguro[31,34], com resultados cosméticos aceitáveis[28,29,35], elevado grau de satisfação com as mamas (78% a 82,5%) e associado à melhora na qualidade de vida[31,32].

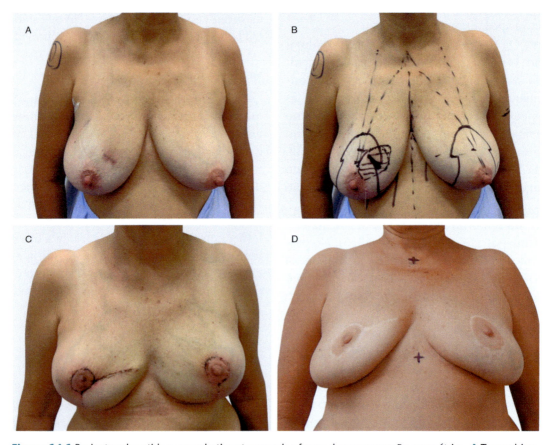

Figura 14.1 Paciente submetida a oncoplastia extrema sob a forma de compensação geométrica. **A** Tumor biopsiado previamente. **B** Marcação cirúrgica. **C** Pós-operatório imediato. **D** Pós-operatório tardio.

A OE, por sua vez, representa um tratamento conservador inovador baseado em técnicas oncoplásticas de execução mais complexa e é indicada para pacientes inicialmente candidatas à mastectomia, desde que a relação mama *versus* tumor seja favorável. Essa técnica permite a ressecção de mais tecido mamário com margens amplas, alta taxa de conservação da mama, resultados oncológicos e estéticos adequados, com boa qualidade de vida já demonstrada na literatura. No entanto, ainda é pouco difundida, e o número de pacientes avaliadas é limitado, com seguimento curto, ausência de consenso e muitas vezes realizada na experiência de um único cirurgião. Entretanto, os dados reportados asseguram taxa de recorrência local e/ou locorregional aceitável, podendo ser indicada a depender do caso.

Técnicas cirúrgicas associadas ao tratamento conservador

Diversos estudos recomendam a CO com base na distribuição por quadrantes[15,36-41], inclusive em caso de tumores centrais[42-46], não havendo uma técnica específica.

A técnica depende do volume a ser ressecado e da resposta à QTN, bem como da relação mama/tumor. Assim, podem ser realizados procedimentos de mobilização glandular de nível I (ressecção < 20%) ou de nível II (ressecção de 20% a 50%), por meio de técnicas de reposicionamento mamário, como a mamoplastia, ou de técnicas de reposição, como rotação de retalhos locorregionais[47]. O uso de retalhos miocutâneos, embora factível, deve ser avaliado com cautela, uma vez que pode ser útil para reconstrução mamária após mastectomia.

Para a escolha da técnica (Figura 14.2), a associação clínico-radiológica é de fundamental importância no planejamento cirúrgico em vista da necessidade de ressecção tumoral com margens livres. No caso de pacientes submetidas à QTN e com resposta parcial, é necessária a ressecção da área remanescente, a qual pode ter sido marcada com clipes metálicos. Além disso, é necessária a avaliação radiológica transoperatória da área ressecada e, na melhor das hipóteses, o auxílio de um patologista para análise intraoperatória das margens[48,49].

A OE não é para iniciantes[48]. Da mesma forma, quando o tumor sofre fragmentação, devem ser tomados cuidados no pré-operatório, como a marcação de lesões não palpáveis e a ressecção de toda a área de microcalcificações, a qual pode ser auxiliada por meio da colocação de dois fios metálicos. Com a disseminação da CO, é necessário conhecer suas múltiplas opções[29,35,50], assim como as potenciais modificações[51] a partir das técnicas iniciais e as novas indicações[29]. Ao se realizar a OE, a principal técnica é a mastoplastia redutora *Wise pattern*[29,30,35] ou a mastoplastia em raquete[33], mas também é importante saber como usar os retalhos locorregionais[23,30]. Em casos extremos podem ser utilizados retalhos pediculados[52], bem como minirretalhos do grande dorsal[31,53], ou proceder à amputação parcial da mama[54-56], no caso de mamas extremamente ptóticas (Figura 14.3).

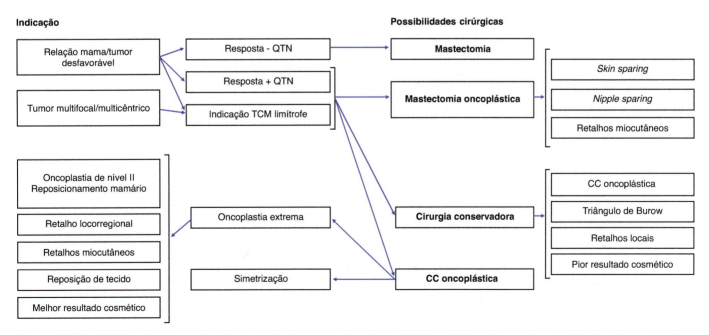

Figura 14.2 Possibilidades técnicas em função do estado do tumor e da paciente. (QTN: quimioterapia neoadjuvante; CC: cirurgia conservadora; +: positivo; -: negativo.)

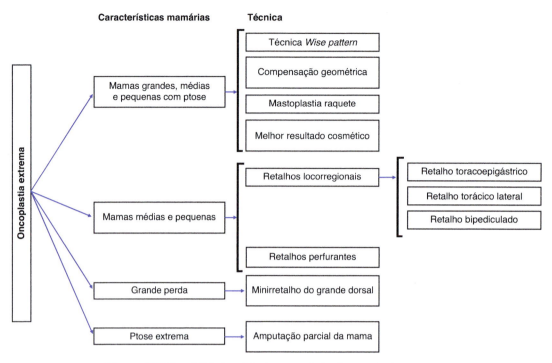

Figura 14.3 Possibilidades cirúrgicas associadas à oncoplastia extrema.

O volume mamário e a ptose auxiliam muito o planejamento cirúrgico, sendo a OE geralmente utilizada nos casos de mamas de grande[3,23,28,29,34,35,57] ou de médio volume[29,34]. Em pacientes com mamas médias ou pequenas, desde que apresentem ptose, a compensação geométrica pode ser uma opção[29]. No caso de mamas pequenas e médias, quando não é desejável a realização de retalhos miocutâneos, as opções incluem CG, retalhos locorregionais, retalhos com perfurantes[29,52,55,58-67] ou procedimentos com perda da projeção mamária. Como estamos trabalhando no limite da relação mama/tumor, as pacientes devem ser informadas sobre a possibilidade de mastectomia e questionadas no pré-operatório se este é o seu desejo. Em caso afirmativo, a reconstrução mamária com prótese deve ser nossa primeira opção e deveria estar disponível para realização no intraoperatório (Figura 14.3).

RECONSTRUÇÃO TOTAL DA MAMA

Com o desenvolvimento da CO, observou-se aumento do número das técnicas que visam ao tratamento conservador da mama ou o tratamento conservador da pele mamária, como a mastectomia *skin sparing* e *nipple sparing*[68,69].

Da mesma maneira, o tratamento cirúrgico diminuiu sua extensão com a QTN, sendo a cirurgia determinada pelas características finais após terapêutica[2] e a mastectomia preservadora indicada em casos selecionados[1].

Por isso, tem sido registrado o aumento das indicações das mastectomias poupadoras de pele ou mamilo. Muitas publicações têm mostrado que, mesmo associado à QTN, o procedimento é seguro[1,69], porém não se deve esquecer que as pacientes submetidas a esse procedimento costumam apresentar melhor resposta à QTN. A única situação na qual a literatura não mostrou avanço da mastectomia preservadora de pele foi no carcinoma inflamatório da mama, para o qual essa cirurgia ainda não foi indicada[70].

Quando não se deseja a reconstrução imediata com o uso de próteses, é possível utilizar retalhos miocutâneos, o que não tem influência sobre a recorrência local[71]. As portadoras de CMLA possivelmente serão submetidas à radioterapia adjuvante, o que pode determinar resultados adversos locais[72] com perda dos resultados cosméticos.

Para mais informações sobre as técnicas em potencial, veja outros capítulos deste livro.

CONSIDERAÇÕES FINAIS

O tratamento conservador da mama em pacientes submetidas à QTN ou com tumores multicêntricos/multifocais é um procedimento seguro, e a seleção das pacientes deve ser feita com base na avaliação clínico-radiológica. A QTN permite de-escalonar o tratamento cirúrgico. O tratamento conservador deve estar associado às margens livres, e o cirurgião pode lançar mão da CO ou de técnicas de OE.

A mastectomia poupadora de pele é um procedimento seguro, mas ainda não tem indicação para os casos de carcinoma inflamatório primário.

REFERÊNCIAS

1. Galimberti V, Vicini E, Corso G et al. Nipple-sparing and skin-sparing mastectomy: Review of aims, oncological safety and contraindications. Breast 2017; 34(Suppl 1):S82-S4.

2. Curigliano G, Burstein HJ, Winer EP et al. De-escalating and escalating treatments for early-stage breast cancer: the St. Gallen International Expert Consensus Conference on the Primary Therapy of Early Breast Cancer 2017. Ann Oncol 2017; 28(8):1700-12.

3. Silverstein MJ, Savalia N, Khan S, Ryan J. Extreme oncoplasty: Breast conservation for patients who need mastectomy. Breast J 2015; 21(1):52-9.

4. Costa Vieira RA, Oliveira-Junior I, Branquinho LI, Haikel RL, Ching AW. Modified external oblique myocutaneous flap for repair of postmastectomy defects in locally advanced breast tumors: A cohort series associated with a systematic review of literature. Ann Surg Oncol 2021; 28(6):3356-64.

5. Giuliano AE, Edge SB, Hortobagyi GN. Eighth Edition of the AJCC Cancer Staging Manual: Breast Cancer. Ann Surg Oncol. 2018 Jul;25(7):1783-1785. doi: 10.1245/s10434-018-6486-6. Epub 2018 Apr 18. PMID: 29671136.

6. Torre LA, Bray F, Siegel RL, Ferlay J, Lortet-Tieulent J, Jemal A. Global cancer statistics, 2012. Cancer J Clin 2015 ;65(2):87-108.

7. Vieira RA, Uemura G, Zucca-Matthes G, Costa AM, Micheli RA, Oliveira CZ. Evaluating breast cancer health system between countries: The use of USA/SEER and Brazilian women as a cohort sample. Breast J 2015; 21(3):322-3.

8. Mauri D, Pavlidis N, Ioannidis JP. Neoadjuvant versus adjuvant systemic treatment in breast cancer: A meta-analysis. J Natl Cancer Inst 2005; 97(3):188-94.

9. von Minckwitz G, Untch M, Blohmer JU et al. Definition and impact of pathologic complete response on prognosis after neoadjuvant chemotherapy in various intrinsic breast cancer subtypes. J Clin Oncol 2012; 30(15):1796-804.

10. Early Breast Cancer Trialists' Collaborative Group (EBCTCG). Long-term outcomes for neoadjuvant versus adjuvant chemotherapy in early breast cancer: meta-analysis of individual patient data from ten randomised trials. Lancet Oncol 2018; 19(1):27-39.

11. Carrara GF, Scapulatempo-Neto C, Abrahão-Machado LF et al. Breast-conserving surgery in locally advanced breast cancer submitted to neoadjuvant chemotherapy. Safety and effectiveness based on ipsilateral breast tumor recurrence and long-term follow-up. São Paulo: Clinics 2017; 72(3):134-42.

12. Costa Vieira RA, Andrade WP, Vieira SC, Romano M, Iglesias G, Oliveira AF. Surgical management of locally advanced breast cancer: Recommendations of the Brazilian Society of Surgical Oncology. J Surg Oncol 2022; 126(1):57-67.

13. Rowell NP. Are mastectomy resection margins of clinical relevance? A systematic review. Breast 2010; 19(1):14-22.

14. Oliveira-Junior I, Brandini da Silva FC, Nazima F et al. Oncoplastic surgery: Does patient and medical specialty influences the evaluation of cosmetic results? Clin Breast Cancer 2020.

15. Clough KB, Lewis JS, Couturaud B, Fitoussi A, Nos C, Falcou MC. Oncoplastic techniques allow extensive resections for breast-conserving therapy of breast carcinomas. Ann Surg 2003; 237(1):26-34.

16. Losken A, Dugal CS, Styblo TM, Carlson GW. A meta-analysis comparing breast conservation therapy alone to the oncoplastic technique. Ann Plast Surg 2014; 72(2):145-9.

17. Vieira RA, Carrara GF, Scapulatempo Neto C, Morini MA, Brentani MM, Folgueira MA. The role of oncoplastic breast conserving treatment for locally advanced breast tumors. A matching case-control study. London: Ann Med Surg 2016; 10:61-8.

18. Vieira RAC, Matthes AGZ, Bailão-Junior A et al. The role of tumor marking prior to neoadjuvant chemotherapy and its relationship with pathologic response and surgical treatment of locally advanced breast cancer. Rev Bras Mastol 2011; 21(3):140-6.

19. Matthes AGZ, Vieira RAC, Kerr LM et al. The importance of radiologic and pathologic analyses to deal with oncoplastic surgical treatment of locally advanced breast cancer preoperative planning to deal with large tumors. Mastologia 2015; 1(1):18-26.

20. Wright FC, Zubovits J, Gardner S et al. Optimal assessment of residual disease after neo-adjuvant therapy for locally advanced and inflammatory breast cancer ⊠ Clinical examination, mammography, or magnetic resonance imaging? J Surg Oncol 2010; 101(7):604-10.

21. Mota BS, Reis YN, de Barros N et al. Effects of preoperative magnetic resonance image on survival rates and surgical planning in breast cancer conservative surgery: Randomized controlled trial (BREAST-MRI trial). Breast Cancer Res Treat 2023.

22. Thompson BM, Chala LF, Shimizu C et al. Pre-treatment MRI tumor features and post-treatment mammographic findings: May they contribute to refining the prediction of pathologic complete response in post-neoadjuvant breast cancer patients with radiologic complete response on MRI? Eur Radiol 2022; 32(3):1663-75.

23. Nigam S, Eichholz A, Bhattacharyya M, Parulekar V, Roy PG. Extreme oncoplasty for centrally located breast cancer in small non-ptotic breasts: Extending the indications of chest wall perforator flaps with areolar reconstruction. Ecancermedicalscience 2021; 15:1311.

24. Zucca Matthes AG, Uemura G, Kerr L et al. Feasibility of oncoplastic techniques in the surgical management of locally advanced breast cancer. Int J Surg 2012; 10(9):500-5.

25. Gulcelik MA, Dogan L. Feasibility of level II oncoplastic techniques in the surgical management of locally advanced breast cancer after neoadjuvant treatment. Int J Clin Pract 2021; 75(5):e13987.

26. Winters ZE, Bernaudo L. Evaluating the current evidence to support therapeutic mammoplasty or breast-conserving surgery as an alternative to mastectomy in the treatment of multifocal and multicentric breast cancers. Gland Surg 2018; 7(6):525-35.

27. Pearce BCS, Fiddes RN, Paramanathan N, Chand N, Laws SAM, Rainsbury RM. Extreme oncoplastic conservation is a safe new alternative to mastectomy. Eur J Surg Oncol 2020; 46(1):71-6.

28. Resende Paulinelli R, Oliveira VM, Bagnoli F et al. Oncoplastic mammaplasty with geometric compensation: Evolution of the technique, outcomes and follow-up in a multicentre retrospective cohort. J Surg Oncol 2020; 121(6):967-74.

29. Franca FC, Oliveira-Junior I, Morgan AM, Haikel RL, Costa Vieira RA. Breast-conserving surgery with the geometric compensation/split reduction technique. Indications, oncologic safety and cosmesis. A cohort series and systematic review of the literature. Surg Oncol 2022; 44:101839.

30. Savioli F, Seth S, Morrow E et al. Extreme oncoplasty: Breast conservation in patients with large, multifocal, and multicentric breast cancer. Breast Cancer (Dove Med Press) 2021; 13:353-9.

31. Acea Nebril B, García Novoa A, Polidorio N, Cereijo Garea C, Bouzón Alejandro A, Mosquera Oses J. Extreme oncoplasty: The last opportunity for breast conservation ⊠ Analysis of its impact on survival and quality of life. Breast J 2019; 25(3):535-6.

32. Koppiker CB, Noor AU, Dixit S et al. Extreme oncoplastic surgery for multifocal/multicentric and locally advanced breast cancer. Int J Breast Cancer 2019; 2019:4262589.

33. Crown A, Laskin R, Rocha FG, Grumley J. Extreme oncoplasty: Expanding indications for breast conservation. Am J Surg 2019; 217(5):851-6.

34. Silverstein MJ, Mai T, Savalia N, Vaince F, Guerra L. Oncoplastic breast conservation surgery: The new paradigm. J Surg Oncol 2014; 110(1):82-9.

35. Paulinelli RR, Oliveira VM, Bagnoli F, Chade MC, Alves KL, Freitas-Junior R. Oncoplastic mammaplasty with geometric compensation ⊠ A technique for breast conservation. J Surg Oncol 2014; 110(8):912-8.

36. Canturk NZ, Simsek T, Ozkan Gurdal S. Oncoplastic breast-conserving surgery according to tumor location. Eur J Breast Health 2021; 17(3):220-33.

37. Gainer SM, Lucci A. Oncoplastics: Techniques for reconstruction of partial breast defects based on tumor location. J Surg Oncol 2011; 103(4):341-7.

38. Malka I, Villet R, Fitoussi A, Salmon RJ. Oncoplastic conservative treatment for breast cancer. Part 1: Generalities and techniques for the external quadrants. J Visc Surg 2010; 147(4):e233-7.

39. Malka I, Villet R, Fitoussi A, Salmon RJ. Oncoplastic conservative treatment for breast cancer. Part 2: Techniques for the inferior quadrants. J Visc Surg 2010; 147(5):e305-15.

40. Malka I, Villet R, Fitoussi A, Salmon RJ. Oncoplastic conservative treatment for breast cancer. Part 3: Techniques for the upper quadrants. J Visc Surg 2010; 147(6):e365-72.

41. Malka I, Villet R, Fitoussi A, Salmon RJ. Oncoplastic conservative treatment for breast cancer. Part 4: Techniques for inner quadrants. J Visc Surg 2010; 147(6):e373-6.

42. Gallucci M, Staikopoulos G, Degli Albizi S, Gallucci G, Politi L, Crisci C. The "central" quadrantectomy. Introducing a new reconstruction technique after excision of the central sub- and periareolar portion of the breast. Minerva Chir 2004; 59(6):583-8.

43. Schoeller T, Huemer GM. Immediate reconstruction of the nipple/areola complex in oncoplastic surgery after central quadrantectomy. Ann Plast Surg 2006; 57(6):611-5.

44. Wagner E, Schrenk P, Huemer GM, Sir A, Schreiner M, Wayand W. Central quadrantectomy with resection of the nipple-areola complex compared with mastectomy in patients with retroareolar breast cancer. Breast J 2007; 13(6):557-63.

45. Matrai Z, Gulyas G, Toth L et al. Breast conserving oncoplastic surgery in the treatment of centrally located malignant breast tumors. Orv Hetil 2010; 151(51):2105-12.

46. Bognar G, Novak A, Barabas L, Loderer Z, Ondrejka P. Retroareolar breast cancer: Oncoplastic resection technique with central quadrantectomy and reconstruction with Grisotti's inferior dermo-glandular flap. Magy Seb 2011; 64(4):183-8.

47. Clough KB, Kaufman GJ, Nos C, Buccimazza I, Sarfati IM. Improving breast cancer surgery: A classification and quadrant per quadrant atlas for oncoplastic surgery. Ann Surg Oncol 2010; 17(5):1375-91.

48. Franceschini G, Masetti R. Evidence-based surgery to realize a successful extreme oncoplastic breast conservation. Eur J Surg Oncol 2020; 46(5):924-5.

49. Franceschini G, Di Leone A, Masetti R. Comment on "Extreme oncoplastic surgery for multifocal/multicentric and locally advanced breast cancer". Int J Breast Cancer 2019; 2019:4693794.

50. Alder L, Zaidi M, Zeidan B, Mazari F. Advanced breast conservation and partial breast reconstruction ⊠ A review of current available options for oncoplastic breast surgery. Ann R Coll Surg Engl 2022; 104(5):319-23.

51. Paulinelli RR, Ribeiro LFJ, Santos TD et al. Oncoplastic mammoplasty with disguised geometric compensation. Surg Oncol 2021; 39:101660.

52. Schaverien MV, Kuerer HM, Caudle AS, Smith BD, Hwang RF, Robb GL. Outcomes of volume replacement oncoplastic breast-conserving surgery using chest wall perforator flaps: Comparison with volume displacement oncoplastic surgery and total breast reconstruction. Plast Reconstr Surg 2020; 146(1):14-27.

53. Abdelrahman EM, Nawar AM, Balbaa MA, Shoulah AA, Shora AA, Kharoub MS. Oncoplastic volume replacement for breast cancer: Latissimus dorsi flap versus thoracodorsal artery perforator flap. Plast Reconstr Surg Glob Open 2019; 7(10):e2476.

54. Mattioli WM, Penazzi-Júnior SA, Melo DSF. Use of the back-folded dermaglandular inferior pedicle in mammary amputation: Improving results. Rev Bras Cir Plast 2017; 32(3):340-5.

55. Lee J, Bae Y, Audretsch W. Combination of two local flaps for large defects after breast conserving surgery. Breast 2012; 21(2):194-8.

56. Kijima Y, Yoshinaka H, Hirata M et al. Therapeutic mammoplasty combining partial mastectomy with nipple-areola grafting for patients with early breast cancer: A case series. Surg Today 2016; 46(10):1187-95.

57. Bordoni D, Cadenelli P, Falco G et al. Extreme oncoplastic breast surgery: A case report. Int J Surg Case Rep 2016; 28:182-7.

58. Schoeller T, Bauer T, Haug M, Otto A, Wechselberger G, Piza-Katzer H. A new contralateral split-breast flap for breast reconstruction and its salvage after complication: An alternative for select patients. Ann Plast Surg 2001; 47(4):442-5.

59. Kijima Y, Yoshinaka H, Hirata M et al. Oncoplastic breast surgery combining partial mastectomy with immediate breast reshaping using a keyhole-shaped skin glandular flap for Paget's disease. Surg Today 2014; 44(9):1783-8.

60. Joshi S, Jaiswal D, Chougle Q, Wadasadawala T, Badwe RA. Transposition flap for the oncoplastic reconstruction of outer quadrant breast defects. J Plast Reconstr Aesthet Surg 2021; 74(9):2176-83.

61. Hirata M, Toda H, Higo N, Shinden Y, Ohtsuka T, Kijima Y. Modification of oncoplastic breast surgery with immediate volume replacement using a thoracodorsal adipofascial flap. Breast Cancer 2022; 29(3):531-40.

62. Kijima Y, Hirata M, Higo N, Toda H, Shinden Y. Oncoplastic breast surgery combining partial mastectomy with resection of double equilateral triangular skin flaps. Surg Today 2022; 52(3):514-8.

63. Paulinelli RR, Luz MV, Faria BM, Ribeiro FJR. Oncoplastia e cirurgia conservadora: Retalhos locorregionais. In: Boff RA, Brenelli FP, Almeida NR (eds.) Compêndio de mastologia abordagem multidisciplinar. 2. ed. São Paulo: Lemar & Goi, 2022: 1061-70.

64. Carstensen L, Bigaard J. Management of central breast tumours with immediate reconstruction of the nipple-areola complex: A suggested guide. Breast 2015; 24(1):38-45.

65. Hong S, Wang S, Liu J, Qiang Z, Zheng X, Chen G. Usefulness of lateral thoracic adipofascial flaps after breast-conserving surgery in small-to moderate-sized breasts. Clin Breast Cancer 2019; 19(5):370-6.

66. Kollias V, Kollias J. Safety and efficacy of anterior intercostal artery perforator flaps in oncoplastic breast reconstruction. ANZ J Surg 2022; 92(5):1184-9.

67. Yang JD, Lee JW, Cho YK et al. Surgical techniques for personalized oncoplastic surgery in breast cancer patients with small- to moderate-sized breasts (part 2): Volume replacement. J Breast Cancer 2012; 15(1):7-14.

68. Zucca-Matthes G, Manconi A, Costa Viera RA, Michelli RA, Matthes AC. The evolution of mastectomies in the oncoplastic breast surgery era. Gland Surg 2013; 2(2):102-6.

69. Vieira R, Ribeiro LM, Carrara GFA, Abrahao-Machado LF, Kerr LM, Nazario ACP. Effectiveness and safety of implant-based breast reconstruction in locally advanced breast carcinoma: A matched case-control study. Breast Care (Basel) 2019; 14(4):200-10.

70. Nakhlis F. Inflammatory breast cancer: Is there a role for deescalation of surgery? Ann Surg Oncol 2022; 29(10):6106-13.

71. Wu ZY, Han J, Kim HJ et al. Breast cancer outcomes following immediate breast reconstruction with implants versus autologous flaps: A propensity score-matched study. Breast Cancer Res Treat 2022; 191(2):365-73.

72. Kronowitz SJ, Robb GL. Radiation therapy and breast reconstruction: A critical review of the literature. Plast Reconstr Surg 2009; 124(2):395-408.

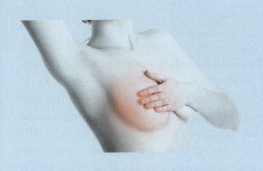

Capítulo 15

Manejo da Mama e Axila após Quimioterapia Neoadjuvante

João Henrique Penna Reis
Letícia Guerra Monteiro
Alice Castro Silva

INTRODUÇÃO

Na oncologia mamária, estudos demonstravam bons resultados com o uso de quimioterapia em pacientes com doença localmente avançada. A partir disso, surgiu um questionamento: qual o papel do tratamento sistêmico antes da cirurgia? Nesse contexto, no início dos anos 1980, o interesse pela administração de medicamentos antes da cirurgia, denominada quimioterapia neoadjuvante, aumentou de maneira progressiva, inicialmente para tumores considerados inoperáveis (Figura 15.1)[1].

Acreditava-se que, comparada ao tratamento adjuvante, a neoadjuvância promoveria melhora da sobrevida global. No entanto, estudos randomizados demonstraram mortalidade equivalente para ambas as terapias sistêmicas[1]. O grupo Early Breast Cancer Trialists' Collaborative (EBCTC) conduziu uma metanálise com 10 estudos, comparando o tratamento neoadjuvante com o adjuvante e incluindo 4.756 mulheres no período de 1983 a 2002. Foi confirmada a ausência de diferença significativa no risco de recorrência à distância (taxa de 15 anos de 38% em ambos os braços) ou mortalidade por câncer de mama (34% em ambos os braços)[1,2].

O objetivo atual da terapia sistêmica para o câncer de mama invasivo não metastático, independentemente do momento de administração, é, principalmente, reduzir o risco de recorrência à distância. Quando administrada antes da cirurgia, seus objetivos também incluem[3,4]:

- Diminuição da extensão da doença na mama.
- Diminuição da extensão da doença na axila.
- Menores extensão e morbidade cirúrgicas.
- Avaliação da resposta ao tratamento orientando a adjuvância.

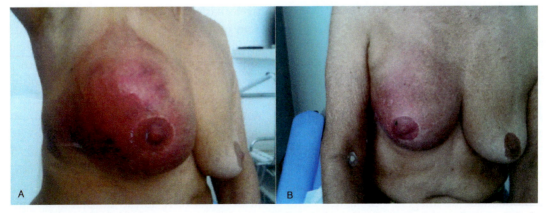

Figura 15.1 Carcinoma localmente avançado ou inoperável. **A** Antes da quimioterapia neoadjuvante. **B** Após quimioterapia neoadjuvante.

MANEJO DA MAMA APÓS QUIMIOTERAPIA NEOADJUVANTE

Os primeiros ensaios randomizados compararam quatro ciclos de quimioterapia à base de antraciclina administrada antes ou após a cirurgia. No primeiro subgrupo, 23% a 27% das pacientes que inicialmente necessitavam de mastectomia foram elegíveis para cirurgia conservadora da mama. As maiores taxas de conversão foram alcançadas nas pacientes com tumores maiores[5-7]. Em estudos mais recentes de neoadjuvância, como o do grupo Cancer and Leukemia Group B (CALGB), pacientes triplonegativas e HER-2-positivas que a princípio tinham indicação de mastectomia se tornaram candidatas à cirurgia conservadora em 42% e 43% dos casos, respectivamente[8,9].

Ao se analisarem esses dados, convém ressaltar que tumores de biologia mais agressiva, como com HER-2 superexpresso e triplonegativos, alcançam taxas maiores de resposta patológica completa (RPC), quando comparados aos tumores com receptores hormonais positivos[10,11]. Contudo, um estudo que incluiu pacientes do Memorial Sloan Kettering Cancer Center identificou que 48% das pacientes com carcinoma ductal infiltrante com receptores hormonais positivos/HER-2 negativos que necessitavam de mastectomia se tornaram candidatas à cirurgia conservadora pós-quimioterapia. Entre as pacientes com carcinoma lobular infiltrante com receptores hormonais positivos/HER-2 negativos, apenas 16% se tornaram elegíveis para o tratamento conservador[12]. Observa-se, portanto, que a taxa de RPC é importante na indicação cirúrgica, mas não mandatória. Assim, como no cenário da cirurgia *upfront*, outros fatores devem ser sempre levados em consideração, como margens livres com resultado estético favorável, realização de radioterapia segura, mutação germinativa nos genes que cursam com predisposição ao câncer de mama, desejo da paciente etc.

No quesito técnica cirúrgica, sua definição também envolve a análise da extensão da doença pré e pós-quimioterapia. Usualmente, o exame de imagem que demonstrou de maneira mais clara suas dimensões iniciais é o melhor e mais indicado após tratamento. Em geral, a ressonância magnética é a modalidade que guarda melhor relação com o resultado anatomopatológico. Entretanto, mesmo nas pacientes com resposta clínica completa, nenhuma modalidade de imagem é capaz de excluir a presença de doença residual. Isso decorre da modesta relação patológica com exame físico e exames de imagem (mamografia, ultrassonografia e ressonância). Portanto, a cirurgia continua sendo o padrão de tratamento,

mesmo diante de respostas clínica e imaginológica completas[13-16]. Com as altas taxas de RPC, a marcação da localização do tumor deve ser feita antes do início das medicações, seja por clipagem da lesão, seja por marcação da pele com tinta nanquim, entre outros, pois auxilia a localização do leito cirúrgico em um segundo momento.

Uma metanálise publicada em 2018 analisou 16 estudos e não demonstrou relação entre cirurgia conservadora e RPC[17]. Paradoxalmente, as taxas de RPC têm aumentado sem o correspondente incremento nas indicações de cirurgia conservadora. Essa falta de associação pode decorrer do fato de que muitas pacientes já eram candidatas à cirurgia conservadora e, portanto, a resposta ou não ao tratamento sistêmico não mudaria a indicação cirúrgica. Ademais, a inabilidade para avaliação acurada da extensão da doença após terapia sistêmica também é um ponto importante. O estudo CALGB 40603 demonstrou que um terço das pacientes não elegíveis para cirurgia conservadora apresentava RPC na peça cirúrgica da mama[8]. Calcificações residuais são um problema particular, pois raramente desaparecem com o tratamento, mesmo que não haja doença residual. Diversos estudos falharam em demonstrar correlação entre RPC e calcificações. Desse modo, a excisão cirúrgica de calcificações indeterminadas ou suspeitas se faz necessária, ainda que a área ressecada seja mais ampla que o tumor residual[18-20].

Considerando as diferentes respostas observadas entre os subtipos tumorais mamários, uma abordagem individualizada deve ser sempre realizada. Tumores triplonegativos submetidos ao tratamento sistêmico precoce, mesmo em estádio inicial, apresentam taxas maiores de RPC e riscos menores de recorrência local e à distância. O ponto de corte para indicação da neoadjuvância é discutível, mas classicamente é recomendado para tumores $\geq$ 1cm ou com linfonodos positivos. Quando comparados aos demais subtipos, os tumores triplonegativos apresentam taxas altas de resposta ao tratamento, possivelmente em razão da maior sensibilidade aos quimioterápicos e às maiores taxas de proliferação celular. Regimes contendo antraciclina e taxanos apresentam taxas variáveis de RPC (de 30% a 40%). A adição de carboplatina aumenta ainda mais essas taxas (37% *versus* 52,1%), apesar da maior toxicidade, estando indicada em casos selecionados[21]. A imunoterapia também tem papel importante nesse cenário. A adição do pembrolizumabe, independentemente do *status* do PD-L1, alcançou RPC de 64,8% *versus* 51,2% associada à sobrevida livre de eventos de 91,3% *versus* 85,3% e sobrevida global de 89,7% *versus* 86,9%[22]. Nos casos de doença residual após tratamento sistêmico, o estudo CREATE-X demonstrou redução de 48% no risco de morte com o uso adjuvante de capecitabina (HR: 0,52)[23].

No subtipo HER-2 superexpresso (3+ ou 2+ com FISH positivo), indica-se terapia neoadjuvante nos casos de tumor ≥ 2cm ou com axila positiva, com taxas de resposta que variam de 50% a 70%. No estudo NeoSphere, sobre a análise da eficácia e segurança do duplo bloqueio com trastuzumabe + pertuzumabe associado ao docetaxel, foram detectadas taxas maiores de RPC (45,8%), especialmente nas pacientes com receptores hormonais negativos (63% dos casos)[24]. No estudo Tryphaena, o *endpoint* primário consistia na avaliação do aumento ou não da cardiotoxicidade com o duplo bloqueio e o *endpoint* secundário era a RPC. O subgrupo submetido a docetaxel, duplo bloqueio e carboplatina alcançou taxas maiores de RPC (66,2%) e sobrevida livre de progressão semelhante aos outros grupos, não demonstrando o benefício da adição de antraciclina[25]. O não benefício da antraciclina também foi observado no estudo TRAIN-2, que obteve as mesmas taxas de RPC (68% e 67%), sobrevida livre de doença e sobrevida global[26]. Além disso, a medicação foi associada a maior toxicidade, não sendo indicada mesmo nas doenças de alto risco. Nos casos com ausência de doença residual, mantém-se trastuzumabe associado ou não ao pertuzumabe na adjuvância. Nos casos com lesão persistente após tratamento sistêmico inicial, indica-se trastuzumabe emtansine (T-DM1) com base no estudo KATHERINE de fase III, que obteve melhora na sobrevida livre de eventos em 3 anos (88% *versus* 77%; HR: 0,5) e risco menor de recorrência à distância (HR: 0,6)[27].

Tumores receptores hormonais-positivos no cenário neoadjuvante apresentam taxas menores de RPC (7% para tumores de baixo grau e 16% para os de alto grau)[28]. Uma vez que a RPC não é tão frequente, sua principal indicação é a redução do tamanho tumoral, permitindo uma cirurgia menor (p. ex., em tumores localmente avançados). O questionamento se devemos empregar a hormonoterapia ou a quimioterapia neoadjuvante é comum, e uma série de fatores é levada em conta na definição da terapia ideal, como estadiamento tumoral, comprometimento axilar e volume de doença, paciente pré ou pós-menopausada, *performance status*, desejo da paciente etc.[29-31]. Um ponto importante, principalmente nesse subtipo, é a individualização de cada caso associada à discussão multidisciplinar. Apesar dos benefícios alcançados com as novas terapias, muitos casos podem beneficiar-se da cirurgia *upfront,* e frequentemente essa acaba sendo a estratégia escolhida.

A presença e a extensão ou ausência de câncer invasivo residual após tratamento sistêmico neoadjuvante são um forte fator prognóstico para risco de recorrência, especialmente em câncer de mama triplonegativo e câncer de mama com HER-2 superexpresso. Por outro lado, os exames de imagem disponíveis atualmente proporcionam apenas uma precisão limitada da definição da doença residual. Em virtude dessa incerteza diagnóstica, a cirurgia após neoadjuvância é considerada obrigatória para todas as pacientes com a finalidade de remover completamente eventuais focos residuais ou diagnosticar histologicamente uma RPC.

Em algum cenário, a cirurgia de mama é terapeuticamente desnecessária? Diversos estudos tentam responder esse questionamento ao buscar um método confiável de análise tecidual sem cirurgia. No entanto, alguns pontos importantes devem ser levados em consideração. Nas análises dos estudos NSABP B18 e B27, pacientes que alcançaram RPC determinada cirurgicamente (cirurgia conservadora ou mastectomia) apresentaram taxas de recorrência locorregional de 6% a 9%, indicando que a ausência de doença residual não implica a ausência de risco de recidiva. Nos casos em que a cirurgia não é realizada, não se podem esperar taxas menores. Além disso, a acurácia da ressonância magnética para determinar ausência de doença residual é de 83%[32], enquanto as taxas de falso-negativo de biópsia do leito tumoral variam de 2,9% a 38,5%[33]. Considerando o indispensável papel das terapias direcionadas para a doença residual, a análise insatisfatória do leito tumoral pode prejudicar o tratamento. Outro aspecto de suma importância diz respeito à prioridade das pacientes. Em um cenário de mastectomias bilaterais em crescimento e um grande receio de recorrência, não é comum o desejo da paciente de não realizar cirurgia. No momento, essa é uma modalidade terapêutica efetiva de custo relativamente baixo e baixa morbidade. Esforços para eliminar sua indicação parecem prematuros. Com a evolução dos exames de imagem e das terapias sistêmicas, a não realização de cirurgia pode ser uma opção em casos selecionados, sendo necessários mais estudos sobre o tema.

▶ MANEJO DA AXILA APÓS QUIMIOTERAPIA NEOADJUVANTE

Nos tempos de Halsted, acreditava-se que a ressecção em bloco da mama, músculos da parede torácica e conteúdo axilar seria a melhor técnica para tumores iniciais ou avançados. Com a evolução da medicina, alguns cirurgiões defenderam cirurgias menores. Em 1971, o *National Surgical Adjuvant Breast and Bowel Project* (NSABP) iniciou o estudo B-04, que propôs questionamentos sobre esse dogma cirúrgico. Em 2002 foi publicada sua atualização com 25 anos de seguimento. No grupo de pacientes com cN0 submetidas à mastectomia radical não foram observadas diferenças significativas nas taxas de recidiva e de mortalidade entre o grupo que se submeteu ao esvaziamento axilar (EA) e o que não recebeu avaliação axilar cirúrgica, apesar de 40% delas terem doença axilar subclínica[34]. Já nesse momento, a abordagem da axila era mais prognóstica do que terapêutica. Entretanto, o EA continuava sendo o tratamento padrão em razão do controle local e por fornecer informações sobre a carga de doença.

A possibilidade da biópsia de linfonodo sentinela (BLS) como abordagem axilar padrão na cirurgia *upfront* ganhou espaço na década de 1990 (Figura 15.2). Os estudos de Umberto Veronesi e o NSABP B-32 demonstraram a segurança e a acurácia desse método em linfonodos clinicamente negativos. No primeiro estudo, após seguimento de 46 meses, nenhuma metástase axilar foi observada ao exame físico ou ultrassonográfico. A taxa de identificação do linfonodo sentinela foi de 91,2%, e a taxa de falso-negativo (FN), de 4,6%[35]. No B-32, após uma média de 95,6 meses, os braços do estudo tiveram < 1% de recorrência regional. Nesse, a taxa de identificação do sentinela foi de 97,2%, e a de FN, ≤ 10% (≥ 2 linfonodos retirados)[36].

▶ CIRURGIA AXILAR APÓS QUIMIOTERAPIA NEOADJUVANTE

Axila negativa

A quimioterapia neoadjuvante é preconizada para tumores localmente avançados e vem sendo utilizada em outras situações, como *downstaging* mamário e axilar, possibilitando cirurgias menos complexas e mórbidas. Estudos demonstraram segurança na realização da BLS em pacientes cN0 pós-quimioterapia. Uma metanálise publicada em 2009 incluiu 24 estudos, envolvendo 1.799 pacientes. A taxa de identificação do linfonodo sentinela foi de 90%, e a taxa de FN, 8%. Apesar da ampla variação nas técnicas empregadas para mapeamento de linfonodos, análise histológica, tempo de mapeamento e dissecção nodal e técnica de identificação intraoperatória, nenhuma diferença significativa foi observada nas taxas de identificação do sentinela[37].

Axila positiva

No âmbito da BLS após quimioterapia sistêmica, existia o receio de que a fibrose dos vasos linfáticos após tratamento e a resposta variável dos linfonodos ao tratamento aumentassem as taxas de FN da cirurgia axilar. Diversos estudos prospectivos analisaram e confirmaram essa hipótese. Como consequência, temia-se um aumento das taxas de recorrência. BLS após terapia sistêmica tem taxa de FN > 10%[38]. Quatro estudos prospectivos avaliaram mulheres com axila positiva antes do tratamento que alcançaram resposta clínica e/ou imaginológica completa e foram submetidas à BLS seguida por EA. No estudo SENTINA, a taxa global de FN foi de 14,2%[39]. Nos estudos ACOSOG-Z1071 e SN FNAC, as taxas de FN foram de 12,6% e 13,3%, respectivamente[40,41]. No GANEA 2, a taxa de FN foi de 11,9%[42].

No entanto, análises de subgrupo demonstraram que algumas condições diminuem as taxas de FN para < 10%, como:

- Identificação de três ou mais linfonodos.
- Dupla marcação de linfonodos (azul patente e radiocoloide).

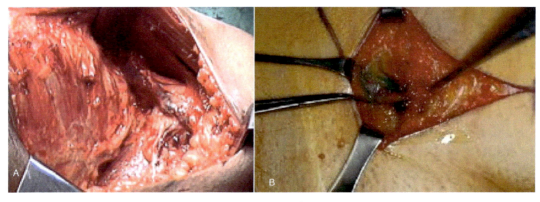

Figura 15.2A Esvaziamento axilar. **B** Biópsia de linfonodo sentinela.

Nesses estudos, as taxas de identificação dos três ou mais linfonodos variaram de 87,6% a 92,5%. Nos casos em que os linfonodos sentinelas não são identificados e removidos com sucesso, recomenda-se EA de níveis I e II (Quadro 15.1)[38].

A marcação do linfonodo metastático antes do tratamento neoadjuvante com clipe também é uma opção associada à redução da taxa de FN. Claude e cols. demonstraram que a *target axillary dissection* (TAD) – associação da marcação com clipe à BLS – obteve taxa de 2% de FN *versus* 4% com a retirada apenas do linfonodo clipado[43]. No entanto, existem controvérsias sobre esse tema. Uma análise retrospectiva de 2017 evidenciou que em até 20% dos casos o linfonodo clipado não foi identificado[44]. Do ponto de vista dos desfechos clínicos e oncológicos, o estudo prospectivo EUBREAST-06 comparou BLS *versus* TAD após RPC axilar (n = 1.144 pacientes). O *end point* primário incluía taxas de recidiva axilar, locorregional e qualquer recorrência invasiva. O grupo submetido à BLS teve uma média de quatro linfonodos ressecados e recidiva em 5 anos de 1%. Nas pacientes submetidas à TAD, observou-se a média de três linfonodos retirados e recidiva em 3 anos de 0,65%. Conclui-se, portanto, que não houve diferença estatisticamente significativa entre os braços do estudo, nem mesmo na taxa de metástase. A clipagem pré-quimioterapia neoadjuvante reduz a taxa de FN sem interferir nos desfechos clínicos[45]. Estudos com seguimento mais longo são necessários.

Do ponto de vista da recorrência, Galimberti e cols. analisaram 5 e 10 anos de seguimento de pacientes cN0 ou cN1/2 convertidas para ypN0 e submetidas à BLS, não sendo demonstradas diferenças estatisticamente signifi-

cativas na sobrevida global (p = 0,384) ou na sobrevida livre de doença invasora (p = 0,344) em ambos os grupos (cN0 ou cN1/2)[46]. Andrea Barrio e cols. também analisaram as taxas de recorrência linfonodal, sendo analisadas pacientes cN1 tratadas com quimioterapia neoadjuvante e posterior BLS negativa (ypN0). Entre as 324 pacientes incluídas e submetidas à BLS com dupla marcação e retirada de pelo menos três linfonodos negativos, houve uma recorrência em 40 meses (0,4%) em paciente que declinou da radioterapia adjuvante. Nenhuma outra recorrência linfonodal foi observada[47]. Esses achados, junto aos de outros estudos, demonstram a segurança oncológica da técnica da BLS em pacientes cN1 após quimioterapia neoadjuvante.

Assim como na mama, as taxas de RPC na axila variam de acordo com o subtipo tumoral, sendo obtidas taxas maiores nos tumores receptores hormonais-negativos/HER-2-positivos tratados com terapia anti-HER-2. Nos casos com receptores hormonais positivos, taxas de resposta de 20% são observadas após quimioterapia[5], sendo de extrema importância a análise dessas variáveis para cada caso.

Atualmente, a grande discussão envolve as pacientes com axila positiva após terapia neoadjuvante. Macrometástase no linfonodo sentinela é indicação de EA. A abordagem de micrometástase é controversa no contexto após quimioterapia, pois apresenta alto risco de doença axilar adicional e está associada a pior prognóstico. Moo e cols. demonstraram que micro e macrometástases linfonodais apresentam o mesmo risco de doença adicional axilar (64%), sugerindo EA como tratamento[48]. Os dados são insuficientes para indicar EA nos casos de células tumorais isoladas em linfonodo após terapia sistêmica por se tratar de população pouco amostrada nos estudos.

O EA é uma abordagem cirúrgica mórbida e extensa com inúmeras sequelas. Além disso, o impacto real nos desfechos clínicos e oncológicos de doença residual no cenário pós-quimioterapia é incerto. Na tentativa de descalonamento cirúrgico, está em andamento o estudo de fase III Alliance 011202 com o objetivo de definir o melhor tratamento para pacientes que permanecem com axila positiva após quimioterapia neoadjuvante, ao comparar EA associado à radioterapia *versus* apenas radioterapia nodal. Outro estudo de fase III importante na determinação de tratamento dessas pacientes é o NSABP B51, cujo objetivo é avaliar o papel da radioterapia após mastectomia ou cirurgia conservadora da mama em pacientes que apresentam RPC axilar após terapia sistêmica (Figura 15.3). Seus resultados iniciais com 5 anos de seguimento foram apresentados recentemente no simpósio

Quadro 15.1 Estudos prospectivos de linfonodo sentinela em pacientes com axila positiva após quimioterapia neoadjuvante				
Estudo	ACOSOG Z1071	SN FNAC*	SENTINA	GANEA 2*
Número de pacientes	689	153	592 (cN+)	307
Taxa de identificação do sentinela	92,7%	87,6%	80,1%	79,5%
Taxa de falso-negativo	12,6%	13,3%	14,2%	11,9%
Traçador único	20,3%	16	16	NR
Duplo traçador	10,8%	5,2%	8,6%	NR
2 linfonodos removidos	21%	5%	19%	8%
≥ 3 linfonodos removidos	9%	NR	5%	NR

NR: não relatado.
* SN FNAC e GANEA 2 utilizaram imuno-histoquímica para identificação dos linfonodos.

de San Antônio, demonstrando que, quando a axila que era cN1 se converte para pN0 após quimioterapia neoadjuvante, a adição de radioterapia nodal regional não acarretou benefício nas taxas de recorrência local e à distância nem na sobrevida global[52]. O seguimento ainda é curto, e a continuação do estudo é importante para consolidar esses resultados iniciais.

Nas pacientes com câncer de mama localmente avançado, doença T4 ou N2/3, evitar o EA é incerto. Estudo retrospectivo publicado em 2017 analisou 321 pacientes com cT4 e/ou cN2/3. A taxa média de RPC após quimioterapia foi de 25% e variou conforme o subtipo tumoral, independentemente do estadiamento. Observou-se, portanto, que a biologia tumoral foi preditora de RPC, e não a extensão da doença[49], sendo necessários mais estudos que avaliem a viabilidade do *downstaging* cirúrgico em pacientes com tumores localmente avançados.

Ainda nesse cenário, dois pôsteres interessantes foram apresentados no San Antonio Breast Cancer Symposium (SABCS) no ano de 2022. No primeiro foram discutidos os resultados iniciais do estudo turco NEOSENTITURK, com 2.390 pacientes com tumores T1 a T4, N1 a N3, submetidas à terapia sistêmica neoadjuvante seguida de BLS e radioterapia. O *endpoint* primário era a recidiva axilar e locorregional em 3 anos. As pacientes tinham idade mediana de 47 anos, 81% eram T1 a T2, 80% eram cN1 e 50% eram do subtipo luminal, 70% não realizaram TAD e fizeram apenas uma marcação linfonodal (mínimo de dois linfonodos obtidos cirurgicamente) e todas receberam radioterapia axilar complementar. A taxa de RPC na mama foi de 35%, e na axila, 50%. No subgrupo submetido à BLS mais radioterapia axilar (60% dos casos), as pacientes com ypN+ (n = 401) tiveram 0% de recidiva axilar em 3 anos e 0,2% de recidiva locorregional. De modo semelhante, as pacientes com ypN0 (n = 1.032) tiveram taxas de 0,3% de recidiva axilar e 0,5% de recidiva locorregional. No subgrupo de pacientes submetidas à BLS mais radioterapia axilar, incluindo nível III (40% dos casos), 797 pacientes eram ypN+ com taxas de recidiva axilar de 0,4% e de recidiva locorregional de 0,8%, enquanto 160 pacientes eram ypN0 com taxas de recidiva de 0,5% e 1,9%, respectivamente. Vale ressaltar que as sete pacientes que recidivaram tinham doença residual na mama e seis delas eram HER2+ ou triplonegativa[50].

No segundo pôster, foi apresentado um estudo retrospectivo coreano que incluiu 902 pacientes com tumores T1 a T4, cN1, que se tornaram cN0 após quimioterapia neoadjuvante. Seu objetivo foi comparar BLS *versus* EA em longo prazo, sendo avaliadas as taxas de recorrência axilar, sobrevida livre de doença e sobrevida global. Nos resultados, observou-se que 477 casos foram convertidos para ypN0. Desses, 314 realizaram BLS e 163, EA. Apesar de as pacientes incluídas serem ycN0, 133 apresentaram ypN0i ou ypN1mi, com 58 realizando BLS e 75, EA. A taxa de resposta axilar foi de 50%, sendo a maioria submetida à BLS. Aproximadamente 75% das pacientes realizaram radioterapia complementar sem diferença estatisticamente significativa entre os grupos. Na análise dos *endpoints*, as taxas de recidiva axilar foram semelhantes em todos os grupos, sem diferença estatística. No entanto, nas pacientes com doença residual axilar submetidas à BLS, observou-se taxa de recidiva axilar de 12,1% *versus* 4% no subgrupo do EA. A ausência de significância estatística pode ser decorrente do número reduzido de pacientes. Por outro lado, entre as pacientes ypN0 submetidas à EA, 5,5% tiveram recidiva local e 11,7% apresentaram metástase à distância, ambos os grupos com diferença estatisticamente significativa (p = 0,022 e 0,032, respectivamente). Essa diferença em favor da BLS pode ser decorrente da distribuição desigual das pacientes no que tange ao tamanho da lesão, uma vez que 82,5% das pacientes com ypN0 submetidas à BLS eram T1 a T2, enquanto entre as pacientes submetidas ao EA apenas 72,4% eram T1 a T2. Já os tumores T3 a T4 correspondiam a 17,5% no subgrupo BLS e a 27,6% no EA[51].

Em resumo, a BLS em pacientes que alcançaram RPC após terapia sistêmica neoadjuvante é considerada segura com taxas baixas de recidiva. Já em pacientes com doença residual mínima ou macrometástase, a grande discussão permanece, sendo o EA ainda considerado o padrão. O papel da radioterapia nesse cenário pode ser um fator decisivo, e estudos em andamento e novos protocolos ajudarão a elucidar essa questão no futuro.

REFERÊNCIAS

1. Rastogi P, Anderson S, Bear H et al. Preoperative chemotherapy: Updates of National Surgical Adjuvant Breast and Bowel Project Protocols B-18 and B-27. J Clin Oncol 2008; 26(5):778-85.
2. Early Breast Cancer Trialists' Collaborative Group (EBCTCG). Long-term outcomes for neoadjuvant versus adjuvant chemotherapy in early breast cancer: meta-analysis of individual patient data from ten randomised trials. Lancet Oncol 2018; 19(1):27-39.
3. Gralow J, Burstein H, Wood W et al. Preoperative therapy in invasive breast cancer: Pathologic assessment and systemic therapy issues in operable disease. J Clin Oncol 2008; 26(5):814-9.
4. Kaufmann M, Hortobagyi G, Goldhirsch A. Recommendations from an international expert panel on the use of neoadjuvant (primary) systemic treatment of operable breast cancer: An update. J Clin Oncol 2006; 24(12):1940-9.
5. Morrow M, Khan A. Locoregional management after neoadjuvant chemotherapy. J Clin Oncol 2020; 38(20):2281-9.

6. Fisher B, Brown A, Mamounas E et al: Effect of preoperative chemotherapy on local-regional disease in women with operable breast cancer: Findings from National Surgical Adjuvant Breast and Bowel Project B-18. J Clin Oncol 1997; 15:2483-93.

7. Hage J, Velde C, Julien J et al. Preoperative chemotherapy in primary operable breast cancer: Results from the European Organization for Research and Treatment of Cancer trial 10902. J Clin Oncol 2001; 19:4224-37.

8. Golshan M, Cirrincione C, Sikov W et al. Impact of neoadjuvant chemotherapy in stage II-III triple negative breast cancer on eligibility for breast-conserving surgery and breast conservation rates: Surgical results from CALGB 40603 (Alliance). Ann Surg 2015; 262:434-9.

9. Golshan M, Cirrincione C, Sikov W et al. Impact of neoadjuvant therapy on eligibility for and frequency of breast conservation in stage II-III HER2-positive breast cancer: Surgical results of CALGB 40601 (Alliance). Breast Cancer Res Treat 2016; 160:297-304.

10. Minckwitz G, Untch M, Blohmer J et al. Definition and impact of pathologic complete response on prognosis after neoadjuvant chemotherapy in various intrinsic breast cancer subtypes. J Clin Oncol 2012; 30(15):1796-804.

11. Cortazar P, Zhang L, Untch M et al. Pathological complete response and long-term clinical benefit in breast cancer: The CTNeoBC pooled analysis. Lancet 2014; 384(9938)164-72.

12. Petruolo O, Pilewskie M, Patil S et al. Standard pathologic features can be used to identify a subset of estrogen receptor-positive, HER2 negative patients likely to benefit from neoadjuvant chemotherapy. Ann Surg Oncol 2017; 24:2556-62.

13. Chagpar A, Middleton L, Sahin A et al. Accuracy of physical examination, ultrasonography, and mammography in predicting residual pathologic tumor size in patients treated with neoadjuvant chemotherapy. Ann Surg 2006; 243(2):257-64.

14. Segara D, Krop I, Garber J et al. Does MRI predict pathologic tumor response in women with breast cancer undergoing preoperative chemotherapy? J Surg Oncol 2007; 96(6):474-80.

15. Peintinger F, Kuerer H, Anderson K et al. Accuracy of the combination of mammography and sonography in predicting tumor response in breast cancer patients after neoadjuvant chemotherapy. Ann Surg Oncol 2006; 13(11):1443-9.

16. Yuan Y, Chen X, Liu S et al. Accuracy of MRI in prediction of pathologic complete remission in breast cancer after preoperative therapy: A meta-analysis. Am J Roentgenol 2010; 195(1):260-8.

17. Criscitiello C, Golshan M, Barry W et al. Impact of neoadjuvant chemotherapy and pathological complete response on eligibility for breast-conserving surgery in patients with early breast cancer: A meta-analysis. Eur J Cancer 2018; 97:1-6.

18. Adrada B, Huo L, Lane D et al. Histopathologic correlation of residual mammographic microcalcifications after neoadjuvant chemotherapy for locally advanced breast cancer. Ann Surg Oncol 2015; 22(4):1111-7.

19. Feliciano Y, Mamtani A, Morrow M et al. Do calcifications seen on mammography after neoadjuvant chemotherapy for breast cancer always need to be excised? Ann Surg Oncol 2017; 24(6):1492-8.

20. Weiss A, Lee K, Romero Y et al. Calcifications on mammogram do not correlate with tumor size after neoadjuvant chemotherapy. Ann Surg Oncol 2014; 21(10):3310-6.

21. Poggio F, Bruzzone M, Ceppi M et al. Platinum-based neoadjuvant chemotherapy in triple-negative breast cancer: A systematic review and meta-analysis. Ann Oncol 2018; 29(7):1497-508.

22. Schmid P, Cortes J, Pusztai L et al. Pembrolizumab for early triple-negative breast cancer. N Engl J Med 2020; 382:810-21.

23. Masuda N, Lee S, Ohtani S et al. Adjuvant capecitabine for breast cancer after preoperative chemotherapy. N Engl J Med 2017; 376:2147-59.

24. Gianni L, Pienkowski T, Im Y et al. Efficacy and safety of neoadjuvant pertuzumab and trastuzumab in women with locally advanced, inflammatory, or early HER2-positive breast cancer (NeoSphere): A randomised multicentre, open-label, phase 2 trial. Lancet Oncol 2012; 13(1):25-32.

25. Schneeweiss A, Chia S, Hickish T et al. Pertuzumab plus trastuzumab in combination with standard neoadjuvant anthracycline-containing and anthracycline-free chemotherapy regimens in patients with HER2-positive early breast cancer: A randomised phase II cardiac safety study (TRYPHAENA). Ann Oncol 2013; 24(9):2278-84.

26. Ramshorst M, Voort A, Werkhoven E et al. Neoadjuvant chemotherapy with or without anthracyclines in the presence of dual HER2 blockade for HER2-positive breast cancer (TRAIN-2): A multicentre, open-label, randomised, phase 3 trial. Lancet Oncol 2018; 19(12):1630-40.

27. Mickwitz G, Huang C, Mano M et al. Trastuzumab emtansine for residual invasive HER2-positive breast cancer. N Engl J Med 2019; 380(7):617-28.

28. Symmans W, Wei C, Gould R et al. Long-term prognostic risk after neoadjuvant chemotherapy associated with residual cancer burden and breast cancer subtype. J Clin Oncol 2017; 35(10):1049-60.

29. Semiglazov VF, Semiglazov VV, Dashyan G et al. Phase 2 randomized trial of primary endocrine therapy versus chemotherapy in postmenopausal patients with estrogen receptor-positive breast cancer. Cancer 2007; 110(2):244-54.

30. Alba E, Calvo L, Albanell J et al. Chemotherapy (CT) and hormonotherapy (HT) as neoadjuvant treatment in luminal breast cancer patients: Results from the GEICAM/2006-03, a multicenter, randomised, phase-II study. Ann Oncol 2012; 23(12):3069-74.

31. Palmieri C, Cleator S, Kilburn L et al. NEOCENT: A randomised feasibility and translational study comparing neoadjuvant endocrine therapy with chemotherapy in ER-rich postmenopausal primary breast cancer. Breast Cancer Res Treat 2014; 148(3):581-90.

32. Marinovich ML, Houssami N, Macaskill P et al. Meta-analysis of magnetic resonance imaging in detecting residual breast cancer after neoadjuvant therapy. J Natl Cancer Inst 2013; 105:321-33.

33. Koelbel V, Pfob A, Schaefgen B et al. Vacuum-assisted breast biopsy after neoadjuvant systemic treatment for reliable exclusion of residual cancer in breast cancer patients. Ann Surg Oncol 2022; 29(2):1076-84.

34. Fisher B, Jong-Hyeon J, Anderson S et al. Twenty-fiver year follow-up of a randomised trial comparing radical mastectomy, total mastectomy, and total mastectomy followed by irradiation. N Eng J Med 2002; 347(8):567-75.

35. Veronesi U, Paganelli G, Viale G et al. A randomized comparison of sentinel-node biopsy with routine axillary dissection in breast cancer. N Eng J Med 2003; 349(6):546-53.

36. Krag D, Anderson S, Julian T et al. Sentinel-lymph-node resection compared with conventional axillary-lymph-node dissection in clinically node-negative patients with breast cancer: Overall survival findings from the NSABP-B32 randomised phase 3 trial. Lancet Oncol 2010; 11(10):927-33.

37. Kelly A, Dwamena B, Cronin P et al. Breast cancer sentinel node identification and classification after neoadjuvant chemotherapy — Systematic review and meta-analysis. Acad Radiol 2009; 16(5):551-63.

38. NCCN Clinical Practice Guidelines in Oncology. Breast Cancer (Version 2.2023). Disponível em: https://www.nccn.org/professionals/physician_gls/pdf/breast.pdf. Acesso em:16 fev 2023.

39. Kuehn T, Bauerfeind I, Fehm T et al. Sentinel-lymph-node biopsy in patients with breast cancer before and after neoadjuvant chemotherapy (SENTINA): A prospective, multicentre cohort study. Lancet Oncol 2013; 14(7):609-18.

40. Boughey J, Suman V, Mittendorf E et al. Sentinel lymph node surgery after neoadjuvant chemotherapy in patients with node-positive breast cancer: The ACOSOG Z1071 (Alliance) clinical trial. JAMA 2013; 310(14):1455-61.

41. Boileau J, Poirier B, Basik M et al. Sentinel node biopsy after neoadjuvant chemotherapy in biopsy-proven node-positive breast cancer: The SN FNAC study. J Clin Oncol 2015; 33(3):258-64.

42. Classe J, Loaec C, Gimbergues P et al. Sentinel lymph node biopsy without axillary lymphadenectomy after neoadjuvant chemotherapy is accurate and safe for selected patients: The GANEA 2 study. Breast Cancer Res Treat 2019; 173(2):343-52.

43. Caudle A, Yang W, Krishnamurthy S et al. Improved axillary evaluation following neoadjuvant therapy for patients with node-positive breast cancer using selective evaluation of clipped nodes: Implementation of targeted axillary dissection. J Clin Oncol 2016; 34(10):1072-8.

44. Nguyen T, Hieken T, Glazebrook K et al. Localizing the clipped node in patients with node-positive breast cancer treated with neoadjuvant chemotherapy: Early learning experience and challenges. Ann Surg Oncol 2017; 24(10):3011-6.

45. Montagna G, Murdtt M, Sum S et al. The OPBC-04/EUBREAST-06/OMA study: Oncological Outcomes Following Sentinel Lymph Node Biopsy (SLNB) or Targeted Axillary Dissection (TAD) in breast cancer patients downstaging from node positive to node negative with neoadjuvant chemotherapy. SABCS 2022; Abstract G24-02.

46. Kahler-Ribeiro-Fontana S, Pagan E, Magnoni F et al. Long-term standard sentinel node biopsy after neoadjuvant treatment in breast cancer: A single institution ten-year follow-up. Eur J Surg Oncol 2021; 47(4):804-12.

47. Barrio A, Montagna G, Mamtani A et al. Nodal recurrence in patients with node-positive breast cancer treated with sentinel node biopsy alone after neoadjuvant chemotherapy — A rare event. JAMA Oncol 2021; 7(12):1851-5.

48. Moo T, Edelweiss M, Hajiyeva S et al. Is low-volume disease in the sentinel node after neoadjuvant chemotherapy an indication for axillary dissection? Ann Surg Oncol 2018; 25(6):1488-94.

49. Gentile L, Plitas G, Zabor E et al. Tumor biology predicts pathologic complete response to neoadjuvant chemotherapy in patients presenting with locally advanced breast cancer. Ann Surg Oncol 2017; 24(13):3896-902.

50. Cabıoğlu N, Karanlik H, Ali Gulcelik M et al. Axillary recurrence is rare in patients undergoing sentinel lymph node biopsy following neoadjuvant chemotherapy in initially clinically node-positive breast cancer: Early results of the Neosentiturk-trial/MF 18-03. SABCS Spotlight Poster Discussion, 2022.

51. Lim S, Yoo T, Lee S et al. Long term outcome in patients with nodal positive breast cancer treated with sentinel lymph node biopsy alone after neoadjuvant chemotherapy. SABCS Spotlight Poster Discussion, 2022.

52. Mamounas E, Bandos H, White J et al. Loco-regional irradiation in patients with biopsy-proven axillary node involvement at presentation who become pathologically node-negative after neoadjuvant chemotherapy: Primary outcomes of NRG Oncology/NSABP B-51/RTOG 1304 (Abstract GS02-07). San Antonio Breast Cancer Symposium (SABCS), 2023.

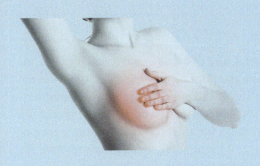

Capítulo 16
Incorporação do Painel Genético no Planejamento Terapêutico do Câncer de Mama

Rodrigo Santa Cruz Guindalinii

▶ INTRODUÇÃO

O câncer de mama é o câncer mais comum entre as mulheres, representando cerca de 25% de todos os cânceres femininos. Nos últimos anos, os avanços na pesquisa em genética e na compreensão das bases moleculares do câncer de mama trouxeram uma nova dimensão ao campo da Mastologia. Em particular, a identificação de mutações germinativas em genes de predisposição – determinadas em aproximadamente 5% a 10% dos casos de câncer de mama – tem desempenhado papel fundamental na avaliação de risco e no planejamento terapêutico.

Este capítulo aborda a incorporação do painel genético germinativo no planejamento terapêutico do câncer de mama. A identificação precoce de mutações germinativas em genes de suscetibilidade, como BRCA1 e BRCA2, entre outros, tem implicações significativas na determinação do risco de desenvolver câncer de mama e fornece informações cruciais para a seleção de estratégias terapêuticas personalizadas.

Neste capítulo serão exploradas em detalhes as mutações genéticas mais comuns associadas ao câncer de mama e, o mais importante, como essas informações podem ser aplicadas no planejamento terapêutico das pacientes. Serão examinadas as abordagens terapêuticas específicas, incluindo a quimioterapia, a radioterapia e as terapias-alvo, que podem ser adaptadas com base no perfil genético de cada paciente, visando à otimização de resultados e à melhoria na qualidade de vida. É importante notar que as mudanças na conduta cirúrgica não foram abordadas aqui, uma vez que essas questões específicas serão discutidas nos capítulos dedicados à cirurgia oncológica do câncer de mama.

▶ GENES RELACIONADOS COM CÂNCER DE MAMA HEREDITÁRIO

As mutações germinativas em genes de predisposição hereditária ao câncer são responsáveis por aproximadamente 5% a 10% dos diagnósticos de câncer de mama. Essas mutações estão associadas a cerca de 13 genes diferentes e demonstram clara correlação com padrões de hereditariedade, o que significa que indivíduos portadores de mutações germinativas nesses genes têm probabilidade significativamente maior de desenvolver câncer de mama ao longo de suas vidas, bem como outros tipos de câncer, em comparação com a população em geral.

A ocorrência de câncer de mama em indivíduos com mutação em um desses genes é classificada como um caso de câncer de mama hereditário. Comumente, os painéis genéticos que visam identificar essas mutações englobam genes de alta penetrância, associados a aumento de risco superior a cinco vezes, bem como genes de moderada penetrância, que elevam o risco de câncer em uma faixa de duas a cinco vezes, quando comparado ao risco da população em geral.

Entre os genes de alta penetrância relacionados com o aumento do risco de câncer de mama, destacam-se BRCA1, BRCA2, CDH1, NF1, PALB2, PTEN, STK11 e TP53. Por outro lado, os genes de moderada penetrância incluem ATM, BARD1, CHEK2, RAD51C e RAD51D[1,2]. No contexto da população brasileira, cerca de 50% dos casos de câncer de mama hereditário estão associados a mutações nos genes BRCA1/2. Adicionalmente, o gene TP53 ocupa a posição de terceiro gene mais frequentemente mutado, com incidência aproximada de 10%, devido à alta prevalência da mutação fundadora brasileira TP53 R337H, que é particularmente comum nas regiões

Sul e Sudeste do país. Essas informações genéticas desempenham papel crucial na identificação de riscos hereditários e no planejamento terapêutico personalizado para pacientes com câncer de mama[3].

PROGNÓSTICO

Estudos anteriores e metanálises relataram efeitos inconsistentes das mutações em BRCA1/2 nos desfechos do câncer de mama inicial, com resultados melhores, piores e semelhantes para pacientes com mutações BRCA1/2 em comparação com pacientes com câncer de mama esporádico. Esses resultados contraditórios podem ser explicados por questões metodológicas, como viés de seleção introduzido por identificação retrospectiva e seletiva de casos, testagem genética incompleta, amostras reduzidas, falta de ajuste para variáveis clínicas, incluindo tratamento, e seguimento curto. O estudo POSH foi o maior estudo prospectivo de coorte que comparou os desfechos do câncer de mama em pacientes jovens (< 40 anos) com mutação BRCA1/2 e em pacientes com câncer esporádico. Os resultados mostraram que as pacientes com câncer de mama de início precoce que possuem uma mutação BRCA têm sobrevida global semelhante à das não portadoras[4].

No cenário metastático, 2.595 pacientes com câncer de mama foram genotipadas. A frequência de mutações foi de 5% para BRCA1/2 e aproximadamente 10% para um painel de 12 genes de risco estabelecidos para câncer de mama. As mutações não modificaram significativamente a sobrevida livre de progressão ou a sobrevida global para pacientes com câncer de mama metastático[5].

TRATAMENTO NEOADJUVANTE

Apesar das taxas consistentemente superiores de resposta patológica completa com a adição da carboplatina ao tratamento neoadjuvante padrão em câncer de mama triplonegativo, a inclusão de agentes platinantes em portadoras de mutações BRCA continuava sendo um tema controverso. Isso se devia à falta de demonstração de benefício nos desfechos clínicos de longo prazo, associada ao aumento das toxicidades hematológicas vinculadas a esse tratamento. No ensaio clínico de fase III BrighTNess, no qual cerca de 15% das pacientes eram BRCA1/2-mutadas, a adição de carboplatina concomitante ao paclitaxel, seguida de doxorrubicina e ciclofosfamida, no cenário neoadjuvante para câncer de mama triplonegativo de estádio II-III, revelou taxas significativamente maiores de resposta patológica completa globalmente, com toxicidade aguda gerenciável. Cabe destacar que as pacientes que alcançaram resposta patológica completa tiveram sobrevida livre de eventos significativamente melhor, independentemente de seu *status* germinativo para BRCA[6]. Portanto, a adição de platina ao tratamento neoadjuvante para pacientes com câncer de mama triplonegativo não deve ser embasada na presença ou ausência de mutação nos genes BRCA1/2, mas sim em seu potencial benefício de aumento de resposta patológica completa e, consequentemente, aumento de sobrevida livre de progressão.

USO DE ASSINATURAS PARA DETERMINAR TRATAMENTO ADJUVANTE

Metanálise recentemente publicada sobre o uso de OncotypeDX® em portadoras de BRCA1/2 incluiu cinco estudos com 4.286 pacientes, com média de idade de 60 anos (variação de 22 a 85 anos). No total, 7,8% eram portadoras de mutações BRCA (333/4.286). A pontuação média do *Recurrence Score* (RS) foi de 18,0 (variação de 0 a 71), sendo 25 (variação de 10 a 71) para as portadoras de mutações BRCA e 18,4 (variação de 0 a 62) para os casos de doença esporádica. As pacientes com câncer esporádico tinham maior probabilidade de apresentar RS < 18 (OR: 0,27; IC95%: 0,14 a 0,51; p = 0,010). As portadoras de mutações BRCA tinham maior probabilidade de apresentar RS de 18 a 30 (OR; 1,74; IC95%: 1,28 a 2,37; p < 0,001) e RS > 30 (OR: 3,71; IC95%: 2,55 a 5,40; p < 0,001). Portanto, existe uma probabilidade aumentada de RS de alto risco entre as pacientes com mutações germinativas BRCA conhecidas, em comparação com as pacientes que desenvolvem câncer de mama precoce ER+/HER-2-esporádico[7]. Esses achados não invalidam o uso do OncotypeDX® para selecionar pacientes para realização de tratamento quimioterápico adjuvante; no entanto, oferece *insights* sobre resultados de testes genômicos em portadoras de mutações BRCA, o que pode ser útil no aconselhamento de pacientes com mutações BRCA em seu manejo clínico.

TRATAMENTO ADJUVANTE CLÍNICO

O estudo OlympiA, que avaliou o uso de olaparibe, um inibidor de PARP (poli [ADP-ribose] polimerase), como adjuvante por 1 ano, após o tratamento local e quimioterapia adjuvante ou neoadjuvante em pacientes com câncer de mama de estádio inicial de alto risco, HER-2-negativo e mutações germinativas em BRCA1 e BRCA2, demonstrou benefício significativo na sobrevida global, reduzindo o risco de óbito em 32% (HR: 0,68;

p: 0,009) em comparação com o placebo, resultando em melhora absoluta de 3,8% em 3,5 anos[8].

Os resultados do OlympiA destacam a importância dos testes genômicos para identificação de mutações BRCA1/2, uma vez que isso agora afeta as decisões sobre o tratamento adjuvante. Com base nesses dados, o olaparibe foi recentemente aprovado pela ANVISA para tratamento adjuvante de pacientes com mutações germinativas BRCA1/2 e câncer de mama de estádio inicial de alto risco, HER-2-negativo.

Em relação à segurança, os efeitos colaterais mais comuns de qualquer grau no grupo do olaparibe, em comparação com o grupo do placebo, foram náuseas (57% *versus* 24%, respectivamente) e fadiga (40% *versus* 27%) - leves na maioria dos casos. Eventos adversos graves ocorreram em cerca de 9% em ambos os grupos. Eventos adversos de interesse especial incluíram síndrome mielodisplásica e leucemia mieloide aguda, pneumonite e novas malignidades primárias, que ocorreram em 3,4% das pacientes no grupo olaparibe e 5,6% dos casos no grupo placebo. Eventos adversos de grau ≥ 3 ocorreram em 24,5% e 11,3%, respectivamente, e aqueles que levaram à interrupção do tratamento ocorreram em 10,8% e 4,6%, respectivamente.

Embora PALB2, ATM e CHEK2 façam parte da via de resposta ao dano no DNA para reparo de quebras de fita dupla no DNA, juntamente com BRCA1 e BRCA2, atualmente há dados insuficientes para demonstrar que as terapias sistêmicas eficazes no tratamento do câncer de mama relacionado com BRCA sejam igualmente eficazes no tratamento de cânceres de mama que se desenvolvem em portadores de mutações em outros genes. Ensaios clínicos em andamento ajudarão a esclarecer o papel dos inibidores de PARP no tratamento do câncer de mama em pacientes com mutações em genes diferentes de BRCA1/2.

▶ TRATAMENTO ADJUVANTE RADIOTERÁPICO

Uma área que necessita de dados de maior qualidade está relacionada com a preocupação com o risco da radioterapia em pacientes com câncer de mama com mutação germinativa. Até que haja dados mais consistentes, demonstrando aumento na toxicidade, a radioterapia não deve ser evitada em pacientes com câncer de mama que tenham mutações em heterozigose em ATM ou qualquer gene associado a câncer de mama hereditário, exceto em pacientes com síndrome de Li-Fraumeni com mutações no gene TP53[9].

A radiossensibilidade em portadores de variantes germinativas de TP53 parece ser semelhante à da população em geral. No entanto, o risco de segundas neoplasias malignas é maior, sendo necessário avaliar o prognóstico oncológico geral da paciente durante reuniões especializadas de equipe multidisciplinar. Nesse contexto, a radioterapia deve ser evitada sempre que estiverem disponíveis outras opções de tratamento igualmente eficazes com intenção curativa. Quando não puder ser evitada, ela deve, se possível, ser adaptada para minimizar o risco de segundas neoplasias malignas em pacientes que necessitam de radioterapia, apesar de sua genotoxicidade, em vista de seu potencial benefício curativo. As adaptações podem ser alcançadas por meio da redução dos volumes irradiados usando terapia com prótons, procedimentos de diagnóstico não ionizantes, orientação por imagem e minimização da radiação dispersa[10].

▶ TRATAMENTO PALIATIVO

Platina

O estudo TNT comparou a eficácia do carboplatina como agente único com o docetaxel em pacientes com câncer de mama triplonegativo metastático. O desfecho primário foi a resposta objetiva; a sobrevida livre de progressão (SLP) foi um dos vários desfechos secundários. Foram realizadas análises dos subgrupos de mutações BRCA1/2 que estavam previamente especificados nos protocolos do estudo. Entre as 43 pacientes com câncer de mama BRCA1/2-mutadas (aproximadamente 11% das pacientes recrutadas), as 25 mulheres que receberam carboplatina apresentaram taxa de resposta objetiva (TRO) maior e uma SLP mais longa do que as 18 mulheres que receberam docetaxel (carboplatina - TRO: 68%; SLP: 6,8 meses; docetaxel - TRO: 33,3%; SLP: 4,4 meses). Não houve diferença na TRO observada entre os grupos de carboplatina (31,4%) e docetaxel (34,0%) na população não selecionada (n = 376 pacientes)[11]. Devido a esse estudo, ao ser oferecida a quimioterapia para portadoras de mutações germinativas BRCA com câncer de mama metastático, a quimioterapia com platina é preferível à terapia com taxano para as pacientes que não receberam previamente platina. Não há dados para avaliar a eficácia da platina em portadoras de mutações germinativas em outros genes não BRCA1/2.

Inibidor de PARP

Ensaios clínicos de fase II relataram atividade antitumoral promissora de inibidores de PARP em pacientes com câncer de mama avançado que possuíam mutações germinativas em BRCA1/2. Posteriormente, os ensaios clínicos de fase III OlympiAd e EMBRACA foram conduzidos para avaliar a eficácia clínica dos inibidores de PARP, olaparibe e talazoparibe, respectivamente, e ambos alcançaram seu desfecho primário mostrando melhora na SLP em favor do inibidor de PARP em relação ao braço de controle (sendo a quimioterapia com agente único à escolha do investigador)[12,13]. Com base nesses resultados, a ANVISA concedeu autorização de comercialização para olaparibe e talazoparibe para adultos com mutações germinativas em BRCA1/2 e câncer de mama localmente avançado ou metastático negativo para HER-2.

Em análise não previamente planejada no estudo OlympiAd, foi evidenciado que o uso de olaparibe em primeira linha demonstrou maior mediana de sobrevida global para o olaparibe em comparação com o tratamento de escolha padrão (22,6 meses *versus* 14,7 meses; HR: 0,55; IC95%: 0,33 a 0,95), e a taxa de sobrevida de 3 anos foi de 40,8% para o olaparibe *versus* 12,8% para o tratamento padrão de escolha[14].

Portanto, nesse cenário, o olaparibe ou o talazoparibe devem ser oferecidos como alternativa à quimioterapia nos estágios de tratamento de primeira à terceira linha. É importante destacar que, para as portadoras de mutações BRCA1/2 com câncer de mama metastático HER-2-negativo, não há dados que comparem diretamente a eficácia dos inibidores de PARP com quimioterapia à base de platina.

▶ CONSIDERAÇÕES FINAIS

A incorporação do painel genético no planejamento terapêutico do câncer de mama representa um marco na abordagem clínica dessa doença. A identificação precoce de mutações germinativas em genes de predisposição, como BRCA1, BRCA2 e outros, oferece *insights* valiosos sobre o risco de desenvolvimento do câncer de mama. Isso, por sua vez, possibilita a individualização das estratégias terapêuticas, proporcionando às pacientes um tratamento mais personalizado e eficaz.

Ao longo deste capítulo foram exploradas as mutações genéticas mais comuns associadas ao câncer de mama e foi discutido como essas informações podem ser aplicadas no planejamento terapêutico. Discutimos abordagens terapêuticas específicas, como quimioterapia, radioterapia e terapias-alvo, que podem ser adaptadas com base no perfil genético de cada paciente. Essa abordagem visa à otimização dos resultados clínicos e à melhoria na qualidade de vida das pacientes.

A pesquisa em genética do câncer de mama continua avançando, e novas descobertas estão constantemente moldando a maneira como enfrentamos essa doença. À medida que novos genes e marcadores são identificados, a capacidade de personalizar o tratamento se torna ainda mais refinada. Acredita-se que o futuro reserve promessas ainda maiores, à medida que a medicina de precisão se torna a norma na oncologia.

Além disso, é importante ressaltar que essa abordagem não beneficia apenas as pacientes diagnosticadas com câncer de mama, mas também pode impactar significativamente a vida de suas parentes. Uma vez que essas mutações genéticas são hereditárias, outras mulheres na família podem ser portadoras das mesmas mutações nos genes de predisposição. A identificação dessas mutações nas parentes oferece a oportunidade de implementar medidas de rastreamento e prevenção mais diferenciadas, permitindo a detecção precoce do câncer de mama e a redução do risco de desenvolvimento da doença.

Portanto, a incorporação do painel genético no planejamento terapêutico do câncer de mama não é apenas um avanço, mas uma revolução. À medida que continuamos a aprender e aprimorar nosso entendimento sobre a genética do câncer de mama, esperamos proporcionar tratamentos mais eficazes e direcionados, trazendo esperança e melhores resultados para as pacientes afetadas por essa doença desafiadora.

REFERÊNCIAS

1. Hu C, Hart SN, Gnanaolivu R et al. A population-based study of genes previously implicated in breast cancer. N Engl J Med 2021 Feb; 384(5):440-51.
2. Dorling L, Carvalho S, Allen J et al. Breast cancer risk genes ⊠ Association analysis in more than 113,000 women. N Engl J Med [Internet] 2021 Feb; 384(5):428-39. Disponível em: http://www.nejm.org/doi/10.1056/NEJMoa1913948.
3. Guindalini RSC, Viana DV, Kitajima JPFW et al. Detection of germline variants in Brazilian breast cancer patients using multigene panel testing. Sci Rep 2022 Dec; 12(1).
4. Copson ER, Maishman TC, Tapper WJ et al. Germline BRCA mutation and outcome in young-onset breast cancer (POSH): A prospective cohort study. Lancet Oncol 2018 Feb; 19(2):169-80.
5. Fasching PA, Yadav S, Hu C et al. Mutations in BRCA1/2 and other panel genes in patients with metastatic breast cancer ⊠ Association with patient and disease characteristics and effect on prognosis. J Clin Oncol [Internet] 2021; 39:1619-30.
6. Geyer CE, Sikov WM, Huober J et al. Long-term efficacy and safety of addition of carboplatin with or without veliparib to standard neoadjuvant chemotherapy in triple-negative breast cancer: 4-year follow-up data from BrighTNess ⊠ A randomized phase III trial. Ann Oncol 2022 Apr; 33(4):384-94.
7. Davey MG, Richard V, Lowery AJ, Kerin MJ. OncotypeDX© recurrence score in BRCA mutation carriers: A systematic review and meta-analysis. Eur J Cancer 2021 Sep; 154:209-16.
8. Geyer CE, Garber JE, Gelber RD et al. Overall survival in the OlympiA phase III trial of adjuvant olaparib in patients with germline pathogenic variants in BRCA1/2 and high-risk, early breast cancer. Ann Oncol 2022 Dec; 33(12):1250-68.

9. Tung NM, Boughey JC, Pierce LJ et al. Management of hereditary breast cancer: American Society of Clinical Oncology, American Society for Radiation Oncology, and Society of Surgical Oncology Guideline. J Clin Oncol 2020 Jun; 38(18):2080-106.

10. Thariat J, Chevalier F, Orbach D et al. Avoidance or adaptation of radiotherapy in patients with cancer with Li-Fraumeni and heritable TP53-related cancer syndromes. Lancet Oncol 2021 Dec; 22(12):e562-74.

11. Tutt A, Tovey H, Cheang MCU et al. Carboplatin in BRCA1/2-mutated and triple-negative breast cancer BRCAness subgroups: The TNT Trial. Nat Med 2018 May; 24(5):628-37.

12. Litton JK, Rugo HS, Ettl J et al. Talazoparib in patients with advanced breast cancer and a germline BRCA mutation. N Engl J Med 2018 Aug; 379(8):753-63.

13. Robson M, Im SA, Senkus E et al. Olaparib for metastatic breast cancer in patients with a germline BRCA mutation. N Engl J Med 2017 Aug; 377(6):523-33.

14. Robson ME, Im SA, Senkus E et al. OlympiAD extended follow-up for overall survival and safety: Olaparib versus chemotherapy treatment of physician's choice in patients with a germline BRCA mutation and HER2-negative metastatic breast cancer. Eur J Cancer 2023 May; 184:39-47.

Capítulo 17

Relação Médico-Paciente e Aspectos Jurídicos da Oncoplastia Mamária – Atuação do Mastologista

Clécio Ênio Murta de Lucena

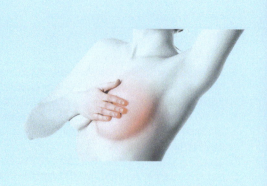

▸ INTRODUÇÃO

Quando duas pessoas se encontram, vários fenômenos acontecem no campo do contato interpessoal. Profissionais da saúde, cliente e seus familiares estabelecem relações diversas uns com os outros, quase sempre despertando expectativas, desejos, esperanças e exigências. Esse conjunto de fenômenos forma a infraestrutura do relacionamento estabelecido, sendo a base do vínculo que ocorre com todos os elementos citados.

Entendermos o atendimento como um encontro interpessoal é fundamental, e desse relacionamento que se estabelece pode ser desencadeada uma reação de sintonia e harmonia ou, infelizmente, de aversão e irritação. Nenhuma dessas reações é definitiva, cabendo a cada um de nós a busca pela manutenção de uma relação saudável ou conversão de uma relação de confronto para um encontro cada vez mais de compreensão e cumplicidade.

Todo profissional da saúde tem em seus limites individuais a vivência de uma pessoa cotidiana, desempenhando sua atuação enquanto técnico, nos moldes formados por suas características pessoais, necessidades próprias, dificuldades do dia a dia, valores e princípios construídos, bem como as influências circunstanciais de cada situação com a qual nos deparamos rotineiramente.

Associada e integrada a todo esse processo, encontramos uma regulação ética que deveria estar intrínseca a toda formação profissional, sobretudo nas áreas da saúde, delineando os limites dessa nossa atuação. Ademais, o poder-dever estatal, exercido através do Direito, regula as relações individuais em uma sociedade nas mais diversas linhas judicantes, dando-se sobretudo pelas esferas cível e penal. Basicamente, na esfera judicante é possível que os profissionais da saúde sejam demandados em processos ético-profissionais, administrativos e processos cíveis, bem como na própria esfera do Direito penal.

▸ CLIENTE E PROFISSIONAL EM UMA RELAÇÃO CONTÍNUA

Na prática clínica, com frequência os motivos de uma consulta não estão apresentados de maneira clara, podendo ser explícitos ou implícitos. O motivo explicitado em uma consulta nem sempre é o motivo real ou pelo menos o mais importante. Em qualquer relacionamento interpessoal, os níveis explícitos ou implícitos nesse contexto muitas vezes estão completamente discrepantes entre si. Desse modo, devemos desenvolver habilidades de percepção da linguagem dos sinais e sintomas, buscando entender a história da doença ou intercorrência aparentados, na história da pessoa e no contexto em que ela vive.

Assim, ambos os vetores dessa relação bilateral precisam e devem sentir-se como corresponsáveis. Essa corresponsabilidade implica, fundamentalmente, saber que a função do profissional é expor, com honestidade e clareza, os fatos encontrados, a lógica do raciocínio feito, prós e contras, riscos e consequências, bem como as razões de um planejamento estabelecido, permitindo ao paciente uma interação direta e consciente. Acompanhar o processo de decisão do cliente é imprescindível, fornecendo os elementos necessários a essa escolha. Cabe ao cliente e a seus familiares decidir e dar a última palavra no processo decisório.

Por outro lado, a idealização é um risco quase sempre presente, decorrente da expectativa do que a pessoa espera do profissional. Cuidado... Idealização é a necessidade de se criar uma figura forte, protetora, infalível, que seja capaz de oferecer a perfeita segurança desejada pelos pacientes. Idealização difere de confiança, admiração e respeito, que permitem que os clientes percebam o profissional como pessoa, com limitações e a possibilidade de eventuais falhas. O grande temor gerado por um grau elevado de idealização é o narcisismo exagerado por parte do profissional com consequente ilusão de onipotência, o que deve ser permanentemente trabalhado. A relação desenvolvida nessas condições é muito perigosa: profissional visto como um mágico resulta em um cliente superexigente e com altas expectativas. Esse resultado pode ser altamente catastrófico.

O sonho da onipotência tem raízes históricas na humanidade e também na própria evolução emocional e intelectual dos seres humanos, em especial na Medicina. Desde a infância, passamos perigosamente por um processo de adestramento para infalibilidade, sucesso, projeção, superioridade e busca pelo poder. Quanto maior a sensação de onipotência, maior a necessidade de concentração de poder em nossas mãos. A ilusão da onipotência pode resultar na angústia da chamada Culpa Onipotente, na qual atribuímos a nós mesmos uma quantidade de poderes muito maior do que a capacidade real que podemos possuir. As consequências são negativamente previsíveis.

▶ O PROCESSO DA COMUNICAÇÃO INTERPESSOAL

Uma das maiores dificuldades por nós encontrada está na transmissão de informações. O adequado desenvolvimento de formas corretas e assertivas de uma boa comunicação é fundamental. Devemos caminhar em um processo de aprendizagem contínuo que resulta em profunda transformação do nosso potencial de ação enquanto agentes de saúde, abrindo os mais diversos canais de comunicação, aprofundando o diálogo e a captação das informações necessárias, aumentando as chances de uma relação de confiança entre profissional e cliente.

A arte de saber fazer perguntas é uma habilidade necessária e indispensável. É um meio bastante eficaz tanto para bloquear como para abrir os nossos canais de comunicação. Desenvolver essas habilidades depende de um treinamento amplo, permanente, tanto teórico como prático. Fazer perguntas com atitude clínica é uma maneira de demonstrar interesse pela situação do indivíduo em um contexto amplo, não apenas na situação única da doença. É a partir da postura correta de indagação que se abrem as perspectivas da utilização eficaz das perguntas.

Não raro deparamos com expressões de ordens, ameaças ou lições de moral por parte do profissional. Esse agente deve evitar assumir a função de crítico contumaz, controlador e autoritário, sem se desfazer de sua necessária condição de gestor do processo de um atendimento médico. Devemos estar sempre atentos para não fazermos julgamentos críticos às condutas das pacientes que se chocam com nossos valores morais e religiosos. Em contrapartida, recorremos às lições de moral quando sentimos dificuldades em trabalhar em um sistema de corresponsabilidade ou de decisão compartilhada. Uma análise cuidadosa dessa dificuldade pode ser ilustrada quando um indivíduo tende a fugir e evitar o problema do cliente em decorrência de sua dificuldade de reconhecer suas limitações de atuação, bem como o próprio medo de dizer "não sei".

Mensagens contraditórias são nocivas em uma relação médico-paciente porque geram confusão, dificuldade de discriminação das informações, dúvidas e ansiedades. Argumentar com "faça o que digo e não faça o que faço" só aumenta o descrédito e a falta de confiança por parte dos clientes.

Intervenções apressadas e prematuras são sempre deletérias. É necessário captar em vários níveis as mensagens latentes nas nossas investigações diagnósticas, respeitando o tempo e a capacidade de expressão de cada um. Assim, torna-se essencial respeitar o ritmo individual de cada cliente, sem pressa de mostrar, de modo abrupto ou prematuro, o que captamos.

▶ COLOCANDO LIMITES

Delimitar as fronteiras da relação médico-paciente é necessário, explicando com clareza, concisão e firmeza as características e a estruturação das situações de atendimento, além de equacionar as áreas de atuação em termos do que pode e do que não pode ser realizado. A evolução da medicina atual exige cada vez mais um aprofundamento do nível de conhecimento de cada profissional, inviabilizando um entendimento específico total de cada especialidade médica.

O atendimento médico, como qualquer prestação de serviços, é realizado mediante um contrato estabelecido, ainda que tácito. O nível de dúvida e de incertezas do cliente e de seus familiares diminui significativamente quando se delimitam as condições de atendimento com horários combinados, frequência e duração das consultas, exigências burocráticas do atendimento, bem como o próprio pagamento pela prestação do referido serviço. É importante compreendermos que o pagamento por esse atendimento prestado tem como sentido mais profundo proteger a própria relação médico-paciente. Fica clara e fácil a compreensão de um profissional mal remunerado que presta um atendimento com insatisfação. O grande prejudicado seria o cliente.

Do desempenho médico é esperada uma infinidade de exigências, destacando-se competência técnica, atitude universalista, especificidade funcional e neutralidade afetiva, além da atitude altruísta e desinteressada. Parece inviável a existência desse profissional, mas grande parte dessa construção imaginária de um bom profissional médico deu-se sobretudo pela aparente onipotência lapidada ao longo da história pelos próprios profissionais.

No antagonismo das expectativas encontradas em ambos os lados, valem sempre o bom senso e a lucidez no entendimento da especificidade que envolve o atendimento médico. Se por um lado encontramos nas expectativas do paciente a busca pelo alívio, salvação, cura, atenção desinteressada, conselhos e orientações, ou até mesmo a simples convivência, por parte dos médicos a variedade de expectativas recai sobre o prestígio social, o ganho econômico, a satisfação pessoal, o aprendizado científico e, obviamente, a esperança e o desejo de ajudar cada um de nossos pacientes.

▶ ASPECTOS ÉTICOS

Discutir sobre aspectos éticos do exercício profissional médico implica compreendermos os direitos e deveres delineados pelo órgão de classe regulador da atuação desse profissional, alicerçado por um conjunto de princípios formadores da própria personalidade de cada um, em consonância com valores de natureza religiosa, moral, familiar e, também, cultural. Desse modo, não podemos desprezar a flexibilidade que deve nortear essa atuação em decorrência das características apresentadas.

Em um entendimento amplo, de acordo com o Código de Ética Médica vigente[1], é direito do médico indicar o procedimento adequado ao paciente, observadas as práticas cientificamente reconhecidas e respeitada a legislação vigente (cap. II, II). Desse modo, um profissional com registro regular em seu Conselho Regional de Medicina (CRM) e formação intelectual universitária tem habilitação para realização de todos os atos médicos para os quais se sinta qualificado e preparado. Portanto, isso nos remete a uma decisão muito particular e autocrítica para definição dos limites que poderemos exercer, sabendo que os conselhos profissionais são os verdadeiros órgãos supervisores, julgadores e disciplinadores da classe médica[1].

No contrapeso dessa liberdade aparente para o exercício da medicina, a responsabilidade profissional é categórica em vedar ao médico causar dano ao paciente, seja na ação, seja na omissão de um dever a que estamos sujeitos, ato esse que possa ser caracterizável como imperícia, imprudência ou negligência. A responsabilidade médica é sempre pessoal e não pode ser presumida, necessitando estar comprovada. Além disso, nenhum médico pode deixar de assumir a responsabilidade pelo ato que ele tenha praticado ou indicado, ainda que solicitado ou consentido pelo paciente[2]. Portanto, o profissional é o grande responsável pelas condutas que serão definidas no planejamento propedêutico e terapêutico de um paciente (cap. III, artigos 1º e 4º)[1,2].

Uma situação por vezes intrigante consiste em debater sobre a competência de realização de atos médicos que se encontram na interface de especialidades médicas distintas ou mesmo para um médico generalista. O entendimento do órgão máximo da medicina deixa claro que a titulação representa uma possibilidade de fomentar e estimular as especializações mediante prerrogativas culturais criadas pelas próprias sociedades médicas sem, no entanto, dispor de força legal para impedimento da prática de qualquer ato médico pelo não especialista[3,4]. Nessa linha de raciocínio, nenhum especialista possui exclusividade na realização de qualquer ato médico. O título de especialista é apenas um presuntivo de conhecimento diferenciado em determinada área da ciência médica. O conhecimento é de usufruto da sociedade, podendo dele fazer uso o médico que estiver devidamente habilitado ou capacitado. Um título de especialista é apenas uma presunção dessa capacitação, posto que a habilitação já está contida no próprio diploma médico[4]. Por fim, os CRM não exigem que um médico seja especialista para trabalhar em qualquer ramo da Medicina, podendo exercê-la em sua plenitude nas mais diversas áreas, desde que se responsabilize por todos os seus atos[3].

Em linhas gerais, a interface de atuação médica pode estar presente em mais de uma especialidade, as quais podem, de maneira integrada ou independente, proporcionar a recuperação e o bem-estar físico, psíquico e social dessas pacientes. Assim, o mastologista jamais poderia ter restringida sua plena capacidade de atuação, conduzindo e executando todos os atos destinados a essa especialidade, tanto na condução de pacientes oncológicas como de pacientes não oncológicas, facultando a si a definição de seus limites individuais de atuação com respeito a todos os dispositivos normativos que regulam o exercício profissional.

▶ RESPONSABILIDADE CIVIL DO MÉDICO

A responsabilidade civil punitiva do médico surge a partir de uma obrigação de reparar um prejuízo decorrente de uma ação pela qual é responsável, direta ou indiretamente, na condição de culpado, por uma conduta atípica, irregular ou inadequada para com um paciente. Essa atipicidade se encontra elencada no Direito brasileiro em diversos documentos legais, como Código Civil, Código de Direitos do Consumidor e na própria Constituição Federal.

Do ponto de vista jurídico, a relação médico-paciente é uma relação de natureza contratual, ainda que tácita, estabelecida desde o momento em que o paciente faz o agendamento de uma consulta médica. Considerando tais aspectos, essa é uma atividade vinculada à chamada teoria das obrigações, enquadrando-se em um subtipo especial de Prestação de Atividades Médicas. Em regra, entende-se que essa é uma Obrigação de Meios e não de Resultados. Isso tem importância sobretudo de natureza processual, atribuindo-se o peso do ônus da prova àquele que faz uma acusação. Entende-se como Obrigação de Meios aquela em que não há compromisso com o resultado e sim com a utilização do melhor da atividade técnico-profissional em conformidade com a lei, a ética, e com a melhor prática médica disponível naquele momento. Na Obrigação de Resultados, a não obtenção de um resultado prometido ou desejado remete à sugestão de um ato irregular. Neste, a culpa se presume a partir do descumprimento da obrigação em debate, repercutindo do ponto de vista processual na inversão do ônus da prova, recaindo sobre o profissional o dever de demonstrar que agiu com adequação. Os exemplos mais tradicionais de atividades em saúde que se caracterizam pela Obrigação de Resultados são as cirurgias estéticas puras ou cosmetológicas, os tratamentos odontológicos estéticos e a transfusão de sangue e hemoderivados, além dos procedimentos diagnósticos[2,5].

Entendendo a atividade médica como de responsabilidade subjetiva, há a necessidade de comprovação de culpa com base na demonstração de negligência, imperícia ou imprudência. Na análise da responsabilidade devem ser caracterizados os cinco elementos referentes a ela: autor, réu, ato, nexo causal e dano – os quais são dependentes de definição pericial. É função da perícia médica, seja a realizada pelo perito oficial (indicado pelo juiz responsável), seja pelo assistente técnico (indicado pela outra parte), estabelecer o diagnóstico médico pericial e o enquadramento legal da situação específica nas legislações pertinentes. É ainda função pericial a quantificação do dano e da limitação funcional ou estética resultante[2,5-7].

Um conceito importante no Direito Civil é o de "perda de uma chance", entendida como a situação em que ao longo de um processo evolutivo continuado de uma situação clínica pode o profissional da medicina identificar essa condição, atuando diretamente para sua resolução, impedindo ou controlando um resultado negativo nesse curso evolutivo. A não atuação do profissional nessa situação clínica diante de sua obrigação de agir configura uma chance perdida e, em decorrência, surge a necessidade de uma reparação civil. A necessidade dessa reparação ocorre sempre que uma pessoa venha a sofrer um dano por uma vantagem esperada que foi perdida. No Código Civil vigente no Brasil encontramos isso expresso nos artigos 186 e 927 do referido documento legal[2,5,6].

▶ RESPONSABILIDADE PENAL

O que se busca na esfera penal é uma punição diante da conduta tida como delituosa. Em regra, essa punição é determinada por uma restrição de liberdade para aquele condenado. Na doutrina do Direito Penal prevalece a teoria da Culpa ao julgar um potencial caso de Erro Médico. Assim, deve-se analisar a ocorrência de Negligência, Imperícia ou Imprudência perante uma conduta profissional[2,5-7].

Do ponto de vista conceitual, caracteriza-se a Imperícia sempre que o profissional agir sem a devida capacitação ou formação necessárias. Discute-se na doutrina do Direito se o médico poderia ser considerado imperito, visto que todo médico, ao receber a outorga do exercício profissional, presume-se ser um indivíduo capacitado para a prática de todos os atos regulamentados nessa profissão. Entretanto, a tendência mais moderna, tanto na Justiça comum quanto nos Conselhos de Medicina, tem valorizado o aspecto da especialização ao analisar a conduta de cada profissional. Imprudência caracteriza-se ante a realização de um ato médico, quando este não apresenta aptidão e conhecimentos técnicos necessários para ele. Por fim, Negligência vem a se configurar por uma atitude omissiva, deixar de fazer ou de praticar um dever de conduta necessário e recomendado[2,5-7].

É muito tênue a distinção entre um ato médico perfeito e uma lesão corporal nas intervenções cirúrgicas. A simples ruptura da integridade corporal por meio de uma incisão cirúrgica já caracterizaria uma lesão orgânica. Esse tipo penal encontra-se elencado no Código Penal Brasileiro, em seu artigo 129, que define o referido tipo penal como "ofender a integridade corporal ou a saúde de outrem". Esse mesmo artigo ainda define situações de maior gravidade e maior valoração restritiva quando, em decorrência dessa lesão, houver uma debilidade permanente de órgão, sentido ou função, perda ou inutilização de membro, sentido ou função e, ainda, deformidade permanente. Para cada grau desse comprometimento corporal, majora-se proporcionalmente a punição punitiva a ser atribuída ao condenado.

Ante o exposto, fica nítida a tênue distinção presente entre um ato cirúrgico e o aludido tipo penal, demonstrando quão vulnerável é a atuação dos profissionais da Medicina, os quais devem atuar sempre com a máxima atenção e com um dever de cuidado extremo.

▶ A MASTOLOGIA ENQUANTO ESPECIALIDADE MÉDICA E SUA ATUAÇÃO

Em abril de 2002, a Associação Médica Brasileira (AMB), o Conselho Federal de Medicina (CFM) e a Comissão Nacional de Residência Médica (CNRM) reconheceram conjuntamente a Mastologia como especialidade médica[8]. De acordo com o próprio estatuto da Sociedade Brasileira de Mastologia (SBM), a Mastologia é a especialidade médica que estuda, previne, diagnostica e trata as doenças, alterações congênitas e adquiridas das mamas ou com elas relacionadas, promovendo e executando, à luz da ciência médica, os meios terapêuticos necessários, sejam eles cirúrgicos, reparadores ou clínicos. Considera-se mastologista o médico portador do título de especialista conferido pela SBM ou título similar, desde que devidamente reconhecido pelo CFM.

Importante ressaltar que se torna fundamental um trabalho de elaboração e vigilância dos programas de formação do mastologista, contemplando todas as etapas e conteúdos necessários à adequada e completa formação desse especialista. Aprovada em 6 de julho de 2021 pela CNRM[9], a Matriz de Competências determina as características necessárias para a formação da residência médica em Mastologia em todo o Brasil. Os Programas de Residência Médica em Mastologia têm 2 anos de duração com acesso a partir da conclusão do programa de residência em Obstetrícia e Ginecologia ou Cirurgia Geral, ou por meio de programa Pré-Requisito em Área Cirúrgica Básica.

De acordo com o programa, as atividades são estratificadas por ano de residência, contemplando abordagens diversas no âmbito das alterações benignas e malignas, medidas preventivas, englobando uma diversidade de pacientes de gêneros diversos e de todas as idades. O conteúdo desenvolvido nessa formação é amplo e multidisciplinar, com ênfase nas partes clínica, cirúrgica e imaginológica, incluindo a formação em Oncoplastia Mamária e Cirurgia Plástica Estética e Reconstrutora das Mamas, entre outras. Entre as atividades recomendadas, além de práticas diagnósticas e da abordagem em todos os setores envolvidos no complexo contexto das alterações mamárias e no campo cirúrgico, o especialista deve ser capaz de dominar procedimentos para controle de doenças benignas e malignas e realizar cirurgias oncoplásticas, reconstruções mamárias e simetrizações, além de dominar o manejo das potenciais intercorrências que podem suceder todos os atos médicos por nós praticados.

Cabe sempre ressaltar que no escopo da atuação cirúrgica a formação em Oncoplastia e Cirurgia Reconstrutora das Mamas é baseada em três níveis de complexidade ou competências[10]. Na classe I, devemos ter a capacidade de realizar técnicas de menor complexidade monolateral, incluindo as reconstruções mamárias com emprego de expansores teciduais temporários; na classe II, o nível de complexidade aumenta, envolvendo procedimentos bilaterais com domínio das técnicas de simetrização, mamoplastia de aumento e mamoplastias redutoras, técnicas de lipoenxertia e retalhos alternativos, bem como as reconstruções imediatas e tardias com implantes definitivos; por fim, na classe III, a capacidade de realização desses procedimentos contempla a execução de procedimentos mais complexos, incluindo retalhos miocutâneos ou a combinação diversa de técnicas cirúrgicas maiores. Nesse sentido, a formação desse especialista exige uma qualificação que tem se tornado cada vez mais ampla e contínua.

A Mastologia é uma especialidade relativamente nova na medicina brasileira, com recente reconhecimento das entidades médicas. Essa mudança resultou em maior valorização profissional, autonomia e visibilidade para uma área tão importante para a saúde mamária, em especial das mulheres. Todavia, a aceitação da natural interface com outras especialidades ainda divide opiniões a respeito de uma definição ou não de limites. Vários dos procedimentos da cirurgia mamária hoje realizados por mastologistas foram por muitos anos exclusivamente executados por cirurgiões plásticos. Aos poucos, contudo, a Mastologia passou a incluir naturalmente essas habilidades na própria formação de seus especialistas. Desse modo, é fundamental que o residente se torne, ao longo da formação em Mastologia, familiarizado e apto a realizar todos os tipos de cirurgias da mama e, principalmente, esteja capacitado para também manejar as eventuais intercorrências que possam suceder a todo e qualquer ato médico.

ESCOLHA ESCLARECIDA

O dever da informação está presente no exercício ético da Medicina. Quando associada a requisitos jurídicos aplicados pelo Código de Defesa do Consumidor, Constituição Federal e o próprio Código Civil brasileiro, essa necessidade de informação se apresenta como mais do que um cuidado, aproximando-se de uma obrigação profissional, especialmente para os procedimentos cirúrgicos[2,6].

Mais conhecido como Termo de Consentimento Livre e Esclarecido (TCLE), esse documento médico se baseia no dever de esclarecimento pautado pela atenção, produzindo informações claras e precisas; no cuidado com as informações escolhidas para serem transmitidas; pela paciência, repetindo as informações várias vezes e de maneiras diversas; e, por fim, pela lealdade para com nossos pacientes[11]. Integrando um conjunto de informações adequadas e necessárias para uma correta compreensão pelos pacientes, a tomada de decisões compartilhadas entre médico, paciente e familiares remete a um sentimento de corresponsabilidade diverso, configurando uma terminologia mais coerente, que é a *Escolha Esclarecida*.

Cabe deixar claro que esse documento tem seus efeitos limitados ao dever de informar e à manifestação de vontade das pacientes, não cedendo direitos ao profissional de saúde, sendo esse um ponto fundamental para a compreensão de médicos e pacientes. O TCLE não exclui a responsabilidade dos médicos[2].

Reconhecido como um documento médico fundamental em todo o mundo e cada vez mais valorizado pelos tribunais, discordar de uma norma legal não desobriga alguém a deixar de cumprir uma determinação[11-13]. Dessa maneira, mesmo que um médico não concorde com a referida aplicação, até mesmo por parte dos Conselhos de Medicina, a utilização do TCLE vem sendo uma figura fundamental no julgamentos dos processos ético-profissionais. As inúmeras dificuldades que possamos justificar para sua não utilização, como crônica falta de tempo dos médicos, percalços do cotidiano, instalações inadequadas, incapacidade dos pacientes em compreender adequadamente as informações necessárias, elevada demanda de serviços, bem como a relativa falta de profissionais, jamais poderão ser explicações para a não aplicação do TCLE[2,5,6].

Do ponto de vista estrutural, a Escolha Esclarecida deve ser composta por três pilares fundamentais: condições preliminares, informação e consentimento. Como condições preliminares destacam-se a compe-

tência, a capacidade e a voluntariedade por parte do indivíduo em questão. Aqui não se valoriza a capacidade civil, mas a competência momentânea que o paciente apresenta em um momento de fragilidade, angústia e entrega às circunstâncias a que está submetido, vitimado por um diagnóstico assustador e estigmatizante. Da mesma maneira, questiona-se a voluntariedade de seu ato ou do próprio consentimento, visto que nessa ocasião a preocupação imediata é com a cura ou o alívio de seu sofrimento, não importando qualquer condição que lhe seja apresentada. No outro pilar entra o conjunto de informações adequadas e necessárias que são consideradas nesse documento. Aqui deve ser valorizado o conteúdo das informações necessárias, em uma linguagem acessível e com pouco tecnicismo, ilustrando os detalhes daquilo que será o objeto da abordagem. Nessa etapa deve ser incluído ainda um plano de cuidados e medidas alternativas ao procedimento proposto. Como consequência entra a compreensão pelo paciente daquilo que está sendo apresentado, representando aqui a maior dificuldade de todo o processo que envolve a teoria da Escolha Esclarecida, visto que não se consegue mensurar ou assegurar a total compreensão de todos os fatos envolvidos[12]. Por fim, chegamos ao consentimento propriamente dito, caracterizado por ser essa uma decisão espontânea e consciente do indivíduo, autorizando aquele profissional a seguir as etapas do ato médico escolhido em conjunto[11-17].

É pacífico na doutrina da Escolha Esclarecida que existem fortes razões éticas e legais para considerarmos seriamente a utilização cotidiana do TCLE. Documento escrito é permanente, enquanto as conversas podem ser esquecidas ou lembradas parcialmente. A quantidade de informações presentes em um documento pode ser muito maior do que as transmitidas em um diálogo, sobretudo durante as entrevistas de uma consulta médica. Os textos presentes no TCLE podem ser revisados, elaborados, adaptados e incrementados sempre que necessário, melhorando a comunicação e a compreensão, enquanto os diálogos são livres e sem controle. Os chamados Termos de Consentimento são documentos legais, e os tribunais judicantes, sobretudo os Conselhos de Medicina, os têm reconhecido como tal[2,6,7].

Diversos modelos de Termos de Consentimento podem ser encontrados em livros-textos ou em alguns *sites* especializados. O importante é que cada profissional tenha um TCLE próprio, adaptado à sua realidade, preocupando-se com os princípios que regem a aplicação dele, trabalhando com uma relação transparente e segura com pacientes e familiares.

▶ CONSIDERAÇÕES FINAIS

O exercício da Medicina deve ser sempre pautado pelo dever de cuidado, aliado ao fato de que essa atividade em regra é baseada em uma responsabilidade subjetiva. Assim, o julgamento da culpa médica baseia-se na configuração de imperícia, imprudência ou negligência. Desse modo, ressalta-se a necessidade de seguimento de regras fundamentais na atuação preventiva por parte desse profissional, alicerçada nos seguintes fundamentos:

- Rigor na verificação dos aspectos procedimentais de atendimento ao paciente com base em protocolos, diretrizes ou recomendações de conduta, sempre buscando o melhor para eles, sem jamais ignorarmos a individualidade de cada um.

- Informação clara e precisa sobre os riscos e benefícios e a eventual necessidade de inclusão de procedimentos adicionais corretivos ou complementares para se alcançar o máximo de benefício.

- Utilização sistemática do TCLE, após elucidação das dúvidas eventualmente existentes, almejando uma escolha compartilhada.

- Busca de uma documentação eficaz, salientando aqui que os melhores documentos médicos se caracterizam pela qualidade de um bom prontuário, tanto os de uso ambulatorial como os empregados nas entidades hospitalares.

- Uma excelente relação médico-paciente-familiares, assim como atuar sempre com respeito aos colegas que participam coletivamente na condução de determinada situação clínica de um paciente.

REFERÊNCIAS

1. Código de Ética Médica ⊠ Resolução CFM 1.931/2009. Disponível em: http://www.portalmedico.org.br/novocodigo./ Acesso em: 22 dez 2015.

2. França, GV. Direito Médico. 10. ed. Rio de Janeiro: Editora Forense, 2010. 667 p.

3. Disponível em: http://www.portalmedico.org.br/pareceres/cfm/1996/8_1996.htm. Acesso em: 22 dez 2015.

4. Disponível em: http://www.portalmedico.org.br/pareceres/cfm/2004/17_2004.htm. Acesso em: 22 dez 2015.

5. Diniz MH. Código Civil Anotado. 13 ed. São Paulo: Saraiva, 2008. 1397 p.

6. Dantas EVS. Direito Médico. 1 ed. Rio de Janeiro: GZ Editora, 2009. 240 p.

7. Lana LR, Figueiredo AM. Temas de Direito Médico. 1 ed. Rio de Janeiro: Espaço Jurídico, 2004. 581 p.

8. Conselho Federal de Medicina (CFM). Resolução 1634, de 11 de abril de 2002 ⊠ Reconhecimento de especialidades médicas. Disponível em: https://sistemas.cfm.org.br/normas/arquivos/resolucoes/BR/2002/1634_2002.pdf.

9. Anderson OA, Wearne IM. Informed consent for elective surgery-what is best practice? J R Soc Med 2007; 100(2):97-100.

10. Disponível em: http://portal.mec.gov.br/index.php?option=com_docman&view=download&alias=128191-matriz-mastologia&category_slug=novembro-2019&Itemid=30192.

11. Urban CA. New classification for oncoplastic procedures in surgical practice. Breast 2008; 17(4):321-322. doi: 10.1016/j.breast.2007.11.032.

12. Falagas ME et al. Informed consent: How much and what do patients understand? Am J Surg 2009; 198(3):420-35.

13. Leclercq WK et al. A review of surgical informed consent: Past, present, and future. A quest to help patients make better decisions. World J Surg 2010; 34(7):1406-15.

14. Sterodimas A, Radwanski HN, Pitanguy I. Ethical issues in plastic and reconstructive surgery. Aesthetic Plast Surg 2011; 35(2):262-7.

15. Angelos P. Ethics and surgical innovation: Challenges to the professionalism of surgeons. Int J Surg 2013; 11(Suppl 1):S2-5.

16. Cainzos MA, González-Vinagre S. Informed consent in surgery. World J Surg 2014; 38(7):1587-93.

17. Brunton G et al. Psychosocial predictors, assessment, and outcomes of cosmetic procedures: A systematic rapid evidence assessment. Aesthetic Plast Surg 2014; 38(5):1030-40.

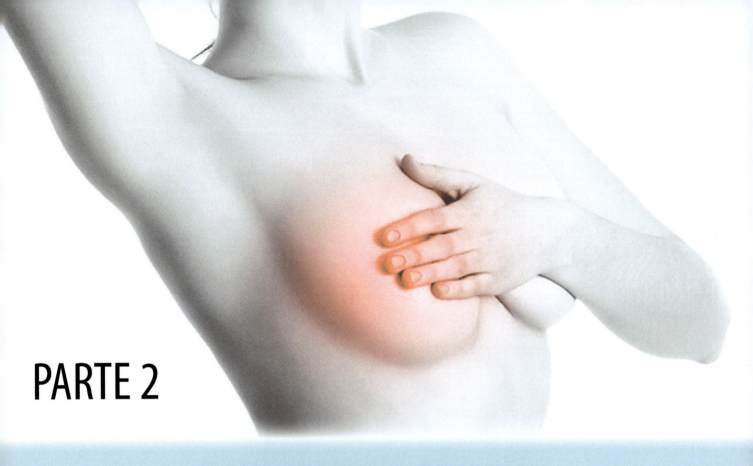

PARTE 2

TÉCNICAS DE SIMETRIZAÇÃO E CIRURGIA ESTÉTICA

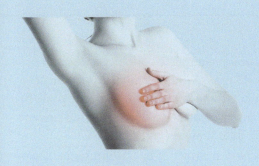

Capítulo 18

Sistematização da Documentação Fotográfica

Bruno Bohrer Flores

Roberto Vieira

▶ INTRODUÇÃO

O surgimento da fotografia se deve a um conjunto excepcional de progressos técnicos e de evolução da sociedade, os quais contribuíram para a evolução da Medicina. As primeiras aplicações médicas da fotografia são muito precoces – apenas alguns meses após sua divulgação por François Arago, a Medicina já a utilizava para registrar a imagem como um novo processo de demonstração[1].

O primeiro livro com imagens fotográficas foi publicado em 1845 – *Cours de Miscroscopie Complementaire des Études Médicales. Anatomie Microscopique et Physiologie des Fluides* – com 20 páginas, cada uma com quatro reproduções fotográficas[1].

Os procedimentos cirúrgicos começaram a ser objeto de registros fotográficos, principalmente nos EUA, durante a Guerra de Secessão (1861 a 1865). Em 1863, o registro fotográfico dos casos clínicos mais interessantes da cirurgia de guerra foram enviados ao Museu do Exército, recentemente criado[1].

Desde então, a fotografia médica acompanhou a evolução da fotografia em geral e tornou-se uma ferramenta indispensável para a coleta de dados, a transmissão de conhecimento e a ilustração objetiva do que se deseja evidenciar, transformando-se em um instrumento de educação médica continuada e atualizada[2].

A fotografia médica não é artística, mas a representação do real. Para isto, no entanto, é necessária a padronização dos registros, bem como o domínio do equipamento pelo médico, para uma documentação fotográfica com qualidade, tornando possível enfocar o motivo que o registro tende a ressaltar[3,4]. Em Mastologia, a padronização possibilita comparações com outros registros, tornando possível a transmissão de conhecimento e informação.

Para isso, é de suma importância a padronização de fundo, ângulo e posições fotográficas, de modo que as imagens se tornem passíveis de mensuração na pesquisa acadêmica e sejam reproduzidas no mesmo ou em outros pacientes para avaliação das técnicas e resultados e para garantir o rigor científico.

O interesse científico nunca deve violar os princípios de autonomia e beneficência do indivíduo. Mesmo que as imagens não possam identificar o paciente, quando para fins acadêmicos, é imprescindível a obtenção do Termo de Consentimento Livre e Esclarecido, sendo vedado o uso de imagens do tipo "antes e depois" para propaganda profissional.

Este capítulo tem por objetivo compilar uma lista de recomendações, padronizando os registros fotográficos em Mastologia.

▶ MATERIAIS E MÉTODOS

Câmera

As câmeras profissionais são uma excelente escolha para registro, uma vez que têm alta capacidade de resolução. O inconveniente é seu tamanho, comparado ao das câmeras comuns ou acopladas aos telefones celulares[5].

Os celulares contêm câmeras de excelente resolução, são práticos e, por serem de pequeno porte, podem ser transportados sem problema em qualquer ambiente, tornando possível o registro adequado ao se ajustar a qualidade da imagem fotográfica superior a 8 megapixels[5].

Além disso, as câmeras de celulares permitem o uso de grades na tela que ajudam a enquadrar e melhorar o posicionamento da imagem, de modo a assegurar um bom posicionamento da paciente, tanto horizontal como vertical, e que o ponto central da imagem corresponde ao desejado (Figura 18.1)[6,7].

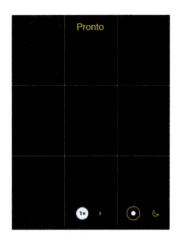

Figura 18.1 Grade de tela.

Fundo

Elemento fundamental e tão importante quanto a qualidade da câmera a ser utilizada, o fundo da fotografia deve ser de tecido uniforme e liso ou, quando não disponível, recomenda-se que não apareçam no registro fotográfico objetos que não sejam o foco do registro, como o fundo da sala do consultório/ambulatório ou do centro cirúrgico. A cor do fundo também é importante, devendo ser evitados tanto os fundos escuros, que clareiam a cor da pele, como os mais claros, que escurecem a cor da pele, sendo preconizado o uso das cores cinza ou azul-claro[7,8].

Posicionamento da câmera e enquadramento

A distância entre a paciente e o operador da câmera fotográfica deve ser de 0,80 a 1,00m, e a câmera deve estar na altura da região da axila e/ou do ombro, o que evita grande angulação.

São dois os limites do enquadramento para a fotografia das mamas: ombros ou clavículas como limite superior e umbigo ou espinhas ilíacas anteriores como limite inferior.

Posicionamento da paciente

A paciente deve permanecer em pé, na posição anatômica, sendo realizados três registros de seu posicionamento: frontal, oblíquo e lateral. Na posição frontal é possível observar simetria, forma e dimensões. A linha média da grade deve passar pela fúrcula esternal, sendo possível posicionar o braço da paciente atrás do dorso para observar as duas mamas (Figura 18.2).

Nas posições oblíqua direita e oblíqua esquerda, a paciente deve girar 45 graus, e a linha média da grade deve passar pela fúrcula esternal. O braço da paciente pode ficar ao longo do corpo ou atrás do dorso, quando podem ser observadas as duas mamas (Figura 18.3).

Nas posições lateral direita e lateral esquerda, a paciente deve girar 90 graus, e a linha média da grade deve passar pela prega axilar anterior. O braço da paciente pode ficar ou não atrás do dorso. Nessa posição, apenas uma mama é observada (Figura 18.4).

Outras posições podem ser adotadas, como a frontal com os braços acima e atrás da cabeça, permitindo observar o sulco inframamário, e/ou a frontal com as mãos nos flancos e a contração do músculo peitoral, o que torna possível observar retrações ou variantes anatômicas[5,7-9].

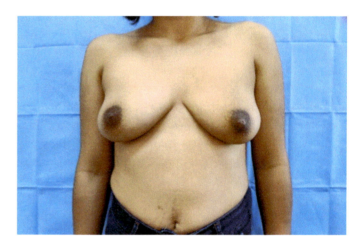

Figura 18.2 Posição frontal.

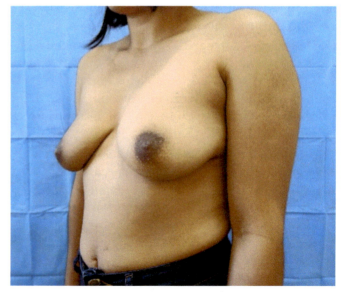

Figura 18.3 Posição oblíqua.

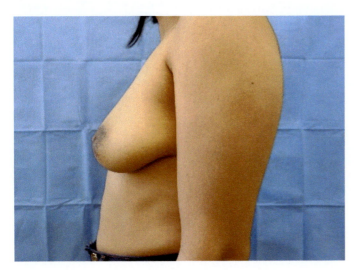

Figura 18.4 Posição lateral.

CONSIDERAÇÕES FINAIS

A fotografia faz parte da história da medicina, e a praticidade nos tempos atuais aumentou a quantidade de registros fotográficos, tornando a fotografia uma ferramenta indispensável para coleta de dados, transmissão de conhecimento e ilustração objetiva do que se deseja evidenciar.

REFERÊNCIAS

1. Clode JJPE. História da fotografia e da sua aplicação à medicina. Cad Otorrinolaringol 2010: 1-23.
2. Blanco Dávila A, Ulloa-Gregori O, Montemayor MC. La fotografía y el cirujano plástico. Cir Plast Iberolatinoam 1993; 19(2):189.
3. Hochman B, Nahas FX, Ferreira LM. Fotografia aplicada na pesquisa clínico-cirúrgica. Acta Cirurg Brasil, 2005; 20(suppl 2):19-25.
4. Techy A. A importância da fotografia na medicina. Rev Bras Reumatol [Internet] 2006 May; 46(3):207-9. Disponível em: https://doi.org/10.1590/s0482-50042006000300008.
5. Dibernardo BE, Adams RL, Krause J, Fiorillo MA, Gheradini G. Photographic standards in plastic surgery. Plast Reconstr Surg 1998; 102(2):559-68.
6. Galdino GM, Vogel JE, Vander Kolk CA. Standardizing digital photography: It's not all in the eye of the beholder. Plast Reconstr Surg 2001; 108(5):1334-44.
7. Solesio Pilarte F, Lorda Barraguer E, Lorda Barraguer A, Laredo Ortiz C, Rubio Verdú R. Estandarización fotográfica en cirugía plástica y estética. Cir Plast Iberolatinoam 2009; 35(2):79-90.
8. Persichetti P, Simone P, Langella M, Marangi GF, Carusi C. Digital photography in plastic surgery: How to achieve reasonable standardization outside a photographic studio. Aesthetic Plast Surg 2007; 31(2):194-200.
9. Ellenbogen R, Jankauskas S, Collini FJ. Achieving standardized photographs in aesthetic surgery. Plast Reconstr Surg 1990; 86(5):955-61.

Capítulo 19

Cuidados Especiais nas Cirurgias Estéticas Mamárias

Vilmar Marques de Oliveira

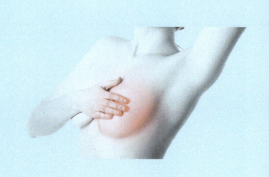

▶ INTRODUÇÃO

Todo procedimento realizado na mama deve ser considerado e elaborado conforme entendimento e planejamento estético agradável e saudável da mama.

Embora o padrão estético possa estar relacionado com padrões culturais e variar de acordo com o biótipo de cada paciente, algumas características são de comum acordo entre os cirurgiões com o objetivo de se obter um resultado mais adequado e harmônico na cirurgia mamária[1].

A mama costuma ser um órgão delicado, com algumas curvas singelas de formato cônico e posicionamento adequado do complexo areolopapilar (CAP).

O CAP deve estar posicionado na projeção máxima da mama com preenchimento adequado acima e abaixo – considerando uma mulher em posição supina, aproximadamente um terço (45%) do tecido mamário deve estar acima da aréola e dois terços (55%) abaixo (Figura 19.1)[2].

O volume mamário deve ser proporcional ao corpo da paciente e a pele da mama deve ser lisa, macia e elástica, e o conhecimento sobre esses ideais estéticos devem fazer parte do dia a dia do cirurgião de mama. Além disso, devem ser considerados o volume, a forma e a simetria das mamas durante a avaliação para um planejamento cirúrgico adequado.

▶ VOLUME

O conceito de volume ideal da mama é o que mais sofre variações, diferindo de pessoa para pessoa e até mesmo em termos sociais, sendo muito importante saber avaliar o volume mamário em relação ao restante do corpo. Mamas muito pequenas em mulheres com tórax

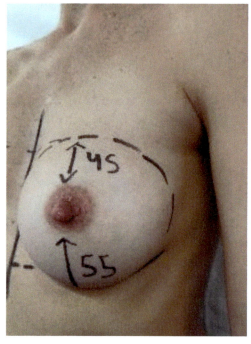

Figura 19.1 Proporção de parênquima mamário e posicionamento do complexo areolopapilar.

largo não são agradáveis aos olhos, assim como mamas muito volumosas em mulheres pequenas parecem desproporcionais. Da mesma maneira, mulheres altas com seios grandes podem dar a impressão de estar acima do peso.

Indubitavelmente, uma boa comunicação entre o médico e a paciente para se chegar ao entendimento adequado sobre o volume mamário desejado é crucial para um resultado positivo.

Nas cirurgias com utilização de implantes mamários, a avaliação da largura da base mamária é importante para minimizar as taxas de complicações, como ondulações *rippling*, ruptura e extrusão, ao considerar a escolha dos implantes mamários (p. ex., na mamoplastia estética de aumento e na reconstrução mamária).

Para as pacientes que desejam um volume mamário específico, é muito importante mostrar as opções para a obtenção de uma mama harmônica.

FORMA

A forma ideal da mama está associada a um volume, projeção e contorno ideais.

Tipicamente, a mama de uma paciente jovem no início da puberdade é redonda, com volume distribuído igualmente acima e abaixo da papila. Nas mulheres maduras, a mama se torna mais plana e mais preenchida no polo inferior. O achatamento dos quadrantes superiores continua com a idade, e o parênquima mamário e CAP se mantêm descendo e lateralizando.

A qualidade de colágeno na pele irá alterar o processo de envelhecimento da mama. Adicionalmente, a integridade da fáscia e dos ligamentos de Cooper também tem efeitos na ptose mamária, assim como o volume de tecido gorduroso também irá modificar esse processo.

As alterações hormonais, como gestação, período lactacional e alterações metabólicas, influenciam o peso corporal e podem contribuir para os fatores relacionados com mudanças no volume e formato mamários[3].

Outro ponto importante é a forma do tórax: o tipo de tórax torna possível prever um resultado diferente, principalmente na cirurgia de inclusão de implante mamário (Figura 19.2).

No planejamento cirúrgico deve ser realizada a avaliação adequada da mama íntegra e observada a existência de algum grau de ptose.

Classificação de ptose

Uma das primeiras classificações de ptose mamária, e uma das mais utilizadas, é a de Regnault (1976)[4], segundo a qual a ptose verdadeira ocorre quando a papila (mamilo) se encontra no mesmo nível ou abaixo do sulco inframamário (Quadro 19.1)[4].

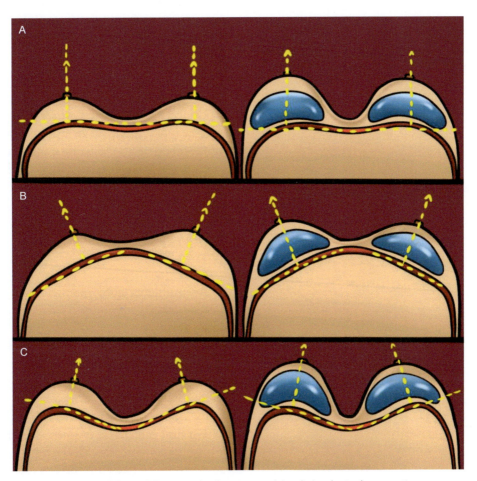

Figura 19.2A a C Formato de tórax *versus* efeito do implante de aumento.

Quadro 19.1 Classificação de Regnault para ptose mamária[4]	
Grau de ptose	Descrição
1	Ptose leve – papila na linha do sulco inframamário, acima do contorno inferior da glândula mamária
2	Ptose moderada – papila abaixo do sulco inframamário, mas acima do contorno inferior da mama
3	Ptose acentuada – papila abaixo do sulco inframamário localizado no contorno inferior da mama
Pseudoptose	Papila acima do sulco inframamário – a mama é hipoplásica e fica abaixo do sulco

Quadro 19.2 Classificação de Bozola para ptose mamária[5]	
Grau de ptose	Descrição
1	Distância AM < 3cm
2	Distância AM entre 3 e 7cm
3	Distância AM > 7cm

Outra classificação de ptose muito utilizada é a de Bozola[5], segundo a qual papilas (mamilos) localizadas acima do sulco inframamário representam mamas sem ptose, enquanto as mamas com mamilos na altura ou abaixo do sulco apresentam ptose. O sulco inframamário foi denominado ponto A e a projeção da papila (mamilo) ponto M, e a distância entre os pontos AM determina o grau de ptose (Figura 19.3 e Quadro 19.2).

Uma cirurgia estética da mama na maioria das vezes objetiva uma mama com o formato e o volume de uma mama jovem. Para que isso ocorra é necessário que o CAP esteja posicionado corretamente no planejamento cirúrgico e que sejam mantidos os limites laterais e o sulco inframamário. A linha média da mama não pode ser ultrapassada. A projeção mamária deve começar entre o segundo e terceiro espaços intercostais e aumentar conforme se aproxima do CAP. Quando possível, o CAP deve ser posicionado um ou dois espaços intercostais acima do sulco inframamário.

▶ SIMETRIA

Todo esforço deve ser empreendido para a obtenção de mamas simétricas, as quais devem ser equiparadas em relação a volume, formato e posicionamento do CAP.

Naturalmente, as mamas são ligeiramente diferentes em termos de volume, sendo comuns pequenas variações em relação ao esqueleto e à composição muscular da parede torácica, e pequenas alterações posturais podem acentuar a diferença entre as mamas.

O cirurgião deve apontar essas diferenças para a paciente e discutir sobre as possíveis assimetrias antes do procedimento cirúrgico, bem como esclarecer e pontuar os limites para a obtenção de mamas simétricas.

Nas pacientes que serão submetidas ao procedimento para implante de aumento, é muito importante evidenciar as possibilidades de resultado conforme a forma do tórax, como mostra a Figura 19.2.

▶ CICATRIZES

O local para a incisão deve ser cuidadosamente avaliado durante o planejamento cirúrgico. A pesquisa de cicatrizes hipertróficas ou queloidianas é muito importante para determinação da técnica de cirurgia estética da mama.

A cicatriz mamária deve ser planejada conforme as linhas de tensão. Langer considerava as mamas estáticas, mas com o passar do tempo sofreriam variações na forma, no volume e no grau de ptose, e o cirurgião da mama deveria avaliar essas variações e selecionar a incisão ideal para cada paciente[6].

As mulheres com mamas mais jovens apresentam área de tensão menor, e o quadrante inferior funciona como pilar de sustentação para o polo superior, o que possibilita uma melhor incisão (Figura 19.4)[6].

Nas mulheres com ptose maior, o ideal seria uma incisão vertical nos quadrantes superiores e horizontal nos quadrantes inferiores, uma vez que a mama apresenta maior curvatura anteroposterior (Figura 19.5)[6].

Por fim, vale destacar a necessidade de sempre buscar o posicionamento das cicatrizes nas cirurgias estéticas de modo que a paciente consiga escondê-las embaixo de suas roupas íntimas ou trajes de banho.

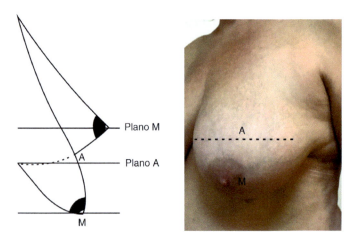

Figura 19.3 Avaliação de ptose segundo a classificação de Bozola[5].

Capítulo 19 | Cuidados Especiais nas Cirurgias Estéticas Mamárias

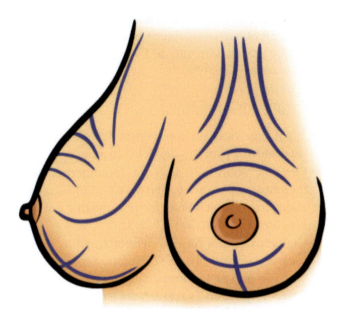

Figura 19.4 Linhas de tensão na mama jovem.

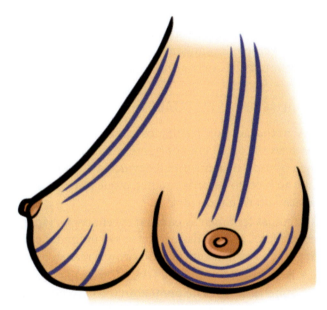

Figura 19.5 Linhas de tensão em mamas com ptose mais acentuada.

▶ AVALIAÇÃO

O exame físico da mama deve ser iniciado com a avaliação da pele – elasticidade, espessura da epiderme e da derme e análise de cicatrizes e qualquer outro tipo de marca, como tatuagem. Irregularidades no contorno devem ser notadas e levadas em consideração para um planejamento cirúrgico ideal.

A avaliação do parênquima mamário inclui a palpação de massas ou anormalidades, bem como de descarga papilar, com documentação detalhada das sensações da mama, particularmente na região do CAP.

Convém observar se existe ptose e classificar seu grau conforme descrito neste capítulo.

Na avaliação pré-operatória, a posição de alguns pontos anatômicos e sua relação com a proporção da mama faz parte de um planejamento cirúrgico seguro e ideal.

Considerado o ponto principal da mama, o CAP é utilizado como referência na cirurgia mamária. Assim, é possível determinar pontos importantes do tórax que irão direcionar a abordagem cirúrgica (Figura 19.6):

- Distância da fúrcula esternal até a papila: 19 a 21cm.
- Distância da linha esternal até a papila: 9 a 11cm.
- Distância entre sulco inframamário e a papila: 7 a 8cm.

Em geral, o diâmetro do CAP em torno de 35 a 45mm é considerado ideal, enquanto o diâmetro da papila é de cerca de 5 a 8mm e a projeção, de 4 a 6mm.

A avaliação da base, altura e projeção da mama é importante, principalmente nas cirurgias de implante mamário.

Essas medidas podem auxiliar o planejamento cirúrgico, e nenhum desses parâmetros deve ser considerado estático, sendo muito importante levar em consideração o biótipo da paciente e os ajustes necessários.

As pacientes magras com tórax alongado e fino e baixo percentual de massa gorda costumam ter mamas estreitas com grande elasticidade da pele. Em geral, esse grupo de mulheres terá problemas com cicatrizes muito amplas, bem como apresentam taxa menor de subcutâneo e parênquima mamário disponível para a cobertura dos implantes.

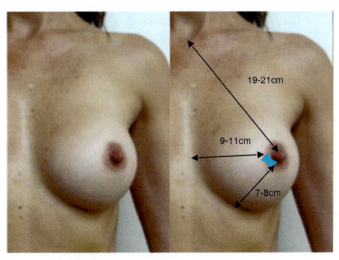

Figura 19.6A e B Aferições da mama ideal.

As mulheres com ombros mais largos e corpo mais compacto geralmente apresentam maior porcentagem de gordura corporal e mamas mais largas, o que torna mais fácil esconder as cicatrizes, uma vez que haverá maior quantidade de tecido disponível para a cobertura dos implantes.

As mulheres acima do peso, com corpo mais redondo, costumam apresentar altas taxas de gordura, mamas mais largas, abdomes maiores e maior ptose mamária. Em geral, a região lateral da mama é menos definida devido ao volume de gordura na linha axilar média, e incisões maiores serão necessárias para administrar esses problemas. Além disso, a lipoaspiração talvez seja necessária na região lateral para a obtenção de melhores resultados.

As mulheres obesas estão entre os casos mais desafiadores para os cirurgiões da mama. Essas pacientes com frequência apresentam comorbidades. Além disso, suas mamas contêm taxa maior de gordura, com ptose e mamas extremamente largas. Em geral, a região lateral da mama não existe devido à quantidade de gordura na região axilar; a pele comumente é fina e sem elasticidade, apresentando estrias. Convém ter cuidado especial na redução dessas mamas, de modo a minimizar o risco de isquemia e necrose do CAP.

▶ QUESTÕES CIRÚRGICAS PRÁTICAS

Inclusão de implante mamário

- **Escolha do implante mamário:** a avaliação da base da mama é o principal ponto para a escolha de um implante ideal, com limite relacionado com a forma do tórax para um resultado mais adequado (veja a Figura 19.2).
- **Incisão mamária:** se possível, convém optar sempre por incisões escondidas (sulco inframamário/periareolar/axilar).
- **Confecção da loja:** muito cuidado com a confecção da loja para não ultrapassar o limite medial da mama, de modo a evitar simastia mamária; a loja deve ser justa para que o implante não sofra rotação; em caso de loja retroglandular, menor abertura em sua porção lateral da mama.

Mamoplastia redutora

- O cirurgião deve estar apto a executar técnicas diversas (para manter adequada irrigação do CAP) para correções de possíveis ptoses severas.

- A marcação pré-operatória deve ser muito cuidadosa e levar em conta alguns parâmetros já discutidos para o posicionamento do CAP e o formato cônico da mama.

▶ CUIDADOS PÓS-OPERATÓRIOS

- A paciente deve ter consciência dos cuidados pós-operatórios para um desfecho adequado.
- Orientar sobre restrição da movimentação dos membros superiores por 60 dias, sem esforço físico, assim como posicionamento para dormir em decúbito dorsal por 30 dias.
- Cuidados com a ferida operatória, como deixá-la seca. A paciente deve ser orientada a tomar banhos curtos e com água morna, cobrir a ferida com materiais respiráveis (gaze) e fazer trocas diárias. Em caso de uso de cola, esta deve ser retirada pelo cirurgião, podendo permanecer por quase 30 dias.
- A utilização de dreno a vácuo muitas vezes é necessária para evitar o risco de hematomas, o que pode influenciar o resultado final, principalmente nos casos de implantes, sendo uma das causas de aumento da contratura capsular.

▶ AVALIAÇÃO DOS RESULTADOS

A avaliação dos resultados da cirurgia estética da mama é um tópico em constante discussão. Essa é uma tarefa particularmente difícil devido às diferenças culturais e ao biótipo de cada mulher, o que dificulta a determinação do resultado ideal.

Algumas ferramentas para análise em computador, por meio de fotos obtidas das pacientes, são utilizadas para estimativa do resultado estético em cirurgia mamária, como:

- *Breast-Analyzing Tool* (BAT)[7]: faz uma análise da simetria através de pontuação (ótima a pobre).
- *Breast Cancer Conservative Treatment Cosmetic results* (BCCT.core)[8]: associa a simetria à avaliação de textura da pele e cicatriz.

Ambas as ferramentas se aproximam de uma avaliação subjetiva quando conduzidas por profissional médico e não médico.

Cabe esclarecer as pacientes de que não existe um resultado ideal na cirurgia estética, mas um resultado satisfatório conforme as particularidades do corpo de cada uma delas.

A obtenção de mamas simétricas é o objetivo principal na cirurgia estética da mama, sendo a forma e o volume igualmente importantes em termos de resultados e satisfação das pacientes.

O objetivo de uma avaliação dos resultados é um desafio. A imagem geralmente cumpre um papel importante, e diversas escalas de avaliação têm sido aplicadas[9]. No entanto, o diálogo com a paciente para entender seus padrões de beleza e sua autoimagem é de suma importância para que o cirurgião avalie e discuta com ela os possíveis resultados com base em seu conhecimento anatômico e cirúrgico.

Como cirurgiões, devemos sempre nos apoiar nesse diálogo e criticar nossos resultados para aprender com nossas experiências e continuarmos progredindo.

▶ CONSIDERAÇÕES FINAIS

Através de nosso conhecimento da anatomia mamária é possível aumentar nossos resultados cirúrgicos. Entender cada paciente, seus desejos e ideal estético, em relação à forma e ao volume mamário, nos ajuda a individualizar o tratamento, escolhendo a melhor técnica cirúrgica que promova os melhores resultados.

REFERÊNCIAS

1. Mallucci P, Branford OA. Concepts in aesthetic breast dimensions: Analysis of the ideal breast. J Plast Reconstr Aesthet Surg 2012; 65:8-16.

2. Losken A. Applied anatomy and breast aesthetics: Definition and assessment. In: Losken A, Hamdi M (eds.) Partial breast reconstruction – Techniques in oncoplastic surgery. New York: Thieme Publishers, 2017: 49-73.

3. Rinker B, Veneracion M, Walsh CP. Breast ptosis: Causes and cure. Ann Plast Surg 2010 May; 64(5):579-84.

4. Regnault P. Breast ptosis: Definition and treatment. Clin Plast Surg 1976; 3:193.

5. Bozola AR. Breast reduction with short L scar. Plast Reconstr Surg 1990 May; 85(5):728-38.

6. Skaria AM. Incision lines on the female breast. Dermatology 2020; 236(3):248-50.

7. Fitzal F, Mittlboeck M, Trischler H et al. Breast-conserving therapy for centrally located breast cancer. Ann Surg 2008; 247(3):470-6.

8. Cardoso MJ, Cardoso J, Amaral N et al. Turning subjective into objective: The BCCT.core software for evaluation of cosmetic results in breast cancer conservative treatment. Breast 2007; 16(5)456-61.

9. Ching S, Thoma A, McCabe RE, Antony MM. Measuring outcomes in aesthetic surgery: A comprehensive review of the literature. Plast Reconstr Surg 2003; 111(1):469-80; discussion 481-2.

Capítulo 20

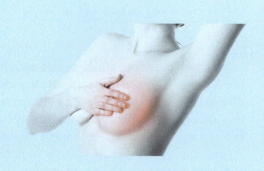

Mamoplastia com Pedículo Superior

Régis Resende Paulinelli

Frank Lane Braga Rodrigues

▶ INTRODUÇÃO

As cirurgias da mama estão entre as cirurgias estéticas mais realizadas no Brasil e no mundo. Logo após as mamoplastias de aumento, em número de procedimentos, destacam-se as mastopexias e mamoplastias redutoras que, além de seu caráter funcional e estético, passam cada vez mais a ter aplicação no tratamento oncológico[1,2].

A hipertrofia mamária constitui uma alteração comum do contorno corporal. Além do efeito estético indesejável para a mulher, as mamas hipertróficas devem ser consideradas uma doença, pois causam distúrbios posturais e psicológicos, dor, sofrimento físico e desconforto[3], e a mamoplastia redutora tem impacto benéfico importante na vida dessas mulheres[4,5].

Dezenas de técnicas diferentes podem ser empregadas com o mesmo objetivo de corrigir a ptose e reduzir o tamanho das mamas, tanto com relação à ressecção de pele como ao remodelamento glandular, porém sem evidências científicas convincentes de alguma superioridade entre elas[6]. Destacaremos neste capítulo o pedículo de base superior, assim chamado por manter a vascularização da aréola através do plexo dérmico do polo superior da mama.

▶ HISTÓRICO

Não há consenso na literatura sobre a primeira mamoplastia realizada. Paulus de Aegina (635-690 d.C) descreveu uma mamoplastia redutora para correção cirúrgica da ginecomastia. Dieffembach (1848) relatou uma mamoplastia pelo sulco inframamário. Pousson (1897) já realizava mamoplastia redutora para correção da hipertrofia mamária. As primeiras técnicas mais elaboradas, no início do século XX, como as de Morestin, Lexer, Hipollyte e Hollander, ainda não tinham muita preocupação com a forma e a simetria final das mamas[7,8].

Biesenberger, em 1928, obteve sucesso quanto à forma da mama através de sua técnica, realizando incisão curva desde a aréola até o sulco submamário, separação entre a derme e o tecido glandular, ressecção da lateral da mama e transposição do complexo areolomamilar (CAM) através de um pedículo glandular. No entanto, era grande o número de complicações, como necrose tecidual[9].

A partir daí, surgiram várias técnicas com o objetivo de aumentar a segurança vascular e melhorar o resultado estético. Schwarzmann, em 1930, reproduziu a ideia de manter um pedículo desepitelizado para nutrição do complexo areolopapilar (CAP)[10]. Thorek, em 1942, imortalizou a técnica que nos dias atuais leva seu nome – um enxerto livre da papila e da aréola[3]. Wise, em 1956, desenvolveu o que mais tarde ficou conhecido como padrão Wise, estabelecendo diretrizes para ressecção da pele em T invertido[11].

A aréola passou a ser pediculada de diversos modos. A técnica de Pitanguy era baseada na ressecção dermoglandular infra-areolar e na transposição do CAM, após a manobra de Schwarzmann, utilizando um pedículo horizontal e superior, sendo bastante difundida mundialmente e em especial no Brasil[12]. Strombeck utilizava um pedículo horizontal, ou seja, lateral e medial[13]. Skoog descreveu uma técnica de pedículo superolateral[14]. McKissock realizou a mamoplastia redutora utilizando um pedículo vertical bipediculado, ou seja, superior e inferior[15]. Robbins utilizava exclusivamente o pedículo inferior[16]. Orlando e Guthrie optaram pelo pedículo superomedial[17], mas o pedículo central também é utilizado[18].

Novas variações surgiram, algumas na maneira de realizar a marcação cutânea, outras na ressecção do parênquima, na remontagem da mama e utilizando-se da lipoaspiração isoladamente ou associada à ressecção glandular. Foram descritas várias técnicas que visavam reduzir o tamanho das cicatrizes: mamoplastias em L, ou seja, apenas com o componente lateral da cicatriz horizontal; com uma cicatriz horizontal mais curta; sem a cicatriz horizontal, ou seja, com a cicatriz periareolar e vertical apenas, e outras ainda exclusivamente com a cicatriz periareolar[19-22].

▶ INDICAÇÕES

Apesar das técnicas mais variadas, o pedículo superior tem sido o método de escolha por muitos cirurgiões, sobretudo no Brasil, em razão da influência de Pitanguy. Essa técnica costuma promover boa forma e projeção à mama, com boa segurança vascular, podendo ser menor a recorrência de ptose em longo prazo, se comparada a outras técnicas, como a do pedículo inferior[12,16].

Logicamente, a escolha da melhor técnica dependerá de vários fatores, como a experiência do cirurgião, o tamanho das mamas, o grau de ptose, a qualidade da pele e do parênquima, entre outros. O pedículo ou retalho de base superior é indicado nas mastopexias e na correção das hipertrofias mamárias, sobretudo quando não se buscam grandes ressecções (< 1.000g). Quando é necessário elevar o CAM a grandes distâncias, sobretudo > 9 ou 10cm, pode haver dificuldade, maior tensão na cicatriz e risco maior de prejuízo no retorno venoso com o pedículo superior. A distância a subir não é o único fator importante para subir a aréola no pedículo superior. Por exemplo, quando a aréola está muito próxima dos pilares, pode ser difícil subi-la até distâncias pequenas, de poucos centímetros. Nesses casos é mais seguro utilizar outros pedículos, como o superomedial ou o inferior, e mesmo o enxerto livre da aréola, em casos extremos.

O pedículo superior pode ser utilizado em associação a diferentes técnicas de ressecção cutânea, tanto no padrão Wise, em T invertido, como nas técnicas de cicatrizes reduzidas, em L, verticais ou periareolares. Também pode ser utilizado em combinação com diferentes técnicas de ressecção glandular. Nas grandes reduções, todo o polo inferior da mama pode ser ressecado. Nas pequenas reduções ou nas mastopexias, os polos inferiores podem ser mantidos e utilizados para manter o volume e aumentar a projeção, como é o caso do primeiro e terceiro pedículos de Liacyr Ribeiro. Na correção das sequelas de mamoplastias prévias, em que o CAP está alto ou voltado para cima, e principalmente no caso de explantações, o polo inferior pode ser mantido fixo ao pedículo superior e dobrado para cima, conforme descrito por Liacyr Ribeiro, como seu segundo pedículo[23].

As técnicas de pedículo superior são bastante versáteis e podem ser utilizadas para reduzir o volume das mamas, corrigir a assimetria mamária, reduzir o excesso de pele e reposicionar o CAP. No âmbito da cirurgia oncoplástica, as técnicas de pedículo superior são especialmente úteis para ressecção de tumores localizados nos quadrantes inferiores da mama. Os pedículos superomediais e superolaterais também possibilitam acesso a tumores nos quadrantes superiores.

▶ TÉCNICA CIRÚRGICA

Como as possibilidades de ressecção cutânea e de remodelamento glandular são muito variadas, descreveremos algumas de nossas preferências pessoais.

Para ressecção da pele no padrão Wise, em T invertido, iniciamos a marcação pré-operatória com a paciente em pé e o cirurgião sentado com a mama na altura dos olhos. A simetria entre as mamas deve ser avaliada com atenção e estimadas as diferenças de volume.

Inicialmente, marca-se a linha média, desde a fúrcula esternal, passando pelo processo xifoide, até a cicatriz umbilical e, em seguida, marca-se o sulco inframamário bilateralmente (Figura 20.1). Uma linha referencial inferior paramediana é marcada, iniciando no sulco inframamário, em sentido caudal, para representar a região onde repousará o mamilo em sua nova posição. Essa linha costuma estar localizada entre 9 e 12cm da linha média, a depender das dimensões do tórax e da mama.

Marcamos, então, uma linha que começa a 4cm da fúrcula esternal, desde a clavícula até o mamilo. Em geral, essa linha corresponde ao meio da mama e funciona bem na maioria das vezes. Em caso de mamilos convergentes ou divergentes pode ser necessário utilizar outra referência para o meio da mama, como a puramente visual, mais subjetiva.

O ponto A corresponde à nova posição do mamilo e é marcado posicionando-se o dedo indicador no sulco inframamário e levemente o elevando em direção à linha marcada previamente para o meio da mama (Figura 20.2). A borda superior da aréola deve estar 2cm acima do ponto A.

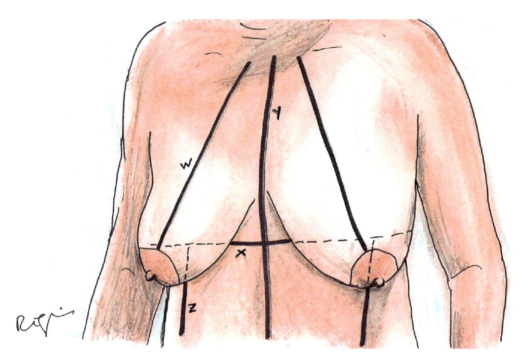

Figura 20.1 A linha X representa o sulco inframamário. A linha Y corresponde à linha média. A linha Z é paralela à linha mediana e corresponde à posição do mamilo no abdome. A linha W divide a mama em duas metades.

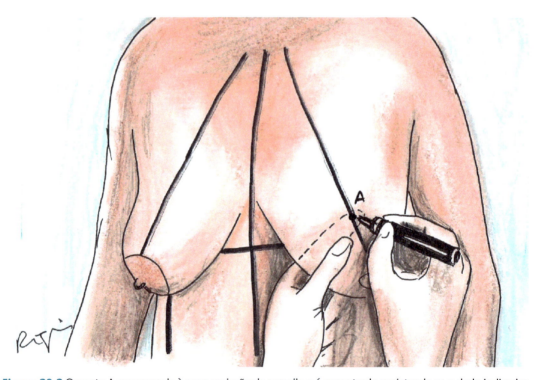

Figura 20.2 O ponto A corresponde à nova projeção do mamilo e é encontrado projetando-se o dedo indicador no sulco inframamário sob a linha do meio da mama.

A área da nova aréola pode ser pré-marcada com formato ovalado, com diâmetro médio de 7cm de largura e 5cm de altura (Figura 20.3). Essas dimensões podem variar pouco para mais ou para menos, a depender da quantidade de pele excedente e do diâmetro da aréola. Em casos de pouco excesso de pele, o diâmetro da aréola pode ser menor (p. ex., 6cm por 4,5cm). Nos casos de aréolas muito grandes pode ser preciso ampliar o desenho para evitar que parte da aréola, de cor geralmente mais escura, permaneça em locais inadequados da mamoplastia. Ultimamente temos preferido desenhar a aréola ao final da mamoplastia com a ajuda de um areolótomo. Acreditamos que a aréola pós-marcada possa ter algumas vantagens por permitir ajuste fino ao final, evitando possíveis mau posicionamento e tensão excessiva na cicatriz e proporcionando um formato mais arredondado.

Para a marcação da quantidade vertical de pele a ser ressecada, utilizamos a manobra de Biesenberger[9]. Gentilmente, rodamos a mama superolateralmente e depois superomedialmente, quando desenhamos uma linha que vai do ponto A à linha paramediana marcada no sulco inframamário (Figura 20.4). Nos casos duvidosos, utilizamos a manobra bidigital de Pitanguy com a paciente já anestesiada, semissentada, para conferir a abertura das cicatrizes verticais[12].

Convém tomar muito cuidado para não ressecar uma quantidade muito grande de pele com essas manobras, o que pode causar tensão excessiva na sutura. A tensão pode aumentar o risco de alargamento das cicatrizes e de deiscência, além de obrigar o cirurgião a reduzir mais a mama do que o planejado. Em caso de insegurança, para os cirurgiões menos experientes, é preferível marcar as linhas verticais mais próximas uma da outra e ressecar mais pele ao final, após a confirmação de que não haja tensão excessiva. Nas mastopexias e pequenas ressecções glandulares, a abertura das linhas verticais deve ser ainda menor. Nas grandes reduções, as linhas devem ser mais abertas. A abertura dessas linhas é controlada pela força aplicada na rotação da mama, o que é bastante subjetivo e exige alguma experiência. Em geral, é sempre preferível aplicar menos força e fazer algum ajuste ao final do que terminar a mamoplastia com tensão excessiva nas suturas.

Os pontos B e C são marcados a partir de 4 a 7cm da borda inferior da nova aréola, a depender do tamanho desejado da nova mama. Nas muito pequenas, o componente vertical da cicatriz deve ter uma medida próxima a 4cm e nas muito grandes, próxima a 7cm. No caso da aréola pós-marcada, que tem sido nossa preferência, deixamos uma vertical de aproximadamente 9cm a partir do ponto A. Após a marcação da aréola, 2cm acima e 3cm abaixo do ponto A, terminamos com a usual vertical de 6cm da aréola.

O excesso de pele transversal é marcado gentilmente, rodando a mama superomedial e superolateralmente, quando se traça uma linha inicialmente paralela e poste-

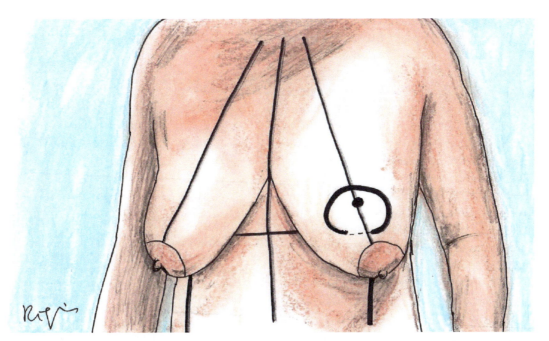

Figura 20.3 A borda superior da aréola deve ser marcada 2cm acima do ponto A e a borda inferior 3cm abaixo do ponto A. A nova aréola costuma ter dimensões de 7 por 5cm. Ultimamente, temos preferido marcar a aréola ao final da cirurgia, na montagem da mama, com a ajuda de um areolótomo, assegurando que a borda superior esteja 2cm acima do ponto A e que a inferior esteja aproximadamente a 6cm do sulco inframamário.

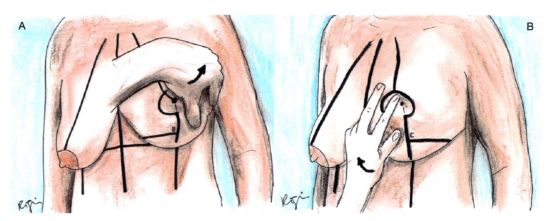

Figura 20.4 Na manobra de Biesenberger, para marcar o pilar medial da mamoplastia, a mama é rodada superolateralmente (**A**). Para o pilar lateral, a mama é rodada superomedialmente (**B**). Então, o ponto A é ligado à linha inferior paramediana. O excesso horizontal de pele é marcado durante a mesma manobra, ligando-se os pontos B e C às extremidades medial e lateral do sulco inframamário. A linha horizontal deve ser semicurva inicialmente, paralela ao sulco inframamário, e posteriormente convergir com este. A linha vertical, dos pilares, deve distar aproximadamente 6cm da aréola ou 9cm do ponto A.

riormente convergente ao sulco inframamário (veja a Figura 20.4). A cicatriz horizontal será tanto maior quanto maiores forem o volume e o grau de ptose da mama inicial. Igualmente, em pacientes com sobrepeso ou obesidade, pode ser necessário prolongar bastante essa linha horizontal para evitar sobras de pele e de volume na lateral do tórax e às vezes também na linha média.

A mama contralateral é marcada de modo similar, e as medidas entre as mamas devem ser conferidas para assegurar maior simetria. No caso de mamas muito assimétricas, preferimos iniciar pela mama menor e em seguida transferir as medidas para a maior. Na mama maior, as linhas da cicatriz vertical ficam naturalmente mais afastadas durante a manobra de Biesenberger.

Existem muitas opções de ressecção e de remontagem glandular. Nas reduções de grande volume, todo o polo inferior e parte do polo central e do polo superior podem ser ressecados. O pedículo superior precisa ter sua espessura diminuída progressivamente da base para a extremidade, proporcionalmente à medida que a distância entre a posição real do mamilo e o ponto A aumenta, para que ele tenha espaço para se acomodar ao subir. Pitanguy sugere que a ressecção seja em forma de quilha nas mamas mais glandulares. O componente glandular dos pilares medial e lateral da mamoplastia pode ser aproximado para aumentar a projeção mamária ou pode simplesmente ser aproximado à pele.

O CAM pode ser mantido vascularizado superior e horizontalmente, como sugerido por Pitanguy, e esta é nossa preferência sempre que possível (Figura 20.5). Quando é preciso reposicionar o mamilo em distâncias maiores, pode-se manter apenas a vascularização do pedículo superior (Figura 20.6), porém nossa preferência pessoal é sacrificar apenas uma das vascularizações, geralmente a lateral, e converter o pedículo superior, que em nosso caso tem vascularização superior, lateral e medial, em um pedículo superomedial (Figuras 20.7 e 20.8).

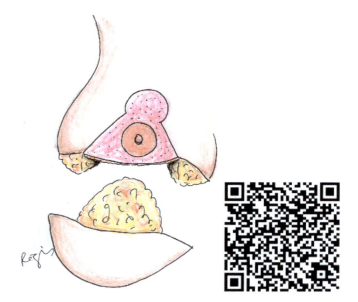

Figura 20.5 Ressecção do polo inferior da mama, mantendo-se a aréola vascularizada superior e horizontalmente, conforme sugerido por Pitanguy. Esta é nossa preferência principal para o pedículo superior por manter o máximo de vascularização. É necessário retirar um pouco de volume da região central e no polo superior para que a aréola tenha lugar para acomodar-se e subir de modo adequado. Também é necessário que a aréola mantenha alguma distância dos pilares, caso contrário ficará presa à sutura vertical e não conseguirá subir o suficiente. (Nossa técnica preferencial para o pedículo superior pode ser acessada por meio do *QR code* ou do *link*: https://www.oncoplasty.com/?wix-vod-video-id=7a3127b187104e3687b974772c8aa8cb&wix-vod-comp-id=comp-kxte4hgy.)

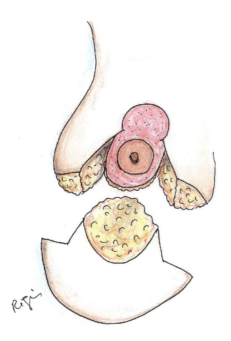

Figura 20.6 A aréola pode ficar vascularizada exclusivamente pelo pedículo superior, o que aumenta o risco de sofrimento vascular. Por esse motivo, preferimos sacrificar apenas um dos pilares, geralmente o lateral.

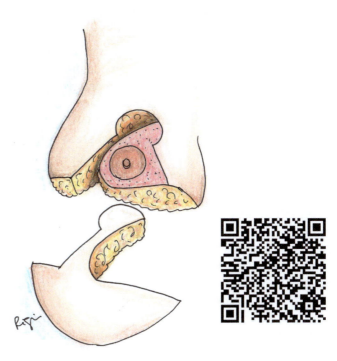

Figura 20.7 Ressecção glandular nos casos de pedículo superomedial. A confecção do pedículo superolateral é semelhante, em espelho. Esta é nossa opção principal em grandes reduções mamárias e em grandes ptoses, quando é necessário subir o complexo areolomamilar > 10cm. (Essa técnica pode ser acessada por meio do *QR code* acima ou do *link*: https://www.oncoplasty.com/?wix-vod-video-id=143fef83a6fa4a34a-ec5f78e939b5fd2&wix-vod-comp-id=comp-kxte4hgy.)

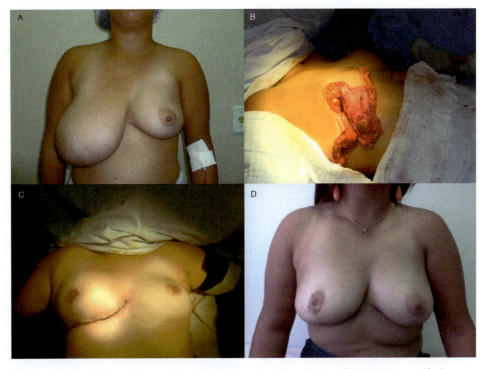

Figura 20.8A a D Quando o mamilo precisa subir mais de 9 ou 10cm até o ponto A, o pedículo superomedial ou superolateral facilita e torna mais seguro o reposicionamento do complexo areolomamilar.

Há pouca comprovação científica, mas é sugerido que o pedículo superomedial seja mais vascularizado, enquanto os pedículos superolateral e inferior preservem melhor a sensibilidade mamilar. O pedículo superomedial possibilita grandes ressecções mamárias e grande elevação da aréola, de modo semelhante ao pedículo inferior, porém apresenta melhor estabilidade da forma e melhores resultados estéticos em longo prazo[24,25].

Em caso de utilização do pedículo superolateral, é importante ter certeza de que não será necessário o esvaziamento axilar, porque a vascularização principal provém dos vasos torácicos laterais ou da mamária externa, geralmente danificados na abordagem axilar.

Quando se deseja preservar maior quantidade de volume e dar mais projeção à mama, é possível utilizar pedículos glandulares para preenchimento (p. ex., como sugerido por Liacyr Ribeiro)[26]. Segundo Liacyr Ribeiro, em sua descrição do primeiro pedículo, um pedículo inferior desepitelizado pode ser mantido fixo à parede torácica (Figura 20.9). Procuramos manter uma base do pedículo inferior de pelo menos 6 ou 8cm, com a largura medindo pelo menos dois terços da altura. Durante a confecção desse pedículo inferior desepitelizado, em sua porção mais caudal, é preferível angular levemente o plano de dissecção para fora do pedículo, de modo a evitar o comprometimento inadvertido de sua vascularização.

No segundo pedículo, um pedículo inferior separado do tórax, mas ligado ao pedículo superior, pode ser fixado ao tecido glandular nos polos superiores da mama (Figura 20.10). Consideramos arriscada a fixação do pedículo na parede torácica, pois pode ocasionar retrações e distorções de formato quando ocorrer a báscula natural da mama. Essa técnica pode ser útil para correção de sequelas de mamoplastias prévias, quando o CAM estiver em posição levemente mais alta do que o desejado, e também nos casos de retirada de próteses de silicone.

Nas mastopexias exclusivas, todo o volume mamário pode ser mantido através de seu terceiro pedículo (Figura 20.11). Os triângulos inferiores, medial e lateral, podem ser dobrados sobre o pedículo inferior.

Além das técnicas convencionais de mamoplastia em T invertido, o pedículo superior costuma ser utilizado com muita frequência nas mamoplastias com incisões reduzidas, em L ou J, ou verticais ou periareolares.

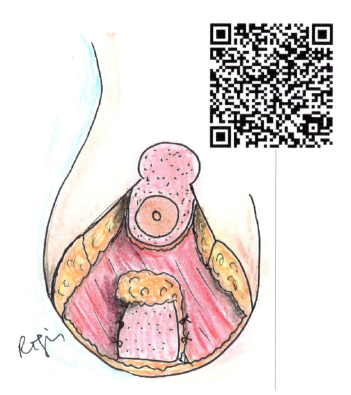

Figura 20.9 Primeiro pedículo: pedículo inferior desepitelizado e fixo ao plano muscular pelas bases, nas laterais. (Essa técnica pode ser acessada por meio do QR code acima ou do link: https://www.oncoplasty.com/?wix-vod-video-id=0036f700261341af86982f2b4558ff82&wix-vod-comp-id=comp-kxte4hgy.)

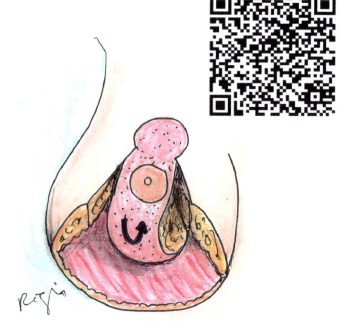

Figura 20.10 Segundo pedículo: pedículo inferior dividido da parede torácica e continuando com o pedículo superior. Deve ser dobrado sobre si mesmo e fixado no tecido glandular dos polos superiores. Este pedículo é especialmente útil em caso de mamoplastia prévia e explantações. (Essa técnica pode ser acessada por meio do QR code acima ou do link: https://www.oncoplasty.com/?wix-vod-video-id=772c4d797a-f641d8aee781e8e53f66ab&wix-vod-comp-id=comp-ka78v1mr.)

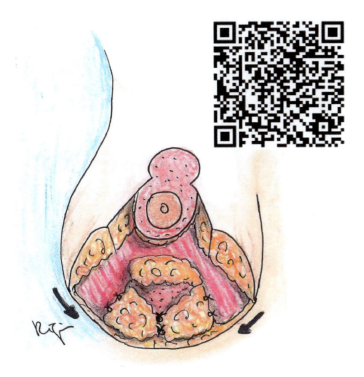

Figura 20.11 Terceiro pedículo: os triângulos inferiores, lateral e medial, são dobrados sobre o pedículo inferior desepitelizado para manter todo o volume da mama. (O terceiro pedículo foi utilizado para simetrização da mama contralateral no vídeo, que pode ser acessado por meio do *QT code* ou do *link*: https://www.oncoplasty.com/?wix-vod-video-id=3dd68342ac2447e59c5e429eff168bfe&wix-vod-comp-id=comp-ka78wmxq.)

COMPLICAÇÕES

As taxas de complicações após mamoplastias redutoras são de cerca de 20%. Em aproximadamente 5% dos casos são consideradas complicações mais graves, relacionadas com sofrimento vascular[27].

As complicações mais frequentes incluem as deiscências das cicatrizes, principalmente na junção do T invertido, secundárias à tensão na linha de sutura, seromas, hematomas, necrose areolar parcial ou total, infecção do sítio cirúrgico cicatrizes alargadas, hipertróficas queloidianas, e as inerentes ao planejamento técnico, como assimetria mamária, recidiva da ptose e mau posicionamento do mamilo[28-30]. A perda de sensibilidade do mamilo costuma ser maior com o pedículo superior do que com o inferior[30]. Outra complicação possível é a perda da capacidade de amamentação, variável de acordo com o grau e a local da ressecção glandular[31,32].

A taxa de necrose parcial do CAM pode chegar a 7%, e a de necrose total, 2%[29]. A principal maneira de evitar essa complicação é dominando a técnica cirúrgica, conhecendo a anatomia e a vascularização da mama e evitando pedículos muito longos. Não há definição exata sobre o tamanho ideal para que o pedículo ofereça maior segurança vascular.

Os fatores mais relacionados com complicações são tabagismo, diabetes, obesidade, não domínio da técnica, falta de cuidados intraoperatórios, como com a hemostasia, e maus hábitos de higiene da paciente[33]. As pacientes com mamas previamente irradiadas devido ao tratamento conservador para o câncer de mama apresentam grande risco de complicações nas mamoplastias redutoras[2]. No caso de mamas irradiadas, preferimos não realizar pedículos e fazer apenas pequenos ajustes do excesso de pele e da posição do mamilo através de incisões exclusivamente cutâneas. Áreas de afundamento ou perda de volume podem ser melhoradas mediante a associação de lipoenxertia.

Os pequenos hematomas, não progressivos, podem ser tratados clinicamente de maneira expectante, mas os médios e grandes devem ser drenados cirurgicamente para evitar anemia, transfusões sanguíneas e excesso de tensão nas suturas, o que pode acarretar deiscências, cicatrizes alargadas, necrose gordurosa e compressão do pedículo vascular. Os seromas são raros, mas, quando ocorrem, devem ser puncionados periodicamente. As deiscências podem ser tratadas com curativos e cicatrização por segunda intenção. Em alguns casos, é possível realizar a ressutura da pele, mas com risco de deiscência secundária. Nesse caso, convém assegurar que não haverá tensão excessiva na nova sutura. As cicatrizes hipertróficas podem ser revisadas cirurgicamente. Os queloides podem ser tratados de diversos modos, sendo mais comum a revisão cirúrgica associada à radioterapia ou às injeções intralesionais com corticoide (triancinolona).

REFERÊNCIAS

1. ISAPS. ISAPS International Survey on Aesthetic/Cosmetic Procedures Performed in 2011. International Society of Aesthetic Plastic Surgery 2013. Disponível em: http://www.isaps.org/files/html-contents/Downloads/ISAPS%20Results%20-%20Procedures%20in%202011.pdf. Acesso em: 5 out 2013.
2. Clough KB, Lewis JS, Couturaud B, Fitoussi A, Nos C, Falcou MC. Oncoplastic techniques allow extensive resections for breast-conserving therapy of breast carcinomas. Ann Surg 2003 Jan; 237(1):26-34.
3. Thorek M. Plastic reconstruction of the breast and free transplantation of the nipple. J Int Coll Surg 1946 Mar-Apr; 9:194-224.
4. Barbosa AF, Lavoura PH, Boffino CC et al. The impact of surgical breast reduction on the postural control of women with breast hypertrophy. Aesthetic Plast Surg Apr 2013; 37(2):321-6. doi: 10.1007/s00266-012-0049-1.
5. Saariniemi KM, Joukamaa M, Raitasalo R, Kuokkanen HO. Breast reduction alleviates depression and anxiety and restores self-esteem: A prospective randomised clinical trial. Scand J Plast Reconstr Surg Hand Surg 2009; 43(6):320-4. doi: 10.1080/02844310903258910.

6. Thoma A, Ignacy TA, Duku EK et al. Randomized controlled trial comparing health-related quality of life in patients undergoing vertical scar versus inverted T-shaped reduction mammaplasty. Plast Reconstr Surg. Jul 2013; 132(1):48e-60e. doi: 10.1097/PRS.0b013e3182910cb0.

7. Schurter M, Letterman G. Proceedings: Breast deformities and their surgical repair. J Invest Dermatol 1974 Jul; 63(1):138-41.

8. Purohit S. Reduction mammoplasty. Indian J Plast Surg 2008 Oct; 41(Suppl):S64-79.

9. Biesenberger H. Eine neue Methode der mammaplastik. Zentralbl Chirurg 1928; 55:2382.

10. Schwarzman E, Goldan S, Wilflingseder P. The classic reprint. Die Technik der Mammaplastik (the technique of mammaplasty). Plast Reconstr Surg 1977 Jan; 59(1):107-12.

11. Wise RJ. A preliminary report on a method of planning the mammaplasty. Plast Reconstr Surg (1946) 1956 May; 17(5):367-75.

12. Pitanguy I. Mammaplasty. Study of 245 consecutive cases and presentation of a personal technic. Rev Bras Cir 1961 Oct; 42:201-20.

13. Strombeck JO. Mammaplasty: Report of a new technique based on the two-pedicle procedure. Br J Plast Surg 1960 Apr; 13:79-90.

14. Skoog T. A technique of breast reduction: Transposition of the nipple on a cutaneous vascular pedicle. Acta Chir Scand 1963 Nov; 126:453-65.

15. McKissock PK. Reduction mammaplasty with a vertical dermal flap. Plast Reconstr Surg 1972 Mar; 49(3):245-52.

16. Robbins TH. A reduction mammaplasty with the areola-nipple based on an inferior dermal pedicle. Plast Reconstr Surg 1977 Jan; 59(1):64-7.

17. Orlando JC, Guthrie Jr. RH. The superomedial dermal pedicle for nipple transposition. Br J Plast Surg 1975 Jan; 28(1):42-5.

18. Hagerty RC, Hagerty RF. Reduction mammaplasty: Central cone technique for maximal preservation of vascular and nerve supply. South Med J 1989 Feb; 82(2):183-5.

19. Chiari Jr. A. The L short-scar mammaplasty: 12 years later. Plast Reconstr Surg 2001 Aug; 108(2):489-95.

20. Lassus C. Reduction mammaplasty with short inframammary scars. Plast Reconstr Surg 1986 Apr; 77(4):680-1.

21. Lejour M, Abboud M, Declety A, Kertesz P. Reduction of mammaplasty scars: From a short inframammary scar to a vertical scar. Ann Chir Plast Esthet 1990; 35(5):369-79.

22. Benelli L. A new periareolar mammaplasty: the "round block" technique. Aesthetic Plast Surg 1990; 14(2):93-100.

23. Ribeiro L. Pedículo II. In: Ribeiro L. (ed.) Pedículos em mamoplastia — Atlas e texto. Guanabara Koogan 2005: 51-62.

24. Sapino G, Haselbach D, Watfa W et al. Evaluation of long-term breast shape in inferior versus superomedial pedicle reduction mammoplasty: A comparative study. Gland Surg 2021 Mar; 10(3):1018-1028. doi: 10.21037/gs-20-440.

25. Watfa W, Martineau J, Giordano S, Sapino G, Bramhall RJ, di Summa PG. Long-term evaluation of nipple-areolar complex changes in inferior versus superomedial pedicle reduction mammoplasty: A comparative study. J Plast Reconstr Aesthet Surg 2022 Mar; 75(3):1179-86. doi: 10.1016/j.bjps.2021.11.007.

26. Ribeiro L. Pedículos em mamoplastia — Atlas e texto. Guanabara Koogan 2005: 246.

27. van Deventer PV, Page BJ, Graewe FR. The safety of pedicles in breast reduction and mastopexy procedures. Aesthetic Plast Surg 2008 Mar; 32(2):307-12. doi: 10.1007/s00266-007-9070-1.

28. Hamdi M, Greuse M, Nemec E, Deprez C, De Mey A. Breast sensation after superior pedicle versus inferior pedicle mammaplasty: Anatomical and histological evaluation. Br J Plast Surg 2001 Jan; 54(1):43-6. doi: 10.1054/bjps.2000.3464.

29. Berthe JV, Massaut J, Greuse M, Coessens B, De Mey A. The vertical mammaplasty: A reappraisal of the technique and its complications. Plast Reconstr Surg 2003 Jun; 111(7):2192-9; discussion 2200-2. doi: 10.1097/01.PRS.0000062621.83706.88.

30. Tairych G, Worseg A, Kuzbari R, Deutinger M, Holle J. A comparison of long-term outcome of 6 techniques of breast reduction. Handchir Mikrochir Plast Chir 2000 May; 32(3):159-65. doi:10.1055/s-2000-10926.

31. Thibaudeau S, Sinno H, Williams B. The effects of breast reduction on successful breastfeeding: A systematic review. J Plast Reconstr Aesthet Surg 2010 Oct; 63(10):1688-93. doi: 10.1016/j.bjps.2009.07.027.

32. Andrade RA, Coca KP, Abrao AC. Breastfeeding pattern in the first month of life in women submitted to breast reduction and augmentation. Rio de Janaeiro: J Pediatr 2010May-Jun; 86(3):239-44. doi: 10.2223/JPED.2002.

33. Hunter-Smith DJ, Smoll NR, Marne B, Maung H, Findlay MW. Comparing breast-reduction techniques: Time-to-event analysis and recommendations. Aesthetic Plast Surg 2012 Jun; 36(3):600-6. doi:10.1007/s00266-011-9860-3.

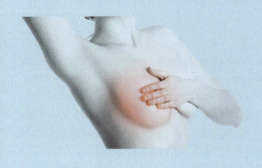

Capítulo 21

Mamoplastia Redutora com Pedículo Inferior

Clécio Ênio Murta de Lucena
Cléber Sérgio da Silva
Vander José Ramalho Lima

▶ INTRODUÇÃO

A macromastia é uma condição patológica que impõe estresse físico e psicológico para a qualidade de vida da mulher. Além de transtornos psicossociais relativos à má percepção da autoimagem e autoestima, a macromastia tem sido implicada em várias comorbidades musculoesqueléticas, incluindo dores no pescoço, cefaleia, neuralgias periféricas e dores nos ombros. Ptose e pseudoptose da mama são outras causas responsáveis pela insatisfação feminina com sua autoimagem. A ptose é definida como uma posição do mamilo igual ou abaixo do sulco inframamário e a pseudoptose como uma posição normal do mamilo com excesso de parênquima mamário abaixo do sulco, chegando ao fundo como a redistribuição do volume mamário do polo superior ao polo inferior da mama. Essas condições podem desenvolver-se com o envelhecimento normal, em caso de gravidez e perda de peso, ou em razão da própria macromastia.

As cirurgias de redução e pexia da mama estão entre as mais frequentemente realizadas no mundo, sobretudo no Brasil e nos EUA, em se tratando das cirurgias plásticas. Vários pedículos podem ser utilizados, como o superior, o lateral, o central e o superomedial, sendo uma das técnicas mais comumente utilizadas a que utiliza o pedículo inferior da mama, sobretudo em virtude da segurança que oferece quanto à vascularização do retalho. Nos EUA, ainda hoje é a técnica mais utilizada para mamoplastia redutora[1,2,3].

A deformidade ptótica da mama resulta de duas forças sinérgicas: a involução do parênquima mamário, levando à perda de volume, e a frouxidão inversa do envelope cutâneo, que se torna inelástico e com boa acomodação. À medida que o tecido mamário desce inferiormente na parede torácica em razão da gravidade, há uma aparente perda de volume no polo superior e na mama central, e o polo inferior se torna mais cheio e muitas vezes mais largo. A técnica de pedículo inferior é notadamente bem indicada para as mamas de grande volume que necessitam de grandes ressecções (> 500 ou 1.000g) e também para as mamas que apresentam ptose mais acentuada. Apesar da exigência de um cuidado técnico rigoroso para seu sucesso, a técnica, quando bem indicada e bem executada, possibilita resultados cirúrgicos fantásticos. Com relativa frequência, após tratamento cirúrgico do câncer de mama ou nas abordagens de lesões benignas, deparamos com a necessidade de correção da mama contralateral para simetrização. Outro importante benefício atribuído a essa técnica é a redução de complicações, frequentemente identificadas com a técnica do pedículo superior, quando executada em mulheres com grandes hipertrofias[4].

A técnica do pedículo inferior utiliza a confecção de um retalho dermoglandular de base inferior, contendo o complexo areolopapilar (CAP), possibilitando ampla ressecção previamente planejada do tecido glandular presente nos quadrantes superiores, bem como de parte dos pilares em quadrantes inferomedial e quadrante inferolateral da mama.

▶ ASPECTOS ANATÔMICOS

Na estética mamária ideal, o mamilo se encontra posicionado na porção mais saliente da mama, logo acima do sulco inframamário. Qualquer procedimento destinado a reduzir a mama deve incluir quatro elementos cardeais. Inicialmente, um pedículo deve ser incorporado ao planejamento que preserve a vascularização e a inervação do CAP. Em segundo lugar, e intimamente relacionado com a escolha do pedículo, deve-se definir qual ou quais quadrantes selecionados da mama devem ser removidos para redução do volume desejada. Isso é comumente realizado mediante a remoção de tecido ao redor do perímetro do pedículo. Em seguida, o envelope excessivo da pele a ser retirado deve ser gerenciado de modo a minimizar tanto quanto possível as cicatrizes e ainda promover a criação de uma relação proporcional entre a pele remanescente e a redução do volume mamário. Por fim, deve ser criado um formato estético geral da mama em função da estratégia operativa global ou secundário a manobras destinadas a criar um contorno específico.

A glândula mamária está situada entre as duas camadas da fáscia superficial: uma superficial, logo abaixo do tecido subcutâneo, e a camada profunda, logo acima da fáscia do músculo peitoral maior e do músculo serrátil lateralmente (Figura 21.1). A literatura identifica três territórios distintos de irrigação arterial para a mama: a artéria axilar, a artéria mamária interna e as artérias intercostais[4]. A irrigação da região mamária foi descrita pela primeira vez por Priet, no final do século XIX. A artéria axilar fornece colaterais significativas e definidas, utilizadas para irrigação da região. As artérias acromiotorácica ou toracoacromial, torácica superior e torácica inferior ou mamária externa se distribuem pela parte lateral da região e se anastomosam com os ramos dos outros dois vasos pediculares.

As artérias mamárias internas, juntamente com a artéria vertebral, constituem um dos primeiros ramos colaterais da artéria subclávia. Essa artéria corre intratoracicamente de cada lado do esterno até o diafragma, de onde partem seus dois ramos terminais: um interno, ou musculofrênico, e outro externo, que perfura o hiato diafragmático de Larrey e atinge a parede abdominal como artéria epigástrica superior. Entre seus diversos ramos colaterais, proporciona vascularização para toda a metade interna ou medial da região mamária. Esses ramos percorrem os espaços intercostais, principalmente o segundo, terceiro e quarto, de onde emergem e, após perfurarem o peitoral maior, se distribuem ao longo da borda medial da glândula. Essas são tributárias relevantes na seleção do pedículo superointerno para irrigação e drenagem venosa do CAP nas reduções do polo inferior ou na extensão axilar.

De maneira bastante consistente, as três primeiras artérias intercostais são ramos colaterais do tronco cervicointercostal, um ramo colateral da artéria subclávia. As nove artérias intercostais restantes são ramos colaterais da aorta torácica. Os primeiros cinco ou seis são responsáveis pela irrigação da glândula mamária, mas secundariamente pela artéria mamária interna e pelos pedículos da artéria axilar. Os ramos perfurantes intercostais estão distribuídos na borda lateral da glândula e na região mamária. Essas tributárias são relevantes para a seleção do pedículo posterolateral inferior ou do CAP inferior para irrigação em reduções do polo superior e modelagem superexterna (extensão axilar) ou interna.

O não descolamento da fáscia posterior torna possível a preservação da inervação. Esses três pedículos vasculares se anastomosam atrás do músculo peitoral maior e enviam ramos perfurantes ao músculo que circunda lateralmente a glândula para formar uma rede supramamária, da qual se originam dois tipos de ramos: glandular e cutâneo. Os ramos glandulares penetram o parênquima mamário e correm ao longo dos septos conjuntivos interlobares e interlobulares, criando posteriormente uma rede periacinar. Os ramos cutâneos se tornam superficiais e produzem uma rede subdérmica que nutre todos os tegumentos, incluindo o complexo areolomamilar.

Essa descrição possibilita a incorporação do conceito do quinto quadrante, propondo que a irrigação posterior pura mantenha a circulação no CAP. A rede dermicosubdérmica que nutre o complexo areolomamilar conecta-se perifericamente com toda a rede supramamária e centralmente através de vasos perfurantes, chamados perfurações costais anteromediais, que atravessam a glândula de trás para frente. Essa acentuada disposição vascular anastomótica arterial e venosa é a base anatômica para escolha dos retalhos nas técnicas de redução ou modelagem de toda a cobertura mamária.

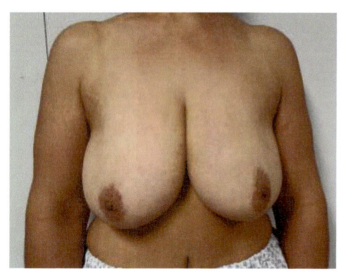

Figura 21.1 Paciente com ptose – visão anterior.

Cabe salientar que existe uma vasta rede de anastomose entre os três pedículos arteriais e o sistema de drenagem venosa da mama, a qual é a base anatômica para utilização dos vários pedículos na mamoplastia redutora e na remodelação da mama. A inervação sensitiva da mama se origina do plexo cervical superficial, que inerva a porção superior da mama, e dos nervos intercostais, que vão inervar as porções medial, inferior e lateral da mama[5].

INDICAÇÕES

A seleção das candidatas adequadas para mamoplastia é essencial para otimizar a segurança e os resultados em pacientes submetidas à mamoplastia redutora. Entre os fatores que reconhecidamente prejudicam os resultados após redução da mama estão a obesidade e o tabagismo. As pacientes obesas apresentam risco aumentado de complicações pós-operatórias, como infecção, deiscência, tromboembolismo venoso e retardo na cicatrização de feridas, bem como necrose gordurosa e do mamilo.

Chen e cols. relataram aumento de quase 12 vezes nas taxas de complicações pós-operatórias em pacientes obesas submetidas a procedimentos eletivos de mama, incluindo redução. Embora o impacto da obesidade não tenha sido o foco dessa investigação, cabe notar que mais de 70% das complicações foram relatadas em pacientes com índice de massa corporal (IMC) > $35kg/m^2$. Por isso, convém estimular discussões e recomendações apropriadas para perda de peso antes da cirurgia.

Além disso, o tabagismo é considerado uma contraindicação relativa para mamoplastia redutora. Uma revisão recente sobre o impacto da nicotina nas taxas de complicações pós-operatórias revelou o dobro do risco de complicações em fumantes ativos com elevações significativas nas taxas de necrose da cicatriz em T e infecção pós-operatória.

A técnica do pedículo inferior está indicada principalmente para casos de grande hipertrofia mamária, acompanhada de ptose significativa. Embora seja discutível o grau de hipertrofia e de ptose necessário para indicação da técnica do pedículo inferior e não de um pedículo superior, considera-se a distância da papila atual até a projeção da nova papila (ponto A), bem como a distância entre a papila e o sulco inframamário. Em caso de distância > 8cm, torna-se considerável o risco de comprometimento do CAP. Por outro lado, se essa distância for > 16cm e sobretudo em mamas muito adiposas ou em pacientes com comorbidades, como diabetes, tabagismo e obesidade, deve ser considerado o enxerto livre do CAP com reimplantação pela técnica de Thorek, embora muitos autores questionem esse parâmetro, considerando segura a distância de até 28cm entre a papila e o sulco inframamário, ou mesmo valor maior[6,7]. Vale ressaltar que a utilização de um pedículo superomedial pode ser uma alternativa válida em muitos casos de hipertrofia e ptose significativas, com vários autores relatando resultados similares aos obtidos com o pedículo inferior[8,9].

AVALIAÇÃO PRÉ-OPERATÓRIA

Como em qualquer intervenção cirúrgica eletiva, para a indicação da mamoplastia redutora é necessária uma avaliação inicial pré-operatória, analisando a história pregressa da paciente, seus sintomas e expectativas quanto ao resultado final, bem como suas dúvidas, discutindo de maneira clara os riscos e os tipos de cicatrizes, e os aspectos relacionados ao ato cirúrgico propriamente dito. Preferencialmente, convém apresentar imagens de situações clínicas e tipos de cicatrizes, de modo que as pacientes possam criar uma imagem de como suas mamas poderão ficar com a intervenção proposta.

Os seguintes fatores são fundamentais na avaliação das pacientes[3,4]:

- **Idade:** pacientes mais idosas tendem a apresentar mais comorbidades e vascularização menos adequada do pedículo.
- **Sintomatologia que possa estar associada à hipertrofia e ptose mamária:** dor cervical e na região dorsal em consequência do peso excessivo das mamas.
- **História pregressa ou risco aumentado para câncer de mama:** pacientes com história pregressa de câncer de mama geralmente são submetidas à radioterapia, o que acarreta alterações teciduais que impactam a vascularização e a cicatrização das mamas, sendo fundamental uma boa avaliação clínica e radiológica antes da cirurgia.
- **Desejo de futura gestação e amamentação:** a mamoplastia redutora com grande frequência é responsável pela impossibilidade de amamentação. Além disso, uma gravidez pode modificar o formato e o volume da mama, alterando significativamente o resultado da cirurgia. Nesse caso, é prudente discutir com a paciente a realização da mamoplastia após a gravidez e o término do período de amamentação.
- **Tabagismo:** aumenta o risco de complicações vasculares, sobretudo necrose do CAP.

- **Obesidade e expectativa de perda de peso no pós-operatório:** pacientes obesas têm risco significativamente maior de complicações.
- **Uso de hormônios ou anticoagulantes:** interfere nos mecanismos de coagulação.
- **Diabetes *mellitus*, colagenoses e doenças vasculares:** aumentam o risco de necrose do CAP e dos retalhos.
- **Tendência a cicatrizes hipertróficas e queloide:** devem ser avaliadas medidas preventivas no pós-operatório.
- **Intertrigo inframamário:** frequente em pacientes com mamas hipertróficas e ptose. Processos inflamatórios em atividade devem ser tratados antes.
- **Expectativa de volume mamário pós-operatório:** convém discutir com a paciente suas expectativas em relação ao volume mamário final desejado e o que é possível ser antecipado.

Durante o exame físico inicial, é necessária a avaliação de alguns pontos para orientação quanto à técnica mais indicada:

- Tamanho das mamas, simetria, e densidade do parênquima.
- Grau de ptose, quando presente.
- Estimativa da quantidade de tecido mamário que deverá ser preservada, o que é mais importante do que a quantidade de tecido que deverá ser ressecada.
- Cálculo do IMC: quando > 35kg/m², inicialmente as pacientes devem ser encorajadas a perder peso.
- Coleta de imagens fotográficas da paciente: frontal e laterais.
- Obtenção do Termo de Consentimento Livre e Esclarecido (TCLE).

▶ TÉCNICA OPERATÓRIA

Descrita originalmente entre 1975 e 1977 por Ribeiro, Robbins, Courtiss e Goldwyn, a técnica do pedículo inferior continua sendo a mais popular forma de abordagem cirúrgica para redução de mama nos EUA. A marcação da pele em T invertido é uma alternativa atraente para mamoplastia redutora com a técnica do pedículo inferior em virtude de sua previsibilidade, versatilidade e nível de controle tanto sobre a extensão da redução como sobre o processo de modelagem das mamas.

As críticas mais frequentes a essa abordagem incluem anormalidades no formato das mamas (pseudoptose), mau posicionamento da aréola, cicatrizes hipertróficas, aumento do número de reoperações em longo prazo por recidiva da ptose e baixa projeção atingida com essa técnica. No entanto, vários estudos demonstraram grande satisfação das pacientes após a mamoplastia redutora (86% a 97%), particularmente com o pedículo inferior.

A técnica do pedículo inferior é segura mesmo para pacientes com hipertensão, diabetes e uso de nicotina. Freedman e cols. avaliaram essa técnica no período de 1984 a 2019 e concluíram que, embora um IMC elevado tenha aumentado significativamente a taxa de necrose gordurosa, não houve impacto nas pacientes que necessitaram de reoperação devido a essa complicação. IMC > 35kg/m², peso da ressecção tecidual > 1.000g e distância entre o mamilo e o sulco inframamário > 20cm aumentaram a *odds ratio* de ter uma mama com alguma necrose gordurosa. O aumento do IMC elevou o risco de problemas de cicatrização de feridas (maiores e menores), mas não para pacientes que necessitam de reoperação. Uma preocupação frequente das pacientes é com o comprometimento da sensibilidade mamária. A técnica do pedículo inferior, além de segura, promove retorno da sensibilidade mamária em 6 a 12 meses após o procedimento.

Destacam-se como aspectos referenciais gerais para o sucesso do procedimento em relação às medidas e marcações a serem realizadas antes da cirurgia e independentemente da técnica cirúrgica escolhida:

- A marcação da paciente deve ser realizada em posição supina.
- Marcação da linha média entre a fúrcula esternal e a cicatriz umbilical.
- Marcação do meridiano mamário, que é a divisão das mamas em duas partes, a partir da linha hemiclavicular, podendo ou não cruzar a papila.
- Cálculo da distância da fúrcula esternal até a papila: a determinação da posição da nova papila deve variar entre 18 e 24cm, dependendo da altura da paciente e da conformação do tórax.
- Delimitação do sulco inframamário.
- Prolongamento caudal do meridiano mamário a partir do ponto A (novo ponto da papila) e cruzando o sulco inframamário: essa linha deve distar entre 8 e 10cm da linha média corporal.
- Delimitação da posição da nova papila e aréola.
- Desenho das linhas de marcação cutânea e do desenho cirúrgico final – pontos A (novo ponto da papila), B e C (determina o comprimento final das incisões lateral e medial): pode ser utilizada a marcação de Pitanguy em T invertido ou *Wise pattern* ou a marcação em cúpula maometana, em que se desenha previamente o contorno final da aréola.

A partir dos pontos B e C são traçadas linhas verticais em direção ao sulco inframamário, medial e lateralmente, pela manobra de Biesenberger, em direção à projeção inferior do meridiano mamário. Cabe salientar que a posição final do CAP pode ser corrigida nesse momento, deslocando-o lateral ou medialmente de acordo com cada caso.

- Definição da técnica do pedículo a ser utilizado, visando à boa irrigação do CAP: no caso de pedículo inferior, este é delimitado – a largura deve ter pelo menos 6cm (idealmente, > 8cm). Uma proporção ideal seria de 3:1 em relação à altura *versus* a largura do retalho, ou seja, para cada 2cm de comprimento, calculamos 1cm de base.

DeFazio e cols., em artigo de revisão, recomendam os seguintes cuidados técnicos para aumentar a segurança do procedimento e reduzir as complicações pós-operatórias, melhorando o resultado estético:

- **Tatuagem com azul de metileno, em locais selecionados, para fornecer pontos de referência cirúrgicos precisos que não desapareçam durante o preparo pré-operatório:** injeções de 1% solução de azul de metileno com pequena agulha (29G) para minimizar o risco de tatuagem residual no pós-operatório. Esses marcos fornecem uma base para orientar com precisão o fechamento, reduzindo montículos mamário e potencializando o resultado estético final.

- **Uso de hidrodissecção pré-operatória para reduzir a perda sanguínea intraoperatória:** após a indução da anestesia geral, 60mL de solução contendo 25mL de lidocaína a 1% com adrenalina 1:100.000 são infiltrados na pele e tecidos subcutâneos ao longo dos locais de incisão, bem como no próprio tecido mamário circundante. A inclusão de lidocaína na solução promove maior anestesia superficial, enquanto o uso de vasoconstritor, como a adrenalina, minimiza a perda sanguínea intraoperatória.

- **Incorporação de pequena secção triangular do excesso de tecido projetada ao longo da linha média inframamária para reduzir a tensão no futuro fechamento do local da "junção em T":** a altura do triângulo é de aproximadamente 0,5cm com ângulo de 120 graus. Cada lado de membro tem aproximadamente 1cm de comprimento, e a base do triângulo está situada ao longo da linha inframamária. Isso é importante para minimizar a projeção ascendente do triângulo, de modo a evitar o deslocamento superior do mamilo.

- **Preservação do volume do tecido mamário superomedial durante a ressecção do tecido glandular:** essa técnica cumpre dois propósitos importantes: (1) fornece fluxo sanguíneo para a glândula preservada oriunda da artéria mamária interna, através do segundo espaço intercostal proeminente, e (2) evita a ressecção excessiva de tecido nessa região, o que melhora o preenchimento medial e também o resultado estético final.

- **Uso da lâmina no espaço subdérmico para aumentar a eficiência operatória durante a ressecção do tecido mamário:** essa técnica se combina com o uso de eletrocautério sempre que necessário para manter hemostasia meticulosa. Durante a ressecção do tecido glandular, uma fina camada (0,5 a 1cm) de fáscia pré-peitoral e gordura é preservada ao longo de todo o comprimento do músculo peitoral, o que serve para proteger o suprimento nervoso do mamilo, que percorre a superfície muscular antes de entrar na glândula.

Com a paciente anestesiada, em decúbito dorsal e os braços abertos em 90 graus, inicia-se a cirurgia com a marcação da incisão circumareolar e o auxílio do areolótomo, podendo ser usada a infiltração da subderme com solução salina com adrenalina (solução 1:200.000). Realiza-se a incisão ao redor da aréola e das marcações na pele, sem penetrar a subderme. Em seguida, é realizada a decorticação da pele do pedículo inferior, preservando a aréola. Após a decorticação do pedículo inferior, inicia-se a dissecção profunda de todo esse retalho em sentido anteroposterior, discretamente diagonal, em direção medial e lateral, até que seja atingido o plano muscular – com o máximo cuidado para não adelgaçar esse pedículo –, buscando a preservação da vascularização profunda e posterior, à semelhança de uma pirâmide, tendo como ápice a região da papila e como base o plano do músculo peitoral (Figura 21.2).

Realizada a confecção do pedículo areolado de base inferior, efetuamos a ressecção de todo o tecido glandular e cutâneo excedente, no polo superior, e das porções lateral e medial, preparando a região mamária para acomodação adequada do pedículo. Dois pontos laterais e dois mediais com fios absorvíveis são dados para fixar o pedículo à fáscia muscular, deixando livre a extremidade areolar do pedículo. No caso de um pedículo excessivamente longo, podem ser dados pontos de plicatura na face anterior do retalho com fios absorvíveis. Após essa etapa, realizamos a montagem da mama por meio da ancoragem dos pontos B e C na interseção da linha média mamária com o sulco inframamário com fios absorvíveis na subderme.

No caso da marcação de Pitanguy, após o fechamento da derme verticalmente, marca-se a posição final da aréola com auxílio do areolótomo, ressecando a pele para fixação da aréola. Posteriormente, depois de fixada a borda areolar inferior (6 horas) com o início da linha vertical descendente correspondente aos pilares da nova mama, são dados pontos cardinais para fechamento da aréola (às 12 horas, 3 horas e 9 horas). Coloca-se dreno de sucção contínua, o qual é mantido por 3 a 7 dias, na dependência do volume e da coloração da secreção drenada. Então, confecciona-se o fechamento primário de toda a abertura cicatricial delineada, depois de colocados pontos subdérmicos para redução tensional, produzindo uma cicatriz final em T invertido com a aréola no topo. É realizado curativo final semicompressivo com gazinhas e fita microporosa – a cobertura da ferida operatória com fita microporosa por 30 a 45 dias, renovada a cada 7 dias, é uma opção. A utilização sistemática de modeladores ou sutiã próprios pós-cirúrgicos é necessária por no mínimo 30 a 60 dias.

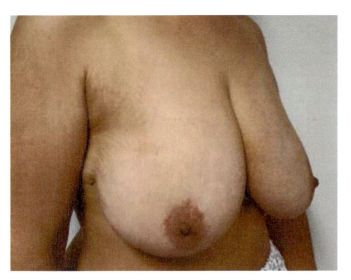

Figura 21.2 Paciente com ptose – visão oblíqua.

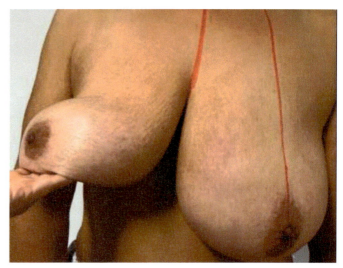

Figura 21.4 Marcação do meridiano da mama a partir do ponto médio da clavícula até a papila. Marca-se o sulco inframamário

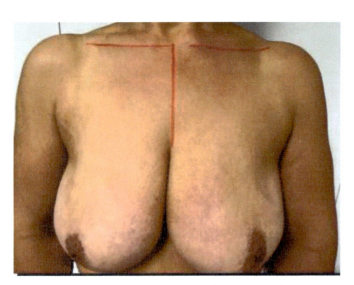

Figura 21.3 Marcação da linha média e das clavículas.

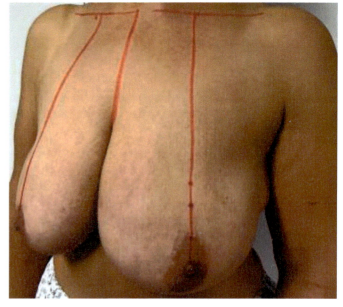

Figura 21.5 Marcação do ponto da futura papila, na projeção do sulco inframamário atual, que geralmente coincide com a metade do braço.

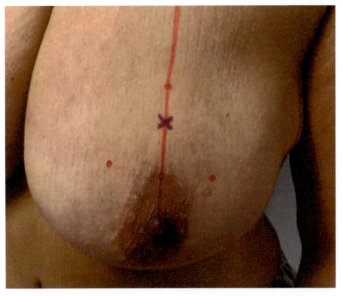

Figura 21.6 Marcação da futura papila (ponto A) e dos pontos B e C.

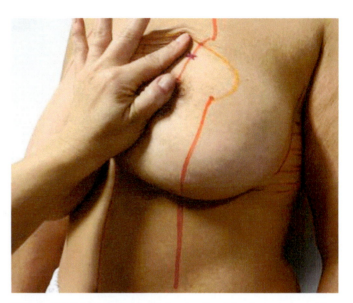

Figura 21.8 Marcação do limite do pilar lateral com a manobra de Biesenberger unindo o ponto C à projeção inferior do meridiano mamário.

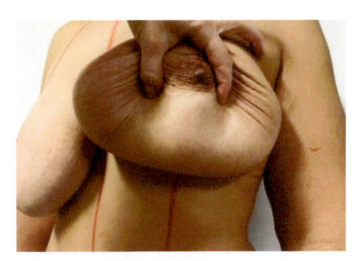

Figura 21.7 Marcação da projeção do meridiano mamário inferiormente.

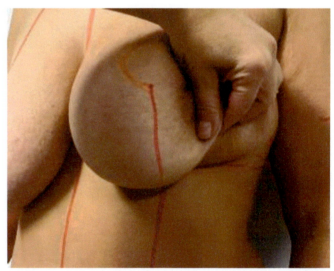

Figura 21.9 Marcação do limite do pilar medial com a manobra de Biesenberger unindo o ponto B à projeção inferior do meridiano mamário.

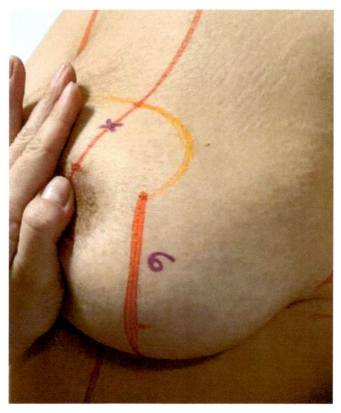

Figura 21.10 Delimita-se o comprimento dos pilares, que pode variar de 4 a 8cm.

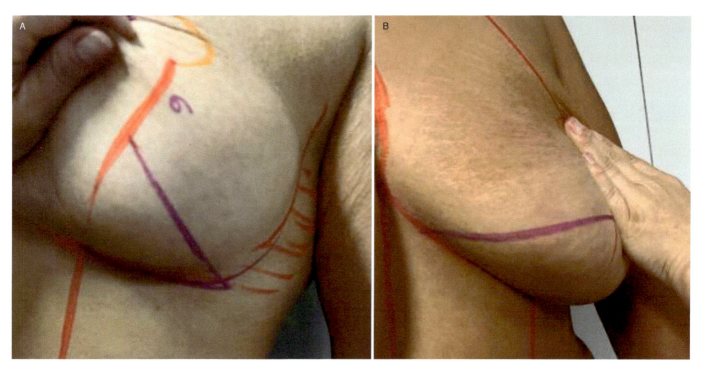

Figura 21.11A e **B** Dos pontos B e C são traçadas linhas que alcançam o sulco inframamário medial e lateralmente.

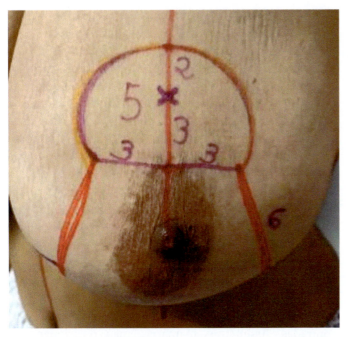

Figura 21.12 Confirmação das medidas do futuro complexo areolopapilar.

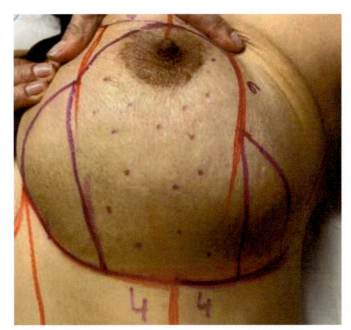

Figura 21.13 Delimitação do pedículo inferior, que deve ter no mínimo 6 a 8cm de largura.

▶ RESULTADOS E COMPLICAÇÕES

A mamoplastia redutora com pedículo inferior revela-se uma técnica de fácil execução e com poucas complicações, podendo ser utilizada na maioria dos casos, sobretudo nas mamas de grande volume e com ptose acentuada. O pedículo inferior fornece uma vascularização adequada para o CAP, raramente sendo necessário enxerto livre do CAP, o qual deve ser indicado apenas nos casos em que, ao final do ato cirúrgico, verifica-se evidente vascularização deficiente.

Uma desvantagem da técnica em relação ao pedículo superomedial é o preenchimento muitas vezes insuficiente do polo superior. Muitas pacientes desenvolvem com o tempo abaulamento dos quadrantes inferiores com o efeito de báscula ou projeção (*bottoming out*), o qual também pode ocorrer quando se utilizam pedículos superiores ou superomediais, embora seja mais frequente quando se utiliza o pedículo inferior.

As complicações em cirurgias estéticas mamárias sempre representam um dissabor para profissionais, pacientes e familiares, mas ocorrem com certa frequência. A probabilidade de complicações aumenta em proporção direta ao volume de ressecção tecidual e também depende das comorbidades das pacientes, como diabetes, obesidade e

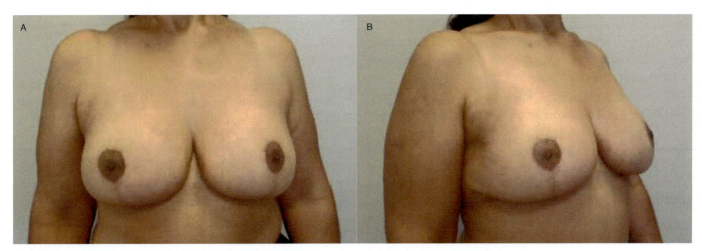

Figura 21.14 Resultado pós-operatório. **A** Visão anterior. **B** Visão oblíqua.

tabagismo. Além disso, a experiência do cirurgião seguramente vai impactar os resultados. As principais complicações são deiscências da ferida operatória, hematomas, seromas, infecção e celulite, necrose cutânea e do CAP, esteatonecrose, cicatrizes alargadas e hipertróficas, assimetrias mamárias, mau posicionamento do CAP, perda de sensibilidade e interferência na lactação.

As pacientes devem estar preparadas para a eventual necessidade de procedimentos corretivos ou refinamentos. A literatura registra complicações em até 53% dos casos operados[6,7]. A probabilidade de intercorrências aumenta proporcionalmente ao volume da ressecção tecidual[8], na presença de comorbidades, principalmente em pacientes diabéticas, obesas e tabagistas, bem como nas mãos de cirurgiões menos experientes.

De maneira didática, as complicações podem ser consideradas imediatas ou tardias. Entre as imediatas destacam-se deiscências cicatriciais, hematomas, seromas, infecções locais e celulites, necroses cutâneas e do CAP, além de dor local. As intercorrências tardias incluem esteatonecrose, cicatrizes distróficas (hipertróficas ou alargadas), assimetrias mamárias, mau posicionamento do CAP, perda de sensibilidade e problemas com a lactação.

As necroses cutâneas e as deiscências cicatriciais frequentemente são decorrentes de tensão no fechamento da ferida operatória ou de retalhos muito finos[8]. Quando presentes, geralmente são controladas com curativos e cuidados locais e, quando de grande extensão ou quando há a necessidade de acelerar a resolução, pode ser necessário o desbridamento cirúrgico ou até mesmo a colocação de enxerto de pele.

Os hematomas são decorrentes de circunstâncias específicas do ato operatório, como falta de revisão cuidadosa da hemostasia, além das condições clínicas da paciente, como hipertensão arterial e uso de anticoagulantes. Exceto nos casos de grandes volumes ou com repercussão hemodinâmica em que há necessidade imediata de drenagem cirúrgica, revisão da hemostasia e colocação de drenos de sucção contínua, na maioria dos casos a conduta é conservadora e de resolução espontânea[9].

As infecções cirúrgicas e celulites devem ser sempre controladas com o emprego de antibioticoterapia e, caso sejam constatadas coleções purulentas importantes, drenadas cirurgicamente ou através de drenagem fechada. Trata-se de uma intercorrência de repercussões significativas, pois podem acarretar outras complicações, como deiscências, necrose tecidual, ou mesmo septicemia, devendo ser prontamente diagnosticadas e controladas.

A necrose do CAP é sempre uma complicação temida. Sua incidência varia com as condições técnicas, a escolha e a qualidade do pedículo de irrigação areolar, bem como com o conjunto de comorbidades de cada paciente. Uma observação cuidadosa da circulação areolar nas primeiras 48 horas pode minimizar essa complicação. A observação de cianose persistente leva à necessidade de intervenção imediata em sala de cirurgia para salvar o CAP, o que pode ser alcançado com a liberação das suturas, a drenagem dos hematomas e, em casos extremos, a amputação e o reimplante do CAP em pele desepitelizada. Quando essas medidas falham, é possível proceder à reconstrução tardia com as técnicas disponíveis[10].

A esteatonecrose é uma complicação decorrente do comprometimento vascular parenquimatoso associado a necrose hemorrágica. Quando discreta, não há necessidade de intervenção; entretanto, quando de grandes proporções, associada a retração cutânea e infecções, podem ser necessários desbridamento, fechamento secundário e lipoenxertia[10].

Malformações estruturais secundárias podem ser encontradas. Assimetrias mamárias, mau posicionamento areolar ou mudanças no formato podem ser resultado da escolha equivocada da técnica cirúrgica ou de erros de julgamento quanto aos parâmetros referenciais[11]. Pequenas assimetrias podem ser corrigidas com alguma intervenção de ajuste ou com lipossucção[12]. Grandes assimetrias residuais podem eventualmente resultar na necessidade de reintervenção cirúrgica corretiva tradicional mediante repetição da técnica, o que deve ser avaliado pelo menos 6 meses após a intervenção primária. Maus posicionamentos do CAP podem ser corrigidos com nova abordagem cirúrgica e sua realocação. Inegavelmente, quando posicionado em topografia mais elevada, sua correção é mais difícil[10]. Cabe explicar às pacientes que costuma ocorrer perda da sensibilidade do CAP por até 1 ano após o procedimento cirúrgico e que na maioria dos casos a recuperação é quase total. Na técnica do pedículo inferior, a perda de sensibilidade e a interferência na lactação são menos frequentes[13-15].

Cicatrizes hipertróficas ou sintomáticas são mais comuns no sulco inframamário, principalmente com a técnica do pedículo inferior. Em cerca de 15% dos casos, as cicatrizes são espessas, pruriginosas ou desconfortáveis[16], podendo ser tratadas com injeção intralesional de esteroides e placas de gel de silicone.

▶ CONSIDERAÇÕES FINAIS

A alta frequência anual de câncer de mama não deve ser esquecida. Por esse motivo, uma das medidas pré-operatórias mais importantes inclui a necessidade de anamnese, exame físico e estudo por imagens para todas as candidatas à mamoplastia redutora. Embora seja incomum a ocorrência de carcinoma oculto de mama, todo o material retirado deve seguir para exame histopatológico. Outra informação importante refere-se à história reprodutiva da paciente, se ela amamentou e se deseja amamentar no futuro, pois a cirurgia de redução de mama pode ter um impacto negativo. Além disso, deve ser observado o efeito da gravidez ou ganho de peso relacionado com o tamanho dos seios, pois pode predizer como a mama pode sofrer mudanças ao longo do tempo.

A utilização do pedículo inferior como técnica de segurança em mamoplastia redutora, sobretudo em pacientes com mamas muito hipertróficas, quando é prevista a ressecção de > 1.000g de tecido e nas mamas excessivamente ptóticas, ainda é a escolha inicial e, em virtude da confiabilidade e facilidade de execução, pode ser considerada mesmo nos casos em que outra técnica poderia ser utilizada, mas as condições clínicas, como idade da paciente e comorbidades, aumentam o risco de complicações quanto à vascularização do CAP.

REFERÊNCIAS

1. Ribeiro L. Pedículos em mamoplastia: Atlas e texto. Medsi – Guanabara-Koogan 2005: 115-29.
2. Antony AK, Yegiyants SS, Danielson KK et al. A matched cohort study of superomedial pedicle vertical scar breast reduction (100 breasts) and traditional inferior pedicle Wise-pattern reduction (100 breasts): An outcome study over three years. Plast Reconstr Surg 2013 Nov; 132(5):1068-76.
3. Hammond DC. Cirurgia estética da mama. Dilivros 2011; 7:187-240.
4. Hammond DC; Loffredo M. Breast reduction. Plast Reconstr Surg 2012; 129:829e.
5. Irigo M, Coscarelli L , Rancati A. Anatomical basis of pedicles in breast reduction. Gland Surg 2017; 6(2):154-62.
6. Kumar TS, Yoo A, Nachabe AM et al. The safety of long inframammary fold to nipple lengths in inferior pedicle breast reductions: A decade of experience. ePlasty 2023; 23:e11.
7. Bustos SS , Molinar V , Kuruoglu D et al. Inferior pedicle breast reduction and long nipple-to-inframammary fold distance: How long is safe? J Plast Reconstr Aesthet Surg 2021; 74:495-503.
8. Jones GE; Hall-Findlay EJ. In: Bostwick's Plastic and Reconstructive Breast Surgery. 3. ed. St Louis: Qual Med Publis 2010: 469-639.
9. Zhu VZ, Shah A, Lentz R et al. A comparison of superomedial versus inferior pedicle reduction mammaplasty using three-dimensional analysis. Plast Reconstr Surg 2016; 138:781e-783e.
10. Kemaloğlu CA; Özocak H. Comparative outcomes of inferior pedicle and superomedial pedicle technique with Wise pattern reduction in gigantomastic patients. Ann Plast Surg 2017; 00:00-00.
11. Baslaim MM, Al-Amoudi AS, Hafiz M et al. The safety, cosmetic outcome and patient satisfaction after inferior pedicle reduction mammaplasty for significant macromastia. Plast Reconstr Surg Glob Open 2018: 1-5.
12. Sapino G, Haselbach D, Watfa W et al. Evaluation of long-term breast shape in inferior versus superomedial pedicle reduction mammaplasty: A comparative study. Gland Surg 2021; 10(3):1018-28.
13. DeFazio MV, Fan KL, Avashia YJ et al. Inferior pedicle breast reduction: A retrospective review of technical modifications influencing patient safety, operative efficiency, and postoperative outcomes. Am J Surg 2012 Nov; 204(5):e7-14. doi: 10.1016/j.amjsurg.2012.07.015.

Capítulo 22

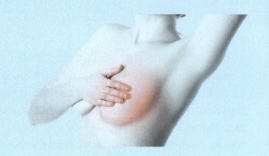

Mamoplastia de Aumento

Maurício de Aquino Resende
Giovanna Medeiros Resende
João Ricardo Auler Paloschi
Ângelo Gustavo Zucca-Matthes

▶ INTRODUÇÃO

A mamoplastia de aumento faz parte do arsenal do cirurgião mamário, sendo a cirurgia com finalidade estética mais realizada no Brasil e em muitos outros países, como os EUA.

Longe de ser apenas uma cirurgia com finalidade estética, é parte integrante e muito importante do processo de reconstruções mamárias com várias finalidades, como melhorar o resultado em mamas com leves graus de ptose ou flacidez, para simetrizações, para correções de amastia ou hipomastia etc.

A mamoplastia de aumento consiste em um procedimento em que a opinião da paciente é extremamente importante. Ao vincular esse desejo à sensibilidade e à *expertise* do cirurgião para a escolha do modelo e das medidas da prótese, será produzido o resultado almejado, ao serem respeitados o perfil físico, a simetrização e a adequação ao tórax.

A melhora do perfil estético da paciente é o tema deste capítulo. Quando nos referimos à reconstrução mamária, não estamos enfocando apenas o volume, mas as mamas com base, altura e projeção.

Uma boa avaliação pré-operatória talvez seja o ponto mais importante para o sucesso da mamoplastia de aumento. Tão importante quanto é a orientação da paciente, escutando seus desejos e esclarecendo as possibilidades de não serem atendidos em sua totalidade ou em sua imaginação. A determinação dos limites para resultados estéticos em decorrência da técnica cirúrgica em acordo com o perfil da paciente é fundamental nesses procedimentos. Isso pode evitar desgastes desnecessários e outros problemas na relação médico-paciente. Soma-se a isso a explanação acerca das possíveis complicações precoces ou tardias. As expectativas quanto ao sucesso estão sempre presentes. Nosso papel nesse momento é promover lucidez e entendimento de que se trata de um procedimento cirúrgico com prós e contras, e não "apenas" a concretização de um sonho.

O planejamento cirúrgico, segundo Adams, engloba:
- O plano da loja da prótese.
- O tamanho/volume do implante.
- O tipo de implante.
- A posição do sulco inframamário.
- A incisão a ser realizada.

Avaliam-se o pinçamento cutâneo, a largura da base da mama, a elasticidade da pele e a distância mamilo-sulco inframamário. Desse modo, após conhecer a expectativa e o desejo da paciente, opta-se pelo modelo e pelo volume final que mais se adaptem ao caso em questão.

O volume de uma prótese é determinado por sua base (medida do diâmetro horizontal), altura (medida do diâmetro vertical) e projeção (medida de sua espessura). Normalmente, essas medidas são dadas em centímetros. Ao contrário da matemática tradicional, em que o volume final é dado pelo produto entre a base, a altura e a projeção, para o cálculo do volume das próteses – por seu formato arredondado ou ovalado – recorremos aos catálogos dos diversos fabricantes que nos oferecem essas medidas, considerando o formato específico de cada uma delas, incluindo a possibilidade de formatos anatômicos e não anatômicos. Assim, temos que o volume final das próteses não é o ponto de partida nesse cálculo, mas a consequência das medições das mamas (base e altura), vinculado ao desejo da paciente (espessura da prótese que vai definir o grau de projeção final). Duas próteses com as mesmas bases e alturas, mas com diferentes projeções, apresentam diferentes volumes finais, o que implica diferenças importantes na aplicabilidade prática de seu uso. A medida da base da prótese é o parâmetro mais importante para a melhor e mais adequada escolha dos implantes.

Do ponto de vista didático, dividiremos as mamoplastias de aumento em dois tipos, em virtude da diversidade de objetivos: aumento em casos de hipomastia e aumento com o propósito de simetrização após reconstruções mamárias.

AUMENTO EM CASOS DE HIPOMASTIA

A hipomastia mamária ou desenvolvimento insuficiente da glândula mamária pode ter causas diferentes, mas o fator genético/racial é provavelmente o mais relevante, podendo ser citadas ainda outras causas, como alterações endocrinológicas, alterações de receptores locais, nível dos receptores hormonais presentes no tecido mamário e alterações congênitas, sendo possível inclusive acompanhar-se de alterações da parede torácica, a exemplo da síndrome de Polland (Figura 22.1).

A hipomastia caracteriza-se pelo desenvolvimento insuficiente de uma ou das duas mamas, ocasionando transtornos estéticos e levando a paciente a procurar a ajuda de um cirurgião com o propósito de aumentar o volume de suas mamas. Muitas dessas pacientes comparecem à consulta com alterações emocionais decorrentes desse hipodesenvolvimento, muitas vezes tendo frequentado consultórios de psicologia ou até mesmo de psiquiatria.

As mamas iniciam seu desenvolvimento por volta dos 8 aos 10 anos de idade, completando-o dos 15 aos 17 anos. O desenvolvimento poderá iniciar-se mais tardiamente sem apresentar significado patológico e também pode ocorrer em períodos diferentes em cada uma das mamas da adolescente.

A decisão pela correção cirúrgica pode resultar em grande satisfação estética e melhora importante da autoestima da paciente. Invariavelmente nesses casos opta-se pela colocação de próteses redondas de perfil não anatômico e ocasionalmente pelo perfil anatômico. Elas podem ter a superfície lisa ou texturizada – esta última tende a apresentar menor incidência ou retardamento da manifestação clínica de contratura capsular. As próteses podem ainda ser revestidas por poliuretano que, segundo alguns autores, também reduziria a incidência das contraturas capsulares, apesar de apresentar alguma dificuldade adicional em sua manipulação. Algumas pacientes aproveitam o momento em que são submetidas a procedimentos cirúrgicos benignos, como a retirada de nódulos, como fibroadenomas, para realizar concomitantemente a mamoplastia de aumento. Essa conduta pode ser aceita, mas devemos ter cuidado na indicação conjunta, especialmente

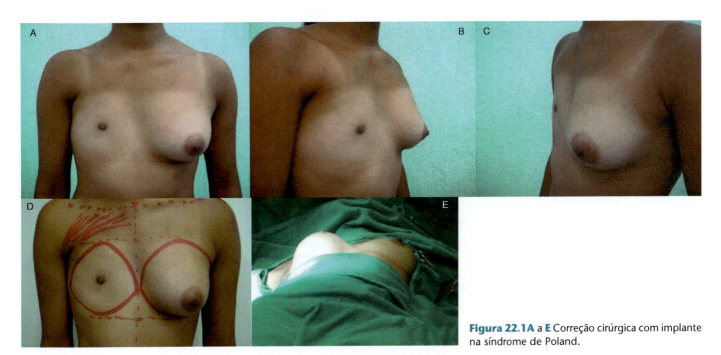

Figura 22.1A a **E** Correção cirúrgica com implante na síndrome de Poland.

quando muitos nódulos devem ser retirados e a agressão cirúrgica se torna maior, o que pode aumentar os riscos de complicações pós-operatórias.

As próteses com perfil anatômico, por respeitarem mais o formato natural das mamas, apresentam menos volume no polo superior e mais no inferior, sendo mais adequadas para as pacientes que desejam aumentar o volume das mamas, mas não gostariam de perder a naturalidade do contorno. Elas tornam mais harmônico, suave e delicado o processo de aumento, e muitas vezes é difícil que outras pessoas as percebam, por serem mais discretas (Figuras 22.2 e 22.3).

Esteticamente, segundo Mallucci e cols., a maioria das mulheres opta por mamas com distribuição assimétrica do conteúdo glandular: se imaginarmos uma linha imaginária e horizontalizada que passa pela papila, temos as proporções de 45% do conteúdo localizado nos polos superiores e 55% nos inferiores.

As próteses redondas com perfil não anatômico apresentam convexidade homogênea com o ponto de maior projeção localizado na região central. São especialmente indicadas para as pacientes que desejam aumento de volume mamário, valorizando sobretudo o polo superior, já que a distribuição uniforme do silicone promove maior concentração nesse polo e ganho de volume, especialmente no colo mamário. Por apresentarem perfil diferente do encontrado normalmente nas mamas em relação à distribuição de silicone nos polos superiores e inferiores,

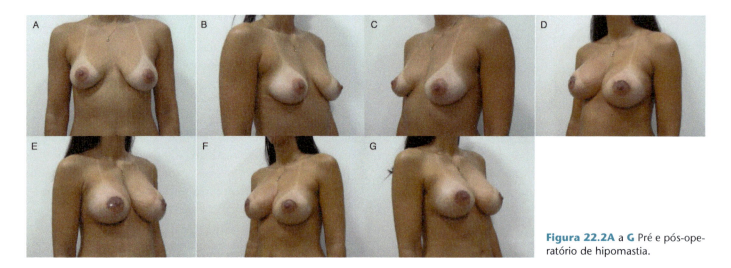

Figura 22.2A a G Pré e pós-operatório de hipomastia.

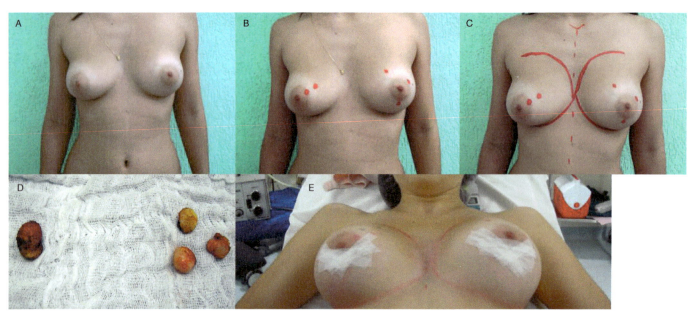

Figura 22.3A a E Exérese de fibroadenomas associada à mamoplastia de aumento.

tendem a ser mais notadas, promovendo aspecto não tão natural quanto o das próteses com perfil anatômico. No entanto, são muito desejadas por mulheres por realçarem uma região tão valorizada como o colo, as quais constatam o ganho estético ao usarem roupas decotadas ou biquínis (Figura 22.4).

Diferentes tipos de incisão podem ser realizados para colocação dessas próteses. A via periareolar pode ser indicada para pacientes com aréolas de bom diâmetro (> 4cm), de modo a possibilitar a passagem da prótese. Nesses casos, é possível realizar ampliações no sentido perpendicular à aréola, obviamente com provável e evidente prejuízo da estética. A via axilar produz cicatriz em uma região pouco visível no corpo feminino, porém com alguma dificuldade, especialmente em mulheres longelíneas, nas quais é grande a distância entre a axila e o sulco inframamário. Trata-se de uma via interessante por não acrescentar nenhuma cicatriz à mama. Nesse caso, é necessário o uso de material de dissecção mais longo, como afastadores iluminados e pontas de bisturi elétrico, entre outros. A via do sulco inframamário é uma região igualmente discreta, normalmente de difícil visualização até mesmo pela própria paciente, especialmente se o local escolhido for pouco lateralizado em relação à linha média do sulco inframamário. A escolha dessa via pode ser bastante interessante e necessária quando se opta por implantes volumosos, por se tratar de uma via de mais fácil execução (Figura 22.5).

Outras vias de acesso são menos utilizadas na prática, como a via transareolar e a por incisão umbilical. Nesses casos, costumam-se utilizar próteses expansoras salinas, que são colocadas vazias e expandidas no sítio mamário. Independentemente da via de acesso, opta-se geralmente por incisões entre 4 e 6cm.

Vantagens e desvantagens são comuns a qualquer incisão escolhida, porém a incisão axilar (pela região mais colonizada que a pele da mama) e a incisão periareolar (pela secção dos ductos mamários que também possuem uma colonização bacteriana) podem ser responsáveis por discreto aumento da probabilidade de contaminação cirúrgica em razão do aumento da possibilidade de que bactérias sejam carreadas no momento da inserção das próteses. Segundo Pittet e cols., cerca de 2% a 2,5% das cirurgias de implantes mamários podem apresentar infecção, sendo esta a principal causa de morbidade com esse tipo de procedimento. As morbidades são causadas pelo ato cirúrgico propriamente dito, incluindo a técnica cirúrgica empregada, e por fatores específicos relacionados com a paciente.

Após a incisão cutânea, busca-se a região retromamária, onde será confeccionada a loja da prótese, a qual deverá ter aproximadamente o tamanho da base do implante. Lojas muito maiores poderão ocasionar a

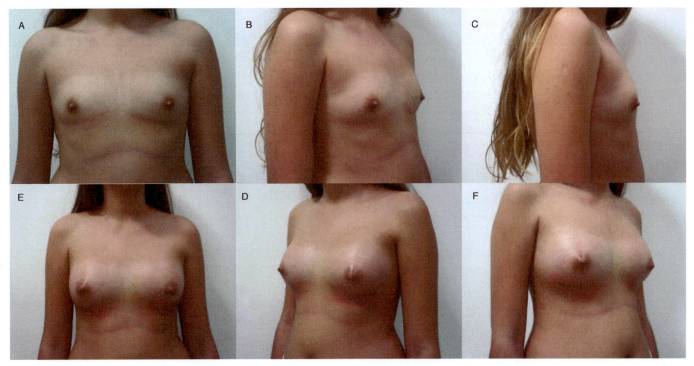

Figura 22.4A a **F** Pré e pós-operatório de mamoplastia de aumento.

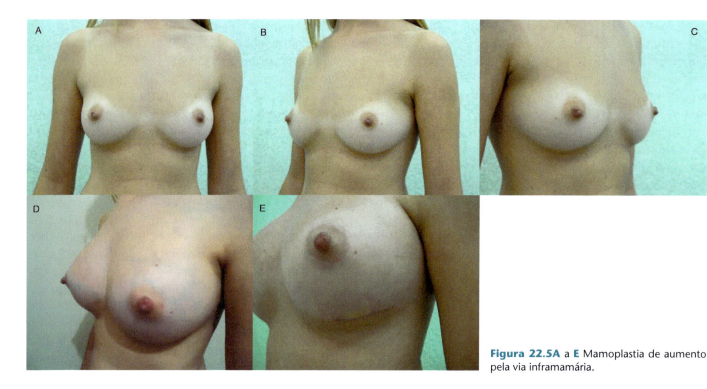

Figura 22.5A a E Mamoplastia de aumento pela via inframamária.

mobilização do implante com consequente assimetria de posição entre ambas as mamas e lojas menores poderão promover efeito de pregueamento da superfície da prótese, o que poderá até se confundir no futuro com a presença de lesões nodulares à palpação e também com efeito decorrente de contratura capsular aos exames de imagem, como mamografia e ultrassonografia.

Pode-se também optar pela inserção da prótese em plano retromuscular, conhecida como plano duplo ou *dual plane*, descrita inicialmente por Tebbets em 2002, que consiste em confeccionar a loja da prótese parcialmente no plano subpeitoral, desinserindo-o da fáscia peitoral maior e criando essa abertura inferior na origem inferior do peitoral maior, sem nenhuma divisão de sua borda esternal, a fim de melhorar a interface dinâmica entre o implante e o tecido mamário. O objetivo maior dessa técnica é otimizar a cobertura da prótese pelos tecidos moles, o que pode ser interessante nas cirurgias de implantes, especialmente em longo prazo, principalmente quando a paciente tem volume inicial mamário muito pequeno e deseja obter um resultado estético mais natural com uma prótese menos evidente e marcada. Uma crítica que pode ser feita a essa técnica refere-se ao fato de a desinserção muscular poder ocasionar danos às pacientes; no entanto, cabe observar que a divisão muscular se dá até a borda paraesternal, inferiormente. A totalidade do corpo medial do músculo peitoral é, então, deixada intacta. Sua desinserção medial poderá promover deformidades de difícil correção ao longo dessa porção, incluindo palpabilidade do implante, ondulações de tração, modularidade, simastia e estiramento dos tecidos moles. Essa técnica está contraindicada em fisiculturistas, por motivos óbvios, nas quais é preferível a localização retroglandular, e deve ser indicada com restrições para mulheres que se utilizem da musculatura peitoral de maneira importante, seja pelo esporte, seja pela atividade profissional.

Convém lembrar que o meio da prótese quase sempre é colocado no meio da mama, que costuma representar a região de maior projeção, no nível do complexo areolopapilar (CAP). Nas próteses com perfil anatômico, o polo inferior da prótese, geralmente marcado, deverá ser colocado na posição de 6 horas. O mau posicionamento do implante poderá resultar em mamas com mau posicionamento do CAP e promover a sensação de ptose ou de báscula excessiva.

O uso de drenos permanece controverso e sua retirada na grande maioria dos casos ocorre nas primeiras 24 horas. Particularmente, não costumamos lançar mão de drenagem por entendermos que o traumatismo local com a consequente ruptura de vasos já estará sendo tratado pela compressão intrínseca proporcionada pela presença da prótese.

O uso de sutiã é imprescindível nesse tipo de cirurgia, devendo ser macio e com boa tensão. Devem ser evitados sutiãs com bojo e rendas, por conta de sua limitada capacidade de manter a região operada comprimida de maneira adequada e contínua. Convém ter atenção especial com a rigidez das costuras, em especial sobre as cicatrizes, principalmente quando localizadas no sulco inframamário. Nesses casos, sutiãs sem costura e do tipo *top* constituem as melhores opções. A paciente poderá retornar às suas atividades em 1 a 3 semanas, a depender de sua atividade profissional. O uso profilático de antibiótico deve ser feito durante o ato cirúrgico. A literatura não relata melhores resultados quando esse regime é administrado por períodos diferentes, como 24 horas, 3 dias ou 7 dias, uma vez que, quanto mais tempo se usa o antibiótico, maiores são as incidências de complicações infecciosas, segundo Khan e outros autores.

O volume final da prótese é tema bastante delicado em decorrência objetivamente do limite da base da mama, o que pode levar a variações em sua projeção, com base em fatores como experiência do cirurgião, desejo da paciente e harmonia corporal, entre outros. Um bom método para avaliação pré-operatória consiste no uso de próteses de vários tamanhos no consultório, utilizando-se de sutiã sem bojo, na tentativa de aproximar-se do volume final desejado pela paciente.

Alguns autores têm obtido excelentes resultados e maiores volumes mamários com o uso de injeção autóloga de tecido adiposo exclusivo, em múltiplas sessões, a exemplo de Benito-Ruiz. Outros, como Auclair, associam enxerto de gordura aos implantes.

Outros autores, como Bengston e McCarthy, têm se utilizado de matrizes dérmicas acelulares com resultados muito bons, observando-se, nesses casos, aumento discreto da produção de seroma. Esse efeito é muito comum quando o produto é utilizado em reconstruções mamárias (16% a 20%).

▶ MAMOPLASTIA DE AUMENTO APÓS RECONSTRUÇÕES MAMÁRIAS

Em pacientes submetidas à mastectomia unilateral, às vezes é necessário realizar mamoplastia aditiva ou de aumento na mama contralateral.

Nesses casos, deve-se inicialmente calcular o volume aproximado da mama a ser simetrizada. Esse valor poderá ser obtido a partir das medidas dessa mama (base, altura e projeção) e, em virtude da semelhança desses valores nos catálogos de próteses, encontramos o volume da referida mama. Outra possibilidade seria, no ato perioperatório, medirmos o volume da mama retirada em tubos de ensaio volumosos milimetrados, contendo algum volume de líquido em seu interior. Fazendo as contas do volume final, subtraído do inicial, encontramos como resultado o volume da mama igual ao da mama não retirada. Além disso, o valor pode ser obtido a partir de uma ideia aproximada dada pelo peso da peça da mastectomia.

Seleciona-se a melhor prótese ou expansor a ser utilizado para reconstrução da mama, e esse valor será reduzido do volume da mama contralateral, encontrando-se aí o volume da prótese a ser adicionada. Por exemplo, imaginemos que uma paciente tem mamas simétricas e ao medirmos suas mamas encontramos um volume aproximado de 380cc. Considerando que deva ser submetida à mastectomia à esquerda e que durante a cirurgia encontremos volume da peça de cerca de 365cc e façamos a reconstrução imediata dessa mama com prótese com cerca de 480cc, deveremos buscar uma prótese adicional para a mama oposta com volume aproximado de cerca de 110 a 120cc, de modo a obtermos resultados semelhantes. As técnicas utilizadas para inserção e escolha de próteses na mama a ser simetrizada assemelham-se àquelas adotadas para correção de casos de hipomastia (Figura 22.6).

Para a escolha da prótese a ser utilizada na reconstrução mamária utilizam-se geralmente próteses com perfil anatômico com formato que se assemelhe ao da mama contralateral (Figuras 22.7 a 22.9).

É possível optar, também, pelo uso de expansores, nos casos em que seja necessária retirada maior de pele, com sua substituição por prótese definitiva e simetrização com o uso de prótese na mama oposta e reconstrução do CAP por meio de diversas técnicas, incluindo o uso de tatuagens (Figura 22.10).

Em casos de mastectomia bilateral, o uso de próteses mamárias não anatômicas, em par, costuma ser bastante satisfatório por proporcionar às pacientes mamas reconstruídas com colo exuberante, o que lhes traz bastante satisfação.

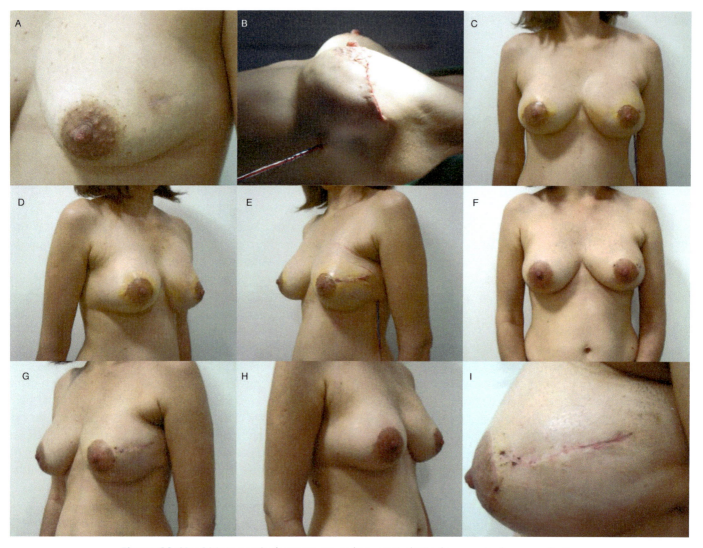

Figura 22.6A a I Mastectomia da mama esquerda e mamoplastia de aumento da mama direita.

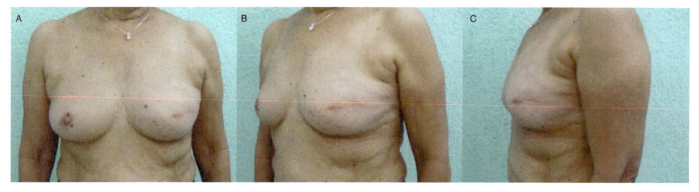

Figura 22.7A a C Reconstrução da mama esquerda com prótese anatômica.

Capítulo 22 | Mamoplastia de Aumento

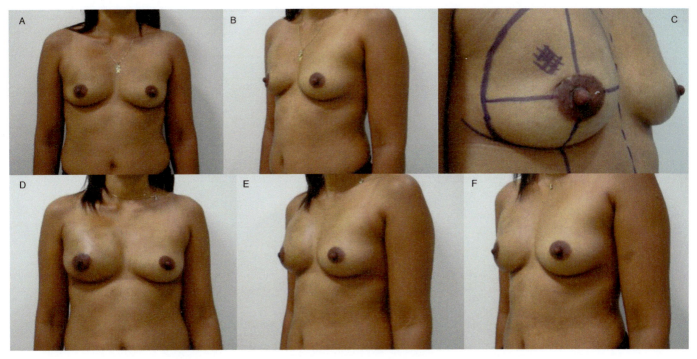

Figura 22.8A a F Reconstrução da mama esquerda com prótese anatômica.

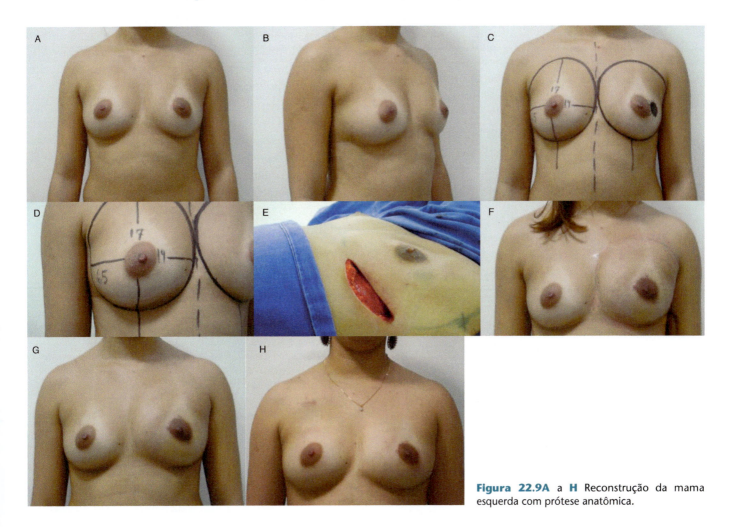

Figura 22.9A a H Reconstrução da mama esquerda com prótese anatômica.

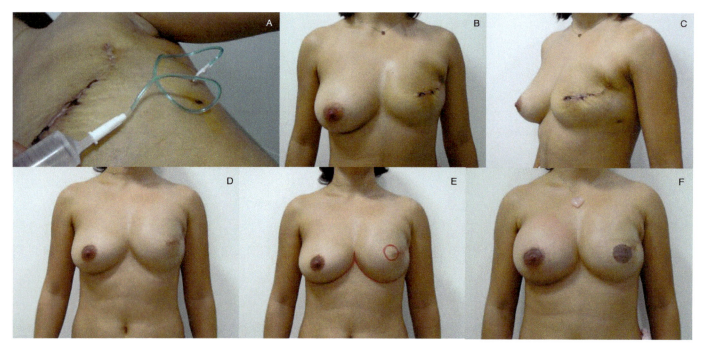

Figura 22.10A a F Reconstrução mamária com expansor, seguida de troca por prótese e reconstrução do complexo areolomamilar.

COMPLICAÇÕES

Embora a maioria das pacientes submetidas à mamoplastia de aumento esteja satisfeita com os resultados e não apresente complicações significativas, esse não é um procedimento simples nem isento de riscos, sejam precoces ou tardios.

Algumas condições podem facilitar a ocorrência de complicações pós-operatórias, sejam elas inerentes ao procedimento cirúrgico, à paciente ou a uma técnica insatisfatória. Entre as causas relacionadas com a paciente, o tabagismo é fator de risco muito importante e deve ser considerado na indicação ou não do procedimento, principalmente em se tratando de um ato com finalidades estéticas. É importante esclarecer os prejuízos potenciais do aumento de incidência de necrose tecidual, retardo na cicatrização e possibilidade maior de infecção, sempre pesando riscos e benefícios.

As complicações locais e imediatas são as mais comuns, incluindo, principalmente, seroma e hematoma. Outras possíveis complicações, mesmo que raras e tardias, podem incluir ruptura do implante, contratura capsular, mau posicionamento e exposição ou rejeição da prótese.

O linfoma anaplásico de grandes células relacionado com as próteses mamárias texturizadas, entre outros implantes, não deve deixar de ser lembrado e explicitado às pacientes, no que se refere à incidência, formas de manifestação, investigação e diagnóstico, assim como tratamento. Questiona-se ainda fortemente a relação entre a presença de prótese mamária de silicone e uma duvidosa situação clínica descrita por alguns autores e conhecida como *ASIA Syndrome*.

Temos registrado um número progressivo de pacientes que têm solicitado o explante das próteses. A correta orientação dessas mulheres sobre os riscos e as consequências é imprescindível e deve norteá-las nessa decisão para que quando realizado, o procedimento seja conduzido de maneira consciente e segura.

BIBLIOGRAFIA

Adams WP. Mamoplastia de aumento. In: Atlas de cirurgia plástica. AMGH, 2013.
Auclair E, Blondeel P, Del Vecchio DA. Plast Reconstr Surg 2013 Sept; 132(3):558-68.
Benito-Ruiz J. Fat grafts in aesthetic breast surgery. Cir Plast Iberolatinoam 2013; 39(supl.1):s51-s57.
Khan UD. Aest Plast Surg 2010 Feb.
Mallucci P, Brandford OA. Concepts in aesthetic breast dimensions: Analysis of the ideal breast. J Plast Reconstr Aesthetic Surg 2012; (1):8-16.
Pitanguy I, Brentano J, Castro Ramalho M. Implante de silicone gel com revestimento de poliuretano. Rev Bras Cirurgia 1990; 80:119.
Pittet D, Pittet B, Montandon D. Infections in breast implants. The Lancet Infectious Diseases 2005 Feb; 5(2):94-106.
Tebbets JB. Dual plane (DP) breast augmentation: Optimizing implant-soft tissue relationship in a wide range of breast types. Plast Reconstr Surg 2001; 107:1255.
Vasquez G. A ten-years-experience using polyurethane-covered breast implants. Aesth Plast Surg 1999; 23(3):189-96.
Washer LL, Gutowskik. Breast implant infections. Dis Clin North Am 2012 March.

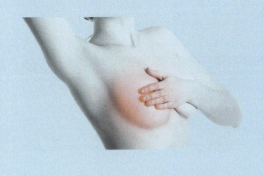

Capítulo 23

Mamoplastia de Aumento e Correção da Ptose Associada

Fábio Bagnoli
Carolina Nazareth Valadares
Vilmar Marques de Oliveira

▶ INTRODUÇÃO

Muitas mulheres desejam ter mamas harmoniosas, belas e proporcionais. Algumas têm mamas de pequeno/médio volume associadas à ptose mamária, a qual é definida como o deslocamento inferior da mama com o processo natural do envelhecimento e a flacidez da pele e das estruturas mamárias, como os ligamentos de Cooper. A lipossubstituição do tecido fibroglandular, as alterações hormonais no pós-parto e na menopausa e as grandes perdas ponderais, como nas pacientes submetidas à cirurgia bariátrica, também favorecem a ptose[1]. Essa associação pode representar um desafio maior para o cirurgião oferecer um bom resultado estético.

▶ CONCEITO DE MAMA IDEAL

A forma ideal das mamas envolve volume apropriado, projeção e contorno, além de características pessoais (proporção de tamanho e forma das mamas e o biótipo da paciente), bem como questões culturais.

A proporção do polo superior para o inferior é de 45:55. A angulação do mamilo é para cima, em ângulo médio de 20 graus a partir do meridiano do mamilo. A inclinação do polo superior é linear ou ligeiramente côncava, e o polo inferior é convexo (Figura 23.1)[2].

Algumas aferições são importantes tanto para fornecer uma ideia sobre o padrão ideal de mama como para o planejamento cirúrgico: distância de 19 a 21cm da fúrcula esternal até o mamilo, de 9 a 11cm da linha esternal até o mamilo e de 7 a 8cm do semiarco/sulco inframamário até o mamilo (Figura 23.2)[3].

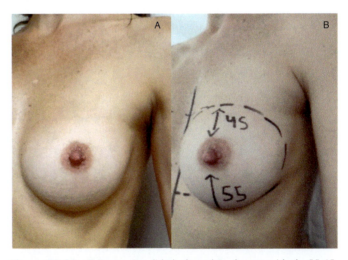

Figura 23.1A e B Proporcionalidade do padrão de mama ideal – 55:45.

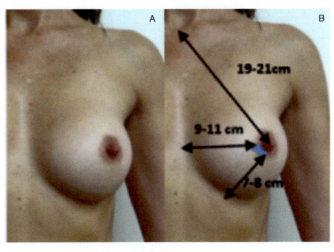

Figura 23.2A e B Aferições da mama ideal.

215

CLASSIFICAÇÃO DE PTOSE

Ptose é um substantivo feminino de etimologia grega (*ptôsis*) que significa queda. Muitas são as classificações de ptose mamária – uma das primeiras a serem descritas e entre as mais utilizadas é a de Regnault[4]. A ptose verdadeira ocorre quando a papila (mamilo) se encontra no mesmo nível ou abaixo do sulco inframamário. De acordo com a classificação de Regnault, a ptose é classificada de 1 a 3 graus (Quadro 23.1)[4].

Outra classificação de ptose, muito utilizada em nosso meio, foi descrita por Bozola[5], segundo o qual, em caso de mamilos (papilas) localizados acima do sulco inframamário, as mamas são consideradas sem ptose; quando os mamilos se situam na altura ou abaixo do sulco, as mamas apresentam ptose. O sulco inframamário foi denominado ponto A, e a projeção do mamilo (papila), ponto M; assim, a depender da distância dos pontos AM, determina-se o grau da ptose (Figura 23.3 e Quadro 23.2).

TRATAMENTO CIRÚRGICO

Planejamento pré-operatório

Antes de escolher a técnica e submeter a paciente ao procedimento cirúrgico, é de suma importância uma anamnese detalhada com exame físico adequado para correta programação cirúrgica. Deve ser realizada palpação minuciosa com o objetivo de localizar eventuais nódulos e devem ser solicitados exames de imagem pré-operatórios (ultrassom em mulheres < 40 anos e mamografia em mulheres ≥ 40 anos com risco habitual). A espessura da epiderme, derme e tecido celular subcutâneo, a elasticidade da pele e marcas nas mamas, como tatuagens, devem ser levadas em consideração. Entender o desejo e expectativas da paciente, além da propedêutica realizada, optar pela técnica considerada ideal.

Indicações e técnicas cirúrgicas

Muitas técnicas cirúrgicas foram descritas para o remodelamento mamário com o objetivo de aprimorar a estética das mamas. A mamoplastia de aumento com mastopexia consiste na associação de duas técnicas cirúrgicas distintas com metas diferentes. A primeira visa aumentar o volume mamário de mamas de pequeno ou médio porte e/ou restaurar eventuais assimetrias, enquanto o intuito principal da mastopexia é elevar o complexo areolopapilar (CAP) até sua posição anatômica, buscando um resultado natural e de rejuvenescimento.

Em pacientes que apresentam hipomastia e ptose, é necessária a correção simultânea das duas anomalias com técnicas que possibilitem o aumento do volume mamário e a correção do posicionamento do CAP. De acordo com o grau de ptose e o excesso de pele, haverá ou não a necessidade de ressecção do excesso de pele para reposicionamento do CAP. Com o intuito de promover aumento do volume mamário, os implantes de silicone são utilizados como primeira opção em razão do porte cirúrgico menor, do manejo fácil, das taxas baixas de complicações e de menores cicatrizes, comparados aos retalhos locorregionais e miocutâneos. As pacientes com ptose de grau 1 ou pseudoptose podem ser submetidas à mamoplastia de aumento com implante de volume adequado com incisão no sulco periareolar ou transaxilar sem necessidade de ressecção de excesso de pele (Figura 23.4).

Quadro 23.2 Classificação de Bozola para ptose mamária[5]	
Grau de ptose	Descrição
Ptose 1	Distância AM < 3cm
Ptose 2	Distância AM entre 3 e 7cm
Ptose 3	Distância AM > 7cm

Quadro 23.1 Classificação de Regnault para ptose mamária[4]	
Grau de ptose	Descrição
1	Ptose leve, papila na linha do sulco inframamário, acima do contorno inferior da glândula mamária
2	Ptose moderada, papila abaixo do sulco inframamário, mas permanecendo acima do contorno inferior da mama
3	Ptose acentuada, papila abaixo do sulco inframamário, localizado no contorno inferior da mama
Pseudoptose	Papila acima do sulco inframamário, mas a mama é hipoplásica e fica abaixo do sulco

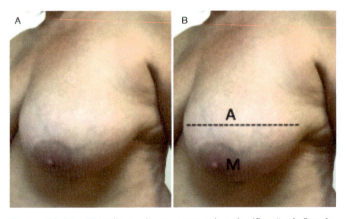

Figura 23.3A e B Avaliação de ptose segundo a classificação de Bozola.

Nos casos de ptoses de graus 2 e 3 e nas pacientes com ptose de grau 1 nas quais o volume do implante não é suficiente para correção, devem ser utilizadas técnicas de mamoplastia/mastopexia para a correção da ptose.

As técnicas de mamoplastia mais comumente empregadas se baseiam em Pitanguy e no *Wise pattern* (T invertido), quando é necessária a ressecção de quantidade maior de pele, e nas mamoplastias com cicatrizes reduzidas, quando não há grande quantidade de pele a ser ressecada. As últimas se baseiam nas técnicas de Peixoto (incisão em L), Lejour (periareolar-vertical) e Andrews e Benelli (periareolar) e na incisão areolar semilunar (Figuras 23.5 a 23.7)[6-11].

Para a marcação em T, é necessário grande atenção quanto à quantidade de pele a ser ressecada e à escolha do implante, de modo que não resulte em sutura com muita tensão e dificuldade de reposicionamento do CAP, além de causar hipofluxo sanguíneo. É preferível ressecar menos pele (abertura entre os pontos B e C) e ter cautela durante o reposicionamento da papila (ponto A). Após o remodelamento da mama, em caso de excesso de pele, resseca-se mais e, caso se julgue necessário, eleva-se mais a projeção da papila com segurança. Cabe ressaltar que, quanto maior a projeção do implante, maior sua pressão sobre as suturas e o CAP. A incisão da pele pode ser iniciada apenas pelo sulco, com descolamento do tecido glandular ou muscular (no caso das próteses subpeitorais) e, após a inserção do implante, procede-se ao restante das incisões.

Na mamoplastia de aumento com incisão em T e prótese subglandular, uma alternativa para manter o risco menor de exposição do implante em caso de eventual deiscência de ferida operatória consiste na confecção de retalho dermogorduroso, associado ou não à glândula, em porção mamária inferior (Figura 23.8).

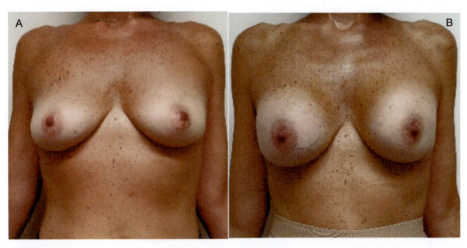

Figura 23.4A e **B** Pré e pós-operatório de mamoplastia de aumento com incisão no sulco inframamário.

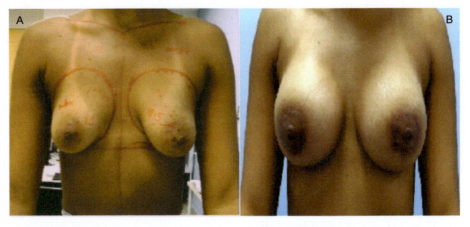

Figuras 23.5A e **B** Pré e pós-operatório de mamoplastia com implante e incisão de duplo círculo.

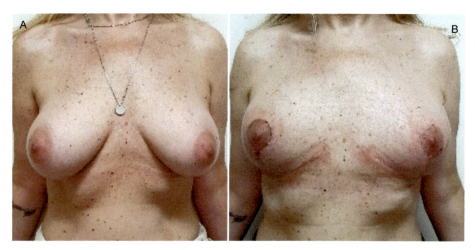

Figura 23.6A e **B** Pré e pós-operatório de mamoplastia com troca de implante e incisão em T.

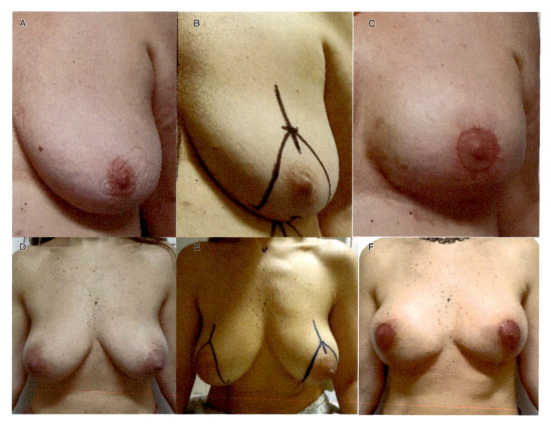

Figura 23.7A a **F** Pré e pós-operatório de mamoplastia com implante pré-peitoral e incisão em T.

Em casos de mamas de grandes volumes e ptoses mais acentuadas, de modo geral o uso de implantes não é necessário, pois o remodelamento mamário adequado costuma ser suficiente para corrigir a ptose e promover um resultado adequado. Em pacientes que apresentam peles muito flácidas ou com hipoplasia de polos superiores da mama, os implantes mamários constituem boas opções. Nesses casos, a inserção em plano submuscular pode ser associada à mamoplastia redutora para melhorar o contorno mamário e a projeção em longo prazo[6].

As pacientes submetidas à mamoplastia de aumento com a utilização de implantes podem evoluir com nova ptose mamária e, nos casos de próteses subpeitorais, a glândula mamária pode se deslocar inferiormente e os implantes podem permanecer na mesma

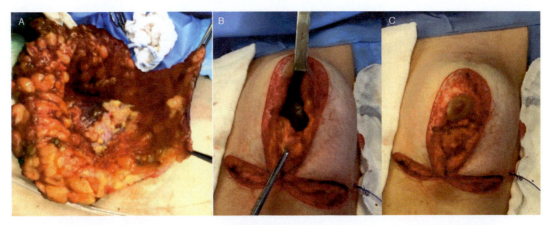

Figura 23.8A a C Retalho dermogorduroso associado ou não a glândula inferior.

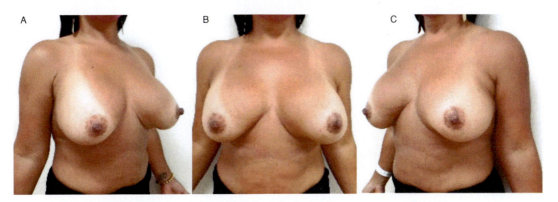

Figura 23.9A a C Mamoplastia com implante submuscular – dupla bolha.

posição devido à cápsula, causando o efeito da dupla bolha e a sensação de que o implante se deslocou superiormente. Nesses casos, a mastopexia está indicada com o objetivo de reposicionar o tecido mamário (Figura 23.9)[12].

A mamoplastia de aumento com correção de ptose mamária também está indicada para abordagem cirúrgica de pacientes que apresentam mamas tuberosas, malformação decorrente da inexistência da lâmina superior da fáscia superficial ao redor do CAP e de seu espessamento com formação de anel fibroso na região periareolar, resultando em hipoplasia do quadrante inferomedial das mamas, associada à ptose do quadrante inferolateral, ocasionando um resultado estético desfavorável com contorno da mama alongado e não natural. Na cirurgia, além do aumento do volume mamário e do reposicionamento do CAP, são necessários o reposicionamento do sulco inframamário e a secção do anel constritor periareolar para distensão adequada da mama (Figura 23.10)[13-15].

CUIDADOS PÓS-CIRÚRGICOS

O manejo rotineiro de cuidados no pós-operatório das pacientes submetidas a cirurgias mamárias é fundamental para o sucesso de qualquer procedimento. Em geral, se houver ressecção e descolamento de tecido fibroglandular, o uso de drenos estará indicado. A paciente é instruída sobre os cuidados com os drenos, os quais poderão ser retirados pelo cirurgião ambulatorialmente quando apresentarem baixo débito (em geral, < 30mL de secreção serosa em 24 horas). Os drenos devem permanecer o período necessário para que seja evitada a formação de seroma, mas o uso prolongado está contraindicado devido ao risco de infecção. Apesar dos dados controversos na literatura, mantemos o uso de antibióticos orais até a retirada dos drenos.

Os sutiãs cirúrgicos de sustentação, sem compressão excessiva, estão indicados nas primeiras 4 a 8 semanas por auxiliarem a cicatrização e tenderem a estabilizar o implante dentro da loja. O retorno às atividades diárias,

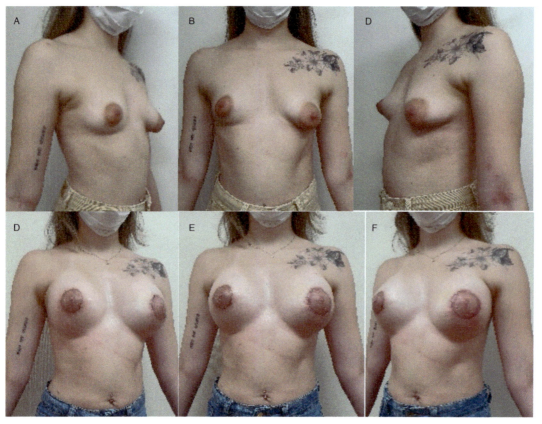

Figura 23.10A a F Pré e pós-operatório para correção de ptose, hipomastia e mama tuberosa à esquerda.

principalmente aos exercícios físicos (em média após 3 a 4 semanas), deve ser liberado de acordo com o procedimento, e a decisão deve ser individualizada segundo a cicatrização de cada paciente.

Possíveis complicações cirúrgicas associadas à mamoplastia de aumento com correção de ptose mamária associada

A mamoplastia de aumento associada à mastopexia apresenta taxas maiores de complicações do que a mamoplastia de aumento isolada[6]. No entanto, as possíveis complicações cirúrgicas são similares às de qualquer cirurgia mamária. Todo esforço é necessário para evitá-las, mas, quando ocorrem, é imperativo tratá-la da maneira adequada e em tempo hábil. As complicações podem ser precoces, no pós-operatório imediato (p. ex., sangramento com formação de hematoma), ou tardias, ocorrendo muitos anos após a intervenção cirúrgica (p. ex., as contraturas capsulares). As doenças de base podem aumentar o risco de complicações, como diabetes *mellitus* descompensado e tabagismo. O Quadro 23.3 apresenta um resumo das possíveis complicações cirúrgicas.

Um risco potencial nas mamoplastias de aumento associadas à correção de ptose mamária consiste no comprometimento potencial do suprimento sanguíneo para o CAP - quanto maior o deslocamento do CAP, no caso de ptoses volumosas, geralmente com transposições > 8 a 10cm, maior o risco. O comprometimento da vascularização pode levar à necrose tecidual e à perda parcial ou total do CAP. Essa possibilidade deve ser apresentada e discutida com as pacientes no planejamento pré-operatório[16].

As pacientes que desejam utilizar implantes mamários devem ser informadas sobre a possibilidade de linfoma anaplásico de grandes células associada aos implantes mamários, mesmo em se tratando de doença rara, indolente e de tratamento local na maioria dos casos[17-19].

Rastreamento mamário e avaliação da integridade dos implantes

As pacientes com implantes mamários e em faixa etária de rastreamento mamário, mesmo aquelas com implantes retromusculares, devem ser submetidas a incidências adicionais na mamografia de rastreamento. As incidências devem ser adquiridas com a visualização dos

Quadro 23.3 Possíveis complicações cirúrgicas associadas à mamoplastia de aumento com correção de ptose mamária

- Infecção do sítio cirúrgico (superficiais ou profundas, podendo evoluir para formação de abscessos nos casos mais graves)
- Hematoma/seroma
- Recorrência da ptose
- Necrose tecidual
  - Pele
  - CAP
  - Gordura (esteatonecrose)
- Rotação do implante
- Mau posicionamento do implante
- Assimetria mamária
- Simastia (principalmente se houver descolamento medial excessivo e escolha de implantes maiores que o ideal)
- Mudanças secundárias de tecidos moles (com formação de ptose novamente com o tempo, por exemplo)
- Redução da sensibilidade de CAP
- Prejuízo em futura amamentação
- Cicatrização patológica (queloide, cicatriz hipertrófica)
- Ruptura do implante
- Contratura capsular
- Dificuldade de posicionamento na mamografia (todas as pacientes com implantes mamários devem realizar incidências mamográficas adicionais com manobra de Eklund)
- Necessidade de novas abordagens cirúrgicas
- Ondulações (*rippling*)
- Fracasso em atingir as expectativas da paciente

CAP: complexo areolopapilar.

implantes (duas incidências em cada mama – em mediolateral oblíqua e craniocaudal, com compressão menos intensa para visualização do contorno e forma dos implantes – e duas incidências adicionais com a manobra de Eklund – em craniocaudal e mediolateral oblíqua com compressão padrão somente da mama e deslocamento posterior dos implantes), o que melhora a visualização das estruturas mamárias com a compressão ideal[20].

Para avaliação da integridade dos implantes mamários em pacientes assintomáticas, o Food and Drug Administration (FDA) recomenda a realização de ultrassonografia ou ressonância magnética 5 a 6 anos após a inserção e a repetição a cada 2 ou 3 anos[21].

▶ CONSIDERAÇÕES FINAIS

Diversas técnicas cirúrgicas podem ser adotadas para realização de mamoplastia de aumento associada à cor-reção de ptose mamária, sendo fundamental a individualização para a escolha da melhor técnica, visando a um resultado estético mais satisfatório e com menos riscos de complicações em curto e longo prazo.

REFERÊNCIAS

1. Rinker B, Veneracion M, Walsh CP. Breast ptosis: Causes and cure. Ann Plast Surg 2010 May; 64(5):579-84. doi: 10.1097/SAP.0b013e3181c39377.
2. Mallucci P, Branford OA. Concepts in aesthetic breast dimensions: Analysis of the ideal breast. J Plast Reconstr Aesthet Surg 2012; 65:8-16.
3. Losken A. Applied anatomy and breast aesthetics: Definition and assessment. In: Losken A, Hamdi M (eds.) Partial breast reconstruction – Techniques in oncoplastic surgery. New York: Thieme Publishers, 2017: 49-73.
4. Regnault P. Breast ptosis: Definition and treatment. Clin Plast Surg 1976; 3:193.
5. Bozola AR. Breast reduction with short L scar. Plast Reconstr Surg 1990 May; 85(5):728-38.
6. Ferraro GA, Francesco F, Razzano S, D'Andrea F, Nicoletti GJ. Augmentation mastopexy with implant and autologous tissue for correction of moderate/severe ptosis. Invest Surg 2016; 29(1):40-50.
7. Pitanguy I. Surgical treatment of breast hypertrophy. Br J Plast Surg 1967; 20(1):78-85.
8. Peixoto G. Reduction mammaplasty: A personal technique. Plast Reconstr Surg 1980; 65(2):217-26.
9. Lejour M, Abboud M. Vertical mammaplasty without inframmamary scar and with breast liposuction. Perspect Plast Surg 1990; 4:67-90.
10. Andrews JM, Yshizuki MM, Martins DM, Ramos RR. An areolar approach to reduction mammaplasty. Br J Plast Surg 1975; 28(3):166-70.
11. Benelli L. A new periareolar mammoplasty: Round block technique. Aesth Plast Surg 1990; 14:99-109.
12. Manero I, Rodriguez-Vega A, Labanca T. combined breast reduction augmentation. Aesthetic Plast Surg 2019 Jun; 43(3):571-81.
13. Grolleau JL, Lanfrey E, Lavigne B, Chavoin JP, Costagliola M. Breast base anomalies: Treatment strategy for tuberous breasts, minor deformities, and asymmetry. Plast Reconstr Surg 1999 Dec; 104(7):2040-8.
14. Innocenti A, Melita D. Circumlateral vertical augmentation mastopexy for the correction of ptosis and hypoplasia of the lower medial quadrant in tuberous breast deformity. Aesthetic Plast Surg 2022 Apr; 46(Suppl 1):158-9.
15. Klinger M, Caviggioli F, Giannasi S et al. The prevalence of tuberous/constricted breast deformity in population and in breast augmentation and reduction mammaplasty patients. Aesthetic Plast Surg 2016; 40(4):492-6.
16. Grotting JC, Neligan PC. In: Plastic Surgery. 3. ed. Elsevier 2012; 5.
17. Keech JA, Creech B. Anaplastic T-cell lymphoma in proximity to a saline-filled breast implant. Plast Reconstr Surg 1997; 100:554-5.
18. DeCoster RC, Lynch EB, Bonaroti AR et al. Breast implant-associated anaplastic large cell lymphoma – An evidence-based systematic review. Ann Surg 2021; 273:449-58
19. Clemens MW, Brody GS, Mahabir RC, Miranda RN. How to diagnose and treat breast implant-associated anaplastic large cell lymphoma. Plast Reconstr Surg 2018; 141(4):586e-599e.
20. Ikeda D, Miyake KK. In: Breast Imaging: The Requisites, 3. ed. Elsevier, 2016.
21. https://www.fda.gov/news-events/press-announcements/fda-issues-final-guidance-certain-labeling-recommendations-breast-implants

Capítulo 24

Mamoplastias com Incisões Reduzidas

Clécio Ênio Murta de Lucena
Régis Resende Paulinellii

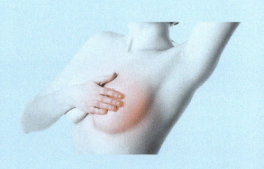

▶ INTRODUÇÃO

Na sociedade moderna, em que tanto se busca a valorização estética das intervenções cirúrgicas, o estigma permanente determinado pelas cicatrizes cirúrgicas passa a ter grande importância, sobretudo em órgãos com grande simbolismo corporal, como as mamas. Minimizar essas marcas passa a ser um ponto determinante no planejamento cirúrgico. Além disso, vale ressaltar ainda que com frequência nos deparamos com vestimentas cada vez menores, às vezes com exposição de parte ou de todo um segmento corporal, podendo tornar aparente um desconforto para a mulher.

As mamoplastias com incisões reduzidas englobam um conjunto heterogêneo de técnicas que podem envolver redução do componente horizontal do T ou a conversão do T em L (ou em J), bem como a utilização de mamoplastias verticais e das puramente periareolares (Figura 24.1). Há ainda a descrição de técnicas de redução

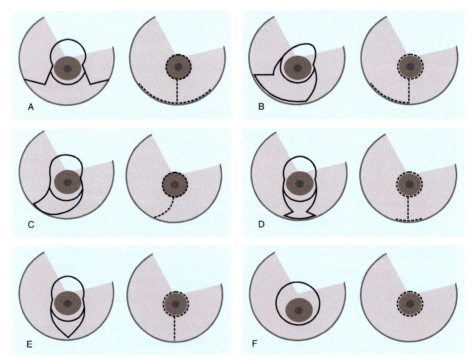

Figura 24.1 Exemplos de incisões cutâneas nas mamoplastias. **A** Mamoplastia convencional *Wise pattern* ou em T invertido. **B** Mamoplastia em L, onde é utilizado apenas o componente lateral da cicatriz horizontal. **C** Mamoplastia em J, onde o componente vertical da cicatriz é prolongado lateralmente. **D** Encurtamento do componente horizontal da cicatriz. **E** Mamoplastia vertical, sem a necessidade da cicatriz horizontal. **F** Mamoplastia periareolar, sem cicatriz horizontal nem vertical.

mamária exclusivamente através da lipoaspiração. O pedículo areolado superior costuma ser o de eleição nessas técnicas, embora existam outras opções[1,2]. Essas técnicas têm em comum a maior preocupação com o remodelamento glandular como meio de sustentação da mama, relegando à pele um papel secundário. Espera-se que com o tempo haja retração do excesso de pele, adequando-se ao conteúdo mamário e alcançando acomodação adequada dos tecidos mamários.

▸ INDICAÇÕES

Alguns autores indicam com maior liberalidade as mamoplastias com incisões reduzidas, especialmente quando associadas à lipoaspiração[3]. Entretanto, preferimos limitar suas indicações aos casos de pequenas reduções mamárias ou de ptoses moderadas, às vezes associando a inclusão de implantes de silicone. Também evitamos essa técnica em mamas muito lipossubstituídas, quando é maior o risco de necrose gordurosa, retração e assimetria em longo prazo[1].

Ainda quanto às preferências pessoais, poucas vezes utilizamos as técnicas com incisão em L ou em J, realizando com mais frequência as mamoplastias verticais. Quando não conseguimos reduzir o componente vertical a menos de 7cm ao final da cirurgia ou quando sobram orelhas de pele, acrescentamos um pequeno componente horizontal para diminuir a necessidade de cirurgias de revisão em segundo tempo.

Quanto à mamoplastia periareolar, utilizamo-na em pequenas ptoses ou pequenas reduções mamárias, especialmente em pacientes jovens com boa elasticidade da pele. A sutura *round block* é fundamental para diminuir o alargamento da cicatriz e da aréola. Mesmo assim, ainda é comum uma perda da projeção da mama, razão pela qual é comum a associação de implantes de silicone.

▸ TÉCNICA CIRÚRGICA

Diversos autores descrevem técnicas de mamoplastia com incisões reduzidas[4], e não temos a intenção de fazer um levantamento aprofundado de todas as possibilidades. Faremos aqui uma descrição de nossas preferências pessoais.

Mamoplastia vertical

Em comparação à mamoplastia convencional, na mamoplastia vertical o ponto A é marcado pela mesma manobra digital, porém preferimos deixá-lo 1cm mais

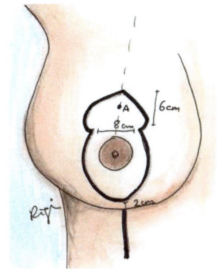

Figura 24.2 Desenho esquemático da marcação cutânea na mamoplastia vertical. A borda superior da aréola deve estar situada 2cm acima do ponto A. A "cúpula de mesquita" costuma ter as dimensões de 8cm na base por 6cm na altura, mas pode ser alongada para ajudar a diminuir o tamanho da cicatriz vertical inferior. A extremidade inferior da cicatriz deve terminar arredondada, 2cm acima do sulco inframamário. (É possível ver como realizamos uma mamoplastia com incisão vertical para tumores nos quadrantes inferiores no *QR code* acima ou no *link*: https://pt.oncoplasty.com/?wix-vod-video-id=fa33be5ce74c4bda-a700c2c650663ff3&wix-vod-comp-id=comp-ka78v1mr.)

baixo, pois quando ocorre a báscula mamária há risco maior de que a aréola fique alta. Na marcação cutânea da nova aréola, em vez do formato ovalado descrito na técnica de mamoplastia convencional, optamos pelo desenho em "cúpula de mesquita". As dimensões não são sempre fixas, pois parte do excesso de pele vertical pode ser compensada pelo alongamento do desenho da aréola. O excesso de pele é calculado pela manobra de Biesenberger com as linhas convergindo 2cm entre si antes do sulco inframamário (Figura 24.2).

A pele é parcialmente separada do parênquima, e este também é separado do músculo peitoral nos polos inferiores. Parte do parênquima pode ser ressecada nos polos inferiores em formato semelhante ao do padrão de Wise (Figura 24.3).

Nas mastopexias exclusivas não é preciso ressecar o parênquima. Ele pode ser apenas dividido em pilares medial e lateral, que são então aproximados ou cruzados e fixados entre si para dar maior projeção à mama. Também é possível fixar o polo inferior na região retroareolar e aproximar os pilares resultantes. Ao contrário da descrição original da técnica, preferimos não fixar o tecido glandular ao plano muscular para evitar possíveis retrações no pós-operatório tardio.

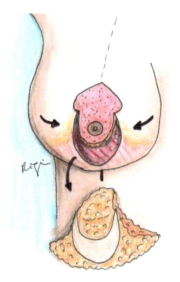

Figura 24.3 O tecido glandular é separado da pele e do músculo nos polos inferiores. A ressecção glandular, quando necessária, pode seguir o padrão Wise. Os pilares medial e lateral são aproximados ou cruzados para dar projeção à mama. O local do descolamento glandular pode ser modificado de acordo com a posição tumoral, como pode ser visto através do *QR code* acima ou do *link*: https://pt.oncoplasty.com/?ix-vod-video-id=3519fafe364844d8b9d2006d99ae342d&wix-vod-comp-id=comp-ka78v1mr.

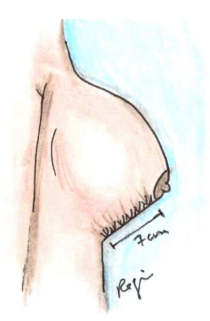

Figura 24.4 Vista em perfil da mama no pós-operatório imediato. Os polos superiores ficam mais projetados, enquanto os inferiores ficam vazios. O mamilo deve ficar orientado para baixo. Caso contrário, após a acomodação mamária, depois de alguns meses, ele pode ficar excessivamente alto. A cicatriz inferior deve ser ancorada no tecido glandular e encurtada durante a sutura para que não ultrapasse 7cm. Seu aspecto pregueado costuma desaparecer ou melhorar muito após 6 meses. Se necessário, pode ser feita uma revisão da cicatriz após esse período.

Durante o fechamento da pele, costumamos fixá-la ao tecido glandular através de alguns pontos para diminuir o espaço morto e a formação de seroma no polo inferior. A cicatriz vertical deve ser compensada ponto a ponto, de modo a criar um pregueamento que reduza a extensão da cicatriz, a qual não deve ultrapassar 7cm. Caso haja dificuldade em obter cicatrizes suficientemente curtas, pode-se adicionar um pequeno componente horizontal à cicatriz. O aspecto estético precoce dessa cirurgia é antinatural, pois a aréola deve ficar apontada para baixo, a cicatriz pregueada e os polos inferiores sem volume, o que é conhecido como "nariz de Concorde" (Figura 24.4).

Após 2 meses, o resultado estético tende a melhorar, podendo ainda ocorrer grandes modificações em até 6 meses após a cirurgia. Nesse período, desenvolve-se um descenso da mama com perda parcial da projeção dos polos superiores, preenchimento dos polos inferiores, elevação da aréola e atenuação do pregueamento infra-areolar (Figura 24.5). A paciente deve estar muito bem informada sobre esse processo para evitar ansiedade desnecessária. Qualquer revisão cirúrgica só deve ser realizada após o prazo mínimo de 6 a 12 meses.

Mamoplastia periareolar

Até a década de 1990, as técnicas periareolares apresentavam resultados estéticos muito pobres, especialmente em razão do alargamento da cicatriz e do aumento do tamanho da aréola. Entre as técnicas de mamoplastia periareolar, destacamos a descrita pelo cirurgião plástico francês Louis C. Benelli, conhecida como *round block*[5].

Na marcação de Benelli são encontrados quatro pontos cardinais com a paciente em posição supina. O ponto A será a nova borda superior da aréola e deverá estar localizado aproximadamente 2cm acima da projeção cutânea do sulco inframamário. O ponto B será a borda inferior da aréola, a aproximadamente 7cm do sulco inframamário (de 5 a 12cm). O ponto C será a borda lateral da aréola e não deve estar muito distante da borda lateral prévia. O ponto D, que será a borda medial da aréola, deve ficar em torno de 9cm (de 8 a 12cm) da linha média, a depender do tamanho da mama. Após a marcação inicial, é possível checar a tensão do fechamento, aproximando-se manualmente os pontos A-B e C-D, que podem ser alterados caso seja prevista uma tensão excessiva (Figura 24.6). Como a maior tensão cutânea ao final da cirurgia costuma ocorrer nos pontos C e D, preferimos não deixar esses dois pontos muito distantes.

O remodelamento glandular é feito de modo semelhante ao descrito no tópico anterior (mamoplastia vertical). A glândula é descolada do envelope cutâneo e da

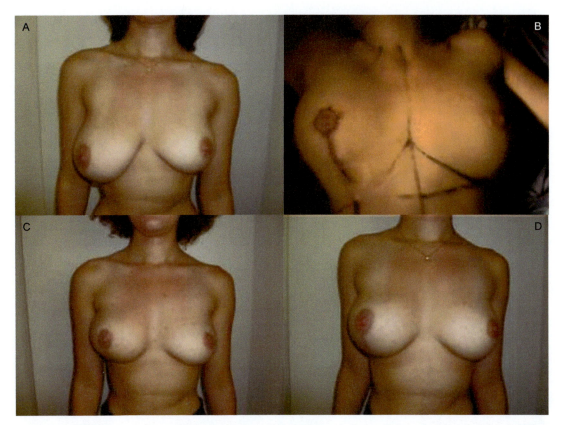

Figura 24.5A Aspecto pré-operatório com maior volume e ptose à direita. **B** Aspecto pós-operatório imediato antinatural com a mama posicionada acima do sulco inframamário, pouca projeção nos polos inferiores e cicatriz pregueada. **C** Melhora no aspecto da mama após 2 meses. **D** Resultado em 6 meses, após descenso da mama, que deve manter-se mais ou menos estável no tempo a partir de então.

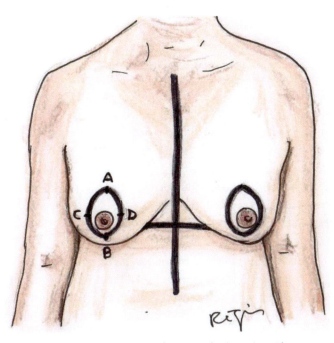

Figura 24.6 Marcação cutânea da mamoplastia periareoalar com os pontos cardinais A, B, C e D. Para que a aréola fique arredondada ao final, a marcação inicial deve ser uma elipse alongada verticalmente, pois há mais tensão na sutura horizontal do que na vertical.

parede torácica no polo inferior. O tecido glandular pode ser ressecado ou apenas remontado, conforme a necessidade de redução. Ao contrário da descrição original, procuramos evitar fixar a glândula ao músculo peitoral para evitar possíveis retrações tardias.

O segredo da técnica para evitar o alargamento da aréola está na sutura *round block* com fio inabsorvível. O autor usa originalmente o Mersiline 2.0, porém temos utilizado o Prolene 3.0 ou, eventualmente, o náilon 2.0, com resultados semelhantes. Após sutura circular subdérmica, o areolótomo é utilizado para definir o tamanho desejado da aréola (Figura 24.7).

Nos casos de pouca ptose ou de pseudoptose, especialmente em associação aos implantes de silicone, o resultado estético normalmente é bastante satisfatório. É comum restar um pregueamento da pele ao redor da aréola, o qual costuma desaparecer ou reduzir muito após 6 meses (Figura 25.8).

No tratamento conservador do câncer de mama é possível utilizar uma adaptação da técnica de Benelli, em que a pele é descolada da glândula na região do tumor ou even-

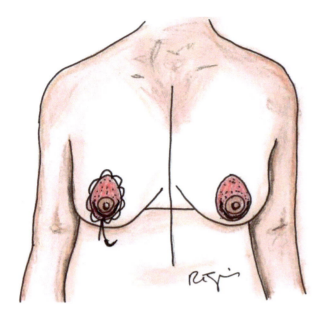

Figura 24.7 A sutura circular subdérmica, chamada *round block*, com fio inabsorvível, ajuda a prevenir o alargamento da cicatriz e da aréola. O tamanho da nova aréola é definido ao se apertar o fio em torno de um areolótomo do tamanho desejado.

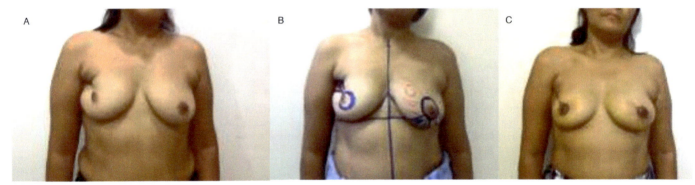

Figura 24.8 Exemplo da utilidade da mamoplastia periareolar. **A** Aspecto pré-operatório de paciente com assimetria mamária acentuada após quadrantectomia com radioterapia com a mama direita menor, menos ptose e afundamento do quadrante superior lateral. **B** Marcação pré-operatória. Na mama direita foi realizado um retalho torácico lateral com reposicionamento da aréola. Na mama esquerda foi realizada a mamoplastia *round block*. Em azul, nos quadrantes inferiores, está representada na pele a área de descolamento cutâneo para ressecção glandular e reaproximação dos pilares. **C** Resultado pós-operatório em 40 dias com melhora da simetria. O aspecto preguado da cicatriz periareolar costuma desaparecer em 6 meses.

tualmente em toda a circunferência mamária, se necessário. Em seguida, realiza-se uma ressecção segmentar radiada. Os pilares restantes são então aproximados. Uma ressecção em espelho costuma ser feita na mama contralateral para manter a simetria de forma e volume. Em seguida, realiza-se a sutura *round block*. À diferença da técnica original, na cirurgia oncológica não há quase nenhuma correção da ptose, apenas a redução do volume, a preservação da forma mamária e o reposicionamento da aréola (Figura 24.9).

COMPLICAÇÕES

Cabe ressaltar que em qualquer procedimento cirúrgico a não obtenção do resultado desejado pode repercutir na afirmativa de que possa ter ocorrido alguma intercorrência. Desse modo, torna-se fundamental que, ao indicarmos uma cirurgia, esta deva ser cercada de cuidados preventivos e planejada dentro de uma sistemática organizada e com previsibilidade de potenciais complicações, bem como das medidas de controle para tais intercorrências[6]. Entre as complicações potenciais para esses procedimentos, destacam-se:

- **Hemorragias:** sangramento excessivo no leito operatório pode ser facilmente detectado mediante observação da coloração cutânea, principalmente nas pacientes leucodermas, e também pela saída excessiva de sangue através do dreno de sucção. Quando não controlados de maneira satisfatória, os sangramentos evoluem para formação de hematomas e suas consequências potenciais[7].

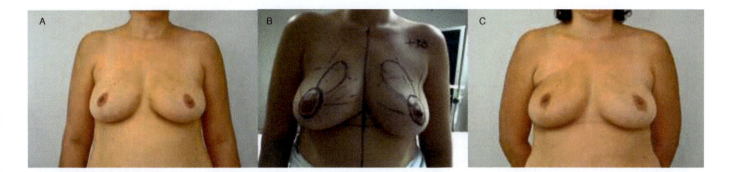

Figura 24.9 Exemplo de adaptação da mamoplastia periareolar ao tratamento conservador do câncer de mama. Neste caso, o remodelamento glandular não foi feito como descrito por Benelli. Após divisão cutaneoglandular e ressecção radiada do tumor, os pilares foram aproximados e realizada a sutura *round block*. Uma cirurgia em espelho foi realizada na mama contralateral. **A** Aspecto pré-operatório, após quimioterapia neoajuvante, com lesão no quadrante superior medial da mama direita. **B** Marcação pré-operatória com delimitação do excesso de pele e, nos quadrantes superiores mediais, área radiada a ser ressecada. Maior quantidade de tecido foi ressecada da mama esquerda, sem doença, devido à assimetria prévia. **C** Aspecto pós-operatório – 1 ano após radioterapia – com a forma da mama preservada, aréolas bem posicionadas e boa simetria. (Um vídeo demonstrativo com outro exemplo da técnica *round block* com fins oncológicos pode ser assistido através do *QR code* ou do *link*: https://pt.oncoplasty.com/?wix-vod-video-id=1ec98afb95c844e788f96f574329ebe9&wix-vod-comp-id=comp-ka78v1mr.)

- **Infecções:** apresentam-se inicialmente com um quadro de celulite localizada com hiperemia, calor local e dor. A febre nem sempre está presente. Tão logo detectadas, devem ser tratadas com antibióticos, considerando que os organismos mais frequentemente associados são o *Streptococcus* sp. ou o *Staphylococcus aureus*. A manutenção do uso de antibióticos no pós-operatório é controversa e tem pouco respaldo na literatura científica; entretanto, o uso profilático no perioperatório deve ser rotineiro[8].
- **Seromas:** correspondem ao acúmulo de secreção produzida no leito cirúrgico, frequentemente encontrada nas cirurgias mamárias e nas abordagens axilares. A utilização de drenos de sucção contínua minimiza as intercorrências advindas de seromas volumosos, os quais devem ser retirados com volume ≤ 40mL/24h[8].
- **Necrose de retalho cutâneo:** complicação relativamente incomum nesse tipo de cirurgia, em geral está relacionada com fatores como confecção de retalhos muito finos, fechamento de ferida sob tensão, infecções e compressão excessiva dos curativos. Quando detectada, deve ser abordada com desbridamento e curativo local até a completa resolução da área de necrose[8].
- **Necrose do complexo areolopapilar (CAP):** é sempre uma complicação temida, mas rara nessas técnicas de incisões reduzidas. A incidência varia de acordo com as condições técnicas, a escolha e a qualidade do pedículo de irrigação areolar, bem como com o conjunto de comorbidades de cada paciente. Uma cuidadosa observação da circulação areolar nas primeiras 48 horas pode minimizar essa complicação. A observação de cianose persistente exige intervenção imediata em sala operatória, podendo salvar o CAP mediante liberação das suturas, drenagem de hematomas e, em casos extremos, amputação e reimplante do CAP em pele desepitelizada. Quando essas medidas falham, é possível promover a reconstrução tardia do CAP por meio das técnicas disponíveis[8,9].
- **Deformidades estruturais:** não raro encontramos assimetrias pós-operatórias tanto na forma como nos posicionamentos do CAP, assim como assimetrias mamárias secundárias, retrações cutâneas, atrofia da pele e telangiectasias, entre outras. Muitas dessas complicações devem ser abordadas em um segundo tempo cirúrgico, algumas com a necessidade de associação de outras intervenções cirúrgicas, como reposicionamento do CAP, ajustes de sulco inframamário ou lipoenxertia, entre outras[9-12].
- **Esteatonecrose:** tipo de complicação decorrente de comprometimento vascular parenquimatoso associado a necrose hemorrágica. Nas situações discretas não há necessidade de intervenção; entretanto, quando de grandes proporções, associada a retração cutânea ou infecções, podem ser necessários desbridamento, fechamento secundário e lipoenxertia[9]. A esteatonecrose é mais comum no trata-

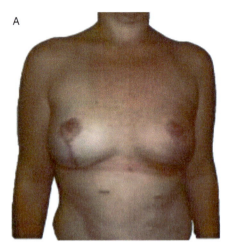
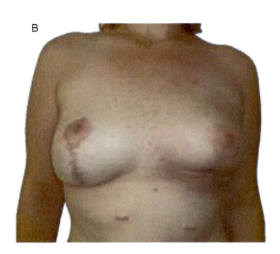

Figura 24.10 Exemplo da técnica clássica de Lejour com incisão periareolar e vertical, que ao longo do tempo resultou em área de endurecimento, retração e assimetria. **A** Resultado 6 meses após a radioterapia. **B** Resultado após 2 anos. É preferível limitar o descolamento tecidual ao mínimo possível nos casos oncológicos que necessitem de radioterapia e nas pacientes idosas com mamas lipossubstituídas, mesmo que para isso seja preciso aumentar as cicatrizes. (A maneira como atualmente temos realizado a mamoplastia com cicatrizes reduzidas, de modo a diminuir o risco de complicações em pacientes de risco, pode ser vista através do *QR code* acima ou no *link*: https://pt.oncoplasty.com/?wix-vod-video-id=54aff43ad46143078a86821caf71b601&wix-vod-comp-id=comp-ka78v1mr.)

mento do câncer de mama devido à associação à radioterapia. Nesse cenário, temos preferido evitar grandes descolamentos glandulares, como os exigidos na técnica clássica vertical à Lejour. Preferimos limitar ao máximo o descolamento da pele da glândula e o da glândula com o músculo. Desse modo, na maioria das vezes não se consegue terminar em uma vertical apenas. No entanto, é melhor uma pequena cicatriz horizontal do que uma extensa área de necrose gordurosa, que provavelmente causará a sensação de nódulo, retração e assimetria, como pode ser visto na Figura 24.10.

▶ CONSIDERAÇÕES FINAIS

Como uma diversidade cada vez maior de técnicas e procedimentos cirúrgicos pode ser utilizada nas abordagens cirúrgicas oncológicas ou não oncológicas das mamas, na atualidade é fundamental o domínio de ampla variação desses procedimentos para sua aplicação nas cirurgias mamárias. Um planejamento pré-operatório cuidadoso e a análise das comorbidades existentes, dos aspectos oncológicos e das características mamárias são fundamentais para uma escolha bem-sucedida da técnica e a indicação para uma paciente específica. Vale ressaltar a importância atual da estética corporal e a valorização das técnicas de incisões reduzidas – alternativas essenciais na Mastologia moderna –, oferecendo uma estratégia cirúrgica cada vez melhor de acordo com as necessidades de cada paciente.

REFERÊNCIAS

1. Hidalgo DA. Vertical mammaplasty. Plast Reconstr Surg 2005; 115(4):1179-97; discussion 98-9.
2. Lejour M. Vertical mammaplasty: Update and appraisal of late results. Plast Reconstr Surg 1999; 104(3):771-81; discussion 82-4.
3. Li Z, Qian B, Wang Z et al. Vertical scar versus inverted-T scar reduction mammaplasty: A meta-analysis and systematic review. Aesthetic Plast Surg 2021; 45(4):1385-96.
4. Gulcelik MA, Dogan L, Karaman N, Bahcecitapar M, Ozaslan C. Oncoplastic level II surgical techniques for breast cancer treatment: Long-term outcomes. Breast Care (Basel) 2022; 17(1):24-30.
5. Benelli L. A new periareolar mammaplasty: the "round block" technique. Aesthetic Plast Surg 1990; 14(2):93-100.
6. Rodgers A, Berry H, O'Brien R, Davis JM. A comparison of complication rates in wise pattern versus vertical breast reduction. Ann Plast Surg 2022; 88(Suppl 5):S498-S500.
7. Makki AS, Ghanem AA. Long-term results and patient satisfaction with reduction mammaplasty. Ann Plast Surg 1998; 41(4):370-7.
8. Lejour M. Vertical mammaplasty: Early complications after 250 personal consecutive cases. Plast Reconstr Surg 1999; 104(3):764-70.
9. Nahai FR, Nahai F. MOC-PSSM CME article: Breast reduction. Plast Reconstr Surg 2008; 121(1 Suppl):1-13.
10. Hammond DC, Loffredo M. Breast reduction. Plast Reconstr Surg 2012; 129(5):829e-39e.
11. Rohrich RJ, Thornton JF, Sorokin ES. Recurrent mammary hyperplasia: Current concepts. Plast Reconstr Surg 2003; 111(1):387-93; quiz 94.
12. Hunter JE, Malata CM. Refinements of the LeJour vertical mammaplasty skin pattern for skin-sparing mastectomy and immediate breast reconstruction. J Plast Reconstr Aesthet Surg 2007; 60(5):471-81.

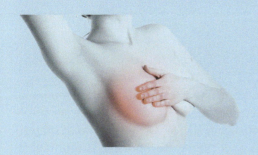

Capítulo 25

Pedículos em Cirurgia Mamária

Clécio Ênio Murta de Lucena
Régis Resende Paulinellii

INTRODUÇÃO

Em um conjunto amplo e diversificado de técnicas cirúrgicas que possibilitam não apenas a redução, mas também a remodelagem mamária, o conhecimento e o emprego dos pedículos mamários oferecem um arsenal diversificado para o manuseio corretivo das mais diversas anormalidades estruturais mamárias.

É digno de nota e aproveitamento oportuno o trabalho magnífico do Professor Liacyr Ribeiro, que idealizou e incorporou a descrição de diversos pedículos glandulares, associados ou não à inclusão dos implantes mamários, e que serviu de parâmetro para a elaboração deste capítulo. O emprego desses pedículos na cirurgia corretiva possibilita resultados fantásticos[1].

Amplamente utilizados a partir da década de 1970, os pedículos mamários aplicados na cirurgia da mama têm diversificado sua utilização tanto nas cirurgias estéticas de aumento ou redutoras[1] como nas reconstruções parciais oncoplásticas no tratamento cirúrgico do câncer de mama. Apesar da semelhança na filosofia e na confecção dos pedículos, a forma, o posicionamento e suas aplicabilidades diferem de acordo com a necessidade e o objetivo com que essas técnicas são elegíveis[2-4].

Pedículos são definidos como um retalho formado por tecido dérmico associado a um suporte glandular e gorduroso com irrigação e drenagem vascular próprias, tornando possível seu deslocamento e acomodação em topografia mamária diversa da original. De acordo com a classificação proposta por Ribeiro[1], os pedículos podem ser caracterizados em cinco tipos (Quadro 25.1):

- Pedículo I ou de base inferior.
- Pedículo II ou de base superior.
- Pedículo III ou triangular.
- Pedículo IV ou alongado.
- Pedículo V ou areolado.

Quadro 25.1 Quadro comparativo entre os pedículos e as principais indicações

Pedículo	Epônimo	Irrigação	Indicação
I	Pedículo de base inferior	Inferior	Quadrantectomias dos polos superiores Ressecções de grandes volumes mamários (> 1.000g)
II	Pedículo de base superior	Superior ou areolar	Quadrantectomias dos polos inferiores Mamoplastias secundárias Correções de CAP elevados
III	Pedículo triangular	Inferior	Tratamentos de ptoses mamárias Mamoplastias e/ou mastopexias após retirada do implante Cobertura e acolchoamento adicional de implante mamário
IV	Pedículo alongado	Inferior	Quadrantectomias dos polos superiores Tratamento de ptoses mamárias com achatamento dos polos superiores
V	Pedículo areolado	Inferior e posterior	Quadrantectomias dos polos superiores Correção de grandes hipertrofias mamárias (> 1.500g)

CAP: complexo areolopapilar.

PEDÍCULO I

Também chamado "pedículo de base inferior", o pedículo I é muito utilizado em mamoplastias redutoras para conferir melhor projeção às mamas operadas, mas também tem grande aplicabilidade nas técnicas oncoplásticas com a finalidade de preenchimento dos espaços deixados pelas ressecções segmentares ou quadrantectomias para tratamento cirúrgico do câncer de mama[2-4]. Realizadas as marcações da mamoplastia com a mama elevada cranialmente, visualiza-se todo o polo inferior e realiza-se o desenho cutâneo do pedículo inferior. Apesar de não ser necessário seguir um padrão de medidas fixo, geralmente confeccionamos um retalho com largura mínima de 4 a 6cm, comprimento de 10 a 12cm (Figura 25.1) e espessura aproximada de 2 a 3cm. Em seguida, confeccionamos o retalho descrito, retirando o tecido adjacente excedente, e procedemos à sua fixação na parede muscular. Essa fixação deve ser realizada com a extremidade distal (cranial) do pedículo voltada sobre si por meio de pontos com fio inabsorvível na parte lateral (Figura 25.2).

Figura 25.1 Desenho esquemático do pedículo I. (Um exemplo desta técnica pode ser acessado por meio do *QR code* acima ou do *link*: https://www.oncoplasty.com/?wix-vod-video-id=0036f700261341af86982f2b4558ff82&wix-vod-comp-id=comp-kxte4hgy.)

O posicionamento do pedículo dependerá da finalidade da indicação. Nos casos de mamoplastias redutoras, ele deve ser colocado em posição central na mama. Nos casos de cirurgias oncoplásticas, ele deve ser posicionado de acordo com a direção do quadrante ou território mamário a ser preenchido por ele. A montagem das mamas é executada da maneira tradicional com os pilares lateral e medial recobrindo todo o pedículo e proporcionando uma cicatriz final de mamoplastia com T invertido.

PEDÍCULO II

Também denominado "pedículo de base superior", esse pedículo está primariamente indicado nas correções de sequelas de mamoplastias em que o complexo areolopapilar (CAP) encontra-se muito alto e naquelas pacientes em que o polo inferior esteja se deslocando para baixo, como se os tecidos mamários estivessem herniando nessa direção. Esse pedículo é desenhado de maneira similar ao pedículo I; entretanto, sua base se mantém aderida à parte superior, como se fosse uma extensão do CAP. Considerando que essa técnica deve ser empregada em pacientes já submetidas a uma mamoplastia prévia, suas marcações margeiam as cicatrizes anteriores, com os pontos B e C alocados por aproximação de acordo com a mobilização dos tecidos glandulares e cutâneos. Com o desenho do sulco inframamário margeando a cicatriz do sulco primário, completamos o desenho da mamoplastia. O pedículo II é então traçado na região central infra-areolar de maneira similar ao pedículo I, sendo, nesse caso, colocado como uma extensão do CAP.

Após a decorticação das áreas delimitadas, o pedículo é confeccionado com o cuidado de manter uma espessura robusta, e a partir daí se realiza a ressecção dos segmentos lateral e medial correspondentes aos referidos pilares. Após essa manobra, liberamos o pedículo, cortando sua base de inserção no sulco inframamário e mantendo-o preso à região do CAP. Esse pedículo fica quase completamente livre, mantendo-se preso à sua porção superior, quando então será rodado para cima em direção posterior e fixado. A fixação é iniciada pela extremidade caudal com pontos aderidos ao plano muscular em posição mais alta e depois complementada com pontos laterais (Figura 25.2). Complementa-se a montagem das mamas com a ancoragem dos pontos B e C no sulco inframamário. Interessante observar que essa técnica tende a provocar um movimento com projeção do CAP voltada para

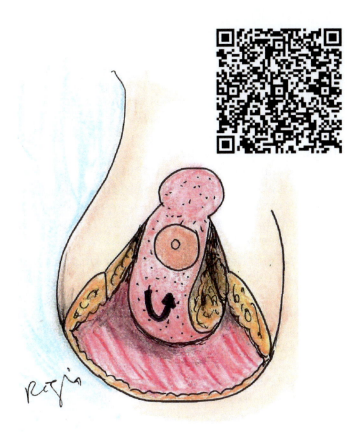

Figura 25.2 Desenho esquemático do pedículo II. (Um exemplo desta técnica pode ser acessado por meio do *QR code* acima ou do *link*: https://www.oncoplasty.com/?wix-vod-video-id=772c4d797af641d8aee781e-8e53f66ab&wix-vod-comp-id=comp-ka78v1mr.)

baixo e com o tempo ocorrerá a mobilização mamária em direção inferior, proporcionando um resultado estático final mais satisfatório.

▶ PEDÍCULO III

Reconhecido como "pedículo triangular", esse pedículo também tem sua base inserida inferiormente, junto ao sulco inframamário. Sua vascularização também é feita pela quarta e quinta artérias e veias intercostais, bem como pelo plexo subdérmico. Tem como principais indicações a aplicação para tratamento de ptoses mamárias, mastoplastias e/ou mastopexias após retirada de próteses, e cobertura e acolchoamento de próteses nas adenectomias ou mastectomias subcutâneas.

Repetindo o planejamento e o desenho esquemático das mamoplastias tradicionais, com a paciente em posição operatória, a mama elevada cranialmente e a visualização do polo inferior, faz-se o desenho cutâneo do pedículo triangular, aproveitando toda a área cutâ-

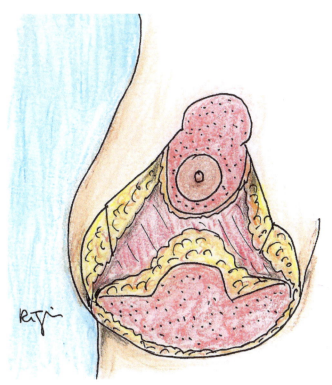

Figura 25.3 Desenho esquemático do pedículo III com todo o polo inferior desepitelizado.

nea e parenquimatosa na região do polo inferior, desde o sulco inframamário. Nessa técnica não se adota um padrão de medidas fixo, confeccionando um retalho preso pela base na região do sulco inframamário e com largura mínima de 4 a 6cm (Figura 25.3).

Após a decorticação de toda a área programada, inicia-se a confecção do pedículo, obedecendo-se aos critérios de indicação para sua aplicação prática. Como sua forma abrange todo o polo inferior da mama, o aproveitamento tecidual é amplo, sendo a espessura dependente da existência ou não de patologias. Com a liberação do retalho, passamos à fase de montagem mediante a fixação das extremidades lateral, medial e cranial sobre si mesmo, produzindo um resultado final como uma prótese *in natura* (Figura 25.4). O pedículo triangular também pode ser montado de maneira diferente, com suas extremidades voltadas para trás, estabelecendo-se a fixação de suas extremidades. Nos casos de associação a implantes mamários, as próteses são colocadas em posição retropedicular e o implante recebe então dupla cobertura. Finalizada a confecção, o pedículo passa a ser ancorado na parede muscular através de pontos laterais e mediais ou de pontos distribuídos em toda sua extensão, em casos de cobertura de próteses.

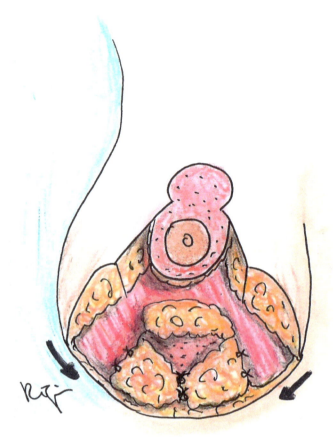

Figura 25.4 Desenho esquemático do pedículo III com os triângulos laterais dobrados e unidos na região central.

▶ PEDÍCULO IV

Chamado "pedículo alongado", o pedículo IV corresponde a um retalho dermoglandular semelhante ao pedículo I em sua estrutura, porém mais longo por conta de obtenção de tecido glandular da região superior do tecido retroareolar. Em sua extensão encontramos uma parte com pele decorticada e a outra não. Essa técnica tem ótima indicação nas cirurgias oncoplásticas, com boa quantidade de tecido para preenchimento dos quadrantes superiores ou para-areolares removidos no tratamento cirúrgico do câncer de mama. Originalmente, segundo Ribeiro[1], essa técnica está indicada para tratamento de ptoses mamárias em que exista achatamento da porção alta do polo superior das mamas naquelas pacientes que recusem a adição dos implantes de silicone. Em decorrência da grande aceitação e do uso amplo desses implantes por parte das mulheres, essa técnica acaba perdendo sua aplicação com essa finalidade.

Tecnicamente, os critérios para sua marcação e a própria confecção são muito semelhantes aos aplicados na execução do pedículo I, entretanto, demarcando e confeccionando um pedículo mais robusto. Após as marcações dérmicas, é realizada a decorticação da maneira tradicional em todo o pedículo. Nessa técnica são desprezados apenas os triângulos lateral e medial. Durante a confecção do pedículo, vamos aprofundando as incisões de forma biselada, principalmente em sua porção superior, incluindo tecidos da região retroareolar, até que atingimos o plano muscular. Desse modo obtemos um pedículo com uma parte decorticada (segmento mais caudal) e a outra apenas glandular (segmento mais cranial) com espessura bastante grossa e que na sequência será repartida em seu terço mais distal (Figura 25.5), permitindo seu alongamento.

Após descolamento amplo da região superior retroglandular, procedemos à fixação do pedículo alongado na posição mais alta do polo superior da mama com pontos periféricos, deixando a parte anterior, que foi bipartida, dobrada sobre o pedículo para sua livre acomodação durante a montagem mamária (Figura 26.6). Libera-se o tecido dérmico no sulco mamário para alinhar a incisão, seguido pela união e fixação dos tradicionais pontos B e C nessa região, na projeção do meridiano mamário. Em seguida, procedemos à montagem mamária e ao fechamento cutâneo preciso.

▶ PEDÍCULO V

Talvez um dos mais conhecidos na prática, entre as diversas nomenclaturas estabelecidas por autores diferentes, o pedículo V também pode ser chamado de "pedículo areolado", visto que o CAP encontra-se aderido ao corpo do pedículo. Descrito por alguns como pedículo de base inferior, é fundamental compreender que a vas-

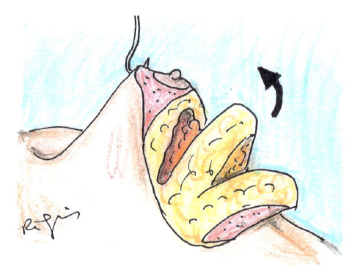

Figura 25.5 Desenho esquemático do pedículo IV (visão lateral).

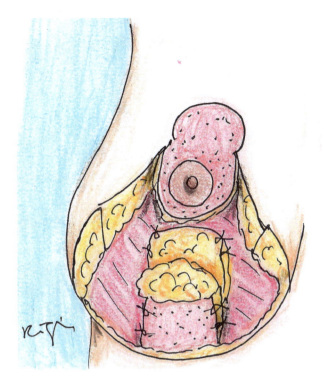

Figura 25.6 Desenho esquemático do pedículo IV (visão frontal) já fixado ao tórax.

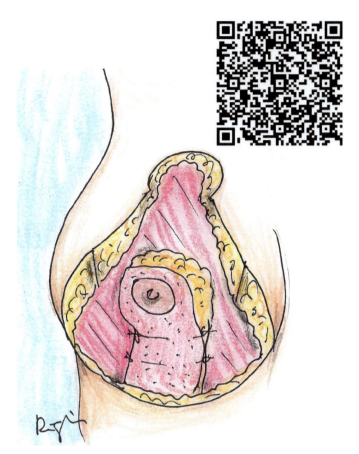

Figura 25.7 Desenho esquemático do pedículo V. (Um exemplo desta técnica pode ser acessado por meio *QR code* acima ou do *link*: https://www.oncoplasty.com/?wix-vod-video-id=01716c0f8d1d47dbb65a0e-4e085dbcd8&wix-vod-comp-id=comp-ka78v1mr.)

cularização do CAP se dá através dos vasos subdérmicos e, principalmente, dos vasos parenquimatosos provenientes do quarto e sétimo espaços intercostais, além dos ramos da torácica lateral e da mamária interna. Desse modo, produzimos um pedículo de aspecto morfológico quase piramidal em que a base fica aderida à parede torácica e o ápice à região da papila.

Quanto às indicações, esse pedículo está particularmente indicado em mastoplastias naqueles casos correspondentes às grandes hipertrofias[5-7]. Entretanto, em cirurgias oncoplásticas do câncer de mama, tem grande aplicação para correção dos defeitos provocados pelo tratamento cirúrgico de lesões tumorais localizadas nos quadrantes superiores[2-4]. Portanto, o domínio dessa técnica se torna fundamental tanto para aplicação nas cirurgias corretivas das hipertrofias mamárias como para remodelação oncoplástica no tratamento do câncer de mama.

Tecnicamente, esse procedimento apresenta particularidades que devem ser levadas em consideração. Como nas outras técnicas de mamoplastias redutoras com cicatriz final em T invertido, realizamos a sistemática de cálculo e marcação dos pontos referenciais de maneira similar. Iniciamos as marcações com a paciente em posição supina, visualizando nesse momento todo o imaginário da configuração estética a ser alcançado, como altura, medialização ou lateralização do CAP, nível de projeção, bem como a harmonia mamária final na paciente. Finalizada a marcação dos limites do desenho cirúrgico calculado, incluindo o referencial dos pontos A, B e C, bem como da linha média mamária e do sulco inframamário, realizamos o desenho do pedículo inferior (Figura 25.7). Esse pedículo deve ter largura mínima de 6cm e máxima ilimitada, dependente muitas vezes de seu comprimento ou da distância entre a aréola e a base do pedículo ou sulco inframamário, em uma relação aproximada de 3:1, ou seja, para cada 2cm de comprimento calculamos 1cm de base[2].

Com a paciente em decúbito dorsal e os braços abertos em 90 graus, procedemos rotineiramente à infiltração de solução salina com adrenalina na região subdérmica. Após a marcação do desenho areolar com areolótomo de tamanho proporcional à nova aréola desejada e à papila, executamos a decorticação de todo o pedículo inferior. Em sequência à decorticação do pedículo inferior, iniciamos a dissecção profunda de todo esse retalho em sentido diagonal até atingirmos o plano muscular, com o máximo cuidado para não adelgaçá-lo, buscando preservar a vascularização profunda e posterior. Realizada a confecção do pedículo areolado de base inferior, efetuamos a ressecção de todo o tecido glandular e cutâneo excedentes nas porções superior, lateral e medial, preparando a região mamária para a adequada acomodação do pedículo. Terminada essa etapa, realizamos a montagem da mama por meio da ancoragem dos pontos B e C na interseção da linha média mamária com o sulco inframamário. Posteriormente, depois de fixado à borda areolar inferior com o início da linha vertical descendente correspondente aos pilares da nova mama, procedemos ao fechamento primário de toda a abertura cicatricial delineada, depois de colocados os pontos subdérmicos para redução tensional, produzindo uma cicatriz final em T invertido com a aréola no topo.

▶ CONSIDERAÇÕES FINAIS

Como a cirurgia das mamas muitas vezes depende de procedimentos corretivos adicionais, o domínio do manejo dos pedículos mamários torna possível flexibilizar as escolhas técnicas para que seja alcançado o melhor resultado final. Com finalidade estética ou corretiva nas mastopexias ou mamoplastias redutoras[5-8], bem como nas cirurgias oncoplásticas para tratamento do câncer de mama[2-4], o emprego dos pedículos mamários revela grande aplicabilidade prática, demonstrando todo seu potencial cirúrgico e a enorme necessidade de conhecimento de cada um deles.

REFERÊNCIAS

1. Ribeiro L. Pedículos em mamoplastia: Atlas e texto. Rio de Janeiro: Guanabara-Koogan, 2005. 246 p.
2. Rose M et al. Surgical strategy, methods of reconstruction, surgical margins and postoperative complications in oncoplastic breast surgery. Eur J Plast Surg 2014; 37:205-14.
3. Colombo PE et al. Oncoplastic resection of breast cancers located in the lower-inner or lower-outer quadrant with the modified McKissock mammaplasty technique. Ann Surg Oncol 2015; 22(Suppl 3): 486-94.
4. Denewer A et al. Therapeutic reduction mammoplasty in large-breasted women with cancer using superior and superomedial pedicles. Braest Cancer (Dove Med Press). 2012; 4:167-72.
5. Chang P et al. Reduction mammaplasty: The results of avoiding nipple-areolar amputation in cases of extreme hypertrophy. Ann Plast Surg 1996; 37:585-91.
6. Wong C, Vucovich M, Rohrich R. Mastopexy and reduction mammaplasty pedicles and skin resection patterns. Plast Reconstr Surg Glob Open 2014; 2(8):e202.
7. Cutress RI et al. Modification of the wise pattern breast reduction for oncological mammaplasty of upper outer and upper inner quadrant breast tumours: A technical note and case series. J Plast Reconstr Aesthet Surg 2013; 66(2):e31-36.
8. Rosenberg L, Tanner B. A fast and simple de-epidermization in corrective mammoplasty. Aesthetic Plast Surg 1984; 8(4):259-60.

Capítulo 26
Prevenção e Controle das Intercorrências em Cirurgia Mamária não Oncológica

Jorge Villanova Biazús
Ângela Erguy Zucatto
Rodrigo Cericatto
Liana Ortiz Ruas Winkelmann

INTRODUÇÃO

Para promover o aprimoramento cirúrgico e oferecer o melhor tratamento à paciente, a Mastologia deixou de ser uma especialidade restrita ao tratamento oncológico e passou a se inserir na cirurgia reparadora e reconstrutiva da mama.

No cenário tanto das simetrizações mamárias como do tratamento de patologias mamárias não oncológicas, têm sido exigidos o domínio e a aplicação dessas técnicas. Nesse contexto, as técnicas de mamoplastia de aumento, mamoplastia redutora e mastopexia se revelam úteis na prática da Mastologia.

Conceitos básicos devem ser seguidos e respeitados de modo a prevenir complicações e desfechos desfavoráveis em qualquer cirurgia mamária não oncológica. O primeiro passo para isso consiste na seleção criteriosa das pacientes. Tabagismo, diabetes, doença do colágeno, obesidade, radioterapia prévia e idade > 50 anos são fatores que, embora não considerados contraindicações absolutas ao procedimento, estão associados a risco maior de complicações e de resultados estéticos menos satisfatórios.

O planejamento pré-operatório cuidadoso é fundamental, sendo a escolha da técnica cirúrgica mais adequada e as linhas de marcação pré-operatórias determinantes para a obtenção de desfechos satisfatórios. A prevenção de infecções constitui preocupação constante da equipe cirúrgica. Algumas medidas são recomendadas para diminuição do risco de infecções do sítio cirúrgico:

- A antissepsia do campo cirúrgico deverá ser realizada com clorexidina alcoólica, composição que tem ação rápida contra gram-positivos e negativos e promove efeito residual que pode durar até 48 horas. Estudos mostram certa superioridade em relação às soluções com iodo-povidona.[6]
- A prevenção de hiperglicemia e hipotermia perioperatórias, assim como a suspensão do tabagismo por pelo menos 4 semanas antes da cirurgia, está correlacionada com risco menor de infecção do sítio operatório.[1]
- Antibioticoprofilaxia pré-operatória com cefazolina, 1 a 2g, é amplamente utilizada, em especial nas cirurgias com próteses. Estudos mostram redução no risco de infecção no sítio cirúrgico[1]. Uma diretriz sobre a indicação de antibioticoprofilaxia, publicada em 2013, considera a mamoplastia de aumento e a mamoplastia redutora de baixo risco para infecções de sítio cirúrgico e não recomenda a profilaxia antimicrobiana de rotina, exceto para pacientes com fatores de risco específicos, como diabetes *mellitus*, obesidade, tabagismo e infecções coexistentes em outros sítios ou imunossupressão[13]. Considerando o efeito catastrófico de um potencial processo infeccioso, muitos se baseiam em estudos específicos de cirurgia estética, mantendo, então, a indicação da profilaxia.
- As pacientes com história médica de cicatrizes hipertróficas ou queloides necessitam planejamento de incisões minimamente aparentes (procurando colocá-las sempre na área coberta pelo sutiã). Convém evitar suturas tensas e usar fios monofilamentados. Entre os tratamentos mais efetivos para as cicatrizes hipertróficas e queloides está o uso de

esteroides intralesionais. Os corticoides reduzem a proliferação de fibroblastos localmente com resposta em 50% a 100% dos casos, porém com índice de recorrência de 50%[10,11]. Em casos mais graves e recorrentes é possível lançar mão da radioterapia com feixe de elétrons nas primeiras 24 horas de pós-operatório para prevenção do queloide. O silicone gel tópico, quando usado continuamente no pós-operatório, parece promover a maturação cicatricial sem hipertrofia[12].

- As pacientes com história de sangramento aumentado em procedimentos prévios devem ter provas de coagulação testadas no pré-operatório. Nesses casos, é preconizada a utilização de drenos de aspiração fechada a vácuo pelo menos nas primeiras 48 horas de pós-operatório. O uso do sutiã, colocado já na sala de cirurgia, funciona como curativo compressivo e hemostático[3].
- O uso de cautério merece atenção especial, uma vez que, quando demasiado, pode provocar isquemia dos retalhos cutâneos. Caso haja lesão térmica na cicatriz ao final da cirurgia, esta deve ser ressecada para melhor coaptação das bordas e melhor resultado estético final[4].

A seguir serão abordados aspectos na prevenção de complicações com relação aos diferentes tipos de cirurgia mamária não oncológica.

As mamoplastias de aumento podem ser realizadas com implantes ou enxerto autólogo de gordura.

▶ MAMOPLASTIAS DE AUMENTO COM IMPLANTES

Na avaliação inicial é necessário conhecer as expectativas da paciente quanto aos resultados estéticos e determinar se elas são realistas. O exame físico das mamas, tanto para determinação das dimensões e do volume mamário como para exclusão de nódulos palpáveis, é fundamental. O rastreamento mamográfico e a complementação ecográfica seguirão o preconizado conforme a idade da paciente e/ou as alterações presentes no exame físico.

A forma da mama obedece a um padrão de declive no polo superior com polo inferior suavemente curvo e o complexo areolomamilar (CAM) representando o ponto de maior projeção da mama[16]. Os referenciais anatômicos farão parte da escolha da prótese e da técnica cirúrgica. Deverão ser medidas a base, a altura e a projeção e demarcados o sulco inframamário e a distância entre a fúrcula esternal e a borda superior da aréola, entre a borda inferior da aréola e o sulco inframamário e a interma-

mária. A medida da distância da papila bilateralmente até a fúrcula esternal deverá formar um triângulo equilátero de 20cm, lembrando sempre que a distância ideal da borda inferior do CAM até o sulco inframamário deve situar-se entre 5 e 6cm[3].

Assimetrias de volume e de posição do sulco inframamário ou do mamilo devem ser descritas, assim como as malformações na parede torácica (como na síndrome de Poland), por poder ser necessária a associação de técnicas cirúrgicas.

Na mamoplastia de aumento as incisões são mais frequentemente realizadas no sulco inframamário, na região periareolar e na axilar.

A abordagem no sulco inframamário possibilita bom campo de dissecção da glândula e do músculo peitoral maior. A incisão deve ser realizada 1 a 2cm abaixo do sulco para que a cicatriz fique localizada no novo sulco após a colocação da prótese. Essa abordagem apresenta menos risco de infecção no sítio cirúrgico[16].

A abordagem periareolar torna possível uma cicatriz menor, com mais facilidade para ajuste do sulco, mas com campo de dissecção menor. Em aréolas com diâmetro < 3cm, a incisão periareolar não está indicada, existindo risco aumentado de infecção no sítio cirúrgico em razão da proximidade e secção dos ductos. Também pode haver alterações transitórias na sensibilidade do mamilo (hipoestesia ou hiperestesia), as quais se tornam permanentes em 3% a 5% dos casos. Esse fenômeno também pode ocorrer com as outras abordagens e se deve à tração ou secção de intercostais laterais[16].

A abordagem transaxilar evita cicatriz na mama, mas é dificilmente aplicada em próteses grandes e anatômicas[16].

Tanto na abordagem periareolar como na transaxilar, costuma ser necessária dissecção em torno de 1,5 a 2,0cm abaixo da posição desejada do sulco para posicionamento adequado do implante[2]. O domínio da técnica empregada por parte do cirurgião é o fator principal na escolha da abordagem.

A posição do implante, quando retroglandular, causa menos distorção do parênquima e não promove contratura do músculo peitoral maior sobre o implante. No entanto, em casos de hipomastia severa, o implante pode tornar-se visível quando em posição retroglandular. A avaliação do retalho subcutâneo que envolve a glândula mamária pode ser realizada mediante o pinçamento cutâneo no polo superior. Em geral, quando este é < 2 cm, o implante mamário deve ser subpeitoral.

As complicações da mamoplastia de aumento podem ser precoces (em até 6 semanas de pós-operatório) ou tardias (> 6 meses). Entre as precoces estão deiscência de sutura, seroma, hematoma e infecção. As complicações tardias incluem contratura capsular, extrusão do implante, necrose de pele e ruptura do implante[5].

Os hematomas costumam ocorrer nas primeiras 12 horas de pós-operatório, podendo apresentar-se em até 2 semanas. Presentes em 1% a 6% dos casos de mamoplastia de aumento, a grande maioria apresenta resolução espontânea; alguns, entretanto, necessitarão drenagem por punção ou cirúrgica, sendo sempre fundamental diagnóstico e intervenção precoces[2,3,5].

O seroma periprótese é comum, mas em geral é reabsorvido espontaneamente em 1 semana. Quando persistente, deve ser puncionado por ecografia.

As taxas de infecção nas mamoplastias de aumento variam de 1,9% a 2,5%. Em geral, as infecções agudas são causadas por *Staphylococcus* coagulase-negativo (*Staphylococcus epidermidis*) ou *Staphylococcus aureus*. Em situações pouco responsivas aos tratamentos usuais, pode haver infecção por gram-negativos (*Pseudomonas*) ou anaeróbios, devendo ser sempre evitada a manipulação do implante, trocando com frequência as luvas antes da introdução da loja.

A utilização de agentes antimicrobianos tópicos e antissépticos tem sido sugerida para irrigação da loja cirúrgica que receberá o implante e para embebê-lo antes de sua colocação. Estudos retrospectivos e de coorte prospectivos relataram taxas menores de infecção no sítio cirúrgico e de contraturas capsulares com a utilização de antibióticos tópicos (solução de cefazolina, 1 a 2g, gentamicina, 80mg, e 500mL de soro fisiológico) e antissépticos (iodopovidona ou bacitracina)[3,4,14,15].

É fundamental conhecer a procedência do implante, que deve apresentar sempre superfície texturizada. A escolha do volume e da forma do implante também terá implicação direta nos resultados.

A confecção de uma loja adequada, seja retroglandular, seja retromuscular, onde o implante se aloje sem dobraduras e sem tensão demasiada, diminui o risco de contratura capsular e de deiscências no pós-operatório. A contratura capsular é a complicação tardia mais comum, ocorrendo em 1% a 4% dos casos e podendo chegar a 30% em algumas séries. A abordagem inframamária, a colocação do implante submuscular e a utilização de antibióticos para irrigar a loja parecem reduzir o risco de contratura capsular[3,4].

Em pacientes com contratura capsular é possível lançar mão de matrizes dérmicas acelulares que oferecem melhor revestimento ao implante e parecem estar relacionadas com melhores resultados e risco menor de nova contratura capsular no futuro[7]. Séries de casos mostram aumento na taxa de infecção com o uso de matriz dérmica acelular.

A técnica do *dual plane* parece ser a ideal para as mamoplastias de aumento primárias (Figura 26.1), consistindo no descolamento do músculo peitoral sem necessidade de cobertura total do implante por ele. Nessa técnica, o polo inferior da mama costuma ficar recoberto somente pela glândula mamária. Essa técnica é versátil e otimiza os benefícios, promovendo taxas maiores de satisfação e menores complicações[2].

Durante a confecção da loja para colocação do implante, é importante não avançar medialmente além da borda esternal, evitando a simastia, e atentar para a posição do sulco inframamário.

A sutura deve ser sempre realizada em mais de um plano para que o implante não exerça tensão demasiada diretamente sobre ela[3].

▶ MAMOPLASTIAS DE AUMENTO COM ENXERTO AUTÓLOGO DE GORDURA

A utilização de lipoenxertia para aumento do volume mamário vem ganhando espaço nos últimos anos. Para evitar a formação de áreas de necrose gordurosa

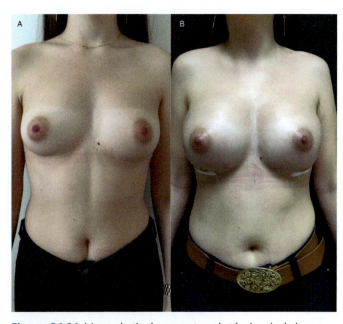

Figura 26.1A Mamoplastia de aumento pela técnica *dual plane* com implantes texturizados, redondos, perfil alto de 295cc. **B** Evolução em 3 semanas de pós-operatório.

ou de verdadeiros "lagos" de gordura, grandes volumes de gordura não podem ser injetados no mesmo local. A lipoenxertia pode ser utilizada para refinamentos nos contornos da mama, mas também é capaz de proporcionar efetivamente aumento adequado de volume, quando realizada em várias sessões. A técnica descrita por Coleman é adequada para utilização nessas situações. A gordura lipoaspirada é centrifugada durante 3 minutos a 3.500 rotações por minuto (rpm). Após separação das fases sanguínea e oleosa, injeta-se a gordura centrifugada no tecido mamário. A taxa de reabsorção é muito variável, sendo estimado que cerca de 30% a 50% do volume injetado serão reabsorvidos nos primeiros 3 meses após o procedimento. Portanto, sempre recomendamos uma hipercorreção de aproximadamente 50% do volume estimado.

Essa técnica vem se mostrando extremamente promissora no manejo das mais variadas condições mamárias, constituindo ferramenta importante em casos de contraindicação ao uso de implantes ou de assimetria mamária.

MAMOPLASTIAS REDUTORAS E/OU MASTOPEXIAS

Quatro elementos são fundamentais no planejamento da mamoplastia: preservação do suprimento vascular do CAM, remoção do parênquima mamário redundante, ressecção do excesso de pele e remodelamento mamário. A mastopexia seguirá os mesmos preceitos, devendo ser removido o mínimo de parênquima[16].

As mamoplastias redutoras se utilizam, principalmente, dos pedículos inferior, superomedial ou central. A escolha da técnica leva em consideração particularmente o volume a ser ressecado e o grau de ptose mamária.

Mamas pouco volumosas e com pequeno grau de ptose podem ser submetidas à técnica do pedículo central, pois geralmente a ressecção de um *donut* de pele circundando a aréola é suficiente para reposicionar o CAM. Convém ter especial atenção nesses casos para não descolar a glândula mamária posteriormente, pois a nutrição da papila se dará dessa maneira.

Mamas extremamente volumosas e/ou pendulares devem ser abordadas preferencialmente com a técnica do pedículo inferior (Figura 26.2). Por ser extremamente

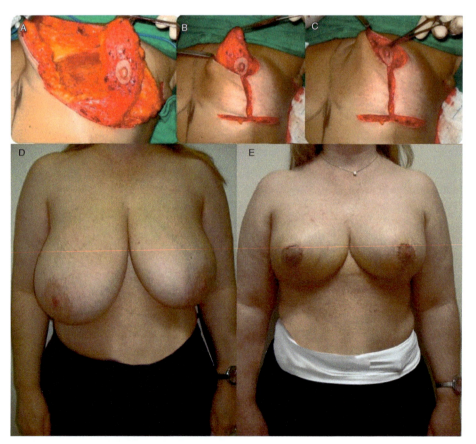

Figura 26.2A a C Mamoplastia redutora pela técnica do pedículo areolado de base inferior.
D e E Evolução muito satisfatória em 3 semanas.

versátil e segura, essa técnica permite grandes reduções mamárias e reposicionamento cranial do CAM com segurança. Especial atenção deve ser dada à largura do pedículo, que não deve ser < 8cm, e à sua espessura; sempre que possível; deverá permanecer fixo posteriormente, assegurando melhor vascularização do CAM.

Em caso de dúvida sobre a vascularização do CAM, como um pedículo longo ou quando são ressecados > 1.200g de cada mama, preconiza-se o enxerto livre das aréolas bilateralmente, de modo a reduzir as taxas de isquemia ou necrose do CAM. A espessura do enxerto deve ser extremamente delgada para o sucesso do procedimento. Pequenas perfurações na superfície do enxerto para drenagem de micro-hematomas da superfície dérmica e a utilização de curativo compressivo de Brown por 7 a 15 dias costumam assegurar melhores resultados (Figura 26.3).

Quando se utiliza pedículo inferior, uma complicação comum é o pouco preenchimento do polo superior da mama. Para corrigir essa situação, é possível duplicar o segmento cranial do pedículo e fixá-lo lateralmente ao plano profundo ou dividi-lo em três segmentos, rotando as porções lateral e superior sobre a porção medial, que aloja o CAM, e fixando-as ao peitoral no polo superior da mama. Convém orientar as pacientes de que haverá uma projeção exagerada do polo superior em um primeiro momento para que o resultado seja o esperado em longo prazo.

Nas demais situações, o pedículo superior deve ser a primeira escolha, com cuidado especial para uma decorticação periareolar e uma sutura cuidadosa para que o CAM não fique com tração demasiada. Mamas que ficam muito tensas após o remodelamento podem levar à isquemia do CAM por congestão e dificuldade de retorno venoso.

As mastopexias são as situações em que se corrige a pendularidade da mama com ressecções de pele e manipulação de tecidos mamários sem a necessidade de ressecção glandular[6].

Além dos fundamentos explicitados ao longo deste capítulo, para prevenção de complicações é fundamental avaliar idade, número de gestações e história de amamentação, grau de ptose, volume mamário, qualidade da pele, história de flutuação de peso, posição da mama na parede torácica, diâmetro da aréola e assimetrias.

A avaliação e identificação cuidadosas da complacência, das deformidades, da atrofia tecidual e da perda de sensibilidade, já existentes antes da cirurgia, possibilitam sempre uma abordagem mais criteriosa de cada paciente[1].

Descrever com clareza o tipo e a extensão das cicatrizes é fundamental para não gerar expectativas impróprias e a insatisfação das pacientes no futuro.

A herniação da aréola pode ocorrer nos casos de abordagem para-areolar, sempre que deixarmos o diâmetro da aréola maior do que a circunferência do novo CAM.

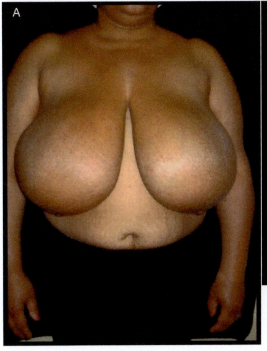
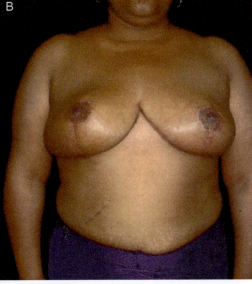

Figura 26.3A e **B** Gigantomastia corrigida por mamoplastia redutora com reimplante dos complexos areolomamilares e excelente evolução pós-operatória. Redução de aproximadamente 2kg em cada mama.

Isso pode ser prevenido mediante redução da aréola ou não apertando demais a sutura em bolsa periareolar[6].

As técnicas que combinam aumento do volume mamário com correção da ptose são as que mais frequentemente causam complicações. Nos EUA, as cirurgias de mastopexia são as principais responsáveis por processos entre as cirurgias mamárias estéticas[6].

Independentemente do procedimento cirúrgico, é sempre importante ressaltar a necessidade de o cirurgião procurar entender o processo psicológico motivacional de determinada paciente em busca do procedimento, avaliando se há patologias psiquiátricas e se são utilizados medicamentos psicotrópicos no pré-operatório, identificando suas expectativas e orientando-as com clareza quanto aos resultados, riscos e complicações, de modo a ajudar sua paciente a obter melhor satisfação com o resultado pós-operatório[8].

REFERÊNCIAS

1. Lane MA, Young VL, Camins BC. Prophylatic antibiotics in aesthetic surgery. Aesthetic Surg J 2010; 30(6):859-71.
2. Adams WP. Mamoplastia de aumento: Atlas de cirurgia plástica. 1. ed. Porto Alegre (RS): AMGH, 2013.
3. Biazús JV, Zucatto AE, Melo MP. Cirurgia da mama. 2. ed. Porto Alegre (RS): Artmed, 2012.
4. Blount AL, Martin MD, Lineberry KD, Kettaneh N, Alfonso DR. Capsular contracture rate in a low-risk population after primary augmentation mammoplasty. Aesthetic Surg J 2012; 33(4):516-21.
5. Collins JB, Verheyden CN. Incidence of breast hematoma after placement of breast prostheses. Plast Reconstr Surg 2012; 129:413e.
6. Hidalgo DA, Spector JA. Mastopexy. PRS Journal 2013; 132(4):642e.
7. Maxwell GP, Gabriel A. Efficacy of acellular dermal matrices in revisionary aesthetic breast surgery: A 6-year experirence. Aesthetic Surg J 2012; 33(3):389-99.
8. Solvi AS, Foss K, von Soest T, Roald HE, Skolleborg KC, Holte A. Motivational factors and psychological processes in cosmetic breast augmentation surgery. Plast Reconstr Surg 2010; 63:373-80.
9. Vegas MR, Martin del Yerro JL. Stiffness. Compliance, resilience, and creep deformation: Understanding implant – Soft tissue dynamics in the augmented breast: Fundamental based on materials science. Aesth Plast Surg 2013; 37:922-30.
10. Lumenta DB, Siepmann E, Kamolz LP. Internet-based survey on current practice for evaluation, prevention, and treatment of scars, hypertrophic scars, and keloids. Wound Repair Regen 2014 Jul-Aug; 22(4):483-91. doi: 10.1111/wrr.12185.
11. Fulton Jr JE. Silicone gel sheeting for the prevention and management of evolving hypertrophic and keloid scars. Dermatol Surg 1995 Nov; 21(11):947-51.
12. Berman B, Flores F. Comparison of a silicone gel-filled cushion and silicone gel sheeting for the treatment of hypertrophic or keloid scars. Dermatol Surg 1999 Jun; 25(6):484-6.
13. Bratzler DW, Dellinger EP, Olsen KM et al; American Society of Health-System Pharmacists; Infectious Disease Society of America; Surgical Infection Society; Society for Healthcare Epidemiology of America. Clinical practice guidelines for antimicrobial prophylaxis in surgery. Am J Health Syst Pharm 2013 Feb; 70(3):195-283. doi: 10.2146/ajhp120568.
14. Araco A, Gravante G, Araco F, Delogu D, Cervelli V, Walgenbach K. Infections of breast implants in aesthetic breast augmentations: A single-center review of 3,002 patients. Aesthetic Plast Surg 2007 Jul; 31(4):325-9.
15. Adams WP Jr, Rios JL, Smith SJ. Enhancing patient outcomes in aesthetic and reconstructive breast surgery using triple antibiotic breast irrigation: Six-year prospective clinical study. Plast Reconstr Surg 2006 Jan; 117(1):30-6.
16. Spear SL, Willey SC, Robb GL, Hammond DC, Nahabedian MY. Surgery of the breast: Principles and art. 3. ed. 2011.

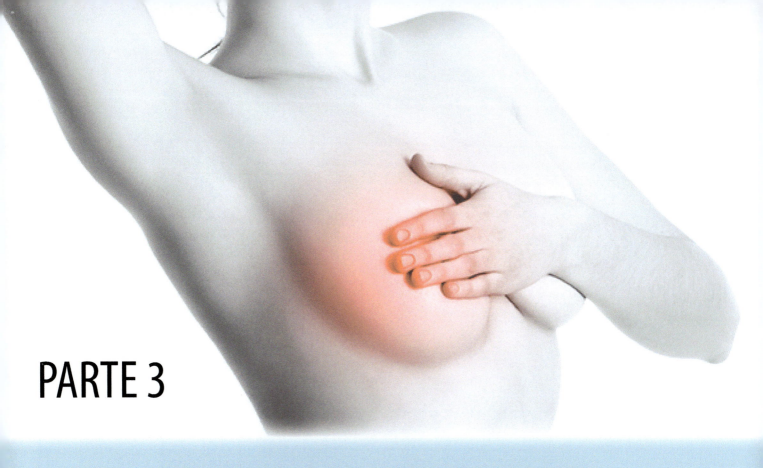

PARTE 3

REMODELAMENTO ONCOPLÁSTICO DAS MAMAS

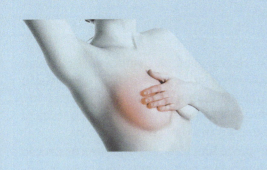

Capítulo 27

Conceitos em Oncoplastia Mamária

Maurício de Aquino Resende
Ailton Joioso

▶ INTRODUÇÃO

O tratamento do câncer mamário tem evoluído bastante com o tempo, passando de tratamentos muito radicais e mutiladores para tratamentos menos agressivos e com menos sequelas. Na era halstediana acreditava-se que os tumores originários no tecido mamário atingiam por continuidade as regiões vizinhas, ou seja, os músculos peitorais, o conteúdo axilar com seus linfonodos e a parede torácica, quando na verdade se sabe que a grande via de disseminação é por contiguidade, que possibilita o acometimento de regiões mais distantes, preservando regiões e tecidos nesse trajeto sem a presença da doença. Acreditava-se então que a abordagem cirúrgica radical seria a grande chave para o sucesso terapêutico[1]. Esses conceitos prevaleceram por cerca de 60 a 70 anos, quando surgiram os primeiros questionamentos e a execução de cirurgias menos radicais a partir das descobertas e experimentos de Patey e Dyson em 1948, seguindo-se as de Auschinchloss e Madden, entre outros[2,3].

O conceito de tratamento radical, mutilador, agressivo e curativo começou a ser questionado e deu espaço a outra visão sobre o tratamento, tão curativo quanto, porém menos radical, menos mutilador e menos agressivo. Esse conceito continuou a evoluir, especialmente com os trabalhos do Professor Umberto Veronesi, iniciados no Instituto Nacional do Câncer de Milão em 1973 e concluídos em 1980, associando radioterapia e sugerindo, em casos selecionados, o tratamento do câncer com a preservação da mama, extraindo-se o tecido mamário acometido com margem de segurança e abordando-se radicalmente a axila. Nesse caso, o tratamento cirúrgico era seguido de radioterapia[4,5]. A evolução conceitual nos levou à adoção de procedimentos igualmente menos radicais na axila, a partir dos estudos de Cabanas, em 1977, utilizando o estudo do linfonodo sentinela para tratamento do câncer de pênis[6]. Giuliano importou esses conceitos e os publicou em 1994 também para o tratamento do câncer mamário[7].

A história evolutiva continuou por caminhos cada vez menos agressivos, sempre com a preservação da qualidade do tratamento oncológico.

▶ CONCEITO

A expressão *cirurgia oncoplástica da mama* é um conceito relativamente recente e que começou a ser utilizada apenas na última década do século passado. Clough, trabalhando no Instituto Curie, em Paris, foi um dos pioneiros ao relatar em artigos a tentativa de melhorar maus resultados estéticos das cirurgias conservadoras[8].

Kroll, nos EUA, e Audretsch, na Alemanha, também publicaram artigos desenvolvendo esse novo conceito na década de 1990. Foi atribuído a Audretsch o uso do termo *oncoplastia* para nomear os procedimentos que permitiam a ressecção tumoral seguida de reconstrução imediata da mama com técnicas de cirurgia estética[20]. Trata-se, portanto, de conceitos relativamente novos e em constante evolução.

A denominação *cirurgia oncoplástica da mama* abrange hoje todos os procedimentos que pretendem unir o melhor resultado oncológico (conservador ou radical) à aparência final mais estética da mama, dois conceitos inseparáveis. Por isso, toda a cirurgia da mama deve ser pensada e realizada com uma visão oncoplástica, sempre com segurança oncológica associada ao melhor resultado cosmético[9].

Esses conceitos, inicialmente adotados apenas nos casos de cirurgias conservadoras, utilizando-se de técnicas de mamoplastia e remodelamento mamário, foram ampliados e atualmente a "visão oncoplástica" passa também pelo conhecimento de diversas técnicas de mamoplastia, retalhos locais, retalhos à distância, uso de material alodérmico, telas, matrizes acelulares, uso de lipoenxertia, entre outros, sempre com o objetivo de oferecer às pacientes os melhores resultados. A partir desse conceito, a abordagem da mama contralateral (no mesmo ato cirúrgico ou em segundo tempo), assim como outros procedimentos complementares no intuito de obter um resultado oncológico e estético final o mais simétrico possível, é um dos fatores mais valorizados[9], sem esquecer a satisfação da própria paciente.

Essa nova visão da cirurgia oncológica mamária associada à cirurgia plástica, denominada oncoplástica, é fundamentada em três pontos básicos: cirurgia oncológica ideal, reconstrução homolateral e remodelamento contralateral imediato[10].

Dessa maneira, são possíveis ressecções mais extensas nas cirurgias conservadoras sem comprometer de maneira importante os resultados estéticos finais[11,12].

As cirurgias de oncoplastia mamária são classificadas com base em dois conceitos diferentes: procedimentos de deslocamento de volume, onde se faz remodelamento local do tecido (mamoplastia redutora), e procedimentos de substituição de volume, com o uso de tecido de sítio extramamário (p. ex., uso do músculo grande dorsal)[13].

Clough e cols. consideram fundamentais três fatores na seleção da técnica[14]:

1. **Volume:** estimar previamente o volume a ser extirpado – quando > 20% de volume extirpado, espera-se grande deformidade.
2. **Localização do tumor:** alguns quadrantes possibilitam ressecções maiores do tecido, como o quadrante superior externo. O quadrante superior interno e os inferiores geralmente causam maior deformidade mamária.
3. **Densidade glandular:** tecidos glandulares densos permitem maior mobilização, ao passo que os menos densos apresentam risco maior de necrose.

Com base nesses fatores, Clough propõe a divisão da técnica em dois níveis:

1. **Nível I:** quando < 20% do volume mamário são extirpados – adequado para ser realizado por cirurgiões sem treinamento em Oncoplastia.
2. **Nível II:** quando são extirpados > 20% do volume mamário – necessita treinamento em Oncoplastia.

Outra classificação, mais recente, segundo Urban, se fundamenta em três competências distintas[15]:

- **Classe I:** técnicas de reconstrução mamária monolateral, como incisões cutâneas estéticas, desepitelização das margens areolares, técnicas de mobilização e remodelagem glandular, sutura em bolsa para reconstrução do quadrante central e reconstrução mamária imediata com expansores temporários. Essas técnicas oncoplásticas básicas não exigem treinamento específico em cirurgia plástica.
- **Classe II:** procedimentos bilaterais: reconstrução mamária imediata e tardia com implantes, lipoenxertia, mamoplastia de aumento, mamoplastia redutora, mastopexia, retalho de Grisotti e reconstrução de mamilo e aréola. Aqui é necessária uma habilidade plástica específica para uma boa simetrização.
- **Classe III:** procedimentos mais complexos, mono ou bilaterais, envolvendo retalhos autólogos (pediculados ou livres) ou a combinação de técnicas.

Na reunião de Consenso da Sociedade Brasileira de Mastologia, a expressão que define melhor o conjunto de técnicas com a finalidade específica de melhorar os resultados oncológicos e estéticos no tratamento do câncer de mama é *cirurgia oncoplástica e reconstrutiva de mama*[16].

Por consistirem em técnicas e habilidades relacionadas com o tratamento do câncer, procuraremos setorizar didaticamente e de maneira conceitual o pensamento médico ao se deparar com um caso em que devem ser utilizadas técnicas oncoplásticas.

▶ ANATOMIA MAMÁRIA

A mama deve ser considerada sob um prisma tridimensional. Trata-se de um órgão que pode ser dividido didaticamente em três dimensões. Sua *base* compreende a medida horizontal, em que se mede a distância entre o final da glândula mamária na linha média, próximo à articulação condroesternal, na área mais larga da mama, e a projeção mamária na linha axilar anterior. A *altura* da mama é obtida pela medida entre o sulco inframamário e o final da glândula mamária em seu polo superior. Esse ponto pode ser identificado mediante a elevação da mama até o limite em que ela preencha naturalmente sua posição original no tórax. A *projeção* mamária seria a distância entre a parede torácica e a aréola. Com base nessas três medidas e descontando-se o pinçamento (*pintch*) da pele, que seria o invólucro natural da glândula mamária, observam-se a forma e o volume dessa mama (Figura 27.1).

A partir dessas medidas, observa-se a existência de mamas arredondadas, verticalizadas e horizontalizadas, características importantíssimas para a escolha do material aloplástico (p. ex., próteses, expansores temporários ou definitivos) e das técnicas operatórias (Figura 27.2).

O conhecimento de toda a anatomia mamária é imprescindível. Os músculos do tórax relacionados com a

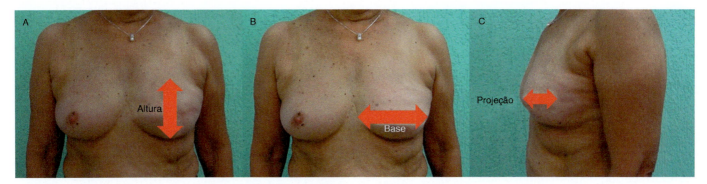

Figura 27.1A a C Medidas de base, altura e projeção da mama.

mama, sua irrigação arterial e drenagem venosa, a inervação e também sua drenagem linfática serão fundamentais para uma boa visão do planejamento cirúrgico e com influência direta em seu resultado.

Convém manter em mente que alterações na anatomia da parede torácica poderão ser as causas das assimetrias mamárias. Assim, a análise da anatomia mamária deve começar pelo estudo da anatomia da parede torácica. Alterações torácicas de natureza congênita, como *pectus excavatum* ou desvios de coluna torácica, podem causar repercussões na anatomia e, principalmente, assimetrias mamárias, o que leva à avaliação de outras formas de tratamento e não apenas à adoção de procedimentos cirúrgicos (Figura 27.3).

RADIOTERAPIA

A radioterapia é um dos pilares do tratamento oncológico e, como tal, será utilizada sempre que necessário para o tratamento completo da paciente. No entanto, quando se fala em oncoplastia, deve-se pensar também em seus efeitos deletérios sobre a pele, o parênquima glandular e os músculos da parede torácica. A fibrose normalmente acontece em maior ou menor grau, produzindo tecidos mais isquêmicos e mais fibróticos para distensão, assim como incidências maiores de complicações, como infecções, atrofias musculares, contratura capsular e extrusões.

A expansão de tecidos depois de submetidos à radioterapia costuma tornar o processo mais lento e doloroso, além de aumentar a possibilidade de complicações (p. ex.,

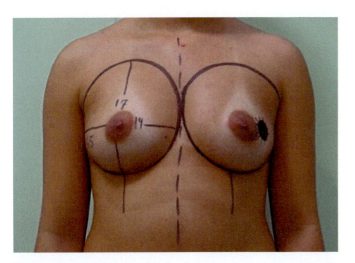

Figura 27.2 Medidas aplicadas à mama para esquematização pré-operatória.

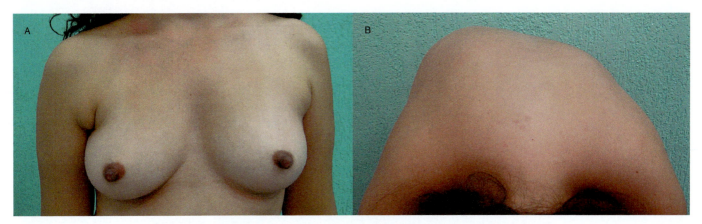

Figura 27.3A e B Importante deformidade torácica, ocasionando assimetria mamária.

contraturas capsulares), geralmente empobrecendo o resultado estético, nos casos de cirurgias radicais prévias e agora pensando em reconstrução tardia.

A radioterapia também se torna um fator de contraindicação relativa para a execução de procedimentos de redução mamária. Assim, mamas já irradiadas exigirão um cuidado muito maior para a realização de mamoplastias. Desse modo, em caso de mamas grandes, ptosadas, em que inicialmente for indicada a cirurgia conservadora, faz todo sentido pensar em oncoplastia.

▶ DISTRIBUIÇÃO DE VOLUME MAMÁRIO E ANATOMIA ESTÁTICA

Anatomicamente, a harmonia estética da mama caracteriza-se pela curvatura plana ou côncava, superior, ascendendo até o ápice na papila, que corresponde ao ponto mais projetado da mama, e pela curvatura inferior, convexa e infrapapilar. Vista de perfil, a mama deve apresentar distribuição volumétrica levemente maior em polos inferiores, com cerca de 55% de seu conteúdo nesses polos e o restante (cerca de 45%) nos superiores (Figura 27.4).

O complexo areolopapilar (CAP) deve apresentar-se com volume proporcional ao tamanho da mama, com leve divergência em relação à linha média do tórax, simétrico em altura e acima da projeção do sulco inframamário. A distância entre a borda inferior da aréola e o sulco inframamário deve ser de 4,5 a 6cm, e entre a borda medial areolar e a linha mediana no esterno, cerca de 9 a 11cm. Essas medidas variam de acordo com a estrutura física de cada mulher.

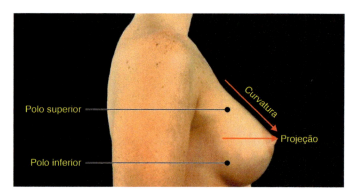

Figura 27.4 Visão lateral estética da mama.

▶ PEDÍCULOS INFERIORES E SUPERIORES

São muitas as técnicas de mamoplastia indicadas para o tratamento do câncer mamário. Denomina-se *pedículo* o remanescente tecidual, que deverá permanecer intacto ou pouco lesionado do ponto de vista de sua integridade vascular e que servirá de nutrição para o CAP. Utilizamos preferencialmente técnicas do pedículo superior, em que mantemos a nutrição do CAP a serviço de ramos vasculares provenientes dos polos superiores da mama para o tratamento de lesões localizadas nos quadrantes inferiores. Inversamente, utilizamos técnicas de pedículos inferiores para o tratamento de lesões localizadas nos polos superiores das mamas.

Os pedículos têm sido amplamente utilizados desde sua criação, em 1969, embora os modos de aplicação tenham diversificado bastante. Sua primeira apresentação no Brasil foi em julho de 1971. Por sua versatilidade e aproveitamento não apenas em cirurgias estéticas, mas também nas

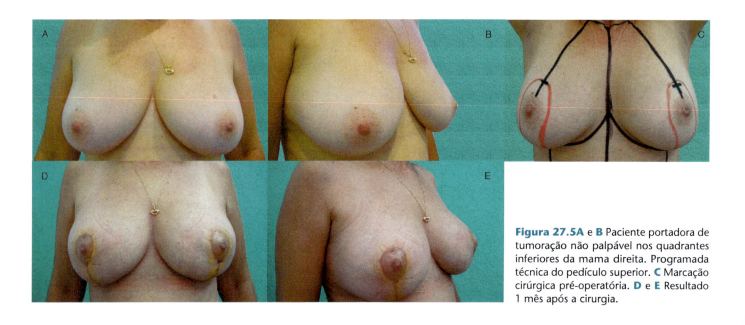

Figura 27.5A e **B** Paciente portadora de tumoração não palpável nos quadrantes inferiores da mama direita. Programada técnica do pedículo superior. **C** Marcação cirúrgica pré-operatória. **D** e **E** Resultado 1 mês após a cirurgia.

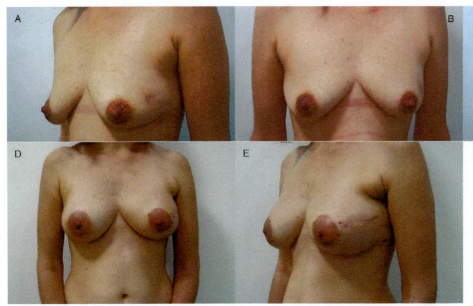
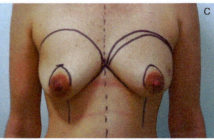

Figura 27.6A e **B** Paciente portadora de tumoração no quadrante superior lateral da mama esquerda. Programada técnica de pedículo inferior. **C** Marcação pré-operatória. **D** e **E** Aspecto 3 meses após a cirurgia.

reconstrutoras, na redução ou no aumento, podemos considerá-los um recurso dentro da oncoplastia[17].

As técnicas de mamoplastia envolvendo pedículos foram: técnica de pedículo superior, utilizada por Pitanguy (1961); técnica de pedículo inferior, apresentada em 1971, mas publicada por Liacyr Ribeiro em 1975; e a técnica de *round block*, descrita por Benelli em 1988[18-21].

▶ LIPOENXERTIA

Os primeiros relatos com bons resultados foram descritos por Coleman em 2007. Na época, o autor concluiu que a técnica de lipoenxertia deveria ser utilizada como tratamento alternativo ou complementar à reconstrução ou ao aumento das mamas[22,23]. A seleção das pacientes é importante, e uma avaliação clínica e por imagem se faz necessária.

A técnica de lipoenxertia vem se desenvolvendo ao longo dos anos e é cada vez mais utilizada, estando indicada nos casos de cirurgia conservadora, reconstrução após mastectomia e em situações especiais como melhora da pele da região de plastrão para posterior reconstrução, uso nas quadrantectomias/setorectomias, para minimizar possíveis defeitos, correção de defeitos preexistentes (refinamentos), reconstruções com músculo grande dorsal lipoenxertado ou para auxiliar cicatrização de feridas em áreas irradiadas. Portanto, a lipoenxertia é mais uma ferramenta disponível dentro do universo da oncoplastia.

▶ COMORBIDADES

Ao pensarmos em oncoplastia, é fundamental a seleção criteriosa das pacientes, pois as comorbidades impactarão diretamente o ato cirúrgico e principalmente o resultado e as complicações. Estas poderão conduzir a mau resultado cosmético e, na pior das hipóteses, à perda total das mamas. Entre os quadros de comorbidades, devemos dar importância aos casos de tabagismo, diabetes, hipertensão arterial, radioterapia prévia e ao índice de massa corporal. Outros aspectos importantes incluem idade, estado geral, profissão, atividade física diária, volume mamário e os desejos individuais da paciente, devendo ser detalhadas as complicações inerentes aos diferentes tipos de técnicas[9].

A seleção criteriosa de uma paciente para realização de procedimentos de oncoplastia é imprescindível para a obtenção de melhores resultados oncológicos e cosméticos.

▶ ANÁLISE DA MAMA NO PRÉ-OPERATÓRIO

Antes do remodelamento ou da reconstrução da mama, é necessário analisar alguns pontos, como idade, volume, formato, grau de ptose, cirurgia a ser realizada, passado ou indicação de radioterapia, comorbidades associadas, possibilidade futura de amamentar e expectativas da paciente, entre outros. Em oncoplastia, a relação tumor *versus* mama não é o único fator a ser analisado para a escolha da melhor técnica a ser utilizada.

▶ A VISÃO ESTÉTICA DA ONCOPLASTIA

As técnicas oncoplásticas visam à melhoria do aspecto estético após o tratamento do câncer mamário e nunca devem ser encaradas como procedimentos estéticos. O tratamento oncológico deve ser sempre prioritário, sendo indesculpável prejudicar o tratamento oncológico em

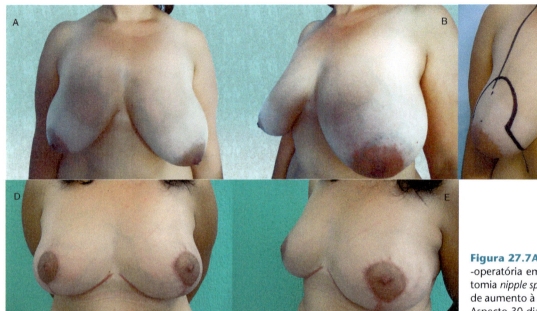

Figura 27.7A a **C** Avaliação e marcação pré-operatória em paciente candidata a mastectomia *nipple sparing* à esquerda e mamoplastia de aumento à direita, para simetrização. **D** e **E** Aspecto 30 dias após a cirurgia.

benefício da estética. Não se trata, portanto, de técnicas cirúrgicas com finalidade estética. A manipulação da mama oposta também é tema de vital importância quando se pensa em oncoplastia, e talvez represente a única oportunidade de proporcionar às pacientes a simetrização que tantos benefícios trará às suas vidas (Figuras 27.7).

O conceito de oncoplastia envolve a utilização de técnicas cirúrgicas para tratamento oncológico associado a melhor resultado cosmético, e o "onco" sempre deverá prevalecer.

REFERÊNCIAS

1. Halsted WS. The results of operations for the cure of the breast cancer performed at Johns Hopkins Hospital from June 1889 to January 1894. Arch Surg 1984; 20:497.
2. Patey DH, Dyson WH. Prognosis of carcinoma of the breast in relation to type of operation performed. Br J Cancer 1948; 2:7.
3. Madden JL. Modified radical mastectomy. Surg Gynecol 1965; 121:1121.
4. Veronesi U, Salvadori B, Luini A et al. Breast conservation is a safe method in patients with small cancer of breast. Long term results of three randomized trials. Eur J Cancer 1995; 1574-9.
5. Veronesi U, Luini A, Del Vecchio M et al. Radiotherapy after breast preserving surgery in women with localized cancer of breast. N Engl J Med 1993; 328:1587-91.
6. Cabanas RM. An approach for the treatment of penile carcinoma. Cancer 1977; 39:456-66.
7. Giuliano AE, Kirgam DM, Guenther JM, Morton DL. Lymphatic mapping and sentinel lynphadenectomy for breast cancer. Ann Surg 1994; 220:391-401.
8. Clough KB et al. Cosmetic sequelae after conservative treatment for breast cancer: classification and results of surgical correction. Ann Plastic Surg 1998; 41(5):471-81.
9. Faria JL, Lopes PV. Cirurgia oncoplástica da mama: Passado, presente e futuro. Rev Port Cirurgia 2013; 27:85-94.
10. Baildam AD. Oncoplastic surgery of the breast. London: Br J Surg 2002; 89:532-3.
11. Rietjen M, Urban CA. Oncoplastia mamária. São Paulo: Rev Lat Mastol 2003; 4(M1):7
12. Clough KB et al. Oncoplastic techniques allow extensive resections for breast-conserving therapy of breast carcinomas. Ann Surgv2003; 237(1):26-34.
13. Franceschini G et al. Update on oncoplastic breast surgery. Eur Rev Med Pharmacol Sci 2012; 16(11):1530-40.
14. Clough KB, Kaufman GJ, Nos C, Buccimazza I, Sarfati IM. Improving breast cancer surgery: A classification and quadrant per quadrant atlas for oncoplastic surgery. Ann Surg Oncol 2010; 17:1375-91.
15. Urban CA. New classification for oncoplastic procedures in surgical practice. The Breast 2008 Aug; 17(Issue 4):321-2.
16. Urban CA et al. Cirurgia oncoplástica e reconstrutiva da mama: Reunião de Consenso da Sociedade Brasileira de Mastologia. Rev Bras Mastol 2015; 25(4):118-24.
17. Ribeiro L. Pedículos em mamoplastia: Atlas e texto. Rio de Janeiro: Guanabara Koogan, 2005.
18. Pitanguy I. Surgical treatment of breast hypertrophy. Br J Plast Surg 1967; 20(1):78-85.
19. Pitanguy I. Mamoplastias: Estudo de 245 casos consecutivos e apresentação de técnica pessoal. Rev Bras Cir 1961; 42(4):201-20.
20. Ribeiro L. A new technique for reduction mammaplasty. Plast Reconstr Surg 1975; 55 (3):330-4.
21. Benelli L. A new periareolar mammoplasty: Round block technique. Aesth Plast Surg 1990; 14:99-109.
22. Coleman SR. Structural fat grafts: The ideal filler? Clin Plast Surg 2001; 28(1):111-9.
23. Coleman SR, Saboeiro AP. Flat grafting to the breast revisited: Safety and efficacy. Plast Reconst Surg 2007; 119(3):775-85; discussion 86-7.

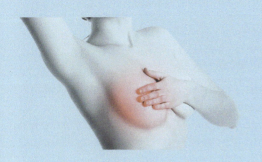

Capítulo 28
Planejamento da Cirurgia Oncoplástica no Tratamento Conservador do Câncer de Mama

Cícero de Andrade Urban
Karina Anselmi
Cléverton Spautz

INTRODUÇÃO

Até a década de 1990, o tratamento cirúrgico do câncer de mama era centrado em duas opções: mastectomia ou cirurgia conservadora (CC) - quadrantectomia ou ressecção segmentar. A integração de técnicas de mamoplastia à CC fez surgir como alternativa a cirurgia oncoplástica (CO)[1-4], ampliando o número de técnicas disponíveis. A CO se baseia em três pilares: realização de uma cirurgia oncológica ideal com margens livres, remodelamento mamário homolateral e simetrização imediata com a mama contralateral, ou seja, no mesmo procedimento, sempre que necessário.

A CO representa uma evolução importante por promover melhores resultados estético-funcionais, além de ampliar as indicações da CC. As diversas técnicas de reconstrução imediata devem ser planejadas individualmente para que sejam alcançados os melhores resultados. Na reconstrução tardia, esses resultados costumam ser inferiores aos obtidos com a cirurgia imediata e em muitos casos são necessários procedimentos cirúrgicos mais amplos. Assim, a ênfase dessa nova fase da cirurgia de mama recai sobre a reconstrução imediata associada à integração dos conceitos oncológicos e estéticos.

No entanto, é difícil eliminar completamente o risco de recidiva local ou mesmo das reoperações devido ao comprometimento de margens na CC. Recidivas locais podem resultar de doenças com características biológicas mais agressivas ou até mesmo representar falhas no tratamento. Essas falhas, no que se refere à cirurgia, podem ser decorrentes da seleção inadequada das pacientes ou da dificuldade de realizar ressecções com margens livres para controle oncológico ideal e, ao mesmo tempo, não remover tecido mamário em excesso, o que poderia resultar em deformidades ou assimetrias entre as mamas. A CO pode reduzir esse conflito e contribuir para melhorar os índices de reoperações na CC[3-8].

Assim, neste capítulo será abordado um dos mais importantes fatores para o sucesso da CO: a fase do planejamento, responsável por mais da metade do sucesso ou do fracasso desse tipo de cirurgia.

SELEÇÃO DAS PACIENTES

A CO é mais complexa e consome mais tempo do que as técnicas tradicionais de CC. Portanto, a seleção de pacientes, sob os pontos de vista oncológico, estético, clínico e psicológico, é crítica para o sucesso desse tipo de cirurgia. Todos os esforços devem ser feitos para minimizar o risco de margens comprometidas, as quais são difíceis - às vezes até mesmo impossíveis - de abordar em um segundo procedimento cirúrgico. Além disso, podem causar atraso na adjuvância. Na CO, entretanto, o risco de margem comprometida e de reoperações é menor do que na CC tradicional - na Unidade de Mama do Hospital Nossa Senhora das Graças, por exemplo, é < 5%.

As pacientes altamente motivadas a preservar suas mamas toleram melhor esse tipo de cirurgia, mas é preciso cautela em relação às suas espectativas quanto ao resultado, pois pode parecer para algumas que irão se submeter a uma cirugia estética. Este pode ser o motivo de insatisfação com o resultado final, mesmo quando adequado e proporcional. No pré-operatório devem ficar claros os limites da cirurgia, bem como o risco de complicações e a eventual necessidade de procedimentos

Quadro 28.1 Indicações e contraindicações relativas da cirurgia oncoplástica da mama	
Indicações	• Gigantomastias • Mamas com ptose acentuada • Relação tamanho tumoral/tamanho da mama desfavorável • Tumores localizados nos quadrantes centrais, superiores, inferiores e mediais
Contraindicações relativas	• Mamas pequenas e tumores extensos localizados em região medial • Mamas não ptóticas e de pequeno volume • Mamas previamente irradiadas • Necessidade de ressecções extensas de pele • Tabagismo • Diabetes não controlado • Expectativas desproporcionais em relação aos resultados

adicionais e ajustes. A radioterapia também pode contribuir para prejuízos no resultado estético-funcional, acarretando mamas mais enrijecidas e contraídas, alterações na forma, cor e área do complexo areolomamilar (CAM), retrações locais (sobretudo na área do *boost*) e elevação do sulco inframamário[3,4,8,9].

Algumas condições clínicas associadas podem influenciar a escolha da técnica mais apropriada. As pacientes diabéticas, obesas, tabagistas, com doença do colágeno ou cirurgias plásticas prévias e aquelas > 70 anos de idade estão mais sujeitas a resultados estéticos insatisfatórios e, nesses casos, são maiores as complicações quanto à cicatrização da pele. Amplas ressecções e deslocamentos do CAM podem causar riscos adicionais de necrose gordurosa e perdas parciais ou totais do CAM. Para algumas dessas pacientes, a CC tradicional, sem o uso de técnicas de CO avançadas, pode ser a melhor opção[3,4]. As principais indicações e contraindicações para CO encontram-se listadas no Quadro 28.1.

▶ EXAMES DE IMAGEM

A mamografia e a ultrassonografia auxiliam o planejamento pré-operatório. A ressonância magnética das mamas, apesar de ser objeto de controvérsias devido aos dados conflitantes na literatura, pode fornecer informações importantes e que podem facilitar o planejamento pré-operatório, sendo o exame mais acurado para a avaliação do tamanho tumoral e a detecção de focos adicionais na mesma mama ou na mama contralateral (Figura 28.1)[10]. O impacto da multifocalidade e da multicentricidade na conversão para mastectomias é possivelmente menor na CO do que na CC tradicional. Isso porque na CO é possível a ressecção desses focos, sem prejuízo do resultado estético-funcional. Particularmente em caso de carcinoma lobular, nas pacientes na pré-menopausa e com mamas densas ou com cirurgia plástica mamária prévia e alto risco familiar ou hereditário, a ressonância magnética está indicada no pré-operatório.

Em lesões não palpáveis, convém realizar a marcação pré-operatória com agulha, carvão ou tecnécio. A técnica do ROLL auxilia a remoção com a CO, por facilitar a incisão na área da mamoplastia. A agulha é o que causa mais dificuldades, pois algumas vezes exige que a incisão seja realizada sobre ela.

▶ PLANEJAMENTO PRÉ-OPERATÓRIO

A escolha da técnica na CO depende de elementos relacionados com as características do tumor e da mama, bem como da avaliação clínica e morfológica (longilínea, brevilínea ou normolínea) da paciente[3,4]. Nas mamas, o volume e a ptose são as características mais importantes para definição da técnica a ser utilizada, aliadas à localização do tumor (Figura 28.2).

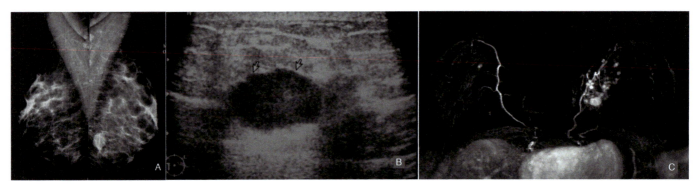

Figura 28.1 Paciente de 46 anos apresentando nódulo palpável na mama esquerda. Realizou mamografia (**A**), que demonstrou nódulo ovalado, circunscrito, de alta densidade, na mama esquerda. Exame de ultrassonografia (**B**) demonstrou que se tratava de nódulo sólido com margens microlobuladas. Biópsia percutânea confirmou carcinoma ductal invasor. Foi então submetida à ressonância magnética (**C**), que mostrou o nódulo principal, além de vários focos satélites no mesmo quadrante, confirmando a natureza multifocal do tumor. Nota-se também pequeno foco na mama contralateral.

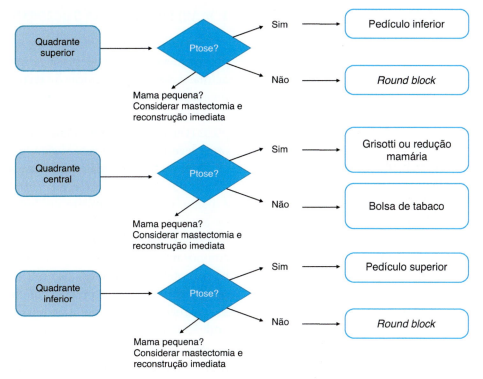

Figura 28.2 Fluxograma para decisão pré-operatória em cirurgia oncoplástica.

Embora o único elemento significativo mencionado como risco estético em CC pela avaliação de Cochrane seja o volume de ressecção mamária > 20%, na prática clínica há outros fatores de risco que devem ser observados em cada caso individualmente, como:

- Relação tamanho do tumor/tamanho da mama.
- Presença de multicentricidade/multifocalidade.
- Localização do tumor e proximidade com a pele.
- Distância entre tumor e CAM.
- Radioterapia prévia na mama.
- Mamoplastia anterior.
- Volume e forma da mama.
- Nível da ptose e presença de assimetria entre as mamas.
- Grau de lipossubstituição.

A localização ideal de um tumor é dentro da área de planejamento da mamoplastia. Quando o tumor está próximo da pele e fora dessa área da mamoplastia, a cirurgia pode ser mais complexa e exigir técnicas combinadas, cujos resultados nem sempre são satisfatórios. Nesses casos, a mastectomia com preservação do CAM ou da pele pode ser uma boa opção. Retalhos musculocutâneos, como os do músculo grande dorsal, que têm cor e textura diferentes, se comparadas às da mama, geralmente têm resultados insatisfatórios com a CC e, portanto, devem ser considerados exceção[11]. Além disso, esses retalhos precisam ser preservados, pois podem ser úteis no futuro, em caso de eventual recidiva.

Mamas de grande volume com ptose acentuada tornam possível a realização de procedimentos cirúrgicos com margens amplas e geralmente com resultados mais satisfatórios. As pacientes com macromastia apresentam indicação formal para CO, a qual pode melhorar o planejamento radioterápico. Em casos de cirurgia prévia plástica de aumento da mama, é necessário considerar que o volume da mama não é o real e, consequentemente, a decisão pela preservação é limitada pelo volume real da mama e pelo fato de a paciente necessitar de radioterapia adjuvante e estar com prótese. Outra dificuldade na CO é representada pelas pacientes jovens com mamas pequenas e cônicas e sem ptose. Nesses casos, de acordo com a localização do tumor ou seu tamanho, retalhos locais oferecem poucas chances de alcançar bons resultados; portanto, a mastectomia com reconstrução imediata pode ser a melhor escolha[3,4], ou a lipoenxertia imediata, como descrito por Biazús[12].

DESENHOS PRÉ-OPERATÓRIOS

A marcação dos pontos na pele da paciente deve ser realizada com a paciente em pé e com ambas as mamas bem expostas. De preferência, isso deve ser realizado com a paciente de frente para uma parede com fundo escuro ou azul[3,4], o que acentua as diferenças entre as mamas e facilita o planejamento, e com o cirurgião sentado na mesma altura das mamas da paciente, sempre na mesma distância. Esses detalhes são importantes, pois as fotos pré-operatórias serão comparadas com o resultado pós-operatório (Figura 28.3). As fotos precisam estar nas posições frontal, oblíqua e perfil.

Precisam ser demarcados na pele:
- **Fúrcula esternal:** elemento anatômico fixo.
- **Sulco inframamário:** a distância entre ele e o mamilo varia de 7 a 10cm.
- **Linha medioesternal:** a distância entre ela e o mamilo deve ser de 9 a 12cm e entre ela e o início da mama, 1 a 2cm.
- **Ponto A:** a distância entre a fúrcula esternal e o mamilo deve variar de 19 a 25cm.
- **Base da mama:** varia entre 11 e 16cm.

Além dessas marcas, geralmente colocamos a sinalização do desejo da paciente na pele e na foto da paciente. Mesmo que existam limites, isso facilita a decisão no momento da cirurgia.

PLANEJAMENTO PARA O QUADRANTE CENTRAL

Essa técnica representou uma grande inovação na CC, pois naquela fase uma neoplasia retroareolar era sinônimo de mastectomia. As técnicas de reconstrução imediata de mama para ressecções do quadrante central podem variar de acordo com o volume da mama e o nível e o formato da ptose (vertical ou lateral). Para mamas sem ptose ou com ptose leve, é possível a sutura glandular em bolsa de tabaco. Duas ou três camadas de sutura glandular em bolsa de tabaco possibilitam a projeção central do cone mamário, e a sutura cutânea, também em bolsa de tabaco, produz uma cicatriz residual dentro da área onde a futura aréola será reconstruída, fazendo a cicatriz desaparecer quase completamente. A desvantagem dessa técnica é não haver bom contato com a borda cutânea e, consequentemente, pode ocorrer atraso no processo de cicatrização. Um retalho cutâneo-glandular pode ser uma alternativa e também pode resultar em bons resultados nesses casos.

Para mamas grandes com ptose oblíqua, é possível usar a técnica de Grisotti, derivada da técnica de mamoplastia redutora baseada na rotação do pedículo glandular infra-areolar, preservando uma ilha cutânea que substitui o CAM[13]. Esta pode ser considerada a primeira técnica de CO descrita na literatura, por ter sido uma adaptação direta da técnica de mamoplastia na CC.

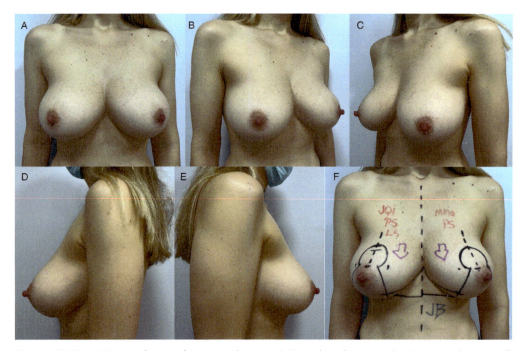

Figura 28.3A a F Fotos pré-operatórias em todas as posições e desenhos para planejamento de um pedículo superior. Destaque para a simetria entre as posições das aréolas e da cicatriz vertical a serem corrigidas na cirurgia e já desenhadas, para as técnicas descritas na pele (*em vermelho*), para o desejo de reduzir as mamas (*flechas para baixo em roxo*) e para as iniciais da paciente na pele (*em azul*).

PLANEJAMENTO DAS TÉCNICAS PERIAREOLARES

As técnicas de classe II foram inspiradas nas de mamoplastia redutora propostas por Benelli e Sampaio-Góes, em que é realizado um procedimento de descolamento glandular cutâneo de grande porte para remodelamento através de cicatriz periareolar. Esse procedimento está indicado para mamas de volumes pequeno e médio com pouca ptose ou com ptose de nível médio[14,15]. Uma grande vantagem dessas técnicas é a parte oncológica, pois elas permitem uma tumorectomia ou mesmo uma quadrantectomia simples ou dupla em qualquer parte da mama, exceto no quadrante central.

O desenho pré-operatório é realizado com a paciente posicionada em pé, sendo basicamente necessário calcular apenas dois pontos (A e B). O ponto A representa a posição da borda superior da aréola, que pode ser calculada por meio de diferentes métodos. No mais simples, esse ponto corresponde à transição dos dois terços superiores do braço em relação ao terço inferior. Em outro método, proposto por Pitanguy, calcula-se inicialmente a posição futura do mamilo, que será a projeção da ponta de um dedo da mão posicionado no nível do sulco inframamário. Levando em conta que o diâmetro de uma aréola normal é de aproximadamente 45mm, pode-se calcular o raio de 23mm superiormente para marcar o ponto A. O ponto B será o ponto inferior da aréola e do sulco inframamário, em torno de 40mm para uma mama pequena e de 60mm para uma mama grande sem ptose. Uma vez obtidos esses dois pontos, faz-se necessário traçar uma elipse que indicará a área para remoção da pele.

PLANEJAMENTO DA TÉCNICA DE PEDÍCULO SUPERIOR

Essa técnica é empregada nos casos de tumores localizados nos quadrantes inferiores e são baseadas nos pedículos superiores vasculares areolares, como os propostos por Pitanguy e Lejour[16,17]. Esses pedículos são apropriados para mamas grandes ou de volume médio com ptose mínima. A técnica é semelhante à utilizada em procedimentos cirúrgicos estéticos. O ponto superior da aréola (ponto A) é calculado como na técnica citada anteriormente. O ponto B pode ser obtido desenhando-se um T invertido de 5-4-4cm, que cria uma aréola com diâmetro de aproximadamente 45mm. O desenho superior é feito em formato de teto de mesquita, de modo a reduzir a tensão sobre o ponto B. Um desenho de pilar vertical é feito após mobilização superior interna e superior externa da mama, como descrito por Lejour. A decisão de realizar apenas uma cicatriz vertical ou em T invertido dependerá do nível de hipertrofia e de ptose e da quantidade de pele excedente. Para mamas pequenas e com menos ptose, é possível realizar apenas uma cicatriz vertical; para as grandes com ptose mais acentuada, uma cicatriz em T invertido pode corrigir o excesso cutâneo. A posição vertical ou em T invertido da cicatriz pode ser central (mais frequente), média ou lateral, de acordo com a localização do tumor e a necessidade de remoção da pele.

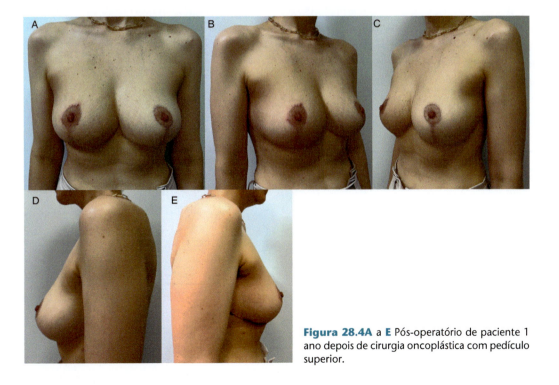

Figura 28.4A a E Pós-operatório de paciente 1 ano depois de cirurgia oncoplástica com pedículo superior.

PLANEJAMENTO DA TÉCNICA DO PEDÍCULO INFERIOR

Essa técnica se baseia nos pedículos areolares vasculares inferior e posterior, como descrito por Ribeiro e Robbins, e pode ser aplicada em casos de tumores localizados nos quadrantes superiores da mama[18,19]. O desenho pré-operatório, bem como as medidas, pode ser realizado como nas técnicas de Pitanguy e Lejour com cicatriz periareolar e T invertido ou uma linha vertical/oblíqua inferior[16,17]. O pedículo areolar é inferior-posterior e deve ser desenhado com uma base inferior de pelo menos 6 a 8cm. Essa medida é importante para preservar os vasos posteriores localizados na borda lateral do músculo peitoral maior, o qual penetra o pedículo.

CONSIDERAÇÕES FINAIS

O planejamento pré-operatório é o momento mais importante para a CO e tem dois objetivos fundamentais: a antecipação dos passos da cirurgia a serem seguidos no centro cirúrgico e a redução dos riscos de complicações e de mau resultado. Ao planejar a CO, é essencial antecipar o tamanho e a localização dos futuros defeitos glandulares e dos defeitos da pele, bem como a relação entre eles e o CAM. A simetria é o principal objetivo da CO, e é evidente que um bom planejamento pré-operatório torna possível alcançar melhores resultados oncológicos e estéticos. Convém planejar também a forma de correção de possíveis assimetrias prévias e como combiná-las com a abordagem oncológica. Nesse período de planejamento pré-operatório, é importante esclarecer à paciente que se trata de uma cirurgia reparadora com limitações maiores do que uma cirurgia estética e reduzir suas expecativas para evitar frustrações com o resultado no futuro. A documentação com fotos bem-feitas e o Termo de Consentimento Livre e Esclarecido são fundamentais nessa fase.

REFERÊNCIAS

1. Audretsch W, Rezai M, Kolotas C, Zamboglou N, Schnabel T, Bojar H. Tumor-specific immediate reconstruction in breast cancer patients. Perspectives in Plastic Surgery 1998, 11(1):71-99.

2. Clough KB, Lewis JS, Couturaud B, Fitoussi A, Nos C, Falcou MC. Oncoplastic techniques allow extensive resections for breast conserving therapy for breast carcinomas. Ann Surg 2003; 237(1):26-34.

3. Urban CA, Rietjens M (eds.). Oncoplastic and reconstructive surgery of the breast. Milan: Springer, 2013.

4. Urban C, Lima R, Schunemann E, Spautz C, Rabinovich I, Anselmi K. Oncoplastic principles in breast conserving surgery. Breast 2011; 20(Suppl 3):S92-5.

5. Kaur N, Petit JY, Rietjens M et al. Comparative study of the surgical margins in oncoplastic surgery and quadrantectomy in breast cancer. Ann Surg Oncol 2005 Jul; 12(7):539-45.

6. Rietjens M, Urban CA, Rey PC et al. Long-term oncological results of breast conservative treatment with oncoplastic surgery. Breast 2007 Aug; 16(4):387-95.

7. Bong J, Parker J, Clapper R, Dooley W. Clinical series of oncoplastic mastopexy to optimize cosmesis of large-volume resections for breast conservation. Ann Surg Oncol 2010 Dec; 17(12):3247-51.

8. Chan SW, Cheung PS, Lam SH. Cosmetic outcome and percentage of breast volume excision in oncoplastic breast conserving surgery. World J Surg 2010 Jul; 34(7):1447-52.

9. Olivotto IA, Rose MA, Osteen RT et al. Late cosmetic outcome after conservative surgery and radiotherapy: Analysis of causes of cosmetic failure. Int J Radiat Oncol Biol Phys 1989 Oct; 17(4):747-53.

10. Anselmi KF, Urban C, Dória MT et al. Prospective study: Impact of breast magnetic resonance imaging on oncoplastic surgery and on indications of mastectomy in patients who were previously candidates to breast conserving surgery. Front Oncol 2023 Mar; 16(13):1154680.

11. Rusby JE, Paramanthan N, Laws SA, Rainsbury RM. Immediate latissimus dorsi miniflap volume replacement for partial mastectomy: Use of intra-operative frozen sections to confirm negative margins. Am J Surg 2008 Oct; 196(4):512-8.

12. Biazús JV, Stumpf CC, Zucatto AE et al. Oncologic safety of immediate autologous fat grafting for reconstruction in breast-conserving surgery. Breast Cancer Res Treat 2020 Apr; 180(2):301-9.

13. Galimberti V, Zurrida S, Zaninin V et al. Central small size breast cancer: How to overcome the problem of nipple and areola involvement. Eur J Cancer 1993; 29A(8):1093-6.

14. Góes JC. Periareolar mastopexy: Double skin technique with mesh support. Aesthet Surg J 2003 Mar; 23(2):129-35.

15. Benelli L. A new periareolar mammaplasty: The "round block" technique. Aesthetic Plast Surg 1990; 14(2):93-100.

16. Pitanguy I. Surgical treatment of breast hypertrophy. Br J Plast Surg 1967 Jan; 20(1):78-85.

17. Lejour M. Vertical mammaplasty: Early complications after 250 personal consecutive cases. Plast Reconstr Surg 1999 Sep; 104(3):764-70.

18. Ribeiro L, Accorsi A Jr, Buss A, Marçal-Pessoa M. Creation and evolution of 30 years of the inferior pedicle in reduction mammaplasties. Plast Reconstr Surg 2002 Sep; 110(3):960-70.

19. Robbins TH. A reduction mammaplasty with the areola-nipple based on an inferior dermal pedicle. Plast Reconstr Surg 1977 Jan; 59(1):64-7.

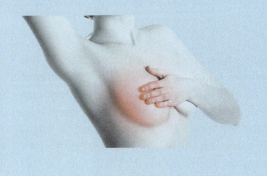

Capítulo 29

Evidências Científicas em Cirurgia Oncoplástica

Abhishek Chatterjee
Caroline King
Sarah Persing
Salvatore Nardello

INTRODUÇÃO

A cirurgia oncoplástica tornou-se uma das principais opções para cirurgia do câncer de mama. Sua definição varia em todo o mundo, mas, em essência, consiste na ressecção oncológica do câncer de mama com foco subsequente na reconstrução estética apropriada. Enquanto parte da literatura mantém uma terminologia mais geral da cirurgia oncoplástica, englobando todas as cirurgias de câncer de mama[1], definições mais recentes e aceitas têm definido a cirurgia oncoplástica apenas no âmbito da conservação mamária[2,3].

A Sociedade Americana de Cirurgiões de Mama define cirurgia oncoplástica como uma forma de conservação mamária que incorpora uma mastectomia parcial oncológica com reparo de defeito ipsilateral, usando técnicas de deslocamento ou reposição de volume com simetrização contralateral, quando apropriado[2]. Essa definição, com sua classificação de cirurgia oncoplástica com deslocamento de volume e reposição de volume, foi validada como preditiva de resultados cirúrgicos[4] e tem sido apoiada por outros países, focando apenas em opções cirúrgicas de conservação da mama[5].

A adoção da cirurgia oncoplástica tem sido centrada em sua segurança oncológica, sua segurança reconstrutiva e seus resultados reconstrutivos – especificamente os resultados relatados pela paciente. Com décadas de evidências e dados de longo prazo que apoiam esse grupo de técnicas, a cirurgia oncoplástica tem sido recomendada por uma infinidade de sociedades internacionais e pelas diretrizes do National Comprehensive Cancer Network.

Para fins de resultados, é importante entender a classificação das opções de cirurgia oncoplástica, pois essas cirurgias podem variar drasticamente em relação à quantidade de tecido removido e tecido adjacente rearranjado. Segundo o sistema de classificação de cirurgia oncoplástica – de acordo com o volume ressecado – da Sociedade Americana de Cirurgia Mamária[2], a cirurgia oncoplástica de nível 1 envolve 20% ou menos de tecido retirado de uma mama com rearranjo tecidual local ipsilateral. Muitas vezes, isso pode incluir um crescente ou uma mastopexia em *donut* (com duplo círculo), proporcionando excelente acesso à área de câncer.

O deslocamento de volume do nível 2 da cirurgia oncoplástica envolve mais de 20% e até 50% do tecido retirado de uma mama com redução ipsilateral ou padrões de mastopexia frequentemente usados para corrigir o grande defeito causado pela ressecção. Muitas vezes, a simetrização da mama contralateral é necessária, na forma de redução mamária ou mastopexia, e preferencialmente deve ser feita ao mesmo tempo, dadas as evidências recentes que sugerem a segurança da simetrização no mesmo tempo.

Finalmente, uma operação oncoplástica de reposição de volume ocorre quando mais de 50% da mama precisam ser removidos e podem ser reconstruídos com retalhos locais, como o retalho perfurante da artéria toracodorsal, o retalho perfurante intercostal anterior ou o retalho da artéria intercostal lateral. Alternativamente, técnicas de reposição volêmica podem ser realizadas quando a cirurgia unilateral é desejada na tentativa de manter o volume mamário semelhante. Uma cirurgia de simetrização contralateral pode ou não ser necessária, a depender de o mamilo ter sido reposicionado no lado do tumor[6].

EVIDÊNCIAS DA SEGURANÇA ONCOLÓGICA EM CIRURGIA ONCOPLÁSTICA

A cirurgia oncoplástica tem emergido como componente crítico do tratamento do câncer de mama. A segurança oncológica deve ser primordial no aconselhamento da paciente sobre as opções cirúrgicas. Ao longo dos anos, têm surgido evidências crescentes de que as opções de tratamento mudam com base nos avanços no campo da oncologia mamária. Ao longo dessas mudanças, entendemos que mais cirurgias não se traduzem necessariamente em melhores resultados oncológicos[7]. A conservação mamária tem se mostrado pelo menos equivalente nos desfechos de sobrevida e, em dados mais recentes, há melhora na sobrevida global em relação à mastectomia[7]. Existem várias teorias para explicar isso, porém os autores creditam essa tendência à melhora dos tratamentos sistêmicos e locorregionais. A cirurgia oncoplástica da mama concentra-se na obtenção de amplas margens de ressecção tumoral, mantendo baixas e aceitáveis taxas de recorrência local e bons resultados oncológicos em longo prazo.

Várias publicações têm avaliado a segurança e a eficácia oncológica da cirurgia oncoplástica. Cabe ressaltar aqui as *The Landmark Series: Breast Conservation Trials* (incluindo cirurgia oncoplástica), de Margenthaler e cols.[8]. O trabalho de Margenthaler destaca uma mudança fundamental no manejo do câncer de mama, com a cirurgia oncoplástica desempenhando um papel proeminente no tratamento do câncer de mama. Incorporando esses achados, vemos que a cirurgia oncoplástica continua a apresentar resultados promissores.

A cirurgia oncoplástica oferece ao cirurgião a capacidade de realizar grandes ressecções e proporciona um controle de margem superior em comparação com a cirurgia conservadora convencional da mama. De La Cruz e cols.[9] relataram margem positiva de 9,8% nos tumores T1 e T2 após cirurgia oncoplástica da mama, enquanto Losken e cols.[10] demonstraram redução na taxa de margens positivas de 21% para 12% em pacientes submetidas à conservação mamária convencional em comparação à cirurgia oncoplástica. Essa baixa taxa de margens positivas facilita a vida das pacientes que necessitariam múltiplas operações para obter margens negativas, o que pode se traduzir em atrasos desnecessários no tratamento adjuvante.

A cirurgia oncoplástica melhora as margens de ressecção e, segundo um estudo de De Lorenzi e cols.[11], em casos de tumores T2, não houve diferença estatisticamente significativa nas recidivas locorregionais ao se comparar a cirurgia oncoplástica com a mastectomia. Em estudo realizado por Young Oh e cols.[12], uma análise pareada por escore de propensão concluiu que não houve diferença significativa na recorrência ipsilateral de tumor de massa entre os grupos de cirurgia oncoplástica e de conservação da mama padrão (sobrevida em 5 anos de 96,9% *versus* 98,6%; p = 0,355) nem na sobrevida livre de recidiva (sobrevida em 5 anos de 92,9% *versus* 94,5%; p = 0,357). O tamanho do tumor foi significativamente maior no grupo de cirurgia oncoplástica – média de 3cm comparado a 2,3cm – e a distância média entre o tumor e o mamilo foi significativamente menor no grupo de cirurgia oncoplástica (3,2 *versus* 4,4cm). Além disso, houve calcificações mamográficas significativamente mais extensas no grupo de cirurgia oncoplástica, em comparação com o grupo de conservação de mama padrão (42,6% *versus* 32,9%)[12]. Klough e cols.[13] demonstraram que as incidências cumulativas em 5 anos para recidivas locais, regionais e à distância foram de 2,2%, 1,1% e 12,4%, respectivamente, em pacientes submetidas à cirurgia oncoplástica de deslocamento de volume de nível 2.

A cirurgia oncoplástica oferece resultados estéticos superiores e pode permitir a conservação da mama em pacientes que de outro modo não seriam candidatas. Embora estudos tenham mostrado redução das taxas de margens positivas, e uma grande metanálise favoreça a conservação das mamas em comparação com a mastectomia[7], novas pesquisas serão essenciais para confirmar e expandir esses resultados promissores, beneficiando pacientes em todo o mundo.

EVIDÊNCIAS DE SEGURANÇA RECONSTRUTIVA EM CIRURGIA ONCOPLÁSTICA

A segurança reconstrutiva em cirurgia oncoplástica depende tanto dos fatores de risco relacionados com a paciente, baseados em comorbidades, como dos fatores de risco operatórios, baseados na quantidade de dissecção envolvida na operação oncoplástica. Em geral, a necessidade de que as operações oncoplásticas tenham baixa porcentagem de complicações maiores é incrivelmente importante, pois os atrasos devem ser raros na terapia clínica ou radioterapia adjuvante, priorizando os resultados oncológicos das pacientes. Adamson e cols.[14] demonstraram que as operações oncoplásticas apresentaram taxa geral de complicações de 25,9% e que 4,2% das pacientes experimentaram atraso > 8 semanas na terapia adjuvante após a cirurgia.

A taxa geral de complicações normalmente varia entre 15,5% e 30%, dependendo do tipo de cirurgia oncoplástica realizada[15,16]. A maioria das pacientes desses

Capítulo 29 | Evidências Científicas em Cirurgia Oncoplástica

estudos foi submetida a cirurgias oncoplásticas de deslocamento de volume de nível 2[9,10].

Os tipos mais comuns de complicações em cirurgia oncoplástica incluem deiscência de ferida, infecção, necrose gordurosa e necrose mamilar[16]. A cirurgia oncoplástica, com sua capacidade de remover grandes tumores na mama de pacientes adequadamente selecionadas, demonstrou reduzir a necessidade de mastectomias (com ou sem reconstrução)[17]. Ao compararem as taxas de complicações em cirurgia oncoplástica *versus* mastectomia, Schaverian e cols.[18] relataram uma tendência significativa de que as cirurgias maiores (como a mastectomia com reconstrução) logicamente acarretaram mais complicações. Isso não significa necessariamente que as operações de mastectomia com reconstrução sejam desnecessárias, mas apoia a noção de que a cirurgia oncoplástica seria uma alternativa razoável, segura e, muitas vezes, preferível à mastectomia em pacientes bem selecionadas[19], o que é reforçado quando se verificam as pesquisas de análise de valor que demonstram a custo-efetividade da cirurgia oncoplástica sobre a mastectomia com reconstrução[20,21].

Ao abordar comorbidades específicas e fatores relacionados com a paciente, o cirurgião precisa estar ciente de certas condições que podem aumentar o risco de complicações pós-operatórias em cirurgia oncoplástica. Alguns fatores de risco em pacientes com câncer de mama, como aumento da idade, alto índice de massa corporal (IMC), tabagismo e diabetes, colocam as pacientes em risco maior de complicações, como problemas com a ferida operatória e necrose gordurosa[22]. No âmbito da cirurgia oncoplástica, Bloom e cols.[18] estabeleceram que, apesar do risco elevado de complicações pós-operatórias associadas ao tabagismo, parece ser custo-efetivo priorizar a cirurgia oncoplástica ipsilateral em vez de deixar a reconstrução oncoplástica para depois da radioterapia. De La Cruz Ku e cols.[23] demonstraram que pacientes de cirurgia oncoplástica com IMC ≥ 35 apresentaram taxa maior de complicações. Modificações cirúrgicas em pacientes com IMC elevado submetidas à cirurgia oncoplástica, como manutenção de maior comprimento da vertical nos pilares ou uso de dispositivos a vácuo na incisão fechada[24], parecem reduzir a tensão na junção do T invertido com o uso de um padrão de Wise e podem reduzir o risco dessas complicações[25].

Por fim, equipamentos que auxiliem as decisões na forma de calculadoras preditivas podem ajudar a tomada de decisão compartilhada entre o cirurgião e a paciente quanto à realização de uma cirurgia para o câncer de mama. Jonczyk e cols.[6] elaboraram uma calculadora de risco para cirurgia de câncer de mama (www.breastcalc.org) como uma ferramenta preditiva que leva em consideração as comorbidades e o tipo de cirurgia mamária que está sendo realizada para ajudar a prever os resultados operatórios e as complicações. Essa calculadora é validada e inclui a cirurgia oncoplástica como uma opção em comparação com outras formas de calculadoras cirúrgicas[27].

▶ EVIDÊNCIAS NOS RESULTADOS DA CIRURGIA ONCOPLÁSTICA (RELACIONADAS COM A PACIENTE)

Há evidências crescentes na literatura de que as medidas de desfecho relacionadas com a paciente (PROM na sigla em inglês) confirmam cada vez mais a cirurgia oncoplástica como escolha altamente favorável para o câncer de mama, quando clinicamente apropriada. Kelsall e cols.[28] observaram que a cirurgia oncoplástica de deslocamento de volume de nível 2 apresentou PROM mais bem validadas em comparação à mastectomia com reconstrução. Os autores mostraram que mais da metade das pacientes submetidas à cirurgia oncoplástica percebeu que os resultados cirúrgicos melhoraram o formato de suas mamas em comparação com antes da cirurgia. Não só a cirurgia oncoplástica superou as operações de mastectomia do ponto de vista da paciente, mas melhorou o formato da mama quando comparada com antes da cirurgia, o que é um feito notável, considerando a evolução da cirurgia reconstrutiva da mama desde os tempos halstedianos[29]. Corroborando ainda mais esses dados, encontra-se a abrangente revisão da literatura realizada por Char e cols.[30], que analisaram as PROM, especificamente o BREAST-Q. Segundo esse trabalho, a cirurgia oncoplástica apresentou PROM mais favoráveis em comparação com a mastectomia parcial isolada ou a mastectomia com implante ou reconstrução tecidual autóloga[30]. Cabe lembrar que nem todas as pacientes podem ter a cirurgia oncoplástica como opção e, embora essas pacientes tendam a demonstrar maior satisfação, Char e cols. observaram que as outras opções de cirurgia mamária apresentaram bons escores de PROM, com o tecido autólogo tendendo a superar a reconstrução com implantes[30].

▶ TÓPICOS IMPORTANTES EM CIRURGIA ONCOPLÁSTICA

Curva de aprendizado da cirurgia oncoplástica

À medida que a cirurgia oncoplástica cresce em popularidade, surgem vários modelos de treinamento voltados para criar a próxima geração de cirurgiões oncoplásticos[31]. Desse modo, tem havido interesse em investigar a curva de aprendizado para treinamento em cirurgia oncoplástica. Karamchandani e cols.[32] observaram que um cirurgião oncoplástico atinge a "competência" ao realizar pelo menos 24 cirurgias de redução com deslocamento de volume de nível 2 para cirurgia oncoplástica. Além disso, o nível de "domínio" é obtido quando o cirurgião realiza pelo menos 74 operações. Adicionalmente, Lai e cols.[33] observaram que um cirurgião oncoplástico que realizasse reconstrução de implante ou retalho pediculado precisaria de pelo menos 58 operações para passar da fase inicial de aprendizado para uma fase de competência.

Abordagem com um único cirurgião *versus* dois

Diferentes países têm distintas abordagens sobre a realização da cirurgia oncoplástica. A maioria adotou uma abordagem de cirurgia oncoplástica com um único cirurgião, em que apenas um "cirurgião oncoplástico" faz tanto a ressecção oncológica como a reconstrução. Há variações no nível de complexidade reconstrutiva em que um cirurgião oncoplástico pode sentir-se confortável para alcançar com segurança. Alguns cirurgiões oncoplásticos podem reconstruir um defeito oncológico até o nível de complexidade de um cirurgião de mama, enquanto outros podem realizar retalhos locais ou reconstrução com implantes. Ainda assim, um número significativo de países prefere uma abordagem oncoplástica com dois cirurgiões: um cirurgião de mama que realiza a ressecção oncológica e um cirurgião plástico que realiza a reconstrução.

Em geral, a literatura não tem mostrado diferenças nos resultados entre as abordagens de um ou dois cirurgiões. Karamchandani e cols.[34] compararam os resultados oncológicos e clínicos em um sistema de saúde único, avaliando essas duas abordagens, e não encontraram diferenças, apoiando tanto as abordagens por um cirurgião único como por dois cirurgiões. Blankensteijn e cols.[35] construíram um grande banco de dados, demonstrando, de modo semelhante, que não houve grande diferença nos resultados clínicos entre a abordagem de um ou de dois cirurgiões na cirurgia oncoplástica.

▶ CONSIDERAÇÕES FINAIS

A cirurgia oncoplástica é uma opção bem estabelecida e segura para tratamento do câncer de mama. Todas as pacientes elegíveis para cirurgia conservadora da mama devem ser aconselhadas sobre a cirurgia oncoplástica, bem como sobre a mastectomia parcial isolada ou opções de mastectomia como parte do consentimento informado. As evidências mostram que a cirurgia oncoplástica tem uma história oncologicamente segura com resultados reconstrutivos muito bons.

REFERÊNCIAS

1. Macmillan RD, McCulley SJ. Oncoplastic breast surgery: What, when and for whom? Curr Breast Cancer Rep 2016; 8:112-7.
2. Chatterjee A, Gass J, Patel K et al. A consensus definition and classification system of oncoplastic surgery developed by the American Society of Breast Surgeons. Ann Surg Oncol 2019; 26:3436-44.
3. Clough KB, Kaufman GJ, Nos C, Buccimazza I, Sarfati IM. Improving breast cancer surgery: A classification and quadrant per quadrant atlas for oncoplastic surgery. Ann Surg Oncol 2010; 17:1375-91.
4. Maggi N, Rais D, Nussbaumer R et al. The American Society of Breast Surgeons classification system for oncoplastic breast conserving surgery independently predicts the risk of delayed wound healing. Eur J Surg Oncol 2023; 49(10):107032.
5. Peiris L, Olson D, Dabbs K. Oncoplastic and reconstructive breast surgery in Canada: Breaking new ground in general surgical training. Can J Surg 2018; 61(5):294.
6. Nardello SM, Bloom JA, Gaffney KA, Singhal M, Persing S, Chatterjee A. Practical oncoplastic surgery techniques needed for practice. Ann Transl Med 2023; 11(11):383.
7. De la Cruz Ku G, Karamchandani M, Chambergo-Michilot D et al. Does breast-conserving surgery with radiotherapy have a better survival than mastectomy? A meta-analysis of more than 1,500,000 patients. Ann Surg Oncol 2022; 29(10):6163-88.
8. Margenthaler JA, Dietz JR, Chatterjee A. The landmark series: Breast conservation trials (including oncoplastic breast surgery). Ann Surg Oncol 2021; 28:2120-7.
9. De La Cruz L, Blankenship SA, Chatterjee A et al. Outcomes after oncoplastic breast-conserving surgery in breast cancer patients: A systematic literature review. Ann Surg Oncol 2016; 23:3247-58.
10. Losken A, Dugal CS, Styblo TM, Carlson GW. A meta-analysis comparing breast conservation therapy alone to the oncoplastic technique. Ann Plastic Surg 2014; 72(2):145-9.
11. De Lorenzi F, Loschi P, Bagnardi V et al. Oncoplastic breast-conserving surgery for tumors larger than 2 centimeters: Is it oncologically safe? A matched-cohort analysis. Ann Surg Oncol 2016; 23:1852-9.
12. Oh MY, Kim Y, Kim J et al. Comparison of long-term oncological outcomes in oncoplastic breast surgery and conventional breast-conserving surgery for breast cancer: A propensity score-matched analysis. J Breast Cancer 2021; 24(6):520.
13. Clough KB, van la Parra RF, Thygesen HH et al. Long-term results after oncoplastic surgery for breast cancer: A 10-year follow-up. Ann Surg 2018; 268(1):165-71.
14. Adamson K, Chavez-MacGregor M, Caudle A et al. Neoadjuvant chemotherapy does not increase complications in oncoplastic breast-conserving surgery. Ann Surg Oncol 2019; 26:2730-7.
15. Losken A, Hart AM, Dutton JW, Broecker JS, Styblo TM, Carlson GW. The expanded use of autoaugmentation techniques in oncoplastic breast surgery. Plast Reconstr Surg 2018; 141(1):10-9.
16. Losken A, Chatterjee A. Improving results in oncoplastic surgery. Plast Reconstr Surg 2021; 147(1):123e-34e.
17. Sekigami Y, Chowdhury R, Char S et al. The adoption of oncoplastic surgery using breast reduction or mastopexy techniques in an academic breast cancer center program can increase breast conservation rates. Ann Plast Surg 2020; 85(S1):S12-S6.
18. Schaverien MV, Kuerer HM, Caudle AS, Smith BD, Hwang RF, Robb GL. Outcomes of volume replacement oncoplastic breast-conserving surgery using chest wall perforator flaps: Comparison with volume displacement oncoplastic surgery and total breast reconstruction. Plast Reconstr Surg 2020; 146(1):14-27.
19. Lisboa FCAP, Paulinelli RR, Veras LPC et al. Aesthetic results were more satisfactory after oncoplastic surgery than after total breast reconstruction according to patients and surgeons. The Breast 2023; 71:47-53.

20. Chatterjee A, Asban A, Jonczyk M, Chen L, Czerniecki B, Fisher CS. A cost-utility analysis comparing large volume displacement oncoplastic surgery to mastectomy with free flap reconstruction in the treatment of breast cancer. Am J Surg 2019; 218(3):597-604.

21. Asban A, Homsy C, Chen L, Fisher C, Losken A, Chatterjee A. A cost-utility analysis comparing large volume displacement oncoplastic surgery to mastectomy with single stage implant reconstruction in the treatment of breast cancer. The Breast 2018; 41:159-64.

22. Xue D, Qian C, Yang L, Wang X. Risk factors for surgical site infections after breast surgery: A systematic review and meta-analysis. Eur J Surg Oncol 2012; 38(5):375-81.

23. De La Cruz Ku G, Camarlinghi M, Mallouh MP et al. The impact of body mass index on oncoplastic breast surgery: A multicenter analysis. J Surg Oncol 2023.

24. Wareham CM, Karamchandani MM, Ku GDLC et al. Closed incision negative pressure therapy in oncoplastic breast surgery: A comparison of outcomes. Plast Reconstr Surg Global Open 2023; 11(4).

25. De La Cruz Ku G, Camarlinghi M, Mallouh MP et al. The impact of body mass index on oncoplastic breast surgery: A multicenter analysis. J Surg Oncol 2023; 128(7):1052-63.

26. Jonczyk MM, Fisher CS, Babbitt R et al. Surgical predictive model for breast cancer patients assessing acute postoperative complications: The breast cancer surgery risk calculator. Ann Surg Oncol 2021; 28:5121-31.

27. Jonczyk MM, Karamchandani M, Zaccardelli A et al. External validation of the Breast Cancer Surgery Risk Calculator (BCSRc): A predictive model for postoperative complications. Ann Surg Oncol 2023; 30(10):6245-53.

28. Kelsall JE, McCulley SJ, Brock L, Akerlund MT, Macmillan RD. Comparing oncoplastic breast conserving surgery with mastectomy and immediate breast reconstruction: Case-matched patient reported outcomes. J Plast Reconstr Aesth Surg 2017; 70(10):1377-85.

29. Halsted WS. The results of operation for the cure of cancer of the breast performed at The Johns Hopkins Hospital from June. John Hopkins Hosp Rep 1895; 4:297-350.

30. Char S, Bloom JA, Erlichman Z, Jonczyk MM, Chatterjee A. A comprehensive literature review of patient-reported outcome measures (PROMs) among common breast reconstruction options: What types of breast reconstruction score well? The Breast Journal 2021; 27(4):322-9.

31. Urban C, Rietjens M, Hurley J. Oncoplastic and reconstructive surgery: Qualifications, limits, and mentoring. Oncoplast ad Reconstr Breast Surg 2013: 441-5.

32. Karamchandani MM, Jonczyk MM, De La Cruz Ku G et al. The adoption of oncoplastic surgery: Is there a learning curve? J Surg Oncol 2023; 128(2):189-95.

33. Lai H-W, Lin J, Sae-Lim C et al. Oncoplastic and reconstructive breast surgeon performance and impact on breast reconstructions: Clinical outcomes, learning curve, and patients' satisfaction. Surg Oncol 2023; 47:101920.

34. Karamchandani MM, Ku GDLC, Gaffney KA et al. Single versus dual surgeon approaches to oncoplastic surgery: A comparison of outcomes. J Surg Research 2023; 283:1064-72.

35. Blankensteijn LL, Crystal DT, Egeler SA et al. The influence of surgical specialty on oncoplastic breast reconstruction. Plast Reconstr Surg Global Open 2019; 7(5).

Capítulo 30

Boas Práticas em Cirurgia Oncoplástica

Vandhana Rajgopal
Ehsanur Rahman
Raghavan Vidya

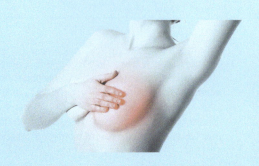

▶ INTRODUÇÃO

A cirurgia oncoplástica (CO) da mama representa um grande avanço na cirurgia do câncer de mama e se baseia em três princípios: cirurgia oncológica ideal com margem livre e adequado controle local da doença, reconstrução mamária imediata e simetria com transposição das técnicas da cirurgia plástica para o câncer de mama. Através do desenvolvimento de várias técnicas, o cirurgião oncoplástico de mama tem hoje em seu arsenal uma infinidade de procedimentos, cada qual adequado para um volume e área de ressecção específicos. É imperativa uma orientação baseada nas pesquisas mais recentes sobre a prática cirúrgica, oncoplástica e reconstrutiva ideal da mama em cada etapa da jornada de uma paciente. Os numerosos especialistas envolvidos nessa área da prática clínica também podem se beneficiar disso.

▶ O QUE É A CIRURGIA ONCOPLÁSTICA DA MAMA?

A CO é a abordagem mais recente para cirurgia do câncer de mama a enfatizar a importância da estética após a cirurgia de mama. Os princípios oncológicos são de extrema importância, também sendo levado em consideração o resultado estético. Uma vez que se espera que a maioria das pacientes que recebem tratamentos oncológicos tenha uma sobrevida de longo prazo, o objetivo primário da CO é manter a qualidade de vida desses indivíduos. Comparada às abordagens convencionais, pode ser mais atraente e funcionalmente útil, mantendo o controle local e a sobrevida (Figura 30.1).

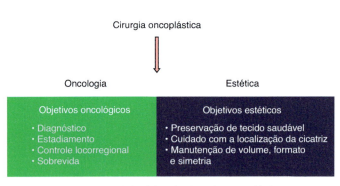

Figura 30.1 Princípios da cirurgia oncoplástica.

▶ QUEM DEVE SER CONSIDERADO PARA CIRURGIA ONCOPLÁSTICA?

Todas as pacientes que necessitam de cirurgia após o diagnóstico de câncer de mama devem ter a CO como opção. Mamoplastia terapêutica, reconstrução mamária parcial e reconstrução mamária total (imediata ou tardia) são as opções disponíveis. Caso a paciente esteja interessada em se submeter à CO e esta não esteja disponível, é fundamental o encaminhamento oportuno para um centro apropriado. Todas as mulheres devem ter a oportunidade de conhecer a equipe de mama e discutir as opções com seu cirurgião e a enfermagem antes da admissão.

Todas as pacientes devem ter os seguintes detalhes meticulosamente registrados como parte da discussão com a equipe e a consulta clínica:

- Se uma mastectomia for recomendada, o(s) motivo(s) para a recomendação deve(m) ser registrado(s).
- Cabe considerar os tratamentos oncológicos (como terapia neoadjuvante) e/ou os procedimentos

oncoplásticos que possam diminuir a probabilidade de mastectomia ou prevenir um defeito substancial após cirurgia conservadora convencional da mama.
- Todas as pacientes elegíveis para mastectomia devem considerar se o procedimento é imediato ou tardio.
- O raciocínio por trás de qualquer decisão de não utilizar técnicas oncoplásticas ou reconstrução mamária deve ser devidamente explicado e documentado.
- A necessidade de radiação adjuvante.
- A provável necessidade de teste genético.

Comparada às tumorectomias e quadrantectomias, a CO é mais elaborada e demorada. Portanto, é crucial escolher cuidadosamente as pacientes dos pontos de vista oncológico, cosmético e psicológico. Todos os esforços devem ser feitos para evitar a possibilidade de margens positivas, as quais são desafiadoras e ocasionalmente impossíveis de examinar após uma segunda operação, bem como para minimizar e prevenir problemas que poderiam adiar as terapias adjuvantes.

AVALIAÇÃO PRÉ-OPERATÓRIA

A abordagem ideal da CO depende essencialmente de fatores ligados à localização do tumor, às características da mama e à avaliação clínica da paciente. Quantidade de excisão mamária > 20% foi o único fator significativo identificado como de risco para um resultado estético ruim, segundo um estudo da Cochrane. No entanto, outros fatores de risco devem ser monitorados na prática clínica e serão descritos mais adiante.

Fatores relacionados com a paciente

Devem ser considerados os seguintes fatores relacionados com a paciente:
- **Extensão da doença:**
  - Tamanho da lesão.
  - Multifocalidade.
  - Localização da(s) lesão(ões).
  - Necessidade de desobstrução axilar.
- **Cirurgia ou radioterapia prévia na mama/parede tórax:**
  - Cicatrizes extensas.
  - Maleabilidade dos tecidos.
  - Volume de tecido remanescente para realização da CO.
- **Fatores de risco familiares e genéticos:**
  - Necessidade de mastectomia profilática.
  - Necessidade de reoperação futura.
- **Comorbidades:** incluindo índice de massa corporal (IMC), diabetes, doenças do tecido conjuntivo e condições cardiorrespiratórias.
- **Problemas preexistentes no ombro ou musculoesqueléticos.**
- **Fatores que podem impedir a cicatrização da ferida:**
  - História de drogas – imunossupressores, anticoagulantes, esteroides.
  - Deficiências nutricionais.
  - Comorbidades como diabetes *mellitus*.
  - História de tabagismo e uso de produtos contendo nicotina.
- **Ocupação, atividades e estilo de vida.**
- **Provável impacto do tempo de recuperação na família, no emprego e nas atividades diárias.**

Princípios oncológicos

Os princípios da oncologia nunca devem ser comprometidos e devem ter sempre prioridade:
- Quando apropriado, a terapia sistêmica neoadjuvante deve ser levada em consideração. As pacientes podem se beneficiar em razão da possibilidade de redução da necessidade de mastectomia, da complexidade da CO e da quantidade de excisão naquelas que podem preservar suas mamas, reduzindo o tamanho da lesão-índice.
- As decisões sobre a reconstrução mamária imediata (RMI) podem ser influenciadas pela probabilidade de tratamentos adjuvantes, particularmente a radioterapia. Embora a RMI não costume provocar atrasos clinicamente significativos na terapia adjuvante, esses atrasos podem estar relacionados com complicações pós-operatórias[1].
- Terapia neoadjuvante sistêmica ou reconstrução mamária tardia (RMT) pode ser cogitada quando há preocupação de que a RMI provoque atrasos no

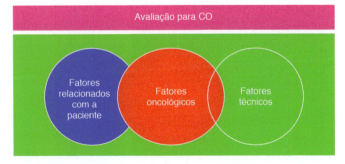

Figura 30.2 Avaliação para cirurgia oncoplástica da mama (CO).

tratamento primário. Risco maior de morte pode estar associado a atrasos significativos na primeira cirurgia de câncer de mama[2].

- Em pacientes com RMI, a extensão pretendida da excisão da pele e a adequação para preservação mamilar devem ser discutidas e devidamente documentadas.
- Se a paciente for transferida para outro centro, todos os objetivos pertinentes ao tratamento do câncer também devem seguir com ela.
- Um relatório completo de alta, incluindo cópias das anotações cirúrgicas, lâminas e/ou laudos histológicos e um plano pós-alta, deve ser enviado de volta após o tratamento de RMT em pacientes encaminhadas para CO em outra unidade. É importante definir um procedimento para acompanhamento e cuidados contínuos.

Fatores relacionados com a radioterapia

Técnicas oncoplásticas

- Taxas altas de sobrevida livre de doença e sobrevida global e baixas de recidiva local estão ligadas à cirurgia oncoplástica de conservação da mama com radioterapia adjuvante[3].
- A cirurgia oncoplástica conservadora da mama normalmente não costuma ser boa opção para não candidatas à radioterapia adjuvante.

Reconstrução mamária com implantes

- Em pacientes submetidas à reconstrução mamária com implantes, a radioterapia está associada a taxas maiores de dificuldades, bem como de perda do implante, e resultados estéticos inferiores.
- Convém considerar a reconstrução somente com implante em indivíduos que foram ou serão submetidos à radiação da parede torácica.
- Para garantir a conformidade do dispositivo com tratamentos de radiação adjuvante, pode ser necessário considerar o uso de expansores que incorporam portas metálicas com os departamentos locais de oncologia clínica.

Reconstrução autóloga da mama

- Mesmo que não haja evidências suficientes para apoiar ou refutar a reconstrução autóloga precoce em indivíduos que reconhecidamente necessitem de radioterapia pós-mastectomia (RTPM), a prática

no Reino Unido varia. Muitas instalações realizam rotineiramente a reconstrução autóloga imediata com radioterapia após a mastectomia planejada, mas outros usam a técnica imediata-tardia ou IDEAL[4,5], em que as pacientes que sabidamente necessitam radioterapia se submetem à reconstrução imediata do implante/expansor (*spacer*)para manter o envelope cutâneo e terminam a reconstrução com tecido autólogo quando finalizada a terapia adjuvante.

- A RTPM após a reconstrução autóloga imediata está associada a menos complicações, menos falhas e melhor qualidade de vida, em comparação com a realizada após reconstrução mamária imediata com implante[5].
- A RTPM é prejudicial à reconstrução autóloga independentemente de ser realizada de modo imediato ou tardio[6].
- O reparo autólogo imediato com RTPM é oncologicamente seguro, apesar das antigas preocupações de que o volume de tecido comprometeria a liberação planejada de radiação da parede torácica[7].
- Essas diretrizes, portanto, concordam com as sugestões de que todas as pacientes com radioterapia programada ainda devem ter a opção de receber a reconstrução autóloga imediata[8].

Fatores técnicos

Deve ser realizada avaliação completa da morfologia mamária, que pode incluir a medição e documentação de:

- Tamanho da taça do sutiã/volume/ptose de ambas as mamas.
- Distância fúrcula-mamilo, distância entre o mamilo e o sulco inframamário.
- Largura/altura da base.
- Sensação mamilar (particularmente se for considerada a mamoplastia).
- Assimetria mama/parede torácica.
- Qualidade da pele.
- Registros de cirurgias prévias.
- Registro e avaliação dos danos causados pela radioterapia prévia.

A avaliação dos fatores técnicos deve incluir:

- Localização do câncer de mama e qualquer envolvimento cutâneo, incluindo a proximidade do tumor do mamilo.
- Relação tumor/mama (quando se consideram retalhos perfurantes ou mamoplastia).

Capítulo 30 | Boas Práticas em Cirurgia Oncoplástica

- Adequação para preservação mamilar na mastectomia e RMI.
- Avaliação e adequação da área doadora (RMI e retalhos perfurantes).
- Opções de cirurgia contralateral.

Avaliação fotográfica

- Em todas as unidades, a fotografia médica deve estar acessível à equipe do cirurgião.
- Para pacientes dispostas a receber CO, após consentimento totalmente informado, devem ser obtidas fotos pré-operatórias e pós-operatórias subsequentes (incluindo de longo prazo).
- Cada paciente deve ter um conjunto padrão de visualizações tomadas em estúdio.
- Todas as fotos digitais devem ser mantidas em local seguro com restrição de acesso.
- Para uso das imagens da paciente para ensino ou publicação, deve ser solicitado seu consentimento. Além disso, devem ser respeitadas as regras do Instituto de Ilustradores Médicos[9].

Cirurgia de simetrização contralateral

- Independentemente de quando a cirurgia foi realizada, a cirurgia para simetrização deve ser oferecida às pacientes (imediata ou tardiamente).
- Durante o processo de consentimento para o procedimento, a paciente deve ser informada de quaisquer limitações, caso o hospital não ofereça cirurgia contralateral adequada.
- Considerar a cirurgia de simetrização contralateral urgente, se possível, prestando muita atenção à possibilidade de quimioterapia adjuvante e se quaisquer complicações cirúrgicas causariam atraso na administração da quimioterapia (um atraso > 8 semanas pode aumentar a mortalidade)[10].
- Uma estratégia com duas equipes é aconselhável em casos bilaterais, para reduzir o tempo de operação, o que demonstra reduzir as taxas de complicações[11].

Reconstrução mamária tardia (RMT)

- Quando se considera a RMT, um exame clínico abrangente deve ser realizado, caso necessário, e os achados devem estar disponíveis para orientar a tomada de decisão.
- A mamografia da mama contralateral deve ter sido realizada nos últimos 12 meses.

- Em pacientes de alto risco, antes de uma cirurgia de reconstrução mamária após atraso, o estadiamento deve ser considerado novamente.
- A terapia com tamoxifeno está associada a risco 2 ou 3 vezes maior de tromboembolismo venoso (TVP)[12]. Esse risco aumenta ainda mais em pacientes submetidas à cirurgia após quimioterapia recente[13] ou a procedimentos mais longos. Procedimentos cirúrgicos com duração > 90 minutos (tempo total de anestesia/cirurgia) são considerados fatores de risco independentes para TVP. A interrupção do tamoxifeno por 3 semanas resulta na eliminação de 98% da droga ativa do plasma[14].

Um algoritmo para manejo, com base em evidências atuais que estratificam o risco de TVP em pacientes em uso de tamoxifeno, recomenda o seguinte[14]:

- Em pacientes de baixo risco (ou seja, submetidos a procedimentos curtos [90 minutos] ou quimioterapia recente sem outros fatores de risco para TVP): o tamoxifeno deve ser descontinuado por 3 semanas antes da cirurgia, mas pode ser reiniciado imediatamente no pós-operatório com a dose padrão.
- Em pacientes de alto risco (com outros fatores de risco associados para TVP, obesidade, história familiar e comorbidades): o tamoxifeno deve ser interrompido por 3 semanas no pré-operatório e não reiniciado até 3 semanas de pós-operatório.
- Pelo menos 6 meses devem decorrer antes da RMT após radioterapia adjuvante[15].
- A realização de RMT > 12 meses após radioterapia pode resultar em menos complicações pós-operatórias[15].

▶ INFORMAÇÕES ÀS PACIENTES, TOMADA DE DECISÃO E APOIO PSICOSSOCIAL

Como em qualquer procedimento que leve em consideração os resultados estéticos, é importante avaliar e gerenciar as expectativas da paciente em relação aos resultados de longo prazo, à cosmese e à qualidade de vida. A chave para isso são conversas abertas que ajudariam o cirurgião a entender e explicar as perspectivas para cada paciente individualmente.

Informações

A quantidade e o tipo de informação necessárias diferem de acordo com as pacientes, bem como o desejo de se verem envolvidas na tomada de decisão quanto ao tratamento. O cuidado compassivo e centrado na paciente é fundamental, e o apoio e aconselhamento podem exigir várias consultas. As discussões devem ser realizadas em ambiente privado, sem o uso de linguagem emotiva ou persuasiva, e deve ser confirmado que a paciente entendeu as informações. O fornecimento de informações pré-operatórias deficientes ou insuficientes está ligado ao arrependimento e à insatisfação com o resultado[16]. Parceiros e familiares também devem ter acesso a apoio e informações, se necessário. A diretriz NG101 do National Institute for Health and Care Excellence (NICE) – diagnóstico e tratamento precoce e localmente avançado do câncer de mama – descreve como se comunicar com as pacientes sobre a reconstrução mamária (RM)[8]:

- Todas as pacientes devem ter fácil acesso a informações em outros idiomas que não o do médico assistente, bem como contar, se necessário, com o auxílio de intérpretes.
- Informação em formatos que se adaptem às suas demandas ao longo do tempo (p. ex., informações escritas, recursos multimídia).
- Fotos de várias cirurgias, resultados e regiões doadoras com várias pacientes diferentes em múltiplos intervalos de tempo.
- A opção de trocar experiências e discutir tratamentos com outras pacientes e sobreviventes.
- Informações sobre os serviços de apoio locais e nacionais.
- Informações de contato: é importante oferecer à paciente atendimento fora de hora, caso ela deseje discutir suas preocupações.
- Apoio psicológico e emocional.

Durante o processo de consentimento e consultas pré-operatórias, é imperativo que todas as pacientes sejam informadas sobre:

- Todas as opções oncológicas relevantes às quais são candidatas independentemente de sua disponibilidade no hospital em que receberão o tratamento.
- Se a CO não for recomendada, isso deve constar nos registros da paciente.
- Deve ser discutida toda a variedade de próteses externas disponíveis, bem como os prazos para sua utilização.
- O número de procedimentos que podem ser necessários para alcançar um resultado satisfatório.
- A aparência de uma mama reconstruída, bem como o resultado estético exato, não pode ser determinada antes da cirurgia.

- Se aplicável, o efeito da cirurgia na aparência do local doador.
- O tempo que leva para se ajustar a uma mama reconstruída e a uma nova imagem corporal (em geral, 1 ano ou mais), bem como sua potencial influência na qualidade de vida, no bem-estar emocional e na intimidade.
- A variedade de consequências físicas e psicológicas da cirurgia (p. ex., desconforto, perda de sensibilidade, autoconsciência, dificuldades com a imagem corporal) que levam à (in)satisfação com o resultado.
- Procedimentos adicionais planejados (p. ex., reconstrução mamilar, lipomodelagem e cirurgia contralateral) e o risco de cirurgias imprevistas.
- Riscos de complicações associadas a procedimentos específicos.
- Como reconhecer e agir em relação às preocupações sobre possíveis complicações pós-cirurgia.
- Se os implantes precisarão ser substituídos rotineiramente na ausência de preocupações.
- Se a revisão ou substituição poderá ser necessária em razão de sintomas adversos ou para melhorar os resultados cosméticos em longo prazo.
- O tipo de implante ou expansor a ser usado (se relevante). É recomendável reter essa informação.
- Possíveis resultados em longo prazo, incluindo:
  - Recidiva locorregional.
  - Assimetria.
  - Efeitos das alterações no peso e na ptose contralateral.
  - Seroma crônico.
  - Dor crônica.
  - Rigidez do ombro e dificuldade de mobilidade da cintura escapular.
  - Hérnias abdominais e outras sequelas de retalhos abdominais.
  - Fasciculação (espasmos musculares) com retalhos musculares.
  - Cicatriz hipertrófica/queloide.
  - Enchimento axilar após reconstrução do grande dorsal.
  - Cirurgia de revisão, incluindo lipomodelagem, retalho, revisão de cicatriz e implante.
  - Qualidade de vida e bem-estar físico, estético e psicológico relatado por pacientes submetidas a diferentes tipos de reconstrução ao longo do tempo.

- Permanência hospitalar e período pós-cirúrgico, incluindo:
  - O tempo provável de permanência.
  - O que levar para o hospital.
  - Probabilidade de drenos pós-cirúrgicos.
  - Quando é provável que elas possam olhar para o(s) local(is) de reconstrução/doador e o que podem esperar ver nesse momento. As pacientes devem ser avisadas sobre as anormalidades preexistentes, o risco de edema e o período provável de aparecimento[17].
  - Necessidade de acompanhamento, incluindo a primeira consulta de acompanhamento, quando os resultados histopatológicos serão discutidos, se apropriado, e quando será acordado um plano de tratamento.
- Período de recuperação pós-operatória, em relação a:
  - Exercício e fisioterapia.
  - Tempo provável de recuperação, tempo para retornar às atividades normais, trabalho e condução, para levantar e praticar esporte e exercícios.
  - Vestuário pós-operatório.
  - Dados para contato em caso de dificuldades que surjam fora do horário de expediente ou aos fins de semana.

Apoio à tomada de decisão

As decisões sobre a CO são frequentemente complexas, e todos os esforços devem ser feitos para fornecer às pacientes tempo e assistência suficientes para discutir as opções com o(s) cirurgião(ões) e chegar a um acordo mútuo[18]. Para conversas sobre escolhas cirúrgicas, deve estar disponível um enfermeiro clínico especialista.

Para a tomada de decisão compartilhada é necessária a compreensão do que é importante para cada paciente, bem como fornecer informações que atendam e sejam compreendidas por elas[19]. As expectativas das pacientes em relação aos resultados devem ser esclarecidas, e elas devem ser ajudadas quanto ao que desejam alcançar com a CO (ou seja, seus próprios objetivos)[20].

Os auxiliares/ferramentas de decisão podem ser complementos benéficos para o tratamento regular e apoio às mulheres que procuram a CO[17,20]. As pacientes com dificuldade para a tomada de decisão devem ser identificadas e encaminhadas para assistência adicional por meio de procedimentos de referência claros.

Avaliação e apoio psicológico

Se necessário, o serviço de tratamento de mama deve contar com uma abordagem por escrito para avaliação e assistência psicológica. As pacientes devem:

- Ter certeza de que as discussões sobre os elementos psicossociais da CO são parte típica e rotineira do tratamento.
- Ter assistência prontamente disponível se surgirem problemas, os quais podem ser particularmente desagradáveis[21].

Uma enfermeira especialista em cuidados com a mama e/ou reconstrução mamária com conhecimento e habilidades especializadas deve avaliar o bem-estar psicológico de cada paciente e a potencial necessidade de apoio adicional em pontos-chave, incluindo pré-operatório, permanência hospitalar antes da alta e durante consultas de acompanhamento de rotina.

O encaminhamento para serviços especializados de psicologia será necessário se surgirem questões psicológicas complexas. As pacientes de alto risco (com história psiquiátrica prévia, baixa capacidade de enfrentamento, suporte social inadequado) devem ser monitoradas de perto após a cirurgia, devendo ser negociado e acordado com a paciente um contato adicional para estabelecer a recuperação psicológica. Esse arranjo deve ser registrado no prontuário hospitalar.

Para avaliar a morbidade psicológica e a adaptabilidade à CO, devem ser consideradas técnicas de rastreamento.

▶ CONSIDERAÇÕES CIRÚRGICAS

Marcações pré-operatórias

Devem ser efetuadas marcações pré-operatórias adequadas em uma área isolada equipada com sofá para exame e espelho – um acompanhante deve estar presente.

Margens

Para os casos de câncer de mama invasivo precoce e câncer *in situ*, a Associação de Cirurgiões de Mama recomenda uma margem livre de 1mm após a cirurgia de conservação da mama[22]. Cirurgia adicional (reexcisão ou mastectomia) deve ser oferecida caso não sejam alcançadas margens livres.

Na cirurgia de conservação da mama não é recomendada a remoção regular da pele acima do câncer. No entanto, quando o tumor é superficial (próximo ou na margem anterior), o planejamento oncoplástico pré--operatório deve considerar a adequação da excisão oncoplástica da pele subjacente para ajudar a estabelecer uma margem anterior adequada.

Cirurgia de conservação mamária com cirurgia oncoplástica

- Técnicas de deslocamento de volume.
- Técnicas de reposição de volume.

Como mencionado previamente, a conservação da mama deve ser considerada em todas as pacientes em que seja oncologicamente segura, e as técnicas para aumentar a possibilidade de conservação mamária têm evoluído. Ao realizar deslocamento de volume ou tratamentos de substituição, o leito tumoral deve ser localizado com clipes de titânio para promover radiação precisa.

Os seguintes itens são necessários no centro cirúrgico para a CO:

- Monitor(es) de controle de qualidade mamográfico: a resolução deve ser alta o suficiente para que possam ser vistas microcalcificações finas (no mínimo 5 megapixels), os quais costumam ter maior resolução do que os monitores comuns usados para visualizar imagens de tomografia computadorizada.
- Equipamento ou instalações de radiografia de espécime intraoperatório imediato[24].
- Equipamento de localização de linfonodos sentinelas.
- Equipamento para localização e cirurgia de lesões impalpáveis e rastreadas, de acordo com protocolos locais.

Todos os equipamentos devem passar regularmente por manutenção, e planos de contingência devem estar em vigor no caso de falha de um deles (p. ex., equipamento de *backup*).

Técnicas de deslocamento de volume

Os procedimentos de redução mamária, como as mamoplastias terapêuticas, possibilitam a remoção de porções significativas de tecido, ao mesmo tempo que melhoram o contorno de mamas grandes e ptóticas. Em mamas menores, as mastopexias terapêuticas podem promover desfecho semelhante.

Convém tomar cuidado para evitar possíveis complicações na cicatrização de feridas/necrose gordurosa, que poderiam retardar o(s) tratamento(s) adjuvante(s). Em

comparação com a atraente cirurgia de redução/elevação das mamas, cabe considerar comprimentos verticais mais longos dos pilares, padrões mais estreitos, bases pediculares mais largas e fechamento de tensão mais baixo.

Tecnicamente, na mamoplastia/mastopexia terapêutica com preservação do mamilo costuma ser mais fácil basear o mamilo em um pedículo diferente do utilizado para preencher a deficiência (pedículo secundário), o que permite maior liberdade de inserção com menos chance de comprometimento mamilar.

A conversão do complexo areolopapilar (CAP) em enxerto mamilar livre é uma opção a ser considerada quando o mamilo precisa ser movido uma distância considerável ou parece comprometido no intraoperatório.

Técnicas de reposição volêmica

A conservação da mama é possível com procedimentos de reposição volêmica para tumores maiores em mamas menores. Os retalhos perfurantes da artéria intercostal lateral (LICAP) e da artéria torácica lateral (LTAP) podem ser utilizados para reparar lesões laterais. O retalho perfurante da artéria intercostal anterior (AICAP) pode ser utilizado para preencher anormalidades do polo inferior. O retalho perfurante da artéria intercostal medial (MiCAP) pode ser utilizado para cobrir lesões mediais e até mesmo no quadrante superior interno.

É fundamental não comprometer possíveis áreas doadoras de reconstrução mamária total em pacientes de alto risco com possibilidades de doação limitadas. Retalhos LICAP estendidos, por exemplo, podem prejudicar a capacidade de execução (ou reduzir o volume disponível) em um retalho de grande dorsal estendido.

Outras técnicas, como o retalho da artéria toracodorsal perfurante (TDAP) ou o retalho livre minitransverso superior do grácil (TUG), poderiam ser consideradas em pacientes com defeitos maiores (ou seja, um quarto à metade da mama).

Margens livres devem ser asseguradas antes da reconstrução em excisões maiores e técnicas reconstrutivas mais difíceis (ou seja, preencher a cavidade com soro e aguardar a patologia formal antes do reparo, como um segundo estágio dentro de algumas semanas, ou com o uso do exame intraoperatório de congelação).

Durante o processo de consentimento, é importante ressaltar os seguintes pontos:

- Os implantes mamários modernos não têm vida útil definida e não precisam ser substituídos regularmente, a menos que haja problemas.

- Em longo prazo, pode ser necessária revisão ou substituição em caso de sintomas incômodos ou deformidades cosméticas. As pacientes devem solicitar que seu médico da Atenção Primária as encaminhe de volta ao médico de origem para avaliação.
- Há diferenças entre os expansores de tecido e os implantes de volume fixo, bem como entre os dispositivos à base de soro fisiológico e silicone e os revestimentos texturizados e lisos.
- Nos primeiros 3 meses após a cirurgia, até 1 em cada 10 pacientes perde o implante.
- Nos primeiros 10 anos, até 1 em cada 4 pacientes pode necessitar de cirurgia revisional.

As pacientes também devem ser informadas sobre outros possíveis problemas dos implantes/expansores, os quais devem ser documentados, como:
- Infecção.
- Extrusão.
- Contratura capsular.
- Ruptura.
- Granuloma de silicone.
- Vazamento de silicone.
- Mau posicionamento do implante.
- Implante mamário associado e linfoma anaplásico de grandes células (IMA-LAGC).

No Reino Unido, a reconstrução baseada em implantes é responsável por 53% das reconstruções iniciais após mastectomia[24]. Atualmente, a maioria dos procedimentos é realizada com malha biológica ou sintética[25]. Os benefícios da tela biológica ou sintética como adjuvante na reconstrução mamária com base em implantes, em relação às técnicas submusculares totais tradicionais, incluem melhor projeção do polo inferior, capacidade de realizar diretamente implantes mamários permanentes, redução da dor pós-operatória, melhor resultado estético e menos tempo de cirurgia. Apesar de seu uso amplo no Reino Unido, esses procedimentos estão associados à morbidade[25].

Não há consenso claro sobre a tela biológica ou sintética ideal. Os pontos específicos para discussão são:
- A origem da malha específica.
- Se a malha é permanente ou se se espera que seja absorvida.
- As pacientes devem ser informadas sobre a experiência local e global com a tela utilizada, incluindo a incerteza quanto ao desfecho de longo prazo.
- Conhecimento e aceitação de que a reconstrução envolve um implante mamário.

- As pacientes devem estar cientes de que a cirurgia revisional é frequente nos estágios iniciais após a reconstrução.
- A possibilidade de um dreno ser deixado no local por até 2 semanas.
- As complicações potenciais nos primeiros 3 meses incluem readmissão (18%), infecção (25%), reoperação (18%) e perda do implante (9%)[25].
- Os resultados de longo prazo da reconstrução com base em implantes podem ser perdidos e pode ser necessária subsequente cirurgia planejada por preocupações estéticas.

Estratégias para diminuir as complicações relacionadas ao implante

Os fatores que aumentam a possibilidade de falha do implante incluem:
- Fumantes (considere o uso de terapia de reposição de nicotina).
- Pacientes com IMC > 30.
- Diabetes *mellitus* preexistente.
- Esvaziamento axilar concomitante.
- Uso de implantes > 500cc.
- Quimioterapia neoadjuvante.
- Radioterapia pré-operatória.

Protocolos pré, intra e pós-operatórios foram desenvolvidos e demonstraram reduzir as taxas de perda do implante em 3 meses[11,26]. As medidas para redução do risco pré-operatório incluem:
- Seleção cuidadosa de pacientes para minimizar os fatores de risco.
- Dose única de antibiótico endovenoso profilático na indução.

As medidas para redução do risco intraoperatório incluem:
- Reduzir o pessoal no centro cirúrgico e evitar abrir portas (uso de fechaduras e placas).
- Reduzir o tempo operatório – disponibilidade de duas equipes cirúrgicas para casos bilaterais.
- Considerar o uso de fluxo de ar laminar, se disponível.
- Todo o pessoal do centro cirúrgico deve usar máscaras faciais quando o implante é aberto.
- Aquecimento da paciente durante a cirurgia.
- Protetores mamilares a serem aplicados em casos unilaterais.
- Preparo da paciente com clorexidina alcoólica.

- Cirurgiões e auxiliares com luvas duplas: os cirurgiões e seus auxiliares devem trocar as luvas externas por um par limpo antes de manusear o implante.
- Colocação de novos campos antes da inserção do implante.
- Implante manipulado apenas pelo cirurgião (após a troca das luvas).
- Aparar bordas da pele.
- Usar suturas bacteriostáticas e cola de pele para selar a ferida.
- Drenos com túnel.
- Considerar o uso de expansores teciduais e curativos de pressão negativa em pacientes de alto risco.

As medidas para redução do risco pós-operatório incluem:

- Considerar o uso seletivo de profilaxia antibiótica estendida nas pacientes consideradas de "alto risco" para infecção.
- Remoção dos drenos ao drenar < 30mL em 2 dias consecutivos.
- Desbridamento precoce para pequenos problemas de feridas e revisão ambulatorial precoce.

Radioterapia

As complicações são mais comuns em pacientes que necessitam de radiação da parede torácica no pós-operatório.

Após a radiação, há aumento da possibilidade de contratura capsular. A amplitude de movimento não aumenta o risco de contratura capsular após radiação, e há evidências crescentes de que pode diminuir a gravidade da contratura capsular[27], embora não haja dados definitivos.

As pacientes submetidas à radioterapia antes da reconstrução apresentam risco maior de complicações graves e falha do implante[28].

Breast implant illness (doença do silicone)

O *breast implant illness* (BII) é uma expressão usada por pessoas com implantes mamários que vêm experimentando uma variedade de sintomas supostamente causados pelos implantes de silicone.

A doença do silicone não é um diagnóstico médico, e não há nenhuma ligação documentada entre os implantes mamários e a doença. Cansaço *brain fog*, dores nas articulações, sintomas relacionados com a imunidade, distúrbios do sono, depressão, distúrbios hormonais, dores de cabeça, queda de cabelo, calafrios, erupção cutâ-

nea e problemas hormonais e neurológicos estão entre os sintomas.

Atualmente, não há evidências científicas que apoiem essa ligação hipotética nem qualquer teste diagnóstico que demonstre que uma paciente tenha esse problema. Pesquisas estão em andamento para determinar se todos os sintomas descritos podem ser combinados em um único diagnóstico. Algumas pacientes relatam alívio de seus sintomas após a remoção do implante mamário, mas nem todas.

Reconstrução mamária autóloga total

A reconstrução autóloga total inclui retalhos pediculados e livres. O retalho estendido do grande dorsal é o retalho pediculado mais utilizado. O retalho livre mais utilizado é o perfurante profundo da artéria epigástrica inferior (DIEP). Os retalhos transversos do músculo reto abdominal poupadores de músculo (MS-TRAM), transverso do grácil superior (TUG), perfurante da artéria profunda (PAP), perfurante da artéria lombar (LAP), perfurante da artéria glútea superior (SGAP) e perfurante da artéria glútea inferior (IGAP) são outras opções autólogas para mulheres não candidatas ao DIEP. Atualmente, muitos cirurgiões consideram o DIEP o padrão ouro na reconstrução mamária completa autóloga livre em virtude de suas baixas taxas de falha e de reexploração por complicações[29].

Além disso, procedimentos autólogos, como o retalho do grande dorsal, podem ser complementados com lipopreenchimento, ou implantes podem ser empregados para aumentar o volume das reconstruções autólogas.

Lipomodelação

A lipomodelação tardia mostrou-se oncologicamente segura para correção de defeitos de conservação mamária; no entanto, pode ser difícil alcançar bons resultados após a radioterapia, sendo recomendado aguardar 6 meses após a radioterapia ou até a primeira mamografia de vigilância anual[30-32].

A lipomodelação imediata após conservação da mama pode reduzir a incidência de deformidades pós-operatórias, mas deve ser considerada experimental até que sejam relatados resultados em longo prazo[32].

A lipomodelação pode melhorar o contorno e o volume do implante autólogo ou o volume e o contorno da reconstrução mamária completa autóloga. Além disso, tem sido demonstrado que aumenta a qualidade dos tecidos irradiados, particularmente em terapias baseadas em implantes[33,34].

Em pacientes que podem necessitar de reconstrução autóloga total subsequente, os locais doadores para coleta de gordura devem ser escolhidos com cautela (p. ex., não é recomendado usar o abdome inferior como local doador para coleta de gordura para melhorar a cobertura do implante em paciente com alta probabilidade de precisar de mudança para tecido autólogo no futuro, como retalho DIEP).

Em razão do número de cirurgias necessárias para se obter volume suficiente, o uso da lipomodelação como única abordagem para reconstrução mamária tem sido limitado a pacientes selecionadas[30], sendo considerado mais adequado para mulheres com mamas pequenas e áreas doadoras adequadas consideradas inelegíveis ou que não desejam se submeter a outros métodos de reconstrução.

Vigilância radiológica após cirurgia oncológica e reconstrução mamária total

Após CO, é aconselhada a mamografia bilateral de vigilância anual. As alterações pós-tratamento são mais prováveis durante os primeiros 6 a 12 meses após a cirurgia e a radioterapia e podem ser de difícil avaliação por meio de radiografias[35]. Recomenda-se uma espera de 12 meses após CO. Qualquer paciente que necessite de lipoenxertia subsequente deve ser submetida à avaliação radiológica.

A imagem ipsilateral não está indicada após mastectomia e reconstrução autóloga ou implante, ocorrendo recidiva nos retalhos de mastectomia. As pacientes devem fazer mamografias contralaterais todos os anos.

O rastreamento de rotina por meio de ressonância magnética não é recomendado, a menos que a mulher apresente fatores de risco adicionais[36].

Mastectomia

Mastectomia poupadora de pele (MPP)

O objetivo da MPP é remover todo o tecido glandular da mama enquanto conserva o envelope de pele nativa, o que inclui a manutenção de suprimento de sangue funcional para todo o envelope mamário.

Como resultado, a técnica cirúrgica precisa é essencial para dissecar dentro do plano entre o tecido adiposo subcutâneo que fornece sangue para o envelope cutâneo e o parênquima subjacente ("o plano da mastectomia")[37,38]. Essa abordagem possibilita a excisão máxima do tecido glandular mamário, reduzindo o risco de necrose do retalho de mastectomia. Se houver dúvida sobre a presença de tecido maligno na margem anterior da mastectomia, a localização relevante no retalho cutâneo da mastectomia deve ser marcada com clipe subcutâneo detectável radiologicamente ou sutura percutânea inabsorvível. Se isso for identificado na avaliação pós-operatória, facilitará a reoperação para exérese da derme afetada.

Retalhos de mastectomia mais espessos têm maior probabilidade de proteger os vasos subcutâneos, apesar do risco de ser deixado tecido mamário no local. As unidades lobulares ductais terminais mamárias foram mais prevalentes na presença de retalhos cutâneos de mastectomia mais espessos em estudos que avaliaram a existência de tecido mamário remanescente após MPP[39]. Certas partes do plano da mastectomia, particularmente o quadrante inferior externo da mama, podem ter maior predileção por conter epitélio mamário residual[40].

Tabagismo, radiação prévia, diabetes e obesidade são exemplos de comorbidades que sabidamente aumentam o risco de necrose do retalho cutâneo de mastectomia[41]. A localização da incisão também pode influir na incidência de necrose do retalho de mastectomia – padrão de Wise ou incisões em T invertido têm sido associadas a taxa maior de necrose do retalho cutâneo[42]. Não há evidências de que diferentes cautérios ou bisturis afetem as taxas de necrose. A MPP é considerada oncologicamente segura nos seguintes contextos terapêuticos: cirurgia de redução de alto risco, estágio inicial, biologicamente favorável, câncer de mama invasivo ou carcinoma ductal in situ (CDIS).

Mastectomia com preservação do mamilo (MPM)

A MPM é semelhante à MPP na medida em que envolve a criação de retalhos de mastectomia de espessura uniforme com perfeita aderência à cirurgia dentro do plano da mastectomia. Na MPM, o CAP é deixado no lugar. A presença do CAP natural tem sido associada a vantagens psicológicas e cosméticas para as mulheres[43,44].

A técnica de preservação mamilar exige um delicado equilíbrio entre dois fatores concorrentes: eliminar o máximo possível de tecido mamário retroareolar e manter um suprimento sanguíneo funcional para o mamilo.

Embora os ductos mamários devam ser excisados durante a cirurgia, não há dados claros sobre quão agressivamente os ductos do mamilo e da área retroareolar devem ser excisados.

Ao deixar uma borda de tecido de 3mm ao redor do CAP, pelo menos 66% dos microvasos mamilares são preservados[45]. Incisões transareolares ou circumareolares, tabagismo e irradiação mamária prévia aumentam o risco de necrose mamilar[46]. A MPM é considerada oncologicamente segura nos seguintes cenários clínicos: cirurgia de redução de risco em pacientes de alto risco, estágio inicial, biologicamente favorável, câncer de mama invasivo ou CDIS a pelo menos 2cm do mamilo, achados de imagem indicando não haver envolvimento mamilar, nenhuma secreção mamilar e sem doença de Paget[47].

Separadamente da peça principal de mastectomia, o tecido retirado do CAP deve ser enviado para avaliação anatomopatológica. Não há evidências de que o exame intraoperatório por congelação do tecido retroareolar seja benéfico na MPM realizada com o objetivo de reduzir o risco. O local do CAP recém-destacado deve ser cuidadosamente observado no espécime de mastectomia para localizar com precisão qualquer câncer oculto porventura identificado.

Em comparação com as incisões radial e inframamária, as incisões transareolar e circumareolar estão associadas a aumento da incidência de necrose do CAP[48,49].

Em mulheres que fumam ou se submeteram à irradiação da mama/parede torácica anteriormente, a MPM deve ser adotada com cautela[50].

▶ RESUMO

- Fornecer informações precisas e ajudar a paciente a tomar a decisão certa é útil para alcançar bons resultados pós-operatórios e de longo prazo em pacientes submetidas à CO.
- Um planejamento cuidadoso é fundamental para encontrar o equilíbrio certo entre o resultado estético e a segurança oncológica.
- As pacientes devem ser informadas sobre todas as opções de tratamento disponíveis, mesmo que nem todas lhes sejam oferecidas no hospital em que farão o tratamento.
- O monitoramento e a vigilância em longo prazo são importantes para detecção precoce de recidivas.
- Procedimentos cirúrgicos meticulosos, combinados à compreensão dos princípios oncológicos, garantirão resultados positivos.

- O entendimento dos diversos procedimentos de oncoplastia torna possível que o cirurgião escolha o melhor método para a paciente.

▶ CONSIDERAÇÕES FINAIS

Para garantir resultados de qualidade para as pacientes, é essencial capacitá-las com conhecimentos que lhes permitam tomar uma decisão consciente. Apoiar as pacientes após a cirurgia e em sua recuperação é fundamental para ajudá-las a alcançar melhor qualidade de vida. A CO é considerada o padrão ouro para tratamento cirúrgico do câncer de mama, proporcionando bons resultados estéticos sem comprometer a segurança oncológica. Para reduzir as complicações e garantir baixos índices de recidiva local, convém considerar a seleção cuidadosa das pacientes e o método cirúrgico mais adequado.

REFERÊNCIAS

1. O'Connell RL, Rattay T, Dave RV et al. The impact of immediate breast reconstruction on the time to delivery of adjuvant therapy: The iBRA-2 study. Br J Cancer [Internet] 2019 Mar; 120(9):883-95. Disponível em: https://www.nature.com/articles/s41416-019-0438-1. Acesso em: 10 out 2023.

2. Hanna TP, King WD, Thibodeau S et al. Mortality due to cancer treatment delay: Systematic review and meta-analysis. BMJ [Internet] 2020 Nov; 371:m4087. Disponível em: https://www.bmj.com/content/371/bmj.m4087. Acesso em: 10 out 2023.

3. De La Cruz L, Blankenship SA, Chatterjee A et al. Outcomes after oncoplastic breast-conserving surgery in breast cancer patients: A systematic literature review. Ann Surg Oncol [Internet] 2016 Oct; 23(10):3247-58. Disponível em: https://link.springer.com/article/10.1245/s10434-016-5313-1. Acesso em: 10 out 2023.

4. Fertsch S, Munder B, Hagouan M et al. Immediate-DElayed AutoLogous (IDEAL) breast reconstruction with the DIEP flap. Chirurgia (Bucur) 2017; 112(4):387.

5. Yun JH, Diaz R, Orman AG. Breast reconstruction and radiation therapy. Cancer Control 2018 Jan; 25(1):107327481879548.

6. Barry M, Kell MR. Radiotherapy and breast reconstruction: A meta-analysis. Breast Cancer Res Treat [Internet] 2011 May; 127(1):15-22. Disponível em: https://link.springer.com/article/10.1007/s10549-011-1401-x. Acesso em: 10 out 2023.

7. Maalouf C, Bou-Merhi J, Karam E, Patocskai E, Danino AM. The impact of autologous breast reconstruction using DIEP flap on the oncologic efficacy of radiation therapy. Ann Chir Plast Esthet 2017 Dec; 62(6):630-6.

8. National Guideline Alliance (Great Britain), National Institute for Health and Care Excellence (Great Britain). Early and locally advanced breast cancer : Diagnosis and management.

9. National Guidelines – Institute of Medical Illustrators [Internet]. Disponível em: https://www.imi.org.uk/resources/professional-resources/national-guidelines/. Acesso em: 10 out 2023.

10. Yung R, Ray RM, Roth J et al. The association of delay in curative intent treatment with survival among breast cancer patients: Findings from the Women's Health Initiative. Breast Cancer Res Treat [Internet] 2020 Apr; 180(3):747-57. Disponível em: https://link.springer.com/article/10.1007/s10549-020-05572-y. Acesso em: 10 out 2023.

11. Barr SP, Topps AR, Barnes NLP et al. Infection prevention in breast implant surgery – A review of the surgical evidence, guidelines and a checklist. Eur J Surg Oncol 2016 May; 42(5):591-603.

12. Cuzick J, Forbes J, Edwards R et al. First results from the International Breast Cancer Intervention Study (IBIS-I): A randomised prevention trial. Lancet 2002 Sep; 360(9336):817-24.

13. Andtbacka RHI, Babiera G, Singletary SE et al. Incidence and prevention of venous thromboembolism in patients undergoing breast cancer surgery and treated according to clinical pathways. Ann Surg 2006 Jan; 243(1):96-101.

14. Hussain T, Kneeshaw PJ. Stopping tamoxifen peri-operatively for VTE risk reduction: A proposed management algorithm. Intern J Surg 2012 Jan; 10(6):313-6.

15. Baumann DP, Crosby MA, Selber JC et al. Optimal timing of delayed free lower abdominal flap breast reconstruction after postmastectomy radiation therapy. Plast Reconstr Surg 2011 Mar; 127(3):1100-6.

16. Sheehan J, Sherman KA, Lam T, Boyages J. Association of information satisfaction, psychological distress and monitoring coping style with post-decision regret following breast reconstruction. Psychooncology 2007 Apr; 16(4):342-51.

17. Paraskeva N, Herring B, Tollow P, Harcourt D. First look: A mixed-methods study exploring women's initial experiences of their appearance after mastectomy and/or breast reconstruction. J Plast, Reconstr Aesth Surg 2019 Apr; 72(4):539-47.

18. Grabinski VF, Myckatyn TM, Lee CN, Philpott-Streiff SE, Politi MC. Importance of shared decision-making for vulnerable populations: Examples from postmastectomy breast reconstruction. Liebertpub [Internet] 2018 Sep; 2(1):234-8. Disponível em: https://www.liebertpub.com/doi/10.1089/heq.2018.0020. Acesso em: 10 out 2023.

19. Decision making and consent – Professional standards – GMC [Internet]. Disponível em: https://www.gmc-uk.org/ethical-guidance/ethical-guidance-for-doctors/decision-making-and-consent. Acesso em: 10 out 2023.

20. Harcourt D, Griffiths C, Baker E, Hansen E, White P, Clarke A. The acceptability of PEGASUS: An intervention to facilitate shared decision-making with women contemplating breast reconstruction. Psychol Health Med 2016 Feb; 21(2):248-53.

21. Mahoney B, Walklet E, Bradley E et al. Experiences of implant loss after immediate implant-based breast reconstruction: Qualitative study. BJS Open [Internet] 2020 May; 4(3):380-90. Disponível em: https://dx.doi.org/10.1002/bjs5.50275. Acesso em: 10 out 2023.

22. Association of Breast Surgery Consensus Statement MArgin WidTh in BreAST ConServATion Surgery. Disponível em: www.associationofbreastsurgery.org.uk. Acesso em: 10 out 2023.

23. Perry N, Broeders M, Wolf C, Törnberg S, Holland R, von Karsa L. European guidelines for quality assurance in breast cancer screening and diagnosis – Summary document. 4. ed. Oncol Clin Pract [Internet] 2008; 4(2):74-86. Disponível em: https://journals.viamedica.pl/oncology_in_clinical_practice/article/view/9310. Acesso em: 10 out 2023.

24. Mennie JC, Mohanna PN, O'Donoghue JM, Rainsbury R, Cromwell DA. National trends in immediate and delayed post-mastectomy reconstruction procedures in England: A seven-year population-based cohort study. Eur J Surg Oncol 2017 Jan; 43(1):52-61.

25. Potter S, Conroy EJ, Cutress RI et al. Short-term safety outcomes of mastectomy and immediate implant-based breast reconstruction with and without mesh (iBRA): A multicentre, prospective cohort study. Lancet Oncol 2019 Feb; 20(2):254-66.

26. Knight HJ, Musgrove JJ, Youssef MMG, Ferguson DJ, Olsen SB, Tillett RL. Significantly reducing implant loss rates in immediate implant-based breast reconstruction: A protocol and completed audit of quality assurance. J Plast Reconstr Aesthet Surg 2020 Jun; 73(6):1043-9.

27. Heidemann LN, Gunnarsson GL, Andrew Salzberg C, Sørensen JA, Thomsen JB. Complications following nipple-sparing mastectomy and immediate acellular dermal matrix implant-based breast reconstruction – A systematic review and meta-analysis. Plast Reconstr Surg Glob Open [Internet] 2018; 6(1). Disponível em: https://journals.lww.com/prsgo/fulltext/2018/01000/complications_following_nipple_sparing_mastectomy.6.aspx. Acesso em: 10 out 2023.

28. Dave RV, Vucicevic A, Barrett E et al. Risk factors for complications and implant loss after prepectoral implant-based immediate breast reconstruction: Medium-term outcomes in a prospective cohort. Br J Surg [Internet] 2021 May; 108(5):534-41. Disponível em: https://pubmed.ncbi.nlm.nih.gov/34043774/. Acesso em: 10 out 2023.

29. Wormald JCR, Wade RG, Figus A. The increased risk of adverse outcomes in bilateral deep inferior epigastric artery perforator flap breast reconstruction compared to unilateral reconstruction: A systematic review and meta-analysis. J Plast, Reconstr Aesth Surg 2014 Feb; 67(2):143-56.

30. Delay E, Guerid S, Meruta AC. Indications and controversies in lipofilling for partial breast reconstruction. Clin Plast Surg 2018 Jan; 45(1):101-10.

31. Pérez-Cano R, Vranckx JJ, Lasso JM et al. Prospective trial of Adipose-Derived Regenerative Cell (ADRC)-enriched fat grafting for partial mastectomy defects: The RESTORE-2 trial. Eur J Surg Oncol 2012 May; 38(5):382-9.

32. Khan LR, Raine CR, Dixon JM. Immediate lipofilling in breast conserving surgery. Eur J Surg Oncol 2017 Aug; 43(8):1402-8.

33. Delay E, Meruta AC, Guerid S. Indications and controversies in total breast reconstruction with lipomodeling. Clin Plast Surg 2018 Jan; 45(1):111-7.

34. Rigotti G, Marchi A, Galiè M et al. Clinical treatment of radiotherapy tissue damage by lipoaspirate transplant: A healing process mediated by adipose-derived adult stem cells. Plast Reconstr Surg [Internet] 2007 Apr; 119(5):1409-22. Disponível em: https://journals.lww.com/plasreconsurg/fulltext/2007/04150/clinical_treatment_of_radiotherapy_tissue_damage.3.aspx. Acesso em: 10 out 2023.

35. Krishnamurthy R, Whitman GJ, Stelling CB, Kushwaha AC. Mammographic findings after breast conservation therapy. RadioGraphics [Internet] 1999 Oct; 19(Suppl 1). Disponível em: https://pubs.rsna.org/doi/10.1148/radiographics.19.suppl_1.g99oc16s53. Acesso em: 10 out 2023.

36. The Royal College of Radiologists. Guidance on screening and symptomatic breast imaging. 4. ed. [Internet]. Disponível em: https://www.rcr.ac.uk/publication/guidance-screening-and-symptomatic-breast-imaging-fourth-edition. Acesso em: 10 out 2023.

37. Rinker B. A Comparison of methods to assess mastectomy flap viability in skin-sparing mastectomy and immediate reconstruction: A prospective cohort study. Plast Reconstr Surg [Internet] 2016 Feb; 137(2):395-401. Disponível em: https://journals.lww.com/plasreconsurg/fulltext/2016/02000/a_comparison_of_methods_to_assess_mastectomy_flap.3.aspx. Acesso em: 10 out 2023.

38. Robertson SA, Rusby JE, Cutress RI. Determinants of optimal mastectomy skin flap thickness. Br J Surg [Internet] 2014 Jun; 101(8):899-911. Disponível em: https://dx.doi.org/10.1002/bjs.9470. Acesso em: 10 out 2023.

39. Cao D, Tsangaris TN, Kouprina N et al. The superficial margin of the skin-sparing mastectomy for breast carcinoma: Factors predicting involvement and efficacy of additional margin sampling. Ann Surg Oncol [Internet] 2008 May; 15(5):1330-40. Disponível em: https://link.springer.com/article/10.1245/s10434-007-9795-8. Acesso em: 10 out 2023.

40. Griepsma M, Roy Van Zuidewijn DBW, Grond AJK, Siesling S, Groen H, Bock GH. Residual breast tissue after mastectomy: How often and where is it located? Ann Surg Oncol [Internet] 2014 Dec; 21(4):1260-6. Disponível em: https://link.springer.com/article/10.1245/s10434-013-3383-x. Acesso em: 10 out 2023.

41. Bennett KG, Qi J, Kim HM, Hamill JB, Pusic AL, Wilkins EG. Comparison of 2-year complication rates among common techniques for postmastectomy breast reconstruction. JAMA Surg [Internet] 2018 Oct; 153(10):901-8. Disponível em: https://jamanetwork.com/journals/jamasurgery/fullarticle/2685264. Acesso em: 10 out 2023.

42. Davies K, Allan L, Roblin P, Ross D, Farhadi J. Factors affecting post-operative complications following skin sparing mastectomy with immediate breast reconstruction. The Breast 2011 Feb; 20(1):21-5.

43. Didier F, Arnaboldi P, Gandini S et al. Why do women accept to undergo a nipple sparing mastectomy or to reconstruct the nipple areola complex when nipple sparing mastectomy is not possible? Breast Cancer Res Treat [Internet] 2012

Apr; 132(3):1177-84. Disponível em: https://link.springer.com/article/10.1007/s10549-012-1983-y. Acesso em: 10 out 2023.

44. Didier F, Radice D, Gandini S et al. Does nipple preservation in mastectomy improve satisfaction with cosmetic results, psychological adjustment, body image and sexuality? Breast Cancer Res Treat [Internet] 2009 Dec; 118(3):623-33. Disponível em: https://link.springer.com/article/10.1007/s10549-008-0238-4. Acesso em: 10 out 2023.

45. Rusby JE, Brachtel EF, Taghian A, Michaelson JS, Koerner FC, Smith BL. Microscopic anatomy within the nipple: Implications for nipple-sparing mastectomy. Am J Surg 2007 Oct; 194(4):433-7.

46. Orzalesi L, Casella D, Santi C et al. Nipple sparing mastectomy: Surgical and oncological outcomes from a national multicentric registry with 913 patients (1,006 cases) over a six-year period. The Breast 2016 Feb; 25:75-81.

47. Gradishar WJ, Anderson BO, Balassanian R et al. Invasive breast cancer version 1.2016, NCCN Clinical Practice Guidelines in Oncology. J Nation Compreh Cancer Network [Internet] 2016 Mar; 14(3):324-54. Disponível em: https://jnccn.org/view/journals/jnccn/14/3/article-p324.xml. Acesso em: 10 out 2023.

48. Algaithy ZK, Petit JY, Lohsiriwat V et al. Nipple sparing mastectomy: Can we predict the factors predisposing to necrosis? Eur J Surg Oncol 2012 Feb; 38(2):125-9.

49. Shimo A, Tsugawa K, Tsuchiya S et al. Oncologic outcomes and technical considerations of nipple-sparing mastectomies in breast cancer: experience of 425 cases from a single institution. Breast Cancer [Internet] 2016 Nov; 23(6):851-60. Disponível em: https://link.springer.com/article/10.1007/s12282-015-0651-6. Acesso em: 10 out 2023.

50. Galimberti V, Vicini E, Corso G et al. Nipple-sparing and skin-sparing mastectomy: Review of aims, oncological safety and contraindications. The Breast 2017 Aug; 34:S82-4.

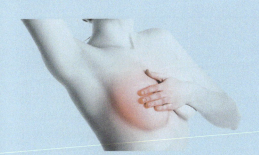

Capítulo 31

Treinamento em Cirurgia Oncoplástica

Cícero de Andrade Urban
Régis Resende Paulinelli
Maurício de Aquino Resende

INTRODUÇÃO

A cirurgia de mama passou por progressos sem precedentes e uma mudança radical de paradigmas nos últimos 40 anos. A multidisciplinaridade, a multimodalidade e a individualização do tratamento do câncer de mama facilitaram essas mudanças para cirurgias mais efetivas e menos agressivas, evitando desfechos estéticos inaceitáveis. Como a mama é um órgão estético-funcional, a cirurgia oncoplástica combina técnicas e conceitos de cirurgia plástica aos da cirurgia oncológica, possibilitando a remoção de tumores maiores, multicêntricos, multifocais e bilaterais com risco menor de deformidades locais, além de reduzir as taxas de mastectomia. Essa característica translacional representa um novo horizonte para a cirurgia da mama[1-14].

Habilidades e conhecimentos oncológicos e reconstrutivos são necessários tanto para cirurgiões de mama como para cirurgiões plásticos, pois o tratamento do câncer de mama tornou-se mais complexo e desafiador. Muitos dos resultados insatisfatórios em cirurgias reconstrutivas no passado foram devidos a essa falta de compreensão interdisciplinar. Bons resultados estéticos na reconstrução mamária dependem da escolha da técnica mais adequada para as características estético-funcionais de cada paciente em combinação com os fatores oncológicos envolvidos. Tudo começa com uma cirurgia oncológica equilibrada – radical na medida certa, mas conservadora e cuidadosamente realizada a fim de preservar o tecido mamário, evitando excisões desfigurantes ou mutilantes desnecessárias e mantendo a qualidade de vida da paciente[1-4].

O aumento do interesse dos cirurgiões pela realização de cirurgias oncoplásticas é um fenômeno mundial. No entanto, existem diferenças e contrastes significativos entre os vários países. Além disso, a cirurgia oncoplástica não é reconhecida e certificada como especialidade na maioria deles. Habilidades em técnicas reconstrutivas e oncológicas, senso de estética, volume e simetria, experiência com imagens mamárias, quimioterapia, terapia hormonal, radioterapia, terapia-alvo, ética, liderança e também uma visão global das expectativas e da psicologia da paciente, enfim, a complexa combinação de todas essas competências influenciará as decisões cirúrgicas e os resultados finais[5].

No entanto, a maioria das cirurgias de câncer de mama não segue os padrões oncoplásticos e, portanto, muitas pacientes ainda experimentam a mutilação resultante da mastectomia sem reconstrução imediata. Mesmo na cirurgia conservadora da mama, utilizando a abordagem clássica sem combinar técnicas oncoplásticas, a taxa de resultado cosmético ruim costuma chegar a 20% a 30% dos casos, e a de reoperação, 20% a 40%. É importante não apenas preservar a vida, mas preservar a qualidade de vida e entender as mulheres de maneira global. A mama representa mais do que apenas sua forma ou função durante o período de amamentação. É a verdadeira identidade feminina, que passa por um período de grande conflito quando o câncer é diagnosticado. O câncer de mama é um evento difícil e traumático que afetará 1 em cada 8 mulheres, e por isso deveria estar no centro das medidas de saúde pública em todo o mundo. A cirurgia oncoplástica não deveria ser apenas uma opção, mas uma necessidade para muitas delas[1-14].

Assim, neste capítulo serão abordados os modelos de treinamento em cirurgia oncoplástica, além dos desafios e contrastes dessa abordagem na cirurgia do câncer de mama em diferentes países.

HISTÓRIA, CONCEITO E CONTRASTES

É difícil definir com precisão quando e onde, pela primeira vez, uma técnica de mamoplastia foi usada em uma cirurgia conservadora da mama para reduzir a deformidade e a assimetria. Vários cirurgiões não acadêmicos, em diferentes países, já faziam esporadicamente esse tipo de cirurgia, mesmo antes de sua aparição oficial na literatura. Uma de suas primeiras aplicações foi na década de 1980, na França, por Jean-Yves Petit (na época no Institut Goustave-Roussy), Jean-Yves Bobin (no Centre Léon-Bérard) e Michel Abbes (no Centre Lacassagne). Alguns anos mais tarde, o conceito de cirurgia oncoplástica foi então originalmente cunhado por Werner Audrescht, na Alemanha, e posteriormente teve grande difusão, após a publicação do artigo de Krishna Clough e cols. em 2003[1-5]. Nos EUA, Melvin Silverstein, Gail Lebovic e Scott Spear foram pioneiros. No Brasil, Antônio Figueira, Ângelo Matthes e Jorge Biazús faziam cirurgia oncoplástica desde a década de 1980, assim como Eduardo González, na Argentina.

Portanto, embora não seja um consenso, o conceito oncoplástico original como "reconstrução imediata tumor-específica" não se limita à cirurgia conservadora da mama. As técnicas de mastectomia poupadora de pele e de aréola e mamilo incorporaram princípios oncoplásticos ao fazerem uma excisão oncológica bem conduzida, seguida de reconstrução mamária imediata e simetria contralateral na mesma cirurgia[1].

No entanto, existem contrastes sobre quem realiza cirurgias de mama em diferentes países: nos EUA são os cirurgiões gerais; na Europa, a depender do país, são os ginecologistas, cirurgiões gerais e cirurgiões oncológicos, e no Brasil, principalmente os mastologistas e cirurgiões oncológicos. Embora existam claros benefícios da especialização em cirurgia de mama, como no caso do modelo brasileiro, este não é o dominante na maioria dos países.

A figura do cirurgião com formação oncoplástica é um avanço, atraindo o interesse de muitos cirurgiões, particularmente cirurgiões de mama em locais onde não há provisão suficiente de cirurgiões plásticos – um único cirurgião que poderia ser capaz de fornecer um manejo abrangente, realizando tanto a ressecção oncológica como as subsequentes reconstrução e simetria em uma única cirurgia.

No entanto, é necessário o treinamento adequado. A depender das circunstâncias, são necessárias novas habilidades e conhecimentos em cirurgia ablativa e reconstrutiva. Na maioria dos lugares há uma colaboração entre cirurgiões de mama e cirurgiões plásticos. Entretanto, alguns cirurgiões plásticos têm interesse e treinamento mais voltados para a cirurgia estética. Além disso, alguns não tiveram a oportunidade de realizar treinamento aprofundado em oncoplastia e reconstrução mamária. No caso de cirurgia com duas equipes, a coordenação de cronogramas é crucial para o sucesso. Além disso, fatores técnicos, históricos e culturais, somando experiência e interesses de cirurgiões e pacientes às normas internas e nacionais, também interferem nas indicações e nos índices da cirurgia oncoplástica.

MODELOS DE FORMAÇÃO E MENTORIA

Mentoria, de acordo com Rombeau, Goldberg e Loveland-Jones, é a prestação de orientação pessoal e profissional, geralmente para cirurgiões mais jovens[15]. Educação e crescimento em cirurgia são dependentes desse processo antigo e aqui podem ser ainda mais do que em outras disciplinas em medicina. O conceito completo de mentoria, segundo esses autores, possui três elementos basilares relacionados com o caráter do mentor, sua personalidade e capacidade de avaliação de habilidades técnicas de um estagiário: experiência, confiança e comprometimento. No entanto, com o advento da cirurgia oncoplástica, existem diferentes formas de mentoria e treinamento.

Líderes acadêmicos e mentores em cirurgia oncoplástica têm um papel importante e um profundo compromisso tanto com os pacientes como com o futuro da cirurgia de mama. De certo modo, há um interesse crescente em todo o mundo pelos benefícios da carreira de cirurgia de mama com todas essas oportunidades oncoplásticas, mas ao mesmo tempo também existem grandes desafios, completamente diferentes do processo tradicional de orientação e treinamento cirúrgico. Não há um padrão ou mesmo um consenso entre as sociedades de cirurgia plástica e de cirurgia de mama sobre como fazê-lo e ao mesmo tempo há um número emergente de cirurgiões interessados em aprender essas técnicas. Então, é hora de revisitar a forma clássica de ensinar, pois faltam diretrizes formais na mentoria e treinamento oncoplástico.

Existem três gerações de cirurgiões oncoplásticos: os pioneiros, autodidatas que começaram a fazer essas cirurgias entre os anos 1980 e 1990, a maioria vinda da Europa, após os ensaios de Milão e a consolidação do tratamento conservador da mama; a segunda é formada por aqueles que foram aprender com esses pioneiros, e a terceira é composta por aqueles que estão recebendo esse treinamento em sua formação regular durante a especialização – na forma de *fellowship* ou como subespecialidade – provenientes da cirurgia plástica ou da cirurgia geral, como no Reino Unido.

Entre a segunda e a terceira geração, no entanto, existe ainda uma lacuna importante de cirurgiões sem formação oncoplástica[5]. Estes realizam a maioria das cirurgias de câncer de mama no mundo e não são capazes de oferecer reconstrução mamária para a maioria de suas pacientes em virtude da dificuldade de acesso ou da indisponibilidade de cirurgiões plásticos para trabalhar em conjunto. Muitos desses cirurgiões procuram oportunidades de treinamento dentro de cursos curtos ou mais intensivos. Eles não são jovens residentes ou bolsistas, mas frequentemente cirurgiões especializados, com diferentes graus de especialização e habilidades técnicas em cirurgia de mama.

Como fornecer uma orientação prática para orientar e treinar esses colegas? Qual é a filosofia por trás da cirurgia oncoplástica e sua implicação para isso? Como definir os limites entre as especialidades, já que a cirurgia oncoplástica é uma zona cinzenta e uma área comum de interesse entre cirurgiões da mama e cirurgiões plásticos? Ao mesmo tempo, cirurgiões plásticos dedicados à cirurgia oncoplástica também necessitam aprofundar seus conhecimentos oncológicos para oferecer o melhor para as pacientes. Essas são questões não resolvidas. São dilemas que ainda persistem. Resolvê-los é fundamental para o futuro da cirurgia de mama e a melhoria de seus resultados.

O fato é que não faz mais sentido discutir qual especialidade está apta a realizar a cirurgia oncoplástica (e consequentemente quem não está). Tanto mastologistas como cirurgiões plásticos precisam ser treinados em todas as técnicas oncológicas, estéticas e reconstrutivas da mama, bem como devem ter experiência e conhecimento profundo sobre oncologia mamária e suas consequências, a fim de decidir sobre a melhor abordagem para cada paciente individualmente. A abordagem fragmentada leva a algumas consequências negativas em um órgão estético-funcional com grande impacto na qualidade de vida da paciente. A mais grave delas é que a maioria das pacientes com câncer de mama não tem acesso à reconstrução mamária mesmo em países desenvolvidos. A cirurgia conservadora clássica da mama pode alcançar bons resultados estéticos, mas em cerca de 20% a 30% dos casos essas pacientes apresentam deformidades maiores e de difícil correção no futuro (Figuras 31.1 e 31.2). Em contraste, a cirurgia oncoplástica é uma maneira translacional de fazer a cirurgia de mama por um cirurgião ou por uma equipe. A reconstrução mamária (parcial ou após mastectomia) deve ser completamente integrada ao tratamento do câncer de mama para a maioria das pacientes, não podendo ser apenas uma opção para algumas[5].

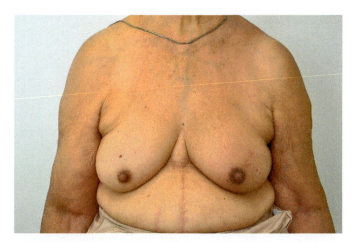

Figura 31.1 Bom resultado estético após setorectomia clássica.

Considerando que existem muitos contrastes no treinamento em cirurgia de mama em todo o mundo, o foco deve estar em como alcançar habilidades individualizadas em diferentes técnicas. Países como o Brasil têm a cirurgia de mama como uma especialidade chamada mastologia. Para as novas gerações de especialistas, a cirurgia oncoplástica já é incorporada aos programas de treinamento em sua residência. No Reino Unido, a cirurgia oncoplástica é uma subespecialidade e pertence tanto à cirurgia plástica como à cirurgia geral. Nos EUA, a cirurgia de mama faz parte da especialização em cirurgia geral. Essas diferentes realidades têm desafios particulares para a formação de seus cirurgiões.

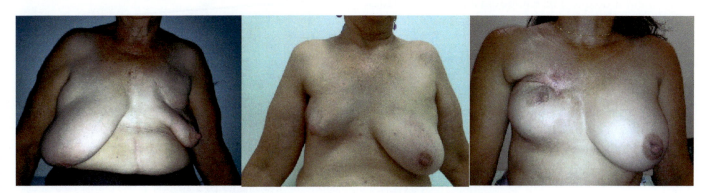

Figura 31.2A a **C** Maus resultados estéticos após quadrantectomias clássicas.

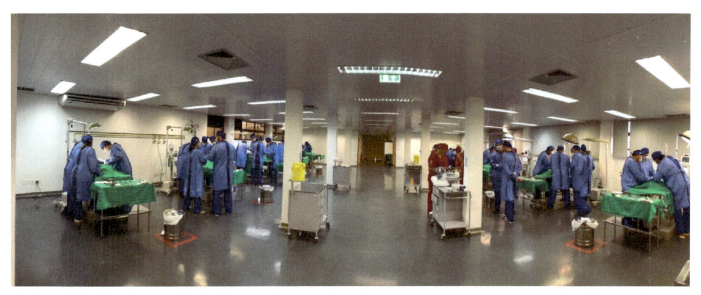

Figura 31.3 Treinamento de cirurgiões em cirurgia oncoplástica em laboratório animal.

É necessário estabelecer uma cultura universal de mentoria para a formação em cirurgia oncoplástica. No passado, em geral, um único mentor era o modelo mais frequente. Atualmente, vários mentores tornam-se dominantes para a maioria das especialidades cirúrgicas. Para a cirurgia oncoplástica, no entanto, é bem diferente. Estamos orientando residentes, bolsistas e cirurgiões especializados de diferentes idades, gerações e níveis de especialização. Particularmente, os cirurgiões que realizam cirurgias mamárias devem ser hábeis em todas as técnicas oncológicas, todas as técnicas de mamoplastia (basicamente pedículos superior, inferior e *round block*), reconstrução com implantes e retalhos miocutâneos. Alguns países oferecem mais oportunidades para treinamento diretamente com pacientes no centro cirúrgico, outros com cadáveres, laboratórios de animais, esculturas de argila e simuladores (Figuras 31.3 e 31.4). Não existe um padrão universal de treinamento e mentoria como em outras especialidades. Um único cirurgião poderia ser mais eficaz como mentor do que uma equipe em algumas realidades, enquanto em outras uma equipe colaborativa poderia ser mais apropriada.

Há uma série de cursos para formação em cirurgia oncoplástica em todo o mundo. Eles são importantes porque ajudam os cirurgiões a aprenderem a filosofia e as principais técnicas, bem como a refinarem habilidades e aumentarem o interesse em melhorar sua prática. No entanto, como alguns podem não oferecer uma experiência oncoplástica completa, a mentoria é um caminho importante a ser implementado. A cirurgia oncoplástica é mais do que apenas visitar um centro cirúrgico ou um laboratório de peças anatômicas. Trata-se de uma cirurgia que depende tanto do planejamento como do aprendizado de como fazê-la.

É importante acompanhar o pré-operatório, as discussões e o processo de tomada de decisão. Além disso, após o centro cirúrgico, é importante aprender a lidar com complicações específicas (e aprender a resolvê-las e preveni-las), que são diferentes das complicações da quadrantectomia, da mastectomia, da dissecção axilar ou da biópsia do linfonodo sentinela.

Mas, como orientá-los e por quanto tempo? Tudo depende do histórico cirúrgico prévio do orientado. Infelizmente, é difícil estabelecer uma norma regular.

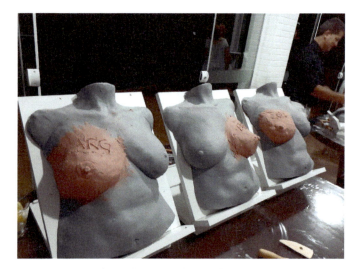

Figura 31.4 Esculturas de mama de argila feitas por aprendizes como modelo de treinamento para alcançar a simetria na reconstrução mamária.

É mais subjetivo do que a vivência de outras disciplinas cirúrgicas ou do treinamento em residência regular. A curva de aprendizado deve ser individualizada em cada técnica, para cada cirurgião específico, até chegar a um ponto de proficiência, ponto em que o cirurgião é capaz de atuar sem supervisão. Os mentores devem identificar os limites técnicos de seus orientados, usando um modelo de níveis de competência. As variáveis objetivas das competências técnicas devem basear-se na formação por competências de modo progressivo e seguro.

CIRURGIA ONCOPLÁSTICA BASEADA EM COMPETÊNCIAS

Em 2010, em Nova York, alguns membros da Sociedade Americana de Doenças da Mama (ASBD) de diferentes países – EUA, Brasil, Nova Zelândia e Alemanha – discutiram a necessidade de um modelo internacional de formação em cirurgia oncoplástica. Após essa reunião, Gail Lebovic, na época Presidente da ASBD, e Cícero Urban, Coordenador do Departamento de Cirurgia Oncoplástica da Sociedade Brasileira de Mastologia (SBM), desenvolveram um modelo de treinamento baseado em competências e inspirado em um modelo preliminar publicado em 2008[6].

Competência, como conceito, implica a habilidade, o conhecimento, os talentos e a experiência para fazer algo com sucesso ou eficiência. Em resumo, trata-se de um modelo progressivo de especialização e aperfeiçoamento em cirurgia oncoplástica. Está dividido em quatro níveis de competência (Figura 31.5):

- **Nível I:** técnicas de reconstrução mamária monolateral, como incisões estéticas da pele, desepitelização e reposicionamento da aréola, técnicas de mobilização e remodelação glandular e suturas circulares para fechamento de um quadrante central.

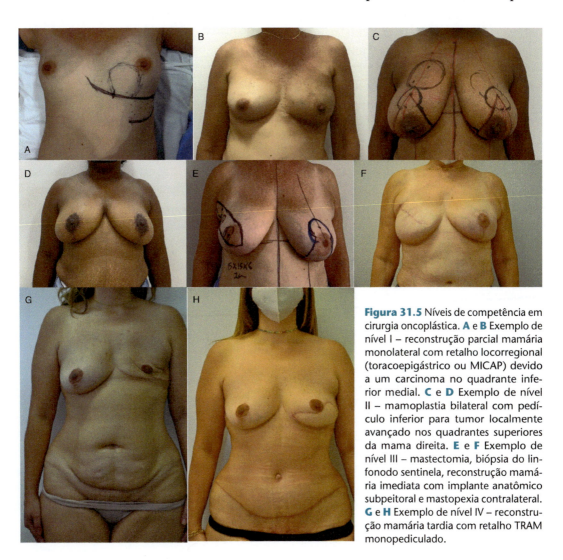

Figura 31.5 Níveis de competência em cirurgia oncoplástica. **A** e **B** Exemplo de nível I – reconstrução parcial mamária monolateral com retalho locorregional (toracoepigástrico ou MICAP) devido a um carcinoma no quadrante inferior medial. **C** e **D** Exemplo de nível II – mamoplastia bilateral com pedículo inferior para tumor localmente avançado nos quadrantes superiores da mama direita. **E** e **F** Exemplo de nível III – mastectomia, biópsia do linfonodo sentinela, reconstrução mamária imediata com implante anatômico subpeitoral e mastopexia contralateral. **G** e **H** Exemplo de nível IV – reconstrução mamária tardia com retalho TRAM monopediculado.

- **Nível II:** procedimentos bilaterais, *lipofilling*, aumento mamário, redução mamária, mastopexia, retalho de Grisotti, reconstrução mamilar e da aréola, compensação geométrica.
- **Nível III:** expansores e implantes.
- **Nível IV:** retalhos autólogos (retalhos pediculados ou livres).

▶ A EXPERIÊNCIA BRASILEIRA

O Brasil tem longa tradição em oncoplastia e reconstrução mamária. A mastologia é uma especialidade médica reconhecida desde 1978[16]. A criação de uma especialidade autônoma separada tem sido importante para o desenvolvimento da cirurgia da mama em geral e, particularmente, da cirurgia oncoplástica no Brasil.

Desde a década de 1980, muitos cirurgiões plásticos e mastologistas têm se envolvido no campo da oncoplastia. Algumas unidades de mama trabalham com uma abordagem por duas equipes, com mastologistas realizando a cirurgia oncológica e cirurgiões plásticos realizando a cirurgia oncoplástica, enquanto em outras unidades mamárias os mastologistas têm ambas as competências.

No Brasil existem 49 unidades de mama credenciadas pela SBM e pelo Comitê Nacional de Treinamento em Residência Médica, formando mais de 60 mastologistas a cada ano. Em pesquisa publicada com 124 ex-residentes que concluíram seu treinamento em mastologia em 2015 e 2016, em 40% dos casos tanto mastologistas como cirurgiões plásticos estavam realizando reconstruções regularmente, em 40%, apenas cirurgiões plásticos, e em 20%, apenas mastologistas[16]. Nessa pesquisa, 70% dos médicos brasileiros residentes em mastologia tiveram treinamento oncoplástico em todo o período de sua residência, 15% tiveram apenas um estágio de 3 meses e 15% não tiveram nenhum treinamento formal em cirurgia oncoplástica.

O treinamento em cirurgia oncoplástica e em reconstrução mamária é complexo por envolver muitas habilidades e técnicas diferentes. Embora tanto os cirurgiões plásticos como os mastologistas geralmente sejam treinados em reconstrução mamária durante a residência, alguns especialistas ainda não se sentem confiantes o suficiente para realizar os procedimentos mais complexos. Na última década, novas formas de treinamento em cirurgia oncoplástica têm sido disponibilizadas para os cirurgiões interessados nesse campo. Algumas unidades de mama (como em Goiânia, São Paulo, Barretos, Jaú, Fortaleza e Caxias do Sul) oferecem mais 1 ano de formação completa em cirurgia oncoplástica, como uma forma de *fellowship*.

Alguns cursos teórico-práticos estão disponíveis no Brasil. No passado, havia cursos importantes no Rio de Janeiro, Barretos, Belo Horizonte e Brasília[17]. Atualmente, eles existem em Goiânia, Jaú, São Paulo, Porto Alegre e Recife, nos quais mastologistas e cirurgiões plásticos podem aprimorar suas habilidades oncoplásticas. A SBM oferece anualmente um curso teórico-prático oficial, realizado no Hospital Araújo Jorge, em Goiânia, e no Hospital Amaral Carvalho, em Jaú, no qual 12 mastologistas treinam nessas unidades de mama por 11 meses e passam 3 dias/mês em imersão oncoplástica completa. Uma vez por mês, têm aulas teóricas, cuidam das pacientes previamente operadas, desenham as marcações pré-operatórias e podem operar de nove a 12 pacientes sob supervisão de mentores nacionais e internacionais experientes. Em levantamento veiculado aos ex-participantes do curso em Goiânia, ficou demonstrado o impacto positivo na prática dos cirurgiões, e a maioria deles aumentou sua autoconfiança na realização das cirurgias[18]. Grande parcela dos participantes continua se dedicando à reconstrução mamária após o curso.

Após a pandemia de Covid-19, o Hospital do Câncer Araújo Jorge e a SBM passaram a oferecer em Goiânia o mesmo curso teórico-prático na modalidade virtual. Tudo é filmado e transmitido ao vivo em alta resolução, com a participação de alunos, professores e debatedores de diversos países. Alunos de diversas localidades, alguns de cidades distantes dos grandes centros, têm a oportunidade de assistir, durante 11 meses, a uma centena de procedimentos reconstrutivos variados, discutir a situação de suas próprias pacientes e esclarecer dúvidas com profissionais experientes. O modelo tem se mostrado eficiente, pois os alunos têm relatado casos pessoais de cirurgias complexas com bons resultados (https://oncoplasticsurgerycourse.com/) (Figura 31.6).

No Brasil, um curso chamado COMEET (*Curitiba Oncoplastic Meeting*), organizado uma vez por ano, durante 2 dias, pela Oncoplastic Academy e pelo Centro de Doenças da Mama, combina cirurgias em peças anatômicas frescas e em modelos suínos vivos, esculturas, cirurgias ao vivo e modelos vivos, atraindo participantes do Brasil e de muitos outros países (Figura 31.7).

A cirurgia oncoplástica e a reconstrução mamária sempre foram um tema importante, abordado na maioria dos congressos brasileiros organizados por mastologistas e cirurgiões plásticos. Nas últimas décadas, no entanto, tem sido observada tendência de congressos dedicados exclusivamente a esse campo no Brasil, como a "Oncoplastia – Vale dos Vinhedos" e a "Jornada Brasileira da Oncoplastia".

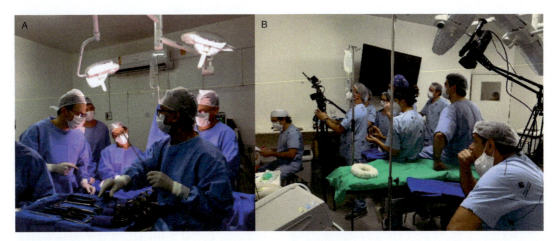

Figura 31.6A e B Mentor e orientandos em curso teórico-prático organizado pela Sociedade Brasileira de Mastologia.

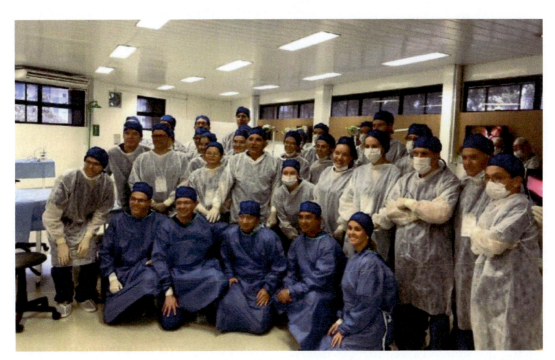

Figura 31.7 Curso prático combinando cirurgias em peças anatômicas humanas frescas, porcos e esculturas de argila (COMEET).

O crescimento da oncoplastia no Brasil pode ser sentido a partir da leitura de muitos livros, capítulos de livros e artigos científicos escritos por autores brasileiros[19]. Os cirurgiões brasileiros também estão frequentemente presentes como professores e diretores de cursos em muitos encontros internacionais[20]. Além disso, alguns anos atrás, a SBM organizou uma reunião de consenso para padronizar alguns conceitos, condutas e indicações[21].

O Brasil tem sido um lugar de inovação técnica nesse campo. Algumas novas técnicas cirúrgicas têm sido propostas por mastologistas e cirurgiões plásticos, como o *plug flap*, o retalho bilobado, a mamoplastia com compensação geométrica, a reconstrução parcial da mama com enxerto de gordura imediato e o retalho do grande dorsal com enxerto de gordura imediato[22-26].

Um simulador de cirurgia de mama desenvolvido no Brasil, chamado Mastotrainer™, é composto por uma estrutura esquelética artificial, músculos, tecido mamário, células subcutâneas e pele, no qual os planos anatômicos podem ser identificados. Tem sido um substituto popular para modelos *in vivo* e permite o treinamento em cirurgias estéticas e reconstrutivas (Figura 31.8)[27].

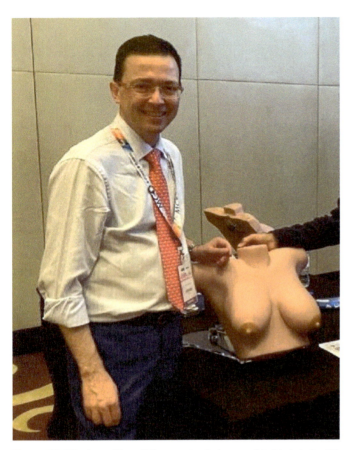

Figura 31.8 Professor Cícero Urban e o simulador mamário Mastotrainer™.

A reconstrução mamária é importante para o bem-estar das mulheres com câncer de mama e é garantida por lei no Brasil. Os planos de saúde públicos e privados devem oferecer a possibilidade de reconstrução mamária. No entanto, o Brasil, assim como outros países em desenvolvimento, apresenta problemas sociais e econômicos que impedem o acesso a uma ampla disponibilidade de reconstrução mamária[28]. Um grande estudo de coorte retrospectivo que abordou a reconstrução mamária no sistema público de saúde mostrou que apenas 15% das mulheres que fizeram mastectomia se submeteram à reconstrução mamária em 2008, aumentando para 29,2% em 2014. Acreditamos que o crescente interesse de mastologistas e cirurgiões plásticos pela oncoplastia e a existência de múltiplas alternativas para uma melhor formação podem desempenhar papel importante na melhoria da qualidade da assistência à saúde disponível no Brasil e no mundo[19-30].

▶ OPORTUNIDADES DE ATUALIZAÇÃO VIRTUAL

A pandemia de Covid-19 teve consequências sérias em todo o mundo. Entretanto, a necessidade temporária de isolamento levou ao aperfeiçoamento e à popularização de diversas tecnologias de educação à distância.

Um dos exemplos, já comentado, consiste na internacionalização e no acesso *online* a um dos cursos da SBM, em Goiânia, havendo também outros tipos de cursos e pós-graduações *online*, webinários frequentes, livros virtuais, canais de YouTube e *sites* cirúrgicos.

Cabe citar algumas iniciativas que podem ser importantes para cirurgiões interessados no aperfeiçoamento e atualização em cirurgia oncoplástica. A SBM, assim como outras sociedades médicas brasileiras e internacionais, tem promovido webinários científicos e reuniões virtuais, como a iniciativa das reuniões da Oncoplastia *On Line*, que podem ser acessadas gratuitamente ao vivo e ficam disponíveis para os associados no *site* da SBM (www.sbmastologia.com.br). Na esfera internacional, o *ibreastbook* ganhou grande popularidade durante a pandemia, com centenas de espectadores em cada edição, e teve vários webinários dedicados à cirurgia oncoplástica, contando também com a participação de cirurgiões brasileiros (www.ibreastbook.com).

Entre os vários congressos virtuais que têm acontecido nos últimos anos, vale chamar a atenção para o Brazilian Breast Cancer Symposium que, apesar de ser mais voltado para pesquisa, conta com grande participação de professores e alunos de dezenas de países interessados por seu *workshop* de cirurgia oncoplástica (www.bbcs.org.br). Vale destacar também o Oncoplastic Breast Consortium (OPBC), com sede na Suíça, que a cada 2 anos organiza reuniões de consenso e pesquisas multicêntricas internacionais na área de cirurgia oncoplástica e cirurgia da mama em geral (https://oncoplasticbc.org/). A cada 2 anos acontece também o Breastics24h, um congresso virtual gratuito, com 24 horas de duração e que passa por vários fusos horários, dedicado à cirurgia oncoplástica, com a participação das principais lideranças internacionais na área (www.breastics24h.com).

Entre os *sites* e canais disponíveis no YouTube com cirurgias oncoplásticas e aulas, podem ser citados dois muito populares, que contam com milhares de visitantes de várias partes do mundo. Benigno Acea Nebril, da Espanha, armazena diversos vídeos de cirurgia oncoplástica em um canal bastante popular do YouTube, em espanhol, chamado @breastsurgeonsweb. Mais recentemente, no início da pandemia, Régis Paulinelli criou um *site* gratuito, em português, inglês e espanhol (www.oncoplasty.com), que conta com centenas de vídeos cirúrgicos e apresentações voltadas à cirurgia oncoplástica (Figura 31.9).

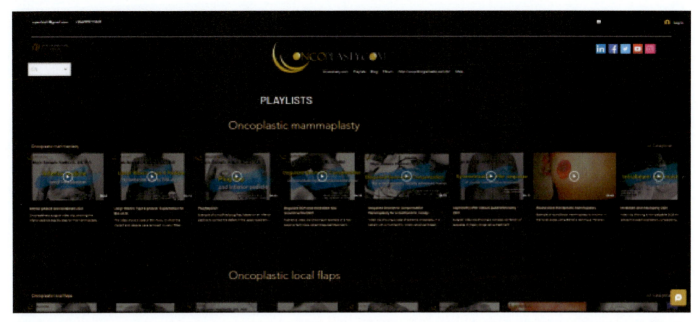

Figura 31.9 *Website* gratuito brasileiro, de grande popularidade internacional, com centenas de vídeos cirúrgicos e aulas sobre oncoplastia e reconstrução mamária, em português, inglês e espanhol (www.oncoplasty.com).

Essas ofertas de material educativo *online* oferecem novas oportunidades aos médicos interessados em cirurgia, do mesmo modo que impõem novos desafios para que essas tecnologias possam ser utilizadas de maneira consciente, como um complemento informativo, em benefício das mulheres com câncer de mama.

▶ CONSIDERAÇÕES FINAIS

Os cirurgiões desempenham papel importante nos cuidados prestados às pacientes com câncer de mama. A cirurgia oncoplástica possibilita uma abordagem cirúrgica mais individualizada. Esse avanço significa uma nova filosofia na cirurgia do câncer de mama, mas também novos desafios para as próximas gerações de cirurgiões, e abre perspectivas adicionais para a colaboração internacional. O treinamento em cirurgia oncoplástica pode promover um padrão mais alto de atendimento para pacientes com câncer de mama e ao mesmo tempo atrair o interesse de muitos cirurgiões em todo o mundo. No entanto, existem contrastes sobre quem e como se realizam as cirurgias de mama em diferentes países, assim como na disponibilidade de diferentes modelos de treinamento oncoplástico. Seja no modelo de duas equipes, seja através de um único cirurgião que realize tanto a ressecção oncológica como a subsequente reconstrução imediata e simetrização, o mais importante é poder oferecer um bom e adequado treinamento. É hora de remodelar a cirurgia de mama e preencher a lacuna entre estética e oncologia. No final, os cirurgiões dedicados à cirurgia de mama devem pensar oncoplasticamente, independentemente do país em que se encontrem ou de sua formação inicial.

REFERÊNCIAS

1. Audretsch WP, Rezai M, Kolotas C, Zamboglou N, Schnabel T, Bejar H. Immediate specific tumor reconstruction in patients with breast cancer. Persp Plast Surg 1998; 11:71-100.
2. Clough KB et al. Oncoplastic techniques allow extensive resections for breast-conserving therapy of breast carcinomas. Ann Surg 2003; 237:26-34.
3. Clough KB, Cuminet J, Fitoussi A, Nos C, Mosseri V. Cosmetic sequelae after conservative treatment for breast cancer: Classification and results of surgical correction. Ann Surg Oncol 1998 Nov; 41(5):471-81.
4. Urban CA, Lima R, Schunemann E, Spautz C, Rabinovich I, Anselmi K. Oncoplastic principles in breast-conserving surgery. Breast 2011; 20(Suppl 3):S92-5.
5. Oncoplastic in US: a Brazilian perspective on an American problem. Plast Reconst Surg 2010; 125:1839-41.
6. Urban CA. New classification for oncoplastic procedures in surgical practice. The Breast 2008, 17(4):321-2.
7. Santos G, Urban CA, Edelweiss MI et al. Long-term comparison of aesthetic outcomes after oncoplastic surgery and lumpectomy in patients with breast cancer. Ann Surg Oncol 2015; 22:2500-8.
8. Kaur N, Petit JY, Rietjens M et al. Comparative study of surgical margins in oncoplastic surgery and quadrantectomy in breast cancer. Ann Surg Oncol 2005 Jul; 12(7):539-45.
9. Rietjens M, Urban CA, Petit JY et al. Long-term oncological results of breast conservation treatment with oncoplastic surgery. Breast 2007; 16:387-95.
10. Jeevan R, Cromwell DA, Trivella M et al. Rates of reoperation after breast-conserving surgery for breast cancer among women in England: A retrospective study of hospital episode statistics. BMJ 2012; 345:e4505.
11. McCahill LE, Single RM, Aiello Bowles EJ et al. Variability in reexcision after breast conservation surgery. JAMA 2012; 307(5):467-75.

12. Haloua MH, Krekel NM, Winters HA et al. A systematic review of oncoplastic breast-conserving surgery: Current weaknesses and future prospects. Ann Surg 2013 Apr; 257(4):609-20.

13. Losken A, Dugal CS, Styblo TM, Carlson GW. A meta-analysis comparing breast conservation therapy alone with the oncoplastic technique. Ann Plast Surg 2014 Feb; 72(2):145-9.

14. Landercasper J, Attai D, Atisha D et al. Toolbox to reduce lumpectomy reoperations and improve cosmetic outcome in breast cancer patients: The Consensus Conference of the American Society of Breast Surgeons. Ann Surg Oncol 2015; 22:3174-83.

15. Rombeau J, Goldberg A, Loveland-Jones C. Surgical guidance: Building the leaders of tomorrow. New York: Springer, 2010.

16. Urban CA, Gazoto-Junior G, Pires D et al. Trends and attitudes towards oncoplastic training in Mastology in Brazil. Mastology 2017; 27(3):182-6.

17. Zucca-Matthes AG, Viera RA, Michelli RA et al. The development of an Oncoplastic Training Center — OTC. Int J Surg 2012; 10(5):265-9.

18. Paulinelli R, Ribeiro L, Moura-Filho J, Urban CA, Freitas-Júnior R. Resultados do programa de educação continuada em oncoplastia e reconstrução mamária da Sociedade Brasileira de Mastologia do Hospital Araújo Jorge, em Goiânia. Rev Bras Mastol 2016; 26(4):146-52.

19. Freitas-Junior R, Faria SS, Paulinelli RR, Martins E. Trends in breast oncoplastic surgery and breast reconstruction in the last 35 years. Breast J 2018; 24(3):432-4.

20. Weber WP, Haug M, Kurzeder C et al. Oncoplastic Breast Consortium consensus conference on nipple-sparing mastectomy. Breast Cancer Res Treat 2018; 172(3):523-37.

21. Urban CA, Freitas-Júnior R, Zucca-Matthes AG et al. Cirurgia oncoplástica e reconstrutiva da mama: Reunião de Consenso da Sociedade Brasileira de Mastologia. Rev Bras Mastol 2015: 118-124.

22. Daher JC. Breast island flaps. Ann Plast Surg 1993; 30(3):217-23.

23. Paulinelli RR, Oliveira VM, Bagnoli F et al. Oncoplastic mammoplasty with geometric compensation: Evolution of the technique, outcomes and follow-up in a multicenter retrospective cohort. J Surg Oncol 2020; 121(6):967-74.

24. Paulinelli RR, Oliveira VM, Bagnoli F, Chade MC, Alves KL, Freitas-Junior R. Oncoplastic mammoplasty with geometric compensation — A technique for breast conservation. J Surg Oncol, 2014.

25. Biazus JV, Falcão CC, Parizotto AC et al. Immediate reconstruction with autologous fat transfer after breast conservation surgery. Breast J 2015; 21(3):268-75.

26. Brondi RS, Oliveira VM, Bagnoli F, Mateus EF, Rinaldi JF. Autologous breast reconstruction with the latissimus dorsi muscle with immediate fat grafting: Long-term results and patient satisfaction. Ann Plast Surg 2019; 82(2):152-7.

27. Zucca-Matthes AG, Lebovic G, Lyra M. Mastotrainer new version: Realistic simulator for training in breast surgery. Breast 2017; 31:82-4.

28. Freitas R, Siqueira LB, Carrijo EN et al. Temporal variation of the surgical treatment of breast cancer in a university hospital in the Midwest region of Brazil. Rev Col Bras Cir 2013; 40(3):180-5.

29. Freitas-Júnior R, Gagliato DM, Moura Filho JWC et al. Trends in breast cancer surgery in the Brazilian public health system. J Surg Oncol 2017; 115(5):544-9.

30. Freitas-Junior R, Ferreira-Filho D, Soares L, Paulinelli R. Breast conservation oncoplastic surgery in low and middle-income countries: Surgeon training and filling the gap. Global Breast Cancer Reports 2019; 11:136-42.

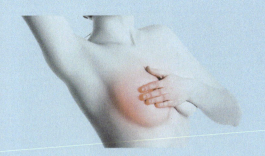

Capítulo 32

Remodelamento Oncoplástico nas Lesões dos Quadrantes Superiores

Darley de Lima Ferreira Filho
Elvis Lopes Barbosa
Nancy Cristina Ferraz de Lucena Ferreira
Thaís de Lucena Ferreira
Marden Pinheiro Teixeira Costa

▸ INTRODUÇÃO

Descrito por Liacyr Ribeiro em 1975, o pedículo inferior pode ser utilizado em grandes ressecções (até 3.000g) sem aumento das complicações, comparado às ressecções menores, sendo considerado seguro quanto à viabilidade do complexo areolopapilar (CAP) e sua sensibilidade.[1-3]

O uso de pedículos inferior é indicado para pacientes jovens devido à segurança em preservar a sensibilidade e manter sua sexualidade. A taxa de lactação é semelhante à obtida com os pedículos superior e medial, em 60% das mulheres submetidas a essa técnica[3]. A proporção 3:1, entre comprimento e largura do pedículo inferior em sua confecção, deve ser respeitada, aumentando a chance de viabilidade do pedículo areolado inferior[4].

A principal crítica à técnica é a possibilidade de evoluir com *bottoming out phenomenon* (pseudoptose) e *star-gazing* (rotação para cima do CAP)[3].

A cirurgia oncoplástica, expressão cunhada por Audretsch e cols. em 1998 para designar uma cirurgia oncológica menor, segura e com bom resultado cosmético[5], tem sido realizada com frequência para tratamento do câncer de mama[6]. A aplicação dessas técnicas de reparação das mamas possibilita a ressecção de tumores de grande volume e desfavoráveis[7-10].

O remodelamento oncoplástico consiste no emprego de técnicas de cirurgia oncológica mamária associadas a técnicas de cirurgia plástica com o objetivo de promover melhores resultados oncológicos e estéticos para as pacientes. Nos casos devidamente selecionados, consegue-se a ressecção de tumores com margens amplas, reduzindo a necessidade de novas excisões, sendo possível combinar com êxito o tratamento oncológico com excelente resultado final. A mastoplastia oncoplástica é uma cirurgia conservadora que se utiliza de técnicas de cirurgias plásticas adaptadas com intuito de obter um resultado estético favorável[11-13].

O remodelamento oncoplástico permite extensa mobilização glandular e ressecção de pele, podendo em muitos casos corrigir ptose mamária e promover a simetrização da mama contralateral com a mesma técnica, além do rastreamento mediante ressecção por imagem em espelho do quadrante contralateral com análise histopatológica. A autoestima, a sexualidade e a qualidade de vida das pacientes são melhoradas por meio da oncoplastia[5,14-16].

▸ ANATOMIA

É muito importante a preservação dos vasos da base do retalho proveniente da parede torácica, por onde o CAP será nutrido, além do plexo vascular subdérmico do pedículo dermogorduroso (Figura 32.1).

A fonte principal do fluxo sanguíneo do retalho provém dos ramos perfurantes intercostais do quarto ao sétimo espaço intercostal, ramos da artéria mamária externa (torácica externa [Figura 32.2]).

Após sua confecção, o pedículo inferior dependerá exclusivamente dessas perfurantes, que deverão ser preservadas o máximo possível para a obtenção da irrigação necessária.

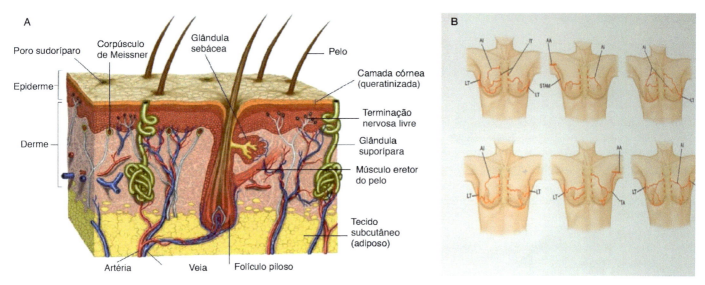

Figuras 32.1A e B Ramos perfurantes intercostais.

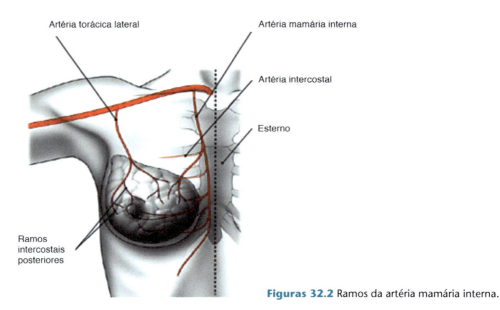

Figuras 32.2 Ramos da artéria mamária interna.

Vantagens

- Reduz o número de mastectomia e possibilita amplas ressecções.
- Promove aumento das margens oncológicas, reduzindo as taxas de comprometimento das margens.
- Evita e minimiza deformidades mamárias.
- Promove melhora funcional.
- Melhora a qualidade de vida.
- Pode haver ganho estético.
- Facilita o planejamento da radioterapia.
- Custo global menor quando realizado imediatamente.

Desvantagens

- Cirurgias mais longas.
- Risco de deiscência de sutura e esteatonecrose.
- Risco de necrose do CAP.
- Necessidade de maior treinamento da equipe médica.

▶ INDICAÇÕES CIRÚRGICAS

Essa técnica do remodelamento cirúrgico é utilizada para tumores localizados nos quadrantes superomedial e superolateral e na junção dos quadrantes superiores (Figura 32.3) com o objetivo principal de reduzir o volume mamário, melhorando o formato e a simetria das mamas. O

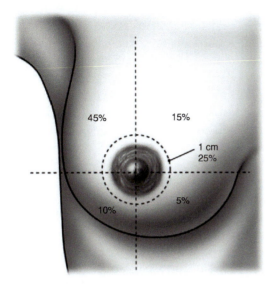

Figura 32.3 Os tumores malignos estão quase sempre localizados nos quadrantes superiores das mamas. (Reproduzida de Clough *et al.*, 2010[15].)

B – Base da mama
R – Retalho
E – Excesso de pele
A – Aréola – reconstrução e simetria
S – Sulco – lateral e inframamário
T – Tamanho – assimetria

MARCAÇÃO CIRÚRGICA

A paciente deve permanecer sentada na mesa cirúrgica ou de pé, sempre de frente para o cirurgião (Figura 32.4). Nessa posição podem ser avaliadas as possíveis assimetrias mamárias, como formato e volume, bem como fotografias frontais e laterais. Essa etapa é importante por garantir boa parte do sucesso da cirurgia.

A marcação deve começar pela delimitação dos sulcos mamários, pela linha mediana da região esternal, da fúrcula esternal até o apêndice xifoide. Da fúrcula esternal faz-se uma marcação de 5 a 6cm até a metade da clavícula. A partir desse ponto, desenha-se uma linha hemiclavicular com projeção sobre a papila que tem, em média, 19 a 20cm (Figura 32.5).

Vale a pena destacar a importância de delimitar inicialmente a área tumoral para depois realizar a marcação do ponto A e consequentemente dos pontos B e C. O ponto A é marcado com a projeção do dedo indicador no sulco mamário (referente à posição da futura papila). Não se deve fazer uma marcação muito longa dos pontos AB e AC (no máximo de 7 a 9cm), uma vez que a marcação muito longa desses pontos pode ocasionar assimetria ou mau posicionamento do CAP (Figura 32.6).

importante é obter uma ressecção ampla da área tumoral com margens livres e adequadas. Para isso, é imprescindível a avaliação das margens cirúrgicas no transoperatório.

Esse tipo de cirurgia tem indicação para os casos de mamas de grande volume e com ptose acentuada e achatamento da porção alta do polo superior. Sua limitação reside na quantidade de tecidos a ser operada, o que a torna contraindicada nos casos de hipomastia acentuada.

PLANEJAMENTO CIRÚRGICO

No planejamento é importante a inserção do mnemônico BREAST para uma boa marcação no pré-operatório de modo a evitar um mau resultado no pós-operatório:

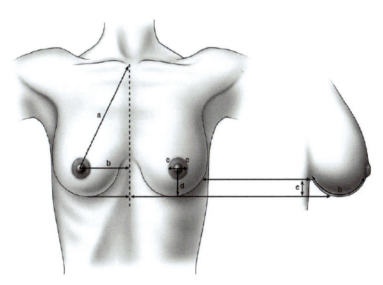

Figura 32.4 Pontos de referência na mama.

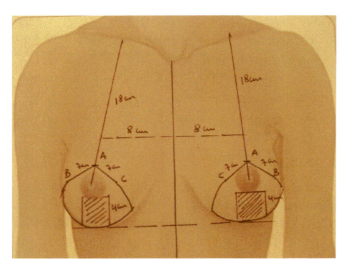

Figura 32.5 Pontos de referência e limites para o planejamento pré-operatório.

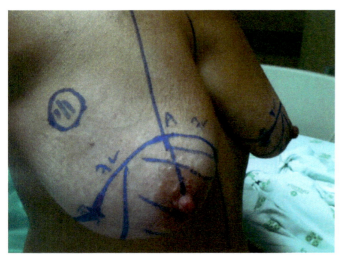

Figura 32.6 Exemplo prático de planejamento pré-operatório com as medidas e os pontos.

A cirurgia é iniciada na região areolar por meio de um areolótomo com diâmetro de 4 a 5cm, seguida pela decorticação, segundo Schwartzman, da pele dos pontos AB/AC e do pedículo, que é desepitelizado com bisturi ou tesoura, preservando-se toda a derme. Terminada essa fase, tem início a ressecção das bordas laterais do pedículo, o que possibilita a setorectomia ampliada dos tumores localizados na porção superior das mamas. Essa manobra facilita a ressecção da área tumoral com margens livres. Se o mastologista tiver dificuldade na marcação do ponto A na mama oposta, é possível colocar uma régua no lado oposto do nível do sulco mamário e traçar uma linha reta até o outro lado ou medir a partir do terço médio do úmero. Essas manobras irão facilitar a marcação cirúrgica.

Na confecção do retalho ou pedículo, é muito importante tomar cuidado para não deixá-lo muito fino, devendo ser mantida muito larga uma base para não deslocá-lo para planos profundos e evitar complicações. Após essa fase, o cirurgião pode proceder à ressecção dos tumores localizados nos quadrantes superiores interno e externo, bem como na junção dos quadrantes superiores. As margens da área tumoral devem ser sempre avaliadas por patologista no transoperatório. A marcação da margem superior pode ser realizada com um fio, a da margem medial com dois fios e a da margem lateral com três fios. Na rotina cirúrgica, é sempre possível fixar o pedículo inferior no peitoral maior com um ou dois pontos, e deve-se proceder à revisão exaustiva da hemostasia. A fixação do pedículo inferior poderá evitar pseudoptose e rotação da aréola para cima.

Para remodelamento oncoplástico de tumores localizados nos quadrantes superiores, o pedículo areolado deve ser inserido na posição mais alta do polo superior da mama. Em seguida, é possível liberar o tecido dérmico no sulco inframamário com a finalidade de alinhar a incisão. A drenagem de rotina é opcional. Na fase de síntese da ferida podem ser utilizados fios de sutura absorvíveis ou inabsorvíveis em planos mais profundos e, na sequência, fios inabsorvíveis em plano dérmico; na pele, a sutura é sempre contínua com fio absorvível. A utilização de cola cirúrgica com adesivo na ferida operatória facilita a impermeabilização e a proteção contra contaminação. O uso de sutiã pós-cirúrgico é importante para modelar a mama e oferecer mais segurança à paciente. Recomenda-se controle semanal por 30 dias.

Para esse tipo de cirurgia podem ser utilizados diferentes tipos de marcação, como a clássica de Pitanguy em T invertido, os diversos pedículos de Liacyr, cicatrizes mais econômicas, como a de Peixoto em forma de peixe, a de Bozzola em forma de L e a vertical de Lejour. Há ressecções menos usuais, mas não menos importantes, como pela técnica de Batwing para tumores por vezes extensos, localizados em quadrantes superiores, próximos ao CAP, mas sem comprometê-lo. O planejamento consiste no desenho de dois arcos e duas asas, paralelos à aréola, englobando a área tumoral com margem. O desenho tangencia a borda superior da aréola com o arco inferior. Toda a área delimitada pelo desenho pode ser ressecada, englobando o tumor com margem segura. A aréola e o mamilo são mantidos irrigados por vasos perfurantes do polo inferior da mama, e todo esse conjunto é deslocado para preencher a área receptora delimitada pelo arco superior e as asas do desenho[17].

A escolha da técnica vai depender de diversos fatores, como a segurança oncológica e a experiência do cirurgião com cada técnica cirúrgica (Figuras 32.7 a 32.11).

Capítulo 32 | Remodelamento Oncoplástico nas Lesões dos Quadrantes Superiores

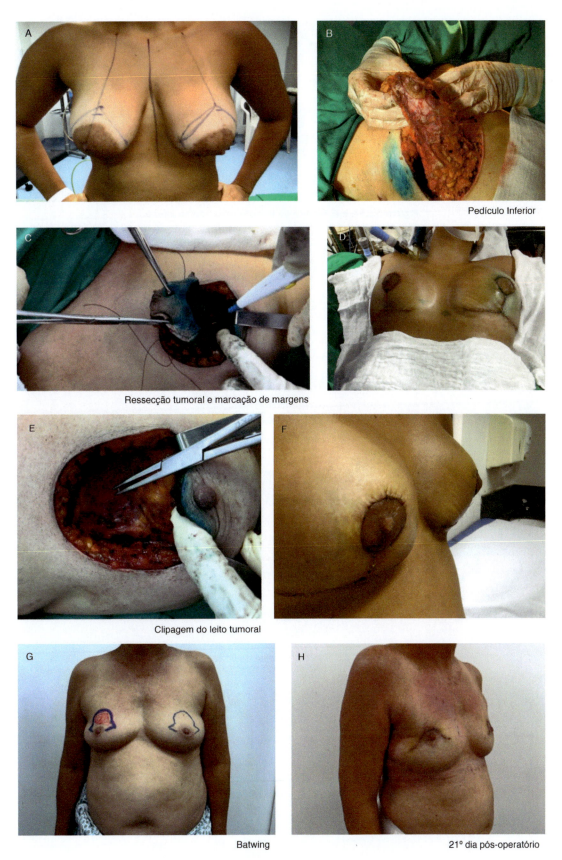

Figura 32.7A a H Técnica de Pitanguy mais retalho de Liacyr.

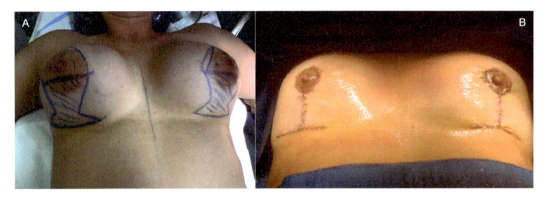

Figura 32.8A e B Técnica de Peixoto mais retalho inferior.

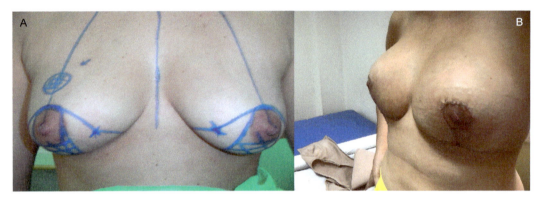

Figura 32.9A e B Técnica de Pitanguy mais retalho de Liacyr.

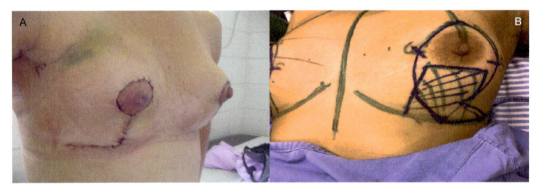

Figura 32.10A e B Técnica de Bozzola em L.

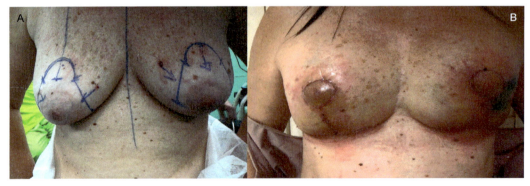

Figura 32.11A e B Técnica de Lejour.

COMPLICAÇÕES

Nas cirurgias de reconstrução mamária, as complicações mais frequentes são hematomas, seromas, infecção da ferida operatória, celulites e deiscência da ferida, em uma fase aguda, além de complicações tardias, como cicatrizes hipertróficas, queloides e assimetrias do CAP, bem como do volume mamário e perda da sensibilidade mamária (Figura 32.12).

Para evitar complicações, são muito importantes um bom planejamento cirúrgico e uma excelente avaliação no pré-operatório. Fatores sistêmicos aumentam a probabilidade de infecção, como diabetes, uso prolongado de corticoides, obesidade, idades extremas, desnutrição, imunodepressão, cirurgias recentes e tabagismo. Entre os fatores locais que podem interferir nesse processo destacam-se corpo estranho, uso

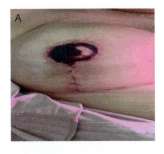
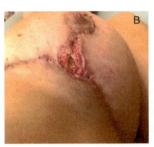
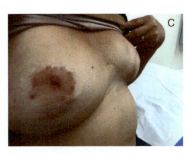

Figura 32.12 Complicações das cirurgias para reconstrução mamária. **A** Necrose do complexo areolopapilar. **B** Deiscência da ferida operatória. **C** Cicatriz hipertrófica.

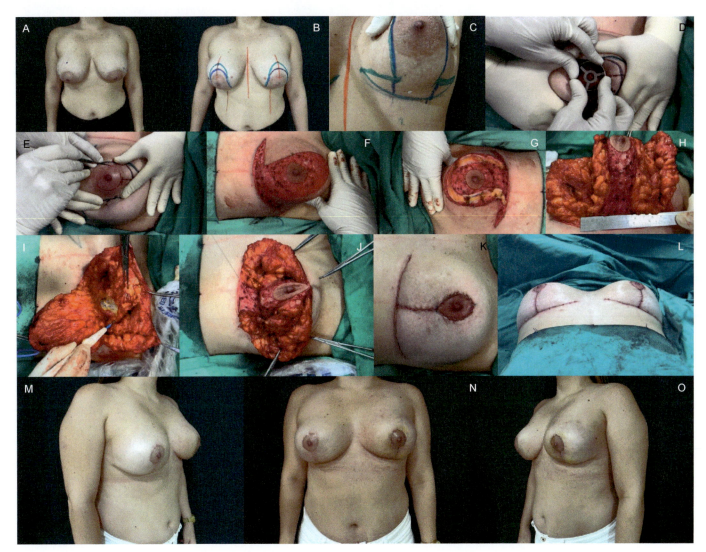

Figura 32.13A a O Planejamento, tempos cirúrgicos e resultado da técnica de pedículo inferior.

excessivo de bisturi elétrico, injeções de adrenalina e irradiação local prévia.

Em caso de surgimento de complicações na fase aguda, o mastologista deve sempre controlar o processo com drenagem de hematoma e seroma, podendo realizar a ressecção e o desbridamento da ferida operatória, quando necessário, bem como ressecção de corpo estranho e até explante de próteses, de modo a reduzir o foco de contaminação bacteriana. Em alguns casos (p. ex., isquemia de ferida, pele ou CAP) podem ser utilizados câmara hiperbárica ou curativos biológicos. Em caso de complicações mais tardias devem ser corrigidas as possíveis assimetrias mamárias ou do CAP.

Em caso de complicação em uma cirurgia, o mastologista deve sempre permanecer ao lado da paciente, ser solícito e atencioso e acompanhá-la durante toda a fase de recuperação.

▶ CONSIDERAÇÕES FINAIS

Entre os fundamentos principais da oncoplastia está o lema "*Primum non nocere*" (primeiro não causar danos), sendo preciso conhecer bem e se familiarizar com as diversas técnicas de oncoplastia, assim como proceder a uma seleção impecável da técnica adequada para a paciente e o tumor.

A reconstrução mamária imediata ou tardia, a simetrização, a redução do volume e o refinamento mamário são etapas complexas e sequenciais após o diagnóstico de câncer que objetivam devolver à paciente estigmatizada pela doença a autoestima e a imagem corporal, de modo a manter sua feminilidade e sexualidade e promover a reintegração familiar e social.

Com a aplicação desses procedimentos podem ser obtidos resultados excelentes, associando as técnicas de cirurgia estética às das cirurgias oncológicas e reduzindo o número de reexcisões e mastectomias. O tratamento oncoplástico é definitivamente personalizado com base nas características da paciente e do tumor.

A mastologia evoluiu muito nos últimos anos, oferecendo aos mastologistas conceitos de oncoplastia em suas indicações de cirurgias conservadoras de maneira mais consciente.

REFERÊNCIAS

1. Ribeiro L. A new technique for reduction mammaplasty. Plast Reconstr Surg 1975; 55:330-4.
2. Purohit S. Reduction mammoplasty. Indian J Plast Surg Supplement 2008; 41.
3. Wong et al. Mastopexy and reduction mammoplasty pedicles and skin resection patterns. Plast Reconstr Surg Glob Open 2014; 2:e202. doi: 10.1097/GOX.0000000000000125.
4. Georgiade NG, Serafin D, Morris R et al. Reduction mammaplasty utilizing an inferior pedicle nipple-areolar flap. Ann Plast Surg 1979; 3:211-8.
5. Audretsch WRM et al. Tumor-specific immediate reconstruction in breast cancer patients. Persp Plast Surg 1998; 11:71-100. doi: 10.1055/s-2008-1080243.
6. Losken A, Hart AM, Chatterjee A. Updated evidence on the oncoplastic approach to breast conservation therapy. Plast Reconstr Surg 2017; 140(5S Advances in Breast Reconstruction):14S-22S.
7. Crown A, Handy N, Rocha FG, Grumley JW. Oncoplastic reduction mammoplasty, an effective and save method of breast conservation. Am J Surg 2018; 215(5):910-5.
8. De Lorenzi F, Loschi P, Bagnardi V et al. Oncoplastic breast-conservation surgery for tumors larger 2 cm: Is it oncologically safe? A matched-cohort analysis. Ann Surg Oncol 2016; 23(6):1852-9.
9. Losken A, Dugal CS, Styblo TM, Carlson GW. A meta-analysis comparing breast conservation therapy alone to the oncoplastic technique. Ann Plast Surg 2014; 72(2):145-9.
10. Berry MG, Fitoussi AD, Curnier A, Couturaud B, Salmon RJ. Oncoplastic breast surgery. A review and systematic approach. J Plast, Reconstr Aesth Surg 2010; 63(8):1233-43.
11. Clough KB, Lewis JS, Couturaud B, Fitoussi A, Nos C, Falcou MC. Oncoplastic techniques allow extensive resections for breast conserving therapy of breast carcinoma. Ann Surg 2003; 237(1):26-34.
12. Kaur N, Petit JY, Rietjens M et al. Comparative study of surgical margins in oncoplastic surgery and quadrantectomy in breast cancer. Ann Surg Oncol 2005; 12(7):539-45.
13. Losken A, Pinell-White X, Hart AM, Freitas AM, Carlson GW, Styblo TM. The oncoplastic reduction approach to breast conservation therapy: Benefits for margin control. Aesthet Surg J 2014; 34(8):1185-91.
14. Mansell J et al. Oncoplastic breast conservation surgery is oncologically safe when compared to wide local excision and mastectomy. Breast 2017; 32:179-85.
15. Clough KB et al. Improving breast cancer surgery: A classification and quadrant per quadrant atlas for oncoplastic surgery. Ann Surg Oncol 2010; 17(5):1375-91.
16. Dauplat J, Kwiatkowowski F, Rouanet P et al. Quality of life after mastectomy with or without immediate breast reconstruction. Br J Surg 2017; 104:1197-206.
17. Cantürk NZ et al. Oncoplastic breast-conserving surgery according to tumor location. Eur J Breast Health 2021; 17(3):220-33. doi: 10.4274/ejbh.galenos.2021.2021-1-2.

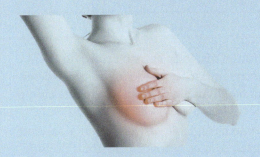

Capítulo 33

Remodelamento Oncoplástico nas Lesões dos Quadrantes Inferiores

Rodrigo Cericatto
Jorge Villanova Biazús
Ângela Erguy Zucatto
Thais Vicentine Xavier

▶ INTRODUÇÃO

Estima-se que 30% das pacientes com neoplasia maligna da mama tratadas com cirurgia conservadora apresentarão alguma deformidade mamária significativa pós-cirúrgica[1,2]. Isso ocorre normalmente quando são ressecados > 20% do volume total da mama e é mais frequente nas lesões dos quadrantes inferiores, mediais ou da região retroareolar. A oncoplastia busca associar a abordagem cirúrgica oncológica adequada à manutenção da forma, contorno e projeção mamários.

Os tumores mamários apresentam-se nos quadrantes inferiores em aproximadamente 17% dos casos, incidindo mais no quadrante inferolateral[3]. Múltiplas abordagens estão disponíveis para ressecção dos tumores dos quadrantes inferiores, geralmente possibilitando excelente resultado estético. O volume da mama, o grau de ptose, a localização do tumor e a relação entre o volume de tumor ressecado (VTR) e o volume da mama (VM), combinados, fornecem elementos para que seja traçado um plano cirúrgico[3]. Diferentemente dos tumores de quadrantes superiores, nos quadrantes inferiores são preferidas as incisões radiadas. Em geral, ressecções de até 15% do volume da mama possibilitam fechamento com mobilização de retalho mamário local independentemente do tamanho da mama. Caso haja necessidade de ressecção > 15%, o volume da mama determinará o plano cirúrgico. Com base nesses referenciais, Munhoz e cols. descreveram uma classificação que facilita a indicação da técnica de reconstrução na cirurgia conservadora conforme o percentual ressecado e o volume da mama[4].

Em casos de mamas volumosas e ptóticas, a abordagem cirúrgica preferencial se dá através do remodelamento mamário por meio de técnicas de mamoplastia por pedículo superior. Em caso de mamas com volume médio, independentemente do grau de ptose, com ressecções entre 15% e 40%, também está indicado o remodelamento mamário por técnica de mamoplastia de base superior. Quando a ptose é pequena, podem ser programadas ressecções centrais do polo inferior com incisão em gota. Em ressecções > 40%, sugere-se a utilização de retalhos toracoepigástricos, nos defeitos inferolaterais ou mediais, ou a rotação de retalho miocutâneo de grande dorsal, nos defeitos inferomediais ou mesmo para reposição de volume dos dois quadrantes inferiores.

Mamas pequenas são sempre um desafio. Nas ressecções entre 15% e 40%, também é possível lançar mão de retalhos locais, como o toracoepigástrico, ou da rotação do retalho miocutâneo de grande dorsal[5,6].

Anteriormente se acreditava que a mastectomia seria a única opção para ressecções > 40%, mas o desenvolvimento de técnicas de cirurgia oncoplástica extrema ampliou a indicação de cirurgia conservadora da mama[7].

▶ ABORDAGEM COM PEDÍCULO SUPERIOR EM T INVERTIDO

A mamoplastia por pedículo superior está indicada para remodelamento mamário na grande maioria dos casos dos tumores de quadrantes inferiores com necessidade de ressecção tumoral ampla e volume mamário residual adequado. Esse pedículo dermoglandular é suprido através de vasos perfurantes do segundo, terceiro e quarto intercostais, ramos diretos da mamária interna. Esses perfurantes apresentam-se superficialmente, em torno de 1cm de profundidade da superfície cutânea, possibilitando que o pedículo superior seja bastante fino. O pedículo deve ter sua espessura reduzida o suficiente para evitar torções forçadas e/ou congestão da mama, o que pode resultar em complicações com a vascularização do complexo areolomamilar (CAM). A sensibilidade do CAM pode estar diminuída no pós-operatório. O pedículo superior é mais adequado para mastopexia e/ou redução de volume < 1.000g por mama[8,9].

Os pontos de referência são marcados com a paciente sentada e os braços ao longo do corpo. Inicialmente, é traçada uma linha que se estende da linha hemiclavicular, passando pelo mamilo, até ultrapassar o sulco inframamário. Esse cruzamento na linha do sulco deve situar-se a 10cm da linha média. A nova posição do mamilo será ao longo dessa linha que divide a mama a uma distância aproximada de 20cm da fúrcula esternal, onde será marcado o ponto A. O ponto A, habitualmente, corresponde à projeção digital do sulco inframamário. Os pontos B e C são marcados a cerca de 7 a 8cm do ponto A, após pinçamento digital ao longo da linha que divide a mama, estimando o volume do tumor a ser ressecado, que determina o ângulo do vértice superior. Esses 7 a 8cm marcam a futura distância entre o centro do CAM e o novo sulco inframamário, centrado no ponto D, determinado pela interseção da linha média da mama com o sulco inframamário (Figura 33.1)[3].

O procedimento cirúrgico é realizado com a paciente em decúbito dorsal, com os braços em 90 graus de abdução, de maneira simétrica. Inicia-se a cirurgia delimitando a aréola, previamente demarcada com areolótomo, geralmente com diâmetro de 4 a 5cm. Em seguida é realizada a incisão da linha, delimitando o pedículo superior, que é desepitelizado, preservando a derme. Depois, resseca-se o polo inferior com a inclusão do setor tumoral. Essa abordagem possibilita amplas ressecções em qualquer área dos quadrantes inferiores da mama. A ressecção do polo inferior da mama com projeção em cunha na porção central, além de determinar posteriormente uma configuração mais anatômica para a mama, torna possível a ressecção de tumores centrais situados profundamente. O remodelamento mamário inicia-se com a aproximação dos pilares lateral e medial do parênquima com fio monofilamentar 2.0 ou 3.0, absorvível ou não. Os pontos B, C e D são unidos, e determina-se a nova posição do CAM. A borda inferior da aréola deve distar 5 a 6cm da linha de sutura

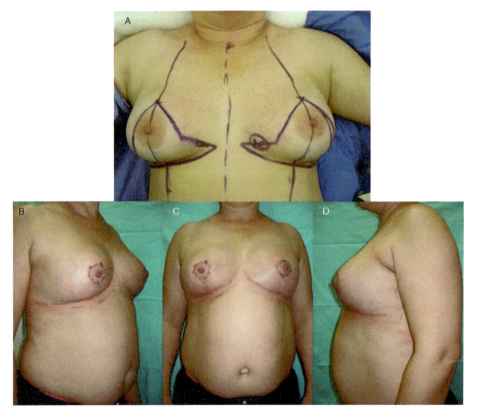

Figura 33.1A a D Carcinoma no quadrante inferior interno da mama esquerda. Oncoplastia com marcação em T invertido pela técnica de pedículo areolado de base superior, como descrito por Pitanguy. Ótima evolução pós-operatória.

inframamária. Então, com o areolótomo, demarca-se a área de pele a ser desepitelizada, criando uma janela para extruir o CAM, que será suturado à pele. O fechamento é realizado com sutura subdérmica com fio monofilamentar absorvível 3.0 e sutura intradérmica com fio absorvível 4.0, podendo ser utilizados pontos capitonados com mononáilon 4.0 na sutura da aréola[3,4].

Além de ser a técnica preferencial para os tumores nos quadrantes inferiores, o pedículo areolado de base superior, especialmente o de base superomedial, obtém ótimos resultados na reconstrução mamária parcial de neoplasias ressecadas nos quadrantes superoexternos, topografia da maioria dos tumores mamários.

▶ ABORDAGEM COM RESSECÇÃO EM GOTA (LEJOUR)

Os tumores situados na junção dos quadrantes inferiores, em mamas com ptose leve a moderada, são ideais para essa abordagem.

Uma linha longitudinal que divide a mama é traçada com a adoção dos mesmos parâmetros de marcação, através da projeção digital. Os pontos B e C são estimados pela prega digital e variam de acordo com a área a ser ressecada. O ponto D é marcado na interseção da linha que divide a mama, aproximadamente 1cm acima do sulco inframamário. A união dos pontos de referência delimita a área ABC, que será desepitelizada[3]. A união dos pontos BCD delimita um fuso que será ressecado (união dos quadrantes inferiores), incluindo o tumor com margem de segurança, até o plano retromamário.

Um amplo descolamento posterior é realizado para possibilitar o remodelamento mamário e a ascensão do CAM. A margem cranial da ressecção pode ser fixada posterior e cranialmente ao músculo peitoral, de modo a dar mais projeção à mama. Os retalhos glandulares lateral e medial são aproximados com suturas absorvíveis tipo Monocryl 2.0 ou 3.0. O CAM é fixado em seu novo leito com pontos subdérmicos de fio absorvível monofilamentar 3.0 ou 4.0 nos quatro quadrantes[4-8]. Correções podem ser realizadas mediante o ligeiro prolongamento da incisão vertical, resultando em um polo inferior achatado que, após alguns meses, recupera sua forma e volume. Outra possibilidade é a ressecção transversa de pele, resultando em uma cicatriz em mini-T invertido, como se pode verificar na Figura 33.2.

▶ ABORDAGEM COM RESSECÇÃO LATERAL EM L

Essa abordagem está indicada para mamas com pouca ptose.

Em tumores localizados no quadrante inferolateral, próximo à união dos quadrantes inferiores, é possível realizar a ressecção do quadrante e montar a mama em J ou em L, mantendo as cicatrizes dentro dos limites da mama.

Demarca-se a linha longitudinal no centro da mama. Por estimativa e pregueamento digital, determinam-se os

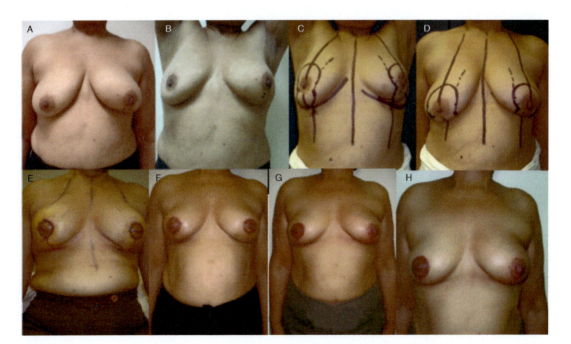

Figura 33.2 Carcinoma na junção dos quadrantes inferiores da mama esquerda. Oncoplastia pela marcação de Lejour, finalizada com mini-T invertido no sulco mamário. **A** e **B** Pré-operatório. **C** e **D** Marcação cirúrgica. **E** a **H** Evolução após 7 dias, 15 dias, 1 ano pós-radioterapia e 7 anos pós-cirurgia sem recidivas locorregionais.

limites medial, lateral e inferior da incisão. Desse modo se estabelece o volume tumoral a ser ressecado e demarca-se então um fuso semilunar com concavidade superolateral, que inclui a topografia tumoral com margem de segurança.

Realiza-se a desepitelização da área previamente demarcada. Resseca-se o fuso mamário no quadrante inferior lateral com a inclusão da lesão com margem de segurança até atingir a fáscia do peitoral maior. A montagem da mama é feita com fio absorvível monofilamentar 2.0 ou 3.0, após descolamento retroglandular amplo, para facilitar a acomodação e a aproximação dos tecidos. Pontos subdérmicos são realizados em toda a extensão da cicatriz, determinando uma cicatriz em L[4].

MAMOPLASTIA EM V

Essa técnica está indicada para setorectomia do quadrante inferior medial com ressecção de pele adjacente ao tumor. A ressecção tumoral é realizada em V, com o menor ângulo próximo ao CAM. Realiza-se a demarcação de desepitelização periareolar para centralização do CAM, após delimitação deste por meio do mamilótomo. Realiza-se uma incisão ao longo de todo o sulco inframamário, e esse retalho lateral é descolado posteriormente. Após o decolamento, orienta-se a rotação medial do retalho para fechamento com o limite medial de ressecção tumoral[7].

RETALHO TORACOEPIGÁSTRICO

Esse retalho dermogorduroso é utilizado para remodelamento mamário após ressecções tumorais nos quadrantes inferiores da mama. Nas lesões localizadas nos quadrantes inferolaterais da mama, realiza-se uma incisão curvilínea no sulco inframamário e, a partir daí, projeta-se uma continuação triangular da incisão lateralmente. O retalho então é composto pela pele e o subcutâneo adjacente ao reto abdominal, podendo ser mantido como retalho de espessura total, utilizando a pele do retalho como forma de fechamento e remodelamento mamário após setorectomia ampla com ressecção de pele. A área do retalho também pode ser desepitelizada e rodada cranial e lateralmente, sendo usada para remodelamento mamário em setorectomias amplas sem ressecção de pele.

Outro modo de confecção de retalho toracoepigástrico segue a incisão do sulco inframamário, uma semilua caudal ao sulco, de um vértice ao outro. Essa área demarcada é desepitelizada e incisada em sua extensão no sulco, campo que será utilizado para ressecção tumoral. O retalho toracoepigástrico é então avançado cranialmente, de modo a reconstruir todo o polo inferior com o avanço do retalho. Para dar mais projeção à mama, os extremos do retalho podem ser fixados em sua face posterior (Figura 33.3).

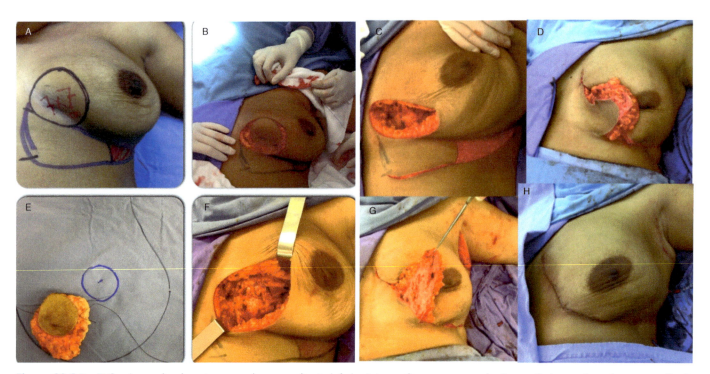

Figura 33.3A a D Carcinoma localmente avançado no quadrante inferior interno da mama esquerda. Ressecção tumoral ampla e marcação do retalho dermogorduroso toracoabdominal para reconstrução parcial da mama esquerda. **E a H** Confecção, desepitelização e rotação cranial do retalho toracoabdominal superior para reconstrução do quadrante inferior interno da mama esquerda – oncoplastia com reposição de volume.

RETALHO MIOCUTÂNEO DE GRANDE DORSAL

Em geral, a reconstrução com retalho miocutâneo de grande dorsal está indicada para setorectomias amplas nos quadrantes inferiores com ou sem ressecções de pele, ou nas hemimastectomias inferiores.

A delimitação da ilha de pele a ser mobilizada é planejada conforme o tamanho do defeito a ser corrigido. A incisão é elíptica, com orientação horizontal ou oblíqua, e sua borda superior costuma ficar 2 a 3cm abaixo do ângulo da escápula.

Em decúbito lateral, descola-se o músculo grande dorsal – primeiro cranialmente e depois lateralmente –, seguindo o descolamento caudal e medial[4]. Atenção deve ser dada ao descolamento cranial do músculo, de modo que o músculo trapézio seja prontamente dissecado e rebatido medialmente para evitar ressecção segmentar inadvertida do próprio. Além disso, é necessário cuidado especial na dissecção profunda, para que não ocorra a desinserção do músculo serrátil posterior durante o descolamento do retalho.

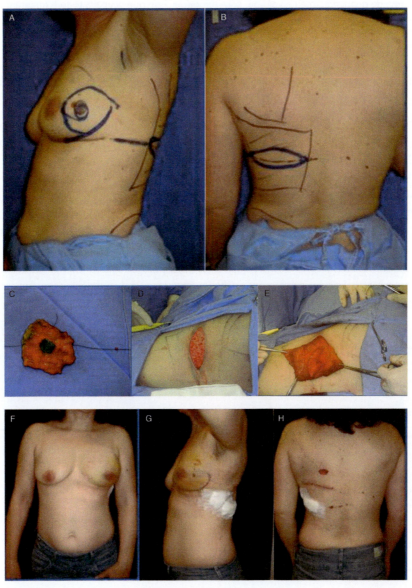

Figura 33.4A a H Mamas de pequeno a médio volume com tumor envolvendo todo o quadrante inferior externo da mama esquerda. Realizada quadrantectomia com esvaziamento axilar esquerdo, através de incisão no sulco mamário, com preservação de pele. Reconstrução da mama esquerda com rotação de retalho miocutâneo, desepitelizado, do músculo grande dorsal, para reposição de volume, com excelente evolução pós-operatória.

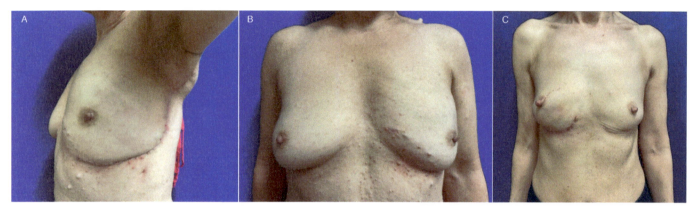

Figura 33.5A a C LICAP. Mama de pequeno a médio volume, com tumor de 7cm que ocupava todo o quadrante superolateral. Os ramos perfurantes das artérias intercostais laterais foram identificados no pré-operatório por meio de Doppler e marcação na pele. Realizada a quadrantectomia com esvaziamento axilar através da incisão pela borda lateral da mama. Reconstrução com retalho LICAP para reposição de volume com excelente resultado cosmético e oncológico.

Para rotação anterior do retalho miocutâneo, pode-se seccionar ou não o tendão do músculo grande dorsal, sempre sob visualização direta e com preservação do feixe toracodorsal. O retalho é então anteriorizado por túnel subcutâneo lateral e fixado na topografia do defeito mamário. Recomenda-se que o limite caudal do retalho seja fixado na linha do sulco inframamário, respeitando o conceito das subunidades mamárias. A ilha de pele é adaptada à forma da pele ressecada junto ao setor tumoral.

▶ RETALHOS DE RAMOS PERFURANTES DAS ARTÉRIAS INTERCOSTAIS

Os retalhos baseados nos ramos perfurantes das artérias intercostais são confeccionados com a intercostal lateral (LICAP), a intercostal anterior (AICAP) e a intercostal medial (MICAP).

A compreensão minuciosa da anatomia dos vasos sanguíneos e das estruturas perfurantes subjacentes é de suma importância para orientar tanto a avaliação clínica

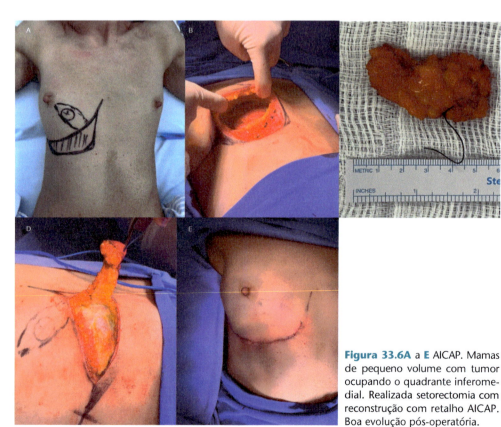

Figura 33.6A a E AICAP. Mamas de pequeno volume com tumor ocupando o quadrante inferomedial. Realizada setorectomia com reconstrução com retalho AICAP. Boa evolução pós-operatória.

com o uso do Doppler como a intervenção cirúrgica. As LICAP mencionadas por Hamdi e cols.[10] estão tipicamente localizadas entre o quinto e o oitavo espaço intercostal, cerca de 2,5 a 3,5cm anteriormente à borda anterior do músculo grande dorsal. Essas perfurantes percorrem um trajeto subjacente ao músculo serrátil anterior, atravessando o espaço intercostal e por vezes se conectando aos sistemas perfurantes toracodorsal e lateral. Seu uso é principalmente indicado para correção de defeitos mamários laterais superiores e/ou inferiores, uma vez que seu pedículo curto restringe seu avanço para áreas mais mediais.

Além das perfurantes LICAP, existem outros ramos perfurantes de interesse que se originam da artéria intercostal, como da artéria intercostal anterior (AICAP), localizado abaixo da mama, e da artéria intercostal medial (MICAP), que se encontra medialmente. Esses ramos viabilizam a correção de defeitos nas porções inferior e medial da mama, sendo selecionados de acordo com a localização específica do tumor. Quando o sulco inframamário está comprometido, é crucial recriá-lo após o posicionamento do retalho para garantir resultados estéticos e funcionais ideais.

REFERÊNCIAS

1. Almasad JK, Salah B. Breast reconstruction by local flaps after conserving surgery for breast cancer: An added asset to oncoplastic techniques. Breast J 2008; 14(4):340-4.
2. Yang JD, Lee JW, Kim WW, Jung JH, Park HY. Oncoplastic surgical techniques for personalized breast conserving surgery in breast cancer patient with small to moderate sized breast. J Breast Cancer 2011 Dec; 14(4):253-61.
3. Biazús JV, Zucatto AE, Melo MP. Cirurgia da mama. 2. ed. Porto Alegre (RS): Artmed, 2012.
4. Munhoz AM, Montag E, Arruda E et al. Assessment of immediate conservative breast surgery reconstruction: A classification system of defects revisited and an algorithm for selecting the appropriate technique. Plast Reconstr Surg 2008; 121:716-27.
5. Munhoz AM, Montag E, Gemperli R. Oncoplastic breast surgery: Indications, techniques and perspectives. Gland Surgery 2013; 2(3):143-57.
6. Munhoz AM, Montag E, Filassi JR, Gemperli R. Current approaches to managing partial breast defects: The role of conservative breast surgery reconstruction. Anticancer Research 2014; 34:1099-114.
7. Gainer S, Lucci A. Oncoplastics: Techniques for reconstruction of partial breast defects based on tumor location. J Surg Oncol 2011; 103:341-7.
8. Spear SL, Davison SP, Ducic I. Superomedial pedicle reduction with short scar. Semin Plast Surg 2004; 18(3).
9. Savioli F, Seth S, Morrow E et al. Extreme oncoplasty: Breast conservation in patients with large, multifocal, and multicentric breast cancer. Breast Cancer (Dove Med Press) 2021 May; 13:353-9. doi: 10.2147/BCTT.S296242.
10. Hamdi M, Van Landuyt K, Frene B, Roche N, Blondeel P, Monstrey S. The versatility of the inter-costal artery perforator (ICAP) flaps. J Plast Reconstr Aesthet Surg 2006; 59(6):644-52. doi: 10.1016/j.bjps.2006.01.006.

Capítulo 34

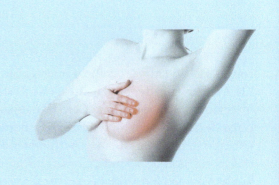

Remodelamento Oncoplástico nas Lesões dos Quadrantes Centrais

Tarsila Mariá Ventura Prudêncio

Rubens Murilo Athayde Prudêncio *(in memoriam)*

▶ INTRODUÇÃO

Neste capítulo serão consideradas apenas as lesões que costumam acometer a região central da mama, sendo abordadas de maneira sumarizada e prática as técnicas mais utilizadas para seu tratamento e as atualizações pertinentes.

Serão descritas as lesões benignas que afetam principalmente o complexo areolopapilar (CAP) e as malignas, que incluem a região central didaticamente estabelecida, tendo como limite até 1cm paralelamente à borda externa da aréola mamária (Figura 34.1)[1].

Historicamente, os tumores e as lesões nos quadrantes centrais foram acompanhados de certo misticismo, talvez pelo fato de o CAP, com sua tonalidade e função bem diferenciadas no centro e alto da mama, causar preocupações e incertezas relacionadas com agressões cirúrgicas e evolução futura do órgão e do psiquismo da paciente. A visão da mama sem esse complemento que a identifica e personaliza sempre foi de difícil aceitação, tanto no passado como nos dias atuais. Até meados dos anos de 1980 a escolha cirúrgica para as neoplasias específicas dessa topografia era sistematicamente a mastectomia total[2]. A partir daí, com o advento do tratamento conservador, a ressecção do quadrante central e os remodelamentos simples com tecidos periféricos passaram a ser adotados em casos muito selecionados. A evolução da oncoplastia no Brasil, a partir da década de 1990, foi definitiva para a adoção de técnicas da cirurgia plástica para manejo das reconstruções e remodelamentos dos quadrantes centrais nas mais diferentes patologias (Figura 34.2)[3].

A partir do profundo conhecimento anatômico e funcional do quadrante central, aliam-se de maneira inquestionável o conceito de Biazús de *personalização da mama* proporcionada pelo CAP e seu papel como símbolo do feminino, dado pela capacidade de amamentação, erotismo e sexualidade (Figura 34.3)[4].

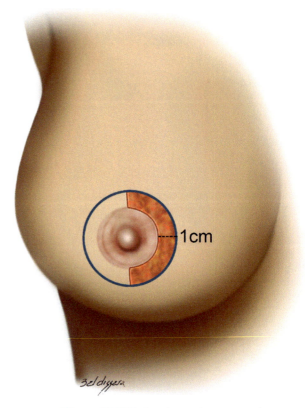

Figura 34.1 Limites do quadrante central.

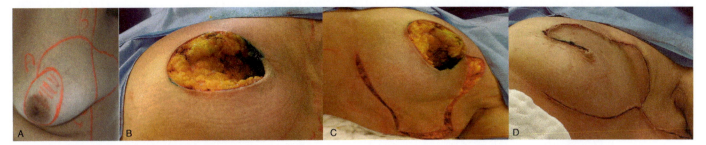

Figura 34.2A a **D** Quadrante central reconstruído pela técnica de retalho bilobulado de Tostes.

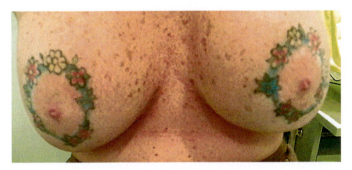

Figura 34.3 Destaque para o complexo areolopapilar exuberante.

▶ CARACTERÍSTICAS ANATÔMICAS E FUNCIONAIS DO COMPLEXO AREOLOPAPILAR

O CAP origina-se de um espessamento ectodérmico e seu desenvolvimento tem início por volta da sétima semana de gestação do recém-nascido a termo. A papila é pequena e achatada, não existindo ainda a arquitetura areolar, mas apenas rudimentos de glândulas sebáceas e tubérculos de Montgomery[5].

A aréola corresponde à parte central da superfície cutânea da mama e exibe tecido muscular liso com formato essencialmente circular na mulher adulta. Abaixo do CAP não existe tecido gorduroso, apenas uma estrutura lisa e delgada, o músculo areolar ou músculo de Meyerholz (Figura 34.4A)[5]. Esse músculo é formado por dois feixes intricados de fibras circulares e radiais com digitações intrapapilares e tem importante papel mecânico na ejeção do leite, na ereção erógena e em sua manutenção retilínea[5].

A inervação da papila se dá por meio de nervos da quarta vértebra torácica. A presença de terminações nervosas livres, plurirramificadas nessa estrutura, explica sua alta sensibilidade[5].

A aréola tem cerca de 20 a 60mm de diâmetro e pode alterar sua pigmentação em consequência do estímulo estrogênico da gravidez ou do uso contínuo de contraceptivos hormonais[5].

Os tubérculos de Montgomery, localizados na aréola subjacente, são responsáveis pela lubrificação do CAP, especialmente durante o período de lactação (Figura 34.4B).

Situada no centro da aréola, topograficamente na altura do quarto espaço intercostal, a papila tem formato cilíndrico e aproximadamente 1cm de altura e 1,5cm de largura, sendo recoberta por tegumento cutâneo espessado e rugoso, em cujo ápice se abrem de 15 a 20 ductos lactíferos (Figura 34.5A). A mama conta com cerca de 15 a 20 unidades anatomofuncionais – o lobo mamário, representado em média por cerca de 20 ductos terminais, cada um com 20 a 40 lóbulos, os quais, por sua vez, se dividem em 10 a 100 alvéolos (Figura 34.5B e C)[6].

A drenagem linfática da aréola e da papila é reservada ao plexo subareolar – plexo de Sapey (Figura 34.6)[3].

Fontes principais de suprimento sanguíneo do complexo areolopapilar

O CAP é irrigado pelo plexo circular formado por três fontes arteriais: artéria torácica interna, artéria torácica lateral e artérias intercostais (Figura 34.7)[7,8]. O vaso intercostal de maior calibre que irriga o CAP provém do segundo espaço intercostal (Figura 34.8)[7,8]. Esses aspectos anatômicos e funcionais tem importância fundamental nas técnicas de oncoplastia mamária, tanto naquelas que preservam o CAP como nas que o reconstroem. A localização exuberante no centro do cone mamário e a simetria de posição em relação à mama oposta são considerações relatadas como de maior relevância pelas pacientes, em detrimento da sensibilidade e da simetria da projeção.

Entre as cirurgias conservadoras da mama, a quadrantectomia central é empregada para tratamento cirúrgico de neoplasias malignas, localizadas no quadrante central, cujas lesões têm projeção perpendicular ao músculo peitoral maior até os limites de 360 graus do CAP e no máximo 1cm circunferencial de sua borda (Figura 34.9)[9,10].

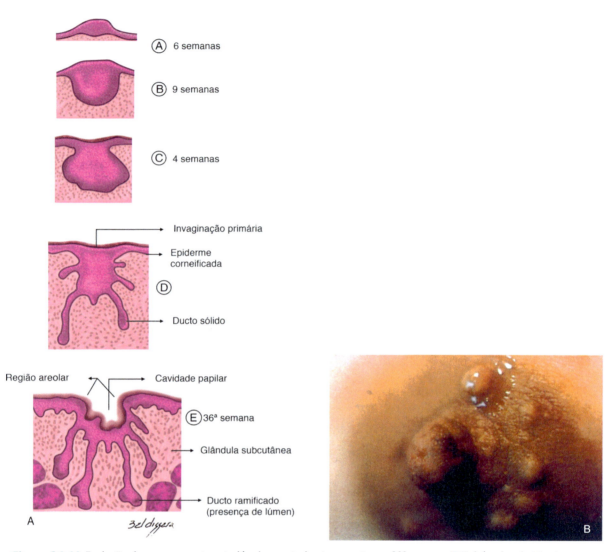

Figura 34.4A Evolução do espessamento ectodérmico ventral entre a sexta e a 20ª semana. **B** Tubérculos de Montgomery.

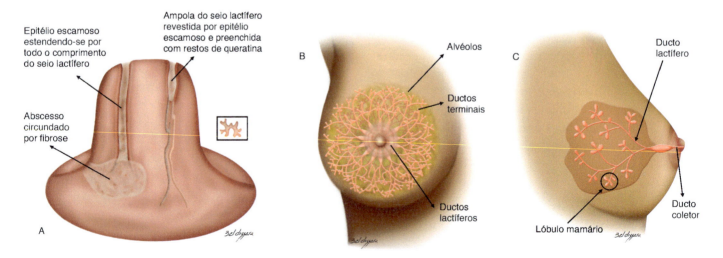

Figura 34.5A Corte esquemático do mamilo. **B** Esquema da arquitetura lobular da mama – superposição dos diferentes lobos mamários. **C** Lobo mamário.

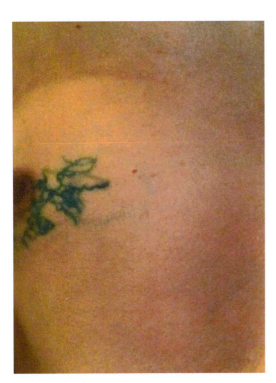

Figura 34.6 Plexo de Sapey (injeção de mercúrio – Haagensen).

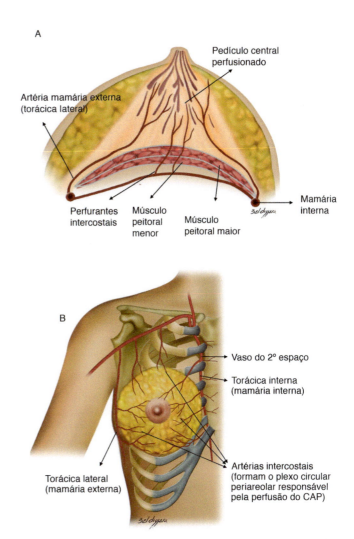

Figura 34.7A Corte sagital da mama. B Vascularização do complexo areolopapilar (CAP).

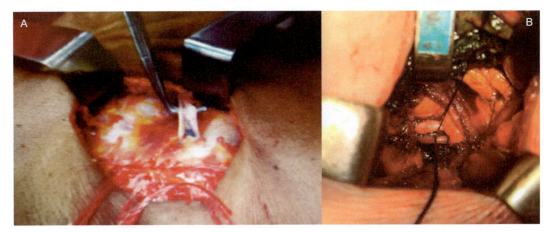

Figura 34.8A Ramo da artéria mamária interna – segundo espaço intercostal. B Artéria mamária interna.

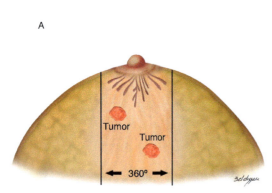 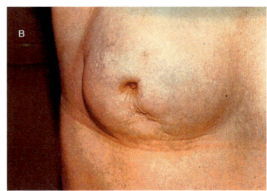

Figura 34.9A Tumores do quadrante central. B Tumor do quadrante central.

Fatores que predizem comprometimento do complexo areolopapilar em grandes séries

Em grandes séries, o estádio prognóstico clínico e patológico, o tamanho do tumor, o *status* axilar, o grau histológico e a distância entre a lesão e o CAP são considerados fatores que predizem o comprometimento deste (Quadro 34.1)[11]. Os levantamentos na literatura demonstram comprometimento variável (0% a 58% [Quadro 34.2]):

- Segundo Simmons e cols. houve comprometimento do CAP em 10,6% de 217 pacientes mastectomizadas (27,3% para tumores centrais e 6,4% para tumores periféricos)[11,12].

- Pirozzi e cols. demonstraram que métodos de imagem, como mamografia e ressonância magnética, são capazes de predizer o comprometimento significativo do CAP quando de distâncias ≥ 3cm[13].
- Petit e cols. demonstraram taxas de 10,9% de falso-negativos em biópsias de congelação para monitoramento da região retroareolar[11,12].
- De acordo com a revisão sistemática e metanálise de Zhang e cols. sobre fatores preditivos de comprometimento do mamilo no câncer de mama, as pacientes com um ou mais fatores de risco, como tumores centralmente localizados, estádios localmente avançados, tamanho tumoral de grande monta, receptores hormonais de estrogênio/progesterona e HER-2-negativos, além da associação com carcinoma ductal *in situ* (CDIS), apresentam risco maior de comprometimento do mamilo (Quadro 34.3)[14].
- Em uma análise retrospectiva de Li e cols. com 2.323 mastectomias consecutivas, comprometimento do CAP foi observado em 14,2% dos espécimes analisados[15].

Quadro 34.1 Porcentagem de doença residual em diferentes estádios e quadrantes

Estudo	Ano	N	Comprometimento
Lagios e cols.	1979	149	30%
Luttges e cols.	1987	166	38%
Pirozzi e cols.	2010	166	24%
Li e cols.	2011	2.323	14,2%

Quadro 34.2 Porcentagem de recidiva no complexo areolopapilar em casos de mastectomia *nipple sparing*

Estudo	N	Seguimento (meses)	Recidiva CAP
Gerber, 2003	61	59	1,6%
Voltura, 2004	51	18	0%
Sacchini, 2006	192	24,6	0%
De Alcântara, 2011	157	10,3	0%
Tang, 2016	1.326	36	0%
Boyd, 2022	126	120	2%

CAP: complexo areolopapilar.

Quadro 35.3 Avaliação da margem retroareolar intraoperatória em adenectomias

Exame intraoperatório	Exame definitivo	
Negativo: 102	Negativo: 101	Positivo: 1
Positivo: 3	Positivo: 1	Positivo: 2
	VPP: 66,6%	
	VPN: 99,0%	
Excisão dos ductos intrapapilares		
55 casos com margens retroareolares livres		
Exames definitivos		
Negativo: 53		
CDIS: 2		

CDIS: carcinoma ductal *in situ*; VPN: valor preditivo negativo; VPP: valor preditivo positivo.

A preservação da mama após cirurgias conservadoras, incluindo quadrantectomias centrais, passa pela análise criteriosa dos conceitos de mamas doadoras e mamas receptoras, ambas definidas a partir do volume mamário remanescente após ressecção tumoral[16].

Subjetivamente, mamas de médio e grande volume em ressecções setoriais são consideradas doadoras, pois tornam possível, na maioria das vezes, a remodelação com os tecidos remanescentes. Por outro lado, segundo o mesmo contexto, as mamas pequenas são receptoras de tecido para reparação[16].

As técnicas que empregam princípios das mamoplastias redutoras como parte do tratamento conservador da mama, aqui considerando especificamente os quadrantes centrais, oferecem uma série de benefícios combinados, a saber[16]:

- Remoção tumoral e do CAP, quando necessário, com margens cirúrgicas macroscópicas.
- Redução do peso mamário, principalmente em caso de mamas volumosas, com menos impacto sobre o esqueleto axial.
- Melhora na qualidade do tratamento radioterápico adjuvante (maior eficácia terapêutica e menos efeitos colaterais).
- Melhora da autoestima e da qualidade de vida, principalmente em caso de mamas muito ptosadas com CAP grandes e divergentes.

ALTERAÇÕES BENIGNAS E MALIGNAS ASSOCIADAS AO COMPLEXO AREOLOPAPILAR PASSÍVEIS DE CORREÇÃO CIRÚRGICA NA ROTINA DA MASTOLOGIA

- Reconstrução do CAP com tecido local, enxerto livre, aréola doadora e tatuagem[17].
- Intervenções sobre o mamilo em casos de mamilo invertido, hipertrófico e doador[17].
- Envolvimento do CAP em casos de abscesso crônico recidivante.

SEGUNDO TEMPO DA RECONSTRUÇÃO MAMÁRIA

Na maioria dos casos de refinamento, o CAP deve ser reconstruído após consolidação do formato e volume mamários. Além disso, edemas decorrentes da manipulação cirúrgica e da radioterapia devem ser diminuídos[18].

A aréola pode ser reconstruída por meio de múltiplas técnicas, dependendo das condições locais, da tonalidade da pele, do desejo da paciente, do CAP contralateral e do passado oncológico[18].

Entre as muitas técnicas empregadas, destacam-se as seguintes[18]:

- Aréola doadora contralateral (normalmente com diâmetro entre 40 e 60mm): retirada circular de segmento filiforme de tecido e montagem semelhante em área receptora desepitelizada, peripapilar contralateral (Figura 34.10).
- Enxerto livre de pele de região inguinal ou prega axilar: opções que têm como desvantagem as diferentes nuanças de tonalidade (Figura 34.11).
- Tatuagem (Figura 34.12): apenas da aréola ou do CAP, utilizando técnicas de superposição de cores e sombreamentos e aparência tridimensional. Halvorson publicou técnica de tatuagem tridimensional de aréola e mamilo, buscando resultados cada vez mais realistas[19]. Apesar da curva de aprendizado, a opção vem sendo cada vez mais adotada em casos elegíveis em virtude de sua segurança e da possibilidade de realização com anestesia local e sem a necessidade de áreas doadoras ou cicatrizes.
- Para fechamento de quadrantectomia central pode ser realizada a sutura simples em "boca de saco" (Figura 34.12C).
- Técnicas compostas de reconstrução da aréola e do mamilo em um único tempo cirúrgico, com ou sem autonomia da aréola, a partir de tecidos locais e complementos com tatuagem (Figura 34.13A).

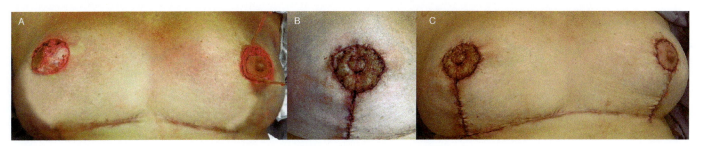

Figura 34.10A a C Aréola doadora e receptora.

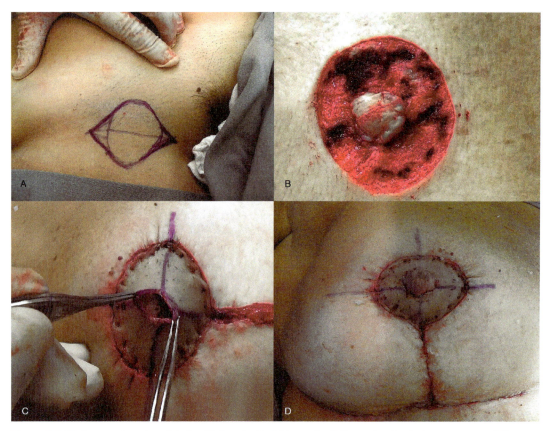

Figura 34.11 Enxerto livre de aréola (região inguinal). **A** Marcação. **B** Decorticação da área receptora. **C** Enxerto da aréola. **D** Aspecto final.

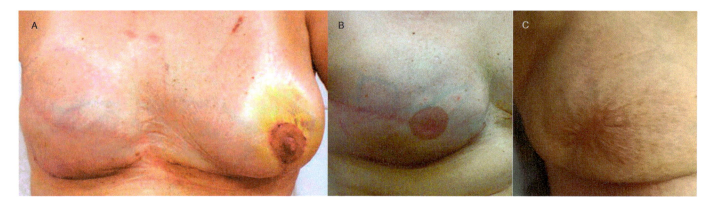

Figura 34.12 Tatuagem do complexo areolopapilar. **A** Antes. **B** Depois. **C** Fechamento em sutura simples do tipo "boca de saco".

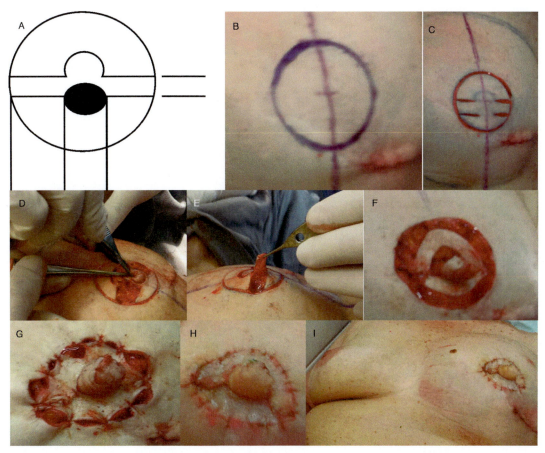

Figura 34.13A a I Reconstrução do complexo areolopapilar pela técnica *double oposing flap*.

▶ TÉCNICAS PARA RECONSTRUÇÃO DO MAMILO

- Millard descreveu o uso de enxerto parcial do mamilo contralateral, mas alguns contratempos, como hipopigmentação na área receptora, pouca projeção e diminuição da sensibilidade, tornaram essa técnica pouco utilizada (Figura 34.14)[20].

- O retalho dermogorduroso, descrito por Harttrampf, apresenta como inconveniente a perda de projeção com absorção gradual do tecido adiposo associada à fibrose cicatricial. Desepiteliza-se a área de confecção do mamilo e retalhos dérmicos delgados (4mm) são levados e fixados centralmente nas posições de 3, 9 e 12 horas. Os retalhos são rodados para o centro e suturados uns aos outros, formando um novo mamilo (Figura 34.15)[20].

- Descrito por Kroll, o retalho em alça de dupla oposição, desenhando em S as alças laterais do retalho, contém pele e tecido adiposo e suas margens são suturadas entre si (Figura 34.16)[20].

- Descrito por Anton, Eskenazi & Hartrampf, o retalho em estrela é normalmente indicado quando o mamilo oposto mede em torno de 5mm e consiste em desenho com base superior ou inferior de uma estrela com três pontas. As três partes do retalho são elevadas no plano da gordura subcutânea, mantendo suprimento sanguíneo dérmico e subdérmico. As pontas são suturadas entre si (Figura 34.17)[21].

- O retalho em *skate*, descrito por Little e utilizado quando o mamilo oposto mede > 5mm, mantém a projeção após longo tempo de seguimento. As duas asas do retalho são elevadas, incluindo derme e fina camada de gordura subcutânea[21].

- Em uma revisão de literatura, Sisti e cols. analisaram 75 artigos publicados entre 1946 e 2015, e a técnica mais comumente descrita para reconstrução do mamilo se utilizava de retalhos locais, sem nenhuma diferença estatística significativa entre as mais variadas técnicas. As complicações após o uso do enxerto ocorreram em 46,9% casos, principalmente após o uso de retalho local (7,9%) e o uso de retalho com aumento autólogo (5,3%). A perda da projeção do mamilo, apesar de considerável (45% a 75%), não teve impacto significativo para a satisfação das pacientes[22].

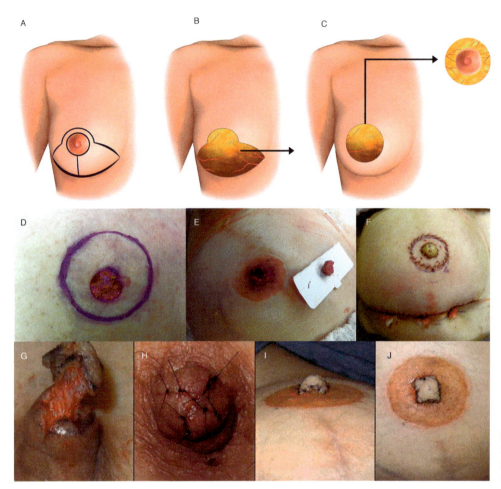

Figura 34.14A a **C** Mamilo doador e receptor. **D** Decorticação da área receptora. **E** Bipartição. **F** Aspecto final. **G** a **J** Bipartição do mamilo pela técnica em "estrela".

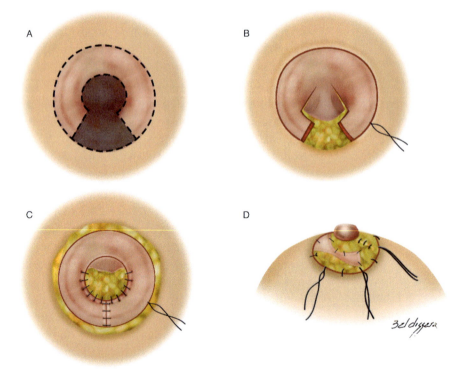

Figura 34.15A a **D** Reconstrução do complexo areolopapilar pela técnica de Bell.

Capítulo 34 | Remodelamento Oncoplástico nas Lesões dos Quadrantes Centrais

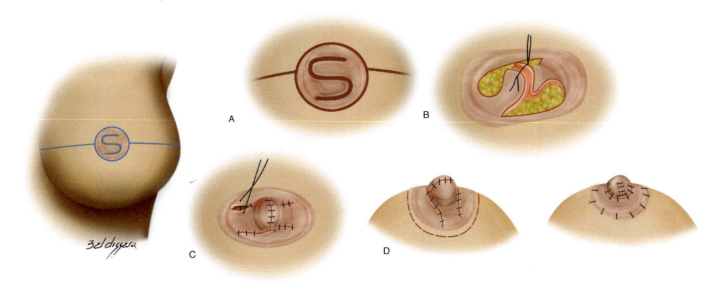

Figura 34.16A a D Reconstrução do complexo areolopapilar pela técnica em S (Kroll).

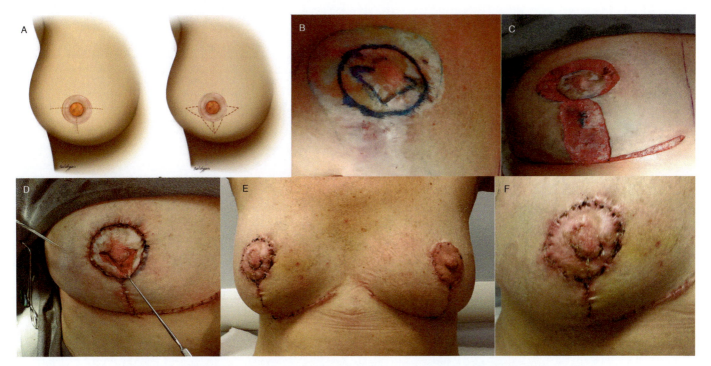

Figura 34.17A a F Reconstrução do mamilo hipotrófico e/ou aplanado pela técnica em "estrela".

- Técnicas já consagradas estão em constante refinamento com o objetivo de melhorar os resultados e reduzir as complicações. Slaibi Filho e cols. descreveram a contribuição para a já consolidada técnica *four square* ou *flap* cilíndrico, visando reduzir a perda de tecido mamário e promover desfechos mais harmônicos[23].

- Uma das principais dificuldades em qualquer técnica de reconstrução do mamilo é a perda de projeção, e algumas opções, como injeções de ácido hialurônico com propriedades mais firmes (alto G'), podem melhorar a aparência, mas muitas vezes foram necessárias reaplicações[24]. Opções autólogas, como enxerto de gordura, de cartilagem auricular ou de cartilagem costal, são viáveis, tendo a isquemia como possível complicação[22].

ENXERTO LIVRE (TOREK)

Em 1922, Max Thorek publicou a técnica de redução mamária em gigantomastias com enxerto livre do CAP, a qual tem como desvantagens a perda da capacidade de amamentação e de sensibilidade, falhas parciais ou totais do enxerto e, por vezes, a necessidade de redução da projeção do mamilo, quando hipertrófico (Figura 34.18)[25].

Em revisão integrada publicada por Lucena e cols. sobre a técnica, uma minuciosa análise da literatura ratificou suas múltiplas indicações de maneira segura, como nas gigantomastias e nas cirurgias oncológicas e transgênero[26].

FATORES PREDITIVOS PARA O BOM RESULTADO ESTÉTICO EM CIRURGIAS CONSERVADORAS PARA CÂNCER DE MAMA (CLASSIFICAÇÃO DE MORO E CIAMBELOTTI)[27]

- **Excelentes:** ausência de assimetria do CAP sem perda de volume e sem retração mamária.
- **Satisfatórios:** assimetria do CAP ou perda de mais de um terço do volume mamário ou retração mamária.
- **Pobres:** presença de duas ou mais adversidades.

Segundo a classificação de Moro & Ciambelotti[27], em 66 pacientes avaliadas e fotografadas: 18 casos foram considerados excelentes, pelo menos um aspecto foi con-

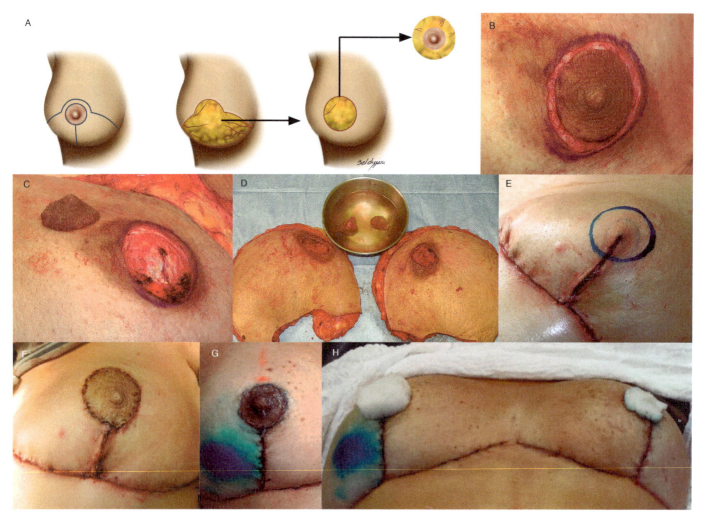

Figura 34.18 Enxerto livre do complexo areolopapilar de Torek. **A** Esquema. **B** Decorticação subdérmica do complexo areolopapilar. **C** a **E** Decorticação do sítio receptor do complexo areolopapilar. **F** e **G** Aspecto final. **H** Curativo de Brown.

siderado ruim em 48 pacientes e assimetria foi detectada em 40,4% dos casos (em algum grau).

ANOMALIAS DO MAMILO

As anomalias mais comumente observadas e passíveis de correção cirúrgica são:

- **Inversão do mamilo:** na maioria dos casos é congênita, mas o envelhecimento e a perda subsequente de colágeno podem levar ao diagnóstico. Ocorre encurtamento dos ductos mamários e do tecido que une a aréola e o mamilo ao parênquima subareolar[28]. A correção pode ser feita por meio de secção, via transdérmica, das traves fibrosas (porção ampolar) ao parênquima de base retropapilar. Essa liberação pode ser realizada por meio de incisão transversal (bisturi de lâmina 11) até alcançar a derme oposta, sem ultrapassá-la. A manobra é delicada e pode ser mais bem executada com a utilização de gancho dérmico, o que faz subir o mamilo até o exterior da aréola. O processo é completado pela sutura de suporte em U com fio inabsorvível de fina espessura que não comprometa a vitalidade da derme e possa manter os tecidos afastados por no mínimo 30 a 45 dias, até que a fibrose cicatricial se forme para sustentação dos tecidos (Figura 34.19)[28].

- **Hipertrofia do mamilo:** pode ser congênita ou ocorrer após amamentações sequenciais. Para sua correção, deve ser considerada inicialmente a paciente sem perspectivas de amamentação. Realiza-se uma simples bipartição até a base areolar com sutura simples dos limites externos do hemimamilo, as áreas de ressecção da base da aréola, com fio absorvível de fina espessura. Outra possibilidade consiste na amputação transversal do mamilo com sutura simples com fio absorvível de fina espessura de seus limites, borda a borda. Nas pacientes que desejam manter a amamentação, faz-se a ressecção em colar, preservando os ductos mediante a secção concêntrica da epiderme (2 a 2,5cm), dependendo da altura planejada (Figura 34.20)[28].

TRATAMENTO CIRÚRGICO DE PATOLOGIAS RETROAREOLARES E DO COMPLEXO AREOLOPAPILAR

O papiloma ductal solitário costuma manifestar-se com descarga papilar. Em uma série com 180 casos, a secreção mamilar foi o sintoma inicial em 135 pacientes e o único sintoma da doença em 76 pacientes entre os 177 casos comprovados[3]. Secreção serosa foi observada em 65 (48%) e secreção sanguinolenta em 70 pacientes (52%). Os papilomas localizavam-se predominantemente na região retroareolar[3].

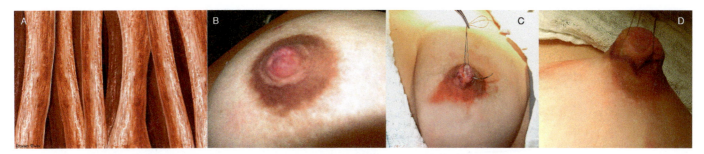

Figura 34.19 Correção da inversão do mamilo. **A** Esquema das fibras musculares do complexo areolopapilar. **B** Aspecto final. **C** Tração para exteriorização e retificação das fibras musculares. **D** Sutura em bolsa no mamilo.

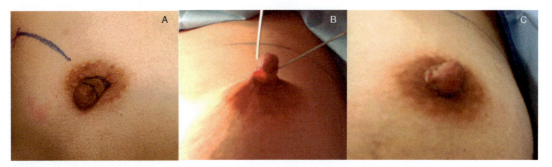

Figura 34.20 Correção de hipertrofia do mamilo. **A** Marcação em colar da área a ser decorticada. **B** Área decorticada. **C** Aspecto final.

O papiloma intraductal múltiplo é mais raro e tem como característica principal a presença de tumores pequenos, na maioria das vezes palpáveis. Sua fonte de descarga papilar na maioria das vezes está localizada distante do término do sistema ductal, já que a localização preferencial é a periférica[3].

Em uma série de 56 papilomas intraductais múltiplos, descarga papilar foi detectada em apenas 11 pacientes (20%) (Figura 34.21)[3].

Essas patologias são tratadas por meio de incisão periareolar e remodelamento glandular subdérmico (Figura 34.21A)[3,29].

Os métodos de imagem utilizados para o diagnóstico incluem mamografia, ultrassonografia mamária, ressonância magnética e ductografia (método considerado obsoleto) (Figura 34.21B)[6,29].

A patologia areolopapilar clássica é a doença de Paget e/ou carcinoma de Paget (1,5% a 3% das neoplasias malignas da mama), a qual é rara, sendo necessário, em muitos casos, estabelecer o diagnóstico diferencial com doenças exantemáticas por meio do anatomopatológico (Figura 34.22)[6,29]. Em uma série com 324 pacientes, 174 (54%) apresentaram mamografias normais. A doença de Paget confinada ao CAP favorece a preservação da mama.

A ressonância magnética é o método de escolha quando a mamografia e a ultrassonografia das mamas não detectam alterações e também para identificação de doença multicêntrica, sendo necessária ou não a mastectomia[6,29].

Estudando 67 pacientes com doença de Paget tratadas por meio de mastectomia, Kothari e cols. relataram que, do ponto de vista anatomopatológico (Quadro 34.4)[4]:

- Em 23 pacientes (34%) houve comprometimento do quadrante central e de outro quadrante.
- Em 23 casos (41%), a doença afetou o quadrante central e parte de outro quadrante.
- Em 17 casos (25%), a doença afetou apenas o quadrante central.

Quadro 34.4 Diferenças clínicas entre o eczema areolar e a doença de Paget

Eczema areolar	• Usualmente bilateral • Intermitente com rápida evolução • Úmido • Bordas indefinidas • Prurido associado • Responde a corticoide tópico
Doença de Paget	• Unilateral • Progressão muito lenta • Úmido ou seco (tendendo mais para seco) • Bordas irregulares, porém definidas • Destruição progressiva da papila • Normalmente sem prurido • Não responde a corticoide tópico

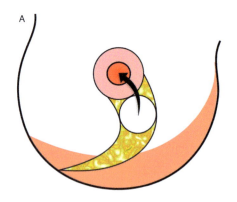
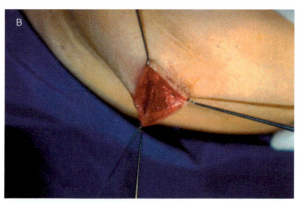
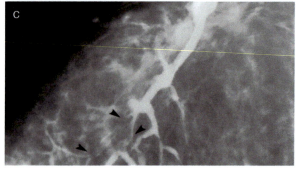

Figura 34.21A Biópsia em cunha do mamilo para diagnóstico histológico da doença de Paget. **B** Papiloma. **C** Ductografia com falha de enchimento – papiloma.

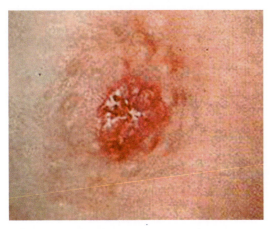

Figura 34.22 Eczema no mamilo.

Quadro 34.5 Incidência de carcinoma nas mamas direita e esquerda em cerca de 4.200 pacientes	
Mama	Percentual
Direita	47,7%
Esquerda	52,2%
Bilateral	0,4%

As neoplasias malignas do quadrante central podem ser tratadas por meio de várias técnicas, dependendo de fatores oncológicos, anatômicos e do desejo da paciente[30].

Losken propôs um fluxograma para a seleção da melhor opção cirúrgica, levando em consideração o tamanho da mama, o grau de ptose mamária, a presença de assimetria preexistente, as comorbidades, a margem de excisão esperada e o desejo da paciente de se submeter à cirurgia bilateral[31]. Cabe ao cirurgião da mama, munido de técnicas oncoplásticas, apresentar as diferentes opções e seus prós e contras (Figura 34.23 e Quadro 34.5)[30].

As técnicas para tratamento oncológico conservador seguro da mama, evitando deformidades associadas a reconstruções parciais, com manobras oncoplásticas e/ou de reconstrução mamária mais comumente utilizadas são[32]:

- Remoção do CAP (com incisão fusiforme ou hexagonal) e fechamento simples em linha transversal (Figura 34.23).
- Remoção do CAP (retalho cutâneo superior ou inferior de avanço e preenchimento – tipo *plug flap*).

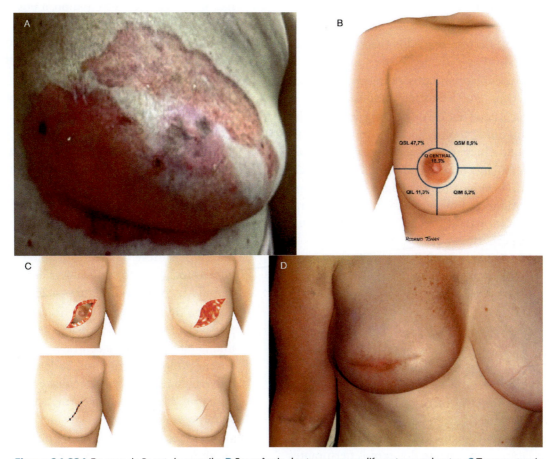

Figura 34.23A Doença de Paget do mamilo. B Frequência dos tumores em diferentes quadrantes. C Tumorectomia central com incisão tipo paralelograma. D Tumorectomia central com incisão tipo paralelograma – aspecto final.

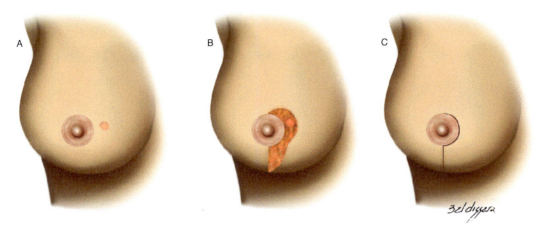

Figura 34.24A a C Tumores no quadrante central.

- Remoção do CAP (retalho cutâneo glandular areolado, de avanço e preenchimento – técnica de Grisotti) (Figura 34.24).
- Remoção do CAP e do quadrante central (reconstrução com retalhos miocutâneos ou mioglandulares).
- Preservação do quadrante central e utilização da via periareolar para acessar tumores periféricos ao CAP (*round block*).
- Via periareolar com conservação do CAP, incisão paralela simples e ressecção dos tumores do quadrante central.
- Via transareolopapilar, em caso de tumores profundos e pequenos, com remodelamento glandular focal.
- Retalho toracolateral (tecido do prolongamento axilar e periferia do dorso, profundidos por vasos intercostais, avançando e preenchendo o quadrante central).
- Retalho bilobulado ou bilobado de Tostes (tecido excedente do prolongamento axilar e do dorso, em maior quantidade, com perfusão intercostal e ramos da torácica lateral preenchendo o quadrante central e os periféricos a este)[33].

As técnicas referidas possibilitam a reconstrução imediata do CAP em pacientes selecionadas ou tardia, na grande maioria dos casos[33].

RETALHOS LOCORREGIONAIS MAIS UTILIZADOS NAS RECONSTRUÇÕES APÓS QUADRANTECTOMIAS CENTRAIS

- ***Plug flap* (Andrea Grisotti):** retalho dermoglandular com o próprio tecido mamário, o *plug flap* tem seu pedículo fundamentado na parede torácica. A vascularização é proveniente dos ramos perfurantes da artéria torácica interna, que nutre a área cutânea do retalho. O retalho é confeccionado delimitando a ilha cutânea do hemisfério inferior da mama de proporção semelhante ao defeito causado pela ressecção. As áreas doadoras laterais e/ou mediais determinam cicatrizes em L ou J, sem comprometimento estético. A extremidade livre do retalho é levada à área receptora por contiguidade ou por túnel intraparenquimatoso. Ajusta-se, nesse tempo, a posição do futuro CAP. Quando o retalho utilizado para reparo é menor do que o defeito, pode ocorrer depressão local, tornando o fechamento inestético, o qual pode ser refinado em um segundo tempo (Figura 34.25)[33].
- **Mamoplastia com cicatriz periareolar:** descrita por Benelli e cols. segundo a técnica de *round block*, é ideal para mamas de volume médio com pequeno grau de ptose. Acessa tumores localizados na circunferência do quadrante central. Consiste em incisão periareolar dupla com diâmetros diferentes e posterior desepitelização local. Faz-se uma incisão de 360 graus, a qual possibilita o acesso ao tumor em qualquer parte da circunferência. Em seguida, realiza-se síntese da área excisada em dois planos. Para o fechamento, utiliza-se a técnica de Benelli com fio inabsorvível (Figura 34.26)[12,33].
- **Técnica de *batwing*:** o uso do *batwing miniflap* é possível na maioria das pacientes com câncer de mama em quadrantes centrais. A técnica é de fácil aprendizado e reprodutibilidade, não aumentando a morbidade. Com essa técnica é possível ressecar uma porção de pele com diâmetro máximo de 4cm sobreposta ao tumor[34].

Na marcação cirúrgica pré-operatória, leva-se em conta a altura da pele a ser ressecada, a qual deve ser igual nos dois triângulos ao lado da aba inferior, que será

Capítulo 34 | Remodelamento Oncoplástico nas Lesões dos Quadrantes Centrais

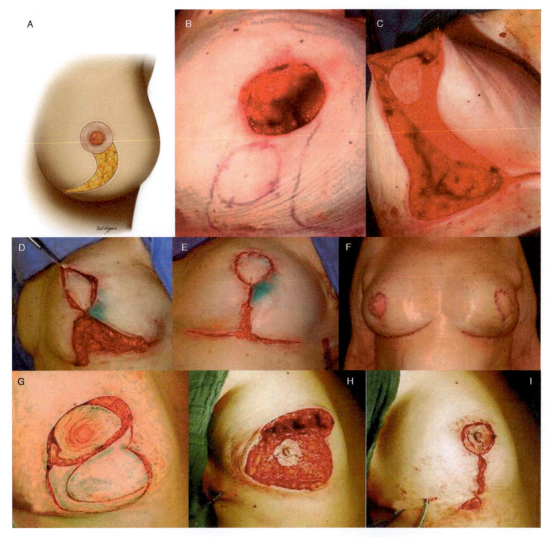

Figura 34.25A Esquema de Grisotti. **B** a **E** Reconstrução do quadrante central por meio da técnica de pedículo areolado. **F** Aspecto final. **G** a **I** Reconstrução do quadrante central por meio da técnica de união dos pedículos inferiores.

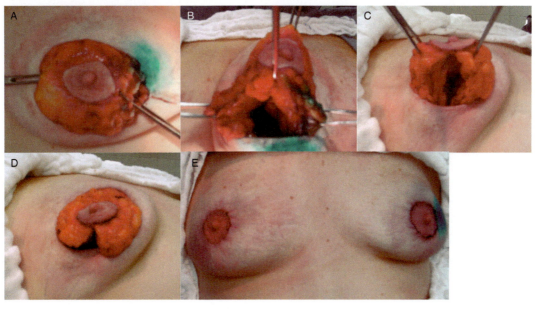

Figura 34.26A a **E** Reconstrução do quadrante central por meio da técnica *round block*.

rodada para cobrir o defeito. A aba inferior consiste na superfície da área abaixo do CAP ou do próprio CAP. As bases dos triângulos devem medir entre 2 e 4cm, preferencialmente verticais, de modo que os cantos mediais estejam próximos uns dos outros. A síntese do defeito deve ser feita após descolamento do subcutâneo suprajacente ao tumor (Figura 34.27)[34].

Existe ainda a opção pela reconstrução dos quadrantes centrais com retalhos miocutâneos do músculo reto abdominal (TRAM) e do músculo grande dorsal (Figuras 34.28 e 34.29)[35].

COMPLICAÇÕES

Quando ocorrem em até 2 meses após a cirurgia, as complicações são consideradas precoces, sendo as mais frequentes: infecção de ferida operatória, seroma, hematoma, hipertrofia da cicatriz e necrose parcial ou total do CAP[21].

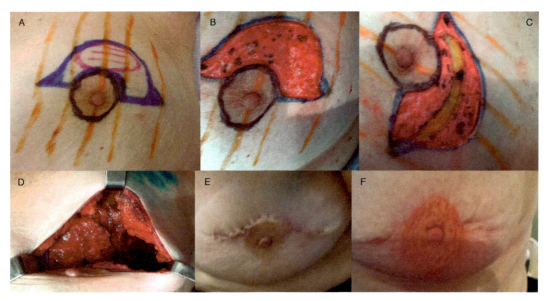

Figura 34.27A a F Reconstrução do quadrante central por meio da técnica de *batwing*.

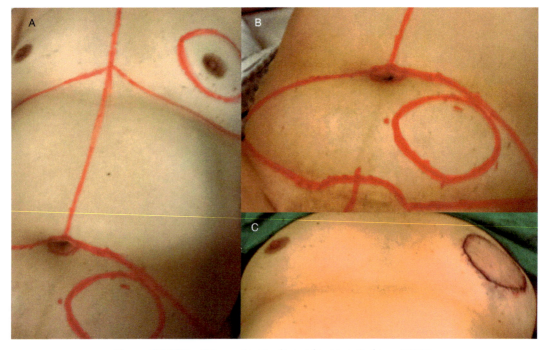

Figura 34.28A a C Reconstrução do quadrante central com TRAM.

Capítulo 34 | Remodelamento Oncoplástico nas Lesões dos Quadrantes Centrais

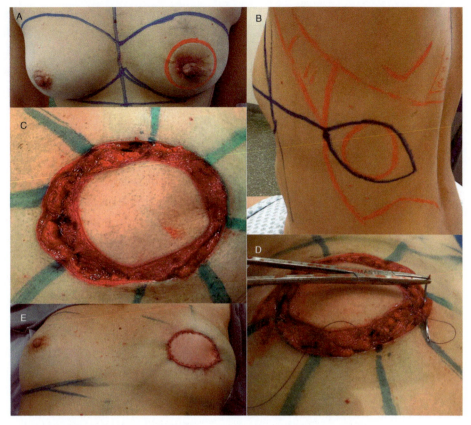

Figura 34.29A a E Reconstrução do quadrante central com retalho do músculo grande dorsal.

Principais complicações relacionadas com intervenções sobre a mama, com destaque para os quadrantes centrais

- Hematoma.
- Cicatrizes inestéticas.
- Necrose parcial ou total do CAP.
- Assimetrias de formato ou volume.
- Ondulações.
- Perda de sensibilidade.

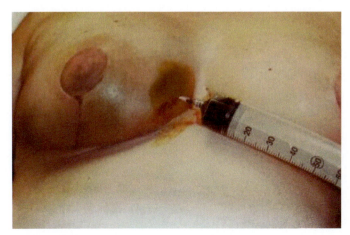

Figura 35.30 Complicação: punção de hematoma.

- Hipocromia da aréola.
- Perda da projeção do mamilo (principalmente nos primeiros 3 a 6 meses após a cirurgia).
- Dor crônica.
- Traumas emocionais persistentes.

Complicações por qualquer técnica, em maior ou menor grau, isoladas ou associadas, ocorrem em 10% a 25% dos casos e incluem[35]:

- **Hematoma:** pode ocorrer em qualquer tipo de procedimento e as principais causas são: uso de vasoconstrictores (adrenalina), não suspensão dos anticoagulantes no pré-operatório, hemostasia inadequada, mobilizações intempestivas durante e após a cirurgia e uso de drenos não compatíveis com as áreas cirúrgicas e suas extensões (Figura 35.30).
- **Isquemia dos retalhos, deiscência, perdas totais ou parciais:** peles finas e senis, incompatíveis com a extensão e a intensidade do procedimento proposto, fios cirúrgicos tecnicamente inadequados para o tipo de sutura de tecido e a topografia, área de ressecção maior que o conteúdo final e pedículo não alojado exatamente no espaço criado para sua recepção (Figuras 35.31 e 35.32).

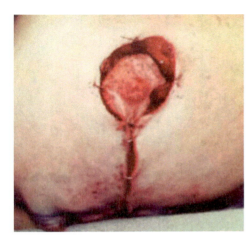

Figura 34.31 Sítio receptor do complexo areolopapilar com sutura sem tensão.

- **Celulites:** geralmente decorrentes de feridas abertas (deiscências parciais), fístulas sero-hemáticas e suturas sob tensão exagerada. Os agentes causais mais comuns são *Streptococcus* sp. e *Staphylococcus aureus* (Figura 34.33). Nas celulites recorrentes, convém verificar a presença de corpos estranhos (granuloma de fios cirúrgicos, gazes e ou/ compressas), hematomas infectados, hidrosadenites próximas e/ou foliculites, além de imunodeficiência do hospedeiro[36].

- **Isquemia e necrose do CAP:** as de causas arteriais estão relacionadas com grandes ressecções com distâncias exageradas (> 10cm), pedículos estreitos e finos, peles finas e senis (insuficiência do plexo intradérmico) e manipulação incorreta e indelicada dos tecidos. As insuficiências venosas na maioria dos casos são causadas por acotovelamentos ou dobraduras dos tecidos, por linhas de sutura com tensão excessiva e/ou fios cirúrgicos inadequados sobre os tecidos periféricos (Figura 34.34)[36].

- **Cicatrizes hipertróficas:** suturas sob tensão, divergência de bordas na aproximação das suturas, suturas em monobloco e inadequação na escolha dos fios cirúrgicos, tanto em sua composição como na espessura, prolongando o período para absorção, além de fatores genéticos intrínsecos (Figura 34.35).

- **Necrose gordurosa:** pode ocorrer depois de qualquer procedimento cirúrgico sobre a mama e é fruto da insuficiência de vascularização focal de um segmento adiposo e/ou trauma ou da associação de ambos. Necroses gordurosas focais pequenas podem se resolver no período de 12 a 15 meses. Áreas mais extensas podem ser aspiradas com agulhas de

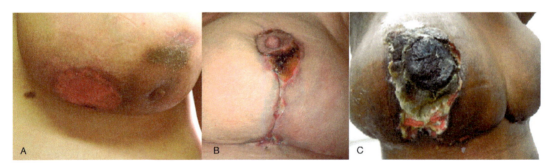

Figura 34.32A a C Complicações: áreas de necrose e deiscência.

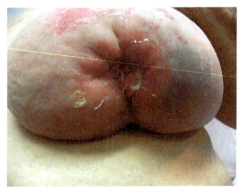

Figura 34.33 Complicação: infecção.

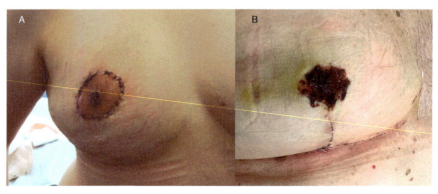

Figura 34.34 A e B Complicações: necrose do mamilo e do complexo areolopapilar.

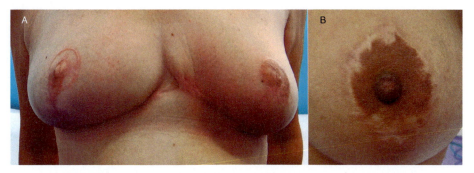

Figura 34.35A e **B** Complicações: cicatrizes hipertróficas e despigmentação.

grosso calibre, aguardando-se cerca de 3 meses para a resolução, que geralmente é parcial[28].

- **Assimetrias mamárias, incluindo o CAP, de formato, altura e volume:** para evitá-las são necessárias as seguintes medidas:
  - Exame clínico no pré-operatório com a paciente em pé e deitada.
  - Fotografias de frente e perfil, medidas das principais distâncias anatômicas no pré-operatório: base/altura, borda medial do CAP ao esterno, deste ao sulco inframamário, linha reta, do ângulo formado entre a prega axilar e o limite superior da linha axilar anterior (projeção superior máxima)[25,37,38].
  - No transoperatório, convém checar o planejamento gráfico cutâneo, geralmente realizado na véspera do procedimento[37,38].
  - Antes da montagem final da mama, recomenda-se uma pré-sutura a distâncias menores e com fios secundários ou grampeador cutâneo, com a paciente com o dorso mais elevado para análise de assimetrias grosseiras e os ajustes necessários[37,38].
  - Finalmente, convém avaliar clinicamente os volumes com as palmas das mãos e, de modo simétrico e simultâneo, medir mentalmente ambas e compará-las[37,38].
  - Na sutura final, retornar novamente ao posicionamento com o dorso mais elevado para averiguar detalhes e a correção de pequenas assimetrias (Figura 34.36)[25,37].

CONSIDERAÇÕES FINAIS

Cada vez mais mastologistas estão aptos a realizar procedimentos oncoplásticos em casos cirúrgicos selecionados de maneira consciente e bem planejada. Em particular, os quadrantes centrais, apesar de representarem um grupo tradicionalmente desafiador de casos quando acometidos, contam com inúmeras técnicas para a obtenção de resultados oncológicos seguros e estéticos satisfatórios.

O acometimento do CAP, principalmente, que tem tanta importância e representação para o feminino, pode ser reconstruído e remodelado com resultados finais que promovem o reencontro das pacientes com seus corpos e sua autoestima.

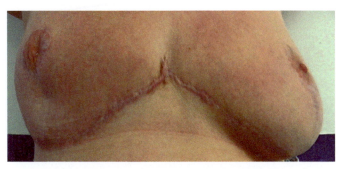

Figura 34.36 Complicações: cicatriz hipertrófica, queloide e assimetria.

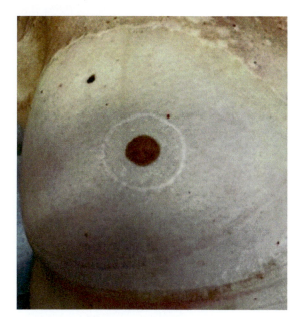

Figura 34.37 Complicações: mamilo planificado e perda da projeção.

REFERÊNCIAS

1. Ramos MLC, Garcia EB, Carramaschi F. Tratamento conservador no câncer de mama, das indicações às reconstruções. Rio de Janeiro: Revinter, 2002.
2. Bostwick III J. Tratado de mamoplastia. Amolca, 2001.
3. Haagensen CD. Doenças da mama. 3. ed. São Paulo: Roca, 1989.
4. Biazús VJ, Zucatto EA. Cirurgia da mama. Porto Alegre: Artmed, 2005.
5. Souza ZA, Saltarore AC. Mastologia prática. São Paulo, Manole, 1979.
6. Boecker W, Domagk G. Preneoplasia of the breast – A new conceptual approach to proliferative breast disease. Saunders, 2006.
7. O'Dey DM, Prescher A, Pallua N. Vascular reliability of nipple-areola-complex-bearing pedicles: An anatomical microdissection study. Plast Reconstr Surg 2007 Apr; 119(4):1167-77.
8. Rowen SK, VerHalen J. Perforator, skin flap. Plast Reconst Surg 2013 Dec. Permanent Medical Group in San Jose, California – University of Tennessee Health Science Center, Memphis.
9. Lamartine JD, Junior RC, Daher JC et al. Reconstrução do complexo areolopapilar com o double opposing flap – Reconstrução do CAP em zona IV do retalho TRAM. Rev Bras Cir Plast 2007; 28.
10. Matheus GZ, Vieira RAC. Oncoplastia mamária aplicada. Lemar, 2013.
11. Chagas CR, Menke CH, Vieira JR, Boff RA. Tratado de mastologia da SBM. Rio de Janeiro: Revinter, 2011.
12. Petit JY, Veronesi U, Orecchia R et al. Adenectomia no tratamento do câncer de mama – Prós e contras. Tumori 2003; 89(28):7.
13. Pirozzi PR. Relação entre as características clínicas morfológicas e biomoleculares do carcinoma ductal infiltrativo na mama e o estado da papila (Tese). São Paulo – Faculdade de Ciências Médicas da Santa Casa de São Paulo, 2008.
14. Zhang H, Li Y, Moran MS et al. Predictive factors of nipple involvement in breast cancer: A systematic review and meta-analysis. Breast Cancer Res Treat 2015; 151:239-49.
15. Weidong L, Shuling W, Xiaojing G et al. Nipple involvement in breast cancer: Retrospective analysis of 2.323 consecutive mastectomy specimens. Int J Surg Pathol 2011 Jun; 19(3):328-34. doi: 10.1177/1066896911399279.
16. Rietjens M, Urban CA. Cirurgia da mama – Estética e reconstrutora. Rio de Janeiro: Revinter, 2013.
17. Kronowitz SJ, Hunt KK, Kuerer HM et al. Practical guidelines for repair of partial mastectomy defects using the breast reduction technique in patients undergoing breast conservation therapy. Plast Reconstr Surg 2007; 120(7):1755-68.
18. Zenn MR, Garofalo JA. Unilateral nipple reconstruction with nipple sharing: Time for a second look. Plast Reconstr Surg 2009; 123:1648-53.
19. Halvorson EG, Cormican M, West ME, Myres V. Three-dimensional nipple-areola tattooing: A new technique with superior results. Plast Reconstr Surg 2014 May; 133(5):1073-5. doi: 10.1097/PRS.000000000000144.
20. Burm JS, Kim YW. Correction of inverted nipples by strong suspension with areola-based dermal flaps. Plast Reconst Surg School Med 2007; 120(6):1483-6.
21. Shestak KC. Reintervención en cirugía plástica de las mamas. Amolca, 2009.
22. Sisti A, Grimaldi L, Tassinari J et al. Nipple-areola-complex reconstruction techniques: A literature review. Eur J Surg Oncol 2016 Apr; 42(4):441-65.
23. Slaibi Filho J, Pires DM, Andrade RL, Valadares CN, Figueiredo CL, Nascimento MS. Nipple reconstruction: Description and contribution to four-square technique or cylindrical flap. Mastology, 2017; 27(4):307-11.
24. Bellman B, von Grote E, Nogueira A. Hyaluronic acid gel filler for nipple enhancement following breast reconstruction. Cutis 2017 Aug; 100(2):107-9.
25. Munhoz AM, Munhoz CMA. Câncer de mama – Tratamento multidisciplinar. Dentrix, 2007.
26. Lucena CEM, Leon RAP, Paiva ACA, Nóbrega CS, Bahia IF. Free nipple graft: Current indications and applications of a centenary breast surgery technique – An integrative review. Mastology 2022; 32:e2021056.
27. Tournieux TT. Predictive factors of good aesthetics results in conservative surgery. Rev Bras Cir Plast 2012; 27(1):37-48.
28. Spear SL, Gradinger GP, Mess S. Cirugía de la mama – Principio y arte – Tomo2. Amolca, 2008.
29. Morrow M, Osborne HL. Enfermidades de la mama. Márban: 2009.
30. Mendes FH, Mendes RF. Cirurgia plástica – Fundamentos e arte. Rio de Janeiro: Guanabara Koogan, 2004.
31. Losken A, Hamdi M. Partial breast reconstruction – Techniques in oncoplastic surgery. Thieme, 2017.
32. Clough KB, Lewis JS, Fitoussia A. Falcou MC. Oncoplastic techniques allow extensive resections for breast-conserving therapy of breast carcinomas. Ann Surg 2003; 237(1):26-34.
33. Tostes ROG, Amorim WC, Morici AFC et al. Retalho bilobulado: Uma nova opção na reconstrução parcial da mama. Rev Soc Bras Plast 2006; 21(2):88-96.
34. Fitzal F, Schrenk P. Oncoplastic breat surgery. 2010.
35. Klimberg VS. Atlas of breast surgical techniques. Saunders, 2010: 241-7.
36. Melega MJ, Viterbo F, Mendes FH. Cirurgia plástica – Os princípios e a atualidade. Rio de Janeiro: Guanabara Koogan, 2011.
37. Pedron ML, Alves MR, Menck C. Sistematização em mamoplastia oncológica. Rev Soc Bras Cir Plast 2001; 16(3):47-60.
38. Geraldo JMF. Atlas de cirurgia – Estética para o residente. Rio de Janeiro: Revinter 2005: 141-2.

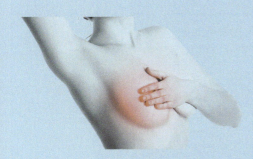

Capítulo 35
Técnicas Alternativas e Retalhos Locorregionais na Reparação das Deformidades em Cirurgia Conservadora

Régis Resende Paulinelli

▶ INTRODUÇÃO

Quando se fala em cirurgia reconstrutiva da mama, imagina-se mais frequentemente uma reparação total do defeito da mastectomia com retalhos ou implantes. No entanto, não importa quão boa seja a reconstrução, uma mama reconstruída não tem a mesma naturalidade nem a sensibilidade da mama original. Por isso, é importante para a paciente a tentativa de ampliar as indicações do tratamento conservador através da cirurgia oncoplástica[1].

O tratamento conservador para o câncer de mama apresenta taxas de sobrevida semelhantes às obtidas através da mastectomia, apesar do aumento aceitável nas taxas de recidiva local, desde que a radioterapia adjuvante seja oferecida[2,3]. O limite máximo do tamanho do tumor que pode permitir a conservação, inicialmente de 2 ou 3cm, tem se tornado mais flexível, pois o elemento cirúrgico mais importante para o controle local é a obtenção de margens livres, ou seja, que não se toque na margem cirúrgica[4,5].

Dependendo da relação entre o tamanho do tumor e o da mama, o resultado estético pode ser muito ruim. Portanto, técnicas oncoplásticas podem possibilitar a ressecção de grandes áreas das mamas com aumento das margens cirúrgicas, ao mesmo tempo que previnem deformidades e corrigem, muitas vezes, a assimetria e a ptose[6,7]. Uma metanálise que comparou 3.165 pacientes operadas com técnicas de cirurgia conservadora oncoplástica e 5.495 pacientes de cirurgia conservadora tradicional mostrou que a cirurgia oncoplástica possibilitou a ressecção de tumores em média bem maiores – o peso das peças foi mais de quatro vezes maior –, houve menos da metade da ocorrência de margens comprometidas, menos de um terço da necessidade de reexcisão, quase a metade da recorrência local e maior satisfação estética[8].

As técnicas mais conhecidas consistem na mamoplastia com a aréola vascularizada através do pedículo superior em tumores dos quadrantes inferiores, pedículo inferior, para tumores dos quadrantes superiores, e mamoplastia periareolar (*round block*), para mamas pequenas, com pouca ptose, quando não há necessidade de ressecar a pele próxima ao tumor. Essa abordagem pode resolver muitos casos, com resultados satisfatórios, mas o domínio de outras técnicas pode ampliar as indicações do tratamento conservador e evitar mastectomias desnecessárias (Figura 35.1).

Fizemos um levantamento de 760 mulheres que voltaram ao consultório após pelo menos 6 meses da cirurgia – e da radioterapia, quando indicada – e julgavam ter terminado seu processo de reconstrução mamária. Pouco mais da metade – 434 pacientes – fez tratamento conservador e alguma técnica oncoplástica, enquanto as outras se submeteram à mastectomia com reconstrução total da mama. A mulheres que fizeram oncoplastia estavam mais satisfeitas com as mamas (de acordo com o BREAST-Q), apresentaram risco menor de complicações e necessitaram um número menor de cirurgias. As taxas de recorrência local foram semelhantes. Mais da metade (245) das oncoplastias ou reconstruções parciais necessitou de retalhos locais e locorregionais ou de mamoplastia com compensação geométrica, que serão comentadas no Capítulo 36. Sem o domínio dessas técnicas consideradas alternativas, as taxas de mastectomia estariam provavelmente duplicadas em nossa série. As técnicas principais para reconstrução parcial utilizadas em nossa rotina estão listadas no Quadro 35.1.

Não temos a intenção de comentar todas as técnicas oncoplásticas disponíveis para abordagem conservadora da mama, pois elas são numerosas e muito variadas, a depender da criatividade pioneira de muitos cirurgiões mundo afora. Entretanto, comentaremos algumas das opções utilizadas com mais frequência em nossa prática rotineira.

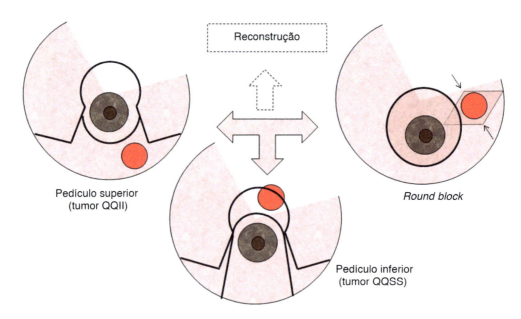

Figura 35.1 Abordagem cirúrgica mais comum na cirurgia oncoplástica: pedículo superior para tumores nos quadrantes inferiores (QQII), pedículo inferior para os tumores nos quadrantes superiores (QQSS) e *round block* para tumores em mamas com pouca ptose. Quando o tumor ou a mama não se encaixam em uma dessas técnicas, é comum optar pela mastectomia com reconstrução total da mama.

Quadro 35.1 Técnicas mais utilizadas para reconstrução parcial da mama em amostra parcial de 760 pacientes que terminaram a reconstrução mamária e a radioterapia pelo menos 6 meses antes e retornaram para seguimento clínico	
Mamoplastia	216 (53,33)
Rotação glandular	88 (21,73)
Retalho toracolateral (LICAP)	17 (4,20)
Retalho bilobado	16 (3,95)
Retalho toracoepigástrico (AICAP/MICAP)	13 (3,21)
Triângulos de Burow	9 (2,22)
Incisão radiada e reposicionamento do CAP	8 (1,98)
Grande dorsal autólogo	6 (1,48)
Rotação dermoglandular	5 (1,23)
Shutter	5 (1,23)
Implante	5 (1,23)
Grisotti	3 (0,74)
Outra técnica	7 (2,47)
Técnicas combinadas múltiplas	8 (1,98)

CAP: complexo areolopapilar.

Uma classificação divide as cirurgias oncoplásticas em dois tipos: deslocamento do volume e substituição do volume[9]. Na primeira classificação, retalhos locais da própria mama são mobilizados para disfarçar o defeito, como é o caso dos retalhos glandulares, dos retalhos dermoglandulares e das mamoplastias oncoplásticas. Na segunda, são utilizados retalhos ou enxertos de outros locais, fora da mama, para repor a perda do volume com a quadrantectomia, como é o caso do retalho toracoepigástrico e dos *miniflaps* do músculo grande dorsal.

▶ TÉCNICA DA ROTAÇÃO GLANDULAR

A quadrantectomia clássica com incisão radiada costuma causar deslocamento do mamilo e da aréola devido à retração da cicatriz cutânea. Alguns cirurgiões ainda deixam a região da quadrantectomia sem uma aproximação dos planos para que o seroma e o hematoma preencham o defeito. Em curto prazo, os resultados são aceitáveis, mas após alguns meses ocorrem reabsorção dos fluidos, fibrose intensa e fixação da pele aos planos profundos, o que deixa grandes defeitos, depressões e assimetrias.

Uma alternativa bastante simples pode ser o fechamento primário da incisão cutânea e glandular com reposicionamento do complexo areolomamilar, 2 ou 3cm no sentido contrário ao da cicatriz radiada (Figura 35.2).

Outra opção para disfarçar esse defeito consiste na técnica de rotação glandular (Figura 35.3)[9,10]. Bastante versátil, ela pode ser utilizada em diferentes tumores, mamas e localizações. Os melhores resultados ocorrem em casos de tumores pequenos, de até 2 ou 3cm, a depender do tamanho da mama, localizados nos quadrantes superiores. Em tumores maiores, é preferível usar

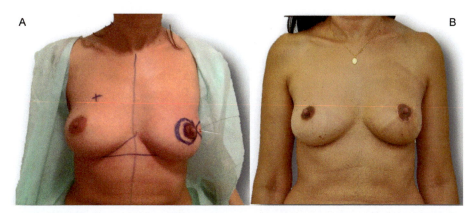

Figura 35.2A e B Após alguns meses, a cicatriz radial promove retração e desvio do complexo areolomamilar para o lado da cicatriz. A aproximação direta dos pilares glandulares e o reposicionamento do complexo areolomamilar, no sentido contrário ao da cicatriz, podem melhorar o aspecto visual da quadrantectomia clássica. Resultado após 1 ano da cirurgia.

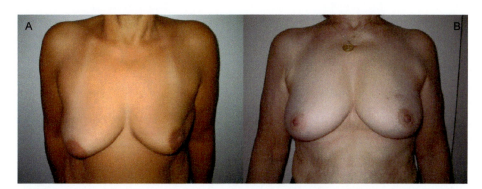

Figura 35.3A Resultado habitual de quadrantectomia convencional, de incisão radiada, apresentando assimetria mamária considerável e desvio da aréola para o lado da cicatriz. **B** Exemplo de quadrantectomia pela técnica de rotação glandular em paciente apresentando tamanhos da mama e do tumor semelhantes. Nessa técnica, a incisão na pele é peri ou para-areolar e a ressecção glandular é radiada, diminuindo a deformidade mamária e o desvio do mamilo.

outro tipo de técnica que possibilite repor o volume excisado ou que promova a redução da mama contralateral para simetrização.

Na técnica da rotação glandular, a incisão, em vez de radiada, é periareolar ou para-areolar, seguindo as linhas de Langer. Faz-se um descolamento entre a pele e o tecido glandular nas regiões próximas ao tumor. O tumor é ressecado de forma radiada, no sentido contrário ao da incisão cutânea, e o defeito é fechado borda a borda, primariamente, com pontos inabsorvíveis ou de absorção lenta (Figura 35.4). É importante colocar sempre clipes metálicos nas margens da ressecção na mama para orientar o *boost* da radioterapia, em especial em técnicas como essa em que a cicatriz da pele nem sempre coincide com a área prévia tumoral[11].

Nos tumores mais profundos, ou quando as margens cirúrgicas assim o permitem, um retalho cutâneo pouco mais espesso do que o de uma mastectomia convencional – de pelo menos 1cm – possibilita menor retração cutânea e, consequentemente, necessidade menor de grandes descolamentos glandulares para disfarçar o defeito.

As mamas muito lipossubstituídas oferecem risco maior de necrose gordurosa, mas não são uma contraindicação absoluta a essa técnica. Em nossa série, as necroses gordurosas ocorreram em 9% dos casos de tratamento conservador e oncoplastia. Costumam ter pouca repercussão clínica e não costumam ser muito diferentes dos cistos oleosos e das distorções arquiteturais que ocorrem com certa frequência nas quadrantectomias clássicas. De todo modo, em alguns casos podem ocorrer grandes deformidades, especialmente após a radioterapia (Figura 35.5). Preferimos evitar técnicas que exijam grande descolamento glandular em mulheres idosas e com mamas lipossubstituídas. Nessas circunstâncias, pode ser preferível o reposicionamento da aréola, como demonstrado na Figura 35.2.

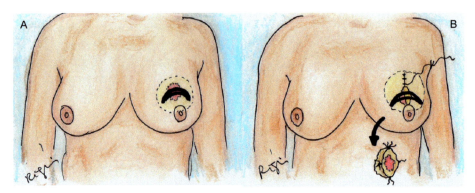

Figura 35.4A Incisão cutânea para-areolar (*em negro*) e área de descolamento glandular (*área pontilhada, em amarelo*). **B** Retirada do tumor de forma radiada com fios para identificação das margens para orientação do patologista. O defeito é fechado primariamente, borda a borda, de forma radiada, com pontos simples invertidos, com náilon 4,0 ou PDS.

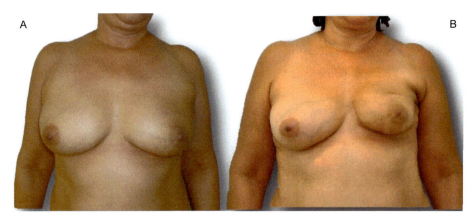

Figura 35.5A e B Exemplo de quadrantectomia com rotação glandular que apresentou bom resultado no pós-operatório, após alguns meses, porém evoluiu com intenso endurecimento, retração e assimetria alguns anos após a radioterapia devido à necrose gordurosa.

RETALHOS DERMOGLANDULARES

A dificuldade de reconstrução dos defeitos parciais em algumas localizações levou Grisotti e Calabrese a denominarem parte dos quadrantes superiores como "terra de ninguém"[12]. Nesses casos há algumas possibilidades de retalhos dermoglandulares, como os triângulos de Burow, a técnica *shutter*, o retalho bilobado, entre outras, que possibilitam a retirada de grandes tumores nos quadrantes superiores sem a correção da ptose e sem a necessidade, muitas vezes, de simetrização da mama contralateral[7,13,14].

A técnica conhecida como *triângulos de Burow*, ou *matriz*, é indicada para tumores localizados no quadrante superior medial ou na união dos quadrantes superiores. É possível ressecar grandes áreas, incluindo a pele adjacente ao tumor, com pouca mudança no contorno corporal da paciente (Figura 35.6). Nesse retalho, a região do tumor é ressecada na forma de um triângulo invertido, e um triângulo na região axilar de largura semelhante é desepitelizado para facilitar a rotação do retalho e a distribuição da tensão na sutura. O complexo areolomamilar deve ser reposicionado 2 ou 3cm mais baixo, para o lado contrário ao da quadrantectomia. Caso contrário, o mamilo ficará deslocado superiormente após a retração da cicatriz (Figura 35.7)[15-17]. Nessa localização, em casos extremos de tumores muito grandes, temos preferido o retalho torácico lateral de avanço com fechamento em VY ou o retalho bilobado, comentados mais adiante, por aportar maior volume à mama.

Para lesões localizadas no quadrante superior lateral, quando há a necessidade de retirada de quantidade considerável de tecido glandular e de pele, pode-se utilizar a *técnica shutter*[6,9]. O nome *shutter* faz referência ao movimento de rotação do obturador das câmeras fotográficas, semelhante à rotação da extremidade do retalho próxima à aréola (Figura 35.8). Trata-se também de um tipo de re-

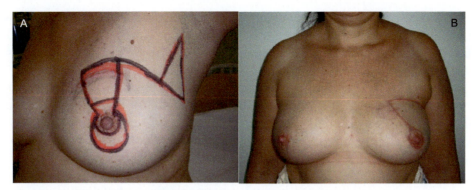

Figura 35.6A Desenho esquemático de técnica de rotação dermoglandular que permite a ressecção de grandes áreas de pele e de tecido glandular em regiões distantes do mamilo com boa simetria mamária. **B** Resultado pós-operatório, preservando a forma mamária e a posição do mamilo mesmo após a ressecção com margens livres de tumor que media clinicamente 5cm.

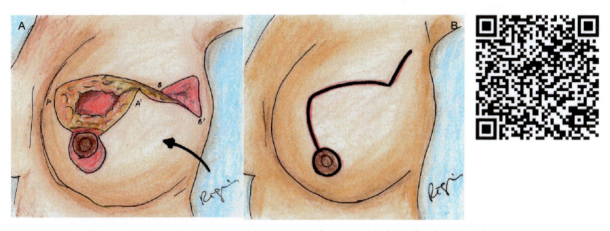

Figura 35.7A Quadrantectomia em forma de triângulo ou trapézio invertido foi realizada no quadrante superior medial da mama, de forma perpendicular à pele, enquanto o triângulo da axila e a região periareolar foram desepitelizados e posteriormente aproximados. **B** Aspecto final da cicatriz na técnica de rotação, após aproximação dos pontos A-A' e B-B'. (Um vídeo com outro exemplo da aplicação da técnica dos triângulos de Burow pode ser visto através do QR code acima ou do seguinte *link*: https://www.oncoplasty.com/?wix-vod-video-id=14eb87fe0ea34dc0995f32da5b6ada78&wix-vod-comp-id=comp-ka78wmxq.

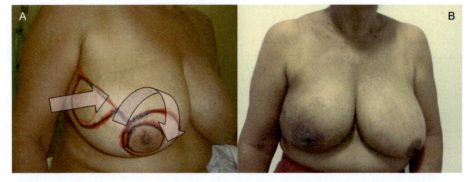

Figura 35.8A e B Exemplo da técnica *shutter*, indicada para tumores no quadrante superior lateral. A seta lateral indica o sentido do fechamento cutâneo. A seta medial indica como a área que será posteriormente desepitelizada deve ser rodada e embutida para aumentar o volume mamário. Neste caso, o tumor media 5cm, clinicamente. Mesmo assim, não houve a necessidade de abordar a mama contralateral.

talho dermoglandular. Em caso de ressecção do volume mamário > 20%, é preferível associar uma mamoplastia redutora contralateral para corrigir a diferença de volume. Em áreas de ressecção menores, essa técnica possibilita uma manutenção razoável da forma, frequentemente tornando possível a abordagem unilateral. A ressecção do quadrante é feita em meia-lua, como pode ser visto na Figura 35.9. O defeito é fechado tracionando-se a lateral da mama medialmente, de modo a sobrar um retalho dermoglandular entre a área da quadrantectomia e a aréola. Esse retalho é posteriormente desepitelizado e embutido através de um movimento circular para dar mais volume à mama. A aréola é reposicionada inferomedialmente.

Os defeitos ocasionados pela ressecção de tumores nos quadrantes inferiores costumam ser muito evidentes, mas são facilmente corrigidos por meio das técnicas convencionais de mamoplastia, baseadas no pedículo superior[1]. Entretanto, para isso é necessário que a mama tenha um volume razoável e algum grau de ptose. Caso contrário, ou quando a paciente não deseja realizar mamoplastia bilateral, é possível realizar um *retalho de rotação dermoglandular*.

Nesta técnica é realizada uma ressecção do quadrante em triângulo. Em seguida, incisa-se todo o sulco inframamário. De modo geral, para uma melhor acomodação, a incisão mamária deve ser três a quatro vezes maior do que a base do triângulo. Os quadrantes inferiores são divididos até chegar ao plano muscular, com o cuidado de preservar a vascularização dos vasos perfurantes intercostais e deslocados para o lado do defeito (Figura 35.10)[9,18]. Não costumam ser necessários grandes descolamentos teciduais para uma boa correção do defeito – quanto maior a área de descolamento, maior o risco de complicações. Outros tipos de rotação, seguindo os mesmos princípios, são possíveis (Figura 35.11). Na técnica de rotação não há reposição do volume mamário; portanto, a depender do volume ressecado, a mama pode ficar muito pequena ou pode ser necessária uma mamoplastia contralateral, como no vídeo apresentado na Figura 35.10.

MAMOPLASTIAS MODIFICADAS

Apesar de a mamoplastia com o pedículo areolado inferior conseguir corrigir muitos defeitos nas quadrantectomias dos quadrantes superiores, a correção é mais difícil quando a área de ressecção é muito alta, longe da marcação tradicional. Quando não é necessária a ressecção de pele sobre a lesão, desenvolvemos uma técnica chamada *duplo pedículo independente* (Figura 35.12)[19]. A marcação da posição do mamilo e do excesso de pele a ser ressecado é feita de forma tradicional, em T invertido, como discutido no Capítulo 20. Na técnica do duplo pedículo independente, a aréola é mantida vascularizada por um pedículo superomedial ou superolateral menos espesso do que o habitual (< 1cm de espessura). Ao mesmo tempo, confeccionamos um pedículo inferocentral extenso, independente da aréola,

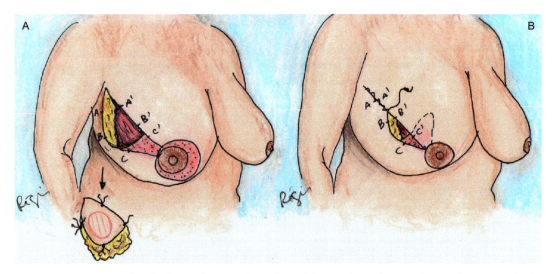

Figura 35.9 Intraoperatório da técnica *shutter*. **A** O quadrante foi excisado em formato de meia-lua, perpendicular à pele e ao músculo peitoral maior. A área pontilhada *em vermelho* foi desepitelizada. **B** Os pontos A-A', B-B' e C-C' são unidos de modo que a ponta desepitelizada entre a área da quadrantectomia e a aréola possa ser embutida para dar mais volume ao novo cone mamário. A gordura lateral do tórax é tracionada por meio do fechamento da pele e ajuda a repor parte do volume excisado.

Capítulo 35 | Técnicas Alternativas e Retalhos Locorregionais na Reparação das Deformidades em Cirurgia Conservadora   325

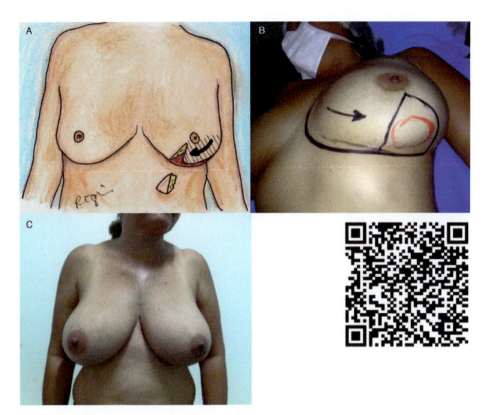

Figura 35.10A Desenho esquemático de retalho dermoglandular de rotação inferior. A ressecção da quadrantectomia é realizada em triângulo, e toda a base da mama é descolada e rodada para cobrir o defeito. **B** Planejamento pré-operatório. **C** Resultado pós-operatório da técnica de rotação, observando-se boa simetria sem a necessidade de cirurgia contralateral. (Um vídeo com outro exemplo de rotação dermoglandular mamária pode ser visto através do *QR code* acima ou do seguinte *link*: https://www.oncoplasty.com/?wix-vod-video-id=b07aefbcffbe42c08749ef6b-7f6914e2&wix-vod-comp-id=comp-ka78wmxq.)

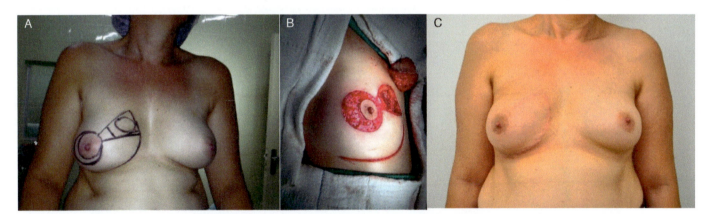

Figura 35.11A e B Exemplo de retalho de rotação dermoglandular inferior para correção do defeito de quadrantectomia na união dos quadrantes mediais da mama direita. A aréola foi reposicionada em direção contrária ao componente radial da cicatriz devido à retração cicatricial esperada após alguns meses. Neste caso, excepcionalmente, foi necessária a realização de sutura periareolar *round block* para diminuir a tensão da sutura e prevenir alargamentos tanto da aréola como da cicatriz. **C** Resultado 1 ano após a radioterapia.

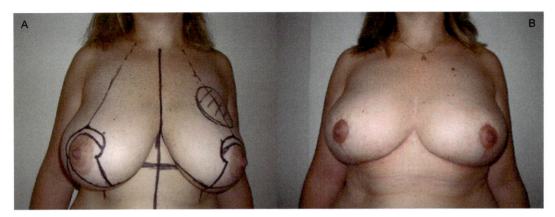

Figura 35.12A Detalhes da marcação pré-operatória da técnica de mamoplastia com "duplo pedículo independente", neste caso usada para corrigir o defeito da ressecção de tumor *phyllodes* maligno distante das marcações da mamoplastia, medindo 8cm na união dos quadrantes superiores da mama esquerda. O tumor era muito alto para ser corrigido por mamoplastia com pedículo inferior. **B** Resultado 6 meses após a cirurgia.

que é capaz de preencher grandes defeitos glandulares distantes da aréola (Figura 35.13). Esse pedículo é nutrido por ramos vasculares perfurantes intercostais inferoposteriores e centrais.

Uma maneira de ressecar áreas de pele em locais não usuais da mamoplastia é por meio de uma mamoplastia com *plug flap*, descrito por um cirurgião plástico de Brasília (Figura 35.14)[20]. Para algumas regiões, os resultados são muito satisfatórios, mas para outras há o risco de as cicatrizes paralelas causarem áreas pouco vascularizadas e mais sujeitas à necrose (Figura 35.15). As melhores oportunidades para utilização dessa técnica são nos casos de tumores nos quadrantes centrais ou na união dos quadrantes superiores com invasão ou retração da pele.

O *plug flap* é às vezes confundido com a técnica de Grisotti, usada para tumores localizados nos quadrantes centrais. Na técnica de Grisotti também se confecciona uma ilha de pele, porém vascularizada pelo pilar lateral. Essa ilha de pele é utilizada para preencher o volume do quadrante central. Não tem como objetivo corrigir a ptose, como uma mamoplastia, mas causar o mínimo de distorção possível, geralmente dispensando a simetrização. Utilizamos com mais frequência a técnica de Grisotti em tumores centrais pequenos com comprometimento ou retração do mamilo em mulheres que não queiram

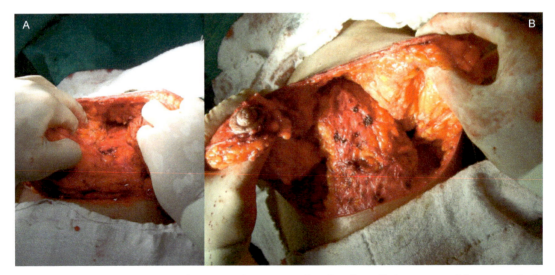

Figura 35.13A Bom acesso aos quadrantes superiores, proporcionado pelo pedículo superomedial e a extensão do defeito da quadrantectomia. **B** Verifica-se a capacidade do pedículo inferocentral de preencher os quadrantes superiores, bem como boa mobilidade da aréola, que é mantida independentemente vascularizada pelo pedículo superomedial.

corrigir a ptose nem tocar a mama contralateral (Figura 35.16).

Uma técnica pessoal de mamoplastia, chamada *compensação geométrica*, possibilita a ressecação de grandes áreas de pele em locais pouco usuais, em múltiplos quadrantes, incluindo a região dos pilares da mamoplastia, e será discutida em detalhes no Capítulo 37.

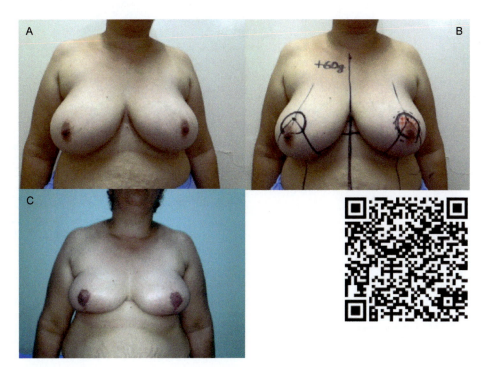

Figura 35.14A a **C** Exemplo de *plug flap* para corrigir a ressecção do quadrante central da mama esquerda. A aréola e o mamilo da mama esquerda foram reconstruídos no momento da quadrantectomia, sobre o retalho, através de um enxerto de pele da aréola e do mamilo contralateral. (Outro exemplo de mamoplastia com *plug flap*, dessa vez nos quadrantes superiores, pode ser vista através do QR code acima ou do seguinte *link*: https://www.oncoplasty.com/?wix-vod-video-id=1340390fa56b4cfda8082e38d87e82a6&wix-vod-comp-id=comp-ka78v1mr.)

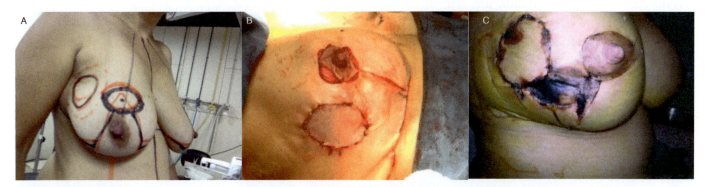

Figura 35.15A a **C** O posicionamento do *plug flap* deve ser cuidadosamente planejado, pois cicatrizes paralelas podem acarretar áreas de pouca vascularização, mais sujeitas à necrose, como neste exemplo. As melhores localizações para posicionamento do *plug flap* são os quadrantes centrais e a união dos quadrantes superiores. Deve-se evitar utilizar esta técnica especialmente quando o tumor se encontra nos pilares medial ou lateral da mamoplastia, como neste exemplo.

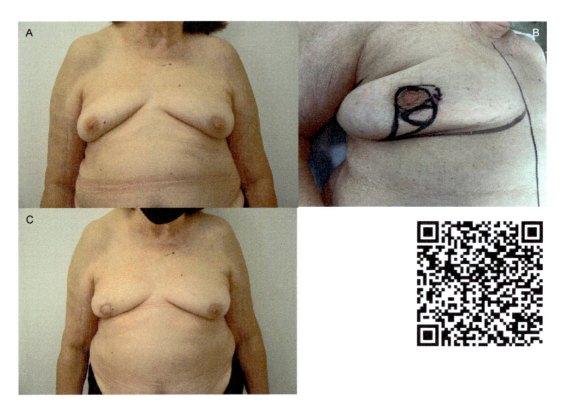

Figura 35.16 Exemplo da utilização da técnica de Grisotti para tumores nos quadrantes centrais em indicação típica: senhora idosa, sem desejo de mamoplastia ou simetrização, com pequeno tumor retromamilar. Observam-se o aspecto pré-operatório (**A**), o planejamento cirúrgico (**B**) e o resultado após 6 meses da cirurgia e radioterapia intraoperatória (**C**). (O vídeo demonstrativo desta cirurgia pode ser visto através do *QR code* acima ou do seguinte *link*: https://www.oncoplasty.com/?wix-vod-video-id=6970da1b0374441ebe7b7f43d9649e1c&wix-vod-comp-id=comp-ka78wmxq.)

▶ RETALHO BILOBADO

Quando é necessária a reposição do volume retirado da mama, podem ser utilizados retalhos locorregionais, como o retalho de transposição toracolateral ou, dependendo da localização do tumor, um retalho duplo de transposição, como o retalho bilobado.

O retalho bilobado foi inicialmente descrito em 1918 por um autor alemão para o fechamento de defeitos do nariz, mas tem sido utilizado em diversas áreas do corpo[21]. Sua utilização para correção de defeitos mamários foi proposta e popularizada por Tostes, da Universidade Federal de Minas Gerais, sob o nome de *retalho bilobulado*. Entre as várias maneiras propostas para o desenho do retalho, nossa preferência é pela marcação de Meadows[22]. Parte do tecido glandular mamário é transposta para a região do defeito e um retalho toracolateral é utilizado para corrigir a área vizinha ao tumor (Figura 35.17). Essa

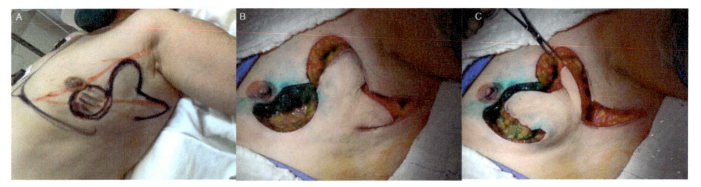

Figura 35.17A a C O retalho bilobado é um retalho duplo de transposição, em que parte do tecido glandular vizinho é transposta para a área do defeito e um retalho torácico lateral é transposto para corrigir o defeito da retirada do retalho. Em vez da marcação proposta por Tostes, preferimos utilizar a marcação de Meadows.

Capítulo 35 | Técnicas Alternativas e Retalhos Locorregionais na Reparação das Deformidades em Cirurgia Conservadora

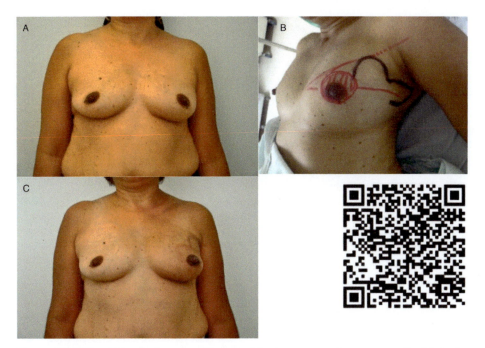

Figura 35.18A a C Resultado pré e pós-operatório de reconstrução com o retalho bilobado. Apesar do pequeno tamanho da mama e da ausência de ptose, foi possível preservar o tamanho e o formato da mama, evitando-se uma mastectomia. (Outro exemplo de retalho bilobado em tumor de quadrantes centrais pode ser visto através do *QR code* acima ou do seguinte *link*: https://www.oncoplasty.com/?wix-vod-video-id=83864a2466c740fca863cd9b0dfae982&wix-vod-comp-id=comp-ka78wmxq.)

manobra geralmente possibilita a manutenção da forma e do volume da mama, o que justifica plenamente o aspecto pouco habitual da cicatriz (Figura 35.18).

RETALHO TORACOEPIGÁSTRICO

O retalho toracoepigástrico é uma opção interessante para correção dos quadrantes inferiores, ideal para pacientes com pouca ptose, em mamas pequenas, quando a paciente deseja manter o volume mamário[6]. A Figura 35.19 mostra a marcação cutânea e a confecção do retalho toracoepigástrico. A área demarcada tem as mesmas dimensões do defeito a ser corrigido. A base do retalho deve ter pelo menos dois terços de seu comprimento para maior segurança vascular. Quando se mantém a vascularização proveniente dos vasos perfurantes intercostais, o retalho é ainda mais seguro e pode ter maior extensão. A ponta do retalho, rachurada, é desepitelizada para aumentar o volume. O retalho é rodado para cobrir o defeito da quadrantectomia. Uma pequena área do abdome superior deve ser descolada e ressuturada no antigo sulco inframamário. Caso não seja necessária

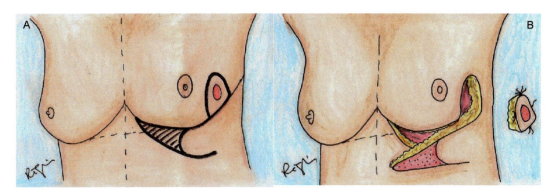

Figura 35.19A Demarcação cutânea do retalho toracoepigástrico. A ponta rachurada será desepitelizada. **B** Defeito da quadrantectomia e peça cirúrgica marcada com fios para identificação das margens. Nesta figura o retalho está começando a ser confeccionado e mobilizado.

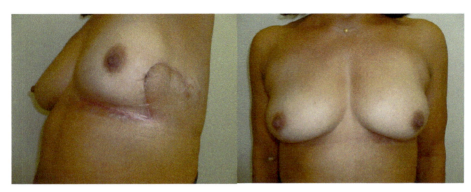

Figura 35.20A e B Resultado pós-operatório de quadrantectomia no quadrante inferior lateral da mama esquerda associada à rotação do retalho toracoepigástrico. (Um vídeo demonstrativo de outro caso em que foi utilizado o retalho toracoepigástrico pode ser visto através do *QR code* acima ou do seguinte *link*: https://www.oncoplasty.com/?wix-vod-video-id=d0792039b60c495a9c80c0a11bfc6fe0&wix-vod-comp-id=comp-ka78wmxq.)

a retirada da pele próxima ao tumor, o retalho pode ser totalmente desepitelizado.

O processo de reajuste do sulco inframamário é crítico para um bom resultado. Se o sulco for suturado fora de sua posição, haverá risco maior de assimetria.

A Figura 35.20 mostra o resultado, após alguns meses, da rotação do retalho toracoepigástrico, preservando o volume, o contorno mamário e a posição do mamilo. Esse retalho pode cobrir defeitos de qualquer região dos quadrantes inferiores. Apesar de as figuras anteriores mostrarem uma rotação lateral desse retalho, caso o defeito esteja localizado no quadrante inferior medial, é possível inverter o desenho, em espelho, com resultados semelhantes.

Esse retalho ultimamente vem sendo chamado, quando lateral, de *lateral intercostal artery perforator flap* (LICAP), quando central, de *anterior intercostal artery perforator flap* (AICAP) ou, quando medial, de *medial intercostal artery perforator flap* (MICAP)[23]. Trata-se, porém, do mesmo tipo de retalho com as mesmas indicações. Em geral, a identificação dos vasos perfurantes é feita com a ajuda do Doppler intraoperatório. Acreditamos ser desnecessário o uso do Doppler caso a área de descolamento seja limitada ao mínimo necessário. Afinal, o mínimo será sempre o mínimo e o necessário, com ou sem o uso do Doppler. Também não vemos necessidade em sacrificar a vascularização cutânea[24].

▶ **RETALHO TORACOLATERAL**

O retalho torácico lateral aproveita o volume na lateral do tórax, geralmente abundante e indesejado, para repor o volume mamário perdido com o tratamento conservador[25,26].

Há dois tipos bem distintos de planejamento para o retalho toracolateral. Em caso de defeitos nos quadrantes laterais, pode-se desenhar um retalho de transposição. Se o defeito for nos quadrantes mediais, é possível realizar um retalho toracolateral de avanço com fechamento em VY. A Figura 35.21 exemplifica bem a diferença entre os dois tipos de retalho.

O retalho toracolateral de transposição ultimamente tem sido conhecido através dos vasos perfurantes que irão nutri-lo. Pode ser chamado de LICAP, quando nutrido pelos vasos perfurantes intercostais laterais, do mesmo modo que o retalho toracoepigástrico. Pode ser chamado de LTAP, quando a fonte de vascularização é a artéria torácica lateral ou mamária externa. Pode ainda ser chamado de TDAP, quando nutrido pelos vasos toracodorsais. O retalho toracolateral traz volumes semelhantes aos de um retalho minidorsal, que é desenhado na mesma posição que o toracolateral. Por ser mais complexo, não costumamos usar o minidorsal nessas indicações. Sempre que possível, priorizamos o retalho toracolateral e preservamos o grande dorsal[23].

A pele do retalho pode ser mantida para suprir uma retirada de pele ou pode ser completamente desepitelizada e embutida sob a pele da mama para preencher um defeito. A Figura 35.22 mostra um exemplo de retalho desepitelizado.

Como o retalho toracolateral de avanço permite repor grandes volumes, pode ser preferível ao triângulo de Burow para tumores nos quadrantes mediais, a depender do volume ressecado (Figura 35.23).

O retalho toracolateral também pode ser utilizado para corrigir sequelas do tratamento conservador. Nessa indicação, pode substituir múltiplas sessões de lipoenxertia ou a necessidade de um retalho miocutâneo.

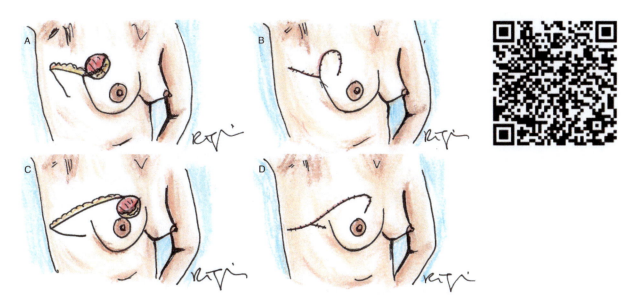

Figura 35.21 Detalhes intraoperatórios do retalho toracolateral. **A** e **B** Retalho de transposição. **C** e **D** Retalho de avanço com fechamento em V-Y. (Dois casos que exemplificam a diferença entre os dois tipos de planejamento para o retalho toracolateral podem ser vistos através do *QR code* acima ou pelo *link*: https://www.oncoplasty.com/?wix-vod-video-id=536a3ecca95c4ad09b20a9e74a1fadaa&wix-vod-comp-id=comp-ka78wmxq.)

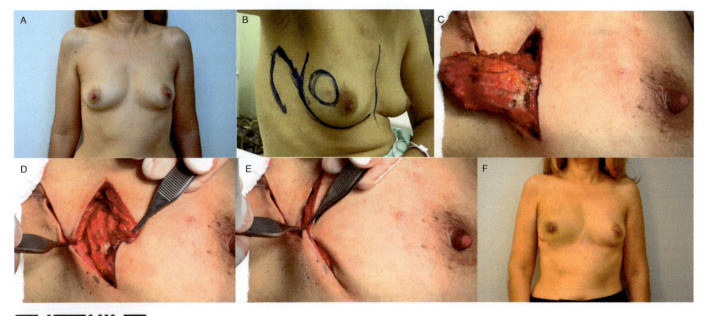

Figura 35.22A a **F** Exemplo de retalho de transposição desepitelizado capaz de repor o volume nos quadrantes laterais com cicatrizes menos evidentes. Paciente com grande tumor em mamas pequenas, sem ptose, em que não seria possível uma mamoplastia. O retalho desepitelizado deixa cicatrizes menos aparentes e é preferível quando a pele sobre o tumor está livre. (Outro exemplo de retalho toracoepigástrico de transposição pode ser visto através do *QR code* ou do seguinte *link*: https://www.oncoplasty.com/?wix-vod-video-id=e67259064ffe4cdf8b8a388eaa82d711&wix-vod-comp-id=comp-ka78wmxq.)

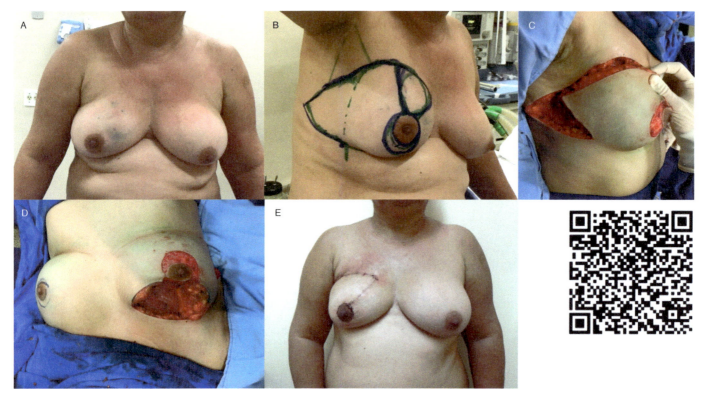

Figura 35.23A a E Exemplo de retalho toracolateral de avanço com fechamento em VY. É possível notar a grande capacidade de reposição de volume neste caso de oncoplastia extrema no quadrante superior medial. (Um vídeo com exemplo ainda mais marcante da utilização do retalho de avanço nestes tumores localmente avançados pode ser visto através do QR code acima ou do seguinte link: https://www.oncoplasty.com/?wix-vod-video-id=3dff6ba2895c40cd9ff64dc6c2cf6cbd&wix-vod-comp-id=comp-ka78wmxq.)

▶ LIPOENXERTIA IMEDIATA

O uso da lipoenxertia na reconstrução mamária tem se tornado popular nas últimas décadas e parece ser seguro do ponto de vista oncológico[27]. Mais recentemente, Biazús[28], do Rio Grande do Sul, descreveu o uso da lipoenxertia de modo imediato para correção de defeitos do tratamento conservador, com bons resultados estéticos e oncológicos.

Existem várias maneiras de purificar a gordura proveniente da lipoaspiração e utilizá-la como enxerto livre. A técnica mais clássica é a da centrifugação, descrita por Coleman. Também são populares a decantação e a filtração. Nos últimos anos temos preferido a utilização de uma peneira e irrigação com soro fisiológico, em razão da praticidade e rapidez e por fornecer uma gordura mais concentrada (Figura 35.24)[29,30]. A gordura não é injetada no defeito oncológico gerado pela quadrantectomia porque precisa de um leito receptor para os adipócitos. Podemos injetar a gordura nos retalhos glandulares restantes, no músculo e em toda a mama, se necessário. A gordura não reconstrói verdadeiramente a mama, mas aumenta o volume e diminui a necessidade de grandes descolamentos teciduais. Ainda será necessário aproximar os tecidos ou associar alguma outra técnica reconstrutiva. É necessário fazer uma sobrecorreção do volume porque com o tempo costuma ocorrer a reabsorção de 30% a 50% do enxerto[28]. Algum possível defeito residual pode ser melhorado com uma segunda sessão de lipoenxertia, depois de alguns meses, se necessário.

▶ RECONSTRUÇÕES PARCIAIS DA MAMA COM RETALHOS À DISTÂNCIA

Alguns autores advogam o uso de retalhos à distância, como o do músculo grande dorsal ou mesmo do músculo reto abdominal (TRAM), para correção de defeitos parciais da mama. Outros preferem preservar esses retalhos para utilização nos casos em que há necessidade de reconstrução total da mama (Figura 35.25)[1,6,7,31]. Os detalhes técnicos da confecção do retalho do músculo grande dorsal e do TRAM podem ser vistos em outros capítulos.

A vantagem principal em se utilizar o grande dorsal nas mastectomias parciais é sua boa tolerância à radioterapia[32]. Em comparação à reconstrução total da mama, a reconstrução parcial costuma promover resultados estéticos muito favoráveis com risco menor de complica-

Capítulo 35 | Técnicas Alternativas e Retalhos Locorregionais na Reparação das Deformidades em Cirurgia Conservadora   333

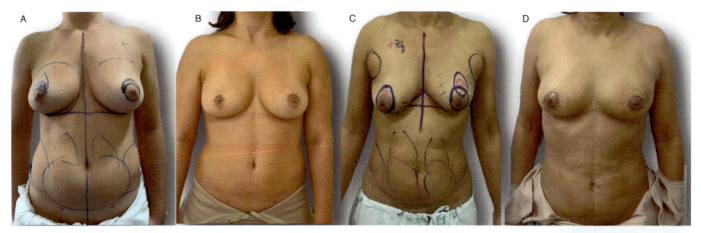

Figura 35.24 Exemplos da utilização da lipoenxertia imediata para reconstrução parcial da mama. No primeiro exemplo (**A** e **B**) observa-se a lipoenxertia associada à rotação glandular. No segundo exemplo (**C** e **D**), associação a uma mamoplastia *round block*. A lipoenxertia repõe o volume e diminui a necessidade de grandes descolamentos para aproximação dos tecidos. (Um vídeo de como executamos a técnica pode ser visto através do *QR code* ou do seguinte *link*: https://www.oncoplasty.com/?wix-vod-video-id=d6922b8904c847d883881a7ed9636f78&wix-vod-comp-id=comp-ka78wmxq.)

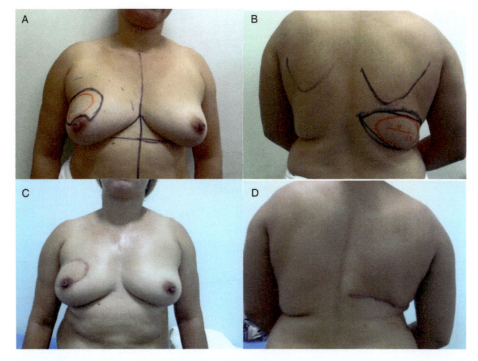

Figura 35.25A a D Exemplo de correção do defeito de uma hemimastectomia através da rotação do retalho miocutâneo do grande dorsal. Como vantagem da reconstrução parcial da mama, cabe destacar a menor morbidade e a maior tolerância à radioterapia com o uso do grande dorsal isolado, em comparação à reconstrução total da mama com próteses com ou sem retalhos miocutâneos. Além disso, o aspecto da reconstrução parcial costuma ser mais natural do que o da reconstrução total. Como desvantagem, vale citar o defeito no dorso e a impossibilidade de reutilizar o retalho do grande dorsal posteriormente para reconstrução total da mama em caso de recidiva.

ções[33,34]. Têm sido raros os casos em que necessitamos do músculo grande dorsal, uma vez que outros retalhos locorregionais, mais simples podem aportar volumes semelhantes a um minidorsal. Os casos em que utilizamos retalhos miocutâneos para reconstrução parcial costumam exigir ressecções de pelo menos metade da mama.

▶ CORREÇÕES TARDIAS DOS DEFEITOS DO TRATAMENTO CONSERVADOR

A correção dos defeitos das quadrantectomias deve ser feita, sempre que possível, de maneira imediata, em conjunto com bom planejamento do tratamento conservador. Após a radioterapia, os riscos de complicações sérias ao se fazer uma mamoplastia ou um remodelamento mamário são muito maiores[35].

As tentativas de utilizar próteses de silicone após tratamento conservador podem ser desastrosas, pois a prótese não costuma corrigir adequadamente os defeitos parciais e pode até mesmo acentuá-los. Em caso de prótese prévia ao tratamento conservador, também há risco alto de contratura capsular, porém é possível preservar a prótese com resultados variáveis[36]. Quando é possível realizar a radioterapia parcial intraoperatória da mama, parece não haver aumento das taxas de contratura capsular[37].

De preferência, na mama irradiada devem ser utilizadas técnicas com pouca mobilização tecidual, como uma mastopexia superficial, cutânea ou apenas com reposicionamento do complexo areolomamilar (Figura 35.26)[38]. A mama contralateral pode ser reduzida de forma modificada, mantendo-se certo grau de ptose ou menor projeção, de modo a melhor imitar a mama irradiada. O enxerto livre de gordura pode ser útil para correção das depressões cutâneas e das perdas de volume localizadas, apesar de alguns questionamentos sobre sua segurança oncológica, especialmente em casos de carcinoma *in situ*[39]. Nos grandes defeitos parciais, de difícil correção, às vezes é necessário completar a mastectomia e fazer a reconstrução total da mama com retalhos miocutâneos (Figura 35.27)[38].

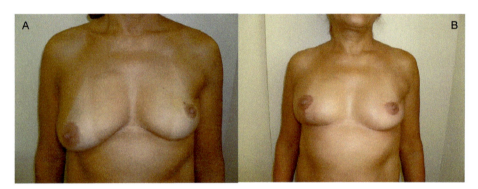

Figura 35.26A e B Correção tardia da assimetria após tratamento conservador do câncer de mama. Evitou-se grande cirurgia na mama irradiada em virtude do risco de complicações. Neste caso, optou-se por reposicionar o mamilo da mama esquerda e por fazer uma mamoplastia redutora contralateral.

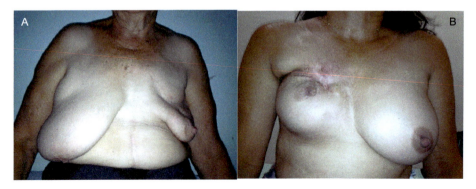

Figura 35.27A e B Algumas deformidades do tratamento conservador não podem ser adequadamente corrigidas sem que seja terminada a mastectomia e sem que se faça uma reconstrução total. Estas deformidades poderiam ter sido evitadas se a cirurgia oncoplástica estivesse disponível desde o primeiro planejamento cirúrgico oncológico.

REFERÊNCIAS

1. Clough KB, Lewis JS, Couturaud B, Fitoussi A, Nos C, Falcou MC. Oncoplastic techniques allow extensive resections for breast-conserving therapy of breast carcinomas. Ann Surg 2003; 237(1):26-34.

2. Fisher B, Anderson S, Bryant J et al. Twenty-year follow-up of a randomized trial comparing total mastectomy, lumpectomy, and lumpectomy plus irradiation for the treatment of invasive breast cancer. N Engl J Med 2002; 347(16):1233-41.

3. Veronesi U, Cascinelli N, Mariani L et al. Twenty-year follow-up of a randomized study comparing breast-conserving surgery with radical mastectomy for early breast cancer. N Engl J Med 2002; 347(16):1227-32.

4. Houssami N, Macaskill P, Marinovich ML et al. Meta-analysis of the impact of surgical margins on local recurrence in women with early-stage invasive breast cancer treated with breast-conserving therapy. Eur J Cancer 2010; 46(18):3219-32.

5. Kaur N, Petit JY, Rietjens M et al. Comparative study of surgical margins in oncoplastic surgery and quadrantectomy in breast cancer. Ann Surg Oncol 2005; 12(7):539-45.

6. Audretsch W, Andree C. Is mastectomy still justified ⊠ and if, in which patients? Onkologie 2006; 29(6):243-5.

7. Rietjens M, Urban CA, Rey PC et al. Long-term oncological results of breast conservative treatment with oncoplastic surgery. Breast 2007; 16(4):387-95.

8. Losken A, Dugal CS, Styblo TM, Carlson GW. A meta-analysis comparing breast conservation therapy alone to the oncoplastic technique. Ann Plast Surg 2013.

9. Kramer S, Darsow M, Kummel S, Kimmig R, Rezai M. Breast-conserving treatment of breast cancer ⊠ oncological and reconstructive aspects. Gynakol Geburtshilfliche Rundsch 2008; 48(2):56-62.

10. Biazus JV, Zucatto AE. Cirurgia conservadora: mamoplastia oncológica. In: S.A. AE, editor. Cirurgia da Mama. Porto Alegre, 2005.

11. Jalali R, Singh S, Budrukkar A. Techniques of tumour bed boost irradiation in breast conserving therapy: Current evidence and suggested guidelines. Acta Oncol 2007; 46(7):879-92.

12. Grisotti A, Calabrese C. Conservative treatment of breast cancer: Reconstructive issues. In: Spear SL (ed.) Surgery of the breast: Principles and art. 1 ed. Philadelphia: Lippincott, Williams & Wilkins; 2006: 47-78.

13. Santanelli F, Paolini G, Campanale A, Longo B, Amanti C. Modified Wise-pattern reduction mammaplasty, a new tool for upper quadrantectomies: A preliminary report. Ann Surg Oncol 2009; 16(5):1122-7.

14. Lanitis S, Hadjiminas DJ, Sgourakis G, Al Mufti R, Karaliotas C. Modified Benelli approach for superior segmentectomy: A feasible oncoplastic approach. Plast Reconstr Surg 2010; 126(4):195e-7e.

15. Fleetwood JR, Barrett SL, Day SV. Skin flaps. The Burow advancement flap for closure of plantar defects. J Am Podiatr Med Assoc 1987; 77(5):246-9.

16. Galimberti G, Ferrario D, Molinari L, Jácome L, Galimberti R. Colgajo de avance: doble triángulo de Burow. Una opción para cierres de defectos faciales. Dermatol Argent 2012; 18(1):72-5.

17. Krishnan R, Garman M, Nunez-Gussman J, Orengo I. Advancement flaps: A basic theme with many variations. Dermatol Surg 2005; 31(8 Pt 2):986-94.

18. Clough KB, Kaufman GJ, Nos C, Buccimazza I, Sarfati IM. Improving breast cancer surgery: A classification and quadrant per quadrant atlas for oncoplastic surgery. Ann Surg Oncol 2010; 17(5):1375-91.

19. Paulinelli RR, Marinho ER. Double independent pedicle oncoplastic mammaplasty: A technique for breast preservation. Rev Bras Mastologia 2012; 22(1):25-32.

20. Daher JC. Breast island flaps. Ann Plast Surg 1993; 30(3):217-23.

21. Zitelli JA. Design aspect of the bilobed flap. Arch Facial Plast Surg 2008; 10(3):186.

22. Meadows AE, Rhatigan M, Manners RM. Bilobed flap in ophthalmic plastic surgery: Simple principles for flap construction. Ophthal Plast Reconstr Surg 2005; 21(6):441-4.

23. Chartier C, Safran T, Alhalabi B, Murphy A, Davison P. Locoregional perforator flaps in breast reconstruction: An anatomic review & quadrant algorithm. J Plast Reconstr Aesthet Surg 2022; 75(4):1328-41.

24. Agrawal SK, Shakya SR, Nigam S, Sharma A, Datta SS, Ahmed R. Chest wall perforator flaps in partial breast reconstruction after breast conservation surgery: An additional oncoplastic surgical option. Ecancermedicalscience 2020; 14:1073.

25. Lee JW, Kim MC, Park HY, Yang JD. Oncoplastic volume replacement techniques according to the excised volume and tumor location in small- to moderate-sized breasts. Gland Surg 2014; 3(1):14-21.

26. McCulley SJ, Schaverien MV, Tan VK, Macmillan RD. Lateral thoracic artery perforator (LTAP) flap in partial breast reconstruction. J Plast Reconstr Aesthet Surg 2015; 68(5):686-91.

27. Petit JY, Maisonneuve P. Lipofilling of the breast does not increase the risk of recurrence of breast cancer: A matched controlled study. Plast Reconstr Surg 2016.

28. Biazus JV, Falcão CC, Parizotto AC et al. Immediate reconstruction with autologous fat transfer following breast-conserving surgery. Breast J 2015; 21(3):268-75.

29. Coleman SR. Long-term survival of fat transplants: controlled demonstrations. Aesthetic Plast Surg 1995; 19(5):421-5.

30. Stumpf CC, Zucatto A, Cavalheiro JAC et al. Oncologic safety of immediate autologous fat grafting for reconstruction in breast-conserving surgery. Breast Cancer Res Treat 2020; 180(2):301-9.

31. Clough KB, Kroll SS, Audretsch W. An approach to the repair of partial mastectomy defects. Plast Reconstr Surg 1999; 104(2):409-20.

32. Rainsbury RM. Breast-sparing reconstruction with latissimus dorsi miniflaps. Eur J Surg Oncol 2002; 28(8):891-5.

33. Carlson GW, Page AL, Peters K, Ashinoff R, Schaefer T, Losken A. Effects of radiation therapy on pedicled transverse rectus abdominis myocutaneous flap breast reconstruction. Ann Plast Surg 2008; 60(5):568-72.

34. Cordeiro PG. Discussion: Current status of implant-based breast reconstruction in patients receiving postmastectomy radiation therapy. Plast Reconstr Surg 2012; 130(4):525e-6e.

35. Parrett BM, Schook C, Morris D. Breast reduction in the irradiated breast: evidence for the role of breast reduction at the time of lumpectomy. Breast J 2010; 16(5):498-502.

36. Lesniak DM, Millochau J, Wang KC et al. Breast-conserving therapy can be offered to women with prior breast augmentation. Eur J Surg Oncol 2020; 46(8):1456-62.

37. Rietjens M, De Lorenzi F, Veronesi P et al. Breast conservative treatment in association with implant augmentation and intraoperative radiotherapy. J Plast Reconstr Aesthet Surg 2006; 59(5):532-5.

38. Clough KB, Thomas SS, Fitoussi AD, Couturaud B, Reyal F, Falcou MC. Reconstruction after conservative treatment for breast cancer: Cosmetic sequelae classification revisited. Plast Reconstr Surg 2004; 114(7):1743-53.

39. Petit JY, Rietjens M, Botteri E et al. Evaluation of fat grafting safety in patients with intra epithelial neoplasia: a matched-cohort study. Ann Oncol 2013; 24(6):1479-84.

Capítulo 36

Mamoplastia com Compensação Geométrica – Técnica Clássica e Variações

Régis Resende Paulinelli

Vilmar Marques de Oliveira

Fábio Bagnoli

Jaime Letzkus Berríos

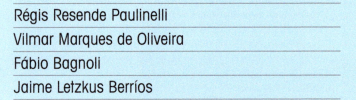

INTRODUÇÃO

O tratamento conservador da mama tem resultados oncológicos semelhantes aos da mastectomia, com maior satisfação das mulheres, melhores resultados estéticos e menores taxas de complicações[1]. As mamoplastias convencionais podem corrigir defeitos do tratamento conservador do câncer de mama na maioria dos casos[2,3]. No entanto, algumas localizações e tamanhos tumorais fora das áreas usuais de ressecção da mamoplastia, além da proximidade ou invasão da pele, podem limitar a utilização dessas técnicas, resultando na preferência pela mastectomia.

Nos últimos anos, algumas técnicas de oncoplastia extrema têm sido propostas para possibilitar a conservação mamária nessas situações desafiadoras[4]. A técnica da mamoplastia com compensação geométrica foi descrita inicialmente em 2014 com a publicação de 17 casos[5]. Em 2020 foi realizada nova publicação da técnica da compensação geométrica com 73 casos e com sugestões de modificação, de modo a melhorar o resultado estético, e algumas variações para reduzir as cicatrizes ou ampliar as indicações da técnica em casos de maior dificuldade oncológica[6]. Em 2021 foram publicados 25 casos de compensação geométrica disfarçada, que substituiu a maior parte das indicações da compensação geométrica por promover cicatrizes menos visíveis e resultado estético aparentemente melhor[7].

Na mamoplastia com compensação geométrica, a pele dos quadrantes inferiores, normalmente ressecada em uma mamoplastia convencional, é preservada. Suas medidas são transferidas de forma geométrica, ou seja, com a mesma altura e a mesma largura, para a área tumoral, que necessita ser extirpada, possibilitando a ressecção tumoral em quaisquer quadrantes. Desse modo, apesar do aspecto assimétrico da cicatriz, a mesma quantidade de pele e tecido glandular é ressecada em ambas as mamas, proporcionando simetria bastante aceitável em longo prazo.

A mamoplastia com compensação geométrica e outras técnicas parecidas vêm sendo utilizadas por diversos cirurgiões de vários países, às vezes com outros nomes, com a ideia de preservar parte da pele do polo inferior e transferir a ressecção para a área do tumor. Uma revisão sistemática da literatura sobre o tema encontrou 20 artigos que descreviam técnicas com algum grau de semelhança, sob alguns nomes diferentes, como *modified Wise-pattern*, *split mammoplasty*, *skin trade mammoplasty* e *over-Wise mammoplasty*[8].

Do ponto de vista oncológico, os resultados da compensação geométrica foram promissores, pois foi possível realizar tratamento conservador em porcentagem alta de tumores localmente avançados ou multicêntricos, em distintos quadrantes da mama, com apenas 2% a 3% de margens positivas, enquanto na literatura as taxas de margens positivas variam de 20% a 30% no tratamento conservador convencional e alcançaram aproximadamente 10% nas séries que associam cirurgia oncoplástica[9]. Encontramos recorrência local em 5 anos aceitável (4,35%), à semelhança de outras séries de oncoplastia extrema[4,10,11]. A técnica é compatível com todos os tipos de pedículos areolares e mesmo quando é necessário ressecar a aréola. Foi possível obter 90% de resultados bons ou excelentes com a compensação geométrica clássica, e esse índice aumentou para 95% com a compensação geométrica disfarçada. O risco de complicações foi baixo, semelhante ao de outras séries de mamoplastia oncológica ou estética na literatura[12,13].

COMPENSAÇÃO GEOMÉTRICA CLÁSSICA E INVERTIDA

Na compensação geométrica clássica, inicia-se o planejamento com um desenho convencional da mamoplastia em T invertido (*Wise-pattern*). Então, a ressecção assimétrica da pele e do parênquima mamário é compensada por pele e parênquima de outra região da mama, de forma geométrica, tornando possível manter forma e volume mamário desejados, apesar das cicatrizes não convencionais (Figuras 36.1 e 36.2).

Com o amadurecimento da técnica, observamos que a cicatriz radiada pode retrair o complexo areolopapilar (CAP). Por isso, nesses casos temos posicionado o ponto A da aréola 2cm para o lado contralateral. Na verdade, todo o desenho precisa ser levemente modificado para um resultado mais harmônico. Além do ponto A, a linha vertical que serve de referência para o cálculo do excesso de pele nos pilares também é reposicionada em 1cm (Figura 36.3).

A compensação geométrica pode ser utilizada em qualquer quadrante das mamas e com os mais variados pedículos vasculares para a aréola, de acordo com a necessidade. No artigo original foram descritas duas formas básicas de realização da compensação geométrica: a clássica e a invertida. Na compensação geométrica clássica, todo o quadrante inferior ipsilateral ao tumor pode ser preservado, e o correspondente a esse triângulo pode ser ressecado sobre o tumor. Na compensação geométrica invertida, o raciocínio é invertido: a pele sobre o tumor é ressecada de acordo com a necessidade e uma área de dimensões semelhantes ao defeito é preservada nos quadrantes inferiores. Desse modo, as cicatrizes são menos aparentes, pois ficam totalmente localizadas nos quadrantes inferiores. Normalmente utilizamos essa opção invertida quando há defeito cutâneo limitado parcialmente a um dos pilares da mamoplastia (Figuras 36.4 a 36.6).

A compensação geométrica possibilita grandes ressecções glandulares e cutâneas, em situações extremas, que de outro modo não poderiam resultar em tratamento conservador. Outra vantagem da compensação geométrica é ser compatível com qualquer pedículo vascular para aréola. Também funciona quando a aréola está comprometida e necessita ser ressecada. Nesses casos pode-se inclusive realizar a reconstrução imediata da aréola, pois já é conhecida a posição exata em que ela deve estar (Figura 36.7).

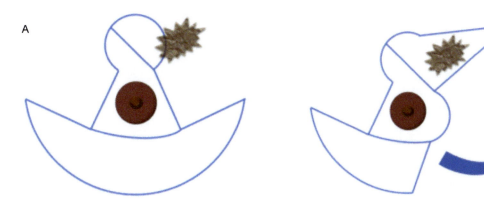

Figura 36.1 Representação esquemática simplificada da técnica da compensação geométrica. **A** Marcação em *Wise-pattern* convencional, em T invertido. **B** Quadrante inferior lateral preservado e ressecção transferida para a região sobre o tumor, de modo geométrico, ou seja, com as mesmas dimensões, largura e altura. A cicatriz final resultante passa a ser, neste caso, em Z ou S, em vez de em T invertido.

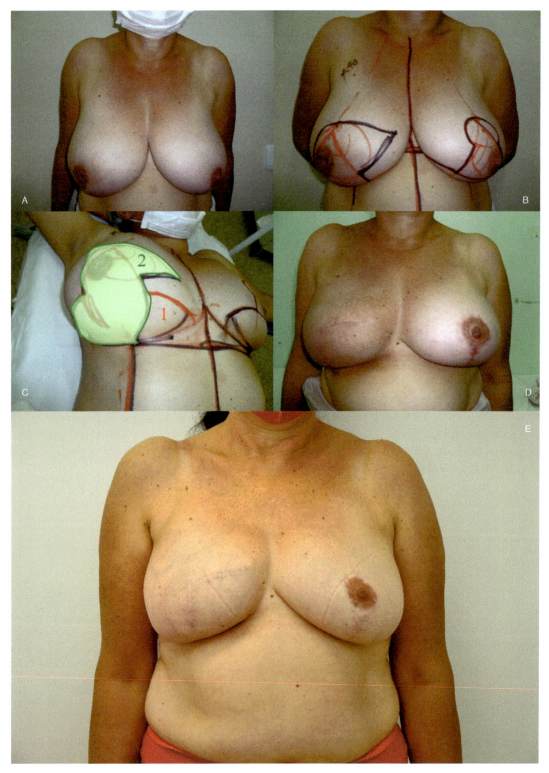

Figura 36.2A Visão frontal do aspecto pré-operatório de paciente com mamas volumosas, com ptose grau 2, apresentando tumor de 6,5cm na região central e superomedial da mama com espessamento cutâneo sobrejacente ao tumor e sem resposta clínica após quimioterapia neoadjuvante. **B** e **C** Na forma mais comum da compensação geométrica, o triângulo inferior da mamoplastia, que normalmente é ressecado (1), é deixado íntegro, enquanto um triângulo de medidas semelhantes (2) é desenhado sobre o tumor. O triângulo superior é então ressecado em vez do inferior. A área destacada *em verde* representa a área final de ressecção – neste caso em forma de Z invertido. **D** Visão frontal, 6 meses após radioterapia, mostrando boa simetria entre as mamas, apesar da cicatriz assimétrica da mama direita. **E** Resultado 10 anos após cirurgia com simetria ainda preservada.

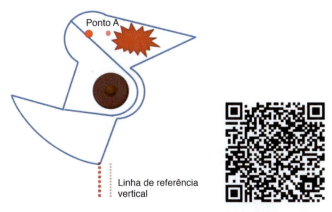

Figura 36.3 Representação esquemática de como temos conduzido a técnica de compensação geométrica ultimamente. Quando apenas se transfere a medida do triângulo inferior para a região supratumoral, pode ocorrer desvio do complexo areolopapilar em direção à cicatriz radiada. Para evitar este desvio, o ponto A necessita ser reposicionado para o lado contralateral em 2cm e a linha radiada inferior, que serve de referência para o cálculo do excesso cutâneo nos pilares, necessita ser reposicionada em 1cm. Se a cicatriz radial é lateral, o complexo areolopapilar deve ser reposicionado medialmente. Se a cicatriz radiada está ligeiramente deslocada para cima, o complexo areolopapilar deve ser marcado proporcionalmente mais baixo, e assim por diante. Inicialmente marcávamos a aréola ao início, mas ultimamente temos preferido realizar a marcação da aréola ao final, com o areolótomo, para facilitar esse posicionamento após o fechamento das cicatrizes, pois pode haver pequenas variações, decididas subjetivamente, para deixar a aréola mais arredondada. (Um vídeo sobre mamoplastia com compensação geométrica clássica pode ser visto através do *QR code* acima ou do *link* a seguir: https://www.oncoplasty.com/?wix-vod-video-id=7d6f233e9cdb42369d7ad5c6ef52bf08&wix-vod-comp-id=comp-ka78v1mr.)

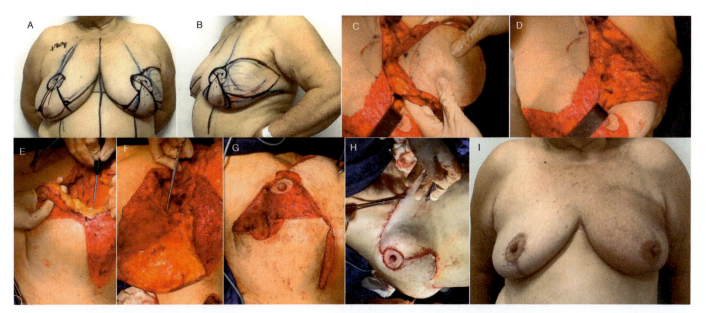

Figura 36.4 Paciente com carcinoma ductal invasor, grau 2, *luminal B-like*, de 9cm, no quadrante superolateral da mama esquerda com retração da pele adjacente e sem resposta à quimioterapia neoadjuvante. **A** e **B** Visão pré-operatória do planejamento cirúrgico – visões frontal e oblíqua. **C** e **D** Volumosa quadrantectomia no quadrante superolateral da mama esquerda (480g). **E** Defeito deixado pela quadrantectomia. **F** Confecção do pedículo areolado superomedial. **G** Confecção de um pedículo inferomedial desepitelizado para manutenção do volume e projeção da mama restante. **H** Montagem e fechamento da mama esquerda. **I** Visão frontal 6 meses após a radioterapia.

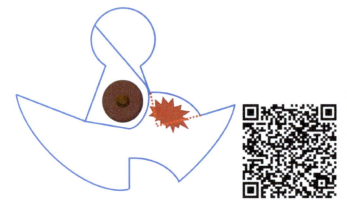

Figura 36.5 Na compensação geométrica invertida, em vez de transferir toda a ressecção do quadrante inferior para a região sobre o defeito, adota-se o raciocínio inverso. Uma área correspondente ao defeito resultante da ressecção tumoral é preservada nos quadrantes inferiores. (Um vídeo mostrando a diferença entre a compensação geométrica clássica, realizada na Figura 36.4, e a compensação geométrica invertida pode ser visto através do QR code ou do link a seguir: https://www.oncoplasty.com/?wix-vod-video-id=1acafb8201534dd8bc8c07778d17ca3d&wix-vod-comp-id=comp-ka78v1mr.)

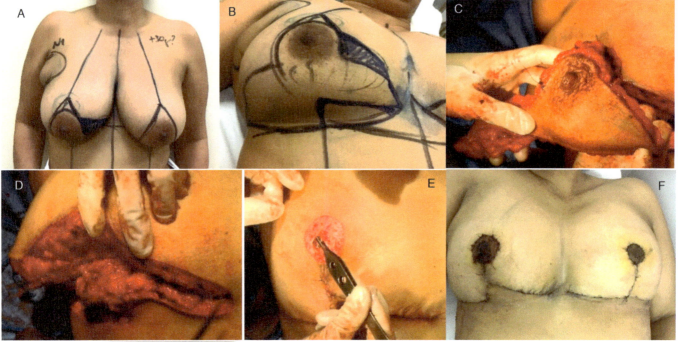

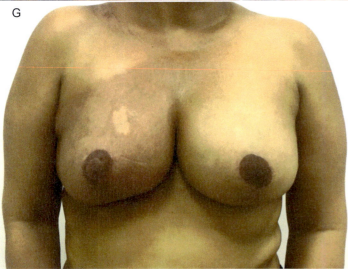

Figura 36.6 Paciente com tumor volumoso ocupando parte do quadrante central e inferomedial da mama direita com resposta clínica parcial à quimioterapia neoadjuvante, porém persistindo área suspeita de espessamento glandular e cutâneo. **A** Visão frontal do planejamento pré-operatório da compensação geométrica invertida. **B** Detalhe da marcação, mostrando que a parte que falta do pilar medial foi redesenhada nos quadrantes inferiores. **C** Aspecto intraoperatório da peça. **D** Aspecto intraoperatório do defeito deixado pela quadrantectomia. **E** Montagem e fechamento da mama, além de reconstrução imediata do complexo areolomamilar de enxerto do mamilo e aréola contralaterais. **F** Aspecto pós-operatório imediato mostrando o aspecto assimétrico da cicatriz na mama direita. **G** Visão frontal 3 meses após radioterapia, mostrando uma boa simetria e cicatriz assimétrica menos aparente nos quadrantes inferiores.

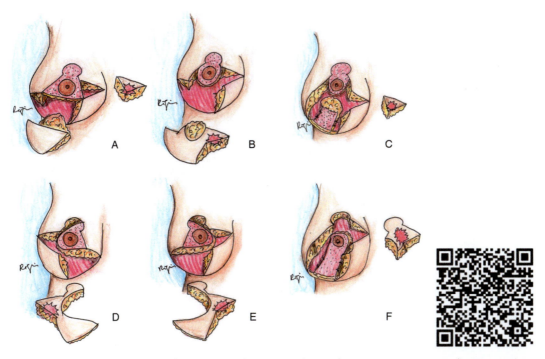

Figura 36.7 A compensação geométrica possibilita a ressecção de grandes tumores tanto nos quadrantes superiores como nos inferiores, bem como nos quadrantes laterais ou mediais. Diferentes pedículos para aréola podem ser planejados, a depender do local de ressecção tumoral e das características mamárias, de modo a facilitar o reposicionamento da aréola e maximizar sua vascularização. **A** e **B** Exemplos de pedículo superior. **C** Exemplo de pedículo superior para vascularização da aréola e pedículo inferomedial para preservação do volume e projeção da mama com colocação de clipes metálicos para orientação do *boost* da radioterapia. **D** Pedículo superomedial. **E** Pedículo superolateral. **F** Pedículo inferolateral modificado. (Um exemplo da técnica da compensação geométrica em situações extremas, com reconstrução imediata da aréola, pode ser encontrado através do *QR code* acima ou do *link* a seguir: https://www.oncoplasty.com/?wix-vod-video-id=e0fd5199566147a5baebdc0bf80e062e&wix-vod-comp-id=comp-ka78v1mr.)

COMPENSAÇÃO GEOMÉTRICA DUPLA

Em caso de tumores muito grandes, os dois triângulos inferiores podem ser tranferidos para a região do defeito, resultando em cicatriz em T usual, em vez de T invertido – a essa variação chamamos compensação geométrica dupla (Figura 36.8). Usamos essa alternativa com bons resultados estéticos e margens livres em alguns casos extremos.

COMPENSAÇÃO GEOMÉTRICA COMBINADA

Em dois casos ainda mais difíceis, em que o defeito de pele deixado pela ressecção oncológica era muito maior do que a quantidade de pele disponível a ser compensada pelos triângulos inferiores, utilizamos a técnica de compensação geométrica combinada com *plug flap*, obtendo bons resultados (Figura 36.9). Na técnica do *plug flap*, uma ilha de pele íntegra é deixada presa a um pedículo inferior desepitelizado. Essa ilha de pele pode ser mobilizada com facilidade para qualquer quadrante, suprindo a deficiência cutânea e preservando a forma da mama[14].

COMPENSAÇÃO GEOMÉTRICA DISFARÇADA

Consideramos que uma cicatriz da mama, por mais inestética que pareça, ainda costuma ser muito melhor do que uma mastectomia. Entretanto, sempre que possível, é melhor ter uma cicatriz no sulco inframamário, que é menos aparente, do que uma cicatriz em áreas mais visíveis da mama.

Quando a pele está francamente comprometida, não é possível evitar sua remoção. Entretanto, em alguns casos, a ressecção de pele era feita não por envolvimento tumoral direto, mas porque todo o conteúdo glandular do pilar era removido, dificultando a montagem da mama e aumentando muito os riscos de necrose daquela pele supratumoral remanescente.

Para possibilitar a preservação da pele sobre o pilar, a solução encontrada foi remover o tecido glandular e ao mesmo tempo manter um equivalente em tamanho e volume do triângulo inferior da mamoplastia, em continuidade com a pele do pilar. Esse tecido inferior, com seus vasos perfurantes intercostais, tem sido suficiente

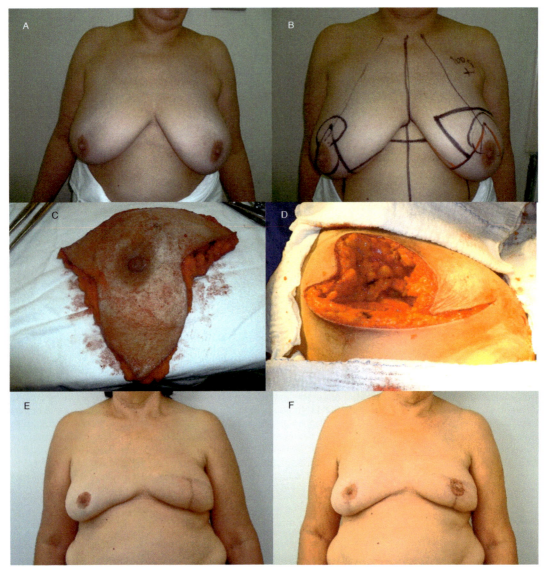

Figura 36.8 Caso de tumor central volumoso sem resposta à quimioterapia neoadjuvante. Foi realizada compensação geométrica dupla. **A** Visão frontal. **B** Marcação pré-operatória. **C** Aspecto da peça cirúrgica, em forma de T. **D** Defeito deixado pela quadrantectomia. **E** Resultado 6 meses após radioterapia. **F** Resultado 6 meses após reconstrução do complexo areolomamilar à esquerda com retalho local em C-V e microdermopigmentação.

para corrigir o defeito e manter a vascularização da pele do pilar (Figura 36.10). A essa manobra chamamos compensação geométrica disfarçada.

Em nossa publicação inicial, com 25 casos até aquele momento, conseguimos obter 95,5% de resultados bons ou excelentes (Figuras 36.11 e 36.12). Quase a metade das pacientes apresentava tumores localmente avançados ou multicêntricos e tivemos apenas dois casos (8%) de margens focalmente comprometidas, uma delas tratada com nova excisão e a outra com radioterapia. Quando a margem cutânea está comprometida ou é exígua, é possível transformar a compensação geométrica disfarçada em compensação clássica com muita facilidade, ressecando a pele sobre o tumor (Figura 36.13). Por isso, sugerimos não desepitelizar o triângulo nos quadrantes inferiores sem a convicção de que a pele sobre o tumor esteja livre de comprometimento tumoral.

O mesmo conceito de compensação geométrica dupla pode ser utilizado no caso de compensação disfarçada, se o tumor comprometer ambos os pilares da mamoplastia. Em um caso fizemos uma compensação geométrica disfarçada dupla e em outro, a disfarçada em um dos pilares e a clássica no outro. Essa flexibilidade pode ser importante para aumentar as taxas de cirurgia conservadora em situações de oncoplastia extrema (Figura 36.14).

Capítulo 36 | Mamoplastia com Compensação Geométrica – Técnica Clássica e Variações   343

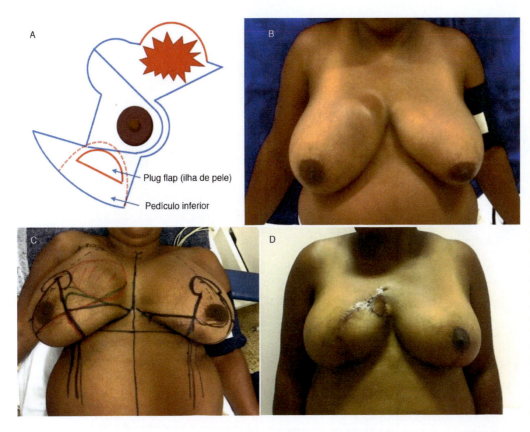

Figura 36.9 Compensação geométrica combinada. **A** Desenho esquemático de compensação geométrica combinada com *plug flap*, utilizada quando o triângulo inferior não é suficiente para compensar o defeito causado pela ressecção oncológica. **B** Paciente com tumor de 16cm, sem resposta à quimioterapia neoadjuvante, comprometendo todo o quadrante superomedial e central da mama direita. O defeito resultante foi maior do que o que poderia ser compensado com os triângulos inferiores da mamoplastia. Neste caso, utilizamos a compensação geométrica combinada. **C** Desenho pré-operatório. **D** Resultado 2 meses após a cirurgia, ainda antes da radioterapia. Observa-se uma ilha de pele no quadrante superomedial, proveniente do *plug flap*, aderido a um pedículo inferior parcialmente desepitelizado.

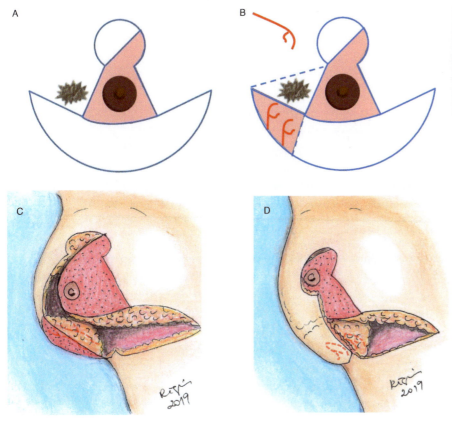

Figura 36.10 Na compensação geométrica disfarçada, a ressecção do triângulo inferior da mamoplastia é evitada, de modo que esse triângulo desepitelizado passa a preencher o volume necessário do pilar, ao mesmo tempo que fornece o suprimento vascular. **A** Esquema representativo de lesão no pilar da mamoplastia sem comprometimento cutâneo direto. **B** Esquema representativo da transferência da ressecção do triângulo inferior para a região tumoral. **C** Triângulo inferior lateral desepitelizado com os vasos sanguíneos perfurantes intercostais mantendo sua vitalidade em continuidade com a pele remanescente do pilar. **D** Fechamento da pele do pilar lateral com o tecido do triângulo inferior dobrado sobre si, preenchendo o defeito lateral. (Um exemplo da técnica de compensação geométrica disfarçada pode ser visto através do *QR code* ou do *link* a seguir: https://www.oncoplasty.com/?wix-vod-video-id=7b7635a9233a497d80d7f410231d5791&wix-vod-comp-id=comp-ka78v1mr.)

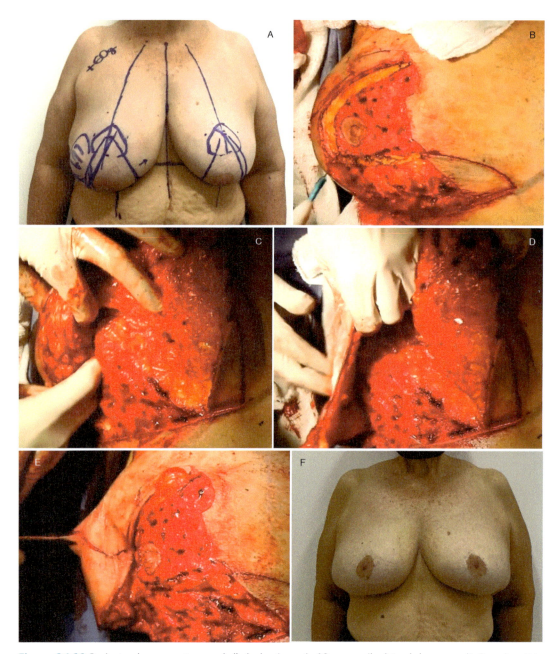

Figura 36.11 Paciente obesa com tumor *phyllodes* benigno de 10cm no pilar lateral da mama direita submetida à técnica de compensação geométrica disfarçada. **A** Planejamento pré-operatório – visão frontal. **B** Confecção do pedículo areolado superomedial. **C** Tumor *phyllodes* volumoso ocupando boa parte do pilar lateral da mama direita. Ao lado, observa-se um pedículo inferocentral confeccionado para manter o volume e a projeção da mama. **D** Detalhe do componente glandular do pilar lateral completamente removido com a pele delgada restante. **E** Desepitelização do quadrante inferolateral com a tesoura. **F** Resultado após 6 meses.

Capítulo 36 | Mamoplastia com Compensação Geométrica – Técnica Clássica e Variações   345

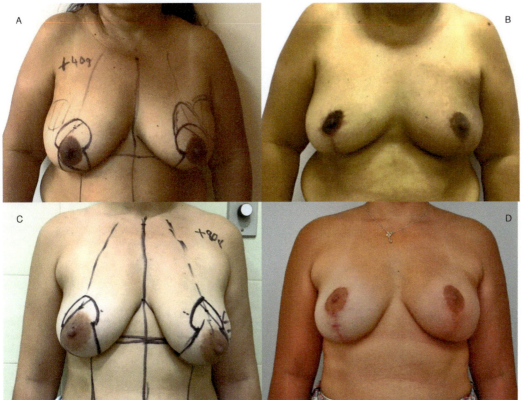

Figura 36.12A a **D** Exemplos de pré e pós-operatório de duas pacientes submetidas à compensação geométrica disfarçada, mostrando boa correção do defeito e vitalidade total da pele do pilar. As cicatrizes resultantes são semelhantes às da mamoplastia convencional em T invertido (*Wise-pattern*). (Um caso extremo de compensação geométrica disfarçada pode ser encontrado através do *QR code* ou do *link* a seguir: https://www.oncoplasty.com/?wix-vod-video-id=b41240804204486189291094cd2f091c&wix-vod-comp-id=comp-ka78v1mr.)

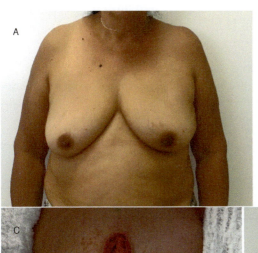
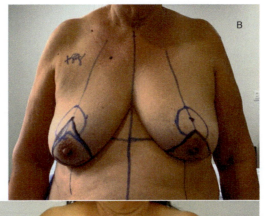

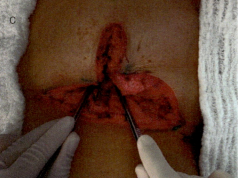
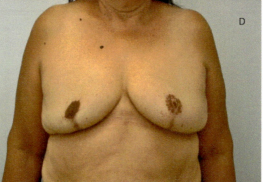

Figura 36.13A a **D** Exemplo de compensação geométrica disfarçada dupla, quando o tumor compromete tanto o pilar medial como o lateral da mamoplastia. No primeiro caso a cicatriz ficou completamente disfarçada. (Um vídeo com um segundo caso, em que combinamos a compensação disfarçada medialmente à clássica lateralmente, pode ser visto através do *QR code*.

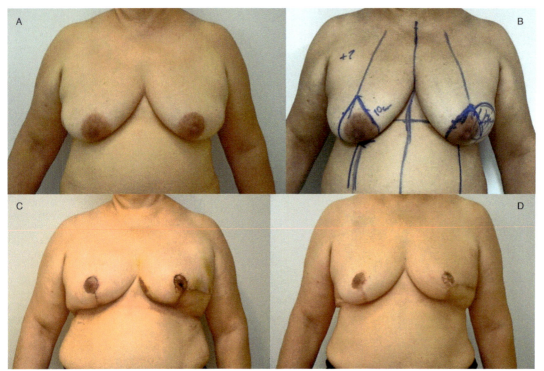

Figura 36.14A a D Exemplo de conversão de compensação geométrica disfarçada para clássica em razão do comprometimento da margem cutânea no exame de congelação. (Um vídeo pode ser visto através do QR code acima ou do link a seguir: https://www.oncoplasty.com/?wix-vod-video-id=e0770f4cf32a-45339cee699a930c7c7e&wix-vod-comp-id=comp-ka78v1mr.)

▶ LIMITES DA COMPENSAÇÃO GEOMÉTRICA

Como qualquer técnica, a compensação geométrica e suas variações apresentam limitações. Para realizar a compensação geométrica é necessário que haja um tamanho razoável de mama e ptose. O tamanho da área passível de extirpação depende do tamanho do triângulo dos quadrantes inferiores. Portanto, em tumores maiores do que o triângulo ou em mamas com pouca ptose, será necessário adotar outro tipo de técnica de conservação, como reposição de volume e, em último caso, mastectomia (Figura 36.15).

Figura 36.15 Limites da compensação geométrica. Neste caso foi necessário abandonar a programação inicial de compensação geométrica porque a paciente não tinha ptose suficiente e o triângulo inferior seria muito menor do que o defeito a ser corrigido. Como isso só é percebido durante a marcação, é muito importante um bom planejamento. Utilizamos aqui um retalho toracolateral de avanço com fechamento em VY para permitir um tratamento conservador. (Um vídeo pode ser visto através do QR code acima ou do link a seguir: https://www.oncoplasty.com/?wix-vod-video-id=3dd68342ac2447e59c5e429eff168bfe&wix-vod-comp-id=comp-ka78wmxq.)

REFERÊNCIAS

1. Veronesi U, Cascinelli N, Mariani L et al. Twenty-year follow-up of a randomized study comparing breast-conserving surgery with radical mastectomy for early breast cancer. N Engl J Med 2002 Oct; 347(16):1227-32. doi: 10.1056/NEJMoa020989.
2. De Lorenzi F, Hubner G, Rotmensz N et al. Oncological results of oncoplastic breast-conserving surgery: Long term follow-up of a large series at a single institution: A matched-cohort analysis. Eur J Surg Oncol 2015 Sep; 42(1):71-7. doi: 10.1016/j.ejso.2015.08.160.
3. Petit JY, Rietjens M, Lohsiriwat V et al. Update on breast reconstruction techniques and indications. World J Surg 2012 Jul; 36(7):1486-97. doi: 10.1007/s00268-012-1486-3.
4. Silverstein MJ. Radical mastectomy to radical conservation (extreme oncoplasty): A revolutionary change. J Am Coll Surg 2016 Jan; 222(1):1-9. doi: 10.1016/j.jamcollsurg.2015.10.007.
5. Paulinelli RR, Oliveira VM, Bagnoli F, Chade MC, Alves KL, Freitas-Junior R. Oncoplastic mammaplasty with geometric compensation ⊠ A technique for breast conservation. J Surg Oncol 2014 Dec; 110(8):912-8. doi: 10.1002/jso.23751.
6. Resende Paulinelli R, Oliveira VM, Bagnoli F et al. Oncoplastic mammaplasty with geometric compensation: Evolution of the technique, outcomes and follow-up in a multicentre retrospective cohort. J Surg Oncol 2020 May; 121(6):967-74. doi: 10.1002/jso.25860.
7. Paulinelli RR, Ribeiro LFJ, Santos TD et al. Oncoplastic mammoplasty with disguised geometric compensation. Surg Oncol 2021 Dec; 39:101660. doi: 10.1016/j.suronc.2021.101660.
8. Franca FC, Oliveira-Junior I, Morgan AM, Haikel RL, Costa Vieira RA. Breast-conserving surgery with the geometric compensation/split reduction technique.

Indications, oncologic safety and cosmesis. A cohort series and systematic review of the literature. Surg Oncol 2022 Sep; 44:101839. doi: 10.1016/j.suronc.2022.101839.

9. Losken A, Chatterjee A. Improving Results in oncoplastic surgery. Plast Reconstr Surg 2021 Jan; 147(1):123e-134e. doi: 10.1097/PRS.0000000000007478.

10. Pearce BCS, Fiddes RN, Paramanathan N, Chand N, Laws SAM, Rainsbury RM. Extreme oncoplastic conservation is a safe new alternative to mastectomy. Eur J Surg Oncol 2020 Jan; 46(1):71-6. doi: 10.1016/j.ejso.2019.09.004.

11. Acea Nebril B, García Novoa A, Polidorio N, Cereijo Garea C, Bouzón Alejandro A, Mosquera Oses J. Extreme oncoplasty: The last opportunity for breast conservation

Analysis of its impact on survival and quality of life. Breast J 2019 May; 25(3):535-6. doi: 10.1111/tbj.13267.

12. Rodgers A, Berry H, O'Brien R, Davis JM. A comparison of complication rates in wise pattern versus vertical breast reduction. Ann Plast Surg 2022 Jun; 88(5 Suppl 5):S498-S500. doi: 10.1097/SAP.0000000000003158.

13. Gulcelik MA, Dogan L, Karaman N, Bahcecitapar M, Ozaslan C. Oncoplastic level II surgical techniques for breast cancer treatment: Long-Term outcomes. Breast Care (Basel) 2022 Feb; 17(1):24-30. doi: 10.1159/000514468.

14. Daher JC. Breast island flaps. Ann Plast Surg 1993 Mar; 30(3): 217-23.

Capítulo 37

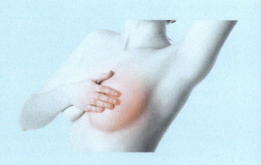

Retalhos Perfurantes da Parede Torácica

Peter Barry

Yazan Masannat

Andreas Karakatsanis

▸ INTRODUÇÃO

Na era da cirurgia oncoplástica da mama, as técnicas de reposição de volume estão evoluindo e se tornando um dos pilares do conceito oncoplástico, facilitando sua conservação em muitas pacientes nas quais a outra opção seria a mastectomia. As indicações e as técnicas evoluíram ao longo dos anos, e muitos cirurgiões estão ultrapassando limites com essas técnicas. Por isso, para muitos essas técnicas são a solução para evitar uma mastectomia, mas para alguns são usadas para corrigir defeitos pós-tratamento ou em casos selecionados, combinadas para reconstruir a mama após mastectomia.

Os retalhos perfurantes da parede torácica (RPPT) são retalhos fasciocutâneos poupadores de músculos que recebem esse nome principalmente devido às artérias utilizadas para manter o suprimento sanguíneo para o retalho. Como em qualquer procedimento, os RPPT terão suas indicações, prós e contras, desafios no planejamento, problemas no local doador e, claro, complicações. Neste capítulo, será fornecida uma visão geral. Seu escopo limita-se ao uso desses retalhos na reposição parcial do volume mamário para cânceres primários da mama.

▸ ANATOMIA DOS RETALHOS PERFURANTES DA PAREDE TORÁCICA E IMPLICAÇÕES CLÍNICAS

O conhecimento do suprimento sanguíneo vascular, da anatomia da perfurante e das variações mais comuns é essencial. A maioria dos cirurgiões utiliza a parede torácica lateral[1-4], e os principais vasos que abastecem essa área são os da artéria torácica lateral (LTA) com suas perfurantes (LTAP), as perfurantes das artérias intercostais laterais (LICAP) e a perfurante da artéria toracodorsal (TDAP) (Figura 37.1).

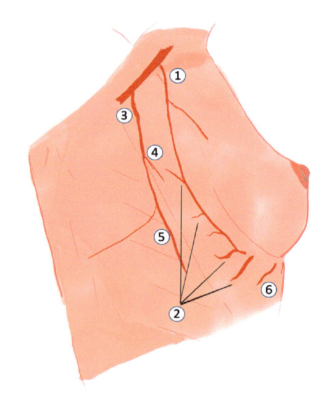

Figura 37.1 Anatomia da superfície lateral da parede torácica dos principais vasos: (1) artéria torácica lateral (LTA); (2) vasos intercostais laterais – observe que alguns deles se comunicarão com o LTA, dando origem por sua vez a uma perfurante comum; alguns darão origem independentemente a uma perfurante cutânea; (3) artéria toracodorsal (TDA); (4) Sc-TDAP (perfurante da TDA septocutânea); (5) Mc-TDAP (perfurante da TDA musculocutânea); (6) perfurante intercostal anterolateral/perfurante intercostal anterior caudada ao sulco inframamário.

Da mesma maneira, a parede abdominal anterior, logo abaixo do sulco mamário, pode ser um sítio doador, mas nesse caso os vasos envolvidos são as perfurantes da artéria intercostal anterior (AIAP) ou as perfurantes da artéria intercostal medial (MIAP) (Figura 37.2).

Em alguns casos, todo o retalho pode ser baseado apenas em uma perfurante, enquanto em outros, e provavelmente mais frequentemente, pode ser baseado em mais de uma, fornecendo o suprimento sanguíneo necessário para a pele e a gordura subcutânea. As extensas ramificação e arborização das redes capilares dérmica e subdérmica garantem adequada perfusão tecidual (Figura 37.3).

O número de perfurantes em que o retalho se baseia define como ele pode ser transposto para o defeito. Nesse sentido, uma aba baseada em uma única perfurante pode ser rodada como uma lâmina de hélice, ou dobrada, como a tampa de um alçapão (p. ex., LICAP, MICAP). Aqueles baseados em um pedículo vascular mais longo podem ser rodados em forma de pêndulo – através de um grande arco (p. ex., TDAP, LTAP). A decisão dependerá do que sirva melhor para a reconstrução, mas também do que for seguro para o retalho e preservar o pedículo do retalho funcionalmente, sem tensão ou torção excessiva. Por outro lado, o RPPT baseado em múltiplas perfurantes geralmente é tratado como retalho em alçapão, a menos que as perfurantes estejam muito próximas umas das outras e não haja necessidade de rotação significativa. Portanto, o conhecimento e a percepção da anatomia cirúrgica, bem como o planejamento pré-operatório detalhado, são de suma importância para alcançar os melhores resultados.

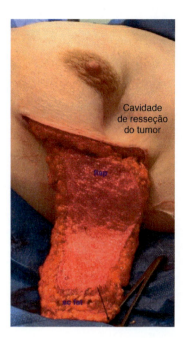

Figura 37.3 Retalho de LICAP mostrando a cavidade na mama após ressecção do câncer (Gordura SC: gordura subcutânea com seta denotando a espessura do retalho. Axila para a direita.)

▶ RETALHO LICAP

Esses vasos estão com frequência localizados entre as linhas axilares anterior e média, especialmente do quinto ao oitavo espaço intercostal, e geralmente 2,5 a 3cm anteriores à borda do músculo grande dorsal. A artéria e a veia que a acompanha são geralmente pequenas, com curto trajeto extramuscular. Segundo nossa experiência pessoal, existem um ou dois vasos mais proeminentes apenas na borda lateral inferior da mama, e essa área é referida por alguns como "ângulo" ou "triângulo de Burow" (Figura 37.4A a C).

Como esses vasos seguem um curso oblíquo no espaço intercostal, alguns tentam adquirir comprimento extra, dividindo as fibras do serrátil (posteriormente), embora isso possa ser tecnicamente desafiador e não isento de risco. Como um sistema de vasos, sua contribuição para a perfusão do tecido subcutâneo é complementada pela LTA – muitas vezes de modo recíproco. Estudos anatômicos (p. ex., ressonância magnética com contraste) revelaram que LICA maiores frequentemente alimentam a LTA em sua descida pela parede torácica e uma perfurante comum emana para suprir o tecido subcutâneo e o plexo dérmico[5], o que também pode ser

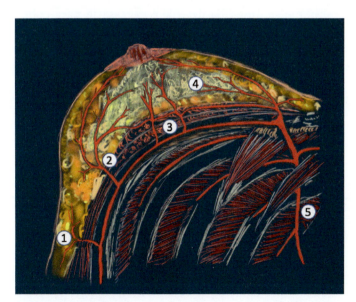

Figura 37.2 Sistema arterial intercostal anterior. O corte oblíquo no nível do sulco inframamário mostra artéria mamária interna (5), dando origem ao sistema intercostal anterior medialmente, o qual se comunica lateralmente com a artéria intercostal posterior: (1) perfurante da artéria intercostal lateral (LICAP); (2) perfurante intercostal anterolateral/perfurante da artéria intercostal anterior (AICAP); (3) AICAP com duas perfurantes na posição paramediana do sulco inframamário; (4) perfurante medial do sistema intercostal anterior (MICAP); (5) artéria mamária interna.

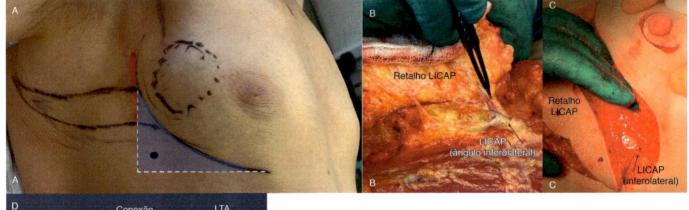

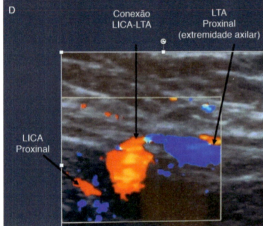

Figura 37.4A Triângulo de "Burow" delimitado pela mama inferolateral, o sulco inframamário e a prega mamária lateral. **B** Detalhe do vaso mais inferior que fornece o retalho LICAP. **C** Um retalho AICAP com LICAP inferolateral visto a partir de sua extremidade lateral (ponto de rotação para LICAP reverso ou sacrificado para MICAP/AICAP). **D** Imagem com Doppler colorido demonstrando a conexão entre a LICA (profunda) e a LTA que dará origem a uma perfurante (não mostrada).

visualizado no pré-operatório por meio de imagens com Doppler colorido (Figura 37.4).

Quando usado para fornecer um retalho de rotação, às vezes várias perfurantes podem ser mantidas com sua cobertura fascial, descrita como "vascular" ou "mesentério perfurante", para fornecer o retalho de rotação. Enquanto um retalho de rotação do estilo hélice é possível ao basear o retalho em um vaso dominante, especialmente se uma ilha de pele é necessária para cobrir defeitos, a rotação em 180 graus de vasos de pequeno calibre pode comprometer a artéria, a veia ou mesmo ambas. É possível substituir a pele dobrando um retalho longo sobre si, de modo que a derme do retalho distal fique voltada anteriormente, podendo ser usada até mesmo para substituir a pele do complexo areolopapilar e para reconstrução mamilar (Figura 37.5A e B).

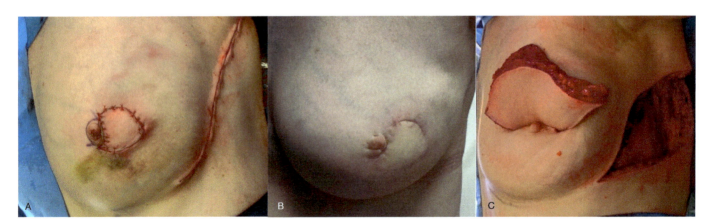

Figura 37.5A Pós-operatório precoce do *turnover* do retalho com a extremidade dobrada para substituição posterior de pele em razão do acometimento mamilar. **B** Acompanhamento da paciente. **C** Intraoperatório mostrando pêndulo do retalho LTAP atingindo a parte central superior da mama com pele.

▶ RETALHO LTAP

A anatomia da LTA é menos previsível do que a das outras perfurantes, pois a origem do vaso varia. As perfurantes da LTA percorrem a gordura subcutânea, originando o sinal mais anterior do Doppler para perfurantes na parede torácica lateral, que supre 87% a 96% dos pacientes[6,7]. A primeira perfurante é geralmente detectada 8 a 12cm caudal à prega axilar.

O pedículo vascular pode ser dissecado de volta à sua origem e é longo o suficiente para fornecer um ponto de rotação alto para mobilização pendular do retalho, estendendo seu alcance até a mama superior/central (Figura 37.4C). Como tal, também pode proporcionar a substituição da pele quando necessário (Figura 37.5A a C). A dissecção caudal/posterior profunda ou dentro da fáscia profunda antes da cefálica é uma abordagem segura, pois o vaso será visto entrando no retalho por cima. O vaso pode variar em sua localização, dependendo de sua origem, pois seu curso pode ser inesperado, particularmente quando surge com ou a partir da artéria subescapular ou toracodorsal (Figura 37.6A)[8].

O planejamento pré-operatório (com o uso de Doppler colorido) e a identificação intraoperatória com Doppler acústico são muito úteis (Figuras 38.6B e C)[7]. O fluxo pulsátil é frequentemente palpável no intraoperatório, antes mesmo de ser visto o vaso ou detectado o fluxo Doppler.

O trajeto da veia torácica lateral (LTV) é mais variável e costuma ser diferente da artéria, geralmente se localizando no nível da fáscia profunda caudalmente, logo atrás da borda lateral da mama, na borda anterior do retalho projetado. Encontra-se proximalmente com a LTA quando ascende em direção à veia axilar.

Na cirurgia axilar para dissecção do linfonodo axilar e mesmo durante a biópsia do linfonodo sentinela, convém tomar cuidado para evitar danos à LTA principal, pois ela pode ser danificada (Figura 37.7).

▶ RETALHO TDAP

A TDAP ramifica-se a partir do pedículo toracodorsal e o trajeto é variável em relação à borda anterior do músculo grande dorsal, conforme delineado por Hamdi e cols.[9,10] ao descreverem a classificação dos retalhos músculo-poupadores grande dorsal e TDAP (Figura 37.8).

Na prática, o uso desse retalho geralmente é reservado para reposição de volume maior, estendendo seu alcance até a mama medial (e principalmente superior), substituição de toda a mama ou novo revestimento da parede torácica ou cobertura do implante para resgate[2].

▶ RETALHO AICAP/MICAP

Esses vasos são muito pequenos e curtos, bem como extremamente delicados e variáveis em número e localização, sendo possível aumentar significativamente o volume de tecido, em especial para tumores do polo inferior. Eles são os equivalentes anteriores da LICAP que se originam dos vasos intercostais anteriores à medida que se deslocam lateralmente para encontrar os intercostais posteriores (veja a Figura 37.2).

Ao pinçarmos o tecido imediatamente abaixo do sulco inframamário geralmente temos uma ideia do volume a ser coletado. Quando o retalho é baseado em AICAP (6

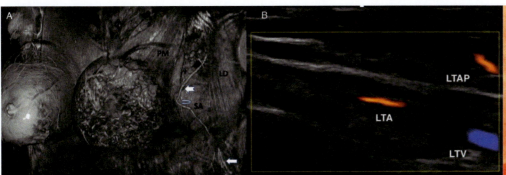
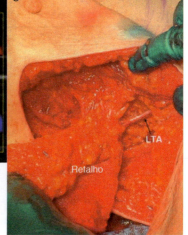

Figura 37.6A Volume mostrado na ressonância magnética com contraste, demonstrando artéria torácica lateral (*seta branca sólida*) provavelmente se originando da artéria subescapular por trás do músculo grande dorsal (*LD*) com perfurante (*seta branca sólida*) e três LTAP arborizantes de "pés de galinha". Mostra também a artéria intercostal lateral (LICA) unindo a LTA (*seta curva*). *PM*: peitoral maior; *SA*: músculo serrátil anterior. **B** Imagem com Doppler colorido mostrando artéria torácica lateral (*LTA*), veia (*LTV*) e perfurante (*LTAP*). **C** Artéria torácica lateral entrando na extremidade cranial do retalho no intraoperatório.

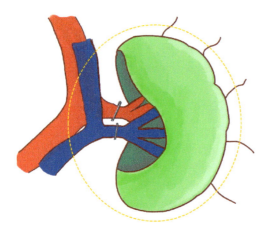

Figura 37.7

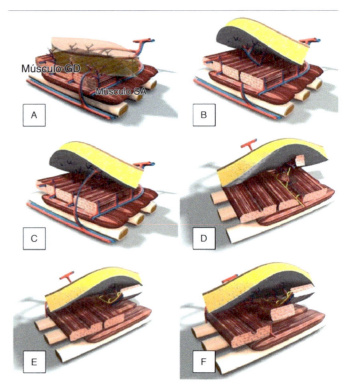

Figura 37.8 Variações na anatomia da TDA e sua relação com o músculo grande dorsal. (Reproduzida de Hamdi et al., 2004[9].)

horas), o tecido é mobilizado em ambos os lados da perfurante, com asas de tecido dobradas para cima no polo inferior, semelhante a um *croissant* (Figura 37.9).

Esse retalho pode ser estendido lateralmente e com base na MICAP para utilização de todo o comprimento ao longo do sulco inframamário, o qual pode atingir o quadrante interno superior como um retalho em hélice de 90 graus (Figura 37.10).

▶ INDICAÇÕES GERAIS

Uma boa porcentagem das pacientes com relação tumor/mama importante é adequada para se submeter às técnicas de deslocamento de volume com diferentes mamoplastias. No entanto, em pacientes com volumes mamários menores, ausência de ptose parenquimatosa e maior relação tumor/volume mamário, o uso terapêutico da mamoplastia com deslocamento de volume é considerado subótimo. Essas pacientes são candidatas ideais para reposição volêmica com RPPT, especialmente em caso de excesso relativo de partes moles lateralmente ou embaixo da mama (Figura 37.11).

Estima-se que até 1 em cada 10 pacientes que se submete à mastectomia, com ou sem reconstrução imediata, teria sua mama conservada com o uso de RPPT, a qual também teria melhorado significativamente o trajeto intra e pós-operatório[11,12].

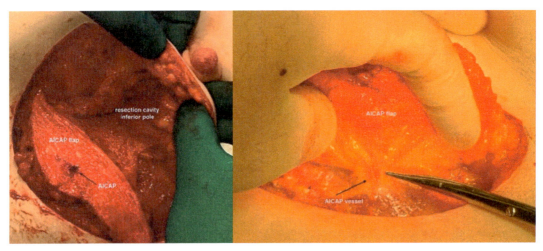

Figura 37.9

Capítulo 37 | Retalhos Perfurantes da Parede Torácica

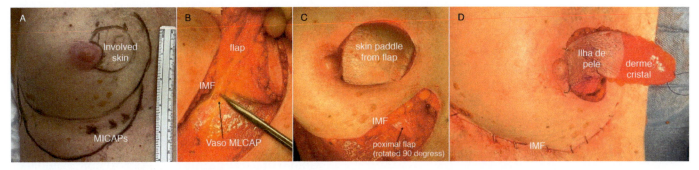

Figura 37.10 Exemplo de estilo de hélice de aba MICAP (90 graus) com ilha de pele. **A** Marcação do retalho MICAP com substituição de pele devido ao envolvimento oncológico. **B** Identificação do vaso-chave MICAP no nível da fáscia profunda apenas caudal ao sulco inframamário (IMF). **C** Ilha cutânea inserida no defeito com retalho proximal rodado (hélice) 90 graus. **D** Derme distal do retalho bem perfundida. Se necessário, a pele desses retalhos pode ser utilizada para cobertura.

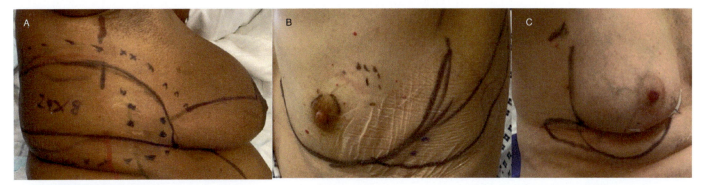

Figura 37.11 Imagem de uma candidata cirúrgica ideal para RPPTF com pequeno volume mamário e relativo excesso de gordura. **A** e **B** Lateralmente. **C** Inferioridade.

SELEÇÃO DAS PACIENTES E AVALIAÇÃO PRÉ-OPERATÓRIA

Dois grupos principais de pacientes se beneficiam dos RPPT:

1. As pacientes com sulco inframamário mais elevado e menor volume do parênquima mamário, geralmente associado a ptose mínima, apesar da disponibilidade significativa de volume de partes moles na parede torácica lateral ou inferior (parede abdominal superior), permitindo que este último volume seja recrutado para dentro da mama para restaurar e até mesmo melhorar seu contorno (Figura 37.12).

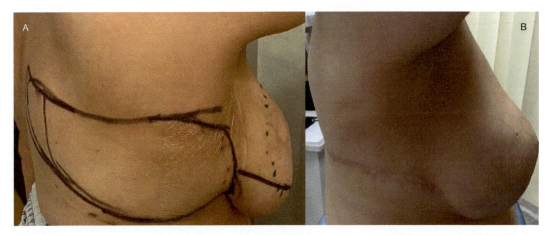

Figura 37.12A Pré-operatório. **B** Pós-operatório mostrando o contorno mamário restaurado após RPPT.

Não raramente, a redução da protuberância lateral ou inferior das partes moles resulta na definição relativamente mais clara da mama e em sua diferenciação do contorno da parede torácica circundante, resultando em maior satisfação da paciente. Nesse grupo de pacientes, em geral seriam estabelecidas expectativas mais baixas para esses resultados no pré-operatório para alternativas tradicionais, como a mastectomia com ou sem reconstrução.

2. As pacientes com sulco inframamário baixo e mamas menores nas quais (talvez menos visivelmente) pode haver tecido mole disponível (ocasionalmente após perda de peso). Isso só pode ser determinado por um simples teste de pinça (Figura 37.13) e muitas vezes é surpreendente para o clínico e para a paciente que esse tecido possa ser utilizado para esse fim. É particularmente nesse grupo de pacientes que os efeitos funcionais (em curto prazo) da colocação de cicatriz para um RPPT precisam ser destacados no pré-operatório.

Para a parede torácica lateral, a amplitude de movimento do ombro ipsilateral – especialmente abdução ou circundução completa – exige avaliação cuidadosa no pré-operatório. Para a cicatriz inframamária, o potencial rebaixamento do sulco inframamário é uma consideração importante.

Com o braço abduzido a 90 graus, o limite caudal do retalho (de acordo com o sulco inframamário) é empurrado para cima (Figura 37.13*B* e *C*) com o dedo indicador. A prega de tecido mole é então mantida entre o dedo indicador e o polegar (Figura 37.13*D*). Por fim, é traçado o contorno da área doadora do retalho (Figura 37.13*E*).

Em ambos os grupos de mulheres, os resultados estéticos da cicatriz associados às técnicas de RPPT devem ser enfatizados por meio de diagramas (Figura 37.14*A* e *B*) e, quando possível, de fotografias (Figura 37.14*C* e *D*).

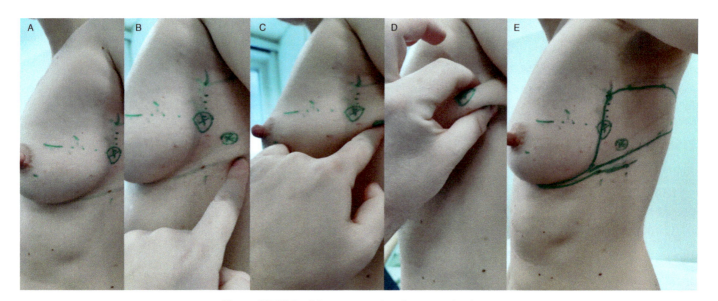

Figura 37.13A a **E** Imagens mostrando o teste da pinça.

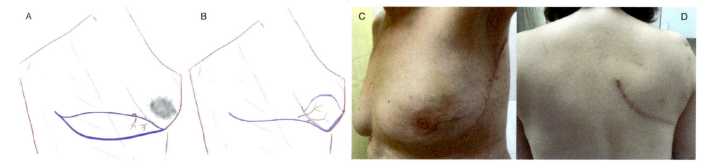

Figura 37.14 Desenho da técnica de LICAP. **A** Pré-operatório. **B** Cicatriz resultante. **C** Aspecto pós-operatório de cicatriz oblíqua em direção à prega axilar posterior. **D** Cicatriz no dorso de LICAP/LTAP estendida.

▶ INVESTIGAÇÃO DIAGNÓSTICA E ONCOLÓGICA

A abordagem multidisciplinar é a pedra angular no planejamento do RPPT. Avaliar a extensão tanto de doença invasiva como de CDIS/CLIS pleomórfico é essencial, bem como a estimativa da extensão da ressecção e do volume do tecido disponível para fechar o defeito. Para lesões não palpáveis, a localização deve ser cuidadosamente planejada com a equipe de Radiologia. Envolver o radioterapeuta no início da discussão também é importante para o planejamento da radioterapia, especialmente se houver indicação de aumento do leito tumoral, pois há um leito tumoral relativo máximo para o volume total de aumento da mama e, se isso for excedido, um reforço pode não ser viável[13].

Ao avaliar a paciente, pontos-chave devem ser enfocados, como ocupação, lateralidade e atividades físicas e esportivas e recreativas. Isso é importante porque a retração da cicatriz pode limitar o movimento do braço e do ombro e ter efeitos em curto prazo. Isso pode ser aumentado por meio de encurtamento da altura craniocaudal da ilha de pele e chanfrar para recrutar mais gordura subcutânea juntamente com o contorno do retalho. Além disso, orientar o tecido coletado mais obliquamente em direção à escápula posteriormente também pode ajudar a reduzir a tensão da pele (Figura 37.14C). Para essa abordagem, precisamos equilibrar as vantagens de manter a cicatriz residual dentro da linha da alça do sutiã para ocultá-la, com a possível restrição da função do ombro em curto prazo, *versus* uma cicatriz oblíqua mais visível. Alternativamente, modificar a incisão para um S (modificação de Meybodi) pode fornecer boas soluções, quando apropriado[14]. Uma rotina de exercícios e alongamentos antes da cirurgia, para minimizar a restrição pós-operatória da amplitude de movimento do ombro, e a definição das expectativas realistas da paciente no pré-operatório são medidas importantes.

▶ ASPECTOS TÉCNICOS E PLANEJAMENTO OPERACIONAL

A avaliação pré-operatória é imprescindível para o sucesso do planejamento e a execução dos procedimentos de RPPT. Para os cirurgiões que utilizam o exame de ultrassom direcionado à beira do leito em sua prática oncoplástica, o passo mais lógico consiste em desenvolver habilidades adicionais na avaliação da vasculatura pertinente com o Doppler colorido para planejamento do RPPT. A visualização da anatomia vascular no pré-operatório[7] sempre orientará e otimizará a escolha dos retalhos e as opções disponíveis (Figura 37.15).

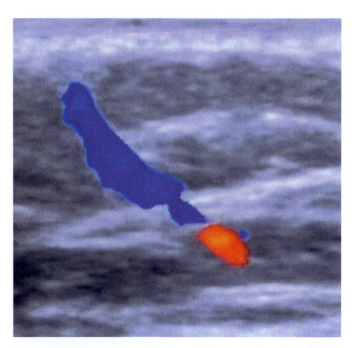

Figura 37.15 Imagem com Doppler colorido de uma MICAP de 1,8mm vista na clínica.

O ultrassom também pode avaliar a espessura do retalho, e a visualização 2D do fluxo em cores mostra um mapeamento detalhado da vasculatura. Isso é muito útil para estimativa do defeito por meio da avaliação da espessura do tecido mamário planejado para ressecção e ajudará a estimar a extensão necessária do retalho para fechar o defeito.

A presença de uma LTA e sua posição na parede torácica podem ser confirmadas (veja as Figuras 37.5 e 37.6), bem como o curso da LTV. A comunicação com as LICA e as perfurantes de maior calibre (LTAP/LICAP) também pode ser observada (veja a Figura 37.4D). Os vasos das AICAP/MICAP são mais difíceis de visualizar em razão de seu calibre menor, e às vezes pode ser preferível o Doppler acústico portátil.

A LTV geralmente corre em direção cefálica ao longo da base do retalho (Figura 37.16) e deve ser preservada e cortada caudalmente, em seguida, elevada com o retalho (se for LTAP) ou deixada *in situ* (se LICAP). Deve-se ter muita cautela nos casos em que um retalho é rodado – qualquer ângulo de rotação do retalho > 90 graus pode resultar em torção/acotovelamento venoso e resultar em necrose venosa do retalho. Poderá ser necessária a remoção de volume da base do retalho LICAP quando é realizado o *turnover* para minimizar a compressão venosa. A extremidade distal do retalho também pode ser subperfundida, o que pode ser monitorado, deixando-se a pele intacta nesse local até o fechamento final da ferida. As

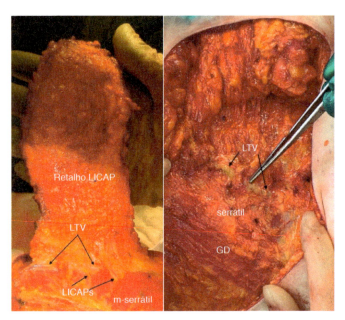

Figura 37.16 Incidências intraoperatórias da veia torácica lateral (*LTV*), que também recebe tributárias das veias intercostais. **A** Retalho LICAP com LTV visível correndo ao longo da base do retalho imediatamente anterior (nesta posição) das LICAP. **B** Outro exemplo do LTV visível na base de uma aba de rotatividade LICAP.

dobras excessivas da derme durante a inserção do retalho também devem ser evitadas para reduzir a congestão do retalho distal.

O Doppler acústico portátil de 8MHz é inestimável tanto na clínica como em enfermaria e ambientes operatórios, podendo estimar a posição, a distribuição e o volume de fluxo das perfurantes. Além disso, o ponto de rotação desses retalhos e seu alcance na mama podem ser estimados para planejar o comprimento do retalho. Cabe ressaltar que isso também auxiliará o planejamento da postura da paciente na cirurgia, ou seja, especificamente se o retalho precisará ou não ser elevado com a paciente em decúbito. O reposicionamento para ressecção da mama e inserção do retalho também pode ser necessário no intraoperatório.

Para as pacientes que realizaram ressonância magnética como parte da investigação oncológica, as projeções de intensidade máxima (PIM) reconstruídas e a renderização de volume 3D podem destacar a anatomia vascular da parede torácica (veja a Figura 37.6A).

▶ CONSIDERAÇÕES OPERACIONAIS

Requisitos especiais do equipamento:
- Almofadas de gel para posicionamento da paciente.
- Doppler acústico manual de 8MHz em manga estéril ou com sonda intraoperatória estéril.
- Tesoura de dissecção fina (p. ex., de Jamieson).
- Dissecções finas de ângulo direito (p. ex., misturadores).
- *Loops* de vasos e pequenos aplicadores de *ligaclip*.
- Pinça de diatermia bipolar fina.
- Ampliação com lupas também pode ser uma preferência cirúrgica.

No entanto, é importante ressaltar que "perfurantes adequadas" são provavelmente aquelas com pulsação visível a olho nu, acompanhado de forte sinal acústico Doppler.

Marcação

A marcação da ressecção mamária (localização pré-operatória), do contorno do retalho e da anatomia da superfície da perfurante, é essencial, e esta última, em particular, deve ser feita com a paciente na posição esperada no intraoperatório.

Para planejar e realizar efetivamente a reconstrução do RPPT, o volume do retalho precisa ser avaliado. Isso é definido principalmente pelo volume esperado do espécime, o "ponto de rotação" dos vasos perfurantes e a distância entre o ponto de pivô e o ponto mais distal ao ponto de pivô (onde o retalho deve "alcançar"). Convém estar ciente de que, idealmente, o volume do retalho deve ser maior que o da peça, uma vez que principalmente essas pacientes receberão radioterapia pós-operatória, o que deverá reduzir o volume do retalho de maneira semelhante à perda de volume de 10% a 30% relatada após reconstrução autóloga baseada em retalho livre em pacientes recebendo radioterapia de parede torácica. Além disso, deve haver reserva de volume para a possível necessidade de reexcisão. Finalmente, em especial nos defeitos de áreas com maior projeção, volume maior pode ser necessário para preencher e manter a projeção e o contorno da mama.

Radiologia intraoperatória

Raios X da amostra mamária devem estar disponíveis para reduzir o risco de reexcisão.

Cirurgia axilar

Para os RPPT laterais, se for necessária cirurgia axilar, esta deve ser feita antes da mobilização do retalho, utilizando-se, sempre que possível, a incisão do retalho cefálico. Isso é crucial, pois as LTA e LTAP podem ser muito importantes para a reconstrução planejada. Portanto, são primordiais a dissecção, identificação e preservação meticulosa desses vasos. Respectivamente, se houver necessidade de completar a dissecção axilar em pacientes com reconstrução com LTAP, o ideal é que esse procedimento seja realizado pelo mesmo cirurgião, para minimizar o risco de lesão vascular. Para as pacientes com diagnóstico pré-operatório de CDIS nas quais a invasão oculta é encontrada no espécime, há poucos dados com relação à viabilidade e à acurácia da biópsia do linfonodo sentinela após reconstrução lateral do RPPT, especialmente se o defeito estiver localizado no quadrante superior externo. Isso tem que ser contabilizado no pré-operatório e, idealmente, biópsia do linfonodo sentinela em um segundo tempo[15] deve ser planejada para essas pacientes.

Tem sido relatado esporadicamente que os retalhos desenvolvem circulação de e para o tecido mamário circundante e que postergar a dissecção axilar pós-quimioterapia adjuvante pode resolver essa questão. Entretanto, o mecanismo fisiológico referente à angiogênese durante a cicatrização é o evento que desencadeia a isquemia[16,17]. Posteriormente, não se deve esperar que um retalho bem perfundido exerça essa resposta fisiológica. Além disso, na era das terapias sistêmicas primárias, a cirurgia é realizada posteriormente; e por último, mas não menos importante, há um grupo significativo de pacientes positivas para linfonodos que não necessitarão de quimioterapia[18]. Portanto, a cirurgia axilar deve ser realizada com cautela em todos os casos.

Dissecção do retalho

- Elevar o retalho com chanfro/chanfro da gordura subcutânea para contorno e recrutamento de volume adequado.
- Dissecar cuidadosamente o retalho do músculo grande dorsal (para retalhos laterais) de sua face posterior em direção anterior.
- Preservar a fáscia do músculo subjacente para minimizar o seroma no local doador.
- Os retalhos podem ser desepitelizados antes ou depois de levantados. Tecnicamente, é muito mais fácil desepitelizar antes de levantar o retalho. Evidentemente, caso a pele deva ser substituída, a desepitelização deve ser adiada até que o retalho seja inserido no defeito de ressecção da mama. Neste último – especialmente em caso de retalhos baseados em AICAP ou MICAP – é necessário extremo cuidado para minimizar a tração no pedículo durante

a desepitelização, de modo a evitar a avulsão dos retalhos ou a lesão por tração vascular.

- A dissecção em direção aos vasos pediculares/perfurantes é feita com cautela, utilizando diatermia bipolar de baixa potência, e alguns até utilizarão diatermia monopolar em baixa potência para evitar lesão térmica (condutiva). O uso de magnificação com lupas (1,5 a 2,5×) nessa etapa do procedimento é amplamente dependente da preferência. Dos autores do presente capítulo, dois (PB e YAM) usam lupas e um (AK) não.

Colocação de retalhos

A tensão na inserção do retalho pode causar isquemia e deve ser evitada. Algumas vezes, para obter a mobilidade adequada, é necessária dissecção maior, com esqueletização do pedículo concomitante e/ou ligadura de alguns dos vasos mais posteriores. Quando possível, é mais seguro exercer pressão digital contra os vasos ou ocluí-los com uma alça, para garantir que a perfusão seja mantida. Isso tem sido realizado com uma variedade de métodos, como o uso de Doppler ou ultrassom intraoperatório, injeção de verde de indocianina ou simplesmente cortando a "cauda" do retalho (sua parte mais distal aos vasos) para inspecionar a presença de sangramento.

Ao ser inserido, o retalho deve ser móvel o suficiente para ficar na cavidade com mínima ou nenhuma tensão. O uso de suturas absorvíveis para estabilizar o retalho na borda da mama, acima e abaixo (ou medial e lateral) do ponto de entrada do retalho, é opcional. Em geral, as suturas da cavidade ao parênquima circundante ou à fáscia profunda devem ser minimizadas. Enquanto muitos adotam essa prática rotineiramente, alguns a desaconselham, pois as suturas podem causar tensão, isquemia e, possivelmente, deformidade na posição ortostática. Novamente, há variância na prática entre os autores. Caso as suturas sejam realizadas, a paciente deve ser posicionada sentada no intraoperatório para verificação dos resultados do contorno das mamas. O mais importante para o posicionamento do retalho é o fechamento da ferida propriamente dito, pois os retalhos cutâneos das bordas da ferida a serem aproximados precisam ter sido adequadamente mobilizados, de modo que a técnica de fechamento "encaixe" o retalho e remodele a mama, mantendo o contorno.

A colocação cirúrgica do dreno também é controversa, tendo sido recomendada para evitar o acúmulo de seroma em todos os retalhos, exceto nos de volume menor, nos quais o espaço morto do defeito da área doadora é evidente durante o fechamento. No entanto, como o defeito deve ser sempre preenchido por retalho maior do que o volume retirado, não há espaço morto que permita a formação de seroma. Além disso, um retalho bem vascularizado terá um efeito absortivo. No entanto, quando a dissecção axilar é realizada e o espaço axilar está em comunicação com a área doadora do retalho, um dreno geralmente é recomendado.

Complicações específicas do procedimento

Complicações precoces

- Sangramento/hematoma é incomum, mas necessita de evacuação rápida para evitar isquemia e perda parcial ou mesmo total do retalho devido à congestão venosa. Se não se agir rapidamente, resultará em alta incidência de deficiência de volume e mau resultado estético.
- A dor neuropática geralmente se deve à tração ou à sutura direta de um nervo intacto.
- Seromas sintomáticos são incomuns, mas grandes coleções necessitarão de aspiração.
- A necrose do retalho cutâneo mamário é frequentemente decorrente da combinação de dissecção superficial excessiva e/ou tensão que comprometem o suprimento sanguíneo, resultando em isquemia.
- A necrose do retalho é decorrente do infarto venoso, que pode ser devido ao excesso de comprimento/volume/compressão do retalho proximalmente ou ao influxo arterial inadequado, resultando em má perfusão caso se tenha uma pequena LICAP única ou devido a danos na LTA durante a cirurgia nodal axilar. Verificações precoces da perfusão do retalho clinicamente e com Doppler acústico podem resolver isso e permitir a revisão, se necessário. A congestão venosa do retalho que possa resultar em necrose após radioterapia deve ser minimizada, preservando a drenagem venosa principal, como descrito previamente.

Complicações tardias

- Necrose gordurosa: muitas vezes se apresenta como massa endurecida que pode mimetizar recidiva local alguns meses após a cirurgia ou radioterapia. Quando sintomática, pode ser tratada por meio de biópsia a vácuo sob controle radiológico ou por lipoaspiração cirúrgica com ou sem adição de lipoenchimento.

- Distorção: (i) o complexo areolopapilar (CAP) pode retrair-se lateralmente devido à contração da ferida da área doadora; (ii) mama – às vezes, devido à mobilização inadequada dos vasos LICAP, bem como à contração da cicatriz transversa lateral da parede torácica, o retalho pode estender lateralmente e causar defeito cosmético que muitas vezes é agravado com a radioterapia.
- Perda da sensibilidade do CAP, especialmente para tumores posicionados lateralmente.
- A probabilidade de dor crônica é semelhante à de outras formas de conservação mamária. Em nossa experiência, a cicatriz do sítio doador (parede torácica lateral +/- dorso) é geralmente indolor no pós-operatório, e o seguimento em longo prazo é necessário para determinar a incidência de dor relacionada com o início tardio. A dor neuropática (p. ex., neuralgia intercostal) raramente pode resultar da tração/ligadura dos nervos intercostais associados a esses retalhos.
- Disfunção do ombro: a fisioterapia e a avaliação inicial do provável impacto do desenho do retalho na redução da amplitude de movimento do ombro devem ser cuidadosamente realizadas. Qualquer disfunção preexistente no ombro é uma contraindicação relativa. O retalho pode ser desenhado ao longo da linha do sutiã (transversal) quando o tecido adequado está presente e a tensão é mínima. No entanto, um retalho pode ser elevado em desenho mais oblíquo em direção à escápula medial ou ao longo da prega axilar posterior para minimizar a tensão e o impacto na amplitude de movimento do ombro.

Participação das margens

Na maioria das séries publicadas, a reexcisão das margens comprometidas é necessária em até 15% das pacientes. A maioria conseguirá conservar sua mama, porém 1% a 3% poderão necessitar de mastectomia para excisão completa do tumor[4].

▶ PROCEDIMENTOS EM ESTÁGIO ÚNICO *VERSUS* EM DUAS ETAPAS

O planejamento de um procedimento em dois estágios pode ser necessário em certos casos, especialmente nos de grande volume tumoral, CDIS e patologia lobular, tornando possível conhecer as margens patológicas e, portanto, eliminar a necessidade de reexcisão das margens ou de converter o procedimento para mastectomia. As mesmas considerações podem ser aplicadas aos casos positivos no linfonodo sentinela.

Os autores não se utilizam dessa abordagem. A investigação pré-operatória meticulosa e o planejamento cuidadoso devem ser o padrão, principalmente quando são planejados procedimentos complexos. As pacientes devem ser informadas no pré-operatório sobre o risco de reexcisão ou conversão para mastectomia, consultando os números disponíveis nas auditorias de cada unidade.

No entanto, para que essa estratégia seja implementada, a biópsia local ampla do linfonodo sentinela positivo/negativo deve ser feita primeiro. Incisões periareolares, se possível, devem ser usadas e qualquer incursão na axila baixa exige cuidados especiais para evitar lesão vascular relacionada com o retalho. Ao final do procedimento inicial, o déficit mamário é deixado "aberto" e preenchido com soro fisiológico/água. Se as margens estiverem livres, o procedimento do retalho para preencher o defeito poderá ser realizado em tempo hábil. A única atividade cirúrgica extra nessa segunda sessão pode ser a necessidade de ressecção da cápsula da cavidade de ressecção.

▶ CONSIDERAÇÕES FINAIS

Os retalhos perfurantes da parede torácica são um método de reposição parcial do volume mamário de baixa morbidade e livre de músculos, principalmente para uso no contexto de ampla excisão local para alcançar a conservação da mama na cirurgia oncológica. O planejamento pré-operatório cuidadoso, o consentimento informado e a tomada de decisão compartilhada, bem como a atenção técnica aos detalhes da anatomia vascular regional, devem resultar no sucesso da conservação da mama naquelas pacientes em que a única opção teria sido a mastectomia. A auditoria e a avaliação sistemática dos resultados oncológicos e relacionados com a paciente garantirão que os objetivos do procedimento se traduzam em benefício e satisfação da paciente em longo prazo.

REFERÊNCIAS

1. Bhattacharya S, Bhagia SP, Bhatnagar SK, Chandra R. The lateral thoracic region flap. Brit J Plast Surg 1990 Mar; 43(2):162-8.

2. Hamdi M, Van Landuyt K, Frene B, Roche N, Blondeel P, Monstrey S. The versatility of the inter-costal artery perforator (ICAP) flaps. J Plast Reconstr Aesthet Surg 2006 Jun; 59(6):644-52.

3. Hamdi M, Frene B. Pedicled perforator flaps in breast reconstruction. Seminars Plast Surg 2006 May; 20(2):073-8.

4. Kim JT, Ng SW, Naidu S, Kim JD, Kim YH. Lateral thoracic perforator flap: Additional perforator flap option from the lateral thoracic region. J Plast Reconstr Aesthet Surg 2011 Dec; 64(12):1596-602.

5. Heeney A, Bhaludin B, St John ER et al. Exploration of chest wall perforator vascular anatomy on standard breast MRI: A potential aid to chest wall perforator flap planning. J Plast Reconstr Aesthet Surg 2021 Dec; S1748-6815(21)00639-2.

6. McCulley SJ, Schaverien MV, Tan VKM, Macmillan RD. Lateral thoracic artery perforator (LTAP) flap in partial breast reconstruction. J Plast Reconstr Aesthet Surg 2015 May; 68(5):686-91.

7. Tashiro K, Harima M, Mito D et al. Preoperative color Doppler ultrasound assessment of the lateral thoracic artery perforator flap and its branching pattern. J Plast Reconstr Aesthet Surg 2015 Jun; 68(6):e120-5.

8. Loukas M, Plessis M, Owens DG et al. The lateral thoracic artery revisited. Surg Radiol Anat 2014 Aug; 36(6):543-9.

9. Hamdi M, Van Landuyt K, Monstrey S, Blondeel P. Pedicled perforator flaps in breast reconstruction: A new concept. Brit J Plast Surg 2004 Sep; 57(6):531-9.

10. Hamdi M, Rasheed MZ. Advances in autologous breast reconstruction with pedicled perforator flaps. Clin Plast Surg 2012 Oct; 39(4):477-90.

11. Kelsall JE, McCulley SJ, Brock L, Akerlund MTE, Macmillan RD. Comparing oncoplastic breast conserving surgery with mastectomy and immediate breast reconstruction: Case-matched patient reported outcomes. J Plast Reconstr Aesthet Surg 2017 Oct; 70(10):1377-85.

12. Quinn EM, Burrah R, O'Ceallaigh S, Highton L, Murphy J. Six-year experience of oncoplastic volume replacement using local perforator flaps. J Plast Reconstr Aesthet Surg 2021 Sep; 74(9):2184-93.

13. Garreffa E, Hughes-Davies L, Russell S, Lightowlers S, Agrawal A. Definition of tumor bed boost in oncoplastic breast surgery: An understanding and approach. Clin Breast Cancer 2020 Aug; 20(4):e510-5.

14. Meybodi F, Cocco AM, Messer D et al. The modified lateral intercostal artery perforator flap. Plast Reconstr Surg — Global Open 2019 Feb; 7(2):e2066.

15. Karakatsanis A, Eriksson S, Pistiolis L et al. Delayed sentinel lymph node dissection in patients with a preoperative diagnosis of ductal cancer in situ by preoperative injection with superparamagnetic iron oxide (SPIO) nanoparticles: The SentiNot Study. Ann Surg Oncol 2023 Jul; 30(7):4064-72.

16. Omorphos NP, Gao C, Tan SS, Sangha MS. Understanding angiogenesis and the role of angiogenic growth factors in the vascularisation of engineered tissues. Mol Biol Rep 2021 Jan; 48(1):941-50.

17. Risau W. Mechanisms of angiogenesis. Nature 1997 Apr; 386(6626):671-4.

18. Kalinsky K, Barlow WE, Gralow JR et al. 21-Gene assay to inform chemotherapy benefit in node-positive breast cancer. N Engl J Med 2021 Dec; 385(25):2336-47.

Capítulo 38

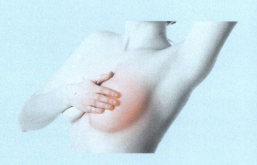

Refinamentos em Cirurgia Oncoplástica

Jorge Villanova Biazús
Ângela Erguy Zucatto
Rodrigo Cericatto
Gabriela Dinnebier Tomazzoni
Thais Vicentine Xavier

▶ INTRODUÇÃO

A aplicação de conceitos de cirurgia plástica ao manejo oncológico das neoplasias mamárias deu origem à oncoplastia mamária. Essa associação trouxe a possibilidade de adaptar técnicas originalmente aplicadas em procedimentos puramente estéticos ao manejo do câncer de mama, oferecendo às pacientes segurança oncológica, aliada a um excelente resultado estético[1]. O objetivo é otimizar os desfechos cirúrgicos nas reconstruções parciais e totais mamárias, assim como nas cirurgias redutoras de risco, quando indicadas[2].

Atualmente, diante de uma paciente com câncer de mama, avaliamos não só a extensão da doença, mas também o impacto que a magnitude da intervenção cirúrgica planejada terá sobre o equilíbrio estético do conjunto das mamas: forma, volume e silhueta. Desse modo, convém realizar um planejamento terapêutico-estético individualizado para cada caso[1,2].

A história da cirurgia cosmética tem longa tradição, contudo a busca incessante pelo ideal faz com que cada vez mais se desenvolvam técnicas alternativas que possibilitem alcançar melhores resultados.

Certamente, o prognóstico das pacientes com câncer de mama é extremamente dependente das propriedades biomoleculares de seu tumor; no entanto, desfechos relacionados com morbidade, cosmese e controle locorregional dependem do manejo cirúrgico.

Ao aplicarmos todos os conhecimentos atuais com uma visão oncoplástica no manejo do câncer de mama, buscamos sempre melhorar a forma, o volume, a textura e a simetria das mamas. O conjunto das mamas tem de estar em equilíbrio e harmonia para que seja obtido um resultado satisfatório integrado à projeção da imagem corporal da paciente[1].

As mamas representam, no universo feminino, expressão de feminilidade, sensualidade e, através da amamentação, a incorporação do conceito de preservação e continuação da espécie ao prover a alimentação de sua cria. Assim, quando o câncer acomete um órgão com essa representatividade no universo feminino, nada mais compreensível e justificável do que estarmos sempre em busca de uma cosmese ainda mais refinada[1].

Neste capítulo, vamos enfocar as formas de intervenção para melhorar o resultado estético final após a cirurgia oncológica. Quando pensamos em resultados e refinamentos cirúrgicos, estamos objetivamente tratando de:

- Simetria.
- Forma.
- Volume.
- Textura.
- Posição e forma do complexo areolopapilar (CAP).
- Qualidade das cicatrizes.

Vamos então analisar cada um desses itens ponto a ponto.

▶ SIMETRIA

A simetria pode estar prejudicada por diferença de forma, volume, cicatrizes inadequadas, deslocamento do CAP e efeitos tardios da radioterapia.

O planejamento e a execução da cirurgia primária são fundamentais para minimizar os danos estéticos e, consequentemente, a necessidade de reintervenções[1].

As diferenças de forma podem ser corrigidas com redução de volume (ressecção localizada ou lipoaspiração) ou adição de volume (implantes, retalhos ou lipoenxertia). A simetria também pode ser quebrada pela cicatrização primária inadequada, consequente a deiscência, infecção, epidermólise, granulomas reacionais ao material de sutura ou mesmo a fatores próprios da biologia da paciente. Para minimizar as chances de eventos dessa natureza, é imperativo que durante o ato cirúrgico sejam adotadas medidas preventivas de proteção às bordas da incisão, evitando traumatismo mecânico com afastadores, esmagamento com pinças e queimaduras com eletrocautério. Caso ao final da cirurgia seja observado que as bordas estão com a vascularização prejudicada, estas devem ser ressecadas para que as suturas sejam realizadas em tecidos vitalizados e bem perfundidos[3].

Para ser atingida, a simetrização às vezes pode tornar necessária a abordagem cirúrgica da mama contralateral. A cirurgia sincrônica é custo-efetiva e não demonstra retardar o início do tratamento adjuvante ou aumentar significativamente a morbidade no pós-operatório[4].

▶ FORMA

Vários aspectos na avaliação da forma das mamas contêm elementos ligados à subjetividade do observador; portanto, nessa avaliação é preciso contemplar elementos formais, bem como não formais, ligados à nova realidade anatômica da mama operada. Poderíamos dizer que nosso olho vê como nossa mente lê. As expectativas da paciente precisam estar conectadas à realidade e não a uma fantasia intangível[1].

As melhorias da forma passam inexoravelmente por um complexo raciocínio tridimensional, envolvendo realocação de volume, readequação do envoltório cutâneo e novas cicatrizes. Pequenas correções podem produzir dramáticos efeitos na percepção visual da forma da nova mama[1].

▶ VOLUME

As alterações de volume pertencem a duas categorias: as constitucionais e as adquiridas. As adquiridas, foco de nossa atenção, são decorrentes de planejamento cirúrgico inadequado (simetrização não contemplada) ou reacionais, consequentes aos efeitos tardios da radioterapia (contração e atrofia do corpo glandular e, muitas vezes, perda localizada de volume na área do *boost*).

Atualmente, a maneira mais eficiente e elegante de corrigir esse tipo de deformidade é através da lipoenxertia (técnica que será abordada posteriormente neste capítulo). Eventualmente, o emprego de implantes de silicone ou de retalhos pode ser a solução em casos selecionados. Devemos ter em mente que implantes de silicone em mamas irradiadas têm maiores chances de eventos intercorrentes, como infecção, extrusão e contratura capsular. Ainda, em situações extremas, podemos repor volume com retalhos miocutâneos, em especial com o emprego de retalho miocutâneo do grande dorsal, incorporando ou não seu revestimento cutâneo (Figura 38.1)[1].

▶ TEXTURA

As alterações de textura da mama e de seu revestimento também podem ser melhoradas com lipoenxertia. A lipoenxertia tem efeito rejuvenescedor da pele e subcutâneo, especialmente em áreas irradiadas, que muitas vezes se mostram fibrosadas e inelásticas, atuando através de um processo de neoangiogênese provocado pela transferência de tecido gorduroso rico em células-tronco

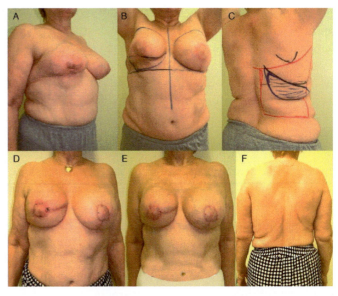

Figura 38.1A a F Paciente com prévia mamoplastia de aumento submetida a setorectomia da junção dos quadrantes inferiores da mama direita e radioterapia. Importante retração e contratura capsular secundárias. Um ano após radioterapia, foi submetida à ressecção dos quadrantes inferiores da mama direita, capsulectomia e reposição de volume com rotação de retalho miocutâneo do músculo grande dorsal, com ótima evolução pós-operatória.

adiposas. Os resultados podem ser melhorados com sessões sequenciais de lipoenxertia a intervalos de 3 meses. A lipoenxertia de forma sequencial, além de melhorar o trofismo e a textura da área tratada, proporciona expressivo aumento de espessura do subcutâneo, possibilitando atualmente o uso de expansores de tecidos em áreas previamente irradiadas, o que antigamente seria considerado uma temeridade, associada a grande número de insucessos no processo de reconstrução mamária[1].

Mamas reconstruídas primariamente com implantes ou expansores muitas vezes apresentam os contornos dos implantes muito marcados, o que, associado ao tecido subcutâneo escasso, deixa a mama com aspecto artificial e às vezes com ondulações superficiais (*riplling*). Esses defeitos são completamente corrigidos com a lipoenxertia mediante aumento da espessura do revestimento e remodelamento dos contornos da mama reconstruída[5].

▶ COMPLEXO AREOLOPAPILAR

O CAP, do ponto de vista subjetivo e simbólico, confere à mama sua plena identidade estética e personalidade. Anatomicamente, deve ocupar o ápice do cone mamário. Por se tratar de uma estrutura espelhada, existe o referencial com a mama contralateral. A reconstrução do CAP deve ser sempre oferecida às pacientes, pois é um elemento importante para a percepção da simetria do conjunto das mamas[1].

O CAP é uma estrutura ricamente inervada e, para muitas mulheres, é uma área erógena de grande importância. Portanto, deve ser manipulado cirurgicamente com extrema delicadeza e cuidado, pois, mesmo quando adotadas todas as precauções, é frequente a perda de sensibilidade em áreas ou mesmo na totalidade do mamilo[3].

Especial atenção também deve ser dada à preservação da integridade da vascularização do mamilo. Retalhos retroareolares muito finos, uso excessivo do eletrocautério, instrumental cirúrgico inadequado e incisões periareolares muito extensas associam-se à isquemia com necroses parciais ou totais do mamilo[4].

A possibilidade de preservação do CAP, sempre que não houver comprometimento direto pela neoplasia, contribuiu muito para a cosmese da reconstrução mamária. As cirurgias que preservam o mamilo (*nipple-sparing*) dão à mama reconstruída uma aparência mais natural. Quando a aréola foi ressecada, é possível sua enxertia ou reconstrução[1].

A reconstrução do CAP pode ser feita por meio de diferentes técnicas e envolve dois procedimentos: a reconstrução da papila e a reconstrução da aréola. A reconstrução da papila pode ser realizada mediante a confecção de retalhos locais ou utilizando enxerto de uma porção da papila contralateral. A reconstrução da aréola é possível através de tatuagem ou enxertia. Os enxertos costumam ser realizados com a aréola contralateral ou com a pele da raiz da coxa, que se assemelha em textura e coloração à aréola (Figura 38.3), sendo recomendado o enxerto de espessura total de pele. O leito deve ser preparado por desepitelização, deixando a derme intacta, com porejamento sanguíneo para nutrir o enxerto por embebição. Suturas delicadas e imobilização com curativo de Brown devem ser mantidas por 1 ou 2 semanas[3].

Nas cirurgias conservadoras pode ocorrer o deslocamento do mamilo de sua posição original e, quando ≥ 1cm, torna-se facilmente perceptível, sendo uma das formas de assimetria que mais incomodam as pacientes. Essa situação deve ser prevista e é facilmente reparada no transoperatório com pequenas ressecções compensatórias de pele, trazendo o mamilo para uma posição em simetria com o mamilo contralateral[1].

▶ QUALIDADE DAS CICATRIZES

A qualidade das cicatrizes é resultado de fatores locais e genéticos. Os fatores locais importantes são os traumatismos e o sofrimento das bordas da ferida operatória, levando a epidermólise, descamação local e pequenas perdas superficiais. O excesso de material de sutura na derme e no subcutâneo e suturas muito apertadas, ocasionando áreas de isquemia e necrose, podem produzir cicatrizes inadequadas. A formação de hematomas e especialmente as infecções também influenciam negativamente o processo cicatricial[4].

O tratamento das cicatrizes no pós-operatório pode influir em seu aspecto final, tornando-as menos aparentes e de melhor qualidade; portanto, mais estéticas. A utilização de microporagem prolongada (de 3 a 6 meses) ou o emprego de bandas de silicone pelo mesmo período pode melhorar a qualidade das cicatrizes. No entanto, a maneira mais simples e com aderência maior ao tratamento consiste no emprego de pasta de silicone com massagem suave nas cicatrizes[3].

Cicatrizes de má qualidade, alargadas, hipertróficas, aderidas e retraídas podem ser corrigidas por meio de pequenos procedimentos com anestesia local. Algumas situações, como retrações superficiais, podem ser liberadas com incisão subdérmica sob anestesia local[1].

Em casos extremos, com formação de queloides, a ressecção simples da lesão nunca deve ser o tratamento de escolha, já que a recorrência local é altíssima. Para que não se forme nova lesão, diversas estratégias podem ser tentadas, como injeção intralesional de corticosteroides, curativos compressivos à base de silicone, radioterapia local, compressão local contínua, uso de retinoides tópicos ou aplicação intralesional de interferon-gama, 5-fluorouracil ou bleomicina. Nenhuma das alternativas é extremamente eficaz para o tratamento, e todas apresentam graus variáveis de recorrência. O destaque vai para a compressão com curativos à base de silicone e a injeção de corticoides, que por vezes pode levar à atrofia da pele. Ambos são os métodos mais frequentemente empregados. Maior eficácia é alcançada com a utilização de radioterapia para prevenção de queloides, devendo ser programada para início precoce após a cirurgia, de preferência nas primeiras 24 horas[6,7].

Não há evidências suficientes para apoiar ou refutar a efetividade da laserterapia no tratamento de cicatrizes hipertróficas e queloides. As informações disponíveis também são insuficientes para uma análise mais precisa sobre os efeitos adversos da laserterapia[8].

▶ LIPOENXERTIA

Como mencionado, a lipoenxertia tem destaque crescente entre as técnicas de refinamento da cirurgia mamária, com número cada vez maior de indicações e grande impacto no aprimoramento estético dos resultados, mostrando ser uma técnica segura do ponto de vista oncológico. Na cirurgia oncoplástica da mama, a lipoenxertia tornou-se popular em curto período devido ao aumento da demanda para reconstrução mamária e à maior exigência das pacientes por melhores resultados estéticos. Segue um breve detalhamento sobre alguns aspectos relevantes e a aplicabilidade dessa técnica[1].

Em busca da reparação e do melhor resultado estético, várias técnicas surgiram para minimizar os efeitos advindos da radioterapia e as assimetrias decorrentes das cirurgias mamárias. O *lipofilling* (ou lipoenxertia), termo cunhado por Coleman, consiste na transferência de gordura autóloga através de sucção por meio de cânulas com posterior reinjeção, após processamento por centrifugação. A gordura aspirada deve ser implantada em pequenas parcelas no tecido subcutâneo a fim de garantir sua vitalidade e viabilidade[5].

O enxerto autólogo de gordura pode ser recomendado para quase todas as pacientes como refinamento final da reconstrução mamária, independentemente da técnica empregada, bem como para reparar sequelas da radioterapia (Figura 38.2).

As principais indicações da lipoenxertia em cirurgia mamária oncológica e reconstrutiva são:

- Correção de defeitos e assimetrias subsequentes à excisão local ampla com ou sem radioterapia[9].
- Melhoria da cobertura de tecidos moles após reconstrução mamária com implantes[9].
- Aumento de volume e refinamento de reconstruções com retalhos autólogos[9].
- Estímulo à neovascularização de tecidos irradiados com isquemia crônica.
- Substituição de implantes nas reconstruções mamárias com resultados insatisfatórios quando da utilização de retalhos associados a implantes[9].
- Camuflagem de *rippling* e contratura capsular de implantes na reconstrução mamária[9].

Especificamente nas reconstruções com prótese, esse procedimento pode amenizar bordas visíveis e o pregueamento dos implantes, minimizar defeitos no sulco inframamário, aumentar o volume do polo superior e melhorar a consistência dos implantes, possivelmente reduzindo a contratura capsular. Ele é indicado também nas reconstruções com retalhos para correção de contorno e volume, bem como para complementação da reconstrução do CAP[10].

Com base na literatura disponível, a lipoenxertia de mama revelou-se uma técnica segura tanto para reparos parciais imediatos como tardios, oferecendo uma consistência mais natural às mamas e sem rejeição, e deve ser considerada uma opção válida também nas cirurgias de aumento mamário ou reconstrutoras. Apesar das limitações relacionadas com essa técnica, como possível formação de áreas de necrose gordurosa e taxas variáveis de reabsorção, trata-se de uma técnica muito segura, que pode melhorar ou corrigir deformidades importantes que de outro modo poderiam exigir manejo por meio de procedimentos mais invasivos e com risco maior[11].

Os estudos de Biazus e cols.[12,13] e Stumpf e cols.[14,15] analisaram o uso da lipoenxertia como método de reconstrução mamária imediata na cirurgia conservadora da mama e seus resultados indicaram que essa abordagem não compromete a segurança oncológica nem aumenta o risco de recorrência local, além de ser bem tolerada e promover resultados estéticos satisfatórios.

Já Casorrubios e cols.[16], em 2021, publicaram um estudo em que compararam a reconstrução tardia com lipoenxertia a outras técnicas tradicionais de reconstrução. Em uma coorte pareada que incluiu 250 pacientes, os autores concluíram que a lipoenxertia não afetou significativamente as taxas de recorrência locorregional, metástase à distância ou a taxa total de recorrência. Além

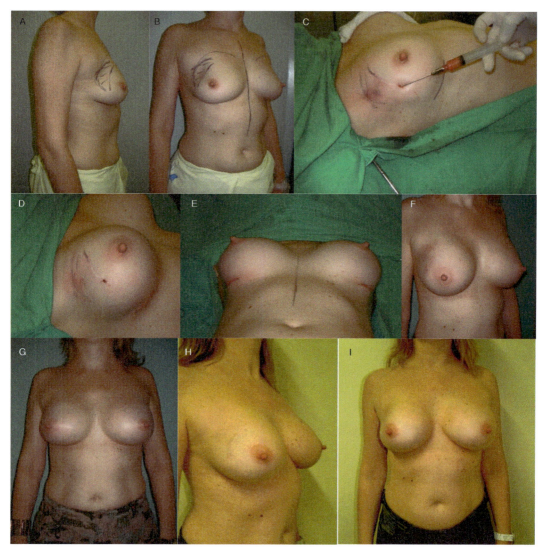

Figura 38.2A a I Paciente de 50 anos submetida à setorectomia do quadrante superior externo da mama direita em razão de neoplasia ductal *in situ*. Foi necessária a ampliação das margens e posteriormente foi realizada a radioterapia. Dois anos após a radioterapia foram realizadas lipoenxertia de 70g de gordura no quadrante superior externo da mama direita e mamoplastia de aumento bilateral com inserção de próteses retromusculares de 250cc à direita e 225cc à esquerda. Houve ótima evolução com correção da simetria e da significativa retração no quadrante operado da mama direita.

disso, a lipoenxertia alcançou melhor resultado estético e maior satisfação das pacientes.

Essas pesquisas contribuíram para o crescente corpo de evidências que apoiam o uso da enxertia autóloga de gordura, tanto imediata como tardia, como método de reconstrução seguro e eficaz, oferecendo às pacientes uma opção adicional valiosa com resultados estéticos desejados sem comprometer a segurança oncológica.

SUBUNIDADES ESTÉTICAS

Outro conceito introduzido recentemente no contexto da cirurgia mamária, especialmente referente à reconstrução mamária com retalhos, é o de subunidades estéticas. Unidades estéticas no corpo humano são definidas como superfícies discretamente convexas e côncavas separadas por depressões e elevações. Esse princípio já está bem estabelecido na cirurgia de reconstrução facial e defende que as margens de reconstruções devem corresponder a limites visuais anatomicamente estabelecidos. Essa abordagem minimizaria a percepção do "anormal"[17].

A mama representa uma unidade estética delimitada pela linha axilar anterior, o sulco inframamário e a porção medial da mama. Qualquer tentativa de reconstrução mamária com um retalho que não respeite as linhas de transição descritas irá resultar em uma mama composta por duas unidades estéticas e uma aparência tipo *patchwork* (Figura 38.3)[10].

Em 1999, Restifo introduziu o conceito de subunidades estéticas na reconstrução mamária e propôs que em reconstruções tardias poderia ser esteticamente vantajoso substituir a pele de má qualidade da parede torácica pela pele de um retalho miocutâneo do reto abdominal (TRAM) que termine no sulco inframamário (Figura 38.1)[18].

Mais tarde, outros autores ratificaram que, quando as subunidades estéticas são respeitadas na reconstrução mamária através de retalhos autólogos, os resultados são melhores[18]. Para validar essa afirmação, artigo publicado por Gravvanis e Smith[18] em 2010 comparou o resultado estético na reconstrução mamária tardia com TRAM mediante a utilização de dois tipos de incisões mamárias, resultando em uma ou duas subunidades estéticas. Foi demonstrado que a reconstrução mamária que resultava em uma unidade estética apresentou vantagens significativas em relação à reconstrução tradicional que resultava em duas unidades estéticas. Essas vantagens estavam relacionadas com retalho menos perceptível, melhor posicionamento do sulco inframamário e mais naturalidade na transição entre os tecidos nativos e os da reconstrução. Também foi registrada maior satisfação na autoavaliação das pacientes em relação ao resultado estético e à qualidade de vida, confirmando que a reconstrução mamária com subunidade estética única deve ser o método de escolha[18].

Outros autores advogam que as subunidades mamárias mais favoráveis para o resultado estético pós-operatório e a camuflagem das cicatrizes incluem o mamilo, a aréola e as subunidades periareolares. Para abranger defeitos de

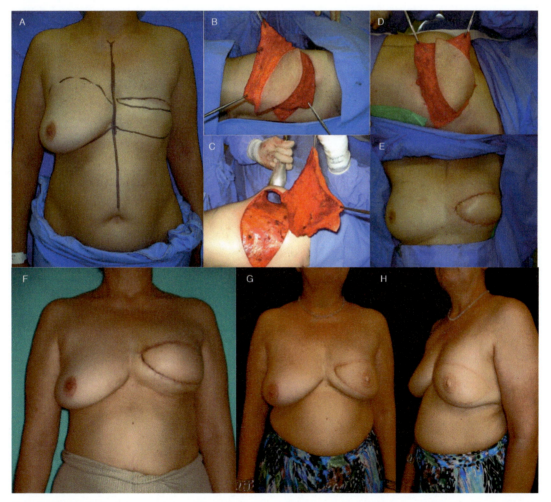

Figura 38.3A a H Evolução em 4 anos da reconstrução tardia da mama esquerda com retalho de músculo grande dorsal e prótese de 280cc, demonstrando efeito tipo *patchwork* (reconstrução em duas subunidades estéticas). Embora a paciente tenha apresentado ótima evolução pós-operatória quanto à simetria e à naturalidade da reconstrução, ao levar em conta o conceito de subunidades anatômicas mamárias, o ideal teria sido a fixação do retalho do músculo grande dorsal no sulco mamário.

pele mais extensos, as subunidades utilizadas podem ser inferolaterais, na metade inferior da mama e subunidade mamária única, conforme mencionado anteriormente. A divisão da mama em subunidades de reconstrução a serem substituídas como um todo oferece resultados superiores aos da reconstrução em *patch*. O posicionamento das cicatrizes ao longo de linhas naturais maximiza os resultados estéticos na cirurgia mamária[19].

REFERÊNCIAS

1. Biazús JV, Zucatto AE, Mello MP. Cirurgia da mama. 2. ed. Porto Alegre (RS): Artmed, 2012.

2. Gilmour A, Cutress R, Gandhi A et al. Oncoplastic breast surgery: A guide to good practice. Eur J Surg Oncol 2021 Sep; 47(9):2272-85. doi: 10.1016/j.ejso.2021.05.006.

3. Gabka CJ, Bohmert H. Cirurgia plástica e reconstrutiva da mama. 2 ed. Porto Alegre-RS. 296p.

4. Grant Y, Thiruchelvam PTR, Kovacevic L et al. Patient-level costs of staged unilateral versus immediate bilateral symmetrization mammoplasty in breast-conserving surgery. BJS Open 2022 May; 6(3):zrac073. doi: 10.1093/bjsopen/zrac073.

5. Spear SL, Wilson HB, Lockwood MD. Fat injection to correct contour deformities in the reconstructed breast. Plast Reconstr Surg 2005 Oct; 116(5):1300-5. doi: 10.1097/01.prs.0000181509.67319.cf.

6. Leventhal D, Furr M, Reiter D. Treatment of keloids and hypertrophic scars: A meta-analysis and review of the literature. Arch Facial Plast Surg 2006 Nov-Dec; 8(6):362-8. doi: 10.1001/archfaci.8.6.362.

7. Ragoowansi R, Cornes PG, Moss AL, Glees JP. Treatment of keloids by surgical excision and immediate postoperative single-fraction radiotherapy. Plast Reconstr Surg 2003 May; 111(6):1853-9. doi: 10.1097/01.PRS.0000056869.31142.DE.

8. Leszczynski R, Silva CA, Pinto ACPN, Kuczynski U, Silva EM. Laser therapy for treating hypertrophic and keloid scars. Cochrane Database Syst Rev 2022 Sep; 9(9):CD011642. doi: 10.1002/14651858.CD011642.pub2.

9. Lipomodelling Guidelines for Breast Surgery. Joint Guidelines from the British Association of Plastic, Reconstructive and Aesthetic Surgeons and the British Association of Aesthetic Plastic Surgeons, 2011.

10. Hamza A, Lohsiriwat V, Rietjens M. Lipofilling in breast cancer surgery. Gland Surg 2013 Feb; 2(1):7-14. doi: 10.3978/j.issn.2227-684X.2013.02.03.

11. Petit JY, Lohsiriwat V, Clough KB et al. The oncologic outcome and immediate surgical complications of lipofilling in breast cancer patients: A multicenter study — Milan-Paris-Lyon experience of 646 lipofilling procedures. Plast Reconstr Surg 2011 Aug; 128(2):341-6. doi: 10.1097/PRS.0b013e31821e713c. Erratum in: Plast Reconstr Surg 2011 Dec; 128(6):1317.

12. Biazus JV, Falcão CC, Parizotto AC et al. Immediate reconstruction with autologous fat transfer following breast-conserving surgery. Breast J 2015 May-Jun; 21(3):268-75. doi: 10.1111/tbj.12397.

13. Biazus JV, Stumpf CC, Melo MP et al. Breast-conserving surgery with immediate autologous fat grafting reconstruction: Oncologic outcomes. Aesthetic Plast Surg 2018 Oct; 42(5):1195-201. doi: 10.1007/s00266-018-1155-5.

14. Stumpf CC, Biazus JV, Zucatto FSAE et al. Immediate reconstruction with autologous fat grafting: Influence in breast cancerregional recurrence. Rev Col Bras Cir 2017 Mar-Apr; 44(2):179-86. doi: 10.1590/0100-69912017002012. Erratum in: Rev Col Bras Cir 2017 Jul-Aug; 44(4):416-8.

15. Stumpf CC, Zucatto AE, Cavalheiro JAC et al. Oncologic safety of immediate autologous fat grafting for reconstruction in breast-conserving surgery. Breast Cancer Res Treat 2020 Apr; 180(2):301-9. doi: 10.1007/s10549-020-05554-0.

16. Casarrubios JM, Francés M, Fuertes V et al. Oncological outcomes of lipofilling in breast reconstruction: A matched cohort study with 250 patients. Gland Surg 2021 Mar; 10(3):914-23. doi: 10.21037/gs-20-775.

17. Pülzl P, Schoeller T, Wechselberger G. Respecting the aesthetic unit in autologous breast reconstruction improves the outcome. Plast Reconstr Surg 2006 May; 117(6):1685-91; discussion 1692-3. doi: 10.1097/01.prs.0000218334.31351.4f.

18. Gravvanis A, Smith RW. Shaping the breast in secondary microsurgical breast reconstruction: Single- vs. two-esthetic unit reconstruction. Microsurgery 2010 Oct; 30(7):509-16. doi: 10.1002/micr.20792.

19. Spear SL, Davison SP. Aesthetic subunits of the breast. Plast Reconstr Surg 2003 Aug; 112(2):440-7. doi: 10.1097/01.PRS.0000070486.35968.38.

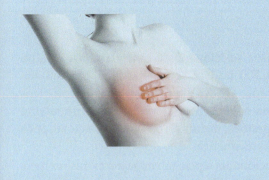
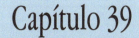

Capítulo 39
Cuidados Especiais com a Reconstrução Parcial da Mama após Radioterapia

Maurício de Aquino Resende
Rodrigo de Jesus Lenharte
Lismara Ribeiro

INTRODUÇÃO

Sempre que um tratamento cirúrgico possibilitar uma abordagem em que seja favorável a relação entre o volume mamário e o tamanho do tumor, o tratamento conservador da mama poderá ser acompanhado do emprego de técnicas de cirurgia plástica, favorecendo o tratamento através de novas incisões que permitirão muitas vezes a abordagem de tumores maiores com margens seguras e, sem sombra de dúvidas, com resultado final harmônico para a paciente[1,2]. O tempo também consolidou os tratamentos conservadores associados à radioterapia como seguros e equivalentes às mastectomias, no que diz respeito à sobrevida global[3,4], e aceitáveis (com 8,8% a 14,3% de recidiva local [RL] em 20 anos para cirurgia conservadora com radioterapia [CC+RT] contra 2,3% a favor das mastectomias)[5,6]. Portanto, a RT é uma das bases do tratamento oncológico e como tal será utilizada sempre que necessária para o tratamento oncológico. Contudo, sabidamente não é uma terapia sem efeitos colaterais. Quanto à associação da RT à oncoplastia mamária, convém raciocinar principalmente sobre seus efeitos deletérios sobre a pele, o parênquima glandular e os músculos da parede torácica. A ressecção tumoral ampla associada à fibrose pós-operatória induzida pela RT pode causar deformidades mamárias significativas, assimetrias, esteatonecrose, mau posicionamento do complexo areolopapilar (CAP) e necrose do CAP.

Uma fibrose tecidual normalmente acontece em maior ou menor grau, ocasionando tecidos mais isquêmicos e menos elásticos, assim como incidências maiores de complicações, como infecções, atrofias musculares, contratura capsular, deiscências e extrusões. Portanto, a indicação de técnicas que visem melhorar os resultados estéticos após o uso da RT merecerá cuidado e atenção especiais. Nesses casos será necessário um diálogo franco com a paciente, que deverá estar preparada para aceitar uma gama variada de possíveis desfechos, uma vez que é imprevisível o resultado final diante dos desafios da terapia oncológica.

A RT adjuvante pós-mastectomia faz parte do tratamento multidisciplinar baseado no estadiamento clínico com melhora na taxa de sobrevida global (SG) e da sobrevida livre de doença (SLD)[7].

EFEITOS DA RADIAÇÃO

As questões referentes à reconstrução da mama em pacientes que fizeram ou podem necessitar de RT incluem:
- O efeito da radiação em tecidos moles.
- A influência do tempo de irradiação nas paciente com câncer de mama.
- A escolha de uma opção de reconstrução mamária que irá produzir resultado estético ideal sem comprometer o controle da doença sob quaisquer condições clínicas. As técnicas mais modernas de RT, como modulação da intensidade do feixe (IMRT na sigla em inglês) e terapia de arco modulado volumétrico (VMAT na sigla em inglês), têm a capacidade de evitar ou reduzir a dose de radiação em tecidos sadios adjacentes ao volume de tratamento, reduzindo com isso toxicidades[8]. A principal vantagem da técnica IMRT no planejamento de RT em mama é a redução da toxicidade cutânea em virtude do planejamento mais homogêneo com redução de pontos quentes no volume irradiado[9].

As células-tronco presentes na pele são responsáveis por sua renovação celular. Uma proporção variável de células-tronco, dependendo da dose, morre após a irradiação. Quando células diferenciadas morrem por senescência, o número residual de células-tronco é insuficiente para compensar a renovação fisiológica celular, tornando as lesões teciduais clinicamente detectáveis. Na fase pré-fibrótica, a inflamação é caracterizada pelo aumento da permeabilidade vascular, resultando no extravasamento de proteínas séricas e na formação de edema. A destruição das células endoteliais e a trombose vascular associada levam à necrose de microvasos, resultando em isquemia local e provocando uma reação inflamatória. Na fase fibrótica são observadas zonas de fibrose ativa, caracterizadas pela presença de matriz extracelular, miofibroblastos e neovasos. O tecido fibroso torna-se cada vez mais denso como resultado de sucessivas remodelações da matriz extracelular durante as fases inflamatórias tardia e aguda reativada[10].

▶ CUIDADOS ESPECIAIS

Abordar por meio de cirurgia mamas previamente irradiadas é um grande desafio devido à lesão induzida pela radiação na mama afetada. A taxa de complicações associadas à cirurgia reparadora em mamas previamente irradiadas varia de 50% a 54%[11,12]. Por outro lado, as assimetrias e deformidades mamárias decorrentes do tratamento primário impactam significativamente a saúde mental dessas pacientes, afetando sua autoestima, o bem-estar emocional e a capacidade de interação social, sendo imprescindível para muitas pacientes a resolução desse problema. Ao se abordar uma mama previamente irradiada, alguns cuidados são fundamentais.

É necessário um diálogo franco com a paciente e seus familiares sobre as possibilidades cirúrgicas e suas complicações (assimetria mamária pós-operatória, deiscência de suturas, cicatrizes, perda da sensibilidade do mamilo, necrose do mamilo, infecção e esteatonecrose). Sugerimos que os resultados sejam subestimados para que a paciente enfrente melhor um desfecho desfavorável, caso aconteça. Em vista das dificuldades técnicas e do número maior de complicações associadas, em casos de cirurgia que tenham por objetivo a simetrização, convém desestimular a abordagem da mama irradiada em um primeiro momento para que a paciente reflita sobre as dificuldades técnicas de seu caso. Se mesmo assim persistir essa opção, cabe seguir em frente, individualizando o caso. Para as pacientes com recidiva local (RL) e se mostrem relutantes quanto à mastectomia de resgate

(MRe), em casos selecionados a cirurgia conservadora de resgate (CCRe) poderá ser realizada, acompanhada de re-radioterapia (re-RT) com desfechos oncológicos similares aos da MRe[13]. Tudo deverá ser documentado: as opções e sugestões, incluindo o aceite da paciente após os devidos esclarecimentos.

Como mencionado, a pele talvez seja a estrutura mais prejudicada com a RT. Ao optar por remodelamento mamário, convém procurar decorticar a pele com muito cuidado, tentando preservar o máximo de derme possível. Cabe lembrar que a vascularização local estará comprometida e, portanto, quanto mais delicado o tratamento dos retalhos cutâneos, melhor a chance de evitar complicações.

Ainda sobre a vascularização, vale lembrar que essa mama já foi previamente operada; portanto, deve-se prestar atenção nos principais pedículos de vascularização para não seccionar fontes de nutrição importantes, principalmente para o CAP, mas também para o retalho dermocutâneo-foco da atenção em determinado remodelamento.

A ressecção de traves fibróticas no parênquima ou plano retroglandular pode contribuir para o resultado imediato. No entanto, não há garantias de que o resultado seja duradouro.

Sugerimos avaliar a colocação de dreno, apesar de ser uma potencial porta de entrada para eventual infecção. Tudo o que se deve evitar nesses casos é uma reintervenção logo após o procedimento, ocasionando mais trauma aos tecidos. Portanto, um hematoma seria muito indesejado, valendo ressaltar que a revisão de hemostasia também deve ser criteriosa.

A síntese da ferida é importante. Sugerimos pontos para diminuição de tensão da sutura superficial, mas esses nós devem ser espaçados e no menor número possível, apenas o suficiente para diminuir a tensão. Um grande número de nós pode implicar piora da vascularização local, comprometendo a vascularização e a qualidade da cicatriz. Além disso, os fios absorvíveis, principalmente os compostos por poliglecapone, quando concentrados em um nó cirúrgico, podem causar reações que implicariam feridas na topografia cicatricial, consideradas a porta de entrada para eventuais germes da flora cutânea, e com isso propiciar quadros infecciosos indesejados tanto para o médico como para a paciente.

Curativos são bem-vindos, desde que bem aplicados. Não se deve sufocar a ferida ou fazer curativos de tal modo compressivos que comprometam a vascularização cutânea. Cabe ressaltar que a cicatrização será imprevisível, mas, com os cuidados sugeridos, sua chance de êxito pode ser considerável.

Convém reforçar com a paciente e acompanhantes a dificuldade em predizer o desfecho do procedimento e a imprevisibilidade do resultado final, principalmente em médio e longo prazo, dados os efeitos crônicos da RT sobre aqueles tecidos.

Barnea e cols. avaliaram retrospectivamente 25 pacientes que realizaram previamente CC+RT para tratamento primário do câncer de mama e 4 anos em média após o término da RT realizaram cirurgia para simetrização das mamas. Com apenas 8% de complicações maiores (esteatonecrose e infecção da ferida operatória e deformidade mamária), os autores recomendam em seu protocolo[14]:

- Ressecção de pele com marcação em "domo de mesquita" + manobra de Lassus;
- A nova posição do mamilo, na mama não irradiada, deve ser marcada no meridiano central da mama, 1 a 2cm abaixo da projeção do sulco inframamário.
- A nova posição do mamilo na mama irradiada deve ser desenhada 1cm abaixo da posição do mamilo da mama não irradiada, uma vez que o tecido não irradiado apresenta maior flacidez em comparação com o irradiado.
- A marcação da pele deve ser mais conservadora na mama irradiada, com aproximadamente 1cm a menos para cada retalho medial e lateral.
- O pedículo vascular do CAP deve basear-se no lado oposto da ressecção anterior.
- Como regra geral, a posição do mamilo que está incluída no perímetro do "domo de mesquita" deve ser considerada para o CAP de pedículo superior; caso a posição do mamilo esteja localizada inferiormente e fora do perímetro do "domo de mesquita", deve ser considerado o CAP de pedículo superomedial. Ainda com relação à nova posição do CAP, Atzori e cols. recomendam a amputação e o enxerto do CAP em caso de distância > 7cm entre sua posição real e sua posição ideal[15].
- O déficit tecidual que exigia rotação local de tecido deve basear-se em um pedículo medial ou lateral, com base ampla entre 8 e 10cm, e seu comprimento planejado deve ser o mais curto possível.
- O diâmetro máximo do CAP deve ser de 40mm.
- Para pedículos de base superior, favorecemos a dissecção mínima dos pilares, deixando o tecido profundo preso ao músculo.

- O tecido irradiado tem suprimento vascular reduzido e tendência maior para isquemia e necrose. Durante a cirurgia, devemos evitar traumas da pele e do tecido mamário para preservar ao máximo o suprimento sanguíneo.
- Convém avaliar o uso de dreno pós-cirúrgico.
- Usar de sutiã elástico esportivo no pós-operatório imediato.

▶ TRATAMENTO CIRÚRGICO CONSERVADOR EM CASO DE RECIDIVA PÓS-QUADRANTECTOMIA PRÉVIA

O estudo Milan III acompanhou 567 casos por 12 anos, sendo notadas 67 RL, a grande maioria (58) no quadrante previamente operado e apenas nove em um quadrante diferente e 13 carcinomas contralaterais[16]. Esse estudo confirmou a eficácia da RT associada aos tratamentos conservadores. Contudo, persiste a pergunta: seria possível um requadrante e, portanto, associá-lo à reconstrução parcial da mama para um novo tratamento em uma mama já tratada previamente?

As RL são mais frequentes em pacientes mais jovens (< 40 anos), portadoras de mutação em BRCA 1/2, com tumores primários maiores, presença de metástase linfonodal e tumores de alto grau. Tumores triplonegativos e HER-2-positivo apresentam risco de recorrência locorregional (RLR) seis a oito vezes maior que tumores luminais. Os fatores relacionados com o tratamento da RL incluem a presença de doença multifocal/multicêntrica não reconhecida no diagnóstico primário e componente intraductal extenso. As margens cirúrgicas comprometidas aumentam duas vezes o risco de recidiva, invasão linfovascular e omissão de RT e/ou terapia sistêmica adjuvante[17-23].

O diagnóstico de RL em paciente que realizou CC em seu tratamento primário promove enorme sofrimento emocional e físico, uma vez que o tratamento padrão estabelecido é a MRe. Por outro lado, a rotina de acompanhamento com exame físico e exames radiológicos complementares nos leva, geralmente, à detecção de RL em fase inicial com tumores pequenos e suscetíveis a uma segunda abordagem conservadora da mama.

Até o momento, não dispomos de estudos prospectivos randomizados comparando a MRe com a CCRe. Os dados da literatura médica resultam de estudos observacionais e retrospectivos que envolveram pequenas amostras, e a qualidade geral das evidências reunidas é muito baixa. Os dados são suscetíveis a viés de seleção, já que os tumores que foram considerados elegíveis para CCRe são geralmente menores e têm melhores características prognósticas (tumores menores, tempo mais longo até o surgimento da recidiva, axila negativa clinicamente, receptores hormonais positivos, HER-2 negativos)[24].

Após uma MRe, a taxa de RLR em 5 anos oscila entre 9% e 15%, com uma SG em 5 anos variando de 48% a 84%[25-27].

Os resultados obtidos a partir de diversos estudos observacionais retrospectivos são semelhantes quando se comparam MRe com CCRe+re-RT. Para pacientes que realizaram CCRe+re-RT, a taxa de RL em 5 anos variou de 2,8% a 20% e a SG em 5 anos esteve entre 75% e 95%[25,28-38].

As pacientes que apresentarem RL após CC+RT como tratamento primário deverão ser avaliadas por equipe multidisciplinar e receber instruções sobre a falta de dados robustos na literatura que sustentem tanto a MRe como a CCRe+re-RT como tratamento mais efetivo, bem como os benefícios e possíveis eventos adversos inerentes a cada procedimento de resgate. Convém considerar a CCRe+re-RT em pacientes selecionadas que apresentem melhores características prognósticas, com o desejo de preservar a mama, relação mama/tumor que permita um resultado cosmético aceitável, com tumores < 2cm e com tempo de recidiva > 48 meses[39]; além disso, quando for possível a realização de RT no leito tumoral, reduzindo a toxicidade.

▶ RADIOTERAPIA PARCIAL

Outro tópico relacionado que deve ser lembrado diz respeito ao uso cada vez mais frequente das técnicas de RT parcial da mama. Essas técnicas, para casos selecionados, geralmente de bom prognóstico, parecem promover excelente controle local da doença e menor agressão da pele e do parênquima mamário como um todo, pois estariam menos suscetíveis aos efeitos difusos da RT, a qual, nesses casos, estaria restrita ao quadrante operado. Isso sugere que para esses casos ainda existiria a possibilidade de novas cirurgias, inclusive associadas à RT, com menos riscos de complicação, se houvesse necessidade no futuro[40,41]. A taxa de contratura capsular foi de 52,2% em caso de implante irradiado e de 16% para não irradiado.

Segundo os estudos ELIOT, Lancet 2013, TARGIT-A e Lancet 2014, a RT parcial da mama para casos selecionados não apresenta diferença significativa com relação à SG, mas apresenta maior recorrência local (p < 0,001 e

p = 0,042, respectivamente), sendo uma alternativa para casos selecionados[42,43].

Diversos estudos, apesar do número limitado de pacientes, concluíram que a estratégia de re-RT parcial da mama é viável, eficaz e segura após CCRe, com qualidade de tratamento aceitável. A taxa de toxicidade de G1-2 varia entre 60% e 100% e a toxicidade de G > 3 oscila entre 7% e 16%, sendo rara a toxicidade de G4. O resultado cosmético foi classificado como excelente e bom em 70% a 91% das pacientes[34-38].

Com base nesses dados, concluímos que a re-RT parcial da mama deve ser considerada em pacientes adequadamente selecionadas.

▶ CONSIDERAÇÕES FINAIS

Complicações cirúrgicas são mais frequentes após RT do que em pacientes não irradiadas, provavelmente em virtude dos danos induzidos à pele e à parede torácica. O resultado real é estritamente dependente de diálogo, explicações claras e verdade na relação médico-paciente. Convém almejar mais do que um procedimento cirúrgico bem-sucedido, ou seja, uma busca palpável para a qualidade de vida. Subestimar as expectativas das pacientes, em outras palavras tornando-as conscientes das adversidades relativas ao tratamento oncológico, pode ser a melhor maneira de fazê-las compreender a realidade e aceitar melhor os resultados depois de uma terapia contra o câncer de mama.

REFERÊNCIAS

1. Clough KB, Lewis JS, Couturaud B, Fitoussi A, Nos C, Falcou MC. Oncoplastic techniques allow extensive resections for breast-conserving therapy of breast carcinomas. Ann Surg 2003 Jan; 237(1):26-34. doi: 10.1097/00000658-200301000-00005.
2. Hing JX, Kang BJ, Keum HJ et al. Long-term oncological outcomes of oncoplastic breast-conserving surgery after a 10-year follow-up ⊠ A single center experience and systematic literature review. Front Oncol 2022 Aug; 12:944589. doi: 10.3389/fonc.2022.944589.
3. Veronesi U, Saccozzi R, Del Vecchio M et al. Comparing radical mastectomy with quadrantectomy, axillary dissection, and radiotherapy in patients with small cancers of the breast. N Engl J Med 1981 Jul; 305(1):6-11. doi: 10.1056/NEJM198107023050102.
4. Veronesi U, Banfi A, Del Vecchio M et al. Comparison of Halsted mastectomy with quadrantectomy, axillary dissection, and radiotherapy in early breast cancer: long-term results. Eur J Cancer Clin Oncol 1986 Sep; 22(9):1085-9. doi: 10.1016/0277-5379(86)90011-8.
5. Veronesi U, Cascinelli N, Mariani L et al. Twenty-year follow-up of a randomized study comparing breast-conserving surgery with radical mastectomy for early breast cancer. N Engl J Med 2002 Oct; 347(16):1227-32. doi: 10.1056/NEJMoa020989.
6. Fisher B, Anderson S, Bryant J et al. Twenty-year follow-up of a randomized trial comparing total mastectomy, lumpectomy, and lumpectomy plus irradiation for the treatment of invasive breast cancer. N Engl J Med 2002 Oct; 347(16):1233-41. doi: 10.1056/NEJMoa022152.

7. EBCTCG (Early Breast Cancer Trialists' Collaborative Group); McGale P, Taylor C, Correa C et al. Effect of radiotherapy after mastectomy and axillary surgery on 10-year recurrence and 20-year breast cancer mortality: Meta-analysis of individual patient data for 8135 women in 22 randomised trials. Lancet 2014 Jun; 383(9935):2127-35. doi: 10.1016/S0140-6736(14)60488-8. Erratum in: Lancet 2014 Nov; 384(9957):1848.

8. Khavanin N, Yang JH, Colakoglu S et al. Breast reconstruction trends in the setting of postmastectomy radiation therapy: Analysis of practices among plastic surgeons in the United States. Plast Reconstr Surg Glob Open 2023 Feb; 11(2):e4800. doi: 10.1097/GOX.0000000000004800.

9. Pignol JP, Olivotto I, Rakovitch E et al. A multicenter randomized trial of breast intensity-modulated radiation therapy to reduce acute radiation dermatitis. J Clin Oncol 2008 May; 26(13):2085-92. doi: 10.1200/JCO.2007.15.2488.

10. Allali S, Kirova Y. Radiodermatitis and fibrosis in the context of breast radiation therapy: A critical review. Cancers (Basel) 2021 Nov; 13(23):5928. doi: 10.3390/cancers13235928.

11. Dannepond A, Michot A, Pinsolle V, Rousvoal A. Réductions mammaires sur seins irradiés: Revue de la littérature. Ann Chirurg Plast Esthét 2018; S0294-1260(18)301870-0. doi: 10.1016/j.anplas.2018.10.006.

12. Lorentzen AK, Lock-Andersen J, Matthiessen LW, Klausen TW, Hölmich LR. Reduction mammoplasty and mastopexy in the previously irradiated breast ⊠ A systematic review and meta-analysis. J Plast Surg Hand Surg 2021 Dec; 55(6):330-8. doi: 10.1080/2000656X.2021.1888745.

13. Walstra CJEF, Schipper RJ, Poodt IGM et al. Repeat breast-conserving therapy for ipsilateral breast cancer recurrence: A systematic review. Eur J Surg Oncol 2019 Aug; 45(8):1317-27. doi: 10.1016/j.ejso.2019.02.008.

14. Barnea Y, Bracha G, Arad E, Gur E, Inbal A. Breast reduction and mastopexy for repair of asymmetry after breast conservation therapy: Lessons learned. Aesthetic Plast Surg 2019 Jun; 43(3):600-7. doi: 10.1007/s00266-019-01338-0.

15. Atzori G, Franchelli S, Gipponi M et al. Inferior pedicle reduction mammoplasty as corrective surgery after breast conserving surgery and radiation therapy. J Pers Med 2022 Sep; 12(10):1569. doi: 10.3390/jpm12101569.

16. Gentilini O, Botteri E, Veronesi P et al. Repeating conservative surgery after ipsilateral breast tumor reappearance: Criteria for selecting the best candidates. Ann Surg Oncol 2012 Nov; 19(12):3771-6. doi: 10.1245/s10434-012-2404-5.

17. Veronesi U, Marubini E, Mariani L et al. Radiotherapy after breast-conserving surgery in small breast carcinoma: Long-term results of a randomized trial. Ann Oncol 2001 Jul; 12(7):997-1003. doi: 10.1023/a:1011136326943.

18. Goel A, Agarwal VK, Nayak V, Yogsrivas R, Gulia A. Surgical management of locoregional recurrence in breast cancer. Indian J Surg Oncol 2021 Sep; 12(3):616-23. doi: 10.1007/s13193-021-01342-4.

19. Belkacemi Y, Hanna NE, Besnard C, Majdoul S, Gligorov J. Local and regional breast cancer recurrences: Salvage therapy options in the new era of molecular subtypes. Front Oncol 2018 Apr; 8:112. doi: 10.3389/fonc.2018.00112.

20. Buchholz TA, Ali S, Hunt KK. Multidisciplinary management of locoregional recurrent breast cancer. J Clin Oncol 2020 Jul; 38(20):2321-8. doi: 10.1200/JCO.19.02806.

21. Chand AR, Ziauddin MF, Tang SC. Can locoregionally recurrent breast cancer be cured? Clin Breast Cancer 2017 Aug; 17(5):326-35. doi: 10.1016/j.clbc.2017.02.007.

22. Choi YJ, Shin YD, Song YJ. Comparison of ipsilateral breast tumor recurrence after breast-conserving surgery between ductal carcinoma in situ and invasive breast cancer. World J Surg Oncol 2016 Apr; 14:126. doi: 10.1186/s12957-016-0885-6.

23. Mechera R, Viehl CT, Oertli D. Factors predicting in-breast tumor recurrence after breast-conserving surgery. Breast Cancer Res Treat 2009 Jul; 116(1):171-7. doi: 10.1007/s10549-008-0187-y.

24. Baek SY, Kim J, Chung IY et al. Clinical course and predictors of subsequent recurrence and survival of patients with ipsilateral breast tumor recurrence. Cancer Control 2022; 29:10732748221089412. doi: 10.1177/10732748221089412.

25. Bottero M, Borzillo V, Pergolizzi S et al. The Italian Association of Radiotherapy and Oncology recommendation for breast tumor recurrence: Grades of recommendation, assessment, development and evaluation criteria. J Breast Cancer 2021 Jun; 24(3):241-52. doi: 10.4048/jbc.2021.24.e27.

26. Hannoun-Levi JM, Ihrai T, Courdi A. Local treatment options for ipsilateral breast tumour recurrence. Cancer Treat Rev 2013 Nov; 39(7):737-41. doi: 10.1016/j.ctrv.2013.02.003.

27. Osborne MP, Simmons RM. Salvage surgery for recurrence after breast conservation. World J Surg 1994 Jan-Feb; 18(1):93-7. doi: 10.1007/BF00348198.

28. Tanabe M, Iwase T, Okumura Y et al.; Collaborative Study Group of Scientific Research of the Japanese Breast Cancer Society. Local recurrence risk after previous salvage mastectomy. Eur J Surg Oncol 2016 Jul; 42(7):980-5. doi: 10.1016/j.ejso.2016.03.008.

29. Mullen EE, Deutsch M, Bloomer WD. Salvage radiotherapy for local failures of lumpectomy and breast irradiation. Radiother Oncol 1997 Jan; 42(1):25-9. doi: 10.1016/s0167-8140(96)01864-6.

30. Ishitobi M, Okumura Y, Nishimura R et al.; Collaborative Study Group of Scientific Research of the Japanese Breast Cancer Society. Repeat lumpectomy for ipsilateral breast tumor recurrence (IBTR) after breast-conserving surgery: The impact of radiotherapy on second IBTR. Breast Cancer 2014 Nov; 21(6):754-60. doi: 10.1007/s12282-013-0454-6.

31. Hannoun-Levi JM, Resch A, Gal J et al.; GEC-ESTRO Breast Cancer Working Group. Accelerated partial breast irradiation with interstitial brachytherapy as second conservative treatment for ipsilateral breast tumour recurrence: Multicentric study of the GEC-ESTRO Breast Cancer Working Group. Radiother Oncol 2013 Aug; 108(2):226-31. doi: 10.1016/j.radonc.2013.03.026.

32. Hannoun-Levi JM, Gal J, Van Limbergen E et al. Salvage mastectomy versus second conservative treatment for second ipsilateral breast tumor event: A propensity score-matched cohort analysis of the GEC-ESTRO Breast Cancer Working Group Database. Int J Radiat Oncol Biol Phys 2021 Jun; 110(2):452-61. doi: 10.1016/j.ijrobp.2020.12.029.

33. Van den Bruele AB, Chen I, Sevilimedu V et al. Management of ipsilateral breast tumor recurrence following breast conservation surgery: A comparative study of re-conservation vs mastectomy. Breast Cancer Res Treat 2021 May; 187(1):105-12. doi: 10.1007/s10549-020-06080-9.

34. Hannoun-Levi JM, Gal J, Schiappa R, Chand ME. 10-Year oncological outcome report after second conservative treatment for ipsilateral breast tumor event. Clin Transl Radiat Oncol 2022 Nov; 38:71-6. doi: 10.1016/j.ctro.2022.10.008.

35. Gentile D, Sagona A, Spoto R et al. Salvage mastectomy is not the treatment of choice for aggressive subtypes of ipsilateral breast cancer recurrence: A single-institution retrospective study. Eur J Breast Health 2022 Oct; 18(4):315-22. doi: 10.4274/ejbh.galenos.2022.2022-5-3.

36. Kauer-Dorner D, Pötter R, Resch A et al. Partial breast irradiation for locally recurrent breast cancer within a second breast conserving treatment: Alternative to mastectomy? Results from a prospective trial. Radiother Oncol 2012 Jan; 102(1):96-101. doi: 10.1016/j.radonc.2011.07.020.

37. Arthur DW, Winter KA, Kuerer HM et al. NRG Oncology-Radiation Therapy Oncology Group Study 1014: 1-Year toxicity report from a phase 2 study of repeat breast-preserving surgery and 3-dimensional conformal partial-breast reirradiation for in-breast recurrence. Int J Radiat Oncol Biol Phys 2017 Aug; 98(5):1028-35. doi: 10.1016/j.ijrobp.2017.03.016.

38. Arthur DW, Winter KA, Kuerer HM et al. Effectiveness of breast-conserving surgery and 3-dimensional conformal partial breast reirradiation for recurrence of breast cancer in the ipsilateral breast: The NRG Oncology/RTOG 1014 Phase 2 Clinical Trial. JAMA Oncol 2020 Jan; 6(1):75-82. doi: 10.1001/jamaoncol.2019.4320.

39. Chen I, Botty Van den Bruele AM, Gillespie EF et al. Salvage of locally recurrent breast cancer with repeat breast conservation using 45 Gy hyperfractionated partial breast re-irradiation. Breast Cancer Res Treat 2021 Jul; 188(2):409-14. doi: 10.1007/s10549-021-06206-7.

40. Chatzikonstantinou G, Strouthos I, Scherf C et al. Interstitial multicatheter HDR-brachytherapy as accelerated partial breast irradiation after second breast-conserving

surgery for locally recurrent breast cancer. J Radiat Res 2021 May; 62(3):465-72. doi: 10.1093/jrr/rrab004.

41. Gentilini O, Botteri E, Veronesi P et al. Repeating conservative surgery after ipsilateral breast tumor reappearance: Criteria for selecting the best candidates. Ann Surg Oncol 2012 Nov; 19(12):3771-6. doi: 10.1245/s10434-012-2404-5.

42. Hannoun-Levi JM, Houvenaeghel G, Ellis S et al. Partial breast irradiation as second conservative treatment for local breast cancer recurrence. Int J Radiat Oncol Biol Phys 2004 Dec; 60(5):1385-92. doi: 10.1016/j.ijrobp.2004.05.035.

43. Hannoun-Levi JM, Castelli J, Plesu A et al. Second conservative treatment for ipsilateral breast cancer recurrence using high-dose rate interstitial brachytherapy: Preliminary clinical results and evaluation of patient satisfaction. Brachytherapy 2011 May-Jun; 10(3):171-7. doi: 10.1016/j.brachy.2010.05.004.

44. Orecchia R, Veronesi U, Maisonneuve P et al. Intraoperative irradiation for early breast cancer (ELIOT): Long-term recurrence and survival outcomes from a single-centre, randomised, phase 3 equivalence trial. Lancet Oncol 2021 May; 22(5):597-608. doi: 10.1016/S1470-2045(21)00080-2.

45. Vaidya JS, Joseph DJ, Tobias JS et al. Targeted intraoperative radiotherapy versus whole breast radiotherapy for breast cancer (TARGIT-A trial): An international, prospective, randomised, non-inferiority phase 3 trial. Lancet 2010 Jul; 376(9735):91-102. doi: 10.1016/S0140-6736(10)60837-9. Erratum in: Lancet 2010 Jul; 376(9735):90.

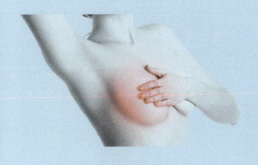

Capítulo 40

Cirurgia Oncoplástica Extrema – Quando e Como?

Benigno Acea Nebril
Alejandra Garcia Novoa
Alberto Bouzón Alejandro
Carlota Díaz Carballada
Carmen Conde Iglesias

▶ INTRODUÇÃO

A cirurgia conservadora é a técnica de escolha para manejo cirúrgico do câncer de mama, uma vez que tem demonstrado sobrevida global idêntica à obtida com a mastectomia, mas com melhores qualidade de vida e autoestima das mulheres[1-3]. A introdução de técnicas oncoplásticas para manejo conservador do câncer de mama melhorou a qualidade do resultado cosmético[4], especialmente em áreas de alto risco de deformidade (polo inferior, quadrantes internos), permitiu a preservação da mama em mulheres com tumores multifocais/multicêntricos[5] e possibilitou a irradiação mamária em mulheres com macromastia[6]. No entanto, o manejo conservador da mama é dificultado naqueles casos com ampla dispersão da doença (multifocalidade, multicentricidade) ou em que as lesões iniciais persistem após o tratamento neoadjuvante (microcalcificações extensas). Nesse contexto, a mastectomia costuma ser a melhor opção técnica para esse grupo de pacientes. Entretanto, os procedimentos oncoplásticos podem oferecer uma última oportunidade para conservação da mama nessas situações extremas a partir de técnicas que facilitam a remoção completa do processo oncológico e possibilitam o remodelamento da mama sem sequelas cosméticas. Esse ambiente cirúrgico de preservação da mama em condições extremas é o que chamamos de oncoplastia extrema.

▶ DEFINIÇÃO

A expressão *oncoplastia extrema* (OE) foi definida por Silverstein[7] como procedimento de preservação mamária que, por meio de técnicas oncoplásticas, é oferecido a uma paciente que, segundo a opinião da maioria dos cirurgiões, necessitaria de mastectomia. Esse grupo corresponderia às mulheres com tumores > 5cm, muitos deles multifocais ou multicêntricos, carcinomas ductais *in situ* (CDIS) > 5cm, tumores localmente avançados com resposta parcial à quimioterapia neoadjuvante e pacientes previamente irradiadas. Nessas situações, o procedimento oncoplástico é a última oportunidade para as mulheres preservarem a mama, em vez de uma mastectomia que na maioria dos casos necessitaria de radioterapia pós-operatória. Contudo, faltam informações sobre a segurança desses procedimentos, uma vez que, com exceção da série publicada por Silverstein[8], a maioria dos estudos[9-11] relata apenas casos isolados de extrema conservação mamária. Portanto, não sabemos o impacto da OE na sobrevida global e livre de doença, bem como na satisfação e qualidade de vida das pacientes que realizaram esse procedimento.

▶ TRAJETO

As situações clínicas que condicionam a conservação extrema da mama são diversas, mas a maioria das pacientes pertencerá a um dos quatro grupos seguintes (Figura 40.1):

- **Tumores multifocais/multicêntricos:** esse contexto é característico de lesões multicêntricas/multifocais extensas, geralmente não palpáveis, que exigem extensa ressecções de tumores invasores ou de CDIS em grandes áreas de microcalcificação. O principal conflito com relação a essas lesões é sua delimitação anatômica para identificação das bordas da lesão, o que torna necessária a colocação de vários arpões em um grupo

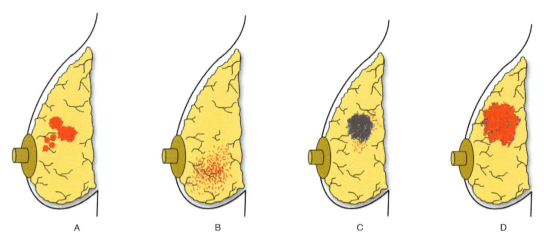

Figura 40.1 Cenários clínicos de cirurgia para oncoplastia extrema. **A** Carcinoma lobular infiltrante multifocal. **B** Carcinoma ductal extenso *in situ*. **C** Resposta parcial ao tratamento sistêmico primário e microcalcificações. **D** Tumor *phyllodes*.

significativo de pacientes (Figura 40.2). Essas são as lesões mais conflituosas para conservação mamária, uma vez que a existência de um extenso componente *in situ*, característico da maioria dessas pacientes, dificulta e compromete a conservação da mama com margens livres. Normalmente, a biópsia pré-operatória identificará o CDIS, o que, sem dúvida, intensifica ainda mais esse conflito devido à falta de uma avaliação patológica segura no estudo intraoperatório e à impossibilidade de administrar quimioterapia neoadjuvante para reduzir a carga tumoral. Nesse contexto clínico, a remoção cirúrgica deve ser ampla, pois há sempre a possibilidade de carcinoma ductal microscópico *in situ* além dos limites da lesão radiológica.

- **Carcinoma lobular infiltrante:** esta entidade histológica constitui-se frequentemente de um extenso processo multifocal que exige grandes ressecções de tecido mamário. Nessas pacientes, a ressonância magnética é necessária para avaliação correta da extensão e dos limites do processo, bem como para descartar a presença de doença na mama contralateral. A remoção extrema da mama nessas pacientes se justifica quando os limites do processo são identificáveis e tornam possível a colocação de guias metálicas para orientar sua ressecção (Figura 40.3). A presença de distorção da mama secundária à infiltração do tumor pode ser uma contraindicação para realização de um procedimento oncoplástico extremo, uma vez que nesses casos a estrutura mamária é alterada por infiltração difusa.

- **Carcinomas infiltrantes com resposta fraca ao tratamento sistémico primário:** é um dos contextos mais frequentes na prática clínica e exige coordenação entre o cirurgião, o médico oncologista e o radiologista para identificação dos limites da lesão que devem ser removidos. A maioria dos casos corresponde a tumores T2-T3 no momento do diagnóstico, com perfil imuno-histoquímico luminal A ou B e com respostas de Miller e Payne G1, G2 ou G3. Nessas situações, a remoção anatômica da mama é extensa e constitui um desafio para sua conservação. Uma vez concluído o tratamento neoadjuvante,

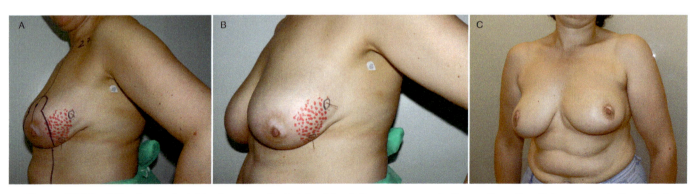

Figura 40.2A a C Carcinoma ductal *in situ* no quadrante inferolateral da mama esquerda. Ressecção radioguiada e mamoplastia vertical.

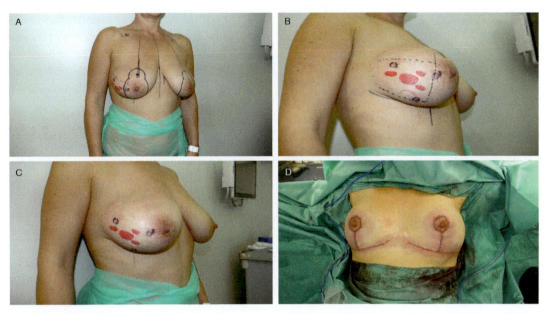

Figura 40.3A a D Carcinoma lobular infiltrante multifocal. Ressecção radioguiada e mamoplastia vertical.

os limites da lesão serão avaliados e o padrão será feito de acordo com essa localização e as características oncoanatômicas do caso. As situações clínicas são variáveis, mas em todos os casos é necessário o uso de ressonância magnética para conhecer a doença residual após o tratamento citostático e seu efeito sobre a doença multifocal, quando ela existe.

- **Tumor *phyllodes*:** em vários contextos clínicos um tumor *phyllodes* exige remoção extensiva do tecido mamário, como em caso de tumores grandes, necessidade de margens largas ou recorrência da doença. Nessas situações, a remoção cirúrgica é o único tratamento que garante o controle local do processo por meio da excisão anatômica extensiva (Figura 40.4). A maioria desses tumores será palpável e, portanto, sua remoção pode ser realizada por palpação. Nesses casos, o principal desafio para o cirurgião será o remodelamento da mama, o que, na maioria dos casos, será facilitado pelo uso de mamoplastia vertical.

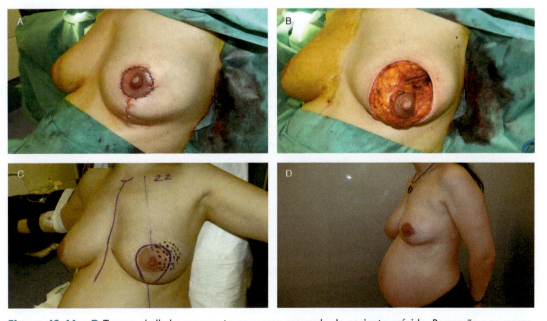

Figura 40.4A a D Tumor *phyllodes* recorrente na mama esquerda de paciente grávida. Ressecção por mamoplastia vertical.

PLANEJAMENTO CIRÚRGICO

Para o planejamento cirúrgico da OE são necessárias condições diagnósticas e terapêuticas que possibilitam a remoção completa do processo e o remodelamento do defeito cirúrgico. Em nossa experiência, quatro elementos devem ser incluídos no planejamento de um procedimento extremo de conservação da mama:

- **Tamanho da mama:** procedimentos de preservação extrema exigem um volume mínimo na mama que garanta o remodelamento do defeito com o resto do tecido mamário. O melhor cenário para isso é a macromastia (distância fúrcula-mamilo > 29cm), uma vez que nessas mulheres pode ser realizada uma excisão de mais de 50% da mama com possibilidade de remodelamento com o tecido residual. Isso é especialmente importante em processos que afetam o polo inferior e o segmento central da mama, onde um padrão T invertido facilita a remoção de grande parte da mama e seu remodelamento com o polo superior (Figura 40.5). Quando as mamas são menores, a relação tumor/tamanho da mama deve ser avaliada para garantir que a mama restante seja suficiente para o remodelamento. Inicialmente, mamas pequenas são uma contraindicação para um procedimento extremo de conservação das mamas – nesses casos, uma mastectomia poupadora de pele ou pele/mamilo com reconstrução pré-peitoral será a melhor opção.

- **Avaliação radiológica:** o planejamento cirúrgico dessas lesões complexas baseia-se na visualização de sua extensão e na identificação de seus limites, a fim de garantir sua remoção completa. Os dois processos mais complexos para essa avaliação pré-operatória são as microcalcificações associadas ao CDIS e o carcinoma lobular infiltrante multifocal. No primeiro caso, a mamografia pode identificar a extensão das microcalcificações, sendo especialmente útil o uso da mamografia digital para maior definição dessa extensão. No entanto, as microcalcificações não constituem a verdadeira extensão do processo, uma vez que na maioria dos casos haverá extensão microscópica do processo além das microcalcificações. Por esse motivo, a ressonância magnética é um bom complemento à mamografia para evitar essa subestimação na extensão do processo e garantir maior probabilidade de margens livres de envolvimento neoplásico.

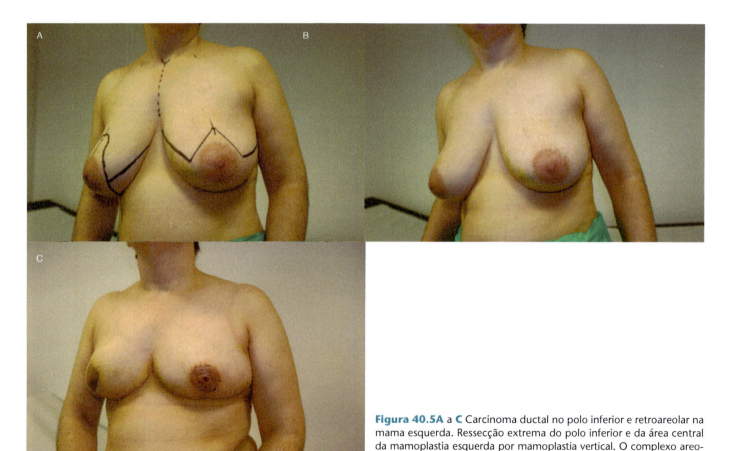

Figura 40.5A a C Carcinoma ductal no polo inferior e retroareolar na mama esquerda. Ressecção extrema do polo inferior e da área central da mamoplastia esquerda por mamoplastia vertical. O complexo areolomamilar esquerdo foi reenxertado.

Dois aspectos importantes para avaliação pré-operatória de microcalcificações extensas são: em primeiro lugar, é importante descartar que o processo não afete o complexo areolomamilar, especialmente naquelas microcalcificações centrais com extensão ao tecido retroareolar. A presença de microcalcificações na base ou dentro do mamilo exigirá sua remoção. Em caso de dúvida, podemos sempre realizar uma biópsia intraoperatória da base do mamilo durante a intervenção cirúrgica, para avaliar seu envolvimento. O segundo aspecto a considerar está relacionado com a presença de microcalcificações em pacientes com terapia sistêmica primária. Nesse grupo de pacientes, uma resposta completa do processo pode ocorrer com o tratamento sistêmico na avaliação da ressonância magnética pós-quimioterapia. Nesses casos, alguns grupos propõem uma excisão local para demonstrar a resposta patológica completa sem a remoção de todas as microcalcificações. Por outro lado, nosso grupo propõe a remoção completa das microcalcificações, apesar da boa resposta radiológica, com base na ideia de que o componente *in situ* do processo não responderá ao tratamento sistêmico e poderá progredir durante o seguimento. Por sua vez, a não ressecção das microcalcificações exige monitoramento e avaliação contínuos durante a avaliação da paciente.

O segundo processo que apresenta alta complexidade no planejamento da OE é o carcinoma lobular infiltrante com envolvimento multifocal. Esse processo é caracterizado por infiltração tecidual difusa de baixa de0nsidade. Essa característica muitas vezes passa despercebida no exame clínico, até que uma deformidade mamária se origine. Além disso, essa baixa densidade é responsável pela falta de visualização na maioria dos estudos mamográficos. Por essa razão, é aconselhável o uso de ressonância magnética nessas pacientes para identificação da verdadeira extensão do processo e esclarecimento de seus limites. Também devemos descartar sua presença na mama oposta, uma vez que esse processo está associado à maior incidência de envolvimento bilateral.

- **Delimitação perimetral do processo neoplásico:** a maioria das ressecções extremas da mama será realizada em processos neoplásicos cujos limites não são palpáveis. Portanto, devemos buscar a colaboração do radiologista para determinar o perímetro da lesão e, assim, sermos capazes de realizar sua remoção durante a cirurgia. O método mais utilizado consiste na colocação de guias metálicas (arpões) no perímetro

da lesão. Em geral, são necessárias duas ou três guias metálicas para facilitar a remoção. A localização dessas guias deve ser acordada entre o radiologista e o cirurgião para que correspondam aos verdadeiros limites da lesão e ao mesmo tempo sejam úteis para a remoção cirúrgica. Na maioria dos casos, determinar as localizações medial e lateral da lesão é necessário para delimitar a extensão da ressecção, e em processos com extensão central pode ser necessária uma guia metálica que localize a borda mais próxima da base do mamilo (Figura 40.6). Em todos os casos, uma verificação radiológica da lesão deve ser realizada para incluí-la na história da paciente.

- **Mamoplastia vertical:** a ressecção oncoplástica extrema é caracterizada por remoção anatômica significativa do tecido mamário, o que exige uma reconfiguração da mama doente para uma mama nova e menor em volume, com remodelamento adequado do defeito originado durante a ressecção e com reposicionamento do complexo areolopapilar (CAP). Quando a ressecção extrema é longitudinal, ou seja, a ressecção de um segmento glandular da mama, o remodelamento é mais simples e pode ser realizado por procedimento de deslocamento tecidual local a partir de um procedimento oncoplástico do tipo 1. Esse é o caso do carcinoma ductal de distribuição segmentar *in situ* em um lóbulo mamário, que constitui bom treinamento no início da prática de procedimentos extremos de preservação. No entanto, a maioria desses casos de conservação extrema exigirá amplo processo de remodelação e, portanto, devemos recorrer a uma mamoplastia oncorredutora. O padrão vertical de redução mamária nos permite remodelar após ressecções de até 50% a 60% do volume mamário. Várias considerações devem ser levadas em conta ao planejar essa mamoplastia oncorredutora. Primeiro, o pedículo de vascularização do CAP dependerá da localização e extensão do processo. Esse fato constitui uma dificuldade adicional de planejamento, principalmente nos tumores centrais e mediais que limitam o uso dos pedículos inferior e superomedial. A segunda questão diz respeito à avaliação da preservação do CAP e às opções técnicas caso sua remoção seja necessária durante a cirurgia. É importante avaliar a viabilidade do CAP naquelas pacientes com processos extensos que dificultam uma vascularização adequada do CAP ou que invadem diretamente os ductos lácteos do mamilo. Às vezes, essas dificuldades são percebidas durante a cirurgia, seja por

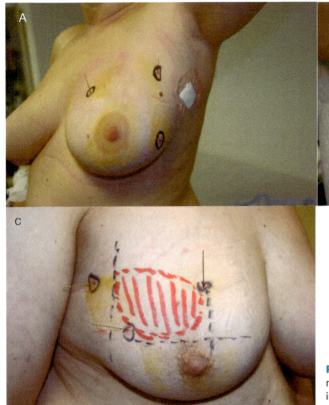
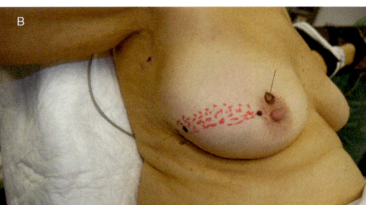

Figura 40.6 Marcação do perímetro da lesão. A marcação das lesões segmentares pode ser simplificada com a colocação de duas guias metálicas, no início e no final da lesão (**A**). As lesões mais extensas e difusas exigem a colocação de pelo menos três guias metálicas para delimitar seu perímetro (**B** e **C**).

alterações na coloração do CAP, seja pelo resultado de uma biópsia intraoperatória. Existem diferentes planos B para esses sítios: primeiro, o desenho de um disco cutâneo no padrão inicial de cirurgia (tipo Grisotti), que pode ser utilizado como substituto do CAP após sua ressecção; segundo, realizar um enxerto livre do CAP, uma vez que seu envolvimento tenha sido descartado através do estudo intraoperatório da base do mamilo; por fim, pode-se propor um fechamento da pele mamária sem conservação do CAP para realizar mais tarde sua reconstrução ou tatuagem (Figura 40.7).

A terceira consideração diz respeito à marcação do leito tumoral para orientar o tratamento radioterápico. A maioria dessas pacientes atende aos critérios para um *boost* da radioterapia do leito tumoral e, portanto, sua marcação é importante. O remodelamento do leito tumoral por meio de um procedimento de deslocamento local do tecido facilita o reagrupamento das margens em contato com o tumor,

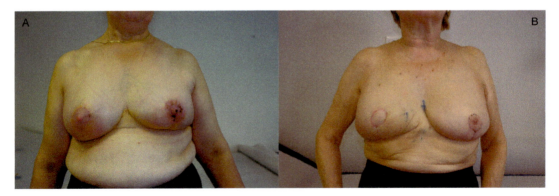

Figura 40.7A e **B** Envolvimento do complexo areolomamilar. A remoção do complexo areolomamilar pode ser resolvida com um enxerto livre, se a biópsia da base do complexo estiver livre de doença, ou pela transposição de uma ilha cutânea para o centro da mama (**B**).

embora também devamos marcá-lo para visualização durante o planejamento da radioterapia. Em casos de deslocamento extremo do polo inferior, o leito marcado não coincidirá com a localização anatômica do tumor, circunstância que deve ser discutida com o radioterapeuta. A última consideração se refere à necessidade de simetrização de uma mama saudável.

SEGURANÇA ONCOLÓGICA

A cirurgia oncoplástica tem se mostrado uma boa alternativa à setorectomia para manejo conservador do câncer de mama, facilitando a ressecção oncológica e melhorando a qualidade de vida das mulheres. Em termos de segurança oncológica, as sobrevidas global e livre de doença são os principais indicadores para avaliação da cirurgia oncoplástica *versus* lumpectomia e mastectomia. Os primeiros estudos que validaram a lumpectomia *versus* a mastectomia demonstraram sobrevida global semelhante, mas com taxa maior de recorrências locais na preservação da mama. A incidência de falha local aos 10 anos variou de 8,8%, no ensaio de Milão[2], a 19%, no estudo EORTC[3].

Posteriormente, vários autores[12-23] publicaram sua experiência com o uso de técnicas oncoplásticas para o tratamento do câncer de mama, mas a maioria desses estudos tem seguimento médio muito curto – entre 1,5 e 3,8 anos – e não oferece uma análise atuarial da sobrevida global ou livre de doença. Apenas três estudos analisaram a sobrevida e a incidência de recidivas locais após cirurgia oncoplástica com períodos de seguimento de 5 e 10 anos. O estudo de Clough e cols.[24] analisou a segurança de procedimentos oncoplásicos realizados em 350 pacientes com tumores sem limite de tamanho (T1, T2 e T3) ou comprometimento linfonodal (N0, N1), encontrando uma incidência de 2,2% de recidivas locais aos 5 anos. Por sua vez, De Lorenzi e cols.[25] publicaram a experiência do IEO de Milão com uma incidência de recaídas locais de 6,7% aos 10 anos. Por fim, Acea e cols.[26] avaliaram a evolução de 170 mulheres com oncoplastia redutora, mostrando uma incidência de 4,7% e 9,8% de recidivas locais aos 5 e 10 anos, respectivamente. Nesses três estudos não foi observada diferença na sobrevida global entre a lumpectomia e o procedimento oncoplástico.

Essas experiências confirmam dois fatos em pacientes submetidas a procedimentos oncoplásticos. Em primeiro lugar, a sobrevida global dessas pacientes (84% a 91% aos 10 anos) é atualmente maior do que a registrada 30 anos atrás em ensaios clínicos que validaram a cirurgia conservadora (58% a 66% aos 10 anos) graças ao tratamento sistêmico de todas as pacientes, ao uso de anticorpos em pacientes com superexpressão de HER-2 e ao tratamento sistêmico específico de acordo com a biologia tumoral. O segundo fato revela incidência menor de recidivas locais em pacientes com procedimentos oncoplásticos (6,7% a 9,8% aos 10 anos), em comparação com a registrada nos primeiros ensaios clínicos (10% a 19,7% aos 10 anos), apesar de a conservação mamária ser atualmente indicada para tumores maiores e com maior dispersão (excluídos nos estudos B06, Milan e EORTC), tumores com maior envolvimento linfonodal (excluídos no estudo de Milão) e com um critério mais permissivo na definição de margem livre de tumor ("sem tumor na tinta" *versus* margem de segurança de 1 a 2cm). Esses fatores são consequência dos avanços no tratamento locorregional e sistêmico do câncer de mama, que têm proporcionado à cirurgia conservadora taxa menor de recidivas locais e aumento da sobrevida global, benefícios dos quais a cirurgia oncoplástica também participa.

Pelo contrário, a segurança oncológica da OE não foi previamente analisada, uma vez que a maioria dos estudos é de casos clínicos ou séries clínicas sem análise atuarial da sobrevida global ou livre de doença. A série publicada por Silverstein[8] com 245 pacientes tratadas por meio de OE mostrou incidência de recidivas locais de 1,5% com seguimento médio de 24 meses, mas sem dados atuariais aos 5 e 10 anos (Quadro 40.1). A OE mostra controle oncológico semelhante ao tipo 2 não extremo durante um seguimento médio de 65,6 meses. A incidência de recidivas locais aos 10 anos em pacientes submetidas a procedimentos extremos (12,5%) foi semelhante à do tipo 2 não extremo (9,9%), sem que essas diferenças tenham sido significativas, apesar de o primeiro grupo incluir pacientes com tumores maiores, maior dispersão e em estádios mais avançados.

Por outro lado, há maior dificuldade na obtenção de margens livres nas pacientes, o que aumenta significativamente a necessidade de reoperação devido ao envolvimento da margem (12,5% *versus* 8,1%), possivelmente em razão da maior dispersão da doença nesse grupo. No entanto, isso não aumentou significativamente a indicação de mastectomia (3,1% *versus* 1,1%) e, portanto, a maioria das pacientes com oncoplastia extrema manteve a mama. Com base nesses dados, a redução mamária oncoplástica torna possível que as mulheres com grandes tumores e grande dispersão optem pela preservação extrema da mama com baixa probabilidade de mastectomia, sobrevida global semelhante à de outras pacientes com estádio e biologia tumoral semelhantes e incidência de recidivas locais também semelhante à de outras pacientes submetidas a procedimentos oncoplásticos do tipo 2.

Quadro 40.1 Resultados de grandes estudos sobre oncoplastia extrema					
	Silverstein (2015)	Koppiker (2019)	Coroa (2019)	Acea (2019)	Rainsbury (Inglaterra) (2020)
Número de pacientes	105	39	111	32	90
Tamanho médio do tumor (cm)	7,4	7,5	5,7	3,0	6,7
Peso da peça cirúrgica (g)	229	432	–	332	314
Expansão da margem (%)	12	0	37	12,5	12
Mastectomia (%)	5	0	13,5	3,1	9
Tempo médio de seguimento (meses)	–	12	36	66	80
Recorrências locais (%)	3,8 (não atuarial)	0 (primeiros 12 meses)	2,7 (não atuarial)	12 10 anos	16 10 anos
Sobrevida global (%)	–	–	–	88 10 anos	–
BREAST-Q					
Satisfação com a mama	–	78	–	82	
Satisfação com os resultados	–	85	–	88	
Bem-estar psicológico	–	90	–	91	
Bem-estar sexual	–	75	–	75	

Em nossa opinião, a redução oncoplástica é o procedimento oncoplástico ideal para tratar a ressecção mamária em condições extremas, uma vez que permite ampla ressecção da área afetada, facilita o remodelamento do tecido remanescente para construção de uma nova mama e consolida a conservação da mama em quase todas as pacientes.

A oncoplastia de redução mamária melhora o resultado cosmético por prevenir deformidades no contorno mamário e garantir a simetria em melhores condições do que as oferecidas pela lumpectomia. Estudos de Veiga e cols.[27] e de Hart e cols.[28] mostraram melhora na qualidade de vida e na autoestima de mulheres submetidas a procedimentos oncoplásticos em comparação com as pacientes que realizaram lumpectomia. O estudo de Losken e cols.[29,30] identificou melhora no estado emocional, na satisfação mamária e no sentimento de atratividade em pacientes submetidas à oncoplastia de redução.

Em nosso estudo[31], a análise da satisfação e da qualidade de vida das pacientes detectou valores mais elevados em todos os itens do grupo de OE em comparação com o grupo de procedimentos não extremos. Essa melhora é especialmente marcante na satisfação com o mamilo (96 *versus* 75), talvez porque esse elemento anatômico constitua a expressão máxima da conservação mamária. Destaca-se ainda a maior satisfação com as informações recebidas de pacientes com oncoplastia extrema, o que sem dúvida reflete o esforço do cirurgião durante o processo de informação para expor as limitações na conservação mamária, as opções técnicas e suas consequências. Possivelmente, as pacientes submetidas à OE apresentam maior satisfação por terem vivenciado a proximidade da mastectomia durante o processo informativo e, portanto, valorizam especialmente o resultado de sua conservação mamária.

Em conclusão, a OE através da redução oncoplástica promove alta taxa de preservação mamária com sobrevida global e taxa de recidivas locais aos 10 anos semelhante ao tipo 2 não extremo.

▶ AUTOCRÍTICA: QUATRO VERDADES DESCONFORTÁVEIS SOBRE A ONCOPLASTIA EXTREMA

O uso de procedimentos oncoplásticos para preservação extrema da mama é a última chance de preservação da mama em muitas mulheres. Esse fato justifica o esforço de muitos cirurgiões para aumentar as possibilidades de conservação mamária em situações extremas e que, como mencionado previamente, obtenham reconhecimento na satisfação demonstrada pela maioria das pacientes em questionários para avaliação da satisfação e qualidade de vida. No entanto, uma autocrítica é necessária para comentar as limitações que podem ser evidenciadas durante o uso de procedimentos oncoplásticos no contexto da extrema conservação mamária e que poderíamos resumir nos quatro aspectos a seguir:

1. **Maior incidência de recidivas locais:** o contexto oncológico da OE é o câncer localmente avançado e/ou multifocal/multicêntrico. Portanto, é compreensível que a incidência de recidiva local seja maior em comparação com a de outros procedimentos oncoplásticos que tratam processos precoces e focais. Em estudo prospectivo de nossa unidade, em que foi analisada a incidência de recidivas locais em cirurgia conservadora, observou-se incidência de 5% aos 10 anos para oncoplastia do tipo 1 e 9,5% para oncoplastia do tipo 2[32]. A incidência de recidivas locais em OE em pacientes de nossa unidade foi estabelecida em 10% aos 10 anos[30]. Essas diferenças devem ser atribuídas ao fato de que os processos com maior evolução locorregional são os que apresentam risco maior de recidiva local. Por essa razão, devemos assumir que a indicação de um procedimento oncoplástico em situações extremas para conservação da mama aumentará o risco de recaída local em relação a tumores menores. Essas informações devem ser fornecidas à paciente durante o processo de tomada de decisão para que a mulher possa escolher entre um procedimento de preservação e uma mastectomia.

2. **Aumento da incidência de sequelas cosméticas:** procedimentos extremos para preservação mamária exigem ressecções de maior volume para obtenção de margens livres de doença. Esse fato torna necessário um amplo remodelamento do tecido mamário para preenchimento completo do defeito. Na maioria dos casos, essa remodelamento é realizado por meio de um procedimento de deslocamento local de volume, seja por mobilização local, seja por rotação do polo inferior. Às vezes, a combinação de um grande defeito com o deslocamento insuficiente do tecido torna precária a remodelação do defeito. Esse fato leva ao aparecimento de uma deformidade durante o acompanhamento da paciente que é intensificada palatinamente pelo efeito da radioterapia. Em nossa experiência, o aparecimento de sequelas estéticas se intensifica quando o procedimento cirúrgico é mais complexo (Figura

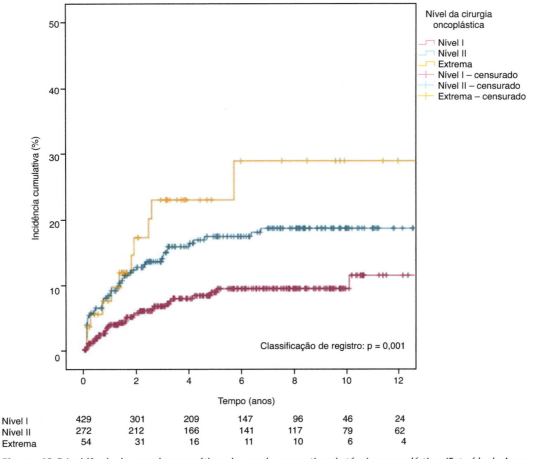

Figura 40.8 Incidência de sequelas cosméticas de acordo com o tipo de técnica oncoplástica. (Extraída de Acea *et al.*, 2021[33].)

40.8)[33]. Assim, as incidências de sequelas cosméticas aos 10 anos para oncoplastia dos tipos 1, 2 e extrema são de 9%, 14% e 31%, respectivamente. Essa alta incidência de sequelas cosméticas na OE é reflexo da dificuldade de remodelamento em grandes defeitos anatômicos da mama em comparação com procedimentos do tipo 1, que são orientados para processos mais focais.

3. **Maior experiência cirúrgica:** a preservação extrema da mama exige experiência na realização de procedimentos oncoplásticos. Como discutido nas seções anteriores, o contexto cirúrgico enfoca a remoção de lesões de grande volume e a necessidade de amplo remodelamento do defeito anatômico, tornando necessários mastologistas com treinamento para avaliação oncológica e experiência na execução técnica. Essa característica pode ser uma limitação para unidades mamárias nas quais não está disponível um mastologista sênior com vasta experiência cirúrgica.

4. **Baixa competitividade com a reconstrução pré- -peitoral:** atualmente, a incorporação da reconstrução pré-peitoral às alternativas cirúrgicas para o câncer de mama leva a uma opção que muitas pacientes com processos multifocais/multicêntricos valorizam na escolha da técnica cirúrgica. A reconstrução pré-peitoral combina o conceito de mastectomia conservadora e reconstrução sem lesão muscular, o que a torna uma opção altamente competitiva contra procedimentos de OE. Esse fato é especialmente importante em *millenials*, mais jovens, cuja atitude de conservação da mama é diferente de pacientes da *geração X* ou *Boomers*. Esses aspectos geracionais devem ser considerados quando se discutem alternativas cirúrgicas, pois podem fazer a diferença na escolha da técnica cirúrgica.

REFERÊNCIAS

1. Fisher B, Jeong JH, Anderson S, Bryant J, Fisher ER, Wolmark N. Twenty-five-year follow-up of a randomized trial comparing radical mastectomy, total mastectomy, and total mastectomy followed by irradiation. N Engl J Med 2002;347(8):567-75.
2. Veronesi U, Cascinelli N, Mariani L, Greco M, Saccozzi R, Luini A, Aguilar M. Twenty-year follow-up of a randomized study comparing breast-conserving surgery with radical mastectomy for early breast cancer. N Engl J Med 2002;347(16):1227-32.
3. Black DM, Hunt KK, Mittendorf EA. Long term outcomes reporting the safety of breast conserving therapy compared to mastectomy: 20-year results of EORTC 10801. Gland Surg 2013;2(3):120-3.
4. Clough K, Lewis J, Couturaud B, Fitoussi A, Nos C, Falcou M. Oncoplastic techniques allow extensive resections for breast-conserving therapy of breast carcinomas. Ann Surg 2003; 237(1):26-34.

5. Ojala K, Meretoja T, Leidenius M. Aesthetic and functional outcome after breast conserving surgery - Comparison between conventional and oncoplastic resection. Eur J Surg Oncol 2017; 43(4):658-664.
6. Emiroglu M, Salimoglu S, Karaali C, Sert I, Gungor O, Sert F, Aydın C. Oncoplastic reduction mammoplasty for breast cancer in women with macromastia: Oncological long-term outcomes. Asian J Surg 2017; 40(1):41-47.
7. Silverstein MJ. Radical Mastectomy to Radical Conservation (Extreme Oncoplasty): A Revolutionary Change. J Am Coll Surg 2016;222(1):1-9.
8. Silverstein MJ, Savalia N, Khan S, Ryan J. Extreme oncoplasty: breast conservation for patients who need mastectomy. Breast 2015;21(1):52-9.
9. Bordoni D, Cadenelli P, Falco G, Rocco N, Manna P, Tessone A, et al. Extreme oncoplasty breast surgery: a case report. Int J Surg Case Rep 2016; 28:182-187
10. Di Micco R, O'Connell R, Barry P, Roche N, MacNeill F, Rusby J. Extreme Oncoplasty in place of mastectomy: Surgical, oncological and patient-reported outcomes. Eur J Surg Oncol 2017; 43(5):S46.
11. Fiddes R, Paramanathan N, Chand N, Laws S, Peiris L, Rainsbury R. Extreme oncoplastic surgery: Extending the boundaries of breast conservation. Eur J Surg Oncol 2017; 43(5):S1-S2.
12. Campbell EJ, Romics L. Oncological safety and cosmetic outcomes in oncoplastic breast conservation surgery, a review of the best level of evidence literature. Breast 2017; 9: 521–530.
13. Vieira R, Carrara G, Scapulatempo Neto C, Morini M, Brentani M, Folgueira M. The role of oncoplastic breast conserving treatment for locally advanced breast tumors. A matching case-control study. Ann Med Surg 2016;10:61-8.
14. Dindo D, Demartines N, Clavien PA. Classification of surgical complications: a new proposal with evaluation in a cohort of 6336 patients and results of a survey. Ann Surg 2004;240(2):205–213.
15. Mazouni C, Naveau A, Kane A, et al. The role of oncoplastic breast surgery in the management of breast cancer treated with primary chemotherapy. Breast 2013;22(6):1189–1193.
16. Gulcelik MA, Dogan L, Yuksel M, Camlibel M, Ozaslan C, Reis E. Comparison of outcomes of standard and oncoplastic breast-conserving surgery. J Breast Cancer 2013;16(2):193–197.
17. De Lorenzi F, Loschi P, Bagnardi V, et al. Oncoplastic breast-conserving surgery for tumors larger than 2 centimeters: is it oncologically safe? a matched-cohort analysis. Ann Surg Oncol 2016;23(6):1852–1859.
18. Chauhan A, Sharma MM, Kumar K. Evaluation of surgical outcomes of oncoplasty breast surgery in locally advanced breast cancer and comparison with conventional breast conservation surgery. Indian J Surg Oncol 2016;7(4):413–419.
19. Carter SA, Lyons GR, Kuerer HM, et al. Operative and oncologic outcomes in 9861 patients with operable breast cancer: single-institution analysis of breast conservation with oncoplastic reconstruction. Ann Surg Oncol 2016;23(10):3190–3198.
20. Mansell J, Weiler-Mithoff E, Stallard S, Doughty JC, Mallon E, Romics L. Oncoplastic breast conservation surgery is oncologically safe when compared to wide local excision and mastectomy. Breast 2017;32:179–185.
21. Rietjens M, Urban CA, Rey PC. Long-term oncological results of breast conservative treatment with oncoplastic surgery. Breast 2007;16(4):387–395.
22. Chang EI, Peled AW, Foster RD, Lin C, Zeidler KR, Ewing CA, Alvarado M, Hwang ES, Esserman LJ. Evaluating the feasibility of extended partial mastectomy and immediate reduction mammoplasty reconstruction as an alternative to mastectomy. Ann Surg 2012; 255(6):1151-7.
23. De la Cruz L, Blankenship S, Chatterjee A, Geha R, Nocera N, Czerniecki B, et al. Outcomes after oncoplastic breast-conserving surgery in breast cáncer patients: a systematic literatura review. Ann Surg Oncol 2016; 23(10):3247-58.
24. Clough KB, van la Parra RFD, Thygesen HH, Levy E, Russ E, Halabi NM. Long-term Results After Oncoplastic Surgery for Breast Cancer: A 10-year Follow-up. Ann Surg 2017 Apr 26. doi: 10.1097/SLA.0000000000002255.
25. De Lorenzi F, Hubner G, Rotmensz N, Bagnardi V, Loschi P, Maisonneuve P, et al. Oncological results of oncoplastic breast-conserving surgery: Long term follow-up of a large series at a single institution: A matched-cohort analysis. Eur J Surg Oncol 2016;42(1):71-7.

26. Acea-Nebril B, Cereijo-Garea C, García-Novoa A, Varela-Lamas C, Builes-Ramírez S, Bouzón-Alejandro A. The role of oncoplastic breast reduction in the conservative management of breast cancer: Complications, survival, and quality of life. J Surg Oncol 2017;115(6):679-686.

27. Veiga D, Veiga-Filho J, Ribeiro L. Quality-of-life and self-esteem outcomes after oncoplastic breast-conserving surgery. Plast Reconstr Surg 2010; 125: 811–817.

28. Hart A, Pinell-White X, Egro F, Losken A. The Psychosexual Impact of Partial and Total Breast Reconstruction: A Prospective One-Year Longitudinal Study. Ann Plast Surg. 2015;75(3):281-6.

29. Losken A, Hart A, Broecker J, Styblo T, Carlson G. Oncoplastic Breast Reduction Technique and Outcomes: An Evolution over 20 Years. Plast Reconstr Surg. 2017; 139(4): 824e-833e.

30. Broecker J, Hart A, Styblo T, Losken A. Neoadjuvant therapy combined with oncoplastic reduction for high-stage breast cancer patients. Ann Plast Surg 2017; 78: S258-S262.

31. Benigno Acea Nebril, Alejandra García Novoa, Natalia Polidorio, Carmen Cereijo Garea, Alberto Bouzón Alejandro, Joaquín Mosquera Oses. Extreme oncoplasty: The last opportunity for breast conservation-Analysis of its impact on survival and quality of life. Breast J 2019 May;25(3):535-536. doi: 10.1111/tbj.13267.

32. Acea B, García A, Bouzón A, Mosquera J. The role of oncoplastic breast reduction in the conservative management of breast cancer: complications, survival and quality of life. J Surg Oncol 2017 Jan 13. doi: 10.1002/jso.24550

33. Acea B, García A, Cereijo C. Cosmetic sequelae after oncoplastic breast surgery: long-term results of a prospective study. Breast J 2021 Jan;27(1):35-43.

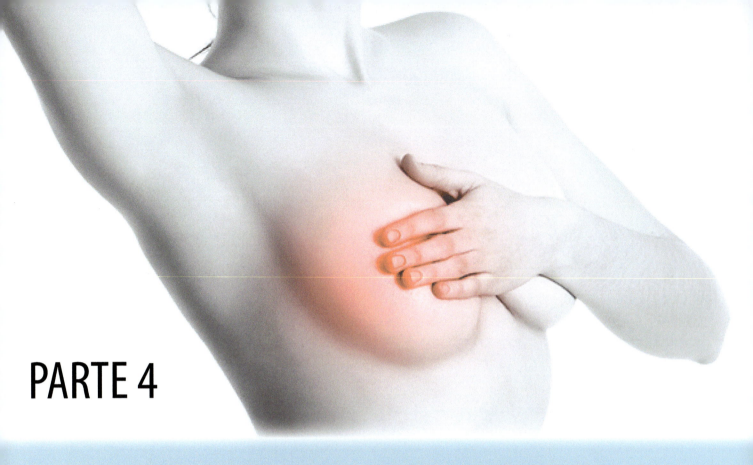

PARTE 4

LIPOENXERTIA NA CIRURGIA MAMÁRIA

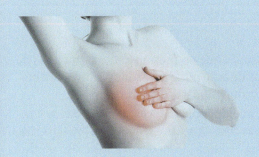

Capítulo 41

Lipoenxertia e Câncer de Mama

Mário Rietjens
Mário Casales Schorr
José Luiz Pedrini
Andrea Manconi
Fabrício Palermo Brenelli
Natalie Rios Almeida

▶ INTRODUÇÃO

O câncer de mama é o mais comum entre as mulheres e seu manejo cirúrgico deve combinar o excelente controle local da doença aos inúmeros benefícios da reconstrução mamária. Para que sejam alcançados resultados estéticos cada vez mais satisfatórios, os cirurgiões têm utilizado técnicas híbridas de reconstrução, e a lipoenxertia tem se destacado como opção para correção de assimetrias, melhora do contorno mamário, do *rippling* e de cicatrizes, tratamento de dor crônica, além do efeito benéfico na regeneração da pele, principalmente após a radioterapia, graças à atividade das células-tronco derivadas de adipócitos (ADSC na sigla em inglês)[1,2].

Desde os primeiros resultados bem-sucedidos, e após a padronização da técnica por Coleman[1], o enxerto de gordura (lipoenxertia) ultrapassou as fronteiras originais da cirurgia cosmética e, apesar de cada vez mais empregada como técnica híbrida na reconstrução mamária, a falta de padronização das técnicas de aspiração, processamento e injeção da gordura limita a qualidade da evidência científica sobre a lipoenxertia. Em reunião de Consenso em Milão, em 2018, os autores concluíram que a inexistência de estudos com níveis de evidência I e II não possibilitava a definição de recomendações baseadas em evidências e atribuíram isso à variedade de técnicas e abordagens utilizadas pelos cirurgiões[3].

▶ HISTÓRIA E DESENVOLVIMENTO DA TÉCNICA

A primeira descrição do uso terapêutico do tecido adiposo data do ano de 1601, quando o arquiduque holandês Alberto começou o Cerco de Ostende, cidade belga na província de Flandres – descrito como "o longo carnaval de morte" – que resultou na morte de mais de 80 mil pessoas entre 1601 e 1604 e na libertação dessa estratégica cidade portuária do império espanhol. Depois de cada sangrento combate, os cirurgiões holandeses traziam grandes sacos cheios de gordura humana, na época considerada um poderoso remédio para feridas e doenças[4].

A primeira publicação sobre a aplicação de enxerto de gordura na mama ocorreu em 1895, com a descrição do transplante de um lipoma benigno do dorso para prevenir a assimetria após remoção de um tumor mamário[5]. O procedimento foi realizado pelo cirurgião Vincenz Czerny (1842-1916), nascido em Trutnov, na Boêmia, região pertencente ao Império Austro-Húngaro naquele período. Chamado o "pai da cirurgia cosmética da mama", e apesar de nunca ter sido laureado, Czerny foi indicado pelo menos três vezes ao Prêmio Nobel por sua contribuição no campo das cirurgias e do tratamento interdisciplinar do câncer (Figura 41.1)[6].

Durante o século XX, outros cirurgiões pioneiros utilizaram a gordura autóloga para aumentar e remodelar as mamas. Lexer[7], em 1931, descreveu a remoção da glândula mamária em um paciente com mastite cís-

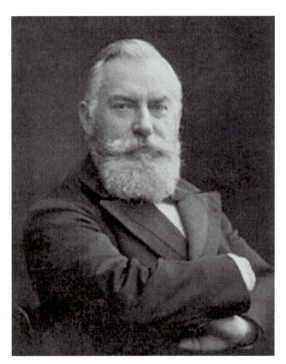

Figura 41.1 Vincenz Czerny, cirurgião austro-húngaro (19/11/1842 – 01/10/1916), considerado o "pai da cirurgia cosmética da mama".

tica crônica e a reconstrução com gordura rodada da axila. May[8], em 1941, relatou um caso de reconstrução bilateral usando enxerto livre de gordura de um lado e enxerto livre adiposo-fascial na mama contralateral. Peer[9], em 1956, afirmou que os enxertos dermogordurosos disponibilizavam um material abundante prontamente disponível para transplante, que poderia ser utilizado para aumentar mamas pequenas, mantendo um contorno normal, como alternativa ao uso de implantes exógenos. Schorcher[10], em 1957, relatou o uso de transplante autógeno de gordura livre para tratar hipomastia e observou que os elementos do tecido conjuntivo permaneciam intactos, mas com uma redução de 25% do tecido gorduroso em relação ao tamanho original depois de 6 a 9 meses. O autor acreditava que se a enxertia fosse feita em várias etapas poderia receber melhor nutrição na área receptora.

Com o surgimento da lipoaspiração, na década de 1980, grandes quantidades de tecido adiposo podiam ser removidas de diferentes áreas do corpo acessadas por pequenas incisões através de cânulas de aspiração. Com isso, a lipoenxertia foi reintroduzida pioneiramente pelo cirurgião norte-americano Mel Bircoll, que foi o primeiro a descrever o transplante de tecido adiposo aspirado para aumento e reconstrução da mama[11], seguido por Asken[12], em 1987, que relatou o uso de gordura autóloga obtida por lipoaspiração para aumento de mamas hipoplásicas, e Johnson[13], que no mesmo ano relatou mais de 50 mamoplastias de aumento realizadas por meio de macroinjeção de gordura lipossuccionada.

A partir daí, grandes polêmicas e controvérsias se estabeleceram sobre as complicações e sequelas da lipoenxertia, questionando sua segurança oncológica. Necrose gordurosa, reação inflamatória exagerada, produzindo massas que simulam tumores, e principalmente as microcalcificações poderiam dificultar a avaliação por imagem e o diagnóstico de neoplasias mamárias. Até que em outubro de 1987 a American Society of Plastics and Reconstructive Surgeons (ASPRS) produziu um documento que estabelecia que aquela sociedade "condenava fortemente o uso de injeções de gordura para aumento mamário", advertindo que o procedimento "poderia dificultar a detecção de câncer de mama inicial ou resultar em rastreamento falso-positivo da doença". Além disso, algumas mulheres, ao procurarem o procedimento para aumento mamário, não seriam informadas de que grande parte da gordura morreria, causando cicatrizes teciduais e calcificações. No pior cenário, a paciente poderia encarar um quadro de dolorosa cirurgia exploratória ou até mesmo a mastectomia devido ao diagnóstico mamográfico duvidoso[14].

Em virtude desse documento, iniciou-se um período de estagnação no desenvolvimento da técnica. Em 2001, um grupo de cirurgiões plásticos da Universidade de Pittsburgh publicou importante estudo, concluindo que o conteúdo do material lipoaspirado apresentava células multipotentes e representava uma alternativa ao uso da medula óssea como fonte de células-tronco, apresentando ainda vantagens, como maior quantidade, coleta por meio de procedimentos mais simples com uso de anestesia local e mínimo desconforto[15].

Entretanto, o trabalho fundamental que marcou a retomada da aplicação e aceitação do enxerto de gordura foi publicado em 2007 pelo cirurgião plástico de Nova York Sydney Coleman[16], no qual 17 pacientes foram tratadas com lipoenxertia e acompanhadas por fotografias seriadas, com o autor concluindo que a técnica deveria ser considerada como tratamento alternativo ou complementar para reconstrução ou aumento das mamas. Coleman enfatizou que era tempo de acabar com a discriminação criada em 1987 pela posição da ASPRS e julgar a lipoenxertia da mama com os mesmos cuidado e entusiasmo de qualquer outro procedimento mamário.

No início dos anos 2000, Delay[17] e Rigotti[18] começaram a usar a lipoenxertia para reconstrução mamária. Petit e Rietjens relataram várias séries e resultados clínicos sobre o uso da técnica para correção de defeitos e assimetrias após cirurgias conservadoras e radicais para câncer de mama[19-21]. Atualmente, a reconstrução mamária híbrida, que associa o uso de implantes aos tecidos autólogos, tem sido cada vez mais empregada, oferecendo resultados satisfatórios e menores taxas de complicações, e a lipoenxertia tem desempenhado papel fundamental nesse cenário[22].

▶ MECANISMO DE AÇÃO

O mecanismo das propriedades reparadoras e regenerativas da gordura enxertada no tecido danificado provavelmente é fruto da ação de células primitivas presentes no tecido gorduroso normal[23], e essa ativação parece tornar-se mais pronunciada quando as células adiposas são transplantadas[24,25]. Estudos sobre a natureza da matriz extracelular mostraram que, além dos adipócitos, o tecido gorduroso contém muitos outros tipos celulares, como pré-adipócitos, células endoteliais, células de músculo liso, fibroblastos e ADSC[26].

Os pré-adipócitos podem rapidamente diferenciar-se em adipócitos[27-29] e as ADSC, presentes na fração estromal do lipoaspirado, são responsáveis pela manutenção dos adipócitos vivos e capazes de se diferenciar em muitos outros tipos celulares: adipócitos, osteoblastos, crondrócitos, cardiomiócitos, células endoteliais, entre outros. Portanto, são capazes de substituir células ausentes ou danificadas e até mesmo de formar tecidos, como osso, músculo, cartilagem, nervos e vasos sanguíneos.

Além disso, as células derivadas do tecido gorduroso humano têm outras propriedades, como imunocompatibilidade, multipotência e capacidade de autorrenovação. Essas características tornam o tecido adiposo acessível à engenharia genética e fazem dele uma fonte ideal de células autólogas para aplicações na engenharia tecidual[30-35]. A manipulação das ADSC promete ter grande impacto nos diferentes campos da medicina, possibilitando uma variedade de novos tratamentos que farão parte de um movimento em direção à chamada medicina regenerativa.

▶ PRINCÍPIOS TÉCNICOS PARA LIPOASPIRAÇÃO E LIPOENXERTIA

Os princípios básicos da técnica *structural fat grafting*, publicados originalmente por Coleman em 1998[36], continuam sendo os mais utilizados para lipoenxertia mamária, que consiste na lipossucção atraumática com subsequente injeção de adipócitos purificados na área defeituosa durante o mesmo procedimento.

As zonas doadoras devem ser acessadas por incisões sempre que possível colocadas em dobras corporais, cicatrizes prévias, estrias ou áreas de pilificação e, segundo publicações recentes, não há diferença na viabilidade dos adipócitos entre as várias áreas doadoras, sendo as mais utilizadas: abdome, flancos, coxa, nádegas e joelhos[37].

O primeiro passo da técnica consiste na injeção da solução de Klein (500mL de Ringer lactato e uma ampola de adrenalina, contendo ou não anestésico local) na área de interesse. Existem controvérsias em relação ao possível efeito maléfico do anestésico local na qualidade dos adipócitos, com alguns estudos afirmando não haver interferência na morfologia, proliferação ou atividade metabólica desses, enquanto outros identificaram aumento significativo de maturação dos pré-adipócitos com os anestésicos locais, com exceção da bupivacaína, que tem sido a escolha de alguns cirurgiões (solução de Klein modificada)[3].

A coleta da gordura, segundo a técnica descrita por Coleman, deve ser feita com cânula romba de 3mm acoplada a uma seringa de 10mL com movimentos delicados nos locais de escolha do cirurgião. Algumas adaptações, segundo a preferência do cirurgião, incluem cânulas de 4mm, que estão relacionadas com maior viabilidade celular, comparada às de 2 e 3mm, em alguns estudos e seringas de até 50mL. Os especialistas destacam ainda a importância da utilização de cânulas com fenestras de diâmetro maior como estratégia para reduzir o trauma mecânico aos adipócitos[3].

O melhor manejo do material aspirado também é tema de muita controvérsia. Apesar de a centrifugação ser a técnica de preparação de gordura mais estudada, outras opções têm surgido ao longo dos anos, até mesmo devido à indisponibilidade do aparelho em alguns centros. Um artigo publicado em 2013 no *PRS Journal* mostrou que, entre os cirurgiões plásticos dos EUA participantes, 34% utilizavam a centrifugação, outros 34% filtravam o material lipoaspirado e 28% apenas lavavam o conteúdo aspirado[38]. Já segundo o Consenso Internacional publicado em 2019, a maioria dos cirurgiões opta pela decantação (39%), seguida de lavagem e filtragem do conteúdo aspirado (22%), e apenas 6% escolhem a centrifugação como técnica de separação dos componentes aspirados[3].

Em recente estudo prospectivo e randomizado, publicado em 2022 na *Plastic and Reconstructive Surgery*, os autores compararam três métodos de preparo de gordura em relação a complicações, necrose gordurosa e necessidade de novas lipoenxertias. Os materiais foram preparados com sistemas de filtração e lavagem passiva, ativa ou centrifugação (técnica de Coleman), e não foi identificada diferença significativa para esses desfechos entre as três técnicas de preparo.

A sedimentação é apontada como técnica que oferece maiores viabilidade e quantidade de adipócitos possivelmente em razão da menor manipulação do aspirado, mas a maioria dos estudos não identifica diferenças significativas em quantidade de adipócitos viáveis ou resultados em longo prazo, sendo uma decisão basicamente relacionada com a preferência do cirurgião[39,40].

Alguns cirurgiões optam pela injeção direta do material coletado, sem o processamento para separação entre os diferentes componentes do conteúdo lipoaspirado. Entretanto, segundo a técnica de Coleman, o material coletado deve passar pelo processo de centrifugação com 3.000 rotações por minuto (rpm) por 3 minutos para remover os componentes inertes, incluindo substâncias como proteases e lipases, que promovem a degradação celular[37]. A porcentagem de gordura viável pode variar de 10% a 90% do material lipoaspirado, o que explica a importância da centrifugação. A centrífuga não necessita ser refrigerada e separa os componentes por densidade, criando três diferentes camadas: a mais superficial, de menor densidade, é constituída basicamente de óleo; a porção intermediária consiste primariamente de tecido gorduroso, e a camada mais profunda e densa contém sangue, água e elementos aquosos, como lidocaína e soro/Ringer. Em seguida, o óleo é decantado para depois ser descartada a camada mais densa de líquidos. Pequenas tiras de material absorvente (Microcel®) podem ser colocadas na seringa após esse processo, em geral por 4 minutos, para a retirada de óleo remanescente.

A técnica de Coleman é muito útil em casos de enxertos de até 250cc; acima dessa quantidade, é aconselhável a adoção de outras técnicas capazes de retirar e processar mais rapidamente grandes quantidades de tecido adiposo. Citam-se algumas alternativas a seguir:

- O Bodyjet® é um aparelho que promove a injeção de fluidos e a aspiração do tecido adiposo através da mesma cânula com pressão controlada em circuito fechado. Com essa técnica é possível obter até 600g de tecido adiposo pronto para ser enxertado em menos de 1 hora.

- O Lipokit® é uma tecnologia que se utiliza de uma seringa acoplada à cânula com um êmbolo metálico em seu interior. Após a aspiração da gordura, o material é colocado em uma centrífuga e o êmbolo metálico comprime os adipócitos e filtra o óleo. Com essa técnica é possível obter uma gordura mais densa, chamada "lipocondensado".

- O Lipograft® é a técnica na qual a gordura é aspirada e coletada em recipiente de plástico e, após ser deixada para decantar por 15 minutos, a gordura é separada da parte líquida e reinjetada. A vantagem é ter um sistema completamente fechado, sem contato com o ar, minimizando os riscos de contaminação.

- O Citory® é um dispositivo que permite a separação celular através de anticorpos monoclonais e enzimas e torna possível a utilização do tecido adiposo enriquecido com células-tronco. Ainda se trata de uma técnica cara e que necessita de 2 a 3 horas de espera para a conclusão do procedimento de separação celular.

A injeção do tecido gorduroso refinado no local receptor é a parte mais desafiadora do processo de lipoenxertia, sendo realizada com cânulas que podem variar de 12 a 18G e seringas de 1 a 10mL (as de 1 a 3mL são as descritas por Coleman)[26]. A cânula deve ser inserida na área de interesse e durante a remoção da cânula o material é injetado lentamente e em pequenas quantidades com hipercorreção do defeito[37]. Porções de gordura devem ser posicionadas de modo a assegurar a sobrevivência uniforme, a estabilidade e a integração do material ao tecido receptor circundante. O passo fundamental para infiltração adequada do tecido gorduroso consiste em maximizar a superfície de contato entre a gordura enxertada e o tecido receptor, colocando pequenas quantidades de gordura separadas entre si, entremeadas pelo tecido receptor. Com essa técnica, múltiplas camadas simples de adipócitos são dispostas de tal forma a promover boa vascularização do tecido enxertado, diminuindo a chance de fibrose e liponecrose.

A injeção de uma massa de gordura em locais inadequados ou em grandes quantidades pode resultar em áreas de gordura longe dos tecidos vascularizados, levando à perda de grande parte do enxerto e podendo formar áreas de esteatonecrose e irregularidades na região lipoenxertada. Segundo Coleman, quando uma quantidade maior de gordura é depositada acidentalmente, manobras digitais podem auxiliar a redução das irregularidades[26].

AVALIAÇÃO PRÉ-OPERATÓRIA

Avaliações clínica e radiológica das mamas devem ser realizadas para descartar lesões com suspeita de recidiva no pós-operatório. Convém obter dados sobre consistência mamária, trofismo cutâneo, cicatrizes, assimetrias e defeitos pós-tratamento cirúrgico primário para o câncer de mama.

Mamografia bilateral e ultrassonografia mamária compõem a avaliação por imagem rotineira das mamas, excluindo mamografias para mamas reconstruídas.

As pacientes são examinadas em posição ortostática, quando são realizadas fotos e desenhos para demarcar a zona doadora e a área receptora do enxerto. Os defeitos podem ser medidos por cáliper ou régua em seus maiores diâmetros, e sua profundidade é averiguada por medida empírica aproximada. Para estimativa do volume do defeito a ser corrigido, usa-se a fórmula elaborada por Coleman e apresentada na Figura 41.2[2].

O procedimento é realizado sob anestesia geral ou local, dependendo das condições clínicas, riscos ou realização de procedimentos concomitantes. Preferencialmente, utiliza-se anestesia local, reservando a geral para a lipoaspiração de grande quantidade de tecido gorduroso. A paciente deve participar da escolha do tipo de anestesia.

TÉCNICA CIRÚRGICA

Infiltração da zona doadora

Sob anestesia geral, a zona doadora é infiltrada com solução de 500mL de solução Ringer lactato com 1mg de adrenalina (também é possível adicionar 20 ou 30mL de lidocaína para analgesia pós-operatória imediata), utilizando uma cânula romba com 1mm de diâmetro. Nos casos sob anestesia local, a solução foi modificada, sendo acrescentados 50mL de anestésico local (mepivacaína) e infiltrando-a com agulha de anestesia epidural. O volume máximo injetado no abdome é de 300mL, e na área do quadril, coxa e joelho, 240mL.

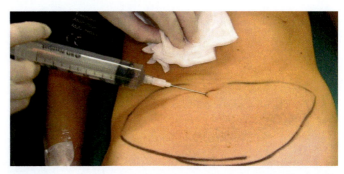

Figura 41.3 Infiltração da solução de Coleman na região abdominal previamente à lipoaspiração.

Na periferia do defeito mamário infiltra-se anestésico local com adrenalina (mepivacaína com 1:400.000 de adrenalina), caso a cirurgia seja realizada com anestesia local e sedação. A quantidade de anestésico local na zona receptora deve ser a mínima necessária para evitar a "diluição" da gordura injetada, o que poderia dificultar o contato do enxerto com os tecidos vascularizados, aumentando o risco de liponecrose. A quantidade de gordura injetada deve ser aproximadamente o dobro do volume de tecido adiposo estimado para reparar o defeito (Figura 41.3).

Aspiração

Realiza-se pequena incisão no mesmo ponto da infiltração e a gordura é aspirada delicadamente após estabelecida a vasoconstrição (no abdome, a incisão pode ser infraumbilical ou medial às cristas ilíacas, sempre visando aos locais onde ficarão disfarçadas pelas vestimentas).

As cânulas de lipoaspiração medem 3mm de diâmetro, com comprimentos que variam de 15 a 23cm e a ponta romba para diminuir a chance de lesão vascular. Essas cânulas são conectadas a uma seringa *luer-lock* (*dual function luer-lock plug*), que aspira com mínima pressão negativa, diminuindo o trauma sobre os adipócitos para preservar sua integridade. A gordura geralmente é obtida da região abdominal, das porções laterais e internas das coxas, do quadril e da área interna dos joelhos. A gordura é lipoaspirada até alcançar o volume pré-estimado do defeito mamário. Atualmente, a tendência é utilizar cânulas monouso devido à dificuldade técnica para a devida esterilização das cânulas muito finas. Os diferentes locais de lipoaspiração. são mostrados nas Figuras 41.4 a 41.11.

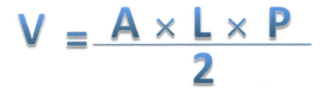

$$V = \frac{A \times L \times P}{2}$$

Figura 41.2 Fórmula para cálculo do volume do defeito mamário. (*V*: volume do defeito; *A*: altura do defeito [cm]; *L*: largura do defeito [cm]; *P*: profundidade [cm].) Em casos com defeitos múltiplos, estes são medidos e nomeados como defeitos 1, 2, 3, e assim por diante.

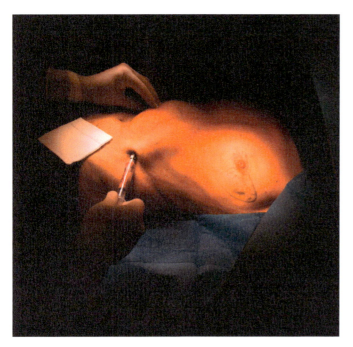

Figura 41.4 Lipoaspiração do abdome inferior.

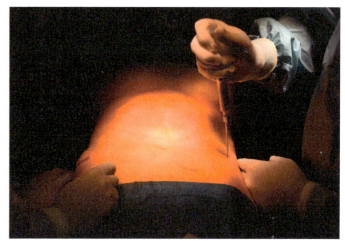

Figura 41.6 Lipoaspiração do flanco.

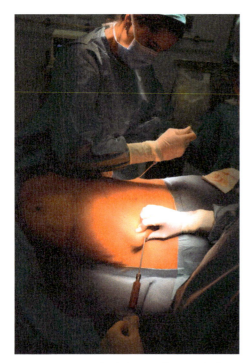

Figura 41.5 Lipoaspiração do abdome inferior e do flanco concomitantemente.

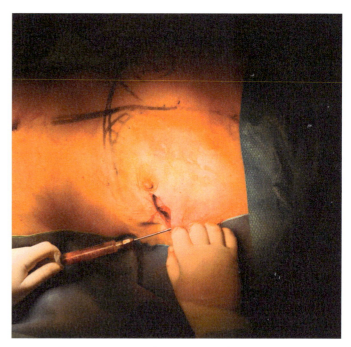

Figura 41.7 Lipoaspiração da axila. Zona doadora incomum, mas importante para correção de assimetria neste caso.

Capítulo 41 | Lipoenxertia e Câncer de Mama

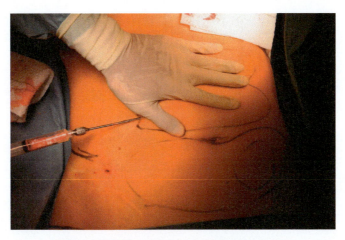

Figura 41.8 Lipoaspiração do abdome superior.

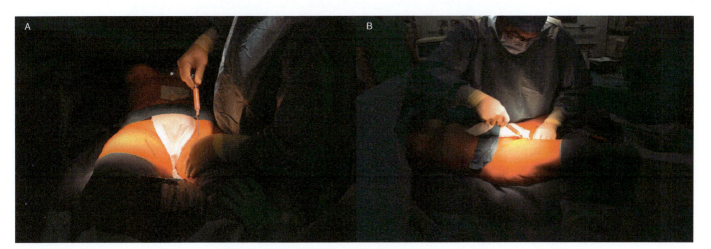

Figura 41.9A e B Lipoaspiração da face interna da coxa.

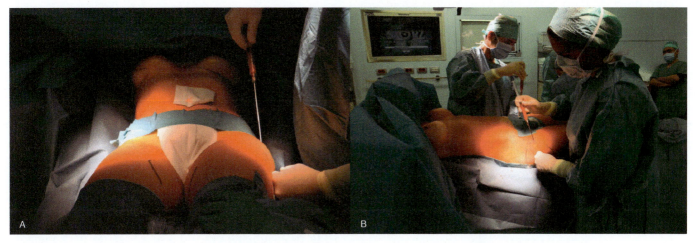

Figura 41.10A e B Lipoaspiração da face externa da coxa.

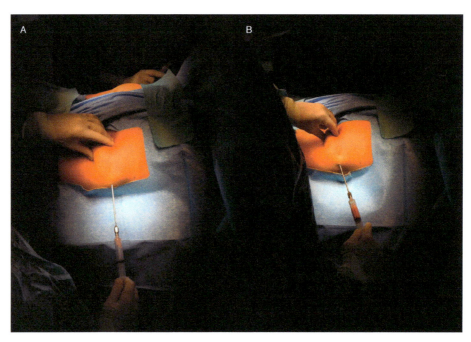

Figura 41.11A e B Lipoaspiração do glúteo.

Centrifugação

O tecido adiposo é centrifugado a 3.000rpm por 3 minutos até separar o soro e o componente oleoso do tecido adiposo. Com esse método foi demonstrada boa separação dos componentes com pouco dano e destruição dos adipócitos (Figura 41.12). Assim, obtém-se uma solução de três fases: (a) superficial: resultado da lise celular durante aspiração – fração oleosa; (b) intermediária: adipócitos purificados – porção a ser enxertada; e (c) profunda: resíduo sanguinolento – sangue e soluções salina e anestésica.

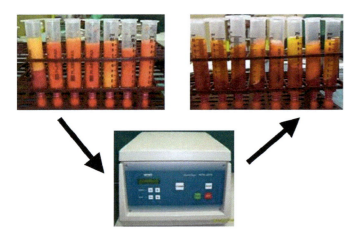

Figura 41.12 Tecido adiposo aspirado antes e após a centrifugação, resultando em solução de três fases: superficial (fração oleosa), intermediária (adipócitos purificados que serão enxertados) e profunda (resíduo de sangue e soluções salina e anestésica).

Após a centrifugação, a maior parte do componente oleoso é eliminada facilmente com uma rotação da seringa, e o processo de purificação é finalizado com a colocação, na parte superior da seringa, de fita absorvente ou pequena tira de gaze. Em seguida, a porção residual profunda pode ser facilmente eliminada com a abertura da tampa inferior vermelha.

Enxerto

Os adipócitos purificados são imediatamente transferidos para seringas *luer-lock* de 1 ou 3mL, as quais são conectadas às cânulas de Coleman de 7 a 9cm de comprimento, estando preparadas para injeção. Pequenas porções de gordura são então injetadas, em finas camadas com a técnica de múltiplos túneis, no espaço subcutâneo da área do defeito pela passagem retrógrada da cânula de Coleman[18].

▶ INDICAÇÕES E CONTRAINDICAÇÕES

A lipoenxertia é uma grande aliada nos diversos cenários de reconstrução mamária, podendo ser empregada praticamente em todas as situações para melhora tanto do resultado cosmético imediato como tardio. Suas principais indicações são: correção de defeitos de preenchimento em cirurgias conservadoras e radicais, ajuste de contorno mamário em reconstruções com implantes e retalhos, melhora da qualidade da pele após radioterapia, preparo de plastrão de mastectomia como primeira etapa para posterior inserção de implante, reconstrução total da mama após mastectomia, complementação de volume em reconstrução com retalhos miocutâneos ou em cirurgias estéticas, além de tratamento de *rippling*, de contratura capsular e de retrações cicatriciais.

A lipoenxertia está contraindicada nos casos de confirmação ou suspeita de doença ativa na mama. Cuidado especial deve ser dirigido às pacientes de alto risco para câncer de mama, como aquelas com idade jovem e com histologia de carcinoma ductal *in situ* de alto grau tratadas com cirurgia conservadora, devendo ser discutido com a paciente o aumento relativo de risco de recidiva nesses casos.

Cirurgias conservadoras

Reparações imediatas

A utilização da lipoenxertia para reparação imediata após quadrantectomia está em seus passos iniciais. Até o momento não houve necessidade de desenvolvê-la para essa indicação devido às inúmeras técnicas já existentes no arsenal da cirurgia oncoplástica, mas uma possível indicação seria nos casos de reparação de defeitos dos quadrantes superiores, em que a pequena espessura da glândula pode favorecer a adaptação da técnica. Após a sutura do leito tumoral, a lipoenxertia é feita no espaço subcutâneo em torno da quadrantectomia para recuperar a forma harmoniosa da mama[2].

Reparações tardias

As reparações secundárias de defeitos após tratamento conservador foram as principais indicações iniciais da técnica[2]. Os defeitos resultantes da quadrantectomia com radioterapia externa são muito difíceis de resolver devido à falta de elasticidade e de vascularização dos tecidos irradiados, apresentando risco maior de mau resultado estético e índice elevado de complicações.

A infiltração pode ser realizada no espaço subcutâneo e no tecido mamário adjacente ao defeito, caso seja necessária a utilização de diversos níveis de infiltração. Todos os defeitos são supercorrigidos, uma vez que a reabsorção de gordura ocorre nos primeiros 3 meses de pós-operatório.

A lipoenxertia vem demonstrando risco baixo de complicações pós-operatórias, pois com a implantação das células-tronco ocorre melhora da vascularização local com recuperação da elasticidade cutânea, além da reparação dos defeitos estéticos[2]. Alguns exemplos podem ser encontrados nas Figuras 41.13 a 41.15.

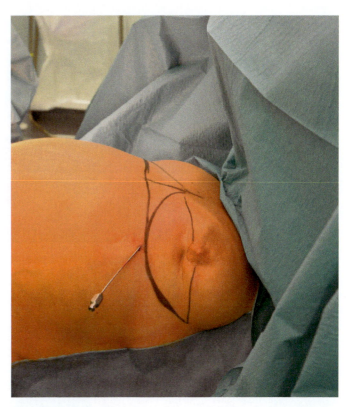

Figura 41.13 *Lipofilling* de quadrantes inferiores com hipercorreção.

Na impossibilidade de preenchimento homogêneo do defeito devido a retrações e fibrose que dificultem a enxertia de quantidade grande de tecido adiposo, é possível promover a liberação do plano abaixo da cicatriz com agulha de 19G.

A Figura 41.16 mostra a quebra das travas fibrosas, técnica chamada *rigotomia*. Movimentos de rotação são realizados após a introdução da agulha, rompendo o te-

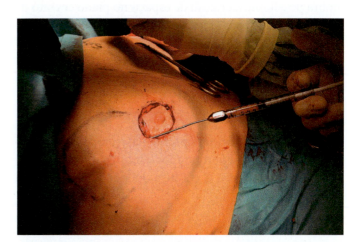

Figura 41.14 *Lipofilling* de quadrante superoexterno concomitantemente a procedimento de reposicionamento do complexo areolopapilar. Observe que a agulha de enxertia é inserida pela incisão periareolar.

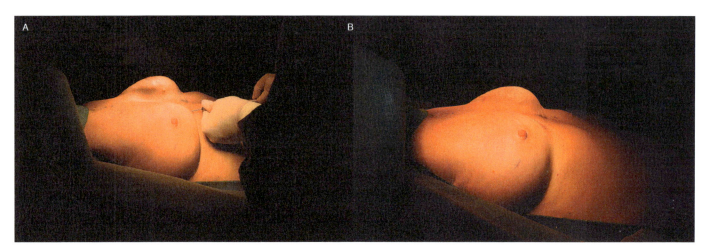

Figura 41.15A e B *Lipofilling* de quadrante superointerno com agulha posicionada nos quadrantes inferiores.

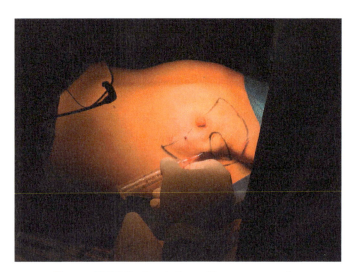

Figura 41.16 Quebra de travas fibrosas com agulha.

cido fibrótico cicatricial no plano subcutâneo. Essa manobra possibilita a criação de espaço no plano correto da zona receptora para a enxertia homogênea e a correção adequada da deformidade.

Mastectomia

Reparações imediatas após mastectomias

Nessas situações, um problema técnico dificulta o uso da lipoenxertia porque após a mastectomia não existe espaço para injetar a gordura que tenha contato com os tecidos locais para que possa receber o suprimento sanguíneo e funcionar como enxerto. Pode ser indicado excepcionalmente em casos de mamas pequenas, inserindo-se inicialmente um expansor e após sua expansão completa realizar diversas sessões de lipoenxertia associadas concomitantemente à redução do volume do expansor. O volume de tecido adiposo enxertado deve corresponder ao dobro do volume do expansor reduzido. Na sessão final, o expansor é removido e é realizada a reconstrução do complexo areolopapilar, concluindo a reconstrução somente com o tecido adiposo, sem necessidade de inclusão de prótese definitiva. Um caso de mastectomia com colocação imediata de expansor e posterior lipoenxertia para reconstrução mamária definitiva, substituindo o expansor de tecidos, é mostrado nas Figuras 41.17 a 41.19.

Reparações tardias após reconstrução com prótese

Técnica muito útil para incrementar o resultado da reconstrução, a lopoenxertia pode suavizar as retrações dos quadrantes superiores, as quais são muito frequentes quando se usa prótese anatômica com altura baixa, além de poder melhorar a projeção do polo inferior da mama, simulando uma ptose. Essa é a única técnica eficaz para tratar as ondulações (*rippling*) muito frequentes nos quadrantes superiores devido à menor espessura dos tecidos que recobrem a prótese, mesmo incluindo o músculo peitoral (Figuras 41.20 a 41.22).

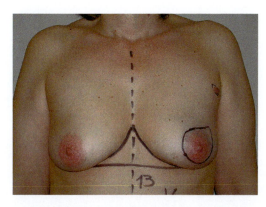

Figura 41.17 Pré-operatório com marcação de mastectomia poupadora de pele em mama esquerda.

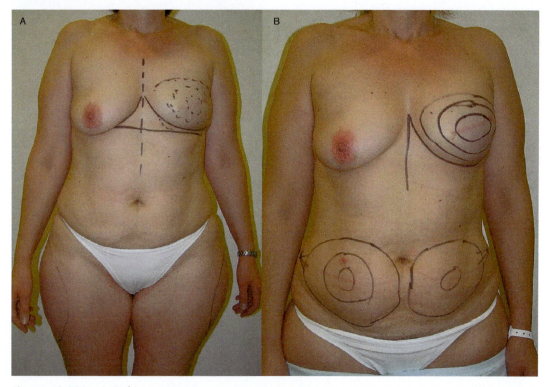

Figura 41.18A e **B** Após mastectomia e reconstrução imediata com expansor, marcação para sessão final de lipoenxertia na mama esquerda com área doadora abdominal.

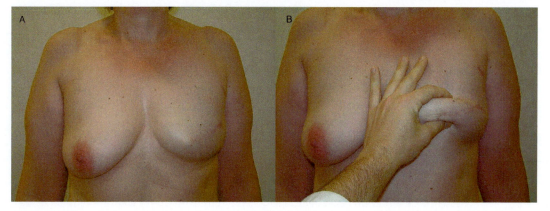

Figura 41.19A e **B** Pós-operatório de mama reconstruída totalmente com enxertia de gordura após a retirada do expansor. Observe a espessura da mama reconstruída demonstrada pelo pinçamento digital da mama.

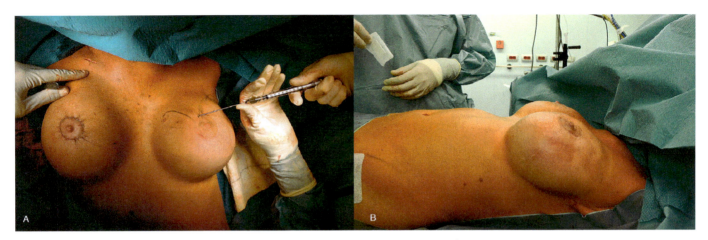

Figura 41.20A e **B** *Lipofilling* em quadrantes superiores pós-mastectomia.

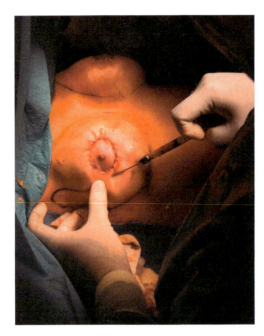

Figura 41.21 *Lipofilling* no quadrante superoexterno pós-mastectomia. Procedimento concomitante ao reposicionamento do complexo areolopapilar.

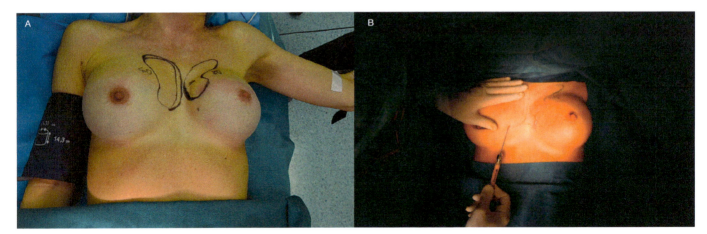

Figura 41.22A e **B** Observe a ausência de tecido em quadrantes superointernos pós-mastectomia com leve retração de pele, principalmente à esquerda. *Lipofilling* de quadrantes superointernos e liberação de travas fibróticas (rigotomia – agulha inserida no plano subcutâneo da mama esquerda anteriormente à prótese).

Reparações tardias após reconstruções com retalhos autólogos do grande dorsal ou reto abdominal

A lipoenxertia é muito útil, sobretudo quando ocorre uma complicação vascular acompanhada de perda do volume mamário inicial, podendo ser utilizada para corrigir defeitos e oferecer o volume desejado, associado ou não a um implante (Figura 41.23). Em consequência da associação entre implantes e casos de linfoma de grandes células nos últimos anos, em alguns países, pacientes e cirurgiões têm optado pela reconstrução com retalho de grande dorsal lipoenxertado, evitando-se o uso de próteses, com resultados satisfatórios em longo prazo, além de menos ônus para o sistema de saúde[41].

Outras indicações

Contratura capsular

Verifica-se na prática clínica que a lipoenxertia pode melhorar a sintomatologia e o resultado estético nos casos que apresentam importante contratura capsular. A lipoenxertia aumenta o volume do tecido adiposo subcutâneo com melhora da vascularização local, reduzindo a sensação de endurecimento da mama.

Pacientes irradiadas

Kronowitz e cols.[42] realizaram pesquisa na base de dados Medline em busca de artigos correlacionando radioterapia e reconstrução mamária com implantes. Os autores relataram que a maioria dos estudos recentes mostra uma necessidade significativa de correções cirúrgicas de grande porte não planejadas. Entretanto, apesar dos índices altos de complicações nesse grupo de pacientes e de a radioterapia impactar negativamente a satisfação das pacientes, apenas uma minoria necessita de conversão para o uso de retalhos autólogos.

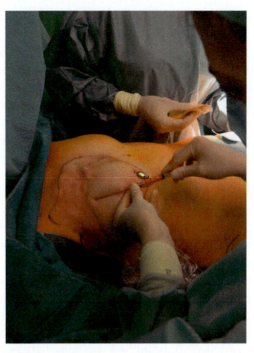

Figura 41.23 *Lipofilling* para correção da ausência de tecido em quadrantes superiores pós-reconstrução com retalho miocutâneo do reto abdominal transverso (TRAM).

A lipoenxertia tem mostrado bons resultados ao melhorar o aspecto estético, além de benefícios nas condições locais dos tecidos danificados pela radioterapia[18,43]. A introdução das células precursoras endoteliais leva à neoangiogênese local, combatendo assim a perda da vascularização devido à angiopatia actínica, importante sequela da radioterapia. Pode ser uma ferramenta importante para o tratamento de radiodermites e radiodistrofias após reconstrução[2]. A Figura 41.24 mostra a lipoenxertia de paciente submetida à mastectomia radical de Halsted com radioterapia adjuvante de modo a aumentar a espessura do tecido subcutâneo e melhorar o trofismo para possibilitar a reconstrução posterior com prótese.

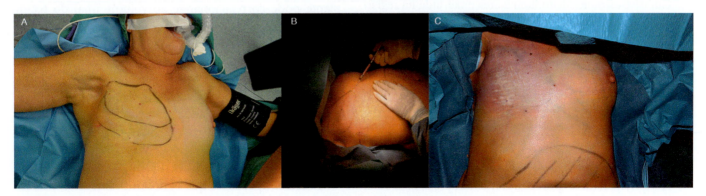

Figura 41.24A a C *Lipofilling* pós-Halsted como preparação do tecido local para reconstrução mamária posterior.

Em estudo de Panettiere e cols.[43] que avaliou o impacto do enxerto de gordura após irradiação de mamas reconstruídas com implantes, das 61 pacientes incluídas, 20 realizaram sessões de enxertia e as restantes foram consideradas como controles. Após 3 meses, os autores encontraram melhora significativa da cosmese no grupo da lipoenxertia sem complicações associadas à técnica.

Já Serra-Renom e cols.[44] avaliaram o resultado da lipoenxertia realizada no mesmo tempo cirúrgico da colocação de expansores de tecidos e com uma segunda sessão para implantação da prótese definitiva em 65 pacientes com mastectomia e radioterapia prévias. Os autores relataram alto grau de satisfação das pacientes e a ausência de contraturas capsulares > Baker I após 1 ano de acompanhamento médio.

Ribuffo e Atzeni[45,46] apontam a lipoenxertia como uma "proteção" para esse grupo de pacientes com a diminuição consistente das complicações associadas à radioterapia, opinião corroborada por outros autores, como Cordeiro[47], Bonomi[48] e Kronowitz[42]. As evidências disponíveis levam a lipoenxertia a ser vista atualmente como uma solução interessante e promissora para o manejo desse difícil problema: a conciliação entre radioterapia e reconstrução mamária com prótese.

Cicatrizes e dores crônicas

A técnica da lipoenxertia também tem sido usada para tratar pacientes com dores pós-operatórias crônicas não específicas sem resolução com analgésicos e fisioterapia. As fibroses e as neurites pós-traumáticas podem melhorar com o aumento da vascularização local[2]. Na prática clínica tem sido verificado que o incremento da vascularização local está associado à melhora na qualidade das cicatrizes, sendo a lipoenxertia uma opção terapêutica para o manejo das cicatrizes hipertróficas ou queloides[2].

▶ CUIDADOS PÓS-OPERATÓRIOS E SEGUIMENTO

Curativos simples delimitam a área enxertada na região mamária e curativos compressivos na zona doadora. Antibióticos e anti-inflamatórios não são prescritos de rotina, assim como massagens ou drenagem linfática local. O controle clínico e radiológico deve ser realizado de acordo com os protocolos oncológicos, além da consulta clínica semestral para avaliar o resultado estético final, a qualidade do enxerto e a necessidade ou não de um segundo procedimento.

▶ DISCUSSÕES E CONTROVÉRSIAS ATUAIS

A lipoenxertia é procedimento simples, reprodutível, com índice baixo de complicações[16,17,19], sendo considerada útil para correção de defeitos mamários após cirurgia conservadora de câncer de mama e para melhorar os resultados cosméticos após reconstrução mamária com prótese ou retalhos autólogos[2]. Entretanto, ainda existem questionamentos sobre a eficácia e a segurança oncológica da técnica, bem como perguntas que permanecem sem respostas definitivas. A primeira diz respeito à extensão da correção, pois o grau variável de reabsorção do tecido enxertado é um inconveniente imprevisível; além disso, apesar de ser considerado baixo, o índice de complicações ainda deve ser mais bem determinado. Outra questão importante é sobre o receio de que a lipoenxertia mamária possa interferir na detecção do câncer de mama ou sua recorrência por alterações nos exames de imagem. No entanto, o ponto central de incertezas e discussões é se a técnica pode estimular o surgimento de novos tumores ou a sua recorrência.

Eficácia e satisfação com a técnica de lipoenxertia

A eficácia da lipoenxertia nos defeitos da face e do dorso das mãos foi comprovada por Coleman, porém, nesses casos, a quantidade de tecido adiposo injetada era pequena e o tecido receptor não apresentava alterações na vascularização, como após a radioterapia. Nos casos iniciais de reparação mamária com a técnica de Coleman, observou-se grande diversidade nos resultados, pois a lipoenxertia mamária mostrou alto e variável índice de absorção[51]. No IEO encontrou-se absorção de 10% a 60% do enxerto em 6 meses de acompanhamento, ou até 70% do volume, conforme estudo clássico de Billings[52]. É impossível saber a proporção de cada tipo celular a ser injetada, principalmente das ADRC, devido à manipulação empírica do tecido[26].

A explicação mais aceitável para a reabsorção tem sido baseada na teoria de sobrevivência celular de Peer, segundo a qual o número de adipócitos viáveis durante o transplante pode correlacionar-se ao volume final do tecido gorduroso enxertado que sobreviverá. Para maior sobrevida do tecido gorduroso autólogo transplantado, a gordura lipoaspirada é processada e precisa permanecer viável antes da implantação. A manipulação traumática durante aspiração e injeção do tecido pode prejudicar a viabilidade do adipócito transplantado[2]. Uma solução proposta consiste em promover sessões repetidas com menor quantidade de gordura transfundida, com risco menor de destruição mecânica e isquêmica do adipócito[2,16].

Entre os aparelhos que vêm sendo introduzidos comercialmente, um deles propõe a separação e a eliminação dos adipócitos adultos, aumentando a concentração das ADRC (basicamente 2% a 5% das células do tecido gorduroso), além dos outros tipos celulares multipotenciais, reduzindo a reabsorção pós-operatória do enxerto[53]. Trata-se de uma tecnologia nova, ainda não havendo estudos que comprovem sua eficácia; além disso, apresenta alto custo e exige mais tempo de cirurgia.

Outro equipamento lançado no mercado propõe a ideia de separação das ADRC[54-56]. Esse processo consiste na ligação de enzimas específicas a anticorpos monoclonais adicionados ao tecido adiposo que será enxertado na porcentagem desejada (10%, 20% ou até 50%). Ainda não está demonstrada a superioridade desse método em relação à técnica de Coleman e por isso até o momento não é utilizado no IEO devido ao alto custo do *kit* de tubos e enzimas e ao longo tempo necessário para processamento do tecido adiposo e separação das células (entre 2 e 3 horas).

Poucos estudos avaliam de maneira assertiva o volume residual da gordura enxertada. Em uma revisão sistemática publicada em 2015, em 20 pacientes avaliadas com ressonância magnética pelo menos 1 ano após a cirurgia, houve aumento relativo de 63,7% no volume mamário, tendo sido injetados, em média, 128,1mL. Nessa metanálise, os autores avaliaram a satisfação da paciente e do cirurgião em 14 estudos, também com acompanhamento mínimo de 1 ano, e identificaram resultado satisfatório em 93,4% das pacientes e em 90,1% dos cirurgiões[57].

Atualmente, para compensar a reabsorção, enxerta-se, se possível, volume pouco acima do necessário, promovendo uma hipercorreção. Mesmo assim, as pacientes devem ser advertidas quanto à possível necessidade de novas sessões para a correção final do defeito[2,17]. Essa tática tem se revelado eficaz, apesar de apresentar alguma imprevisibilidade, e proporcionado bons resultados[26]. De fato, a quantidade de tecido lipoenxertado remanescente em longo prazo depende não só das técnicas de aspiração, preparo e injeção do gordura, mas também das comorbidades e características da paciente, além das terapias adjuvantes empregadas.

Segurança oncológica – células-tronco e estímulo tumoral

Talvez o ponto de maior discussão sobre a lipoenxertia e o câncer de mama seja referente ao risco de que as células-tronco adiposas possam estimular células neoplásicas quiescentes[21]. Apesar de estudos clínicos recen-
tes não terem evidenciado incidência maior de recorrência local[10,21], o trabalho de Petit e cols.[58] reacendeu a polêmica sobre a segurança do procedimento. Nesse estudo de caso-controle em pacientes com carcinoma *in situ* de mama (59 casos e 118 controles) submetidas à mastectomia ou à cirurgia conservadora com posterior lipoenxertia (casos), os autores encontraram aumento do risco de recidiva local nesse grupo de pacientes (HR: 4,5; IC95%: 1,1 a 18,2; p = 0,02), com intervalo médio de 12 meses entre a primeira lipoenxertia e a recidiva local. Das seis recidivas no grupo da lipoenxertia, quatro tinham componente invasor. Os autores concluíram que as pacientes deveriam ser informadas sobre esses resultados e os riscos potenciais da técnica; entretanto ponderaram que novos estudos são necessários para validar essa conclusão.

Desde então, vários estudos foram publicados sobre a segurança oncológica da lipoenxertia nas reconstruções mamárias imediatas e tardias. Entretanto, por questões éticas, todos estão baseados em estudos de caso-controle e coortes retrospectivas, algumas pareadas para redução das variáveis confundidoras, avaliadas em revisões sistemáticas e metanálise que englobam número reduzido de pacientes.

Em 2016, cirurgiões plásticos de Houston publicaram uma coorte retrospectiva pareada de pacientes tratadas com lipoenxertia após câncer de mama (719 casos e 670 controles) e, após seguimento médio de 44 e 73 meses, respectivamente, demonstraram não ter ocorrido aumento cumulativo de recorrência local em 5 anos (4,1% *versus* 1,6%) ou sistêmica[59].

Em outra coorte retrospectiva pareada (1:3), publicada por mastologistas brasileiros em 2021, 42 pacientes com tratamento prévio para câncer de mama com quadrantectomia ou mastectomia foram pareadas com 126 pacientes sem lipoenxertia e seguidas por 65 meses após o procedimento – em 92,9% da população estudada, o tumor índice era carcinoma invasor. Os autores não encontraram evidências de aumento do risco de desfechos clínicos (recorrência local, locorregional e à distância e sobrevida global e livre de doença) entre os grupos com e sem lipoenxertia[60].

Mais recentemente (2022), uma metanálise publicada na BMC Cancer reuniu dados sobre sobrevida livre de doença de seis estudos que compararam pacientes com e sem lipoenxertia e não demonstrou diferença significativa entre os grupos (HR: 1,01; IC95%: 0,73 a 1,28; p = 0,96); em dez estudos que avaliaram a sobrevida global, foram relatados desfechos semelhantes entre os grupos (HR: 0,9; IC95%: 0,53 a 1,54; p = 0,71)[61].

Portanto, de acordo com a literatura atual, a lipoenxertia pode ser considerada uma técnica segura para pacientes submetidas à cirurgia conservadora ou à mastectomia, e alguns autores consideram que não serão produzidas evidências mais robustas sobre esse tema, levando em conta que, além das questões éticas, o número reduzido de eventos oncológicos, como morte e recidiva local, nas pacientes tratadas atualmente para câncer de mama inviabiliza a realização de estudos clínicos prospectivos nesse tema.

Complicações

A técnica é muito simples e na maioria das vezes pode ser realizada sob anestesia local assistida em regime de hospital-dia[26]. A grande preocupação consiste em saber se a gordura injetada teria boa capacidade de revascularização e se não existiria grande risco de liponecrose. Nesse estudo preliminar foram analisadas as complicações específicas da lipoenxertia, tanto na zona doadora como na receptora, bem como as complicações gerais inerentes a todos os procedimentos cirúrgicos, como infecções, hematomas e embolias. A incidência de complicações foi muito baixa: de 158 pacientes submetidas a 194 procedimentos, foram registrados sete casos (3,6%) de complicações imediatas, incluindo liponecrose e infecção local (Figura 41.25)[26].

Uma revisão sistemática sobre reconstrução mamária híbrida publicou dados atualizados sobre a lipoenxertia nesse contexto, incluindo 12 artigos com 753 mamas reconstruídas em 585 pacientes com história de câncer de mama ou predisposição genética para câncer. Um dos desfechos avaliados foram as complicações, que ocorreram em 7,9% dos casos (60 pacientes), sendo 2,5% classificados como complicações maiores e 5,4% como menores, não necessitando de reintervenção. A mais comum foi liponecrose, seguida de infecção, seroma e deiscência. Os autores concluíram que a lipoenxertia no contexto da reconstrução mamária híbrida é uma opção minimamente invasiva, segura e de fácil execução[62].

Alterações posteriores nos exames de imagem

O seguimento radiológico das pacientes tratadas por meio de cirurgia conservadora da mama e posteriormente submetidas à lipoenxertia é fonte de incertezas e questionamentos devido à possibilidade de surgimento de novas microcalcificações mamárias, o que poderia dificultar o diagnóstico de recidiva local. Entretanto, diferentes procedimentos mamários, como biópsias, mamoplastias, radioterapia, reconstrução e lipossucção estética, apresentam o risco de promover mudanças clínicas e radiológicas e continuam a ser realizados[63].

Estudos que avaliaram os achados radiológicos após o uso de lipoenxertia apenas em cirurgias estéticas da mama citam as alterações mais frequentemente identificadas nas mamografias: necrose gordurosa (14%), cistos oleosos (12,3%), calcificações (7%) e microcalcificações (9%). Alguns autores demonstram ser possível diferenciar as calcificações de origem liponecrótica das calcificações relacionadas com o carcinoma mamário[64-66], e as alterações após lipoenxertia são caracteristicamente benignas[17,44,63]. Esses achados ratificam os resultados do estudo de Rietjens e cols., já citado, que avaliou as complicações relacionadas com cirurgias conservadoras, entre elas as alterações mamográficas após lipoenxertia, demonstrando que apenas quatro pacientes (5,9%) de

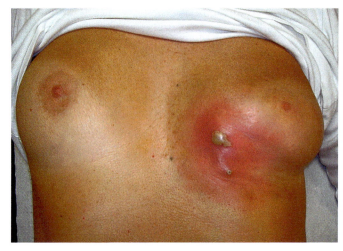

Figura 41.25 Celulite pós-operatória.

158 apresentaram pequenas alterações no exame com características de benignidade.

Apesar dos achados tranquilizadores da maioria dos estudos, ainda existe receio quanto ao acompanhamento por imagem após a lipoenxertia, sendo intensos os debates e as posições discordantes, como a de Wang[67]. Não há contraindicações ao procedimento devido ao acompanhamento radiográfico posterior, mas ainda são aguardados estudos com número maior de pacientes para confirmação dessa expectativa.

Novos estudos, publicados a partir de 2020, relataram dados relevantes acerca do seguimento das pacientes submetidas à lipoenxertia. Em uma coorte pareada que avaliou a influência da lipoenxertia nas imagens de seguimento para pacientes tratadas com cirurgia conservadora, os autores compararam 72 pacientes em cada grupo, com média de idade, índice de massa corporal e tempo de seguimento equivalentes, e não identificaram diferença significativa entre a presença de massa palpável, necrose gordurosa ou indicação de biópsias mamárias (nível de evidência III)[68].

Portanto, recomenda-se atualmente que o seguimento por exame clínico e de imagem das pacientes submetidas à lipoenxertia seja realizado de acordo com as características oncológicas, de maneira individualizada[69].

▶ CONSIDERAÇÕES FINAIS

A lipoenxertia é certamente uma das mais poderosas ferramentas no arsenal para correção de defeitos pós-tratamento cirúrgico do câncer de mama. Novas aplicações para essa técnica provavelmente terão enormes implicações no manejo dessas complicações e sequelas muitas vezes de difícil manejo.

A lipoenxertia é técnica simples, útil e eficaz para melhorar o resultado cosmético na cirurgia oncoplástica da mama, preenchendo pequenos a moderados defeitos e sendo útil não apenas para preenchimento das depressões e retrações mamárias decorrentes da cirurgia conservadora ou reconstrução, mas também apresentando potencial efeito de regeneração e reparo tecidual do tecido irradiado mediante a ação das células-tronco adiposas. No futuro, a reconstrução completa da mama possivelmente será realizada por meio de transplante de tecido adiposo.

A condução de protocolos de pesquisa com candidatas à lipoenxertia após tratamento do câncer de mama, com seguimento continuado, é uma medida prudente e possivelmente responderá alguns dos questionamentos apresentados neste capítulo.

REFERÊNCIAS

1. Coleman SR. Structural fat grafts: the ideal filler? Clin Plast Surg 2001; 28(1):111-9.

2. Coleman SR. Fat injection: from filling to regeneration. St. Louis, Missouri: Quality Med Publ, 2009.

3. Nava MB, Blondeel P, Botti G et al. International Expert Panel Consensus on fat grafting of the breast. Plast Reconstr Surg – Global Open 2019 Oct; 7(10):e2426. doi: 10.1097/GOX.0000000000002426.

4. Belleroche E. The siege of Ostend; or the new troy, 1601-1604. General Books 2009 Dec. 214 p.

5. V C. Plastischer Ersatz der Brustdruse durch ein Lipom. Zentralbl Chir 1895; 27:72.

6. Hansson N, Tuffs A. Nominee and nominator, but never Nobel Laureate: Vincenz Czerny and the Nobel Prize. Langenbecks Arch Surg 2016 Dec; 401(8):1093-6. doi: 10.1007/s00423-016-1511-3.

7. E L. Die Gesamte Wiederherstellungs-Chirurgia. Leipzig: Barth, 1931.

8. H M. Transplantation and regeneration of tissue. Pennsylvania Med J 1941; 45:130.

9. Peer LA. The neglected free fat graft. Plast Reconstr Surg (1946) 1956; 18(4):233-50.

10. F S. Fettgewebsverpflanzung bei zu kleiner Brust. München Med Wochenschr 1957; 99(14):489.

11. Bircoll M, Novack BH. Autologous fat transplantation employing liposuction techniques. Ann Plast Surg 1987; 18(4):327-9.

12. Askens S. Autologous fat transplantation: Micro and macro techniques. Amer J Cosmet Surg 1987; 4(2):111-20.

13. Johnson GW. Body contouring by macroinjection of autogenous fat. Amer J Cosmet Surg. 1987; 4(2):103-9.

14. Report on autologous fat transplantation. ASPRS Ad-Hoc Committee on New Procedures, September 30, 1987. Plast Surg Nurs 1987; 7(4):140-1.

15. Zuk PA, Zhu M, Mizuno H et al. Multilineage cells from human adipose tissue: Implications for cell-based therapies. Tissue Eng Apr 2001: 211-28. doi: 10.1089/107632701300062859.

16. Coleman SR, Saboeiro AP. Fat grafting to the breast revisited: Safety and efficacy. Plast Reconstr Surg 2007; 119(3):775-85; discussion 86-7.

17. Delay E, Garson S, Tousson G, Sinna R. Fat injection to the breast: Technique, results, and indications based on 880 procedures over 10 years. Aesth Surg J 2009; 29(5):360-76.

18. Rigotti G, Marchi A, Galie M et al. Clinical treatment of radiotherapy tissue damage by lipoaspirate transplant: A healing process mediated by adipose-derived adult stem cells. Plast Reconstr Surg 2007; 119(5):1409-22; discussion 23-4.

19. Rietjens M, De Lorenzi F, Rossetto F et al. Safety of fat grafting in secondary breast reconstruction after cancer. J Plast Reconstr Aesth Surg 2011; 64(4):477-83.

20. Petit JY, Lohsiriwat V, Clough KB et al. The oncologic outcome and immediate surgical complications of lipofilling in breast cancer patients: A multicenter study – Milan-Paris-Lyon experience of 646 lipofilling procedures. Plast Reconstr Surg 2011; 128(2):341-6.

21. Petit JY, Clough K, Sarfati I, Lohsiriwat V, de Lorenzi F, Rietjens M. Lipofilling in breast cancer patients: From surgical technique to oncologic point of view. Plast Reconstr Surg 2010; 126(5):262e-3e.

22. Bonetti MA, Carbonaro R, Borelli F et al. Outcomes in hybrid breast reconstruction: A Systematic review. Medicina (Kaunas) 2022 Sep; 58(9):1232. doi: 10.3390/medicina58091232.

23. Spear SL, Wilson HB, Lockwood MD. Fat injection to correct contour deformities in the reconstructed breast. Plast Reconstr Surg 2005; 116(5):1300-5.

24. Coleman SR. Long-term survival of fat transplants: Controlled demonstrations. Aesth Plast Surg 1995; 19(5):421-5.

25. Coleman SR. Hand rejuvenation with structural fat grafting. Plast Reconstr Surg 2002; 110(7):1731-44; discussion 45-7.

26. Coleman SR. Structural fat grafting: More than a permanent filler. Plast Reconstr Surg 2006; 118(3 Suppl):108S-20S.

27. Tholpady SS, Aojanepong C, Llull R et al. The cellular plasticity of human adipocytes. Ann Plast Surg 2005; 54(6):651-6.

28. Kirkland JL, Hollenberg CH, Gillon WS. Age, anatomic site, and the replication and differentiation of adipocyte precursors. Am J Physiol 1990; 258(2 Pt 1):C206-10.

29. Tchkonia T, Giorgadze N, Pirtskhalava T et al. Fat depot origin affects adipogenesis in primary cultured and cloned human preadipocytes. Am J Physiol 2002; 282(5):R1286-96.

30. Zuk PA, Zhu M, Ashjian P et al. Human adipose tissue is a source of multipotent stem cells. Molec Biol Cell 2002; 13(12):4279-95.

31. Planat-Benard V, Menard C, Andre M et al. Spontaneous cardiomyocyte differentiation from adipose tissue stroma cells. Circ Res 2004; 94(2):223-9.

32. Gimble JM. Adipose tissue-derived therapeutics. Expert Opinion on Biological Therapy 2003; 3(5):705-13.

33. Awad HA, Halvorsen YD, Gimble JM, Guilak F. Effects of transforming growth factor beta1 and dexamethasone on the growth and chondrogenic differentiation of adipose-derived stromal cells. Tissue Eng 2003; 9(6):1301-12.

34. Hsu VM, Stransky CA, Bucky LP, Percec I. Fat grafting's past, present, and future: Why adipose tissue is emerging as a critical link to the advancement of regenerative medicine. Aesth Surg J 2012; 32(7):892-9.

35. Perez-Cano R, Vranckx JJ, Lasso JM et al. Prospective trial of adipose-derived regenerative cell (ADRC)-enriched fat grafting for partial mastectomy defects: The RESTORE-2 trial. Eur J Surg Oncol 2012; 38(5):382-9.

36. Coleman SR. Structural fat grafting. Aesth Surg J 1998; 18(5):386-8.

37. Rietjens M, Lohsiriwat V, Manconi A, Urban C. Far grafting in breast reconstruction. Oncoplast Reconstr Breast Surg, Ed Springer, 2013: 351-359.

38. Kling RE, Mehrara BJ, Pusic AL et al. Trends in autologous fat grafting to the breast: A national survey of the American Society of Plastic Surgeons. Plast Reconstr Surg 2013 Jul; 132(1):35-46. doi: 10.1097/PRS.0b013e318290fad1.

39. Condé-Green A, Amorim NFG, Pitanguy I. Influence of decantation, washing and centrifugation on adipocyte and mesenchymal stem cell content of aspirated adipose tissue: A comparative study. J Plast Reconstr Aesth Surg 2010; 63(8):1375-81. doi: 10.1016/j.bjps.2009.07.018.

40. Pessa JE, Chen Y. Curve analysis of the aging orbital aperture. Plast Reconstr Surg 2002 Feb; 109(2):758-60.

41. Brondi RS, Oliveira VM, Bagnoli F, Mateus EF, Rinaldi JF. Autologous breast reconstruction with the latissimus dorsi muscle with immediate fat grafting: long-term results and patient satisfaction. Ann Plast Surg 2019 Feb; 82(2):152-7. doi: 10.1097/SAP.0000000000001764.

42. Kronowitz SJ. Current status of implant-based breast reconstruction in patients receiving postmastectomy radiation therapy. Plast Reconstr Surg 2012; 130(4):513e-23e.

43. Panettiere P, Marchetti L, Accorsi D. The serial free fat transfer in irradiated prosthetic breast reconstructions. Aesth Plast Surg 2009; 33(5):695-700.

44. Serra-Renom JM, Munoz-Olmo JL, Serra-Mestre JM. Fat grafting in postmastectomy breast reconstruction with expanders and prostheses in patients who have received radiotherapy: Formation of new subcutaneous tissue. Plast Reconstr Surg 2010; 125(1):12-8.

45. Ribuffo D, Atzeni M, Serratore F, Guerra M, Bucher S. Cagliari University Hospital (CUH) protocol for immediate alloplastic breast reconstruction and unplanned radiotherapy. A preliminary report. Eur Review Med Pharmacol Sci 2011; 15(7):840-4.

46. Ribuffo D, Atzeni M. Outcome of different timings of radiotherapy in implant-based breast reconstruction: Clinical evidence of benefit using adipose-derived stem cells. Plast Reconstr Surg 2012; 130(3):498e-9e.

47. Cordeiro PG. Discussion: Focus on technique: two-stage implant-based breast reconstruction. Plast Reconstr Surg 2012; 130(5 Suppl 2):116S-7S.

48. Bonomi S, Misani M, Settembrini F. Radiotherapy and implant-based, two-stage breast reconstruction: How to minimize complications and maximize aesthetic outcomes. Plast Reconstr Surg 2012; 130(5):745e-8e.

49. Seth AK, Hirsch EM, Kim JY, Fine NA. Long-term outcomes following fat grafting in prosthetic breast reconstruction: A comparative analysis. Plast Reconstr Surg 2012; 130(5):984-90.

50. Lohsiriwat V, Curigliano G, Rietjens M, Goldhirsch A, Petit JY. Autologous fat transplantation in patients with breast cancer: "silencing" or "fueling" cancer recurrence? Breast 2011; 20(4):351-7.

51. Delay E, Sinna R, Delaporte T, Flageul G, Tourasse C, Tousson G. Patient information before aesthetic lipomodelling (lipoaugmentation): A French plastic surgeon's perspective. Aesth Surg J 2009; 29(5):386-95.

52. Billings Jr E, May Jr JW. Historical review and present status of free fat graft autotransplantation in plastic and reconstructive surgery. Plast Reconstr Surg 1989; 83(2):368-81.

53. Wang L, Lu Y, Luo X et al. Cell-assisted lipotransfer for breast augmentation: A report of 18 patients. Chin J Plast Surg 2012; 28(1):1-6.

54. Daniels E. Cytori Therapeutics, Inc. Regen Med 2007; 2(3):317-20.

55. Hicok KC, Hedrick MH. Automated isolation and processing of adipose-derived stem and regenerative cells. Methods Mol Biol 2011; 702:87-105.

56. Lin K, Matsubara Y, Masuda Y et al. Characterization of adipose tissue-derived cells isolated with the Celution system. Cytotherapy 2008; 10(4):417-26.

57. Groen JW, Negenborn VL, Twisk JWR, Ket JCF, Mullender MG, Jan Maerten Smit JM. Autologous fat grafting in cosmetic breast augmentation: A systematic review on radiological safety, complications, volume retention, and patient/surgeon satisfaction. Aesth Surg J 2016 Oct; 36(Issue 9):993-1007. doi: 10.1093/asj/sjw105.

58. Petit JY, Rietjens M, Botteri E et al. Evaluation of fat grafting safety in patients with intra epithelial neoplasia: A matched-cohort study. Ann Oncol 2013 Jun; 24(6):1479-84.

59. Kronowitz SJ, Mandujano CC, Liu Jun et al. Lipofilling of the breast does not increase the risk of recurrence of breast cancer: A matched controlled study. Plast Reconstr Surg 2016 Feb; 137(2):385-93. doi: 10.1097/01.prs.0000475741.32563.50.

60. Tukiama R, Vieira RAC, Facina G, Leal PC, Zucca-Matthes G. Oncologic safety of autologous fat grafting after breast cancer surgical treatment: A matched cohort study. Plast Reconstr Surg 2021 Jul; 148(1):11-20. doi: 10.1097/PRS.0000000000008037.

61. Goncalves R, Mota BS, Sobreira-Lima B et al. The oncological safety of autologous fat grafting: A systematic review and meta-analysis. BMC Cancer 2022 Apr; 22(1):391. doi: 10.1186/s12885-022-09485-5.

62. Bonetti MA, Carbonaro R, Borelli F et al. Outcomes in hybrid breast reconstruction: A systematic review. Medicina 2022; 58:1232. doi: 10.3390/medicina58091232.

63. Brenelli F, Rietjens M, Lorenzi F et al. Oncological safety of autologous fat grafting after breast conservative treatment: A prospective evaluation. Breast J 2014 Mar-Apr; 20(2):159-65. doi: 10.1111/tbj.12225.

64. Gosset J, Guerin N, Toussoun G, Delaporte T, Delay E. Radiological evaluation after lipomodelling for correction of breast conservative treatment sequelae. Annales Chirurgie Plastique et Esthetique 2008; 53(2):178-89.

65. Veber M, Tourasse C, Toussoun G, Moutran M, Mojallal A, Delay E. Radiographic findings after breast augmentation by autologous fat transfer. Plast Reconstr Surg 2011; 127(3):1289-99.

66. Del Vecchio DA. Discussion: Clinical analyses of clustered microcalcifications after autologous fat injection for breast augmentation. Plast Reconstr Surg 2011; 127(4):1674-6.

67. Wang CF, Zhou Z, Yan YJ, Zhao DM, Chen F, Qiao Q. Clinical analyses of clustered microcalcifications after autologous fat injection for breast augmentation. Plast Reconstr Surg 2011; 127(4):1669-73.

68. Hanson SE, Kapur SK, Garvey PB et al. Oncologic safety and surveillance of autologous fat grafting following breast conservation therapy. Plast Reconstr Surg 2020 Aug; 146(2):215-25. doi: 10.1097/PRS.0000000000006974.

69. Hanson SE, Kapur SK, Garvey PB et al. Oncologic safety and surveillance of autologous fat grafting following breast conservation therapy. Plast Reconstr Surg 2020 Aug; 146(2):215-225. doi: 10.1097/PRS.0000000000006974.

Capítulo 42

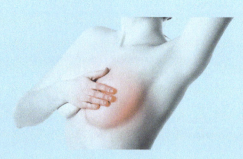

Como Preparar a Gordura para *Lipofilling*

Ricardo Abed

Francisco Javier Abed Mosciaro

María Teresa Almirón Coronel

Elba María Lidia Segovia Fernández

▶ INTRODUÇÃO

A lipoenxertia, *lipofilling* ou transplante autólogo de gordura, também chamado enxerto de gordura, é uma técnica cada vez mais utilizada nos campos reconstrutivo e estético da mama para promover melhor reconstrução do volume e da forma mamária após mastectomia ou cirurgia conservadora da mama. As várias técnicas para extração de gordura envolvem extração, processamento e enxerto de gordura autóloga. O local doador mais comum é o abdominal, por ser geralmente um dos depósitos de gordura mais importantes. Outros locais podem incluir as faces interna e externa das coxas.

O aumento mamário por meio do *lipofilling* pode oferecer resultados de aparência natural às pacientes que necessitam de mais volume. Certas qualidades, como fácil obtenção e disponibilidade de gordura, proporcionaram uma utilidade destacada em cirurgias estéticas e reconstrutivas como procedimento primário ou em combinação com outros métodos. As primeiras publicações sobre a transferência de gordura não foram muito encorajadoras devido à imprevisibilidade dos resultados e ao alto percentual de reabsorção do tecido transplantado.

A lipotransferência pode ser dividida em quatro etapas: infiltração, lipoaspiração, processamento de gordura e injeção. Embora vários protocolos sejam adotados, diversos estudos compararam os diferentes métodos com o objetivo comum de reduzir a reabsorção de gordura. O principal objetivo do processamento para obtenção de gordura é separar as células sanguíneas, o óleo e os adipócitos com o menor trauma possível, a fim de obter um concentrado de adipócitos viáveis e funcionais e, consequentemente, maior sobrevida do enxerto de gordura.

O processamento da gordura pode ser obtido por meio de três técnicas: centrifugação, sedimentação ou lavagem. A técnica mais utilizada é a descrita por Coleman, na qual o tecido coletado em seringas é separado por centrifugação em um sistema fechado. Outros autores descrevem a sedimentação ou lavagem do tecido obtido com solução salina e gaze estéril. A técnica de lavagem do processamento de gordura é realizada com soro fisiológico para eliminar a fração aquosa e a fração oleosa da gordura purificada. A outra técnica utilizada em nosso meio é a do processamento de gordura por sedimentação, que se utiliza da gravidade para separar a fração oleosa da sanguinolenta.

▶ HISTÓRIA

A lipotransferência tem sido utilizada por cirurgiões desde os anos 1800 para aumentar o volume e corrigir as assimetrias. O uso de enxertos de gordura para corrigir deformidades congênitas e lesões traumáticas complexas com perda de partes moles após cirurgia oncológica radical foi proposto por Neuber, em 1893, Hollander, em 1912, Neuhof, em 1921, e Josef, em 1931. O primeiro cirurgião a realizar aumento mamário foi o alemão Czerny, em 1895, usando um enxerto de gordura da região lombar para corrigir uma deformidade mamária.

Em 1974, Fisher introduziu a técnica de lipoaspiração e, em 1985, Klein implementou a técnica tumescente, responsável pelo aprimoramento da técnica de *lipofilling*.

Essa técnica de lipoaspiração consegue remover grandes quantidades de gordura indesejada de várias partes do corpo com mínimas incisões de acesso e uma cânula de sucção. Iniciado pelo americano Bircoll, que descreveu pela primeira vez uma série de lipoenxertos para aumento e reconstrução mamária, o enxerto de gordura ou lipotransferência foi introduzido no início dos anos 1980.

Em 1987, Coleman introduziu uma nova técnica que reduzia o manejo traumático da gordura para sua lipoaspiração. Essa técnica ainda é usada como referência para lipoaspiração e *lipofilling* com algumas modificações técnicas. Inúmeras modificações foram realizadas na técnica de Coleman para otimizar a sobrevivência do enxerto de gordura, como a coleta de gordura atraumática, a filtração, a centrifugação e a incubação de enxertos de gordura com diferentes agentes bioativos.

INDICAÇÕES

A técnica de lipotransferência é principalmente usada para alcançar e melhorar as reconstruções mamárias e as técnicas de mastectomia ou cirurgia conservadora da mama. Esse procedimento tem as seguintes indicações:

- Correção de defeitos e assimetrias em cirurgia conservadora com ou sem radioterapia.
- Melhorar o panículo adiposo após reconstrução mamária com prótese.
- Substituição de volume protético em caso de resultados insatisfatórios de reconstrução mamária.
- Melhorar resultados após reconstrução mamária autóloga.
- Diferentes sessões de enxerto de gordura para reconstruções exclusivamente com gordura.
- Correção de cicatrizes.
- Aumento de volume em retalhos miocutâneos com o objetivo de evitar o uso de próteses no período de 12 a 24 meses.

São várias as indicações da lipoenxertia para reconstrução mamária, todas visando corrigir defeitos, otimizar resultados estéticos e, sempre que possível, evitar cirurgias mais complexas. A técnica de lipoenxertia é aplicada para correção de algumas alterações estéticas e defeitos de preenchimento, para aumentar a espessura dos retalhos, para corrigir defeitos no sulco submamário e para melhorar as ondulações da prótese (*rippling*), podendo ser realizada em diferentes etapas do processo reconstrutivo para que sejam alcançados melhores resultados estéticos.

TÉCNICA CIRÚRGICA

A técnica cirúrgica para realização de lipoenxertia pode ser acessada através do *QR code* apresentado na Figura 42.1.

Ao abordar o local doador, os locais mais comumente utilizados são abdome, flancos e coxas (preferencialmente as partes externa e interna). A gordura pode ser coletada por lipoaspiração. A viabilidade dos adipócitos pode ser reduzida ou comprometida em alguns casos, dependendo da técnica de lipoaspiração utilizada, seja com alta ou baixa pressão. O processo começa com a infiltração de lidocaína a 0,5% com adrenalina 1:1.000.000 – esse preparo não altera a viabilidade do adipócito, que é o que buscamos com essa técnica. O próximo passo consiste na lipoaspiração, quando são utilizados:

- Seringas de 60mL com cânulas de 3 a 4mm – é a técnica com maior viabilidade dos adipócitos.
- Dispositivos de aspiração com pressões de 600 a 700mmHg, captando gordura a velocidade e quantidade maiores, mas, segundo algumas evidências, com menor viabilidade dos adipócitos.
- Cânulas – a ideal seria a que permite maior coleta de adipócitos sem danificar as estruturas: cânulas de 4mm rombas, tipo Mercedes Benz e reinjeção com cânulas de até 2mm.

O processamento ideal é aquele que pode separar as células sanguíneas, os fluidos infiltrados e os adipócitos com o menor trauma possível e a maior preservação. A cânula de lipoaspiração pode ser conectada a uma seringa, de modo que a aspiração pode ser realizada manualmente ou ser assistida por equipe de lipoaspiração.

Em todos os casos, a pressão negativa causada pela aspiração é um fator crítico para a sobrevivência do enxerto. Na verdade, em 2001, Shiffman demonstrou que uma depressão > 700mmHg (por lipoaspiração manual ou assistida por potência) não deve ser usada para lipoenxertia. Cheriyan chegou à mesma conclusão ao comparar pressões de -250 e -760mmHg. O processamento da gordura pode ser realizado por meio de três técnicas: centrifugação, sedimentação e filtração (Figura 42.2).

Figura 42.1 https://youtu.be/kcKfUv6W99Q

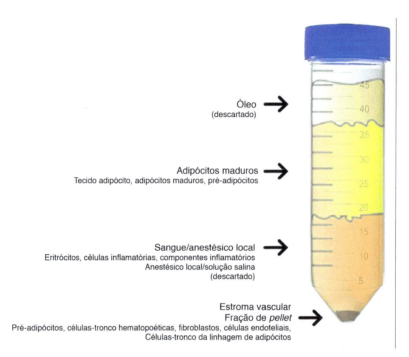

Figura 42.2

Sedimentação

O processo de sedimentação é de fácil realização e não exige nenhum dispositivo adicional, podendo ser realizado diretamente em seringas ou em dispositivo especial projetado para capturar o tecido adiposo e isolar a fração líquida. Provavelmente, é o mais acessível e fácil de usar para os cirurgiões.

A principal limitação dessa técnica é que uma fração significativa de líquido ficará retida na fração adiposa e será a primeira a ser reabsorvida após a reinjeção. O conteúdo líquido remanescente pode ser responsável pela maior concentração de citocinas pró-inflamatórias secretadas pelo tecido adiposo durante a aspiração, o que poderia desencadear um quadro inflamatório no local receptor.

A sedimentação é a técnica menos traumática para otimizar o número de adipócitos viáveis. Esse processo pode ser realizado por gravidade ou decantação e consiste em permitir que o material aspirado se estabeleça em frações de acordo com a densidade em determinado tempo, semelhante ao que acontece com a centrifugação, pois possibilita que o material aspirado se separe em frações que incluem a oleosa, a adiposa e a líquida. A fração adiposa é posteriormente extraída para reinjeção (Figura 42.3).

Limitação da técnica

A limitação da técnica de sedimentação consiste na separação incorreta dos componentes, tanto dos mediadores inflamatórios como dos eritrócitos, e dos substratos pró-inflamatórios presentes no compartimento mesenquimatoso, os quais podem ser prejudiciais para a sobrevivência e a retenção do enxerto. Estudos recentes têm mostrado que, em comparação com a centrifugação, ocorre redução significativa da viabilidade do enxerto. Existem dispositivos comerciais que fornecem um sistema de aspiração para coleta e separação por gravidade dos componentes por meio de um sistema fechado de aspiração. Todos os recipientes de coleta fechados oferecem algum grau de sedimentação durante o processo de lipoaspiração.

Centrifugação

A centrifugação promove separação dos componentes do enxerto de gordura ao fracionar os componentes por densidade de modo a criar camadas que podem ser divididas e transferidas facilmente.

A técnica de Coleman de centrifugação consiste em carregar seringas *luer lock* de 10mL com lipoaspirado, usando cânulas rombas com 25cm de comprimento e 4mm de espessura. O processo de centrifugação inicia com centrifugação a 3.000rpm durante 3 minutos.

Em seguida, é necessária a separação das frações líquida e oleosa do tecido adiposo. O diâmetro da centrífuga altera a força da gravidade. Forças de gravidade > 4.200 reduzem a viabilidade dos adipócitos. O sangue e a fração aquosa mais próxima do fundo da seringa são filtrados;

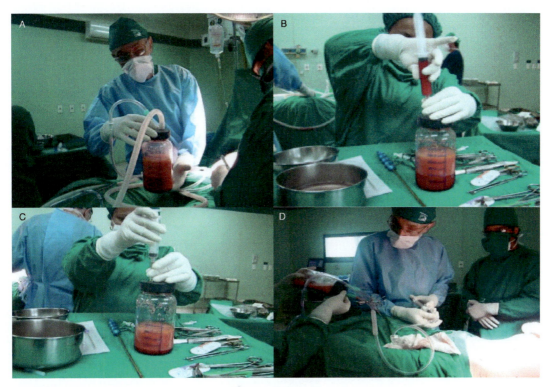

Figura 42.3A a D

em seguida, a fração oleosa da camada superior é decantada e absorvida com uma almofada de algodão por vários minutos, até que a única fração restante seja a adiposa. Esse processo foi refinado ao longo da última década por muitos sistemas fechados que maximizam sua eficiência, especialmente para lipoenxertos de maior volume.

Uma das limitações do processo de centrifugação é o tempo necessário para processamento da gordura coletada, o que leva ao aumento da duração da cirurgia. Outro ponto a ser considerado é que essa técnica exige o uso de uma centrífuga (Figura 42.4).

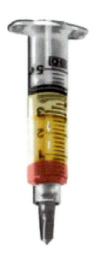

Figura 42.4

Filtragem

Na filtragem, a técnica de coleta do tecido adiposo é igual às outras, com aspiração de alta pressão com sistema fechado ou baixa pressão com a técnica manual, e o objetivo também é o mesmo: eliminar a fração líquida para purificar a gordura antes da reinjeção. A gordura coletada no frasco segue o processo de coagem (com coador metálico esterilizado). O coador atua como meio para lavar a gordura com soro fisiológico, cuja quantidade utilizada dependerá do volume da gordura aspirada. Através do coador, utilizando um instrumento tipo espátula, passam as substâncias não produtivas, como anestésicos e moléculas inflamatórias, que limitariam o sucesso do enxerto, e a gordura concentrada permanece para ser utilizada no enxerto. Esse processo deve ser realizado em velocidade média com movimentos envolventes para que seja alcançada uma boa concentração.

Em alguns serviços, o lipoaspirado é filtrado através de um filtro (tipo PureGraft®) para eliminar as substâncias que não serão utilizadas.

Na reinjeção da gordura, esta é nutrida por imbibição até 1,5mm da borda do enxerto. Enxertos > 3mm podem comprometer a viabilidade. Costumamos realizar a rigotomia, que consiste na liberação da fibrose cicatricial com o objetivo de obter mais espaço para o enxerto de gordura (Figuras 42.5 a 42.7).

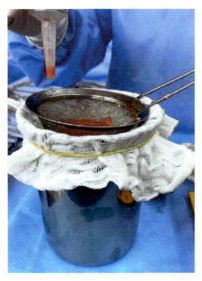

Figura 42.5

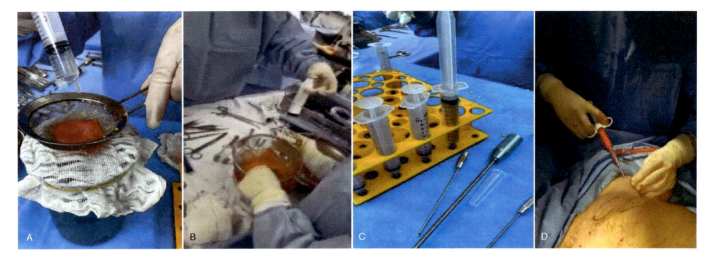

Figura 42.6A a D

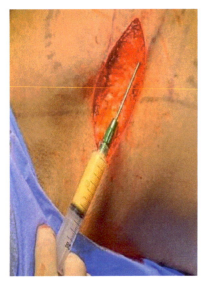

Figura 42.7

▶ COMPLICAÇÕES

Graças ao uso de incisões minúsculas e das técnicas empregadas para transferência de gordura, a possibilidade de danificar estruturas adjacentes, como nervos, ductos e vasos sanguíneos, diminui significativamente.

Os efeitos adversos mais comuns incluem nódulos/massas, formação de cistos, hematomas, calcificações, necrose adiposa, granulomas, infecções/celulite, seromas, resultados insatisfatórios em termos de volume, forma e/ou simetria e edema.

As complicações menos frequentes são infecções no local doador, abscessos, pneumotórax e atraso na cicatrização de feridas. Sequelas radiológicas: microcalcificações (ACR2) benignas.

Disestesia, dor e hematoma parecem ser menos preocupantes. Não foi relatada nenhuma diminuição na sen-

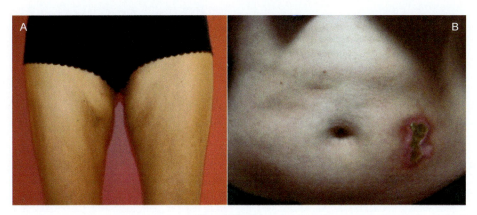

Figura 42.8A e B

sibilidade do mamilo ou qualquer distúrbio na amamentação devido ao enxerto de gordura na mama.

As complicações no local doador parecem ser mínimas e estão relacionadas com a técnica de lipoaspiração. Possíveis complicações no local doador incluem inchaço, formação de hematomas, parestesia ou dor na região, infecção, cicatrização hipertrófica, irregularidades no contorno e dano às estruturas subjacentes, como penetração intraperitoneal ou intramuscular da cânula (Figura 42.8).

BIBLIOGRAFIA

Amar RE. Microinfiltração de adipócitos no rosto ou reestruturação do tecido com enxerto de tecido adiposo. Ann Chir Plast Esthet 1999; 44:593-608.

Boschert MT, Beckert BW, Puckett CL et al. Análise da viabilidade dos lipócitos após a lipoaspiração. Plast Reconstr Surg 2002; 109:761-5.

Butterwick KJ. Lipoenxerto para mãos envelhecidas: Uma comparação da longevidade e dos resultados estéticos de gordura centrifugada versus não centrifugada. Dermatol Surg 2002; 28:987-91.

Carpaneda CA, Ribeiro MT. Percentual de viabilidade do enxerto versus volume injetado em autotransplantes de gordura. Aesthetic Plast Surg 1994; 18:17-9.

Coleman S. Preenchedores dérmicos/subdérmicos semipermanentes e permanentes. Plast Reconstr Surg 2006; 118(3 Suppl):108S-120S.

Collins PC, Field LM, Narins RS. Cirurgia de lipoaspiração e transplante autólogo de gordura. Clin Dermatol 1992; 10:365-72.

Cui XD, Gao DY, Fink BF et al. Criopreservação de tecidos adiposos humanos. Cryobiology 2007; 55:269-78.

Fournier PF. Enxerto de gordura: Minha técnica. Dermatol Surg 2000; 26:1117-28.

Gonzalez AM, Lobocki C, Kelly CP et al. Um método alternativo para colheita e processamento de enxertos de gordura: Um estudo in vitro sobre viabilidade e sobrevivência celular. Plast Reconstr Surg 2007; 120: 285-94.

Hamza A, Lohsiriwat V, Rietjens M. Lipofilling na cirurgia de câncer de mama. Gland Surg 2013; 2(1):7-14. doi:10.3978/j.issn.2227-684X.2013.02.03.

Hivernaud V, Lefourn B, Guicheux J et al. Enxerto autólogo de gordura na mama: Pontos críticos e melhorias na técnica. Aesthetic Plastic Surgery 2015; 39(4):547.

Karacaoglu E, Kizilkaya E, Cermik H et al. O papel dos locais receptores na sobrevivência do enxerto de gordura: Estudo experimental. Ann Plast Surg 2005; 55:63-8.

Kasem A, Wazir U, Headon H, Mokbel K. Lipofilling mamário: Uma revisão da prática atual. Arch Plast Surg 2015 Mar; 42(2):126-30. doi: 10.5999/aps.2015.42.2.126.

Kurita M, Matsumoto D, Shigeura T et al. Influências da centrifugação em células e tecidos em aspirados de lipoaspiração: Centrifugação otimizada para lipotransferência e isolamento celular. Plast Reconstr Surg 2008; 121:1033-41.

Moscatello DK, Dougherty M, Narins RS et al. Criopreservação de gordura humana para aumento de tecidos moles: A viabilidade requer o uso de crioprotetor e congelamento e armazenamento controlados. Dermatol Surg 2005; 31:1506-10.

Narins RS. O uso de solução anestésica tumescente para doador e receptáculo de transferência de gordura. J Drugs Dermatol 2002; 1:279-82.

Ozsoy Z, Kul Z, Bilir A. O papel do diâmetro da cânula na melhoria da viabilidade do adipócito: Uma análise quantitativa. Aesthetic Surg J 2006; 26:287-9.

Piccotti F, Rybinska I, Scoccia E et al. Lipofilling na cirurgia oncológica da mama: Uma oportunidade segura ou risco de recorrência do câncer? Int J Mol Sci 2021 Abr; 22(7):3737. doi: 10.3390/ijms22073737.

Ramon Y, Shoshani O, Peled IJ et al. Melhorando a aceitação do tecido adiposo injetado por um método simples de concentração de células de gordura. Plast Reconstr Surg 2005; 115:197-201.

Rohrich RJ, Sorokin ES, Brown SA. Em busca de uma melhor viabilidade na transferência de gordura: Uma análise quantitativa do papel da centrifugação e do local de colheita. Plast Reconstr Surg 2004; 113:391-5.

Shauly O, Gould DJ, Ghavami A. Enxerto de gordura: Ciência básica, técnicas e manejo do paciente. Plast Reconstr Surg Glob Open 2022; 10(3):e3987. doi:10.1097/GOX.0000000000003987.

Simonacci F, Bertozzi N, Grieco MP, Grignaffini E, Raposio E. Procedimento, aplicações e resultados do enxerto autólogo de gordura. Londres: Ann Med Surg 2017 Jun; 20:49-60. doi: 10.1016/j.amsu.2017.06.059.

Witort EJ, Pattarino J, Papucci L et al. Lipofilling autólogo: A coenzima Q10 pode salvar adipócitos da morte apoptótica induzida por estresse. Plast Reconstr Surg 2007; 119:1191-9.

Capítulo 43

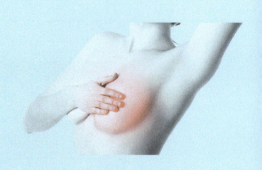

Lipoenxertia na Cirurgia Mamária

Rodrigo Cericatto
Jorge Villanova Biazús
Thais Vicentine Xavier
Andrea Pires Souto Damin

▶ INTRODUÇÃO

Os enxertos autólogos de gordura têm sido utilizados há aproximadamente 100 anos como material de preenchimento para correção de defeitos de tecidos moles, sendo aplicados mais frequentemente na face, nas mãos, nas mamas e nos glúteos. O aprimoramento das técnicas de coleta e preparação de gordura, bem como suas vantagens, como disponibilidade e biocompatibilidade, tem impulsionado sua incorporação à rotina cirúrgica[1].

O primeiro relato sobre o uso de enxertos de gordura autóloga data de 1893, quando Neuber utilizou a técnica para tratar defeitos faciais resultantes da tuberculose. Em 1895, Czerny transplantou um lipoma das costas para tratar um defeito causado por mastectomia. O entusiasmo em relação à lipoenxertia começou a diminuir nas décadas de 1950 e 1960, quando Peer relatou uma taxa de reabsorção de cerca de 50% no primeiro ano após o procedimento e com a popularização dos enxertos dérmicos e materiais artificiais[1].

Em 1983, Illouz descreveu a extração de gordura por meio de sucção e reinjeção do aspirado; no entanto, estudos continuaram a documentar alta reabsorção da gordura enxertada[1]. Em 1985, Bircoll publicou estudos em que relatava que as alterações mamográficas provenientes da lipoenxertia mamária eram facilmente identificadas como benignas e não diferiam das decorrentes de outras cirurgias mamárias. Apesar desses relatos, em 1987, a Sociedade Americana de Cirurgia Plástica e Reconstrutiva desaprovou o uso da lipoenxertia nas mamas em virtude das altas taxas de reabsorção de gordura, desenvolvimento de cicatrizes e microcalcificações que poderiam comprometer a sensibilidade da mamografia, e em razão da possibilidade de a gordura estimular o desenvolvimento de células cancerígenas[2].

No início dos anos 1990, Coleman constatou que a gordura poderia ser transferida de maneira satisfatória, desde que fosse seguido um protocolo rigoroso de preparação e injeção da gordura[3], e desenvolveu o conceito de lipoenxertia estrutural, em que a gordura é centrifugada e separada em três amostras. Segundo essa técnica, a gordura é coletada do abdome, da região trocantérica ou da parte interna das coxas ou joelhos e, após a coleta, é centrifugada a 3.000 rotações por minuto (rpm) durante 3 a 4 minutos e separada em três partes. A parte superior é composta de óleo que contém quilomícrons e triglicerídeos. A parte depositada é composta por material hemático. Já a porção intermediária é constituída por tecido adiposo purificado, que é usado como enxerto. Através de pequenos cilindros, o enxerto de gordura purificada é injetado em pequenas quantidades na região retroglandular, no parênquima mamário e no plano subcutâneo da mama. A criação de microtúneis em várias direções aumenta o número de adipócitos em contato com o tecido receptor, otimizando as chances de nutrição suficiente, imobilização e incorporação ao tecido. A injeção de gordura é interrompida quando o recipiente está saturado e não pode absorver mais gordura, evitando o risco de indução de áreas de necrose gordurosa, as quais podem causar uma reação inflamatória e resultar em sequelas, como fibrose, formação cística e calcificações[4].

A partir das contribuições de Coleman, aumentou o interesse pelo uso da lipoenxertia nas mamas com o consequente desenvolvimento de diversas técnicas para aumentar a eficácia do procedimento, diminuindo as taxas de reabsorção. Vários estudos foram realizados e comprovaram que a lipoenxertia é um método seguro e eficaz e não parece interferir no controle radiológico das pacientes[2,5,6].

VANTAGENS DO ENXERTO AUTÓLOGO DE GORDURA

- Abundância de áreas doadoras.
- Biocompatibilidade.
- Efeitos regenerativos nas áreas irradiadas.
- Versatilidade.
- Aparência e textura naturais.
- Minimamente invasiva com cicatrizes reduzidas.
- Baixa morbidade na área doadora.
- Processamento simples.
- Segurança após implantação.
- Procedimento ambulatorial.
- O enxerto sobrevivente é permanente.

TÉCNICA

Coleta e preparo da gordura

A gordura é lipoaspirada de qualquer parte do corpo, mais comumente do abdome, sendo possível a utilização de flancos, culotes ou dorso, através de um sistema de lipoaspiração sob baixa pressão. A sobrevivência dos adipócitos e a viabilidade celular são 47% maiores quando a aspiração é realizada à baixa pressão[7]. As áreas doadoras podem ser infiltradas antes ou após a lipoaspiração com uma solução tumescente, como a de Klein, com o objetivo de minimizar equimoses e auxiliar a analgesia.

A técnica empregada na rotina das cirurgias do Serviço de Mastologia do Hospital de Clínicas de Porto Alegre consiste em lipoaspiração sob baixa pressão, com cânulas de 3 a 5mm de ponta romba, seguida pela centrifugação a 3.000rpm durante 1 minuto, restando assim três fases: sangue, óleo e tecido adiposo purificado (Figura 43.1A). O óleo e o sangue são descartados, e o tecido adiposo purificado está pronto (Figura 43.1B). Na maioria dos casos, fazemos uma lipoaspiração seca, ou seja, aspiramos a área doadora sem nenhuma solução tumescente previamente injetada, deixando para associar a solução de Klein no final do procedimento.

Passos da lipoenxertia

- Avaliar a complacência da área receptora.
- Lipoenxertar com cânula de 1,5 a 2mm, no máximo.

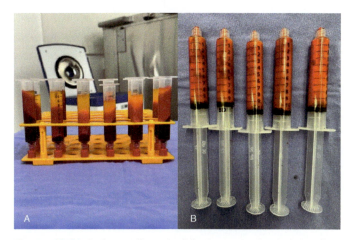

Figura 43.1A Após centrifugação, há a formação de três fases: óleo, gordura e sangue. **B** O tecido adiposo purificado está pronto para enxertia.

- Injeção retrógrada: distribuir o lipoenxerto no ritmo de 1cc a cada 10cm de trajeto.
- Manter o enxerto aquecido.
- Depositar o enxerto em filete ou espaguete.
- Distribuição em leque em múltiplos planos espaciais.
- Não sobrecarregar o leito receptor.

A gordura purificada é injetada no sentido do plano profundo para o superficial – da região retroglandular, passando pelo parênquima mamário e terminando no subcutâneo. A lipoenxertia é realizada em pequenas quantidades e em diferentes direções, incluindo o leito do tumor (Figura 43.2). Desse modo, aumenta-se a superfície de contato entre os adipócitos injetados e o tecido receptor, ampliando a possibilidade de nutrição e

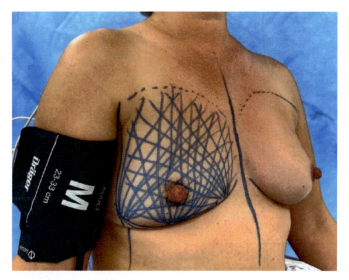

Figura 43.2 Demonstração da ideia de lipoenxertia em várias direções e planos.

incorporação do novo tecido. A injeção em *bolus* não deve ser realizada, pois o excesso de gordura em um mesmo local, além de impedir a nutrição dos adipócitos, pode dificultar sua absorção, induzindo a formação de lagos/cistos de gordura e posteriormente necrose gordurosa. Apenas enxertos com raios < 1,6mm serão completamente revascularizados e 100% sobreviverão. Uma gota esférica de 1mL tem um raio de aproximadamente 6,2mm. Assim, apenas sua borda externa de 1,6mm sobreviverá 100%, seu centro sofrerá necrose, e a área intermediária pode ou não se regenerar, a depender do leito receptor. Quando a pressão intersticial está > 9mmHg, há isquemia do enxerto.

A lipoenxertia aplicada à cirurgia mamária tornou possível o desenvolvimento de novas técnicas cirúrgicas, minimizando a necessidade de implantes de silicone, aumentando o número de cirurgias conservadoras e promovendo resultados estéticos mais naturais e duradouros. As cirurgias desenvolvidas nos últimos anos graças à incorporação do enxerto autólogo de gordura no dia a dia da cirurgia mamária são:

- Correção de hipomastias e assimetrias/anomalias do desenvolvimento mamário com lipoenxertia.
- Cirurgia conservadora do câncer da mama com lipoenxertia imediata.
- Reconstrução mamária exclusiva com lipoenxertia.
- Reconstrução mamária com retalho do grande dorsal lipoenxertado.
- Reconstrução mamária com minirretalho do grande dorsal lipoenxertado.
- Reconstrução parcial da mama com retalhos toracorregionais lipoenxertados.
- Explante de próteses mamárias e lipoenxertia.
- Cirurgia mamária híbrida: associação de implantes mamários à lipoenxertia para melhorar o contorno e minimizar a contratura capsular.

Para lipoenxertia imediata associada à cirurgia conservadora, é fundamental um volume de enxerto maior que o da peça cirúrgica, pois parte da gordura transferida é reabsorvida. A taxa de retenção do volume de gordura injetada é variável de acordo com o histórico de radioterapia, mas sabe-se que 75% da gordura injetada em média se incorporam ao tecido[8]. Na primeira fase, após 2 a 4 semanas, ocorre a redução gradual do edema pós-cirúrgico e em até 12 semanas haverá a absorção das células adiposas que não sobreviveram, enquanto as demais serão incorporadas ao tecido. A lipoenxertia imediata associada à cirurgia conservadora da mama tem possibilitado a simetrização mamária sem a necessidade de cirurgia na mama contralateral, reduzindo o tempo do procedimento, o risco de complições e o tempo para a retomada das atividades habituais.

▶ SEGURANÇA ONCOLÓGICA

Durante décadas, especialistas têm se dedicado ao estudo da segurança oncológica da lipoenxertia. Em 2012, Rigotti e cols.[9] relataram a ocorrência de recorrência locorregional após mastectomia com reconstrução por enxerto de gordura em 6,5% das 137 pacientes durante um período de acompanhamento de 7,6 anos. Os autores consideraram essa incidência semelhante à observada em grandes ensaios clínicos randomizados após mastectomia. Rietjens e cols.[10] avaliaram 158 pacientes, e apenas um caso apresentou recorrência local, a qual foi diagnosticada 2 semanas após o procedimento, sugerindo assim sua provável existência prévia.

Petit e cols.[11] conduziram um estudo de caso-controle, comparando 321 pacientes submetidas à lipoenxertia para reconstrução mamária tardia com 642 mulheres que passaram por tratamento semelhante para câncer, mas sem reconstrução. Os tumores invasivos representavam 89% dos casos, e 61% das pacientes passaram por mastectomia, sendo o período médio de acompanhamento de 56 meses após a cirurgia primária e 26 meses após a lipoenxertia. No grupo submetido ao enxerto de gordura, foram diagnosticados oito casos de recorrência local, em comparação com 19 casos no grupo-controle. Não houve diferença significativa entre as pacientes com carcinoma invasivo. No entanto, a recorrência local aumentou no grupo de pacientes com carcinoma intraductal que passaram pela lipoenxertia (p < 0,001).

Em 2013, utilizando os mesmos dados, Petit e cols.[12] examinaram exclusivamente pacientes com carcinoma *in situ* devido ao risco elevado de recorrência após lipoenxertia encontrado no estudo anterior. Esse estudo incluiu 59 mulheres submetidas a esse procedimento e 118 sem enxertos de gordura. Os resultados revelaram nove casos de recorrência local, sendo seis no grupo submetido à lipoenxertia e três no grupo-controle (18% em comparação com 3%, p = 0,02), confirmando o risco aumentado. Contudo, a taxa de recorrência foi menor no grupo-controle em comparação com a geralmente observada em pacientes com carcinomas intraepiteliais (aproximadamente 1% ao ano), sugerindo que a diferença na incidência pode não ser estatisticamente significativa.

Diversos estudos[13-16] seguiram demonstrando a segurança oncológica da lipoenxertia para reconstrução tardia, tanto em pacientes submetidas à mastectomia como à cirurgia conservadora da mama, com tumores invasivos ou *in situ*, como demonstrou uma metanálise realizada em 2018 na Holanda[17].

Em 2015, Biazús e cols.[18] publicaram o primeiro trabalho que avaliou a aplicação da lipoenxertia imediatamente após cirurgia conservadora da mama. Essa técnica pioneira consiste na reconstrução da mama imediatamente após a setorectomia com enxerto de gordura de maneira estruturada, inserindo o lipoenxerto em vários planos: músculo peitoral, espaço retromamário, parênquima mamário e subcutâneo da mama. Nesse estudo prospectivo foram incluídas 20 pacientes, as quais foram acompanhadas por um período mínimo de 18 meses após a conclusão da radioterapia. Os resultados estéticos foram considerados altamente satisfatórios tanto para as pacientes como para a equipe médica. Embora algumas preocupações a respeito dos efeitos da transferência de gordura nas mamografias de acompanhamento tenham sido levantadas, o estudo não detectou aumento significativo de complicações pós-operatórias ou recorrência local do câncer. Além disso, não houve evidências de prejuízo para as pacientes submetidas ao procedimento de enxerto de gordura.

Em 2018, Biazús e cols.[19] publicaram o seguimento de seu estudo, agora com 65 pacientes e 40,8 meses de mediana de seguimento. A recorrência ocorreu em 15,4% das pacientes e foi associada principalmente às metástases axilares presentes no diagnóstico. Nesse trabalho foi demonstrada a segurança oncológica da utilização da lipoenxertia imediata concomitantemente à cirurgia conservadora do câncer da mama.

Em outro estudo de coorte histórica do mesmo grupo, Stumpf e cols.[20] compararam 27 pacientes submetidas à cirurgia conservadora com lipoenxertia imediata a 167 pacientes não submetidas ao enxerto de gordura. O tempo de acompanhamento pós-operatório foi de 36 meses, e a incidência global de recidiva local foi de 2,4%. Nenhuma paciente do grupo de lipoenxertia apresentou recorrência local durante o período do estudo. Para recorrência sistêmica, as taxas foram de 3,7% (uma paciente) para o grupo de lipoenxertia e 1,8% (três pacientes) para o grupo da cirurgia conservadora sem reconstrução.

No estudo de seguimento, publicado em 2020[21], o tempo médio de acompanhamento foi de 5 anos, e não foram encontradas diferenças significativas nas taxas de recorrência locorregional entre as pacientes que recebe-ram lipoenxertia imediata e as que não receberam. Esses achados corroboram as pesquisas anteriores e demonstram a segurança oncológica da reconstrução imediata com lipoenxertia. Essa técnica é, portanto, segura e eficaz para alcançar resultados cosméticos ideais na cirurgia primária de câncer de mama, sem comprometer os resultados oncológicos.

REFERÊNCIAS

1. Parrish JN, Metzinger SE. Autogenous fat grafting and breast augmentation: A review of the literature. Aesthet Surg J 2010 Jul-Aug; 30(4):549-56. Disponível em: http://www.ncbi.nlm.nih.gov/pubmed/20829253.

2. Delay E et al. Fat injection to the breast: Technique, results, and indications based on 880 procedures over 10 years. Aesthet Surg J 2009 Sep-Oct; 29(5):360-76. Disponível em: http://www.ncbi.nlm.nih.gov/pubmed/19825464.

3. Agha RA, Goodacre T, Orgill DP. Use of autologous fat grafting for reconstruction postmastectomy and breast conserving surgery: A systematic review protocol. BMJ Open 2013; 3(10):e003709. Disponível em: http://www.ncbi.nlm.nih.gov/pubmed/24154518 e http://www.ncbi.nlm.nih.gov/pmc/articles/PMC3808755/pdf/bmjopen-2013-003709.pdf.

4. Coleman SR, Saboeiro AP. Fat grafting to the breast revisited: Safety and efficacy. Plast Reconstr Surg 2007 Mar; 119(3):775-85; discussion 786-7. Disponível em: http://www.ncbi.nlm.nih.gov/pubmed/17312477.

5. Pinell-White XA et al. Radiographic implications of fat grafting to the reconstructed breast. Breast J 2015 Sep-Oct; 21(5):520-5. Disponível em: http://www.ncbi.nlm.nih.gov/pubmed/26133468.

6. Noor L et al. Imaging changes after breast reconstruction with fat grafting — Retrospective study of 90 breast cancer. Pak J Med Sci 2016 Jan-Feb; 32(1):8-12. Disponível em: http://www.ncbi.nlm.nih.gov/pubmed/27022335.

7. Cheriyan T, Kao HK, Qiao X, Guo L. Low harvest pressure enhances autologous fat graft viability. Plast Reconstr Surg 2014 Jun; 133(6):1365-8. doi: 10.1097/PRS.0000000000000185. PMID: 24867719.

8. Groen JW, Negenborn VL, Twisk DJWR et al. Autologous fat grafting in onco-plastic breast reconstruction: A systematic review on oncological and radiological safety, complications, volume retention and patient/surgeon satisfaction. J Plast Reconstr Aesthet Surg 2016 Jun; 69(6):742-64. doi: 10.1016/j.bjps.2016.03.019.

9. Rigotti G, Marchi A, Stringhini P et al. Determining the oncological risk of autologous lipoaspirate grafting for post-mastectomy breast reconstruction. Aesthetic Plast Surg 2010; 34(4):475-80.

10. Rietjens M, De Lorenzi F, Rossetto F et al. Safety of fat grafting in secondary breast reconstruction after cancer. J Plast Reconstr Aesthet Surg 2011; 64(4):477-83.

11. Petit JY, Botteri E, Lohsiriwat V et al. Locoregional recurrence risk after lipofilling in breast cancer patients. Ann Oncol 2012; 23(3):582-8.

12. Petit JY, Rietjens M, Botteri E et al. Evaluation of fat grafting safety in patients with intraepithelial neoplasia: A matched-cohort study. Ann Oncol 2013; 24(6):1479-84.

13. Claro Jr F, Figueiredo JC, Zampar AG, Pinto-Neto AM. Applicability and safety of autologous fat for reconstruction of the breast. Br J Surg 2012 Jun; 99(6):768-80. doi: 10.1002/bjs.8722.

14. Petit JY, Maisonneuve P, Rotmensz N et al. Safety of lipofilling in patients with breast cancer. Clin Plast Surg 2015 Jul; 42(3):339-44. doi: 10.1016/j.cps.2015.03.004.

15. Brenelli F, Rietjens M, De Lorenzi F et al. Oncological safety of autologous fat grafting after breast conservative treatment: A prospective evaluation. Breast J 2014 Mar-Apr; 20(2):159-65. doi: 10.1111/tbj.12225.

16. Kronowitz SJ, Mandujano CC, Liu J et al. Lipofilling of the breast does not increase the risk of recurrence of breast cancer: A matched controlled study. Plast Reconstr Surg 2016 Feb; 137(2):385-93. doi: 10.1097/01.prs.0000475741.32563.50.

17. Krastev TK, Schop SJ, Hommes J, Piatkowski AA, Heuts EM, van der Hulst RRWJ. Meta-analysis of the oncological safety of autologous fat transfer after breast cancer. Br J Surg 2018 Aug; 105(9):1082-97. doi: 10.1002/bjs.10887.

18. Biazús JV, Falcão CC, Parizotto AC et al. Immediate reconstruction with autologous fat transfer following breast-conserving surgery. Breast J 2015 May-Jun; 21(3):268-75. doi: 10.1111/tbj.12397.

19. Biazús JV, Stumpf CC, Melo MP et al. Breast-conserving surgery with immediate autologous fat grafting reconstruction: Oncologic outcomes. Aesthetic Plast Surg 2018 Oct; 42(5):1195-201. doi: 10.1007/s00266-018-1155-5.

20. Stumpf CC, Biazús JV, Zucatto FSAE et al. Immediate reconstruction with autologous fat grafting: Influence in breast cancerregional recurrence. Rev Col Bras Cir 2017 Mar-Apr; 44(2):179-86. doi: 10.1590/0100-69912017002012. Erratum in: Rev Col Bras Cir 2017 Jul-Aug; 44(4):416-418.

21. Stumpf CC, Zucatto AE, Cavalheiro JAC et al. Oncologic safety of immediate autologous fat grafting for reconstruction in breast-conserving surgery. Breast Cancer Res Treat 2020 Apr; 180(2):301-9. doi: 10.1007/s10549-020-05554-0.

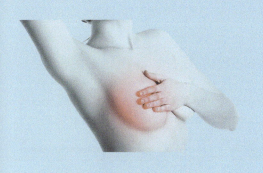

Capítulo 44
Reconstrução Mamária com Retalho do Músculo Grande Dorsal com Lipoenxertia Imediata

Vilmar Marques de Oliveira

Renata Suzuki Brondi

Fábio Bagnoli

▶ INTRODUÇÃO

A reconstrução com retalho do grande dorsal lipoenxertado consiste em uma reconstrução autóloga e híbrida, oferecendo às pacientes uma oportunidade de realizar sua cirurgia, na maioria das vezes, em um único tempo cirúrgico e com resultados muito naturais[1]. A possibilidade de um bom resultado cirúrgico, além de duradouro, demonstrou ter grande importância no desfecho final do tratamento, com benefício psicossocial, culminando com a melhora da qualidade de vida das pacientes[2,3].

Constituindo a base da cirurgia reparadora, as técnicas de reconstrução mamária com retalhos miocutâneos tornam possível a reconstrução total das mamas ou de grandes defeitos da parede torácica, assim como de defeitos parciais da mama[1,4].

Como o retalho do latíssimo do dorso é delgado, quando utilizado para reconstrução mamária, a associação de um implante na maioria das vezes é necessária para se obter o volume final.

Apesar dos bons resultados do retalho associados ao implante, algumas complicações relacionadas com sua utilização são relatadas com certa frequência. Tschopp mostrou 30% de contratura capsular, Baker III e IV, acarretando assimetria e mau posicionamento do implante em seguimento de 10 anos[5]. Já Tarantino e cols., em seguimento de 14 anos com esse mesmo tipo de reconstrução, relataram que 50% de suas pacientes necessitaram de procedimento para troca ou remoção de implante em virtude das intercorrências, como infecção, contratura capsular e ruptura, sendo as duas últimas os fatores mais comuns[6].

A utilização de retalho do latíssimo do dorso autólogo e estendido é uma opção ao uso de implantes, utilizando áreas/zonas gordurosas do dorso, como descrito por Emmanuel Delay na década de 1990. O problema dessa técnica é o defeito causado na zona doadora.

Com o advento da lipoenxertia, tornou-se muito interessante a associação das duas técnicas: a lipoenxertia pode ser realizada antes da confecção do retalho, no mesmo tempo cirúrgico, e o volume pode variar conforme a necessidade de cada paciente (veja as Figuras 44.9 a 44.11).

Sua grande vantagem está na realização de uma cirurgia autóloga com mamas de aparência natural[1]. Estudo retrospectivo, comparando retalho do dorsal lipoenxertado com esse mesmo retalho com implante, demonstrou taxas maiores de reabordagem no segundo grupo devido a complicações com os implantes[7].

A reconstrução com retalhos autólogos é a escolha quando existem sequelas importantes de radioterapia na parede torácica, principalmente nas pacientes que necessitam reconstrução unilateral, podendo o retalho autólogo oferecer maior simetria, comparado aos implantes[8].

Em países em que esse tipo de reconstrução é realizado no segundo tempo cirúrgico, após radioterapia, a microcirurgia com a utilização de retalho livre é considerada de escolha, como a realizada com o reto abdominal e sua perfurante, a artéria epigástrica inferior profunda (DIEP). No entanto, estudo que comparou essa técnica de reconstrução autóloga com retalho do dorsal lipoenxertado demonstrou grau de satisfação das pacientes e taxa de complicações muito semelhantes, sendo essa uma opção muito interessante por apresentar taxas menores de complicações em relação ao retalho abdominal e ser menos complexa, não havendo a necessidade de equipe treinada em microcirurgia ou de equipamentos específicos[9,10].

PASSOS DO PROCEDIMENTO

- **Passo 1:** paciente em posição supina para avaliação do defeito (Figura 44.1 – *pinch test*).
- **Passo 2:** após anestesia geral e cirurgia oncológica proposta, a paciente é posicionada em decúbito ventral horizontal – optamos por realizar essa cirurgia nessa posição em virtude da facilidade de lipoenxertia em flancos e na região lateral da coxa (Figura 44.2).
- **Passo 3:** lipoenxertia realizada através de cânula de 5mm, fenestrada sob baixa pressão com seringa de 60mL (Figura 44.3).
- **Passo 4:** preparo da gordura através do método de lavagem com soro fisiológico, peneiração e decantação (Figura 44.4).
- **Passo 5:** transferência da gordura para o retalho antes de sua confecção (Figura 44.5).
- **Passo 6:** confecção do retalho conforme numeração apresentada na Figura 44.6 – a denervação é realizada apenas quando há necessidade de mobilização maior do retalho (Figura 44.7).

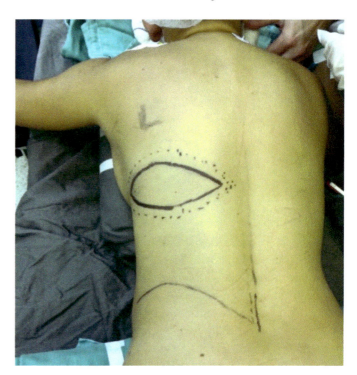

Figura 44.2 Paciente com demarcação da área a ser ressecada para confecção do retalho.

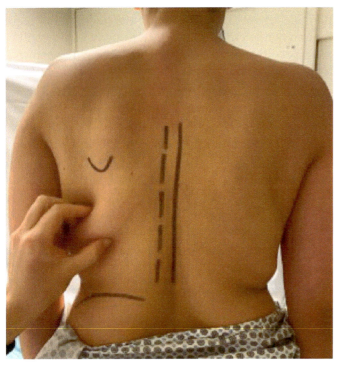

Figura 44.1 Teste da pinça (*pinch test*).

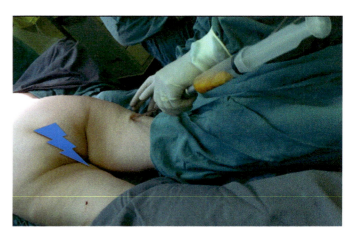

Figura 44.3 Lipoaspiração.

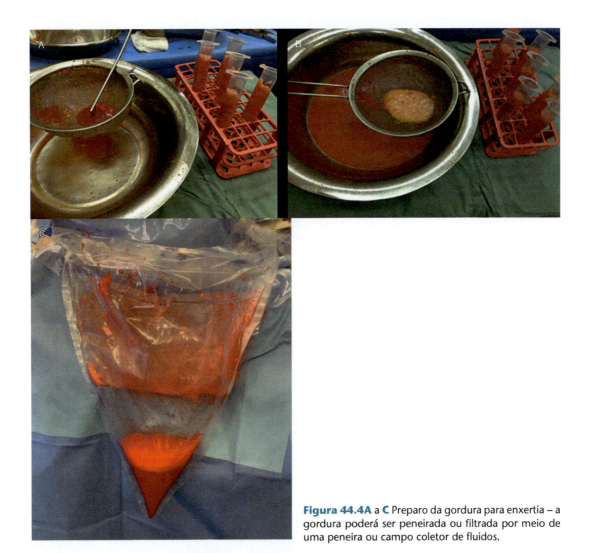

Figura 44.4A a C Preparo da gordura para enxertia – a gordura poderá ser peneirada ou filtrada por meio de uma peneira ou campo coletor de fluidos.

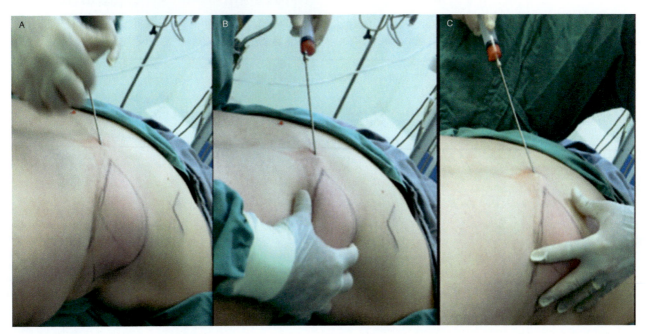

Figura 44.5A Introdução da cânula de 2mm. **B** e **C** Movimentos de retirada com enxertia da gordura em diversos sítios do retalho.

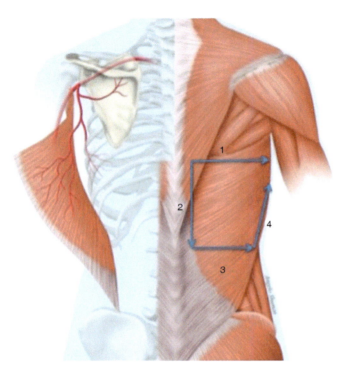

Figura 44.6 Ressecção do retalho conforme numeração de 1 a 4.

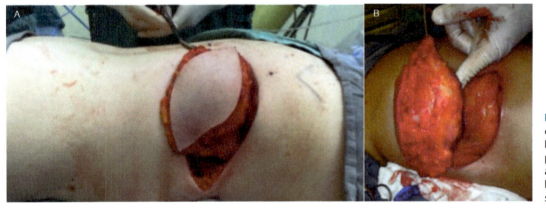

Figura 44.7A e **B** Retalho confeccionado – retalho de boa espessura. Este retalho pode ser utilizado tanto com a ilha de pele como desepitelizado, de acordo com a necessidade de cada paciente.

CASOS OPERADOS (FIGURAS 44.8 A 44.11)

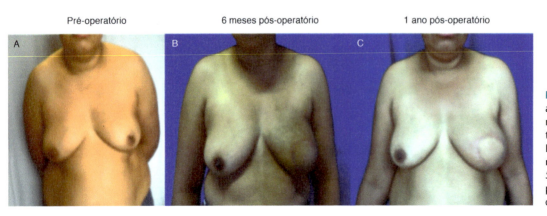

Figura 44.8 Paciente de 44 anos submetida à mastectomia de mama esquerda – injetados 100mL de gordura. **A** Pré-operatório. **B** Resultado 6 meses após cirurgia. **C** Resultado 5 meses após radioterapia – a paciente não apresentou perda de volume.

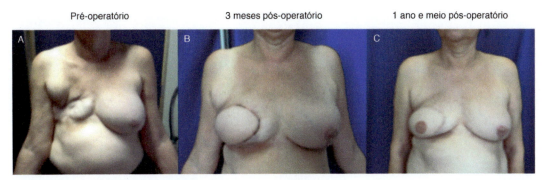

Figura 44.9 Paciente de 63 anos submetida à reconstrução tardia – injetados 120mL de gordura. **A** Pré-operatório. **B** Resultado 3 meses após cirurgia. **C** Resultado 1 ano e meio após cirurgia.

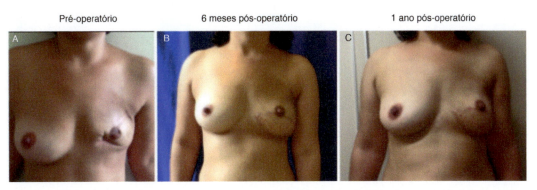

Figura 44.10 Paciente de 37 anos submetida à reconstrução tardia após mastectomia preservadora do complexo areolopapilar e perda do implante pós-radioterapia. **A** Pré-operatório. **B** Resultado 6 meses após cirurgia. **C** Resultado 12 meses após cirurgia.

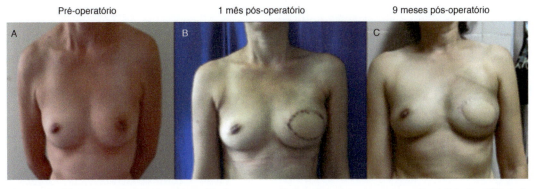

Figura 44.11 Paciente de 46 anos submetida à reconstrução imediata de mama esquerda – injetados 200mL de gordura. **A** Pré-operatório. **B** Resultado 1 mês após cirurgia. **C** Resultado 9 meses após cirurgia.

MINI-FLAP LIPOENXERTADO

Outra maneira de realizar essa reconstrução mamária seria através do chamado *mini-flap* do dorsal ou *muscle sparing*, isto é, grande parte da musculatura é mantida íntegra, havendo a necessidade apenas de ressecção de sua porção lateral, onde se insere seu pedículo vascular. Essa técnica pode ser realizada em cirurgias conservadoras ou mesmo em mastectomias, pois a ilha muscular utilizada é pequena, mas o retalho pode ser extenso (Figura 44.12)[4].

As vantagens dessa técnica em relação à apresentada anteriormente são:

- Secção de pequena porção lateral do músculo, o suficiente para manter o suprimento vascular para o retalho.
- Pequena cicatriz em linha axilar anterior e posterior, em linha do sutiã, não havendo cicatriz em dorso.

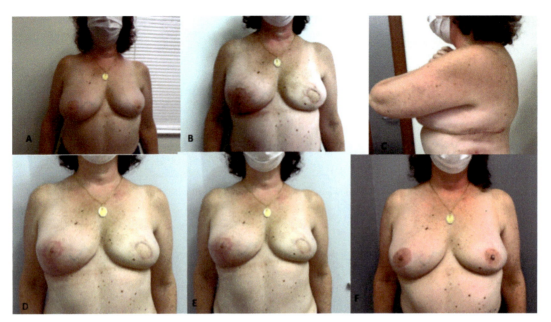

Figura 44.12 Paciente submetida a *mini-flap* de dorsal lipoenxertado com 250mL de gordura autóloga. **A** Pré-operatório. **B** Resultado 30 dias após cirurgia. **C** Cicatriz lateral com 30 dias de pós-operatório. **D** Resultado 60 dias após cirurgia. **E** Resultado 12 meses após cirurgia. **F** Resultado 24 meses após cirurgia.

- Taxas menores de seroma.
- A paciente permanece durante todo procedimento em decúbito dorsal horizontal.

As indicações são as mesmas para a reconstrução com retalho do latíssimo do dorso; no entanto, é preferida para pacientes que desejam mamas mais naturais ou apresentem algum problema em reconstrução prévia com implantes, sendo contraindicada para pacientes com comorbidades graves e descompensadas e na presença de lesão de pedículo vascular.

As taxas de complicações do retalho lipoenxertado são baixas, sendo a principal, além do seroma em dorso, a esteatonecrose da área lipoenxertada. Por isso, é importante que a lipoenxertia seja realizada com a técnica correta (retrógrada, pouco volume e em diferentes sítios) para reduzir as possibilidades de complicação.

CONSIDERAÇÕES FINAIS

A utilização do retalho do latíssimo do dorso oferece ao cirurgião um método consistente e versátil para reparação e reconstrução da mama. Quando essa técnica é associada à lipoenxertia, o retalho passa a ser autólogo, resultando em mamas mais naturais, com baixas taxas de complicações e resultados duradouros.

REFERÊNCIAS

1. Brondi RS, Oliveira VM, Bagnoli F, Mateus EF, Rinaldi JF. Autologous breast reconstruction with the latissimus dorsi muscle with immediate fat grafting: Long-term results and patient satisfaction. Ann Plast Surg 2019 Feb; 82(2):152-7.
2. Rowland JH, Desmond KA, Meyerowitz BE, Belin TR, Wyatt GE, Ganz PA. Role of breast reconstructive surgery in physical and emotional outcomes among breast cancer survivors. J Nation Cancer Instit 2000; 92(17):1422-9.
3. Al-Ghazal SK, Fallowfield L, Blamey RW. Comparison of psychological aspects and patient satisfaction following breast conserving surgery, simple mastectomy and breast reconstruction. Eur J Cancer (Oxford, England:1990) 2000; 36(15):1938-43.
4. Piat JM, Giovinazzo V, Talha A et al. Conversion of breast implants into natural breast reconstruction: Evaluating lipofilled mini dorsi flap. Plast Reconstr Surg Glob Open 2022 Jul; 10(7):e4450.
5. Tschopp H. Evaluation of long-term results in breast reconstruction using the latissimus dorsi flap. Ann Plast Surg 1991; 26(4):328-40.
6. Tarantino I, Banic A, Fischer T. Evaluation of late results in breast reconstruction by latissimus dorsi flap and prosthesis implantation. Plast Reconstr Surg 2006; 117(5):1387-94.
7. Demiri EC, Dionyssiou DD, Tsimponis A et al. Outcomes of Fat-Augmented Latissimus Dorsi (FALD) flap versus implant-based latissimus dorsi flap for delayed post-radiation breast reconstruction. Aesthetic Plast Surg 2018 Jun; 42(3):692-701.
8. Kronowitz SJ. State of the art and science in postmastectomy breast reconstruction. Plast Reconstr Surg 2015; 135(04):755e-771e.
9. Demiri EC, Tsimponis A, Pagkatos A et al. Fat-augmented latissimus dorsi versus deep inferior epigastric perforator flap: Comparative study in delayed autologous breast reconstruction. J Reconstr Microsurg 2021; 37(3):208-15.
10. Albornoz CR, Bach PB, Pusic AL et al. The influence of sociodemographic factors and hospital characteristics on the method of breast reconstruction, including microsurgery: A US population-based study. Plast Reconstr Surg 2012; 129(05):1071-9.

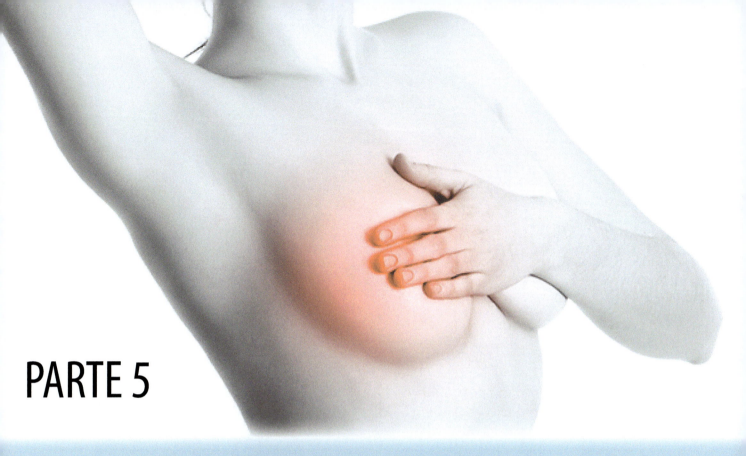

PARTE 5

RECONSTRUÇÕES MAMÁRIAS

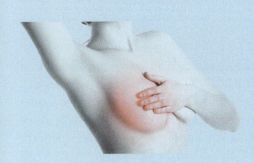

Capítulo 45

Tipos e Escolha dos Implantes Mamários

Cícero de Andrade Urban
Karina Anselmi
Rodrigo Villaverde Cendon

▶ INTRODUÇÃO

Nas décadas de 1980 e 1990, na maioria dos casos as reconstruções mamárias após mastectomias eram realizadas com retalhos miocutâneos. Atualmente, as próteses e expansores são as técnicas mais empregadas. Isso se deve ao diagnóstico mais precoce do câncer, ao refinamento das técnicas de mastectomia com preservação da pele, do complexo areolopapilar e do sulco inframamário e à evolução das próteses e expansores mamários, que apresentam diferentes formas e medidas, possibilitando a adequação para cada tipo de paciente[1-5].

Inicialmente, na década de 1960, o silicone líquido era utilizado na forma de injeções na mama, parecendo apresentar características favoráveis em termos de biocompatibilidade. Contudo, esse uso foi desencorajado por causar granulomas de corpo estranho, e as partículas de silicone migravam para linfonodos axilares e para outras partes do organismo. Após essa fase, buscou-se criar um material que envolvesse o silicone como um envelope e prevenisse esse fenômeno. Assim, a primeira prótese mamária foi criada em 1962, por Cronin, e surgiram sucessivamente diversas gerações que melhoraram sua forma e segurança.

Um dos problemas encontrados com a primeira geração se referia à durabilidade do envelope, o qual era progressivamente degradado, ocasionando rupturas frequentes e o extravasamento do silicone. Isso contribuiu para que o Food and Drug Administration (FDA) proibisse o uso do silicone nas cirurgias estéticas mamárias em 1992, na histórica "moratória do silicone". Desde então houve uma evolução importante com o desenvolvimento de diferentes materiais. A introdução do gel de silicone mais coesivo permitiu então a fabricação de próteses com formato anatômico, melhorando os resultados da reconstrução mamária[6].

Neste capítulo serão abordadas as características específicas das próteses mamárias e suas indicações na cirurgia oncoplástica e reconstrutiva da mama.

▶ SELEÇÃO DAS PACIENTES

A maioria das pacientes pode ser candidata a uma reconstrução com prótese ou expansor, desde que exista viabilidade do retalho cutâneo e do sulco inframamário. Como em qualquer tipo de cirurgia, as pacientes devem ser bem selecionadas e orientadas sobre todas as opções de técnicas que podem ser utilizadas em cada caso específico para que possam tomar sua decisão com informações precisas[7]. Os melhores resultados, em geral, são obtidos em mamas de pequeno e médio volume e com pouca ptose, uma vez que o retalho da pele se acomoda inteiramente sobre a prótese. No entanto, também é possível alcançar bons resultados em mamas maiores, e até mesmo atingir algum grau de ptose em algumas pacientes. Nesse sentido, a reconstrução imediata com prótese pré-peitoral tem promovido resultados melhores em termos de naturalidade e está se tornando o novo padrão nas reconstruções mamárias[7].

As contraindicações podem ser absolutas ou relativas. As absolutas estão relacionadas principalmente com condições locais adversas ou estádio oncológico avançado. A ausência de pele suficiente para fechamento e cobertura total do implante ou do expansor é uma condição após mastectomias para tumores avançados, como nos casos de carcinoma inflamatório, ou após radioterapia prévia. Outra contraindicação absoluta é a presença de infecção ativa no momento da reconstrução. As contraindicações relativas incluem necessidade de radioterapia adjuvante, radioterapia prévia, doença do colágeno, tabagismo, diabetes descompensado, obesidade mórbida e ausência do músculo peitoral maior[8]. Esses fatores podem contribuir para aumento do risco de complicações ou para mau resultado estético, e as pacientes precisam ser alertadas sobre isso[8].

O sucesso da reconstrução mamária com prótese definitiva ou expansor temporário depende da seleção adequada das pacientes e dos expansores e, principalmente, da qualidade técnica da mastectomia (Figuras 45.1 e 45.2).

TIPOS DE PRÓTESES

Os diversos tipos de próteses mamárias variam segundo a altura, a base, a projeção, o envelope e as características do material. Atualmente, é grande o debate acerca do linfoma anaplásico de grandes células associado às próteses mamárias (BIA-ALCL na sigla em inglês), o qual está mais associado às próteses macrotexturizadas e de poliuretano (veja o Capítulo 65). Outros motivos de intensa controvérsia são a doença do silicone e a síndrome ASIA (veja o Capítulo 66). Por isso, em muitos países o uso de próteses macrotexturizadas e de poliuretano tem sido limitado. Algumas marcas saíram do mercado, como a Allergan/Natrelle. No Brasil, a Mentor também retirou algumas próteses mamárias anatômicas com superfície texturizada e as próteses expansoras definitivas de Becker. Esses fatores limitaram ainda mais a escolha das próteses para cirurgias reconstrutivas e, consequentemente, levaram ao predomínio das próteses redondas e lisas. No Quadro 45.1 se encontram os principais elementos históricos das próteses mamárias e no Quadro 45.2 as próteses disponíveis no mercado brasileiro.

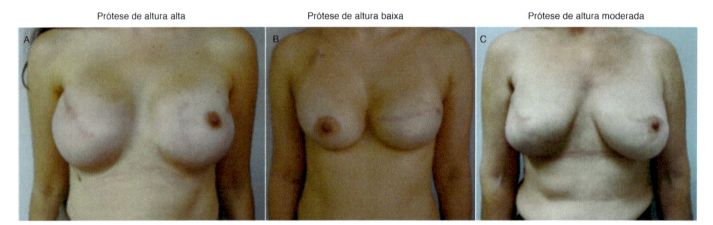

Figura 45.1A a C A forma da prótese interfere no resultado final da reconstrução mamária.

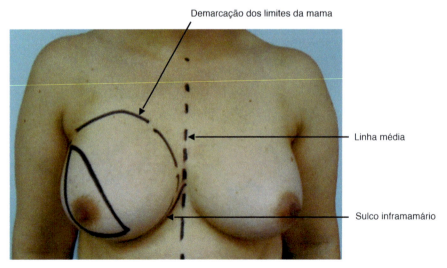

Figura 45.2 Planejamento pré-operatório.

Quadro 45.1 Evolução histórica das próteses mamárias

1962 – Primeira geração de próteses mamárias (gel Sialastic®)
1965 – Próteses mamárias com solução salina
1975 – Segunda geração de próteses mamárias (*low bleed*)
1976 – Próteses com dupla câmara
1976 – Próteses anatômicas
1976 – FDA classifica as próteses como risco moderado
1983 – Publicação de enfermidade autoimune associada a próteses
1986 – FDA classifica as próteses como de risco alto
1986 – Próteses cobertas com poliuretano
1988 – Próteses texturizadas
1990 – Próteses com hidrogel
1991 – Maria Hopkins vence ação de 7 milhões de dólares
1992 – FDA restringe o uso de próteses de silicone
1995 – Terceira geração de próteses mamárias (anatômicas com gel coesivo)
2002 – Próteses anatômicas assimétricas
2003 – Próteses com cobertura de titânio
2006 – Aprovação do FDA para uso de próteses mamárias em cirurgias estéticas e reparadoras
2010 – Crise das próteses PIP e Rofill
2016 – FDA considera BIA-ALCL uma entidade clínica
2019 – *Recall* da Allergan

BIA-ALCL: linfoma anaplásico de grandes células associado às próteses mamárias; FDA: Food and Drug Administration.

Quadro 45.2 Próteses mamárias

Marca	Quantidade		Total
	Redonda	Anatômica	
Mentor®	336	0	336
Motiva®	70	30	100
Silimed®	571	321	892
Eurosilicone®	57	0	57
Lifesil®	68	0	68
Perthese®	123	79	202
Total	1.225	430	1.655

Em relação aos tipos, as próteses podem ser divididas quanto ao tipo de envelope, ao material de preenchimento, à forma, ao volume e à projeção[5].

Quanto ao tipo do envelope, podem ser: (a) lisas, (b) texturizadas, (c) microtexturizadas, (d) nanotexturizadas, (e) revestidas em poliuretano ou (f) microtexturizadas em titânio. Quanto ao material do preenchimento do envelope, podem ser: (a) com solução salina, (b) com gel de silicone normal, coesivo ou misto ou (c) outras substâncias não homologadas (óleo de soja, óleo de amendoim, hidrogel etc.). Quanto à forma, podem ser: (a) redondas, (b) anatômicas ou (c) anatômicas assimétricas (essas próteses apresentavam uma proposta inovadora, mas saíram do mercado devido ao uso de silicone adulterado)[9]. Quanto ao volume, podem ser: (a) fixas ou (b) variáveis. Quanto à projeção, podem ser: (a) baixas, (b) moderadas, (c) moderadas *plus*, (d) altas ou (e) extra-altas.

Próteses salinas

As próteses salinas contêm um envelope de silicone e uma válvula que possibilita a introdução ou a retirada da solução fisiológica durante e após o ato operatório. O envelope pode ser liso ou texturizado, possuindo boa elasticidade, de modo a permitir pequena variação do volume de solução salina a ser introduzida para obtenção de maior simetria com a mama oposta. Na seleção do volume do implante, é aconselhável aumentar em 10% a 20% o volume indicado pelo fabricante para melhorar a distensão do envelope, evitando "pregas" da prótese, as quais podem provocar ruptura da prótese ou úlcera local, seguida de extrusão, sobretudo nos casos de cobertura cutânea delgada e/ou irradiada.

A forma pode ser redonda ou anatômica, sendo maior a dificuldade para manter a forma anatômica com a introdução de solução salina, pois a prótese não tem a mesma consistência do gel coesivo. A válvula pode ser anterior ou posterior, dependendo do fabricante, e é um dos pontos críticos da prótese salina, pois defeitos podem originar vazamentos parciais ou totais da solução fisiológica. Normalmente, o vazamento não provoca nenhum dano para a paciente, pois, por se tratar de solução fisiológica, será absorvido pelo organismo.

O problema maior é estético, decorrente da perda de volume e da necessidade de nova cirurgia para substituição da prótese. Alguns estudos relatam índices diferentes de vazamento ou ruptura de implantes salinos. Essas próteses são pouco utilizadas na Europa e não estão disponíveis no Brasil. Seu uso é mais difundido nos EUA, influenciado sobretudo pela moratória do silicone na década de 1990[5].

Próteses com gel de silicone

Essas próteses de volume fixo são constituídas por um envelope de silicone liso ou texturizado, preenchido com gel de silicone coesivo em diversas camadas. Atualmente, o envelope tem espessura maior para aumentar sua resistência e evitar a transposição de partículas de gel de silicone, o chamado *gel bleeding*. Por ser um elastômero, o silicone tem sua viscosidade dependente da massa molecular. O gel mais coesivo é usado na fabricação de próteses anatômicas, que são mais rígidas, para manter a forma anatômica.

As próteses anatômicas com gel coesivo constituíram um grande avanço por possibilitar a obtenção de uma forma mais próxima da mama normal com menor projeção do polo superior da mama. Na época áurea, era necessária a inclusão de alguns detalhes técnicos, como posicionar a cicatriz de mastectomia completamente sobre o músculo peitoral maior e deixar o retalho cutâneo mais espesso e bem vascularizado, promovendo maior projeção no polo inferior da mama.

Com as próteses redondas, acreditava-se que a forma obtida era frequentemente menos natural. Hoje, com a maior difusão das próteses redondas e lisas, é possível alcançar um resultado natural com as próteses redondas nas mastectomias com preservação da aréola e do mamilo, sobretudo nas reconstruções pré-peitorais[8-10]. Contudo, com a prótese redonda, o colo da mama fica um pouco mais pronunciado, o que pode ser uma vantagem para algumas pacientes (Figura 45.3).

A grande vantagem das próteses anatômicas é a possibilidade de escolha de diferentes formas e volumes, que variam segundo três parâmetros: tamanho da base, altura e projeção anterior, facilitando a escolha da forma de prótese ideal de acordo com as diferentes características morfológicas da paciente. Entre as desvantagens estão a consistência mais dura da mama reconstruída e, em casos de mamoplastia de aumento, a incisão maior para permitir sua introdução sem compressão, podendo eventualmente deformá-la.

As próteses com gel de silicone eram as mais utilizadas para reconstrução mamária imediata ou para troca de expansor temporário por prótese definitiva[5]. No entanto, com as limitações atuais impostas às próteses texturizadas, as próteses redondas e lisas são as mais disponíveis no mercado. Existem próteses anatômicas lisas com abas de fixação na parte inferior, as quais apresentam mais risco de rotação do que as próteses texturizadas e de poliuretano.

Prótese revestida com poliuretano

Essas próteses são fabricadas com uma camada externa em poliuretano que teoricamente seriam mais eficazes em evitar o fenômeno de contratura capsular, comparadas às próteses com envelope liso, e também evitariam a rotação da prótese, uma vez que o revestimento tornaria possível uma desorientação no sentido das fibras de colágeno, ao contrário do que ocorreria com as próteses revestidas com envelope liso[11]. Estudos demonstraram que a metabolização do poliuretano dá origem a uma substância chamada 2,4 e 2,6-tolueno diamina (TDA), que poderia ser carcinogênica[5].

Em caso de infecção, é necessária a retirada da prótese com todos os resíduos de poliuretano, para evitar fístulas cutâneas pós-operatórias. As próteses de poliuretano apresentam diferentes características, inclusive em relação ao risco de BIA-ALCL. Muitos autores têm considerado as próteses de poliuretano como as que melhor se enquadram nas reconstruções pré-peitorais em razão do risco menor de rotação e da melhor aderência tecidual.

Prótese microtexturizada com titânio

Lançadas no mercado em 2003, as próteses microtexturizadas com titânio apresentam as seguintes características: envelope interno em gel de silicone e externo em silicone com microtextura de titânio. O objetivo dessas próteses seria a menor reação tipo corpo estranho com a consequente redução da incidência de cápsula periprotética. Os dados sobre a eficiência desse tipo de prótese ainda são limitados[5], as quais não se encontram disponíveis no Brasil.

Expansores definitivos

Os expansores definitivos são próteses com volume variável, apresentando uma câmara externa preenchida com gel de silicone e uma interna que pode ser preenchida com solução fisiológica a um volume regulável para se adaptar melhor ao volume da mama oposta. Essa câmara interna está localizada na parte inferior da prótese e seu preenchimento favorece o formato anatômico da prótese.

Uma válvula externa é conectada à câmara interna através de um tubo com aproximadamente 2mm de

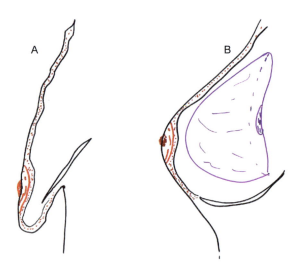

Figura 45.3 Loja mamária sem (**A**) e após a inclusão dos implantes de silicone (**B**).

diâmetro. Esse dispositivo pode ser removido em alguns tipos de prótese (prótese de Becker) ou ser definitivo em outros tipos (Natrelle Style 150). A válvula pode ser posicionada na região axilar ou abaixo do sulco inframamário, em posição mais superficial em relação à pele, para evitar a dificuldade de localização no momento do preenchimento da prótese com solução fisiológica. Outros autores preconizam um posicionamento paraesternal para evitar o desconforto das pacientes.

Uma das vantagens dessas próteses é a possibilidade de variação de volume no momento da reconstrução mamária imediata, quando os retalhos cutâneos são frágeis e há risco de necrose cutânea. Nesses casos, a prótese pode ser colocada sem o preenchimento da câmara interna e a correção do volume realizada 3 ou 4 semanas depois, quando a vascularização dos retalhos e a cicatrização já estão estabilizadas. Há também a possibilidade de pequenas correções de volume, em caso de variações no peso corporal no período pós-operatório, devido à quimioterapia ou à hormonioterapia[5].

Entre as desvantagens dos expansores definitivos está o desconforto que a válvula pode causar, o que pode ser corrigido em um segundo tempo cirúrgico com a remoção da válvula. O ponto de inserção do tubo na prótese é muito vulnerável. Quando o tubo pode ser retirado, há risco de esvaziamento da solução fisiológica através da válvula de proteção. Quando o tubo não pode ser retirado, ocorre tração mecânica maior na região de inserção do tubo, o que pode provocar a ruptura precoce da prótese. Essas próteses também são mais rígidas do que as próteses de silicone convencionais[5] e não estão mais disponíveis no mercado brasileiro.

Expansores temporários

Os expansores temporários são próteses com um envelope de silicone elástico e uma válvula de preenchimento que possibilita a introdução de solução fisiológica e, consequentemente, distensão cutânea pós-operatória para obtenção de volume mamário similar ao da mama contralateral. Desse modo, é necessária uma segunda cirurgia para substituição do expansor pela prótese definitiva.

Encontram-se disponíveis diferentes modelos e formas de expansores: redondos, anatômicos, com válvulas integradas e válvulas à distância. Os expansores com válvulas à distância promovem uma distensão global com importante distensão do polo superior da mama e a consequente distensão do músculo peitoral maior. A distensão do músculo peitoral provoca desconforto e dor

à mobilização do membro superior, além de resultar em aumento de distensão cutânea no polo superior, sendo mais importante a distensão cutânea no polo inferior. Outra desvantagem é o posicionamento da válvula, que geralmente é colocada na região axilar e pode provocar dores ou desconforto ou ainda acarretar dificuldades para o preenchimento, caso a válvula seja muito pequena ou se a paciente for obesa.

Os modelos mais utilizados antes da era dos BIA--ALCL apresentavam formato anatômico com diferentes altura, envelope externo texturizado e válvula incorporada à prótese. A forma anatômica é a mais adequada para promover a distensão somente do polo inferior da mama, com a distensão cutânea onde realmente é necessária, sem provocar desconforto em razão da distensão do músculo peitoral maior. As diferentes alturas das próteses poderiam auxiliar a decisão sobre a expansão global, em geral em mamas de grande volume, ou de expansão somente do polo inferior, geralmente necessária no caso de mamas de pequeno volume.

O envelope texturizado pode evitar a mobilização da prótese e, segundo alguns autores, pode reduzir a incidência de formação de cápsula periprotética, efeito semelhante ao verificado com as próteses revestidas com poliuretano[5,9,12]. Hoje, no entanto, os expansores disponíveis no mercado brasileiro são lisos (redondos e com válvula remota) ou nanotexturizados (com válvula incorporada).

O tempo e a frequência do preenchimento do expansor dependem da cicatrização dos retalhos cutâneos e da elasticidade dos tecidos. O expansor pode ser preenchido já no intraoperatório, mas com o cuidado de não provocar tensão da sutura dos retalhos da mastectomia. Algumas poucas gotas de azul de metileno ou azul patente são adicionadas na solução fisiológica injetada para facilitar a confirmação do posicionamento da agulha no pós-operatório. Se os retalhos cutâneos apresentam boa vascularização, é possível preencher a prótese com cerca de 60cc de solução fisiológica por semana ou 100cc a cada 3 semanas, até a obtenção do volume desejado[5].

▶ ESCOLHA DA PRÓTESE E DO EXPANSOR

A grande variedade de marcas e modelos de próteses de mama disponíveis e a similaridade entre eles dificultam a obtenção do *know-how* necessário ao cirurgião.

Atualmente, a pesquisa das próteses disponíveis no mercado só é possível mediante a leitura dos catálogos dos respectivos fabricantes, não havendo um sistema informatizado de pesquisa que possa facilitar a localização de próteses semelhantes e/ou equivalentes entre diferentes fabricantes. Os *softwares* disponíveis abordam basicamente a funcionalidades de cálculo de volume e/ou simulação de resultado estético. Para ambos os objetivos, variáveis diversas e não padronizadas são consideradas como parâmetros de entrada. Entre os disponíveis estão o Breast-V, desenvolvido pela diepflap.it Medical Software, o Catálogo Digital Natrelle (não mais presente no mercado), desenvolvido pela Mobile Touch Produtora, e o Crisalix Virtual Aesthetics, desenvolvido pela Crisalix[13], o qual permite uma simulação em 3D do resultado com diferentes próteses.

O *software* Breast-V solicita como parâmetros de cálculo a distância entre o ponto central dos mamilos e a incisura jugular do esterno (em centímetros), a projeção da mama (em centímetros) e o perímetro da mama, entre o ponto central do mamilo e a dobra inframamária (em centímetros). O resultado apresentado refere-se apenas ao volume total da mama em mililitros[14].

O Catálogo Digital Natrelle apresentava um programa elaborado para navegação e pesquisa de implantes e expansores do próprio fabricante, cujas próteses foram retiradas do mercado. As opções de parâmetros incluíam faixas de largura de base, altura, projeção e volume. Os resultados apresentados eram tabelados por ordenação simples dos implantes e expansores que se enquadravam nas faixas informadas[15].

O serviço *on-line* do sistema Crisalix oferece a possibilidade de mapeamento tridimensional do tórax da paciente mediante a inserção de três fotos (frontal, lateral esquerda e lateral direita) e a distância entre os mamilos direito e esquerdo (em centímetros)[12]. Com esses dados, o sistema calcula o volume das mamas e apresenta um modelo tridimensional que pode ser alterado em tempo real. É possível a simulação do resultado após a colocação de um implante, o qual pode ter os valores informados no próprio sistema (altura, largura de base, projeção, volume e tipo de prótese – redonda/anatômica) ou através da seleção de uma prótese do banco de dados interno da empresa.

Apesar de os *softwares* disponíveis no mercado variarem desde a simples funcionalidade de cálculo de volume até o complexo mapeamento tridimensional do tórax, nenhum apresenta um recurso de otimização de escolha ou de indicação da prótese mais adequada para o resultado esperado. Assim, fica a cargo do cirurgião responsável o trabalho de seleção e julgamento do melhor implante, sem qualquer indicador que possa orientá-lo quanto à adequação do resultado esperado perante o modelo selecionado, utilizando parâmetros clínicos, combinados com a experiência profissional.

◗ COMPLICAÇÕES

As complicações mais comuns na reconstrução mamária com prótese ou expansor são infecção, contratura capsular (resultando em dor e piora do resultado estético) e deflação. Em uma série de 171 casos de reconstrução em dois estágios, a taxa de infecção que tornou necessária a remoção do expansor foi de 1,2%, enquanto a de deflação espontânea foi de 1,8% e a de contratura capsular, 3%[7]. Os resultados estéticos com implantes mamários vão decrescendo com o passar do tempo. Segundo alguns autores, 86% das pacientes se consideram satisfeitas com o resultado nos primeiros 2 anos de pós-operatório, comparadas com 54% de satisfação em 5 anos de pós-operatório. Radioterapia, obesidade, diabetes e tabagismo são os fatores de risco mais importantes para complicações e para resultados estéticos insatisfatórios[5,10,13-15]. As reconstruções com próteses pré-peitorais têm promovido menos contratura capsular e resultados estéticos mais satisfatórios do que a via retropeitoral. No entanto, são necessários dados prospectivos e randomizados.

◗ CONSIDERAÇÕES FINAIS

A reconstrução mamária com próteses e expansores representa um grande avanço no tratamento do câncer de mama e é a técnica mais utilizada em todo o mundo. As melhoras na qualidade das próteses e expansores, associadas ao refinamento das técnicas cirúrgicas, possibilitaram avanços importantes nos resultados estéticos para as pacientes com uma cirurgia menos extensa do que os retalhos. Contudo, ainda existem desafios importantes em relação à radioterapia, à contratura capsular e à estabilidade dos resultados estéticos tardios com esse tipo de cirurgia. A reconstrução pré-peitoral, nesse sentido, representa uma das grandes evoluções nesse tipo de cirurgia.

REFERÊNCIAS

1. Albornoz CR, Bach PB, Mehrara BJ et al. A paradigm shift in US breast reconstruction: Incresing implant rates. Plast Reconstruct Surg 2013; 131:15.
2. Alderman A, Gutowski K, Ahuja A, Gray. ASPS Clinical Practice Guideline Summary on breast reconstruction with expanders and implants. Plast Reconstruct Surg 2014; 134:648e.
3. Piper M, Peled AW, Foster RD, Moore DH, Esserman LJ. Total skin-sparing mastectomy: A systematic review of oncologic outcomes and potsoperative complications. Ann Plastic Surg 2013; 70:435.
4. Jagsi R, Jiang J, Momoh AO et al. Trends and variation in use of breast reconstruction in patients with breast cancer undergoing mastectomy in the United States. J Clin Oncol 2014; 32:919-26.
5. Urban C, Rietjens M (eds). Oncoplastic and reconstructive surgery of the breast. Milão: Springer, 2013.

6. Champaneria MC, Wong WW, Hill ME, Gupta SC. The evolution of breast reconstruction: A Historical perspective. World J Surg 2012; 36:730-42.

7. Sun CS, Cantor SB, Reece GP, Fingeret MC, Crosby MA, Markey MK. Helping patients make choice about breast reconstruction: A decision analysis approach. Plast Reconstruct Surg 2014; 134:597.

8. Albornoz CR, Cordeiro PG, Farias-Eisner G et al. Diminishing relative contraindications for immediate breast reconstruction. Plast Reconstruct Surg 2014; 134:363e.

9. Heneghan C. The saga of poly implant prosthèse breast implants. BMJ 2012; 344:e306.

10. Urban C, González E, Fornazari A et al. Prepectoral direct-to-implant breast reconstruction without placement of acellular dermal matrix or mesh after nipple-sparing mastectomy. Plast Reconstr Surg 2022 Nov; 150(5):973-83.

11. Moyer KE, Ehrlich HP. Capsular contracture after breast reconstruction: Collagen fiber orientation and organization. Plast Reconstr Surg 2013; 131:680.

12. Roostaeiam J, Sanchez I, Vardanian A et al. Comparison of immediate implant placement versus the staged tissue expander technique in breast reconstruction. Plast Reconstr Surg 2012; 129:909e.

13. CRISALIX. Crisalix Virtual Aesthetics. Disponível em: http://www.crisalix.com. Acesso em dez 2014.

14. DIEPFLAP.IT. Diepflap.it Medical Software. Disponível em: http://www.diepflap.it/it/25/diepflapit-medical-software.htm. Acesso em: dez 2014.

15. NATRELLE. Catálogo Digital Natrelle. Disponível em: https://play.google.com/store/apps/details?id=com.mobiletouch.natrelle. Acesso em: dez 2014.

16. Kuroda F, Urban C, Zucca-Matthes G et al. Evaluation of aesthetic and quality-of-life results after immediate breast reconstruction with definitive form-stable anatomical implants. Plast Reconstr Surg 2016 Feb; 137(2):278e-286e.

17. Cordeiro PG, Albornoz CR, McCormick B, Hu Q, Zee KV. The impact of postmastectomy radiotherapy on two-stage implant breast reconstruction: An analysis of long-term surgical outcomes, aesthetical results, and satisfaction over 13 years. Plastic Reconstruct Surg 2014; 134:588.

18. Ho AL, Bovill ES, Macadam SA, Tyldesley S, Giang J, Lennox PA. Postmastectomy radiation therapy after immediate two-stage tissue expander/implant breast reconstruction: A University of British Columbia perspective. Plastic Reconstruct Surg 2014; 134:1e.

Capítulo 46

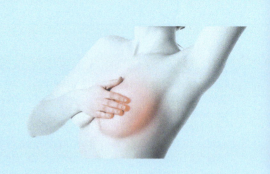

Reconstrução Mamária com Implante Definitivo Retromuscular

José Luiz Pedrini

Mario Casales Schorr

Vivian Fontana

Ísis Mendes Barbosa

▶ INTRODUÇÃO

A reconstrução mamária tem menos impacto emocional na paciente e em sua percepção corporal, contribuindo para melhora na autoestima e redução do luto pela perda do órgão e do estigma da doença. Assim, trata-se de uma etapa importante no tratamento do câncer de mama, favorecendo a qualidade de vida e o bem-estar psicossocial[1]. A reconstrução imediata promove benefício psicológico importante, resultando em diminuição da ansiedade e melhora da autoimagem e permitindo que as pacientes cooperem com seus diagnósticos e tratamentos, em comparação às mulheres que realizaram reconstrução mamária tardia (Elder et al., 2005).

Desde 1999 vigora no Brasil a lei de número 9.797, de 6 de maio de 1999, segundo a qual as mulheres submetidas à mastectomia total ou parcial de mama em decorrência de câncer têm direito à cirurgia plástica reconstrutiva. Em 2013 foi anexada a essa lei a prerrogativa de realização da reconstrução mamária no mesmo tempo cirúrgico, caso haja condições clínicas para o procedimento (PL 12.802, de 2013). Mais recentemente, em 31 de março de 2023, entrou em vigor a lei 14.438, que assegura a substituição do implante sempre que ocorrerem complicações ou efeitos adversos com ele relacionados; além disso, essa lei garante às pacientes com câncer de mama o acompanhamento psicológico e multidisciplinar desde o diagnóstico.

Felizmente, o tratamento cirúrgico do câncer de mama evoluiu desde a era halstediana com a possibilidade de preservação dos músculos peitorais maior e menor.

Além disso, com o advento das mastectomias preservadoras de pele e do complexo areolomamilar (CAM), os resultados estéticos melhoraram e as reconstruções imediatas com próteses foram facilitadas[2]. A preservação da pele e do CAM por si só promove melhor resultado estético, uma vez que mantém o ponto crucial que caracteriza as mamas: o CAM. O envelope cutâneo dessas mastectomias é capaz de suportar a reconstrução mamária imediata, desde que os retalhos cutâneos estejam saudáveis[3]. Para isso, o mastologista deve estar atento à boa prática cirúrgica, mantendo cuidado e delicadeza na manipulação do envelope cutâneo.

A reconstrução mamária com implantes é a técnica mais utilizada em todo o mundo e a mais popular entre as mulheres submetidas à mastectomia em razão do câncer de mama[4]. No Canadá, entre 2005 e 2012 foram realizadas 24.506 reconstruções mamárias após mastectomia: 85,8% foram imediatas e 14,2% tardias; 84% utilizaram implantes e 16% retalhos para a reconstrução[5]. Essa técnica ganhou a preferência sobre os retalhos miocutâneos principalmente por ser de execução mais rápida, não gerar defeitos na área doadora e necessitar menos tempo para recuperação no pós-operatório. A reconstrução com prótese não é preferida apenas pelas pacientes, mas também por muitos cirurgiões em razão da facilidade de execução. Em virtude desses fatores, a reconstrução com próteses tornou-se mais reprodutível em diversas pacientes, superando o número de indicações para uso de retalhos. Entretanto, vale lembrar que são necessárias a seleção adequada de pacientes e uma boa técnica cirúrgica para o sucesso do procedimento.

RECONSTRUÇÃO IMEDIATA *VERSUS* RECONSTRUÇÃO TARDIA

A reconstrução com a prótese retromuscular pode ser realizada tanto no momento da mastectomia como tardiamente, após o término do tratamento adjuvante ou até mesmo anos mais tarde. O momento ideal depende de fatores clínicos, fatores oncológicos e, principalmente, do desejo da paciente. Em geral, a grande maioria das pacientes é candidata à reconstrução mamária. A reconstrução no momento da mastectomia está associada a melhores resultados estéticos e deve ser realizada sempre que possível. A reconstrução imediata também é tecnicamente mais fácil, uma vez que não há cicatrizes e contraturas prévias de tratamentos anteriores. Do ponto de vista prático e econômico, a reconstrução imediata em um único tempo evita o retorno da paciente ao centro cirúrgico[6].

A reconstrução mamária imediata não retarda o tratamento sistêmico adjuvante. Em publicação recente de Cook e cols., as pacientes que realizaram reconstrução imediata tiveram o início do tratamento adjuvante retardado em 3,5 dias, quando comparadas às pacientes submetidas à mastectomia simples, mas é improvável que esse atraso tenha qualquer relevância clínica[7]. A reconstrução mamária imediata também é segura após quimioterapia neoadjuvante e demonstrou não atrasar o tratamento adjuvante. Uma metanálise de 17 estudos, incluindo 3.249 pacientes, concluiu que a quimioterapia neoadjuvante não aumenta os riscos de complicações em reconstruções imediatas tanto com implantes como com retalhos autólogos (RR: 0,91; IC95%: 0,74 a 1,11; p = 0,34). Em outro estudo, os autores relataram que a quimioterapia neoadjuvante pode estar associada a aumento da perda das reconstruções com próteses/expansores (RR: 1,54; IC95%: 1,04 a 2,29; p = 0,03), mas não retarda o início da terapia sistêmica. Um estudo com 622 pacientes, avaliando terapia sistêmica adjuvante e reconstrução mamária, não detectou diferença na perda do implante naquelas que precisaram ser submetidas a tratamento quimioterápico adjuvante *versus* o grupo-controle que não necessitou de tratamento quimioterápico adjuvante[9].

As mastectomias preservadoras de pele e mamilo são oncologicamente seguras, desde que haja boa seleção de pacientes e esteja comprovado que não há comprometimento tumoral do CAM[10]. A reconstrução imediata não retarda ou impede o diagnóstico de uma recorrência e, na maioria dos casos, não altera as opções de tratamento[11].

Na reconstrução tardia, o emprego de uma prótese direta é possível sempre que houver pele e tecido subcutâneo suficientes para conferir cobertura ao implante. Pacientes previamente irradiadas também podem ser reconstruídas com próteses, mas apresentarão riscos maiores de complicações. Um aspecto importante na reconstrução tardia com prótese mamária consiste em realizar o descolamento do tecido subcutâneo do tórax e abdome para permitir o avanço da pele e, quando necessário, recriar o sulco inframamário. Também é possível, no mesmo tempo cirúrgico, utilizar lipoenxertia na área do plastrão da mastectomia prévia para melhora do contorno e do turgor da pele.

Muitas pacientes podem desistir do processo de reconstrução mamária devido ao esgotamento emocional causado pelo processo de reconstrução da mama, o *reconstructive burnout*, que está associado à reconstrução em dois tempos cirúrgicos, a complicações do expansor tecidual, a altos índices de massa corporal e à radioterapia. As taxas globais de *burnout* foram comparáveis entre a reconstrução autóloga e a reconstrução baseada em implantes, sendo a reconstrução autóloga o mais forte preditor da conclusão da reconstrução. É fundamental adaptar a jornada reconstrutiva de cada paciente para atender às suas necessidades emocionais e físicas, a fim de evitar o *reconstructive burnout*[12].

INDICAÇÕES E VANTAGENS DA TÉCNICA

Uma das grandes vantagens da técnica é a realização em tempo único, permitindo a reposição do volume mamário em uma única cirurgia e evitando o retorno do procedimento de escolha para as pacientes submetidas à mastectomia[13]. O uso de matrizes dérmicas acelulares (ADM) facilitou grandemente essa abordagem[14], uma vez que, quando utilizada, não é necessário o descolamento das musculaturas ou fáscias do serrátil e do reto abdominal. O uso da ADM também possibilita melhor projeção do polo inferior da mama, evita a migração do implante e preserva o sulco inframamário[15].

A reconstrução mamária imediata com prótese retromuscular é uma técnica muito versátil por poder ser utilizada em diversas situações: tanto em cirurgias que preservam totalmente o envelope cutâneo do retalho da mastectomia com a manutenção do CAM como em tumores que exijam a retirada de pele, bem como na ressecção de tumores iniciais ou mais avançados e em tumores que chegam próximo à pele ou até mesmo com comprometimento de pele supratumoral, onde então é ressecada a pele sobre o tumor. É possível lançar mão dessa técnica, por exemplo, nos casos de pacientes com doença de Paget, que necessitam a ressecção do CAM. Nesses casos, a cirurgia pode ser realizada tanto com incisão elíptica como circular com fechamento em linha reta ou em bolsa de tabaco. Recobrir a prótese com a musculatura, cobrindo totalmente o implante, também torna possíveis ressecções mais amplas de pele, como em pacientes com mamas grandes e ptóticas, realizando a *skin reducing mastectomy*. Em virtude das grandes incisões e da ampla ressecção de pele, o risco de deiscência é maior, sendo de extrema importância a cobertura total do implante nesse tipo de incisão.

Além disso, outra vantagem importante é que, em caso de alguma área de necrose ou deiscência, é possível o desbridamento local da área desvitalizada sem exposição do implante e sem correr o risco de infecção e perda da reconstrução. É segura e viável a ressutura na região de deiscência ou mesmo o fechamento por segunda intenção, uma vez que a prótese estará totalmente coberta na loja retromuscular, diminuindo o risco de possível contaminação. Mesmo em situações como essa, em que é possível o fechamento primário de uma deiscência, o risco de perda de implante se torna maior. Desse modo, é aconselhável a inclusão de antibiótico após a manipulação local com a realização da sutura. Em fechamentos por segunda intenção é possível utilizar curativos especiais e até mesmo câmara hiperbárica para acelerar o processo.

Comparando-a com a técnica pré-peitoral ou subglandular, uma recente metanálise com 15 estudos, incluindo 3.101 pacientes, avaliou essas duas técnicas para reconstrução mamária com implantes, não detectando diferença estatisticamente significativa nas complicações globais (OR: 0,83; IC95%: 0,64 a 1,09; P = 0,19), seroma (OR: 1,21; IC95%: 0,59 a 2,51; P = 0,60), hematoma (OR: 0,76; IC95%: 0,49 a 1,18; P = 0,22), infecção (OR: 0,87; IC95%: 0,63 a 1,20; P = 0,39), necrose do retalho de pele (OR: 0,70; IC95%: 0,45 a 1,08; P = 0,11) e recorrência (OR: 1,31; IC95%: 0,52 a 3,39; P = 0,55). De maneira similar, não houve diferença significativa no BREAST-Q entre os dois grupos. As pacientes submetidas à reconstrução pré-peitoral apresentaram menos episódios de contratura capsular (OR: 0,54; IC95%: 0,32 a 0,92; P = 0,02), animação mamária (OR: 0,02; IC95%: 0,00 a 0,25; P = 0,002) e falha na reconstrução (OR: 0,58; IC95%: 0,42 a 0,80; P = 0,001). As taxas de recorrência para reconstrução pré-peitoral foram de 2,77%, e retropeitoral, 1,91%[16].

▶ SELEÇÃO DE PACIENTES

As pacientes submetidas à mastectomia com preservação de pele e mamilo (*nipple skin sparing mastectomy* [NSSM]) são as candidatas ideais para reconstrução mamária imediata com implante. Para melhores resultados, é necessária a integridade do retalho da mastectomia e do músculo peitoral maior. Os melhores tipos de mama para

essa reconstrução são as das pacientes com mamas de pequeno a médio volume, com ptose grau 1 ou 2, que não exigem ressecção de pele e com boa qualidade do envelope cutâneo. No entanto, esse procedimento também pode ser realizado em caso de mamas volumosas e com excesso de pele, mediante ressecção da pele excedente e preservação do mamilo. Todavia, esse tipo de correção aumenta o risco de necrose do CAM. Embora a maioria das mulheres que se submetem à reconstrução de mama não apresente essas características, é possível alcançar resultados satisfatórios com boa simetria com o uso de roupa, sutiã ou trajes de banho. Para uma melhor simetria entre as mamas, podem ser necessários procedimentos na mama contralateral, como mamoplastia redutora, mastopexia com ou sem prótese ou mesmo prótese de aumento unilateral. Na reconstrução com implantes é sempre mais difícil alcançar simetria em pacientes com mamas muito pequenas ou muito grandes.

As pacientes tabagistas devem ser orientadas a cessar o fumo 4 meses antes da cirurgia. As obesas mórbidas são más candidatas à reconstrução mamária com implante devido ao risco aumentado de complicações pós-operatórias[17].

As pacientes ideais para reconstrução mamária imediata apresentam as seguintes características:

- Têm expectativa de rápido retorno às atividades.
- Desejam um único tempo cirúrgico.
- Têm mamas de pequeno a médio volume e quantidade adequada de envelope cutâneo.
- Apresentam doença em estádio inicial.
- São candidatas à mastectomia preservadora de pele, à mastectomia preservadora de pele e mamilo e à mastectomia profilática.
- Apresentam retalho da mastectomia com boa perfusão no transoperatório.

▶ CONTRAINDICAÇÕES

Em geral, a maioria das pacientes é candidata à reconstrução com implante, incluindo as idosas e as com comorbidades médicas que possam impedir procedimentos mais complexos de reconstrução. As pacientes com comorbidades devem ser avaliadas individualmente, pesando os riscos *versus* os benefícios da cirurgia e alinhando suas expectativas[18]. As contraindicações absolutas à reconstrução com implante imediato incluem deficiência grave de tecido por ressecção ou secundária ao dano tecidual por irradiação (Disease of the breast – Fifth Edition. Jay B. Harris – p. 666).

Em cirurgias de tumores localmente avançados que exigem ressecção ampla de pele da mama, impossibilitando a cobertura adequada do implante, lança-se mão da rotação de retalho miocutâneo. O uso do implante pode ser associado a técnicas que utilizam esses retalhos, principalmente com o de grande dorsal, o qual nem sempre garante volume suficiente para reconstrução mamária. Quando isso ocorre, implante em loja retromuscular pode ser utilizado em conjunto com o retalho, garantindo maior segurança em relação à possibilidade de exposição da prótese, além de assegurar melhor posicionamento.

Alguns cirurgiões também consideram a necessidade de radioterapia pós-mastectomia uma contraindicação relativa; entretanto, esse conceito tem sido debatido, e não há consenso uniforme a esse respeito. Em estudos mais recentes, evidenciou-se que a radioterapia após reconstrução imediata não resulta em taxas mais elevadas de complicações e também não exige mais revisões ou retoques do procedimento[19]. Cordero e cols.[20] avaliaram a irradiação do expansor *versus* a irradiação do implante definitivo e verificaram que, em um seguimento de 6 anos, as taxas de falha da reconstrução foram maiores nas pacientes com irradiação do expansor do que nas com irradiação do implante (32% *versus* 16,4%; $p < 0,01$). Outro estudo também demonstrou segurança na realização de mastectomia com reconstrução imediata e irradiação do implante, com menos complicação em relação ao expansor, e as taxas de complicações não diferiram com o implante e os retalhos miocutâneos[21]. A presença de radioterapia prévia no tecido mamário aumenta os riscos de infecção, extrusão da prótese, contratura capsular e necrose do retalho da mastectomia. A radioterapia adjuvante pós-mastectomia com reconstrução com prótese, apesar de aumentar as complicações, não deve representar uma contraindicação ao uso do implante.

As contraindicações relativas para reconstrução com implante são comorbidades médicas graves, potencialmente letais, obesidade importante e tabagismo intenso de longa duração. As comorbidades representam um aspecto importante no perfil de complicações que podem ocorrer ao se realizar uma reconstrução mamária. As pacientes com câncer de mama frequentemente são acometidas por outras doenças, como obesidade, diabetes ou tabagismo; esses fatores estão relacionados com complicações cirúrgicas maiores, mas por si sós não contraindicam uma reconstrução imediata. Cada paciente deve ser avaliada individualmente para predição da taxa de sucesso com o procedimento.

Sempre que possível, dá-se preferência ao uso dos implantes para reconstrução mamária, visto que, se houver complicação em uma reconstrução com prótese, um novo procedimento pode ser resgatado com uso de um retalho miocutâneo, enquanto o inverso nem sempre é possível.

▶ TÉCNICA CIRÚRGICA

Inicialmente, deve ser determinado o tipo de mastectomia a ser realizado (preservadora de pele e mamilo, preservadora somente de pele, com redução de pele e preservação do mamilo ou com ressecção de pele e mamilo). Diversos tipos de incisões podem ser realizadas nas adenomastectomias preservadoras de pele e mamilo (p. ex., sulco inframamário, radiada, periareolar, transareolar ou redutora de pele). Entre elas, a incisão periareolar apresenta como vantagens uma cicatriz muito bem escondida na borda do CAM e um acesso central para todos os quadrantes da mama durante a realização da mastectomia. Além disso, o mau posicionamento do mamilo pode ser minimizado, ao contrário das incisões radiadas no quadrante superior lateral, que frequentemente desviam o CAM[22]. A incisão periareolar em meia-lua não demonstrou riscos maiores de necrose do CAM quando comparada à incisão radiada clássica no quadrante superior externo da mama[23].

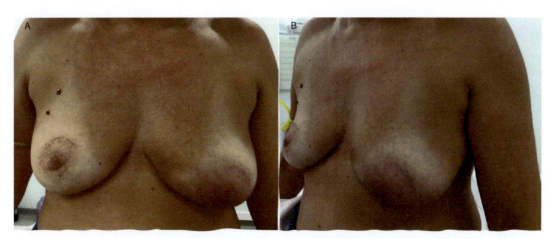

Figura 46.1A e B Pré-operatório periareolar com amputação do mamilo e reconstrução.

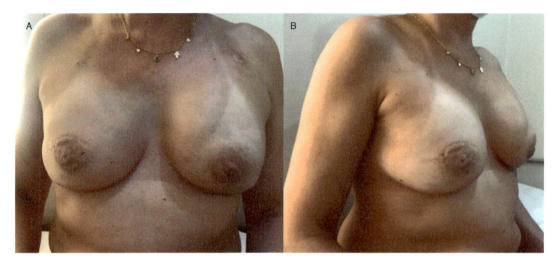

Figura 46.2A e B Pós-operatório central. Paciente de 52 anos de idade com carcinoma de mama bilateral luminal B – adenomastectomia bilateral com ressecção da papila esquerda e reconstrução com prótese retropeitoral de 365cc com loja completa.

A escolha da incisão cirúrgica pode ser variada nessa técnica, uma vez que o implante terá cobertura total. A posição da incisão na pele para mastectomia depende também da preferência do cirurgião, do tamanho da mama e da aréola e da localização do tumor. Convém posicionar a cicatriz para otimizar o acesso à realização da mastectomia, minimizar cicatrizes e evitar o mau posicionamento do CAM quando este for preservado (Quadro 46.1).

Na mastectomia com ressecção do CAM utilizamos a incisão central circular com fechamento tipo "bolsa de tabaco", restando uma cicatriz central com irregularidade que com o passar do tempo ficará centralizada. Assim, evitam-se a perda do contorno mamário e cicatrizes aparentes. Cabe enfatizar que a prótese deve cobrir toda a cicatriz anterior, de modo a evitar possível contato com o exterior caso a cicatriz apresente alguma área de deiscência.

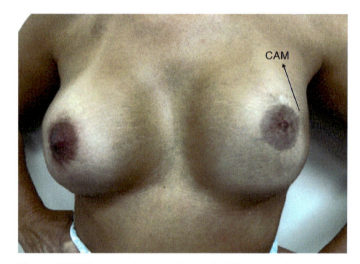

Figura 46.3 Mastectomia esquerda com incisão periareolar e amputação do CAM, fechamento em bolsa de tabaco e prótese intrapeitoral. Reconstrução mamilar com parte do mamilo contralateral – pigmentação areolar.

Quadro 46.1 Incisões na mastectomia preservadora de mamilo		
Incisão	Vantagem	Desvantagem
Inferolateral no sulco inframamário	Estética; baixos índices de complicações	Pele entre o CAM e a incisão pode ser danificada por cirurgiões com menos experiência
Vertical	Otimiza a posição do CAM e sua centralização em mamas grandes, causa um *uplift* em sua posição	Mais estresse isquêmico no envelope cutâneo, tornando menos favorável a reconstrução imediata com implante
Periareolar	Acesso mais fácil para realização da mastectomia	Risco maior de complicações gerais; necrose do CAM em algumas séries
Lateral	Preserva a maior parte do suprimento sanguíneo para o CAM; segura, pode ser estendida para sua remoção em casos de necrose	Cicatriz visível na mama; tendência de deslocar o CAM lateralmente
Extensão de cicatrizes prévias	Minimiza novas cicatrizes na mama	Pode ser em uma localização não ideal para a reconstrução; evitar em áreas previamente irradiadas

CAM: complexo areolomamilar.
Fonte: Bostwick's Plastic and Reconstructive Breast Surgery. 4th ed. 2020: 849.

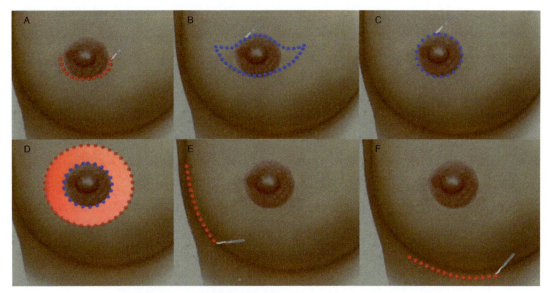

Figura 46.4A a F Principais incisões para mastectomia e reconstrução.

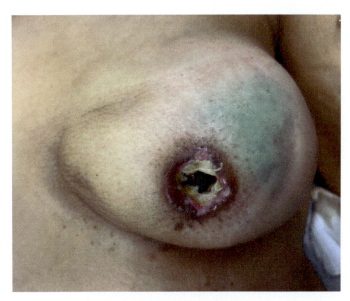

Figura 46.5 Falha da cobertura com exposição e extrusão da prótese.

Parte importante da cirurgia consiste na marcação pré-operatória, realizada com a paciente em pé, na frente do cirurgião, e este confortavelmente sentado diante da paciente. Nesse momento, determinam-se a posição do sulco inframamário, um ponto-chave na anatomia da mama, e os limites de dissecção da mastectomia. A medida da base da mama é uma maneira de estimar o volume de prótese a ser utilizada — a base da prótese não deve ser maior do que a da própria mama. Do valor da base é subtraído o dobro da medida da prega cutânea (*pinch*) da mama: Volume = Base − 2× *pinch*. A partir do tamanho da base, partimos para a escolha do modelo, formato e tipo de prótese a ser utilizada.

A incisão mais utilizada nas adenomastectomias é a do sulco inframamário, a qual se inicia no eixo das 6 horas e se estende lateralmente pelo sulco inframamário até o das 3 horas, nas mamas esquerdas, e 9 horas, nas direitas. Essa extensão permite fácil acesso aos polos superiores e a realização da ressecção do linfonodo sentinela.

Nesse momento, realiza-se a mastectomia subcutânea e, após a mastectomia, avalia-se a viabilidade do retalho cutâneo. A mama retirada pode ser pesada para estimativa do volume da prótese. Nesse momento, um molde com o volume e o formato desejados é inserido na região subcutânea para testar a perfusão do retalho da mastectomia e determinar o volume do implante definitivo. Se não houver pele suficiente para cobertura do implante ou se o CAM ou a pele apresentarem tons arroxeados, sugerindo isquemia, pode ser necessário o uso de prótese com volume menor ou de expansor. Alguns estudos têm relatado o uso intraoperatório de angiografia com indocianina verde para predizer necroses no retalho da mastectomia[24].

Para a cobertura total do implante com a musculatura é realizada a elevação do músculo peitoral maior e das musculaturas ou fáscias adjacentes, como do serrátil. O local de incisão do músculo peitoral maior é frequentemente em sua borda lateral, realizando-se então uma dissecção romba para liberação do espaço avascular atrás do músculo peitoral maior. Na porção medial liberam-se suas fibras da inserção no esterno, e na porção inferior ele é liberado no limite do sulco inframamário. Nesse momento, o cirurgião deve ser extremamente cuidadoso para levantar a fáscia do músculo reto abdominal com

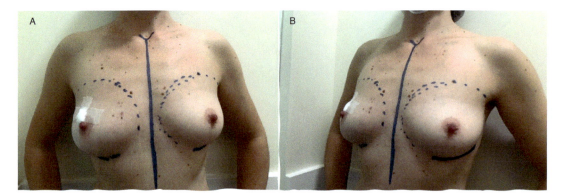

Figura 46.6A e **B** Mastectomia bilateral com amputação do complexo areolomamilar bilateralmente e reconstrução com prótese redonda texturizada de perfil alto, retromuscular, com 350cc e envelope completo. Incisão do tipo "sorriso" para retirada do excesso de pele. Reconstrução do mamilo no mesmo tempo cirúrgico. Pigmentação areolar 3 meses após a cirurgia.

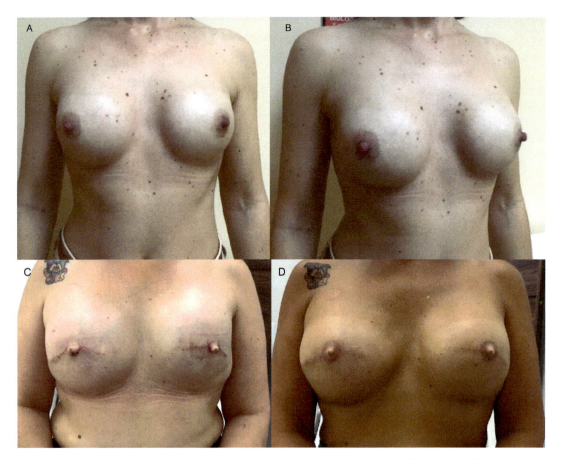

Figura 46.7A e **B** Pré-operatório. Reconstrução pelo sulco. Paciente de 39 anos com alto risco familiar e carcinoma ductal *in situ* extenso em mama direita. Realizadas adenomastectomia bilateral com incisão pelo sulco inframamário e reconstrução com prótese de 285cc retropeitoral e loja completa. Curativo no local da injeção do tecnécio. **C** e **D** Pós-operatório. Reconstrução pelo sulco.

a finalidade de evitar a projeção cranial da prótese por contratura muscular. O implante é então colocado abaixo do músculo peitoral maior. A cobertura submuscular total do implante pode ser obtida mediante elevação do músculo serrátil anterior ou de sua fáscia para cobrir completamente a prótese lateralmente. Sempre que possível, dá-se preferência somente à liberação da fáscia do serrátil. Essa técnica, com a loja completa retromuscular, é suficiente para diminuir as infecções do implante, fornecendo uma cobertura vascularizada[25].

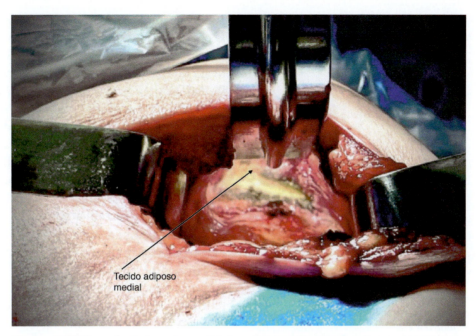

Figura 46.8 Dissecção da inserção medial do músculo peitoral maior até a gordura junto ao esterno. Na foto aparece o músculo desinserido com sua inserção medial liberada; com isso a prótese não sofre o desvio lateral.

As críticas à técnica de cobertura submuscular total estão relacionadas com a expansão do polo inferior da mama, a projeção do implante e a manutenção do sulco inframamário e levaram a várias outras possibilidades de melhora nos resultados, incluindo a desinserção inferior do músculo peitoral maior ou o uso de ADM. As ADM surgiram no mercado dos EUA nos anos 2000 e desde então ganharam popularidade e importância significativas na reconstrução mamária, funcionando como extensão do músculo peitoral maior para facilitar a cobertura do implante e sendo constituídas de material biológico xenogênico, geralmente matriz porcina ou bovina proveniente da derme, pericárdio ou submucosa intestinal.

Na reconstrução mamária com cobertura da prótese pelo músculo peitoral maior, a matriz é inserida e suturada na porção lateral do músculo e fixada no sulco inframamário. Seu uso possibilita melhor projeção do polo inferior da mama do que quando se utiliza a loja muscular completa com descolamento do serrátil. Entre as vantagens da matriz acelular estão sua fácil execução e o risco menor de contratura capsular.

Embora alguns autores tenham relatado excelentes resultados cosméticos com baixas taxas de complicações[26], outros têm sugerido que o uso de matrizes dérmicas acelulares está associado a pequeno mas estatisticamente significativo aumento no risco de infecção do implante e de falha na reconstrução[27]. Em 2021, em uma publicação na revista *JAMA*, 135 mulheres foram divididas em dois grupos de reconstrução mamária imediata com e sem ADM – 64 no braço com e 65 no braço sem ADM – e o objetivo primário do estudo era o número de reoperações em 2 anos, e o secundário, a qualidade de vida. Não houve diferença estatisticamente significativa entre os grupos para o objetivo primário (69% do grupo ADM tiveram pelo menos uma reoperação *versus* 66% do grupo-controle). No período de 24 meses, 14% das pacientes do grupo ADM tiveram seu implante removido *versus* 11% do grupo sem ADM. Não houve diferença significativa na qualidade de vida[28]. O uso de rotina das ADM na reconstrução mamária ainda é controverso[29].

Além da loja completa, com ou sem o uso de ADM, é possível utilizar a cobertura parcial da prótese, a chamada loja parcial, que pode ser empregada de várias maneiras, desde que o local da incisão cutânea não fique sobre a prótese, para evitar alguma deiscência de cicatriz com exposição e infecção da prótese. Exemplo dessa técnica é a incisão transpeitoral em que ocorre a abertura do músculo peitoral maior no nível do quarto espaço intercostal, tornando possível elevar esse músculo da parede torácica através de uma incisão em sua porção central, seguindo o sentido de suas fibras. As porções medial e inferior são desinseridas como na loja completa e a porção lateral pode ser suficiente para cobrir a prótese e também obter boa medialização do implante na parede torácica, tornando a alça muscular

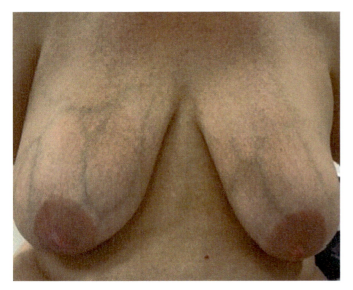

Figura 46.9 Paciente de 71 anos com mama pendulada com pele redundante e pouco colágeno – carcinoma da mama esquerda com comprometimento do complexo areolomamilar. Indicação de mastectomia radical esquerda e simetrização direita. Técnica de Pitanguy.

lateral do peitoral maior responsável por esse reforço. É preciso ter cuidado no momento da dissecção para evitar lesão da musculatura intercostal e pleura. Essa técnica pode ser empregada com incisão no sulco inframamário e comporta o uso de próteses de até 350cc, deixando uma projeção com bom resultado cosmético em seu polo superior e mantendo o sulco inferior e o CAM bem posicionados. Outra variação comum de uma loja parcial consiste em utilizar o retalho dermogorduroso lateral da mastectomia para fechamento da loja, sem a necessidade de dissecção da fáscia ou da musculatura do serrátil anterior.

Na mastectomia com incisões inferiores podemos utilizar o enxerto dermogorduroso através da dissecção da fáscia superficial em direção inferior até a fáscia do músculo reto abdominal e descolar a derme a fim de adquirir esse importante retalho para cobrir a cicatriz ou até mesmo funcionar como ADM e completar a cobertura da prótese.

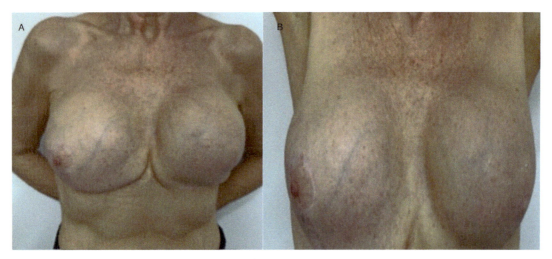

Figura 46.10A e B Imagens do pré e pós-operatório tardio de reconstrução intrapeitoral. Observe a projeção do quadrante superior externo – a paciente nunca manifestou desejo de reconstruir ou pigmentar o complexo areolomamilar esquerdo.

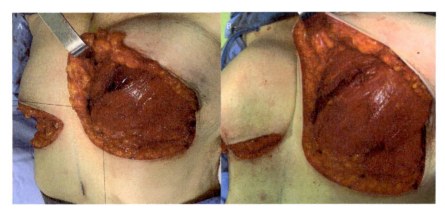

Figura 46.11A e B Transoperatório de mastectomia segundo a técnica de Pitanguy e colocação de prótese intrapeitoral com cobertura completa. Mesma paciente da Figura 46.9.

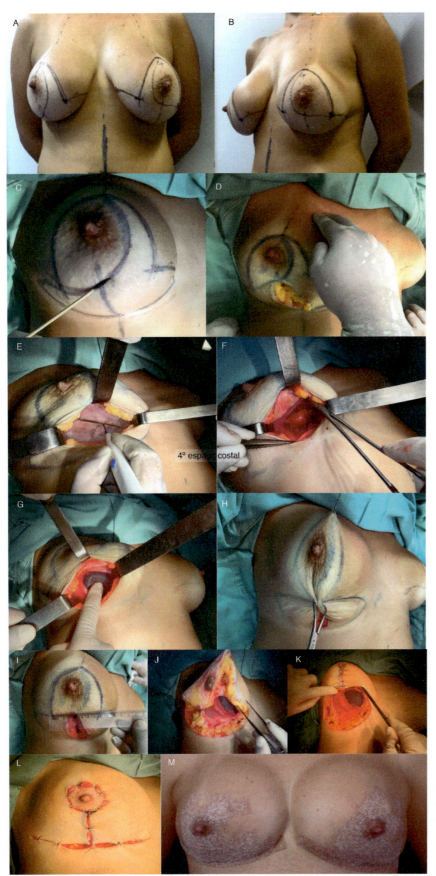

Figura 46.12 Intrapeitoral. **A** e **B** Pré-operatório. **C** Marcação da cirurgia para excesso de pele e ptose. **D** Identificação do quarto espaço costal. **E** Dissecção do peitoral no corpo do arco costal. **F** Dissecção romba cranial e inferior para obtenção do envelope. **G** Prótese posicionada, redonda, alta e texturizada, com 300cc. **H** Retirada do excesso de pele. **I** a **M** Aspecto final.

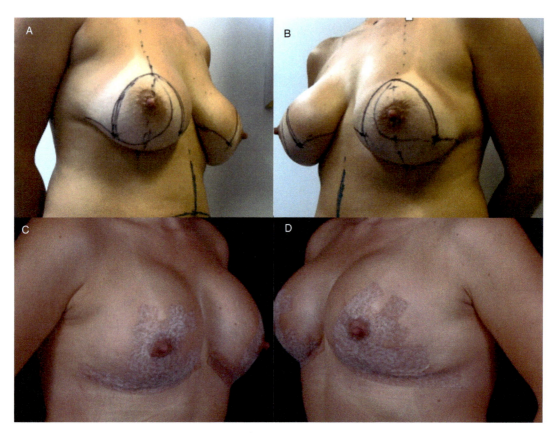

Figura 46.13A e **B** Pré-operatório. **C** e **D** Resultado 3 meses após cirurgia.

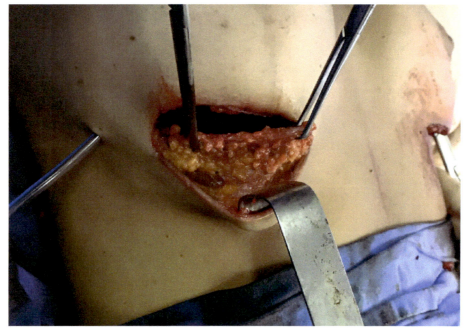

Figura 46.14

▶ COMPLICAÇÕES

As reconstruções com implantes são seguras e bem toleradas, apresentando taxas baixas de complicações menores ou maiores. Uma revisão sistemática com 1.170 pacientes que realizaram reconstrução mamária no centro do Cancer Memorial Sloan-Kettering não encontrou casos de complicações potencialmente fatais, como embolia pulmonar, infarto do miocárdio ou complicações sistêmicas maiores[17]. A maioria das complicações eram menores e incluíram necrose da pele (8,7%), infecções (3,4%), infecção com necessidade de remoção do implante (1,5%) e seroma/hematoma (3,2%).

Vários fatores de risco estão associados a complicações após a reconstrução mamária baseada em implantes. Em estudo de McCarthy e cols., foram avaliadas reconstruções consecutivas, utilizando análise multivariada, a qual mostrou que obesidade, hipertensão, idade > 65 anos e tabagismo eram indicadores independentes de complicações[11]. A razão de probabilidade ajustada desses fatores variou de 1,8 (obesidade e tabagismo) a > 2 (hipertensão e idade > 65 anos). A análise univariada de falha reconstrutiva revelou que obesidade, tabagismo e hipertensão aumentam significativamente o risco de falha na reconstrução, ou seja, de perda do implante.

A complicação imediata mais comum é a necrose de pele no retalho da mastectomia, que provavelmente se deve a uma dissecção mais extensa no momento da remoção da mama. Headon e cols.[30] conduziram uma análise de 12.359 mastectomias preservadoras de pele e de CAM para avaliar as complicações. A taxa geral de complicações foi de 22,3%, e a de necrose do CAM foi de 5,9%. Cabe ressaltar que as taxas de complicações, incluindo necrose do CAM, diminuíram ao longo do tempo – fato associado à melhora da *expertise* do cirurgião. Fatores de risco que predispõem a necrose de CAM incluem mamas grandes, mamas com ptose, tabagismo, radioterapia prévia e incisão periareolar. Um estudo conduzido pelo Instituto Europeu de Oncologia evidenciou que comorbidades, tabagismo, tipo de incisão, espessura do retalho e tipo de reconstrução influenciaram a taxa de necrose do CAM[31].

Entre as complicações tardias encontramos contratura capsular, irregularidades no contorno da mama, mau posicionamento da prótese e animação mamária. Caso ocorra contratura após o período de recuperação imediato, considera-se a avaliação por ressonância magnética para descartar ruptura do implante. A contratura capsular está frequentemente associada à realização de radioterapia, e a fibrose da musculatura pode contribuir para contratura após esse procedimento[32]. A contratura capsular é o risco de longo prazo mais significativo e permanece um problema mesmo com o aperfeiçoamento das tecnologias e técnicas cirúrgicas de implantes, podendo alcançar incidência de 25% em 10 anos de reconstrução[33]. Os implantes redondos lisos apresentam risco reduzido de complicações gerais e contratura capsular, quando comparados aos implantes anatômicos texturizados. Esses resultados podem ser utilizados para aconselhamento das pacientes sobre as vantagens e desvantagens dos implantes redondos lisos na reconstrução mamária[34].

As taxas relatadas de contratura da cápsula variaram de maneira significativa, provavelmente em função do fato de que o diagnóstico dessa complicação pode ser de algum modo arbitrário e não uniforme. A maioria dos estudos utiliza a escala de Baker – uma escala de quatro gols baseada no exame físico e nos sintomas. O grau I representa mama macia e de aparência normal; o grau II, implantes firmes, mas mamas de aparência normal; o grau III inclui implantes firmes com aparência anormal; e o grau IV, mamas rígidas, de aparência anormal, com distorção grave, e a paciente apresenta dor. A maioria das mulheres que realizam reconstrução mamária apresentará contratura capsular de graus I e II[25].

As irregularidades do contorno da prótese podem ser amenizadas com o uso do enxerto de gordura e, se necessário, esse enxerto pode ser realizado a partir de 3 meses após a cirurgia inicial com segurança oncológica comprovada[35]. Em casos selecionados com depósitos de gordura inadequados ou em deformidades extremas, considera-se a revisão do implante com capsulorrafia para apertar a bolsa e selecionar um implante de gel mais coeso. Nos casos de mau posicionamento da prótese, pode ser necessária uma revisão cirúrgica com reabordagem do implante. Para mudar a posição do implante são realizadas capsulorrafias na loja da prótese prévia[36], em geral com incisões radiadas na cápsula para conferir a projeção da prótese. Se ocorrer deslocamento lateral, pode ser necessária nova liberação medial do peitoral com sutura da loja muscular em sua porção lateral. O mesmo acontece nos casos de deslocamentos craniais do implante, em que pode ser necessária nova desinserção do músculo peitoral de sua porção inferior e fechamento da loja com sutura na parte cranial. A associação de ADM nessas situações reforça o fechamento da loja e uma melhor posição do implante.

O mau posicionamento do CAM é uma das complicações mais comuns após mastectomia preservadora de mamilo com reconstrução baseada em implantes. Em

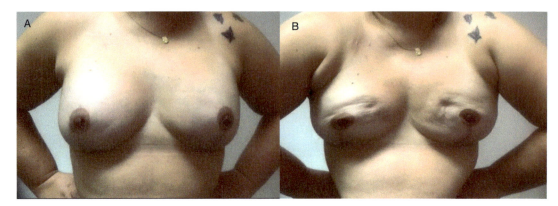

Figura 46.15 Uma das complicações é a animação quando, por ocasião da contratura voluntária dos peitorais, a prótese/mama se movimenta em sentido cranial.

uma série de casos, para melhorar o mau posicionamento do CAM foi realizada a elevação do retalho de mastectomia de modo a permitir a redistribuição do envelope de tecido mole sobre o implante e a cápsula sobrejacente. Trinta e quatro pacientes foram identificadas em um período de 4 anos, sendo reposicionados 44 CAM por meio desse método. Não houve isquemia ou necrose pós-operatória. Foi relatada melhora notável na posição do mamilo no monte mamário. A elevação do retalho cutâneo da mastectomia para correção do mau posicionamento do CAM após mastectomia preservadora do CAM é uma opção segura e eficaz, evita cicatrizes adicionais e pode ser realizada mais de uma vez para melhorar ainda mais seu posicionamento[37].

Nas pacientes submetidas à ressecção do mamilo, sua reconstrução é uma etapa importante na reconstrução da mama, ajudando a restaurar a aparência e também a ocultar a cicatriz da mastectomia, de modo a melhorar a simetria e aumentar a satisfação da paciente[38]. As pacientes que tiveram seus mamilos reconstruídos apresentam satisfação semelhante à das mulheres submetidas a cirurgias que preservaram o CAM[39].

Sempre que trabalhamos com materiais aloplásticos, é possível o risco de infecção. Para minimizar esse risco são consideradas as seguintes medidas: assepsia adequada da pele da paciente, troca de luvas ao realizar a inserção da prótese, lavagem da cavidade com solução de antibiótico (controverso – essa solução também pode ser colocada junto à prótese), evitar o contato da prótese com o material já em uso da cirurgia, evitar o contato da prótese com a pele da paciente e, em caso de uso de dreno, deixar o dreno com boa tunelização para evitar o contato com seu orifício externo. Essas são medidas simples que podem evitar infecção e a consequente perda do implante. Recomendamos também manter o curativo cirúrgico fechado por pelo menos 48 horas após a cirurgia.

SEGURANÇA ONCOLÓGICA

Diversos estudos em grande escala mostraram que a reconstrução imediata com implantes é segura do ponto de vista oncológico e influi pouco na recorrência, sobrevida ou atraso no diagnóstico de recorrência. As recorrências locais ocorrem, principalmente, no tecido subcutâneo e na pele, sendo supostamente resultantes de focos tumorais não reconhecidos/subclínicos deixados para trás após a mastectomia. As recorrências no músculo peitoral são menos frequentes e podem ser atribuídas à doença residual ao longo da margem cirúrgica posterior e/ou ao envolvimento linfático[40]. A reconstrução mamária com implantes é segura mesmo em pacientes com axila positiva e não demonstrou risco maior de recidiva, comparadas às pacientes que não realizaram reconstrução imediata[41]. O tipo de implante (liso *versus* texturizado) também não determina o risco de recorrência[42].

De maneira geral, o acompanhamento das pacientes com reconstrução com implantes é realizado com exame físico minucioso em vez de mamografias ou outros exames radiológicos. Mesmo quando é descoberta recorrência em uma paciente submetida à reconstrução com implante, nem sempre é necessária a remoção do implante, devendo a recorrência ser tratada localmente com a obtenção de margens livres.

CONDUTA NA MAMA CONTRALATERAL

O principal objetivo da reconstrução da mama é repor o volume de mama ressecado e obter simetria razoável em relação à mama remanescente. Em pacientes com formato da mama bem definido ou ptose mínima é possível atingir esse objetivo sem alterar a mama normal contralateral. Entretanto, na maioria das pacientes, um procedimento contralateral, como redução, elevação ou aumento, pode melhorar a simetria ou o formato da mama. Vale observar que raramente é possível alcançar a simetria exata após procedimentos contralaterais para combinar com uma mama reconstruída com implantes.

A mamoplastia de redução é comumente realizada para macromastia sintomática e está associada a altas taxas de satisfação da paciente e melhora da qualidade de vida. Do mesmo modo, a mamoplastia de redução é útil como procedimento de simetria em pacientes que se submeteram a tratamento de câncer de mama ou mastectomia com reconstrução. Esses procedimentos são particularmente úteis em reconstruções com implantes para manutenção da simetria contralateral devido às limitações nos tamanhos e formas dos implantes e também porque os implantes são colocados na camada submuscular e, portanto, mais elevados na parede torácica.

▶ SATISFAÇÃO DA PACIENTE

A satisfação das pacientes com a reconstrução mamária é medida por meio de ferramentas validadas, como o BREAST-Q, que analisa como as pacientes percebem sua reconstrução em termos de bem-estar físico, psicossocial e sexual, bem com a satisfação com sua mama, os resultados e os tratamentos[43]. Embora a reconstrução em estágio único esteja associada a maior satisfação com o bem-estar sexual, quando comparada à reconstrução em dois tempos, essa técnica tem mais probabilidade de exigir revisões cirúrgicas adicionais[44].

A adição de parâmetros de avaliação da satisfação da paciente é estimulante e possibilita aos cirurgiões melhor compreensão de como as pacientes percebem suas reconstruções. Essas informações podem, portanto, auxiliar a decisão quanto à técnica a ser utilizada para reconstrução, além de orientar as pacientes sobre o que podem esperar da reconstrução mamária que está sendo realizada e otimizar suas expectativas.

▶ CONSIDERAÇÕES FINAIS

- A reconstrução da mama com implante definitivo retromuscular é técnica aplicável à grande maioria das pacientes que desejam reconstruir suas mamas.
- A reconstrução mamária definitiva após mastectomia tem inúmeras vantagens.
- Esse tipo de reconstrução está associado a taxas baixas de complicações.

- Obesidade, tabagismo, hipertensão e radioterapia pós-operatória aumentam os riscos de complicações.
- A reconstrução mamária com implante possibilita rápida recuperação pós-operatória.
- A principal complicação imediata dessa técnica é a necrose de pele do retalho da mastectomia e a principal complicação tardia é a contratura capsular.
- Ao longo da vida, pode ser necessária alguma cirurgia de manutenção.
- Ponto crucial na técnica cirúrgica é a liberação da porção medial e inferior do músculo peitoral maior.
- O uso da ADM facilita a cobertura total da prótese.
- A paciente ideal é uma paciente eutrófica com mamas de pequeno a médio volume que deseja manter o volume mamário.
- Em comparação com a técnica pré-peitoral, a visibilidade e a ondulação da prótese no polo superior são menores, mas apresenta mais animação com a contração da musculatura peitoral.
- Em mãos experientes, as complicações e revisões assemelham-se às registradas nas reconstruções em dois estágios ou com retalhos.

REFERÊNCIAS

1. Pačarić S et al. Impact of immediate and delayed breast reconstruction on quality of life of breast cancer patients. Int J Environ Res Public Health 2022; 19:8546.
2. Kroll SS, Ames F, Singletary SE, Schusterman MA. The oncologic risks of skin preservation at mastectomy when combined with immediate reconstruction of the breast. Surg Gynecol Obstet 1991; 172:17-20.
3. Zenn MR. Evaluation of skin viability in nipple sparing mastectomy (NSM). Gland Surg 2018; 7:301-7.
4. Albornoz CR et al. A paradigm shift in U.S. Breast reconstruction: increasing implant rates. Plast Reconstr Surg 2013; 131;15-23.
5. Saheb-Al-Zamani M et al. Early postoperative complications from national surgical quality improvement program: A closer examination of timing and technique of breast reconstruction. Ann Plast Surg 2021; 86:S159-64.
6. Serrurier LCJ, Rayne S, Venter M, Benn CA. Direct-to-implant breast reconstruction without the use of an acellular dermal matrix is cost effective and oncologically safe. Plast Reconstr Surg 2017; 139:809-17.
7. Cook P, Yin G, Ayeni FE, Eslick GD, Edirimanne S. Does immediate breast reconstruction lead to a delay in adjuvant chemotherapy for breast cancer? A meta-analysis and systematic review. Clin Breast Cancer 2023; 23:e285-95.
8. Varghese J et al. A systematic review and meta-analysis on the effect of neoadjuvant chemotherapy on complications following immediate breast reconstruction. Breast Edinb Scotl 2021; 55:55-62.
9. Kooijman MML, Hage JJ, Oldenburg HSA, Stouthard JM, Woerdeman LAE. Surgical complications of skin-sparing mastectomy and immediate implant-based breast reconstruction in women concurrently treated with adjuvant chemotherapy for breast cancer. Ann Plast Surg 2021; 86:146-50.
10. Galimberti V et al. Nipple-sparing and skin-sparing mastectomy: Review of aims oncological safety and contraindications. Breast Edinb Scotl 2017; 34(Suppl 1):S82-4.

11. McCarthy CM et al. Breast cancer recurrence following prosthetic, postmastectomy reconstruction: Incidence, detection, and treatment. Plast Reconstr Surg 2008; 121:381-8.

12. Halani SH, Jones K, Liu Y, Teotia SS, Haddock NT. Reconstructive burnout after mastectomy: Implications for patient selection. Plast Reconstr Surg 2023; 151:13e-19e.

13. Colwell AS. Current strategies with 1-stage prosthetic breast reconstruction. Gland Surg 2015; 4:111-5.

14. Salzberg CA. Nonexpansive immediate breast reconstruction using human acellular tissue matrix graft (AlloDerm). Ann Plast Surg 2006; 57:1-5.

15. Spear SL, Parikh PM, Reisin E, Menon NG. Acellular dermis-assisted breast reconstruction. Aesthetic Plast Surg 2008; 32:418-25.

16. Ostapenko E et al. Prepectoral versus subpectoral implant-based breast reconstruction: A systemic review and meta-analysis. Ann Surg Oncol 2023; 30:126-36.

17. McCarthy CM et al. Predicting complications following expander/implant breast reconstruction: An outcomes analysis based on preoperative clinical risk. Plast Reconstr Surg 2008; 121:1886-92.

18. Veronesi P et al. Immediate breast reconstruction after mastectomy. Breast Edinb Scotl 2011; 20(Suppl 3):S104-7.

19. Wu Young MY, Garza RM, Chang DW. Immediate versus delayed autologous breast reconstruction in patients undergoing post-mastectomy radiation therapy: A paradigm shift. J Surg Oncol 2022; 126:949-55.

20. Cordeiro PG et al. What is the optimum timing of postmastectomy radiotherapy in two-stage prosthetic reconstruction: Radiation to the tissue expander or permanent implant? Plast Reconstr Surg 2015; 135:1509-17.

21. Naoum GE et al. Single stage direct-to-implant breast reconstruction has lower complication rates than tissue expander and implant and comparable rates to autologous reconstruction in patients receiving postmastectomy radiation. Int J Radiat Oncol Biol Phys 2020; 106:514-24.

22. Rawlani V et al. The effect of incision choice on outcomes of nipple-sparing mastectomy reconstruction. Can J Plast Surg 2011; 19:129-33.

23. Park J-W, Seong IH, Lim W, Woo K-J. Pure hemi-periareolar incision versus conventional lateral radial incision mastectomy and direct-to-implant breast reconstructions: Comparison of indocyanine green angiographic perfusion and necrosis of the nipple. Gland Surg 2020; 9:1193-204.

24. Hammer-Hansen N, Juhl AA, Damsgaard TE. Laser-assisted indocyanine green angiography in implant-based immediate breast reconstruction: A retrospective study. J Plast Surg Hand Surg 2018; 52:158-62.

25. Cordeiro PG, McCarthy CM. A single surgeon's 12-year experience with tissue expander/implant breast reconstruction: part II. An analysis of long-term complications, aesthetic outcomes, and patient satisfaction. Plast Reconstr Surg 2006; 118:832-9.

26. Nahabedian MY. AlloDerm performance in the setting of prosthetic breast surgery, infection, and irradiation. Plast Reconstr Surg 2009; 124:1743-53.

27. Antony AK et al. Acellular human dermis implantation in 153 immediate two-stage tissue expander breast reconstructions: Determining the incidence and significant predictors of complications. Plast Reconstr Surg 2010; 125:1606-14.

28. Lohmander F et al. Effect of immediate implant-based breast reconstruction after mastectomy with and without acellular dermal matrix among women with breast cancer: A randomized clinical trial. JAMA Netw Open 2021; 4:e2127806.

29. Cinquini M et al. Should acellular dermal matrices be used for implant-based breast reconstruction after mastectomy? Clinical recommendation based on the GRADE approach. Plast Reconstr Surg Glob Open 2023; 11:e4821.

30. Headon HL, Kasem A, Mokbel K. The oncological safety of nipple-sparing mastectomy: A systematic review of the literature with a pooled analysis of 12.358 procedures. Arch Plast Surg 2016; 43:328-38.

31. Lohsiriwat V et al. Do clinicopathological features of the cancer patient relate with nipple areolar complex necrosis in nipple-sparing mastectomy? Ann Surg Oncol 2013; 20:990-6.

32. Sobti N et al. Evaluation of capsular contracture following immediate prepectoral versus subpectoral direct-to-implant breast reconstruction. Sci Rep 2020; 10:1137.

33. Zhu L, Zhu J, Qian Y, Jiang H. Reduced capsular contracture with smooth and textured breast implants following submuscular mammoplasty: Systematic literature review. Future Oncol Lond Engl 2021; 17:5177-87.

34. Jeon HB et al. Complications including capsular contracture in direct-to-implant breast reconstruction with textured anatomical versus smooth round implants: A single center retrospective analysis. J Breast Cancer 2023; 26:25-34.

35. Hoy E. State of the art: Reconstructing partial mastectomy defects with autologous fat grafting. Del Med J 2016; 88:20-3.

36. Chasan PE, Francis CS. Capsulorrhaphy for revisionary breast surgery. Aesthet Surg J 2008; 28:63-9.

37. Zhang S, Blanchet NP. Reelevating the mastectomy flap: A safe technique for improving nipple-areolar complex malposition after nipple-sparing mastectomy. Plast Reconstr Surg Glob Open 2017; 5:e1426.

38. Momoh AO et al. The impact of nipple reconstruction on patient satisfaction in breast reconstruction. Ann Plast Surg 2012; 69:389-93.

39. Racz JM et al. Sexual well-being after nipple-sparing mastectomy: does preservation of the nipple matter? Ann Surg Oncol 2022. doi: 10.1245/s10434-022-11578-1.

40. Kaidar-Person O et al. Spatial location of local recurrences after mastectomy: A systematic review. Breast Cancer Res Treat 2020; 183:263-73.

41. Zhao J, Xiao C. Oncologic safety of one-stage implant-based breast reconstruction in breast cancer patients with positive sentinel lymph nodes: A single-center retrospective study using propensity score matching. Clin Breast Cancer 2023; S1526-8209(23)00233-1. doi: 10.1016/j.clbc.2023.09.007.

42. Wu Z-Y et al. Breast cancer recurrence after smooth versus textured implant-based breast reconstruction: A matched cohort study. Plast Reconstr Surg 2022; 150:30S-37S.

43. Cano SJ, Klassen AF, Scott AM, Cordeiro PG, Pusic AL. The BREAST-Q: Further validation in independent clinical samples. Plast Reconstr Surg 2012; 129:293-302.

44. Susarla SM et al. Comparison of clinical outcomes and patient satisfaction in immediate single-stage versus two-stage implant-based breast reconstruction. Plast Reconstr Surg 2015; 135:1e-8e.

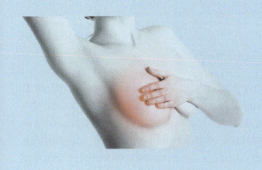

Capítulo 47

Critérios e Técnica de Uso dos Expansores Teciduais

Maurício de Aquino Resende
Fernando Vecchi Martins
Leonardo Fleury Orlandini

▸ INTRODUÇÃO

Descrita inicialmente por Radovan, a reconstrução mamária por meio de expansores teciduais preenchidos com solução salina tornou possível a reconstrução de mamas em mulheres que necessitavam maior ressecção de pele na mastectomia. Desde então, foram desenvolvidos diversos modelos, formas e texturas, bem como técnicas variadas, o que ampliou as indicações e melhorou os resultados estéticos com o uso dos expansores teciduais.

Nos EUA, mais de 70% dos casos de reconstrução mamária envolvem expansores e próteses de silicone, e as taxas de reconstrução têm aumentado a cada ano. Vários fatores contribuem para a preferência pelo uso de expansores/próteses em relação aos retalhos miocutâneos, como evolução na qualidade dos materiais aloplásticos e custos menores, menor morbidade pós-operatória e menos tempo de cirurgia.

As taxas de satisfação das pacientes submetidas à reconstrução com expansores/próteses variam de 61% a 78%, parecendo haver um declínio para cerca de 54% após 5 anos, sendo as reconstruções com retalhos autólogos as que mantêm níveis maiores, porém com maiores morbidade e complicações associadas.

Os expansores podem ser classificados como temporários ou definitivos. Para o uso de expansor temporário, a cirurgia de reconstrução deve ser feita obrigatoriamente em pelo menos dois tempos: no primeiro, o expansor é inserido com o propósito de expandir os tecidos corporais, e em um segundo momento é promovida sua troca por prótese definitiva. A opção pelo uso de expansor definitivo tem como objetivo principal a realização da cirurgia em tempo único.

▸ SELEÇÃO DAS PACIENTES

Reconstruções mamárias em duas etapas, com expansores temporários, estão indicadas para pacientes que apresentam as seguintes condições: integridade do músculo peitoral maior, mastectomia sem grande prejuízo da pele e do tecido celular subcutâneo, ausência de radioterapia prévia e mama desejada não muito volumosa ao final. Ademais, sua escolha se dá por preferência da equipe cirúrgica, dúvidas com relação à viabilidade do retalho cutâneo da mastectomia ou por necessidade de grandes ressecções de pele, como na *skin reducing mastectomy*.

Vale lembrar que a seleção e a orientação das pacientes têm grande importância com o objetivo de reduzir as complicações, as quais são semelhantes às encontradas nas reconstruções com próteses imediatas. Entre as complicações pós-operatórias mais temidas observadas na reconstrução com expansores está a infecção, cujas taxas variam entre 9,3% e 35,4%, podendo levar à perda da reconstrução. Os principais fatores de risco associados são tabagismo (> 10 cigarros/dia), obesidade (índice de massa corporal [IMC] > 30), diabetes *mellitus* não controlado, linfadenectomia axilar, quimioterapia neoadjuvante e radioterapia pré-operatória.

Em pacientes submetidas à reconstrução com expansores e candidatas à radioterapia, a expansão total deve ser realizada antes do início do tratamento radioterápico, a fim de não atrapalhar o planejamento de dose da radiação ou ser realizada a troca do expansor pela prótese. Nesses casos em que já é conhecida a indicação de radioterapia adjuvante, a discussão com a paciente, até mesmo com a postergação da reconstrução, realizando-a em um segundo tempo, por vezes pode ser uma das alternativas.

Na grande maioria dos casos de reconstrução em duas etapas, a inserção do expansor é realizada imediatamente após a mastectomia, no mesmo tempo cirúrgico. Essa estratégia proporciona melhores resultados estéticos, maior preservação do envelope cutâneo e do complexo areolopapilar (CAP), expansão mais rápida e fácil, maior controle sobre a forma e o volume final desejados, além de melhores desfechos psicológicos, comparados à reconstrução tardia. No entanto, a reconstrução tardia com expansores também pode ser uma opção para casos selecionados de mulheres mastectomizadas, principalmente se não realizaram radioterapia adjuvante e não desejam retalhos autólogos. Após o tratamento radioterápico no plastrão, as pacientes devem ser esclarecidas acerca da possibilidade de aumento das complicações e talvez desestimuladas a realizar esse tipo de reconstrução. O processo de fibrose e atrofia, que se evidenciam desde a pele até as camadas mais profundas, incluindo os músculos, pode tornar o processo de expansão bastante doloroso e difícil, com índice elevado de complicações, como taxas maiores de contraturas capsulares.

Cabe lembrar que mesmo quando esteja programada a reconstrução imediata, em tempo único, é importante esclarecer às pacientes que podem ser necessários múltiplos tempos cirúrgicos para se chegar ao resultado desejado. Por motivos não conhecidos no pré-operatório, durante a cirurgia pode ser indicada a mudança da reconstrução para dois tempos com colocação de expansor tecidual temporário. Por essa razão, recomenda-se ter sempre disponível em sala cirúrgica um expansor no momento da reconstrução nos casos em que inicialmente seria inserida prótese definitiva em tempo único. Para pacientes submetidas à reconstrução em tempo único, a satisfação tende a ser maior.

▶ TIPOS E ESCOLHA DOS EXPANSORES

Os expansores podem ter formato redondo ou anatômico, superfície lisa ou texturizada, e podem conter válvulas metálicas remotas ou integradas. Todos os expansores com válvulas integradas ao corpo são temporários, enquanto aqueles com válvulas remotas podem ser temporários ou permanentes. Os expansores, assim como as próteses, apresentam diferentes opções de tamanho e volume, que serão preenchidos com solução salina (nos temporários) ou solução salina e gel de silicone (nos expansores definitivos). Estes últimos são subdivididos de acordo com o nível de coesividade do gel e volume de silicone em relação à porção expansível (Figura 47.1).

Vale ressaltar que alguns serviços têm utilizado ar em vez de solução salina para preencher os expansores, com a justificativa de menores taxas de complicações, devido à menor pressão ou peso sobre as cicatrizes, porém novos estudos são necessários para confirmar esses achados.

▶ TÉCNICA OPERATÓRIA

Ao optarmos pela reconstrução mamária com expansores, devemos ter o real conhecimento do formato e tamanho da mama contralateral que, a princípio, é o objetivo final da mama que se quer reconstruir após a expansão. No entanto, há situações em que se deseja uma mama maior ou menor após a reconstrução, e deve-se trabalhar com as medidas atuais, além de valores projetados variados, a depender do desejo da paciente.

As medidas mais importantes são as mesmas da reconstrução com próteses de silicone: base (diâmetro horizontal), altura (diâmetro vertical) e projeção (distância entre a parede torácica e a pele areolar) – a mais determinante para a simetria desejável é a primeira. Fundamentados nessas medidas e nos expansores disponíveis, caso

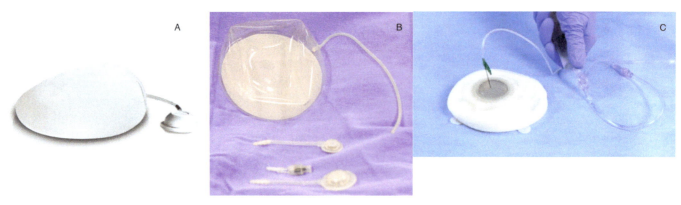

Figura 47.1 Modelos de expansores provisórios e definitivos com válvulas satélites ou incorporadas. **A** Expansor definitivo. **B** Expansor provisório com válvula remota. **C** Expansor provisório com válvula integrada.

a caso, opta-se pelo modelo, tamanho e formato que mais se aproximam do quadro em questão. Como regra geral, evita-se o uso de expansores com diâmetro > 15cm, o que pode prejudicar a mobilidade do braço homolateral. Nos casos de mastectomias bilaterais, a tendência é trabalhar com expansores de modelos e tamanhos semelhantes. Nos casos de mastectomias unilaterais, opta-se por tamanho e formato ditados pelas medidas da mama contralateral.

Inicialmente, no pré-operatório, convém realizar a marcação da lesão tumoral e da área a ser ressecada e avaliar cuidadosamente a possibilidade de preservação do CAP. Em seguida, realiza-se a marcação dos limites da mama e é definida a incisão. Devem ser avaliadas a qualidade e a elasticidade da pele, assim como a espessura do retalho (baseado nos exames de imagem). Caso a cirurgia seja bilateral, deve ser realizada a marcação habitual da mama contralateral.

Recomenda-se dose única de antibioticoterapia profilática na indução anestésica, podendo ser administradas doses adicionais, a depender do antibiótico utilizado e da duração da cirurgia.

O ato cirúrgico assemelha-se à reconstrução imediata. Em virtude da possibilidade de trabalhar com material de volume menor no ato operatório, é possível utilizar o expansor no espaço pré-peitoral. Quando se utilizam expansores de superfície lisa, é necessária a confecção de loja completa com os músculos peitoral maior e o serrátil. A loja parcial, apenas com o músculo peitoral maior, mantendo o expansor descoberto em sua porção lateral, pode ser uma opção em caso de uso de expansores de superfície texturizada (Figura 47.2).

Terminadas a mastectomia e a abordagem axilar, nos casos de indicação de confecção de loja completa, inicia-se pela dissecção da borda lateral do músculo peitoral maior, no sentido medial, por vezes havendo a necessidade de desinserção completa de suas fibras do tórax nas porções inferomediais, as quais irão permanecer aderidas à gordura retromamária que foi deixada deliberadamente quando da realização da mastectomia. Convém ter muita atenção para a desinserção medial, pois ali estão presentes vasos intercostais que normalmente sangram bastante quando seccionados inadvertidamente. Em geral, a dissecção retropeitoral nas porções superiores pode ser feita por meio de manobras digitais de descolamento, pois essa região é formada por tecido pouco vascularizado, tornando a dissecção digital um método rápido e seguro. A iluminação é importantíssima, devendo ser usados fotóforos, válvulas iluminadas ou focos auxiliares. O limite interno dessa loja é a borda lateral do esterno, e o limite inferior é o sulco inframamário. Completada a confecção da loja, procede-se à rigorosa revisão da hemostasia e lavagem da cavidade com solução fisiológica, soluções antissépticas com iodo ou soluções antibióticas, a critério da equipe cirúrgica.

Para reduzir a contaminação do leito operatório no momento da inserção do expansor, realiza-se nova limpeza da pele com soluções antissépticas. Após abertura e montagem dos dispositivos do expansor, quando necessário, retira-se todo o ar presente em seu interior, a fim de mensurar o volume injetado na expansão e evitar a desconfortável percepção de sons produzidos pela paciente ao se movimentar, caso o expansor contenha solução salina e ar. Coloca-se o expansor na loja criada, mantendo sua posição anatômica e tomando cuidado para que sua curvatura inferior coincida com o sulco inframamário (Figura 47.3).

Nos expansores com válvulas remotas, antes da inserção do expansor, procede-se à confecção de pequena loja para a válvula, a qual servirá para as expansões posteriores. Para isso, pode ser utilizada a linha média abaixo da linha do sulco inframamário, de localização mais fácil,

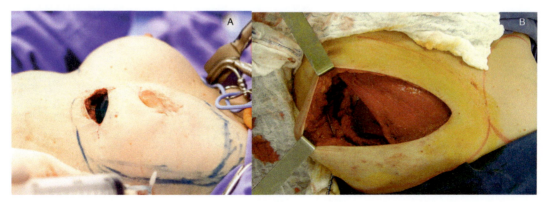

Figura 47.2A Expansor em loja pré-peitoral já com expansão inicial e solução corada em azul. **B** Expansor em loja submuscular após *skin sparing mastecomy*.

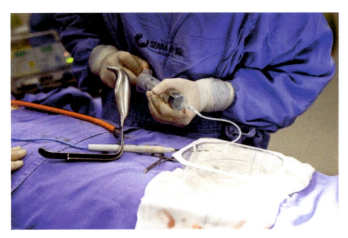

Figura 47.3 Retira-se todo o ar do expansor antes da implantação, a fim de evitar a desconfortável percepção de sons produzidos pela paciente ao se movimentar.

porém com maior desconforto para as pacientes, ou a linha axilar anterior, de localização pouco mais difícil, especialmente nas pacientes obesas, porém com menor desconforto no dia a dia (mais utilizada).

Realiza-se o fechamento da loja muscular com fio inabsorvível ou de absorção tardia, como náilon 2-0, ou mantém-se a bolsa parcial de músculo, deixando a porção lateral do expansor sem cobertura muscular. Ao se optar pela reconstrução pré-peitoral, pontos de sutura na lateral da mama, no nível da linha axilar anterior, devem ser dados para delimitar a loja e evitar o deslocamento lateral do expansor. Pode-se ainda utilizar telas sintéticas, retalhos dérmicos autólogos ou matriz dérmica acelular para fechamento da loja. Recomenda-se a instalação de drenagem fechada sob pressão negativa na loja onde se encontra o expansor e/ou no espaço abaixo da derme. Antes do fechamento da pele, costuma-se recomendar uma expansão inicial, visualizando a pressão da musculatura sob visão direta. Nesse momento, alguns cirurgiões usam gotas de corante na solução salina, tipo azul de metileno, para identificação de possíveis vazamentos por defeitos de fabricação, perfurações acidentais e, principalmente, para se certificar da localização correta do escalpe no momento das expansões. No intraoperatório não é recomendável inflar demais o expansor, o que poderá dificultar a cicatrização das suturas, além de causar maior desconforto à paciente no pós-operatório. Algo em torno de 20% do volume final do expansor parece ser bem tolerado.

A sutura de pele geralmente é realizada em planos, aproximando-se a derme com pontos separados, seguida de sutura intradérmica. Utilizam-se fios absorvíveis tipo poliglecaprone 25 (Monocryl) ou poliglactina 910 (Vicryl) 3-0 ou 4-0, ou fios inabsorvíveis, como náilon 3-0 e 4-0. Procede-se então ao curativo rotineiro.

Observam-se taxas semelhantes de complicações, dor e satisfação peri e pós-operatórias entre as técnicas pré e retropeitorais. Parece haver maior produção de seroma com o plano pré-peitoral, porém com expansão mais fácil e rápida. O grande cuidado, quando da realização da técnica no plano pré-peitoral, parece ser com a qualidade do retalho da mastectomia (Figura 47.4).

Implantes expansores anatômicos definitivos são dispositivos que contêm uma parte externa de silicone de alta coesividade e uma parte interna vazia e expansível, conectada a uma válvula remota metálica. Apesar das aparentes vantagens, como procedimento em única etapa e a possibilidade de ajuste do volume no pós-operatório, visando melhorar a simetria, os expansores permanentes apresentam alta taxa de explantação e troca por prótese definitiva em 5 anos. Entre as desvantagens estão o alto custo e a rigidez do material, comparado à prótese de silicone, bem como o pior resultado estético final, comparado às outras modalidades de reconstrução,

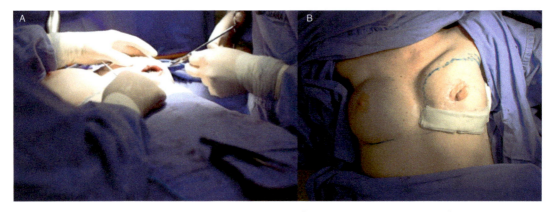

Figura 47.4A Sutura por planos em incisão no sulco inframamário e colocação de expansor pré-peitoral. **B** Aspecto final com expansor parcialmente inflado.

CUIDADOS PÓS-OPERATÓRIOS

No pós-operatório não é necessário nenhum cuidado especial. A dor não costuma ser intensa e duradoura e pode ser manejada com analgésicos comuns. O uso de sutiã de pós-operatório é desnecessário, pois, uma vez que não há expansão, ele não promoverá a compressão necessária e alcançada em casos de reconstrução com próteses, por exemplo. A retirada do dreno seguirá os critérios normais de qualquer cirurgia, em geral do quinto ao sétimo dia ou em caso de drenagem em 24 horas < 30 a 40mL. Apesar de ainda ser uma conduta muito frequente, não há evidências que justifiquem o uso prolongado de antibióticos no pós-operatório de reconstrução mamária, sendo essa uma prática associada a custos desnecessários, possíveis efeitos colaterais e resistência antimicrobiana. Exercícios físicos intensos devem ser evitados nas primeiras 3 semanas.

O procedimento de expansão depende da prática e da percepção individual do cirurgião, da tolerância dos tecidos e da sensibilidade individual da paciente ao desconforto e até mesmo à dor nesse momento. Em geral, a expansão se inicia após encerrado o processo de cicatrização e acomodação do expansor, o que costuma ocorrer em 2 a 4 semanas. Sempre que possível, convém realizar o menor número de sessões para a expansão, por vários motivos, incluindo operacionais e até financeiros, com volume final expandido a depender do modelo e do tamanho do expansor implantado. Embalagens de solução salina a 0,9% de 100mL têm sido utilizadas como padrão, e esse volume é usado por sessão por meio de injeções maiores ou menores a depender do caso. É possível a expansão temporária de até 20% além do volume máximo recomendado pelo fabricante. As sessões para expansão são realizadas a intervalos que variam de 1 a 4 semanas, até a obtenção do volume final desejado.

Os procedimentos de expansão são realizados em nível ambulatorial, sem a necessidade de anestesia, porém com rígida observação das medidas de assepsia e antissepsia. As pacientes são avisadas de que poderão apresentar algum grau de desconforto nos dias que se seguem. Medicações analgésicas são prescritas quando necessário, o que não costuma ocorrer. O volume utilizado em cada expansão é anotado no prontuário da paciente e na ficha que acompanha o produto e que foi fornecida à paciente no dia da cirurgia.

Por orientação do fabricante, as válvulas remotas usadas em expansores definitivos devem ser removidas, após a expansão completa, em procedimento cirúrgico ambulatorial. Realiza-se pequena incisão sobre a válvula e traciona-se a mangueira, que se desprende do implante e, através de um mecanismo de autovedação, sem a saída de solução salina.

Por carregarem dispositivos metálicos, as pacientes com expansores teciduais apresentam contraindicação à realização de ressonância magnética de mamas, salvo em casos individualizados, quando os benefícios justificarem os riscos. As principais complicações são dor torácica e sensação de aquecimento dos componentes metálicos, deslocamento do expansor ou da válvula e a formação de artefatos nas imagens, prejudicando a qualidade da imagem e a interpretação pelo radiologista.

Os expansores para uso temporário costumam ser trocados entre 4 e 12 meses, mas não há na literatura relatos de complicações específicas com a permanência prolongada desses dispositivos.

SEGUNDA ETAPA DA RECONSTRUÇÃO

Acredita-se que as pacientes que recebem radioterapia adjuvante na prótese de silicone apresentam taxas maiores de complicações gerais e contratura capsular do que as que receberam radioterapia no expansor, antes da troca pela prótese. No entanto, uma metanálise recente mostrou que o risco de complicações para as pacientes que recebem radiação no expansor ou na prótese é semelhante. Portanto, a decisão do momento para troca do expansor pela prótese deve ser individualizada e discutida com a paciente, levando em consideração a experiência da equipe.

No procedimento para inclusão do implante, geralmente é ressecada a cicatriz inicial. A incisão do músculo peitoral e da cápsula deve ser realizada inferiormente, o mais próximo possível ao sulco inframamário, e não sob a cicatriz cutânea. Não há consenso quanto à indicação de capsulotomia ou capsulectomia nesse momento, porém deve-se ter em mente que a capsulectomia pode aumentar consideravelmente os riscos de sofrimento cutâneo e perda da reconstrução. A capsulotomia circunferencial e nas áreas de maior fibrose e o reposicionamento do sulco, quando necessário, parecem ser os procedimentos mais acertados nesse momento.

Nessa segunda etapa da reconstrução, aproveita-se para fazer pequenos ajustes ou refinamentos, como reposicionamento ou reconstrução do CAP e lipoenxertia, entre outros.

CONSIDERAÇÕES FINAIS

Como descrito no presente capítulo, a reconstrução mamária deve ser cada vez mais oferecida às pacientes durante o tratamento cirúrgico do câncer de mama. Em casos de mulheres que precisam ser submetidas à mastectomia e que não apresentam condições clínicas para reconstrução definitiva com próteses de silicone, a opção pelo uso de expansores teciduais, em sua maioria provisórios, revela-se mais segura.

É importante observar devidamente as indicações específicas desse procedimento, bem como respeitar os cuidados pós-operatórios, a fim de minimizar os riscos e complicações. De modo geral, a reconstrução com expansores teciduais permanece como alternativa eficaz e, quando necessária, deve ser estimulada na prática dos cirurgiões mamários.

REFERÊNCIAS

1. Barr SP, Topps AR, Barnes NLP et al. Infection prevention in breast implant surgery — A review of the surgical evidence, guidelines and a checklist. Eur J Surg Oncol 2016; 42(5):591-603. doi: 10.1016/j.ejso.2016.02.240.

2. Becker H. The expandable mammary implant. Plast Reconstr Surg 1987; 79(4):631-7. doi: 10.1097/00006534-198704000-00023.

3. Bellini E, Pesce M, Santi PL, Raposio E. Two-stage tissue-expander breast reconstruction: A focus on the surgical technique. BioMed Res Intern 2017. doi: 10.1155/2017/1791546.

4. Bertozzi N, Pesce M, Santi PL, Raposio E. Tissue expansion for breast reconstruction: Methods and techniques. Ann Med Surg 2017; 21:34-44. doi: 10.1016/j.amsu.2017.07.048.

5. Clough KB, O'Donoghue JM, Fitoussi AD, Nos C, Falcou MC. Prospective evaluation of late cosmetic results following breast reconstruction: I. Implant reconstruction. Plast Reconstr Surg 2001 Jun; 107(7):1702-9. doi: 10.1097/00006534-200106000-00010.

6. Du F, Liu R, Zhang H, Xiao Y, Long X. Post-mastectomy adjuvant radiotherapy for direct-to-implant and two-stage implant-based breast reconstruction: A meta-analysis. J Plast, Reconstr Aesth Surg 2022; 75(9):3030-40. doi: 10.1016/j.bjps.2022.06.063.

7. Gilmour A et al . Oncoplastic breast surgery: A guide to good practice. Eur J Surg Oncol 2021; 47(9):2272-85. doi: 10.1016/j.ejso.2021.05.006.

8. Haddock NT, Kadakia Y, Liu Y, Teotia SS. Prepectoral versus subpectoral tissue expander breast reconstruction: A historically controlled, propensity score-matched comparison of perioperative outcomes. Plast Reconstr Surg 2021: 1-9. doi: 10.1097/PRS.0000000000008013.

9. Kedar D, Inbal A, Arad E, Gur E, Barnea Y. Immediate breast reconstruction in high-risk cases using an anatomically shaped permanent expandable implant. J Plast, Reconstr Aesth Surg 2019; 72(3):401-9. doi: 10.1016/j.bjps.2018.10.030.

10. Losken A, Jurkiewicz MJ. History of breast reconstruction. Breast Disease, 2002; 16(2):3-9. doi: 10.3233/BD-2002-16102.

11. Momoh AO, Griffith KA, Hawley ST et al. Postmastectomy breast reconstruction. Plast Reconstr Surg 2020; 145(4):865-76. doi: 10.1097/PRS.0000000000006627.

12. Nahabedian MY, Hammer J. Use of magnetic resonance imaging in patients with breast tissue expanders. Plast Reconstr Surg 2022; 150(5):963-8. doi: 10.1097/PRS.0000000000009614.

13. Nelson JA et al . Prepectoral and subpectoral tissue expander-based breast reconstruction: A propensity-matched analysis of 90-day clinical and health-related quality-of-life outcomes. Plast Reconstr Surg 2022; 149(4):607E-616E. doi: 10.1097/PRS.0000000000008892.

14. Radovan C. Breast reconstruction after mastectomy using the temporary expander. Plast Reconstr Surg 1982; 69(2):195-206. doi: 10.1097/00006534-198202000-00001.

15. Shiraishi M, Sowa Y, Tsuge I, Kodama T, Inafuku N, Morimoto N. Long-term patient satisfaction and quality of life following breast reconstruction using the BREAST-Q: A prospective cohort study. Frontiers Oncol 2022; 12(May):1-9. doi: 10.3389/fonc.2022.815498.

16. Yamin F, Nouri A, MCauliffe P et al. Routine postoperative antibiotics after tissue expander placement postmastectomy does not improve outcome. Ann Plastic Surg 2021; 87(Suppl 1):S28-S30. doi: 10.1097/SAP.0000000000002826.

17. Yesantharao PS, Rizk N, Martin SA, Tevlin R, Lee GK, Nazerali RS. Air versus saline: The effect of tissue expander fill on outcomes of prepectoral breast reconstruction. Plastic Reconstr Surg 2022; 150(1):28-36. doi: 10.1097/PRS.0000000000009191.

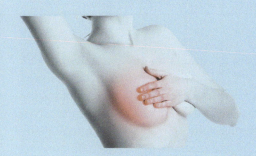

Capítulo 48

Reconstrução Mamária Pré-Peitoral

Eduardo González

Gastón Berman

▶ INTRODUÇÃO

A evolução da reconstrução mamária imediata com expansores ou implantes em um ou dois momentos apresenta variações de acordo com as complicações e os resultados estéticos. Um dos fatores que influenciaram esses pontos e provocaram mudanças de paradigma foi a confecção das bolsas, onde colocar as próteses e, se necessário, a adição de outros materiais para melhorar os resultados sem aumentar as complicações.

No passado[1-3] foram feitas tentativas de reconstruções subcutâneas com implantes lisos, mas com técnicas de mastectomia mais radicais no manejo da espessura dos retalhos e dos limites da ressecção mamária. Essas técnicas foram abandonadas em virtude de seus maus resultados e, principalmente, devido ao alto índice de complicações, conforme publicado por Schlenker e cols.[4], que observaram 13,5% de necrose de pele, 6,7% de extrusão do dispositivo, 56% de contratura capsular e 28% de explante. Nessa situação, as bolsas submusculares eram preferidas e foram utilizadas por muitos anos[5].

Em nossa experiência, devido aos resultados estéticos insatisfatórios da reconstrução submuscular completa e à dificuldade que ela produziu na expansão do polo inferior, utilizamos desde 2004 a técnica submuscular parcial do duplo plano publicada por Serra-Renom e cols.[6]. Essa técnica é satisfatória, mas em algumas ocasiões pode produzir expansão excessiva do polo inferior e mais frequentemente deformidade animada e efeito de *window-shading*.

Para prevenção dessas complicações, foram publicadas as primeiras experiências com o uso de diferentes tipos de telas sintéticas ou biológicas em reconstruções com implantes diretos ou expansores[7-10] com o objetivo de promover alongamento do músculo peitoral maior, evitando sua retração, controlar a forma e a estabilidade do sulco submamário e da borda lateral da mama, evitando a rotação do implante, e cobri-lo em sua totalidade. Aqui é bom esclarecer que uma mastectomia realizada corretamente não deve alterar o sulco submamário e não deve modificar a forma do envelope mamário que, associado a uma escolha correta do implante, também evitaria esses inconvenientes.

Embora muitos objetivos dessa técnica tenham sido alcançados com o duplo plano convencional, com ou sem o auxílio de telas, a dor pós-operatória em decorrência da elevação do peitoral maior, a deformidade animada e as contraturas capsulares com deformidade do contorno mamário aumentadas com a radioterapia continuaram a ser observadas. Esses conflitos não resolvidos levaram ao início da era da reconstrução pré-peitoral.

A reconstrução pré-peitoral é um procedimento mais rápido, que produz menos dor e desconforto com rápida recuperação, mantém a função do músculo peitoral maior, sem produzir deformidade animada, mantendo a forma normal da mama e seus limites anatômicos com dissecção cuidadosa e confecção dos retalhos bem vitalizados. Entretanto, também levanta certas dúvidas em relação à possibilidade de apresentar mais ondulação e visualização do implante, mais extrusões e maior incidência de contraturas capsulares sem o envoltório da tela.

Nesse ponto, gostaríamos de abrir parênteses para analisar o impacto das malhas nessa técnica. Sabe-se que existem basicamente dois tipos de telas: as sintéticas, de vários tipos de materiais, geralmente de reabsorção lenta ou inabsorvíveis[8-10], que cumprem a função primária de deixar o implante bem posicionado e secundariamente melhorar o trofismo e a espessura dos retalhos, embora esta última não costume ser alcançada. A outra possibilidade consiste no uso de telas biológicas derivadas de humanos (ADM), suínos, bovinos etc., que podem melhorar a vascularização tecidual, o trofismo e a consistência do retalho cutâneo-adiposo, minimizando o ondulamento com uma consistência mais natural. Por outro lado, é muito importante sua função de proteger os tecidos dos efeitos da radioterapia e diminuir as taxas de contraturas capsulares.

Quando vemos as várias publicações que falam dos benefícios, mas também das complicações advindas do uso de todos os tipos de telas, torna-se muito difícil definir sua utilidade, especialmente em razão das pequenas evidências baseadas em estudos prospectivos. Apenas alguns estudos, como a metanálise de Ho e cols.[11], indicam que as reconstruções mamárias assistidas por ADM apresentam taxas maiores de seroma, infecção e falha reconstrutiva do que as reconstruções mamárias com próteses que utilizam retalhos musculofasciais tradicionais, embora destaquem os benefícios da ADM para uma taxa menor de contratura capsular.

Da mesma maneira, quando procedemos à mesma análise sobre o uso de telas sintéticas através de uma coorte multicêntrica, prospectiva iBRA de Potter e cols.[12] sobre 1.357 reconstruções mamárias com tela (1.133 biológicas e 243 sintéticas), no grupo dos sintéticos foram observados 26% de infecções e 10% de perda de implantes. Os autores concluem que as taxas de todas essas complicações superam os padrões nacionais de qualidade (< 5% para reoperação, readmissão e perda do implante e < 10% para infecção).

Quando avaliadas as complicações da reconstrução pré-peitoral *versus* subpeitoral, elas se mostraram comparáveis. Chatterjee e cols.[13], em metanálise de 14 estudos (todos com o uso de telas biológicas ou sintéticas), corroboraram os resultados anteriores quando realizada a seleção correta das pacientes. Quando somamos o efeito radioterápico, vemos em seguimentos ainda curtos melhor resultado estético com reconstrução pré-peitoral e índices baixos de contraturas capsulares (< 4 vezes), provavelmente relacionados com o impacto negativo e a produção de fibrose em vista da utilização do músculo peitoral nas bolsas submusculares[13,14]. Vale esclarecer que essas publicações incluem pacientes que usaram ADM.

A reconstrução mamária pré-peitoral direta em estágio único é atualmente considerada uma técnica de reconstrução mamária de última geração e tem se mostrado segura e reprodutível, sendo a primeira opção na maioria dos casos de reconstrução mamária pós-mastectomia imediata. A pergunta que nos fazemos, e que está na base dessa experiência, é se nessa indicação é sempre necessário associar malhas ou podemos reproduzir os resultados em todos os cenários sem elas.

Portanto, o objetivo deste capítulo é verificar o impacto da técnica cirúrgica da mastectomia, independentemente dos fatores favoráveis ou não previamente à cirurgia, na reconstrução mamária com implantes diretos, com ou sem adição de telas, e avaliar se os resultados podem ser reproduzidos e não aumentar as complicações nos cenários consequentes de tratamentos oncológicos, mesmo quando há radioterapia. Analisaremos também os fatores que podem nos levar a prescindir de telas sintéticas ou biológicas com a técnica pré-peitoral.

▶ INDICAÇÕES E CONTRAINDICAÇÕES

A segurança da reconstrução mamária pré-peitoral exige a seleção criteriosa das pacientes, considerando a análise pré-operatória das comorbidades e a avaliação intraoperatória da viabilidade do retalho pós-mastectomia, bem como o estado radioterápico e os critérios oncológicos. Como em qualquer tipo de cirurgia, as pacientes devem ser bem selecionadas e orientadas sobre as escolhas técnicas, seus riscos e benefícios, bem como suas limitações.

Várias técnicas de reconstrução mamária pré-peitoral baseadas em implante têm sido descritas na literatura. A reconstrução pré-peitoral pode ser indicada para candidatas à mastectomia *nipple-sparing* e *skin-sparing*, com indicação de expansor tecidual em dois estágios ou reconstrução direta com implante em estágio único, se o retalho for adequado. As candidatas ideais para reconstrução pré-peitoral incluem as pacientes com índice de massa corporal (IMC) < 30kg/m^2, com volume mamário pequeno a moderado, não fumantes, com ptose mínima, submetidas à mastectomia profilática e as com tumores centrais da mama[15,16].

As características que devem ser consideradas contraindicações à reconstrução mamária pré-peitoral são: diabetes *mellitus* mal controlado, obesidade (IMC > 35) e tabagismo ativo ou recente. Todas essas características resultarão em pacientes com circulação microvascular comprometida e má qualidade dos tecidos moles, aumentando o risco de necrose do retalho cutâneo, extrusão do implante ou infecção. Outro fator que deve ser considerado é o antecedente de radioterapia no momento da mastectomia. Recomenda-se que essa técnica seja evitada em pacientes com história de irradiação prévia da mama no momento da mastectomia e da reconstrução. A expansão tecidual da pele previamente irradiada acarreta alto risco de deiscência e infecção da ferida[17]. Nesses casos, pode-se optar pela reconstrução subpeitoral ou pré-peitoral em dois estágios, associando o uso de matrizes dérmicas acelulares ou lipoenxertia para melhorar a vascularização do retalho.

Do ponto de vista oncológico, a localização pré-operatória do tumor na mama deve ser avaliada antes da mastectomia. As pacientes com tumor que invada a pele ou a parede torácica, com câncer de mama inflamatório, com câncer de mama do estádio IV ou com metástases axilares agressivas e adenopatia axilar volumosa devem ser consideradas contraindicações para reconstrução mamária pré-peitoral[17,18]. Nesses casos, as pacientes estão entre as que apresentam alto risco de recidiva, o que poderia retardar o tratamento adjuvante e dificultar a detecção de possíveis recidivas.

Com base em nossa experiência, juntamente com a de Cícero Urban, de Curitiba, publicamos em 2021 uma série de reconstruções pré-peitorais sem adição de malha[19]. Nesse trabalho, incluímos um estudo de coorte multicêntrico sobre a reconstrução mamária terapêutica ou redução de risco imediata, diretamente com implante mamário pré-peitoral, sem qualquer tipo de assistência de tela (biológica ou sintética), incluindo pacientes com todos os tipos de mamas, sem ptose ou com ptose moderada, diferentes tipos de panículo adiposo, IMC, fumantes ou não fumantes e com ou sem radioterapia prévia. Foram excluídas as pacientes que apresentavam acometimento cutâneo, sequela actínica grave prévia, hipertrofia ou ptose de grau 3 e as 4 ou pacientes com possibilidade de distúrbios vasculares intraoperatórios e de necrose cutânea ou do complexo areolopapilar (CAP).

TÉCNICA CIRÚRGICA

Se o retalho de mastectomia for adequado, a reconstrução mamária com implante pré-peitoral pode ser realizada independentemente da incisão da mastectomia (sulco periareolar, radial, inframamário, entre outros). A simetria das incisões é importante em caso de mastectomias bilaterais. O planejamento pré-operatório detalhado com limites mamários bem definidos e a mensuração da parede torácica são passos essenciais para o sucesso da reconstrução, principalmente quando telas não serão utilizadas. Também é muito importante preservar o tecido adiposo em todas as regiões em que não haja tecido glandular, como o polo superior (Figura 48.1).

Até o momento não existem estudos clínicos que tenham avaliado prospectivamente a espessura ideal do retalho de mastectomia e do CAP. A espessura do retalho depende da constituição da paciente e da quantidade

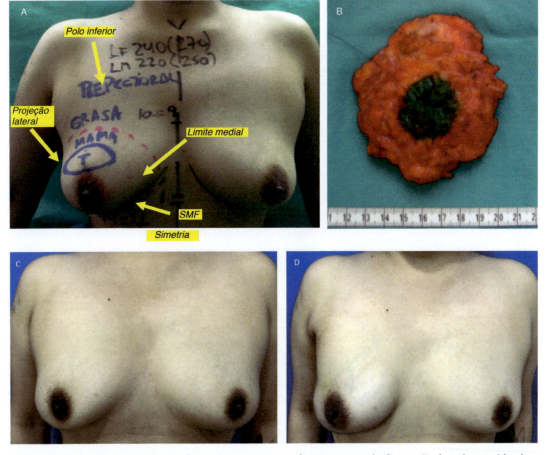

Figura 48.1 Uma boa reconstrução deve começar com uma boa mastectomia. Ressecção de todo o tecido glandular sem invadir os limites anatômicos da mama e preservando todo o tecido adiposo possível. **A** e **B** Pré-operatório de mastectomia *nipple-sparing* com reconstrução pré-peitoral da mama direita. **C** e **D** Pós-operatório.

de tecido subcutâneo encontrada, devendo ser suficiente para manter a vascularização, evitando retalhos espessos que aumentem o risco de recidiva local e tentando não deixar o tecido mamário, embora tenha sido demonstrada a impossibilidade de remoção total[20]. Para prevenir complicações, devem ser considerados todos os parâmetros mostrados no Quadro 48.1.

Tem sido demonstrado que algumas incisões causam mais complicações, como as periareolares, enquanto outras são mais seguras[21]. Em nossa experiência, utilizamos uma incisão submamária ampla convencional no sulco inframamário, sem projeção lateral ou medial, para preservar nervos sensitivos mais perfurantes. A dissecção do linfonodo sentinela e uma eventual dissecção axilar são abordadas através de pequena incisão na prega axilar inferior da axila (Figura 48.2).

Uma vez realizada a mastectomia, a análise da perfusão do retalho pode ser realizada por meio de sinais clínicos (cor, temperatura e espessura do retalho, sangramento da camada dérmica) ou de imagem, como angiografia com verde de indocianina, possibilitando a avaliação imediata da perfusão tecidual (Figura 48.3)[22,23].

Quadro 48.1 Reconstrução mamária pré-peitoral – Como prevenir complicações	
Planejamento	• Anatomia • Avaliação pré-operatória por imagem • Morbidades prévias (obesidade, tabagismo, radioterapia) • Escolha da tática (primária, autonomização do CAP etc.) • Escolha da técnica • Incisões
Técnica cirúrgica	• Dissecção do retalho • Limites da mastectomia • Métodos de dissecção a baixa temperatura • Métodos de avaliação da vitalidade (Spy) • Escolha da bolsa • Escolha do implante (expansor/prótese) • Mudança de conduta ou técnica intraoperatória • Drenagem

CAP: complexo areolopapilar.

Diante de sinais de má perfusão do retalho no intraoperatório, a reconstrução pré-peitoral deve ser desencorajada. Nesses casos, deve-se optar pela reconstrução subpeitoral ou pelo uso de expansores temporários com cirurgias em dois tempos. Uma vez constatada a perfu-

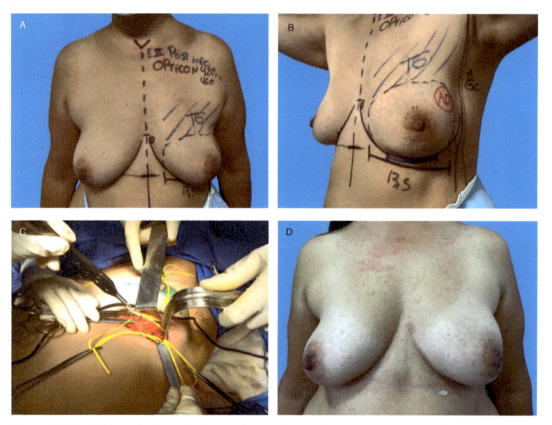

Figura 48.2A e **B** Reconstrução pré-peitoral unilateral pós-neoadjuvante, imediata, com implante anatômico direto. **C** Incisão clássica no sulco submamário e incisão separada para abordagem axilar com preservação da sensibilidade. **D** Pós-operatório tardio com bom resultado.

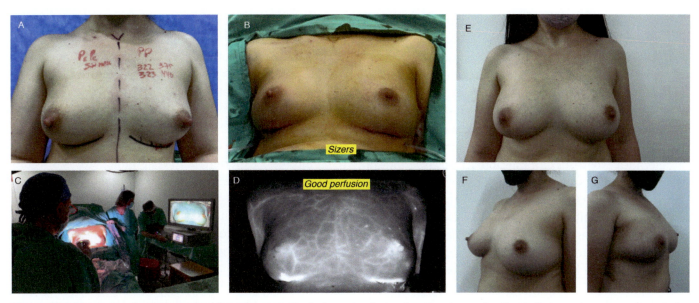

Figura 48.3A Mastectomia *nipple-sparing* bilateral de redução de risco – Implantes de poliuretano pré-peitorais. Tratamento conservador anterior na mama direita mais radioterapia. **B** Mastectomia *nipple-sparing* com moldes pré-peitorais. **C** e **D** Angiografia fluorescente com verde de indocianina assistida por *laser*. **E** a **G** Pós-operatório de 2 anos sem epidermólise ou necrose.

são adequada do retalho, convém continuar com a programação de reconstrução pré-peitoral[18].

Com relação à escolha do implante, é necessário obedecer a alguns parâmetros de avaliação clínica, como medida da base e da altura da mama, proteção do polo inferior, grau de ptose, quantidade e elasticidade da pele (Figura 48.4). Além disso, é fundamental verificar todas essas medidas no intraoperatório e utilizar moldes.

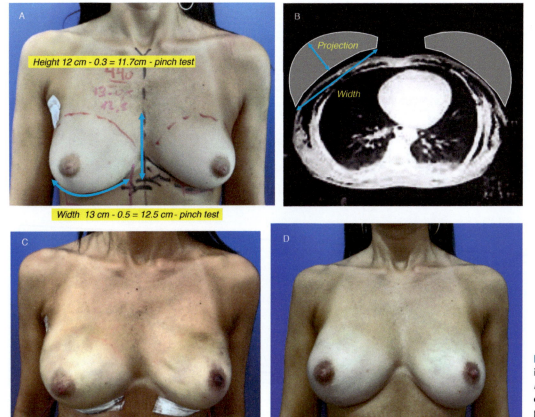

Figura 48.4 Como escolher o implante? **A** e **B** Mastectomia *nipple-sparing* bilateral e reconstrução pré-peitoral. **C** Sétimo dia de pós-operatório. **D** Pós-operatório de 1 ano.

Foram utilizados implantes texturizados anatômicos dos seguintes fabricantes: Mentor® estilos 313, 323 ou 333, Allergan/Natrelle® estilo 410 (até que seu uso fosse proibido) ou Potlytech®, para localização pré-peitoral, os quais foram escolhidos de acordo com as medidas da parede torácica e o formato desejado das mamas.

As bordas da mastectomia são fechadas em duas camadas com pontos absorvíveis: hipoderme, subderme e sutura intradérmica. Nos casos de mastectomia *nipple-sparing* unilateral, a mama contralateral foi operada na mesma cirurgia para simetrização, nos casos de mamas pequenas ou médias e com ptose de grau 0 ou 1. Nos demais, a simetrização foi realizada 6 meses após concluído o tratamento oncológico ou 6 meses após o término da radioterapia. Após a cirurgia, as pacientes foram acompanhadas a cada semana nas primeiras 4 semanas, a cada 3 meses até 6 meses ou 1 ano após a operação e depois a cada 4 a 6 meses. Os drenos foram retirados quando o volume atingia < 30cc em 24 horas.

▶ DESFECHOS CLÍNICOS

A partir de 2016, começamos nossa experiência com a reconstrução pré-peitoral. Os primeiros casos foram incluídos no estudo INSPIRE (um banco de dados prospectivo que inclui mulheres de 18 países submetidas à reconstrução imediata após mastectomia *nipple-sparing*)[24]. Nessa experiência incluímos 47 mastectomias *nipple-sparing*, 29% das quais eram pré-peitorais e 58% de abordagem submamária convencional. Utilizamos tela, na maioria dos casos sintéticas, em 25% das intervenções, com taxa de complicações > 3,5%. Cabe esclarecer que as poucas indicações de telas biológicas são influenciadas por seu alto custo e a indisponibilidade em nosso meio (Figuras 48.5 a 48.7).

Após essa experiência inicial, aumentamos o número de indicações da reconstrução pré-peitoral e diminuímos as indicações de tela, deixando essa possibilidade para quando fosse necessário imobilizar o implante para impedir sua rotação ou eventualmente para melhorar a espessura do retalho dermogorduroso no polo inferior mamário[25].

Na evolução de nossa prática, começamos a expandir as indicações para grupos de pacientes em que a técnica estava usualmente contraindicada, como panículo adiposo fino, pacientes tabagistas, pacientes irradiadas etc. Com o grupo de Cícero Urban, publicamos a experiência das duas instituições – as equipes de ressecção e reconstrução eram as mesmas (mastologistas com experiência em cirurgia oncoplástica), e cuidados especiais foram tomados na técnica de mastectomia para reconstrução pré-peitoral sem telas em todos os casos[19].

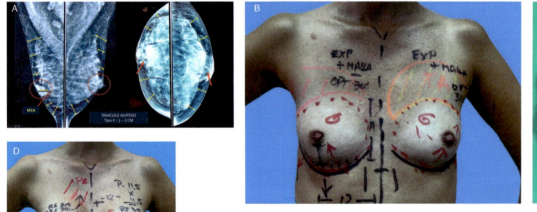
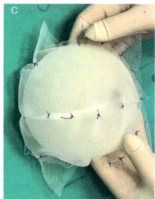
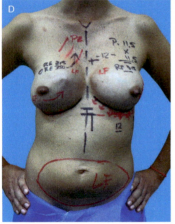
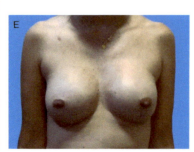
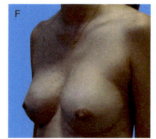
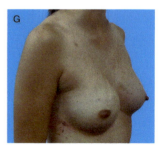

Figura 48.5A Carcinoma ductal *in situ* multicêntrico, mutação BRCA 2, panículo adiposo do tipo 1. **B** Mastectomia *nipple-sparing* bilateral com desenho das incisões no sulco inframamário. **C** Reconstrução mamária imediata com tela de Titanium-Bra Pocket e expansor temporário. **D** Planejamento da troca de expansores para implantes definitivos e *lipofilling*. **E** a **G** Resultado final.

Capítulo 48 | Reconstrução Mamária Pré-Peitoral 459

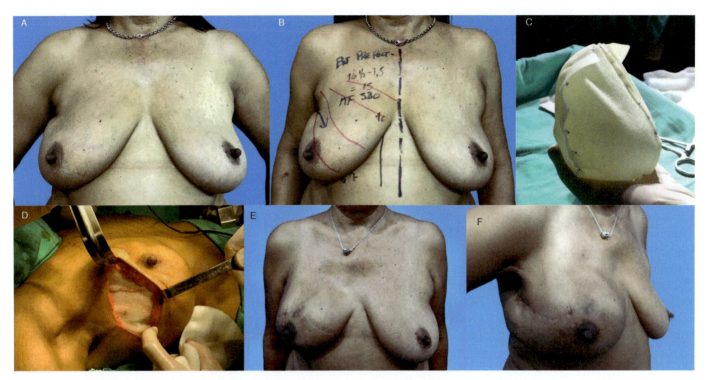

Figura 48.6 Recorrência local após tratamento conservador e radioterapia em mama direita. **A** Mastectomia *nipple-sparing* unilateral. **B** Marcação com incisão radiada no quadrante superior externo. **C** e **D** Cobertura da prótese com tela biológica derivada de suínos com a técnica Bra Pocket (BRAXON) e introdução na bolsa dermogordurosa. **E** e **F** Resultado final com discreta diminuição do volume da mama reconstruída, porém com a forma preservada.

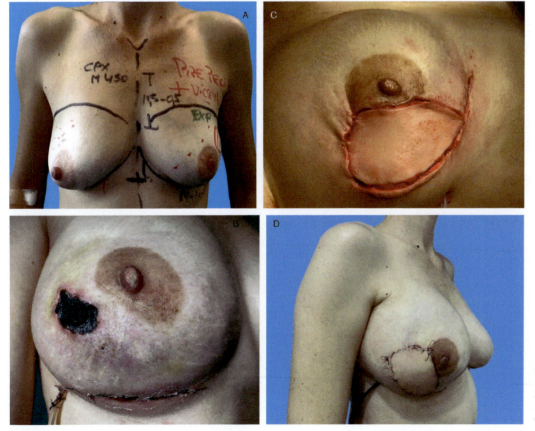

Figura 48.7 A Mastectomia *nipple-sparing* bilateral. Reconstrução mamária imediata com prótese sem tela. **B** Necrose da pele da mama. **C** Retalho de grande dorsal. **D** Reconstrução mamária com retalho de grande dorsal, preservando o implante.

Iniciamos uma coorte multicêntrica de pacientes submetidas à reconstrução pré-peitoral imediata direta com implantes após mastectomia *nipple-sparing*, através do sulco inframamário, sem adição de ADM ou tela, de janeiro de 2018 a junho de 2020 em Curitiba e de junho de 2013 a abril de 2020 em Buenos Aires. A mastectomia *nipple-sparing* foi oferecida a todas as mulheres com todos os tamanhos e tipos de mamas, para fins profiláticos ou terapêuticos. Foram incluídas pacientes submetidas à mastectomia uni ou bilateral[19].

Duzentos e oitenta reconstruções mamárias imediatas foram realizadas em 195 pacientes consecutivas, utilizando o procedimento descrito. A média de idade das pacientes foi de 45 anos, e 32,8% delas estavam na pós-menopausa. Quarenta e duas pacientes (15,4%) eram fumantes prévias ou atuais; 92 (32,9%) tinham IMC > 25 (sobrepeso ou obesidade) e sete (5,4%) tinham diabetes. A mediana de seguimento foi de 16,5 (± 17,43) meses. Oitenta e cinco pacientes (43,6%) foram submetidas à mastectomia bilateral com reconstrução imediata utilizando essa técnica; 116 (41,4%) mastectomias foram profiláticas e 164 (58,6%) terapêuticas.

Sessenta e oito (24%) reconstruções apresentaram pelo menos uma complicação aguda, sendo a mais comum o explante – em 26 mamas (9,2%). Outras complicações foram seroma persistente (19 casos), exposição do implante (23 casos), hematoma (sete casos) e necrose do retalho ou do CAP (quatro casos). Quando ocorre epidermólise leve ou moderada, esta geralmente se resolve espontaneamente. Em caso de necrose cutânea ou do CAP, com risco de infecção ou extrusão, usávamos técnicas diferentes de acordo com o defeito a ser reparado (Figura 48.8). O explante ocorreu em um intervalo médio de 64 dias (12 a 180 dias). Os motivos mais comuns foram necrose e infecção do retalho ou do CAP. Os principais fatores de risco associados ao explante foram tabagismo (*odds ratio* [OR]: 4,33; intervalo de confiança [IC] de 95%: 1,81 a 10,37; p = 0,0012), IMC > 25 (OR: 2,21; IC95%: 0,98 a 4,99; p = 0,077) e quimioterapia (OR: 2,23; IC95%: 0,97 a 5,11; p = 0,062 [Quadro 48.2]). Quando

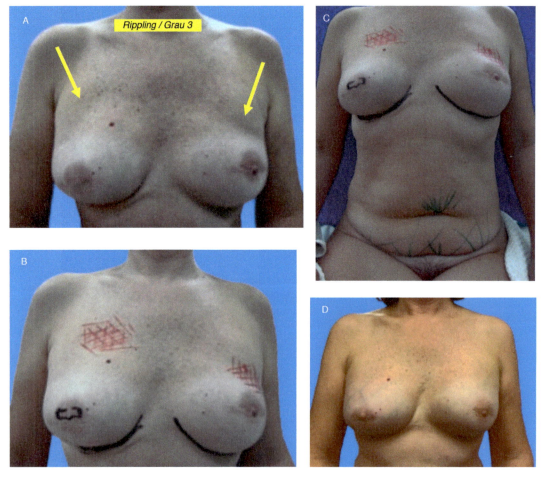

Figura 48.8A Mastectomia *nipple-sparing* bilateral – Reconstrução mamária imediata com prótese sem tela. *Rippling*, necrose do mamilo direito. **B** e **C** Planejamento – *Lipofilling* e reconstrução do mamilo. **D** Resultado final.

Quadro 48.2 Fatores de risco e perda do implante					
Fator de risco	Perda do implante	Implante mantido	OR	IC95%	p
Diabetes			1,69	0,18 a 15,4	> 0,05
Sim	1 (14,3%)	6 (85,7%)			
Não	11 (8,9%)	112 (91,1%)			
História de tabagismo			7,42	2,1 a 26,2	< 0,05
Sim	6 (30%)	14 (70%)			
Não	6 (5,45%)	104 (95,5%)			
IMC			4,4	1,24 a 15,6	< 0,05
Sobrepeso/obesidade	8 (18,6%)	35 (81,4%)			
Normal	4 (4,9%)	77 (95,1%)			
Radioterapia pré-operatória			1,81	0,19 a 16,78	> 0,05
Sim	1 (14,3%)	6 (85,7%)			
Não	9 (8,4%)	98 (91,6%)			
Radioterapia pós-operatória			1.55	0.30-7.94	>0.05
Sim	2 (12.5%)	14 (87.5%)			
Não	9 (8.4%)	98 (91.6)			
Menopausa			1,86	0,51 a 6,68	> 0,05
Sim	4 (13,8%)	25 (86,2%)			
Não	8 (7,9%)	93 (92,1%)			
Linfadenectomia axilar			3,73	0,66 a 20,97	> 0,05
Sim	2 (25%)	6 (75%)			
Não	10 (8.2%)	112 (91.8%)			
Quimioterapia neoadjuvante			0.41	0.10-1.65	>0.05
Sim	3 (5.4%)	53 (94.6%)			
Não	8 (11.9%)	59 (91.1%)			
Quimioterapia adjuvante			1.22	0.13-11.57	>0.05
Sim	1 (14,3%)	6 (85,7%)			
Não	8 (11,9%)	59 (88,1%)			
Tamanho da mama			2,01	0,53 a 7,63	> 0,05
L/XL	6 (13,6%)	38 (86,4%)			
M	4 (7,3%)	51 (92,7%)			
			2,29	0,43 a 12,18	> 0,05
L/XL	6 (13,6%)	38 (86,4%)			
S	2 (6,5%)	29 (93,5%)			
			1,13	0,19 a 6,59	> 0,05
M	4 (7,3%)	51 (92,7%)			
S	2 (6,5%)	29 (93,5%)			

L/LX: *large/extra-large*; M: *medium*; S: *small*.

avaliados outros fatores de risco, como radioterapia prévia, radioterapia adjuvante e diabetes, a extrusão do implante foi mais frequente nessas pacientes, porém esses achados não alcançaram significância estatística. Outros fatores, como linfadenectomia axilar, cirurgia mamária prévia, tamanho da mama e ptose palpebral, não se correlacionaram com essa complicação.

As complicações tardias foram avaliadas apenas nas reconstruções com seguimento > 6 meses (n = 184). *Rippling*[26] de grau II foi identificado em 15 mamas (8,1%), enquanto os de graus III e IV, que necessitam correção, foram observados em apenas sete (3,8%) casos (Figura 48.9). Contratura capsular tipo Baker II a IV foi observada em 29 (15,7%) reconstruções (Figura 48.10), sendo 22 Baker II (11,9%), seis Baker III (3,3%) e uma Baker IV (0,5%). Contratura capsular não foi observada em 126 (45%) mamas (Figura 48.11).

Quarenta e quatro (15,7%) mamas foram irradiadas após a cirurgia. A perda do implante ocorreu em seis (13,6%) delas, 11 (25%) estavam sem contratura capsular (Figura 48.12), sete (15,9%) com Baker I, oito (18,2%) com Baker II e três (6,8%) com Baker III (oito delas sem avaliação). Observou-se a rotação de um implante. Não foi observada deformidade animada nesse período de seguimento. Os resultados estéticos (avaliados por meio do *software* BCCT.core)[27] foram considerados satisfatórios na maioria das pacientes de nossa série, mesmo naquelas com mamas grandes (Quadro 48.3). A incisão no sulco inframamário ficou inaparente.

Quadro 48.3 Taxas de complicação	
Complicações cirúrgicas	32 (24,5%)*
Necrose do retalho	13 (9,62%)
Necrose do CAP	1 (0,74%)
Exposição do implante	9 (6,67%)
Seroma persistente	10 (7,4%)
Hematoma	4 (2,97%)
Extrusão do implante	12 (9,23%)
Complicações tardias (seguimento > 6 meses**)	71
Rippling (Vidya e cols.) Grau I Grau II Grau III	57 (80%) 11 (15,5%) 3 (4,2%)
Contratura capsular Baker I Baker II Baker III	20 (28,15%) 7 (9,85%) 1 (1,4%)

*Trinta e duas mamas (pode haver mais de uma complicação para cada mama).
**Setenta e uma reconstruções avaliadas.
CAP: complexo areolopapilar.

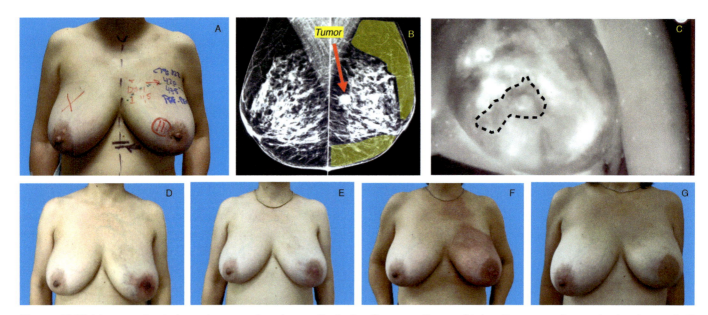

Figura 48.9A Mastectomia *nipple-sparing* esquerda após neoadjuvância – Reconstrução mamária imediata com prótese pré-peitoral sem tela. **B** Mamografia com panículo adiposo tipo 3. **C** Angiografia fluorescente intraoperatória assistida por *laser* com indocianina verde com hipoperfusão moderada. **D** Necrose moderada do complexo areolopapilar. **E** Reparação total. **F** Término da radioterapia. **G** Resultado 1 ano após radioterapia com leve assimetria harmoniosa e contratura capsular Baker II.

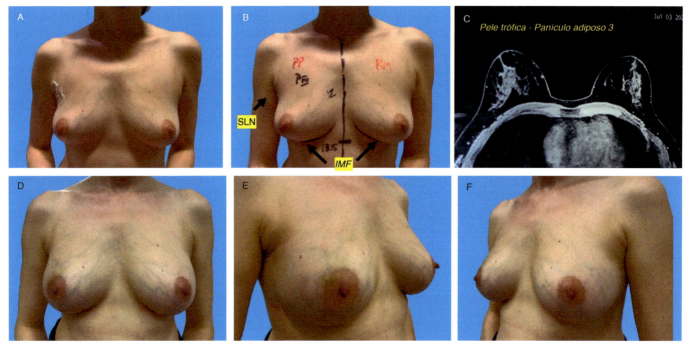

Figura 48.10A Mastectomia *nipple-sparing* direita – Reconstrução mamária imediata com prótese pré-peitoral sem tela – Mamoplastia de aumento contralateral. **B** Marcação cirúrgica. **C** Reconstrução mamária com panículo adiposo tipo 3. **D** a **F** Resultado 1 ano após cirurgia sem contratura capsular.

Capítulo 48 | Reconstrução Mamária Pré-Peitoral

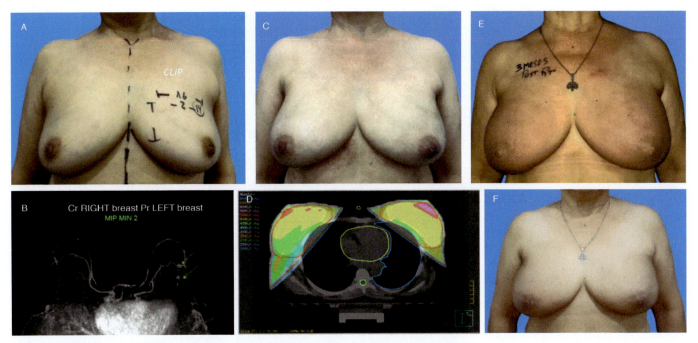

Figura 48.11A Mastectomia *nipple-sparing* bilateral pós-neoadjuvância – Câncer de mama triplonegativo – Reconstrução mamária direta com implante pré-peitoral sem planejamento de tela. **B** Ressonância magnética – Resposta completa na mama direita e parcial na esquerda. **C** Resultado 21 dias após cirurgia. **D** Planejamento de radioterapia adjuvante bilateral. **E** Reparação total. **F** Término da radioterapia. **E** Resultado imediato pós-radioterapia. **F** Resultado 1 ano após radioterapia sem contratura capsular e boa simetria.

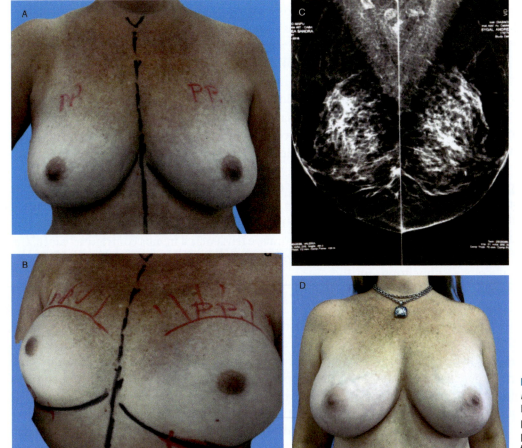

Figura 48.12A e **B** Mastectomia *nipple-sparing* bilateral – BRCA 1+ – Reconstrução mamária imediata com prótese sem tela. **C** Mamografia com panículo adiposo tipo 3. **D** Resultado final com bom resultado cosmético.

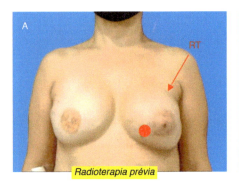
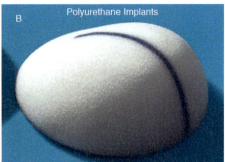
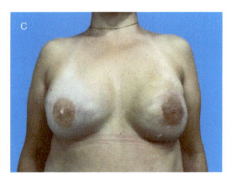

Mastectomia poupadora de mama esquerda através do sulco submamário e reconstrução pré-peitoral imediata com implante anatômico de poliuretano. 20 meses de pós-operatório.

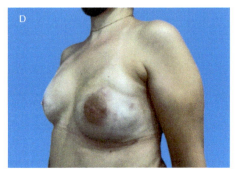
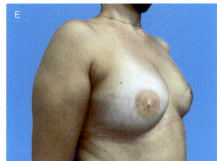

2013-2017- Mama direita. Mastectomia Simples. LS negativo. Triplonegativo. Reconstrução mamária com implante em dois estágios + aumento mamário esquerdo.
2002 Carcinoma ductal invasor, triplonegativo, na mama esquerda. Quadrantectomia + dissecção axilar + Radioterapia.
2021 Recorrência local na mama esquerda.

Figura 48.13A e **B** Mastectomia poupadora de mama esquerda através do sulco submamário e reconstrução pré-peitoral imediata com implante anatômico de poliuretano. **C** a **E** Resultado 20 meses após cirurgia.

Após essa experiência, tivemos a oportunidade de participar do estudo OPBC-02/PREPEC no Departamento de Mastologia do Instituto Roffo, que compara a reconstrução mamária com implante pré-peitoral *versus* subpeitoral após mastectomia poupadora de pele ou mastectomia poupadora de mamilo. Trata-se de um estudo pragmático, multicêntrico, randomizado e de superioridade[28]. O objetivo principal desse estudo é analisar se a reconstrução mamária imediata (*Implant Breast Based Reconstruction* [IBBR]) pré-peitoral oferece, comparada à IBBR subpeitoral, melhor qualidade de vida para as pacientes submetidas à mastectomia poupadora de pele ou mamilo, preventiva ou terapêutica, em termos de bem-estar corporal em longo prazo (24 meses). Os objetivos secundários incluem a comparação da IBBR pré-peitoral com a subpeitoral em relação a fatores como segurança, qualidade de vida, satisfação da paciente e resultados cosméticos. Cabe ressaltar que o protocolo não limita as indicações de acordo com morbidades prévias, radioterapia prévia ou subsequente, IMC, utilização ou não das telas ou tipo de superfície do implante. Apenas exige, antes da randomização da paciente no centro cirúrgico, a avaliação clínica do cirurgião quanto à vitalidade dos retalhos de mastectomia. Esse protocolo, que encerrou o recrutamento em fevereiro de 2023 com 380 pacientes de vários centros, fornecerá informações importantes sobre os objetivos propostos, além dos resultados em relação a diferentes variantes técnicas e vários materiais utilizados pelos muitos centros de pesquisa (uso de telas, superfícies de próteses, formas de próteses, tipos de incisões etc.).

Nessa fase da experiência, passamos a utilizar implantes com superfície de poliuretano de última geração em pacientes com ou sem radioterapia prévia, de acordo com várias publicações que sustentam seus benefícios[29,30]. Observamos, nessa última série, que a taxa de seromas diminuiu com a possibilidade de retirada mais precoce dos drenos e bons resultados estéticos, com mamas naturais, e tendência a menos contraturas capsulares do que o esperado (Figura 48.13).

ALGUMAS CONSIDERAÇÕES

Existem muitas técnicas para reconstrução imediata após a mastectomia *nipple sparing*. As pacientes podem recorrer a um expansor temporário, um implante direto ou retalhos autólogos. A decisão depende da experiência do cirurgião, dos materiais disponíveis no centro de atendimento e dos fatores de risco relacionados com a paciente, como história de tabagismo, diabetes, IMC, características da mama (tamanho e ptose) e do tratamento complementar do câncer (radioterapia, quimioterapia, hormonioterapia, linfadenectomia), que podem adicionar riscos para maus resultados estéticos e aumento das taxas de complicações[31-35]. O entendimento da importância da perfusão do retalho cutâneo, da integridade vascular e da qualidade da mastectomia é fundamental para o sucesso da técnica pré-peitoral[20-23].

Os principais benefícios da abordagem pré-peitoral incluem uma cirurgia mais rápida, a eliminação da deformidade animada e menos dor no pós-operatório (diminuição da necessidade de narcóticos e recuperação mais rápida), por ser um procedimento menos invasivo. As complicações pós-operatórias com a abordagem pré-peitoral mostraram-se comparáveis àquelas relatadas com a cobertura muscular parcial. Embora vários estudos tenham demonstrado vantagens da reconstrução mamária pré-peitoral com implantes, a maioria descreve, principalmente, o uso de expansores teciduais em dois tempos ou a reconstrução direta com implante, com a colocação de ADM ou tela de suporte[35,36]. Li e cols., em metanálise com 16 estudos comparativos, não mostraram diferenças estatísticas nas complicações gerais, como extrusão do implante, seroma, necrose do mamilo ou do retalho cutâneo, hematoma, reoperação, deiscência da ferida operatória e infecção cutânea da ferida e *rippling* entre pré-peitoral e subpeitoral, mas com melhor escore-Q mamário e menos dor pós-operatória[37].

O plano pré-peitoral não é adequado para todas as pacientes. As melhores candidatas costumam ser aquelas com mamas de pequeno a médio tamanho com nenhum ou baixo grau de ptose. Além disso, não deveriam apresentar outros fatores de risco, como obesidade, tabagismo, diabetes *mellitus* e irradiação prévia na mama[8,31,38]. Mesmo nesses casos favoráveis, muitos cirurgiões optam pela reconstrução em dois tempos[31,33,34]. Em nossa casuística não utilizamos esses critérios para a seleção das pacientes.

A complicação precoce mais frequente foi o explante, na maioria das vezes associada a necrose do retalho, infecção e tabagismo. A taxa de 9,2% em nossa série é comparável à da mastectomia *skin-sparing*, subpeitoral e também pré-peitoral usando ADM e tela[32,36,37]. A rotação foi observada em apenas um caso. Ondulações significativas (III e IV), que acreditávamos que fossem mais frequentes aqui, quando não havia cobertura muscular, foram observadas em poucos casos (7/184 mamas). No caso de ondulação e enrugamento, vários fatores devem ser considerados, incluindo a espessura dos retalhos, a relação implante-mastectomia e a coesividade do silicone. *Rippling* e enrugamento são considerados por muitos cirurgiões algo comum no cenário da reconstrução pré-peitoral. No entanto, não há dados significativos sobre isso nem foi um achado tão frequente em nossa série.

A contratura capsular é um desfecho adverso comum após reconstrução mamária com implante, frequentemente associada ao tratamento com radiação. Chu e cols., em revisão da literatura, mostraram que a radiação pré e pós-operatória também foi associada a taxa maior de perda do implante com significância estatística[39]. A fibrose muscular pode contribuir para a contratura da reconstrução mamária após radiação. Sobti e cols. encontraram taxas maiores de contratura capsular no grupo subpeitoral *versus* pré-peitoral (n = 28 − 51,8% *versus* n = 12 − 30,0%, p = 0,02). Comparada à reconstrução pré-peitoral com implante direto em pacientes irradiadas, a colocação de implante subpeitoral teve quase quatro vezes mais chances de resultar em contratura capsular (p < 0,01)[19]. Além disso, em nossa série, a contratura capsular significativa (Baker II a IV) esteve presente em 29 (15,7%) casos. Em 14 deles, a radioterapia adjuvante estava presente. Sem radioterapia, apenas 15 (6,3%) mamas apresentaram contratura capsular[13].

A tela e o ADM podem servir como uma camada de tecido regenerativo vascularizado entre o implante e o retalho de mastectomia e permitir a estabilização da mama reconstruída[34]. Embora os ADM tenham sido amplamente adotadas pelos cirurgiões plásticos, Salibian e cols.[36] demonstraram que retalhos cutâneos espessos de mastectomia e a preservação rigorosa do sulco inframamário nativo podem evitar a necessidade de ADM. A revisão retrospectiva de 10 anos de 250 reconstruções mamárias pré-peitorais sem ADM revelou contratura capsular clinicamente significativa em 7,6% das pacientes e deslocamento do implante em 0,8%. Os resultados estéticos foram classificados como bons ou muito bons em 85,2% das pacientes[35].

Uma revisão sistemática e metanálise das complicações após mastectomia *nipple sparing* e reconstrução imediata com implante com ADM, por Heidemann e cols.[40], sugere que o uso de ADM pode estar associado a taxa maior de complicações agudas. Os autores apresentaram 4% de necrose do CAP, 12% de infecção, 5% de seroma e 1% de hematoma[7]. Todos os percentuais foram equivalentes aos de nossa série, necessitando mais estudos para comprovar a associação entre ADM e complicações agudas.

O custo do uso de ADM e malha é alto, variando de 1.000 a mais de 20.000 dólares. Em nossa série de 280 reconstruções mamárias pré-peitorais imediatas com implantes, não foram utilizadas ADM nem nenhuma tela, e as taxas de complicações e desfechos foram semelhantes às séries com ADM e tela. No entanto, os dados sobre a reconstrução mamária pré-peitoral imediata com prótese sem ADM e tela são limitados.

A necrose do retalho é uma das principais complicações, ocorrendo em 3% a 7% dos casos[1]. Uma metanálise de Daar e cols. relatou uma taxa de 6,82% de necrose do CAP após mastectomia *nipple-sparing* pelo sulco inframamário[33]. Em nossa série, a necrose do CAP ocorreu em apenas quatro mamas (1,4%) e a necrose do retalho em 20 mamas (7,1%). Os retalhos cutâneos de mastectomia podem variar de acordo com a espessura, as dimensões e a perfusão. Portanto, a avaliação do retalho cutâneo é um componente crítico e determinante para o sucesso da reconstrução pré-peitoral. A qualidade da mastectomia e, consequentemente, da espessura do retalho cutâneo é menos importante que a perfusão. Pacientes magras e jovens geralmente têm retalhos finos de mastectomia, enquanto as com sobrepeso ou obesas e as pacientes mais velhas tendem a apresentar retalhos cutâneos de mastectomia mais espessos. A camada subcutânea normal da mama varia de pessoa para pessoa (0,5 a 2cm). Quando os retalhos cutâneos da mastectomia são mais espessos e bem perfundidos, é possível colocar um expansor de tecido ou um implante permanente no espaço pré-peitoral.

Publicações recentes corroboram o que foi observado em nossa experiência. Uma metanálise de Ostapenko e cols.[41], comparando a reconstrução pré-peitoral com a reconstrução mamária subpeitoral, concluiu que a reconstrução mamária baseada em implante pré-peitoral é uma modalidade segura e tem resultados semelhantes, com taxas significativamente menores de contratura capsular, falha da prótese e deformidade animada em comparação com a reconstrução mamária subpeitoral com implante.

Sewart e cols.[42] chegaram a conclusões semelhantes em seu estudo, comparando reconstrução pré-peitoral *versus* subpeitoral com ou sem tela, os quais não encontraram diferença nos resultados relatados pelas pacientes da reconstrução imediata com prótese subpeitoral com ou sem tela biológica ou sintética, mas fornecem dados precoces que sugerem melhora da satisfação com as mamas após a reconstrução pré-peitoral.

Por fim, é importante mencionar a experiência de Abbas e cols.[43], que analisam os procedimentos secundários necessários em 1 ano para correção de defeitos nas duas técnicas (pré ou subpeitoral), concluindo que não houve diferença entre os grupos e que a necessidade de lipoenxertia não foi aumentada após a reconstrução pré-peitoral.

▶ CONSIDERAÇÕES FINAIS

Em nossa experiência, incluímos em um estudo de coorte multicêntrico a reconstrução mamária imediata com prótese pré-peitoral terapêutica ou de redução de risco, com ou sem qualquer tipo de assistência em tela (biológica ou sintética), incluindo pacientes com todos os tipos de mamas, sem ptose, com ptose leve ou com ptose moderada, com diferentes tipos de panículo adiposo, IMC, fumantes ou não e com ou sem radioterapia prévia.

Quando avaliamos a experiência sem telas, as complicações cirúrgicas com essa técnica não diferiram substancialmente das séries de ADM, tela ou subpeitoral relatadas anteriormente. As taxas de *rippling* e contratura capsular não foram maiores. Esses dados demonstram que essa técnica é promissora, segura e pode ser economicamente vantajosa por ser realizada em tempo único, sem ADM ou tela. Além disso, não há deformidade animada.

No entanto, trata-se apenas de uma série preliminar com resultados de curto e longo prazo, sendo necessários estudos maiores e comparativos. É provável que tenhamos as respostas quando forem publicados os resultados do protocolo de reconstrução mamária pré-peitoral *versus* implante subpeitoral após mastectomia poupadora de pele ou mastectomia poupadora de mamilo (OPBC-02/PREPEC).

▶ PONTOS-CHAVE

- As complicações cirúrgicas surgem em séries com ou sem tela sintética, ADM ou reconstruções subpeitorais.
- As taxas de *rippling* não são maiores do que com outras técnicas.
- As taxas de contratura capsular não são mais elevadas do que com outras técnicas.
- As contraturas capsulares em pacientes com radioterapia, até o momento, apresentam percentuais semelhantes aos das demais técnicas, mas não alteram a forma da mama irradiada, sendo harmônicas e com menor impacto negativo na simetria.

- O uso de implantes de poliuretano de última geração, em pacientes com ou sem radioterapia aparente, promove melhores resultados e menos complicações, menor índice de seroma e consistência mais natural da mama, deixando para avaliações futuras a comprovação da diminuição das taxas de contraturas capsulares.
- Além disso, não há mama animada.
- Essa técnica é promissora, segura e poderia ser economicamente vantajosa, pois é uma técnica de um estágio, sem ADM nem tela.

REFERÊNCIAS

1. Freeman BS. Subcutaneous mastectomy for benign breast lesions with immediate or delayed prosthetic replacement. Plast Reconstr Surg 1980 Mar; 65(3):371-2.

2. Freeman BS. Technique of subcutaneous mastectomy with replacement; immediate and delayed. Br J Plast Surg 1969 Apr; 22(2):161-6.

3. Snyderman RK, Guthrie RH. Reconstruction of the female breast following radical mastectomy. Plast Reconstr Surg 1971 Jun; 47(6):565-7.

4. Schlenker JD, Bueno RA, Ricketson G, Lynch JB. Loss of silicone implants after subcutaneous mastectomy and reconstruction. Plast Reconstr Surg 1978 Dec; 62(6):853-61.

5. Gruber RP, Kahn RA, Lash H, Maser MR, Apfelberg DB, Laub DR. Breast reconstruction following mastectomy: A comparison of submuscular and subcutaneous techniques. Plast Reconstr Surg 1981 Mar; 67(3):312-7.

6. Serra-Renom JM, Fontdevila J, Monner J, Benito J. Mammary reconstruction using tissue expander and partial detachment of the pectoralis major muscle to expand the lower breast quadrants. Ann Plast Surg 2004 Oct; 53(4):317-21.

7. Breuing K, Warren S. Immediate bilateral breast reconstruction with implants and inferolateral AlloDerm slings. Ann Plast Surg 2005 Sep; 55(3):232-9.

8. Namnoum JD. Expander/implant reconstruction with AlloDerm: Recent experience. Plast Reconstr Surg 2009 Aug; 124(2):387-94.

9. Colwell A. Direct-to-implant breast reconstruction. Gland Surg 2012 Nov; 1(3):139-41.

10. Dieterich M, Faridi A. Biological matrices and synthetic meshes used in implant-based breast reconstruction - A review of products available in Germany. Geburtshilfe Frauenheilkd 2013 Nov; 73(11):1100-6.

11. Ho G, Nguyen TJ, Shahabi A, Hwang BH, Chan LS, Wong AK. A systematic review and meta-analysis of complications associated with acellular dermal matrix-assisted breast reconstruction. Ann Plast Surg 2012 Apr; 68(4):346-56.

12. Potter S, Conroy EJ, Cutress RI et al. iBRA Steering Group; Breast Reconstruction Research Collaborative. Short-term safety outcomes of mastectomy and immediate implant-based breast reconstruction with and without mesh (iBRA): A multicentre, prospective cohort study. Lancet Oncol 2019 Feb; 20(2):254-66.

13. Sobti N, Weitzman RE, Nealon KP et al. Evaluation of capsular contracture following immediate pre-pectoral versus subpectoral direct-to-implant breast reconstruction. Sci Rep 2020 Jan; 10(1):1137.

14. Chatterjee A, Nahabedian MY, Gabriel A et al. Early assessment of post-surgical outcomes with pre-pectoral breast reconstruction: A literature review and meta-analysis. J Surg Oncol 2018 May; 117(6):1119-30.

15. Sigalove S, Maxwell GP, Sigalove NM et al. Pre-pectoral implant-based breast reconstruction. Plast Reconstr Surg 2017 Feb; 139(2):287-94.

16. Sbitany H, Piper M, Lentz R. Pre-pectoral breast reconstruction: A safe alternative to submuscular prosthetic reconstruction following nipple-sparing mastectomy. Plast Reconstr Surg 2017 Sep; 140(3):432-43.

17. Sbitany H. Important considerations for performing pre-pectoral breast reconstruction. Plast Reconstr Surg 2017; 140(6S):7S-13S.

18. Nahabedian MY. Current approaches to pre-pectoral breast reconstruction. Plast Reconstr Surg 2018; 142(4):871-80.

19. Urban CA, Gonzalez E, Fornazzari A et al. Pre-pectoral direct-to-implant breast reconstruction without placement of acellular dermal matrix or mesh after nipple sparing mastectomy. Plast Reconstr Surg 2022; 150:973.

20. Kaidar-Person O, Boersma LJ, Poortmans P et al. Residual glandular breast tissue after mastectomy: A systematic review. Ann Surg Oncol 2020 Jul; 27(7):2288-96.

21. Carlson GW, Chu CK, Moyer HR, Duggal C, Losken A. Predictors of nipple ischemia after nipple sparing mastectomy. Breast J 2014 Jan-Feb; 20(1):69-73.

22. Gurtner GC, Jones GE, Neligan PC et al. Intraoperative laser angiography using the SPY system: Review of the literature and recommendations for use. Ann Surg Innov Res 2013 Jan; 7(1):1.

23. Lauritzen E, Damsgaard TE. Use of Indocyanine Green Angiography decreases the risk of complications in autologous and implant-based breast reconstruction: A systematic review and meta-analysis. J Plast Reconstr Aesthet Surg 2021 Aug; 74(8):1703-17.

24. Esqueva AJ, Noordhoek I, Kranenbarg EMK et al. Health-related quality of life after nipple-sparing mastectomy: Results from the INSPIRE registry. Ann Surg Oncol 2021; 29(3):1722-34. doi: 10.1245/s10434-021-10930-1.

25. Buccheri E, Villanucci A, Mallucci P et al. Synthetic reabsorbable mesh (GalaFLEX) as soft tissue adjunct in breast augmentation revision surgery. Aesth Surg J 2023: 1-8.

26. Vidya R, Iqbal FM, Becker H, Zhadan O. Rippling associated with pre-pectoral implant-based breast reconstruction: A new grading system. World J Plast Surg 2019; 8:311-5.

27. Hart A, Doyle K, Losken A, Carlson GW. Nipple malposition after bilateral nipple-sparing mastectomy with implant-based reconstruction: Objective postoperative analysis utilizing BCCT.core computer software. Breast J 2020 Jul; 26(7):1270-5.

28. Kappos E, Schulz A, Regan M et al. Pre-pectoral versus subpectoral implant-based breast reconstruction after skin-sparing mastectomy or nipple-sparing mastectomy (OPBC-02/ PREPEC): A pragmatic, multicentre, randomised, superiority trial. BMJ Open 2021; 11:e045239. doi: 10.1136/bmjopen-2020-045239.

29. Acea-Nebril B, García-Novoa A, Cereijo-Garea C et al. Safety and quality of life in women with immediate reconstruction with polyurethane implants after neoadjuvant chemotherapy: Outcomes from The Preq-20 Trial. Cancers 2023; 15:1113. doi: 10.3390/cancers15041113.

30. Acea-Nebril B, García-Novoa A, García Jiménez L. The PreQ-20 TRIAL: A prospective cohort study of the oncologic safety, quality of life and cosmetic outcomes of patients undergoing pre-pectoral breast reconstruction. PLOS ONE 2022 July. doi: 10.1371/journal.pone.0269426 14.

31. Weber PW, Haug M, Kurzeder C et al. Oncoplastic Breast Consortium consensus conference on nipple-sparing mastectomy. Breast Cancer Res Treat 2018; 172:523-37.

32. Storm-Dickerson T, Sigalove N. Pre-pectoral breast reconstruction: The breast surgeon's perspective. Plast Reconstr Surg 2017; 140:43S.

33. Daar DA, Abdou SA, Rosario L et al. Is there a preferred incision location for nipple-sparing mastectomy? A systematic review and meta-analysis. Plast Reconstr Surg 2019; 143:906e.

34. Storm-Dickerson T, Sigalove NM. The breast surgeons' approach to mastectomy and pre-pectoral breast reconstruction. Gland Surg 2019; 8(1):27-35.

35. Manrique OJ, Huang TCT, Martinez-Jorge J et al. Pre-pectoral two-stage implant-based breast reconstruction with and without acellular dermal matrix: Do we see a difference? Plast Reconstr Surg 2020; 145:263e.

36. Salibian AH, Harness JK, Mowlds DS. Staged suprapectoral expander/implant reconstruction without acellular dermal matrix following nipple-sparing mastectomy. Plast Reconstr Surg 2017; 139:30-9.

37. Li L, Su Y, Xiu B et al. Comparison of pre-pectoral and subpectoral breast reconstruction after mastectomies: A systematic review and meta-analysis. Eur J Surg Oncol 2019; 45:1542-50.

38. Louw RPT, Nahabedian MY. Pre-pectoral breast reconstruction. Plast Reconstr Surg 2017: 51S.

39. Chu CK, Davis MJ, Winocour SJ et al. Implant reconstruction in nipple sparing mastectomy. Semin Plast Surg 2019; 33:247-57.

40. Heidemann LN, Gunnarsson GL, Salzberg, CA. Complications following nipple-sparing mastectomy and immediate acellular dermal matrix implant-based breast reconstruction — A systematic review and meta-analysis. Plast Reconstr Surg Glob Open 2018; 6:e1625.

41. Ostapenko E, Nixdorf L, Devyatko Y et al. Pre-pectoral versus subpectoral implant-based breast reconstruction: A systemic review and meta-analysis. Ann Surg Oncol 2023; 30(1):126-36. doi: 10.1245/s10434-022-12567-0.

42. Sewart E, Turner N, Conroy E et al. Patient-reported outcomes of immediate implant-based breast reconstruction with and without biological or synthetic mesh. BJS Open 2021: zraa063. doi: 10.1093/bjsopen/zraa063.

43. Abbas A, Rizki H, Tanska A et al Comparative study of secondary procedures after subpectoral and pre-pectoral single-stage implant-based breast reconstruction. Plast Reconstr Surg 2023; 151:7.

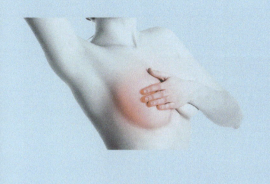

Capítulo 49

Mastectomia Preservadora do Complexo Areolopapilar

Clécio Ênio Murta de Lucena
Gabriel de Almeida Silva Júnior
Fernando Vecchi Martins

INTRODUÇÃO

Os conceitos atuais da cirurgia do câncer de mama têm trilhado um caminho mais individualizado na busca de promover semelhante terapêutica com os menores danos possíveis às pacientes. A diminuição da radicalidade na mastectomia está consolidada como alternativa possível na escolha dessa técnica, quando indicada para controle locorregional da doença (Quadro 49.1).

Apesar dos avanços das terapias sistêmicas, a cirurgia ainda é uma base importante do tratamento do câncer de mama com objetivo curativo. Um foco constante da era moderna tem sido a melhora dos resultados estéticos e da qualidade de vida das pacientes sem a modificação das taxas de sobrevivência. Embora a cirurgia conservadora da mama seja adequada para a maioria das mulheres, algumas necessitam ou escolhem a mastectomia.

A mastectomia preservadora do complexo areolopapilar (CAP) – NSM na sigla em inglês – surgiu como alternativa à mastectomia poupadora de pele (SSM na sigla em inglês) para casos selecionados que desejam prosseguir com reconstrução imediata por opções diversas, em sua maioria com próteses de silicone, com resultados estéticos satisfatórios.

Essa cirurgia envolve a retirada da glândula sem seu invólucro cutâneo, permanecendo um retalho o mais fino possível (no máximo 5mm em média), a depender do tipo de mama. O tecido mamário remanescente não deve ultrapassar 5% a 8% de todo o parênquima mamário.

Freeman, em 1962, descreveu originariamente a mastectomia subcutânea, mas foi desacreditado pelos resultados estéticos ruins, pela alta taxa de complicações e por questionamentos sobre sua eficácia e segurança oncológica, provavelmente em razão da seleção inadequada das pacientes. Atualmente, a NSM apresenta segurança oncológica bem estabelecida, mesmo com a preservação do CAP, não se aceitando mais questionamentos relativos a ela. Trata-se de uma técnica oncoplástica recente, embora já praticada há décadas para redução de risco.

Mesmo com a preservação do CAP, alguns consideram esse procedimento como uma mastectomia radical. As indicações gerais para as mastectomias incluem características tumorais, relação tumor/mama, localização e *status* axilar. Sabe-se que a conservação da mama pode ser relativamente insegura em casos desfavoráveis. Questiona-se se a preservação do CAP poderia representar um reservatório de células tumorais. Esse aspecto será discutido mais adiante neste capítulo, no qual serão abordados de maneira clara os principais temas relacionados com a NSM: indicações e cuidados, descrição correta da técnica com suas complicações, procedimentos pós-operatórios, segurança oncológica e seguimento das pacientes.

INDICAÇÕES E CONTRAINDICAÇÕES

O objetivo da NSM é obter margens negativas em busca de um resultado estético satisfatório. As pacientes ideais para esse procedimento são aquelas com ma-

Quadro 49.1 Cronologia da radicalidade da mastectomia no tratamento do câncer de mama

Autor	Ano	Tratamento
Halsted	1890	Mastectomia radical
Pattey	1948	Mastectomia radical modificada
McWhirter	1948	Mastectomia simples e radioterapia
Toth	1991	Mastectomia preservadora de pele (SSM)
VerHeyden	1998	Mastectomia preservadora do complexo areolopapilar (NSM)

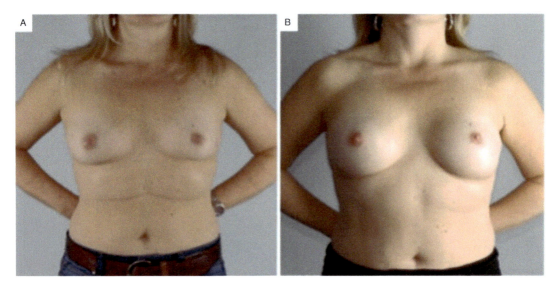

Figura 49.1 Candidata ideal para mastectomia preservadora do complexo areolopapilar com mamas pequenas e sem ptose. **A** Pré-operatório. **B** Após procedimento bilateral e reconstrução imediata com prótese pré-peitoral.

mas sem ou com ptose mínima (grau 1) e não fumantes ativas. A Figura 49.1 mostra uma paciente candidata ideal para NSM, com mamas pequenas e sem ptose, submetida à cirurgia bilateral, seguida de reconstrução imediata com próteses no plano pré-peitoral no mesmo momento. As situações desconsideradas para cirurgia, com alto risco de complicações, incluem mulheres que apresentam mamas com ptose graus 2 e 3, macromastia, obesidade (índice de massa corporal [IMC] > 30kg/m^2), radioterapia na mama (prévia ou pós-operatória) e tabagismo.

As pacientes submetidas a tratamentos neoadjuvantes também são potenciais candidatas ao procedimento, sem prejuízo da segurança e eficácia, respeitadas as demais observações. Da mesma maneira, a radioterapia prévia, uma contraindicação formal alguns anos atrás, em razão da evolução das técnicas de radiação mamária com menos prejuízo para a qualidade da mama residual, além da possibilidade de melhora da pele com sessões periódicas de lipoenxertia pré-operatória, pode proporcionar, em casos selecionados, a execução da NSM nesse grupo de pacientes.

Também precisam ser consideradas características da doença, como localização tumoral, tamanho da lesão e *status* axilar, além de informações da paciente, como idade e comorbidades associadas.

Cabe salientar que a NSM pode ser realizada de maneira preventiva (redução de risco em pacientes de alto risco e portadoras ou não de mutações genéticas) ou terapêutica (acometidas de câncer de mama) (Quadro 49.2).

Mastectomia preservadora do complexo areolopapilar preventiva

A NSM para fins preventivos (em mulheres portadoras de mutações genéticas com alto risco de câncer de mama ou histórico familiar fortemente positivo) tem sido bem aceita ao longo dos anos. A probabilidade vitalícia de câncer de mama em mulheres portadoras de mutações nos genes BRCA 1 e 2 – de 60% a 80% com risco de 3% a 4% ao ano na mama contralateral – uma vez que o primeiro evento ocorra, leva muitas mulheres a optarem pela mastectomia profilática bilateral.

Enquanto algumas portadoras de mutações genéticas escolhem a observação atenta com acompanhamento clínico e de imagem rigoroso, as pacientes com NSM bem executada podem reduzir em mais de 90% o risco geral de desenvolverem câncer de mama.

Quadro 49.2 Indicações e características analisadas para mastectomia preservadora do complexo areolopapilar	
Preventiva	• BRCA 1 e 2 mutado • Histórico familiar fortemente positivo

Terapêutica	• Características mamárias:
	  – volume mamário
	  – grau de ptose
	• Características da doença:
	  – localização tumoral
	  – tamanho da lesão
	  – *status* axilar
	• Características da paciente:
	  – idade
	  – comorbidades associadas

Mastectomia preservadora do complexo areolopapilar para pacientes com câncer de mama

A hesitação em oferecer NSM às pacientes com câncer de mama decorria da preocupação com o risco elevado de recorrência local ou o surgimento da doença na mama residual sadia em cirurgias preventivas contralaterais. Essas situações poderiam ocorrer em tecido epitelial no CAP ou perifericamente, quando são usadas incisões cosméticas atraentes, mas tecnicamente desafiadoras. Fatores preditivos do envolvimento do câncer de mama na região do CAP incluem a distância entre o tumor e o mamilo, o tamanho tumoral e o *status* axilar.

Estudos recentes mostraram que as taxas de envolvimento do mamilo foram significativamente menores para tumores < 2,5cm (13% a 28%) do que para tumores maiores (38% a 41%). Da mesma forma, a avaliação dos tecidos da mastectomia também demonstrou associação com a distância entre o tumor e o mamilo na imagem e a probabilidade de envolvimento do mamilo na patologia. Tumores < 1 a 2cm distantes do mamilo apresentaram propensão cerca de três vezes maior de envolvimento patológico do mamilo.

Assim, considera-se que a NSM pode ser sugerida para pacientes com estádio inicial, tumores biologicamente favoráveis, periféricos e com linfonodos negativos. A seleção apropriada da paciente é claramente importante para garantir o sucesso do procedimento. Com experiência crescente, vários centros relataram indicações de liberalização ao longo do tempo. As recomendações a seguir são uma síntese das melhores práticas atuais.

A NSM está contraindicada para pacientes com câncer de mama com envolvimento da pele, incluindo câncer de mama inflamatório e doença de Paget, e tumores que apresentam sinais clínicos e radiológicos de extensão para o CAP ou quadros clínicos de derrame papilar suspeito. Além disso, não se pode oferecer NSM às não candidatas à reconstrução mamária imediata, e muitos cirurgiões também consideram o tabagismo ativo uma contraindicação.

Convém ter cautela ao indicar NSM para pacientes com tumores < 2cm distantes do mamilo, carcinoma ductal *in situ* (CDIS) extenso, multicêntrico, e/ou doença linfonodal clinicamente positiva, embora o procedimento possa ser realizado nessa última situação em casos selecionados que apresentem boa resposta a terapias neoadjuvantes. As considerações oncológicas devem sempre substituir os critérios estéticos. Outras contraindicações relativas incluem obesidade (IMC > 30kg/m²), múltiplas comorbidades médicas, pacientes com mamas grandes ou ptóticas, radiação prévia torácica ou cirurgias de mama anteriores (mamoplastia de aumento com ou sem mastopexia e mamoplastia redutora). Esses fatores aumentam as taxas de complicações e podem piorar os resultados estéticos.

As mulheres com mamas grandes e ptóticas não costumam ser candidatas ideais à NSM em virtude dos índices maiores de complicações e resultados estéticos insatisfatórios. Entretanto, tem aumentado a possibilidade de executar essa cirurgia em dois estágios: mamoplastia redutora inicialmente e NSM meses depois. Barnes e cols. relataram a realização de NSM em dois estágios em 41 pacientes (74 mamas). O tempo médio entre a mamoplastia e a NSM foi de 213 dias. No geral, 94,6% das cirurgias resultaram em preservação bem-sucedida do mamilo. Não houve diferença significativa no intervalo de tempo entre a redução das mamas para a NSM entre aquelas que tiveram ou não perda do CAP. O aumento da idade foi fator significativo associado à perda do CAP na coorte. Os autores concluíram que a cirurgia em dois estágios parece ser uma opção segura para mulheres que desejam a NSM, mas que não são candidatas iniciais devido ao tamanho das mamas ou à ptose. Nesse caso, o intervalo entre uma cirurgia e a outra não deve ser < 3 meses.

Em resumo, as pacientes que são boas candidatas para NSM incluem jovens, saudáveis, não fumantes, com mamas de tamanho pequeno a moderado, sem ou com mínima ptose, sem cirurgias mamárias ou radioterapia prévias e portadoras de tumores biologicamente favoráveis, pequenos e sem evidência de envolvimento mamilar, além de *status* axilar negativo. Entretanto, como descrito previamente, respeitadas as condições clínicas e oncológicas das pacientes, essas indicações têm-se ampliado com resultados estéticos satisfatórios e segurança oncológica bem estabelecida.

▶ DESCRIÇÃO DA TÉCNICA

As primeiras abordagens cirúrgicas com NSM foram baseadas na premissa de que para preservação do suprimento de sangue para o mamilo seria necessário deixar pelo menos 0,5 a 1cm de tecido mamário abaixo do mamilo e da aréola. Com essa técnica de mastectomia subcutânea evidenciou-se que a perfusão do mamilo era preservada de maneira confiável, entretanto ela foi por muitos considerada oncologicamente insegura.

Houve vários relatos, hoje considerados anedóticos, de recorrência local e desenvolvimento de novos cânceres no tecido remanescente, após NSM, o que levou ao abandono dessa abordagem. Em busca do desenvolvimento de uma mastectomia que fosse reconhecida como oncologicamente segura, foram desenvolvidas pesquisas que desvendaram o CAP e sua microanatomia, passando a ser identificadas várias características da anatomia do mamilo anteriormente não descritas. O conhecimento desses dados possibilitou o desenvolvimento de técnicas para ressecção completa dos ductos, abaixo e dentro do mamilo, preservando sua perfusão.

Anatomia dos ductos terminais

O número médio de ductos é 23, com diâmetro médio de 5 a 5,5mm, centrados na papila.

Anatomia dos vasos

A perfusão da pele do mamilo é advinda predominantemente da pele. Apenas um terço dos vasos chega através do feixe de ductos, enquanto dois terços vêm através da pele preservada durante a NSM.

Anatomia do retalho cutâneo

Não há ligamentos de Cooper sob o mamilo e a aréola. O subcutâneo, camada de gordura presente sob a pele da mama, não se estende abaixo do mamilo e da aréola e não há vasos sanguíneos imediatamente sob a aréola e o mamilo.

Sensibilidade do mamilo

É fundamental que as pacientes saibam que, em função da confecção dos retalhos cutâneos durante a NSM, pode ocorrer dormência da pele central da mama. Depois de algum tempo de acompanhamento, essa sensibilidade retorna, porém de forma limitada. Observa-se que a sensação de pressão é preservada na maioria das pacientes.

Questões atuais sobre a técnica

As abordagens modernas de NSM exigem que se considere a segurança oncológica associada ao procedimento cirúrgico e seu resultado cosmético para cada paciente. Como qualquer nova técnica, é importante que cada cirurgião monitore seus próprios resultados e esteja aberto a modificar rotinas para otimizar seus resultados. A espessura deve ser baseada na quantidade de gordura subcutânea. As técnicas atuais de NSM exigem a excisão completa do tecido mamário e dos ductos subareolares, preservando o suprimento sanguíneo para mamilo e retalhos cutâneos, geralmente através de incisão pequena

e localizada perifericamente. Elementos técnicos importantes incluem seleção apropriada da incisão da pele, dissecção cuidadosa no plano do ligamento de Cooper, remoção completa do tecido mamário e avaliação histopatológica de tecido mamário submamilar (ductos). Todo o material deve ser examinado por meio da técnica de parafina. A realização de biópsia de congelação pode conduzir à superestimação de células tumorais na região submamilar, ampliando a abordagem, até mesmo com índices maiores de remoção do mamilo.

A dissecção do retalho anterior deve ocorrer na junção entre a hipoderme e a fáscia anterior presente e varia entre as pacientes. Quando realizada muito superficialmente, pode interromper o suprimento de sangue para o retalho cutâneo, aumentando os índices de necrose de pele e da aréola.

Uma equipe cirúrgica habilidosa e treinada e a disponibilidade de instrumentos adequados são requisitos importantes para a obtenção de bons resultados cirúrgicos, em especial na realização da NSM.

Local da incisão

Há várias incisões descritas para NSM, com opção preferencial para cada cirurgião de maneira individual ou por protocolos institucionais específicos, tendendo a favorecer certas abordagens.

Segundo Endara e cols., as incisões mais usadas eram a radial (46%), seguida pela periareolar (27%) e a incisão inframamária (21%). Ainda nesse estudo, foram descritas as taxas de necrose mamilar nas incisões radial (8,83%), inframamária (9,09%), periareolar/circumareolar (17,81%) e transareolar (81,82%).

Algumas promovem melhor acesso aos linfonodos axilares; entretanto, vários fatores devem ser considerados na escolha da localização da incisão, como o tamanho da mama a ser operada, o grau de ptose, o tipo de reconstrução, a localização do tumor, o histórico de tabagismo, a preferência da paciente e a preferência do cirurgião. Entre as opções descritas, nenhuma mostrou superioridade.

No entanto, a incisão no sulco inframamário vem ganhando espaço por ser bem escondida e indiscutivelmente promover melhor resultado estético.

Dissecção do mamilo

A dissecção retroareolar no interior do mamilo tem sido um tema controverso. Para a segurança oncológica, propunha-se a inversão do mamilo com dissecção de todo o tecido ductal dentro dele. Contudo, verificou-se que isso estava associado a um índice maior de necrose mamilar. Atualmente, a maioria dos cirurgiões remove o tecido atrás do mamilo por meio de biópsia em separado sem adentrar o mamilo. Isso diminui as taxas de necrose do mamilo e tem sido associado a taxas de recorrência no CAP tranquilizadoras. A congelação de margens do mamilo tem sido utilizada por alguns cirurgiões. Outros preferem a segurança do estudo de margens através do método de parafina.

Reconstrução mamária após mastectomia preservadora do complexo areolopapilar

Inicialmente, as reconstruções pós-NSM eram feitas com a inserção de prótese no plano retromuscular. Ao contrário do que se recomendava originalmente para reconstrução mamária aloplástica imediata após NSM, não é necessária a cobertura muscular total do implante mamário. A cobertura muscular em si não deve ser o objetivo primário da reconstrução, mas apenas um meio, entre outros tantos, de proporcionar bom fechamento da pele e evitar a extrusão do implante.

Para ser realizada com segurança, a reconstrução de mama pré-peitoral exige um processo cuidadoso de seleção das pacientes, tendo em vista comorbidades, a presença de radioterapia no plano terapêutico e os critérios oncológicos, como a localização do tumor e o estádio do câncer de mama.

Diante do desejo das pacientes de obterem mamas de volume maior ou na impossibilidade de inserção imediata das próteses, podem ser utilizados expansores teciduais definitivos ou provisórios; nesse último caso, é necessário um segundo tempo cirúrgico para a troca por próteses de silicone.

Biópsia de linfonodo sentinela

A biópsia de linfonodo sentinela pode ser realizada via lateral, através da mesma incisão da mastectomia, ou por uma incisão separada. Incisões mais longas e retração prolongada aumentam as taxas de complicação do retalho. Uma incisão separada facilita a dissecção axilar, se necessário, sem violar o espaço ao redor do implante ou expansor.

▶ COMPLICAÇÕES

A NSM apresenta as mesmas complicações perioperatórias que as SSM e respectivas reconstruções. Necrose do retalho cutâneo e perda do expansor/implante são as complicações cirúrgicas mais graves após NSM. As taxas de complicações graves podem ser maiores no início da experiência do cirurgião com o procedimento, porém tendem a diminuir com o aumento da casuística. Entre as mais temidas estão as necroses de complexo areolomamilar (Figura 49.2) e a extrusão do implante mamário (Figura 49.3).

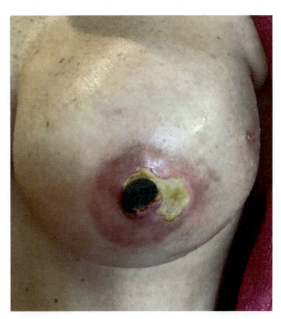

Figura 49.2 Necrose completa de mamilo e parcial de aréola no 16º dia de pós-operatório.

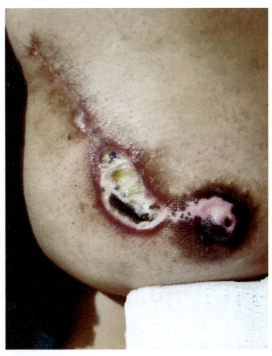

Figura 49.3 Necrose de cicatriz cirúrgica e parcial de aréola no 18º dia de pós-operatório, evoluindo para exposição do implante mamário e posterior perda da reconstrução mamária.

Piper e cols. revisaram 16 séries de NSM e relataram que a taxa média de necrose de retalho cutâneo parcial ou total foi de 9,5% e a de perda do expansor/implante, 3,9%. Colwell e cols. revisaram complicações em quase 500 NSM com reconstruções, no Massachusetts General Hospital, e encontraram uma taxa de 1,9% de perda de implantes.

Pan e cols. analisaram os fatores das pacientes associados a complicações em 982 NSM realizadas em uma única instituição. Fatores de risco para complicações incluíram radiação, tabagismo, idade > 55 anos, volume mamário > 800mL e incisão periareolar.

As taxas de complicações foram aumentadas com múltiplos fatores de risco. Não houve associação entre o tipo ou o uso de quimioterapia e o aumento do risco de complicações. O aumento do IMC parece estar relacionado com o aumento das complicações em algumas séries, mas não em outras. Concluiu-se que as complicações podem ser minimizadas com a seleção adequada das pacientes e com técnica cirúrgica mais cuidadosa.

▶ SEGURANÇA ONCOLÓGICA

Em pacientes com câncer de mama, o objetivo principal de qualquer cirurgia é a remoção de todas as áreas com malignidade, com margens livres. Um objetivo secundário importante, em se tratando de pacientes de alto risco, é a remoção de todo o tecido mamário normal que poderia dar origem a um novo câncer no futuro.

Para as pacientes de alto risco não afetadas pela doença e submetidas à mastectomia, a remoção de todo o tecido mamário é o objetivo principal.

Atualmente há dados suficientes para afirmar que a NSM é segura tanto para a redução do risco como para o tratamento do câncer de mama. Zaborowki e cols., buscando avaliar resultados oncológicos em longo prazo após NSM para tratamento de câncer de mama, avaliaram 17 estudos retrospectivos que reuniram 7.107 pacientes. Carcinoma invasivo foi a indicação de NSM em 6.069 pacientes (85,4%) e CDIS em 1.038 pacientes (14,6%). O seguimento médio foi de 48 meses (intervalos de 25 a 94 meses). As taxas médias ponderadas de recorrência local e recorrência envolvendo o CAP foram de 5,4% e 1,3%, respectivamente. A média ponderada da taxa de falha à distância foi de 4,8%. Conclui-se que a NSM é oncologicamente segura para pacientes selecionadas com câncer de mama.

▶ RADIOTERAPIA

A radiação prévia e após NSM aumenta o risco de complicações como em qualquer tipo de reconstrução

mamária. Entretanto, essas pacientes permanecem elegíveis para NSM, embora, como citado previamente, deva ser feita uma seleção ainda mais rigorosa nesse cenário.

Pan e cols. compararam 816 NSM sem radiação com 69 NSM em mamas previamente irradiadas. A radiação prévia aumentou a taxa de necrose mamilar total de 0,9% para 4,3% e a de falha do implante de 2% para 3%. Quando a radiação pós-mastectomia foi necessária, a taxa de necrose mamilar total aumentou de 0,9% para 4,1% e a de perda do implante, de 2% para 8,2%.

Em importante revisão sistemática realizada por Magill e cols., incluindo sete estudos relevantes com mais de 2.900 pacientes, observou-se que a ocorrência de contratura capsular, a necessidade de cirurgia revisional, as falhas na reconstrução e a insatisfação com o resultado pós-operatório foram significativamente maiores nas pacientes irradiadas do que naquelas sem radioterapia adjuvante.

A realização de radioterapia em pacientes com câncer de mama submetidas à NSM segue as mesmas indicações clássicas após mastectomias mais radicais. Afora essas indicações, a decisão de realizar a radioterapia deve ser fundamentada em fatores que sugiram alto risco para o envolvimento do CAP. O comprometimento do tecido retromamilar na peça operatória não é indicação absoluta de radioterapia, visto que a reabordagem cirúrgica com remoção do mamilo, com margem livre, pode fazer rever a indicação de radioterapia adjuvante.

▶ SEGUIMENTO DAS PACIENTES

Quando realizada corretamente, não há consenso na literatura de como realizar o seguimento mamário ideal das pacientes submetidas à NSM. A conduta mais sensata, embasada nos dados atuais, não recomenda a realização de mamografia de rastreio no seguimento dessas pacientes em virtude da ausência teórica de tecido mamário viável remanescente.

As taxas de recidiva local (nos casos terapêuticos) ou de surgimento de tumor em mamas previamente sadias (nas situações profiláticas) são muito baixas (< 5%). Além disso, qualquer alteração patológica com necessidade de investigação adicional, quando detectada, é palpável de maneira geral, o que reforça, muito acima de qualquer exame de imagem, acompanhamentos periódicos clínicos por meio de anamnese e exame físico. Aconselha-se que o monitoramento seja semestral nos primeiros 5 anos após a cirurgia e anual a partir dessa data.

Alguns trabalhos orientam que, além de não detectar alterações subclínicas em pacientes submetidas à NSM, a mamografia poderia até mesmo danificar a mama reconstruída. Para avaliação da integridade das próteses mamárias, apesar de não haver consenso na literatura, é sugerida, além de anamnese e exame físico, a realização anual de ultrassonografia de mamas e ressonância magnética de mamas no terceiro ano após a cirurgia e a cada 2 anos a partir de então.

O maior ou menor grau de recidiva ou surgimento de doença está associado ao motivo da realização do procedimento cirúrgico e à qualidade da técnica operatória. Situações mais desfavoráveis, como NSM em pacientes com tumores mais agressivos, com diâmetros > 3cm, mais próximos do CAP, ou por permanência de parênquima residual mais espesso, tendem a apresentar maior probabilidade de falha terapêutica.

A complementação com exames de imagem em pacientes assintomáticas fica reservada para os casos em que se suspeita de conduta cirúrgica não idealmente realizada, para avaliação da mensuração da espessura do tecido mamário remanescente.

Para finalizar, cabe ressaltar que o seguimento aqui orientado se dá para a avaliação das mamas nas pacientes submetidas à NSM. É importante levar em consideração a causa da indicação cirúrgica, visto que, para as portadoras de síndromes genéticas de alto risco, outras recomendações e orientações para as demais áreas do organismo devem ser avaliadas de maneira específica para cada situação, de preferência mediante acompanhamento e aconselhamento genéticos.

▶ CONSIDERAÇÕES FINAIS

A NSM vem ganhando espaço cada vez maior na prática cirúrgica mamária, e essa tendência tem sido acompanhada pelo acúmulo de evidências de se tratar de procedimento oncologicamente seguro e eficaz como alternativa à SSM para muitas pacientes, estando associada a excelentes resultados cosméticos. Além disso, reflete o progresso da cirurgia para atender às demandas de uma população de pacientes cada vez mais exigente.

A seleção adequada das pacientes é primordial para o aumento das taxas de sucesso do procedimento, com respeito a fatores tumorais e corporais intrínsecos, bem como aconselhamento pré-operatório detalhado às mulheres em relação a possíveis complicações, incluindo perda da sensibilidade e necrose do CAP até a perda da reconstrução.

Com o reconhecimento de que a biologia tumoral e a terapia sistêmica são os principais impulsionadores dos resultados terapêuticos em relação ao câncer de mama, em vez do tratamento local, a NSM provavelmente se tornará o padrão de atendimento cirúrgico para muitas pacientes elegíveis.

BIBLIOGRAFIA

Ashikari RH et al. Subcutaneous mastectomy and immediate reconstruction for prevention of breast cancer for high-risk patients. Breast Cancer 2008; 15(3):185-91.

Banerjee A, Gupta S, Bhattacharya N. Preservation of nipple-areola complex in breast cancer – A clinicopathological assessment. J Plast Reconstr Aesthet Surg 2008; 61(10):1195-8.

Billar JA, Dueck AC, Gray RJ, Wasif N, Pockaj BA. Preoperative predictors of nipple-areola complex involvement for patients undergoing mastectomy for breast cancer. Ann Surg Oncol 2011; 18:3123-8.

Brachtel EF, Rusby JE, Michaelson JS et al. Occult nipple involvement in breast cancer: Clinicopathologic findings in 316 consecutive mastectomy specimens. J Clin Oncol 2009; 27:4948-54.

Colwell AS, Tessler O, Lin AM et al. Breast reconstruction following nipple-sparing mastectomy: Predictors of complications, reconstruction outcomes, and 5-year trends. Plast Reconstr Surg 2014; 133:496-506.

Dawood S, Merajver SD, Viens P et al. International expert panel on inflammatory breast cancer: Consensus statement for standardized diagnosis and treatment. Ann Oncol 2011; 22:515-23.

Fortunato L, Loreti A, Andrich R et al. When mastectomy is needed: Is the nipple-sparing procedure a new standard with very few contraindications? J Surg Oncol 2013; 108:207-12.

Freeman BS. Subcutaneous mastectomy. Plast Reconstr Surg 1962; 30:676-82.

Galimberti V, Vicini E, Corso G et al. Nipple-sparing and skin-sparing mastectomy: Review of aims, oncological safety and contraindications. Breast 2017; 34(suppl 1):S82-S84. doi:10.1016/j.breast.2017.06.034.

Hayes DF. Evaluation of patients after primary therapy. In: Harris JR. Disease of the Breast. 2. ed. 2000. Breast cancer: A guide for fellows. Atlântida, 2000 (em português).

Hieken TJ, Boolbol SK, Dietz JR. Nipple-sparing mastectomy: Indications, contraindications, risks, benefits, and techniques. Ann Surg Oncol 2016 Oct; 23(10):3138-44. doi: 10.1245/s10434-016-5370-5.

Lee BT, Duggan MM, Keenan MT et al. Commonwealth of Massachusetts Board of Registration in Medicine Expert Panel on immediate implant-based breast reconstruction following mastectomy for cancer: Executive summary, June 2011. J Am Coll Surg 2011; 213:800-5.

Magill LJ, Robertson FP, Jell G et al. Determining the outcomes of post-mastectomy radiation therapy delivered to the definitive implant in patients undergoing one- and two-stage implant-based breast reconstruction: A systematic review and meta-analysis. J Plast Reconst Aesth Surg 2017; 70:1329-35.

Miotti LD, Parisotto D. Seguimento após câncer de mama. In: Compêndio de Mastologia – Abordagem Multidisciplinar. 1. ed. 2015.

NCCN Clinical Practice Guidelines: Breast cancer risk reduction. v1.2022. Disponível em: http://www.nccn.org/professionals/physician_gls/pdf/breast.pdf.

NCCN Clinical Practice Guidelines: Breast cancer risk reduction. v1.2016. Disponível em: http://www.nccn.org/professionals/physician_gls/pdf/breast.pdf.

Pan L, Ye C, Chen L et al. Oncologic outcomes and radiation safety of nipple-sparing mastectomy with intraoperative radiotherapy for breast cancer. Breast Cancer 2019; 26(5):618-27. doi: 10.1007/s12282-019-00962-7.

Spear SL, Hannan CM, Willey SC, Cocilovo C. Nipple-sparing mastectomy. Plast Reconstr Surg 2009 Jun; 123(6):1665-73.

Steen ST, Chung AP, Han SH, Vinstein AL, Yoon JL, Giuliano AE. Predicting nipple-areolar involvement using preoperative breast MRI and primary tumor characteristics. Ann Surg Oncol 2013; 20:633-9.

Stolier AJ, Sullivan SK, Dellacroce FJ. Technical considerations in nipple-sparing mastectomy: 82 consecutive cases without necrosis. Ann Surg Oncol 2008; 15:1341-7.

Tousimis E, Haslinger M. Overview of indications for nipple sparing mastectomy. Gland Surg 2018 Jun; 7(3):288-300. doi: 10.21037/gs.2017.11.11.

Vlajcic Z, Zic R, Stanec S, Stanec Z. Areola-sparing mastectomy with immediate breast reconstruction. Ann Plast Surg 2005; 54:581.

Wagner JL, Fearmonti R, Hunt KK et al. Prospective evaluation of the nipple-areola complex sparing mastectomy for risk reduction and for early-stage breast cancer. Ann Surg Oncol 2012; 19:1137-44.

Yao K, Liederbach E, Tang R et al. Nipple-sparing mastectomy in BRCA1/2 mutation carriers: An interim analysis and review of the literature. Ann Surg Oncol 2015; 22:370-6.

Zaborowski AM, Roe S, Rothwell J et al. A systematic review of oncological outcomes after nipple-sparing mastectomy for breast cancer. J Surg Oncol 2023 Mar; 127(3):361-8. doi: 10.1002/jso.27115.

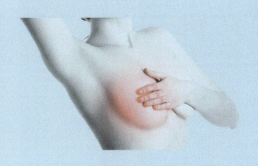

Capítulo 50

Reconstrução Mamária em Mulheres com Mamas Grandes

Clécio Ênio Murta de Lucena
Juliana Tavares Salgado

▶ INTRODUÇÃO

O câncer de mama é o mais incidente na população feminina mundial (excetuando-se os casos de câncer de pele não melanoma) e seu tratamento vem evoluindo ao longo dos anos. A mastectomia radical à Halsted-Patey deu lugar aos tratamentos conservadores da mama ou a mastectomias menos agressivas, com recomendação, inclusive, de reconstrução imediata, quando viável – todos com eficácia equivalente.

Os critérios de escolha atuais para cada tipo de tratamento cirúrgico levam em conta, principalmente, o perfil individual, o estadiamento, a localização e extensão tumorais (e os tratamentos neo e adjuvantes envolvidos), o mapeamento genético, a idade, as características da mama (volume, ptose), a reserva biológica e as comorbidades, além do próprio desejo da paciente. A reconstrução da mama é cada dia mais comum, devolvendo qualidade de vida à sobrevivente do câncer. A possibilidade de reconstrução imediata possibilita que a paciente trate a doença sem passar pela sensação de mutilação, resultando em maior satisfação e melhor qualidade de vida.

Neste capítulo discutiremos as principais alternativas técnicas de reconstrução para mamas volumosas – que tornam a cirurgia mais desafiadora e o planejamento ainda mais importante. As estratégias nesse caso podem incluir a redução do volume mamário antes da mastectomia (abordagem em dois tempos), enxerto do complexo areolopapilar (CAP) ou a realização de mastopexia concomitante à mastectomia, seguida da reconstrução mamária imediata.

▶ MAMAS GRANDES

O conceito de mamas grandes é bastante subjetivo. Segundo Ângelo Matthes, podem ser definidas, do ponto de vista estético, como "mamas que trazem insatisfação às suas portadoras, que as sentem grandes, independente do tamanho que aparentam".

A cirurgia plástica conta com alguns critérios para avaliar, tentar objetivar essa avaliação e classificar a hipertrofia mamária (classificação de Rebello e Franco[1] e critério de Sacchini[2]). Na primeira, a subjetividade é mantida e leva em conta a percepção da paciente e a sintomatologia envolvida (Quadro 50.1). No segundo são utilizados critérios objetivos com a paciente em posição ortostática e o auxílio de fita métrica milimetrada. Sacchini e cols.[2] utilizaram a média entre duas distâncias para classificar o tamanho das mamas individualmente (Figura 50.1): entre a papila mamária e o sulco mamário e entre a papila mamária e a margem lateral do esterno. De acordo com esses critérios, a mama é classificada em:

- **I – mama pequena ou hipomastia:** média < 9cm.
- **II – mama média ou normal:** média entre 9 e 11cm.
- **III – mama grande ou hipertrofia:** média > 11cm.

A gigantomastia pode ainda ser encontrada na literatura como aumento mamário que exige redução de pelo menos 1.000 ou 1.500g de tecido, embora também não haja consenso quanto a essa definição e critério.

Uma estratégia importante para manutenção da melhora do resultado da cosmese mamária no tratamento cirúrgico do câncer de mama consiste na realização das técnicas de preservação da pele (*skin sparing mastectomy*)

Quadro 50.1 Critérios para classificação das hipertrofias mamárias segundo Rebello e Franco[1]	
Primeiro grau	Relativas: em geral, queixa apenas de origem estética
Segundo grau	Reais: causam lombalgias e sintomatologia variada
Terceiro grau ou gigantomastia	Correspondem aos casos extremos, em que os complexos areolomamilares podem estar ao nível da região umbilical

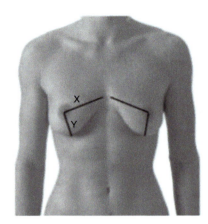

Figura 50.1 Índice de Sacchini[2].

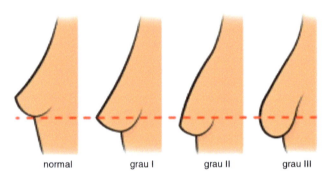

Figura 50.2 Graus de ptose mamária.

ou do CAP (*nipple-sparing mastectomy*), ambas consideradas oncologicamente seguras. Esses autores classificam a *skin-sparing mastectomy* em quatro tipos, de acordo com o tipo de incisão e quantidade de pele removida. No entanto, apenas o tipo IV foi utilizado em mamas largas e ptóticas, quando proposta a redução da mama oposta para fins de simetrização. Além da qualidade estética dos resultados, os autores também encontraram taxas de complicações similares em ambos os grupos, tanto nas taxas de complicações menores como nas de complicações maiores, incluindo as falhas reconstrutivas[3,4].

Nava e cols.[5] não definem o conceito de mamas grandes, mas se utilizam de um critério objetivo para promover uma abordagem diferenciada com redução cutânea (*skin-reducing mastectomy*) naquelas mulheres com distância entre o sulco inframamário e a borda areolar > 8cm de extensão, nos casos de indicação de reconstrução imediata pós-mastectomia. Apesar de não ter aspecto conceitual, esse pode ser mais um parâmetro para definição das mamas grandes.

Do ponto de vista prático, essas classificações podem ser muito úteis à cirurgia plástica, mas são pouco utilizadas em oncoplastia. A avaliação subjetiva, o planejamento cirúrgico (e suas limitações) e a experiência do cirurgião classificam o volume mamário. Além da avaliação do volume mamário, é necessário analisar o grau de ptose. Pacientes com mamas muito ptóticas são também um desafio para as reconstruções. De modo geral, mamas muito volumosas vêm acompanhadas de grandes ptoses; entretanto, mamas médias também podem apresentar ptoses acentuadas, dependendo da flacidez tecidual. Um importante limitador cirúrgico nesses casos é a necessidade de grande mobilização de aréola, resultando em pedículos areolados muito longos com risco consequentemente maior de sofrimento e necrose.

▶ POR QUE FAZER UMA MASTECTOMIA?

A escolha da modalidade cirúrgica e a indicação de um procedimento cirúrgico são multifatoriais. Pensando em mamas volumosas, a possibilidade de cirurgia conservadora deve ser sempre considerada, pois é provável que a ressecção tumoral, respeitando a proporcionalidade entre tamanho da lesão e volume mamário, ainda forneça um resultado estético satisfatório e com segurança oncológica. Cabe destacar que, diante do cenário das grandes possibilidades e alternativas hoje difundidas de correções oncoplásticas convencionais, mas também da própria oncoplastia extrema, essa indicação pode não ser a principal opção cirúrgica. Apesar disso, a mastectomia em mamas hipertróficas pode estar indicada nas seguintes condições:

- Localização tumoral desfavorável (algumas localizações podem comprometer o resultado estético).
- Casos de recidiva tumoral e com tratamento conservador prévio (novo tratamento conservador também pode ser considerado).

Capítulo 50 | Reconstrução Mamária em Mulheres com Mamas Grandes

- Necessidade de redução do risco de novo câncer de mama (p. ex., portadoras de mutação genética ou com história familiar importante independentemente do mapeamento genético).
- Contraindicações à radioterapia.
- Microcalcificações mamárias difusas.
- Lesões multicêntricas.
- Desejo da paciente.

Cada caso necessita avaliação cuidadosa, sempre analisando os riscos e benefícios de cada opção para que possamos eleger a melhor alternativa possível. Caso seja indicada uma mastectomia, a reconstrução mamária imediata em tempo único tem se mostrado bem aceita, melhorando a qualidade de vida, com uma jornada terapêutica mais curta (plano de intervenção único) e grau menor de morbidade global[6-8].

▶ TÉCNICAS CIRÚRGICAS

O domínio da técnica cirúrgica adequada para abordagem nesses casos também é importante fator definidor. Vale ressaltar que diversas possibilidades de abordagem cirúrgica em pacientes com mamas grandes podem ser consideradas, e a escolha da estratégia ficará a cargo do cirurgião responsável pelo caso e de sua própria experiência nesse tipo de situação.

A adequada orientação sobre prós e contras de cada abordagem cirúrgica (eficácia, segurança, seguimento, tratamentos adjuvantes necessários etc.), bem como suas complicações potenciais, e o alinhamento das expectativas *versus* realidade fornecem à paciente alguma diretriz para poder participar de maneira consciente da definição do tratamento cirúrgico indicado.

À paciente que se vê diante da necessidade de realizar mastectomia deve ser sempre oferecida a possibilidade de reconstrução mamária (e simetrização). Há diversas técnicas cirúrgicas disponíveis na atualidade, a depender de cada caso. Discutiremos a seguir as mais utilizadas nas reconstruções mamárias de pacientes portadoras de mamas grandes.

Reconstrução mamária convencional (implante mamário direto ou expansor tecidual/implante mamário)

As pacientes com proposta de mastectomia com reconstrução imediata convencional são aquelas que são submetidas à mastectomia simples (incisão à Stewart) ou mastectomia subcutânea *skin-sparing* ou *nipple-sparing*, seguidas da inclusão de implante ou expansor tecidual em topografia retromuscular. A mastectomia simples deve ser considerada quando há pele acometida de maneira extensa ou comprometimento do CAP, nos casos de gigantomastia, ou quando as condições de saúde da paciente exigem abordagem cirúrgica mais rápida. Os resultados estéticos são mais limitados: maior incisão, perda do CAP e volume mamário mais limitado em um momento inicial. Essa é uma cirurgia de execução mais fácil e menor duração, mas que frequentemente necessita um segundo tempo para refinamentos ou correções cutâneas.

Mastectomias subcutâneas do tipo *skin-sparing* e *nipple-sparing* devem ser consideradas em caso de mamas grandes com pouca ptose (grau I). As gigantomastias quase sempre vêm acompanhadas de ptose importante e, nesses casos, a manutenção do excesso de pele produz um resultado estético muito pobre. Nos casos de eleição, a inclusão dos expansores teciduais ou dos implantes de silicone pode promover boa cosmese mamária. A execução, a depender da incisão, pode ser tecnicamente difícil – incisões menores e mais estéticas tornam a mastectomia mais trabalhosa.

Do ponto de vista técnico, como em toda mastectomia preservadora de pele e/ou do CAP, é indispensável o respeito aos planos de dissecção com confecção de retalhos cuidadosamente delimitados, aos princípios oncológicos e à manutenção de uma boa espessura dos retalhos. Detalhe importante é preservar a fáscia peitoral no polo inferior, próximo à linha do sulco inframamário, bem como deixar um pouco mais de tecido fibroadiposo nessa região para assegurar a integridade da inserção do músculo peitoral maior por ocasião de seu descolamento para confecção da loja retropeitoral.

Terminada a mastectomia, procede-se à confecção da citada loja retropeitoral. Partindo da identificação da borda lateral do peitoral maior, iniciamos seu descolamento por dissecção romba e liberação das fibras musculares, quando necessário, até seu limite medial ou paraesternal. Na sequência, executamos a liberação do plano do sulco inframamário, ultrapassando-o cerca 2cm de maneira uniforme até o ângulo esternal, considerando que há uma tendência natural de o implante ascender em direção cranial. Finalizando esse tempo, é fundamental a liberação das fibras musculares do peitoral maior em sua porção inferomedial até a altura do quarto espaço intercostal. Nos casos de confecção de loja retropeitoral completa, particularmente quando iremos utilizar os expansores teciduais, é feito o descolamento do músculo serrátil anterior pelo menos até a altura da linha média axilar (Figura 50.3).

Finalizada a confecção da loja retropeitoral, completa ou parcial, devemos promover cuidadosa revisão da hemostasia e colocação do dreno de sucção a vácuo nas

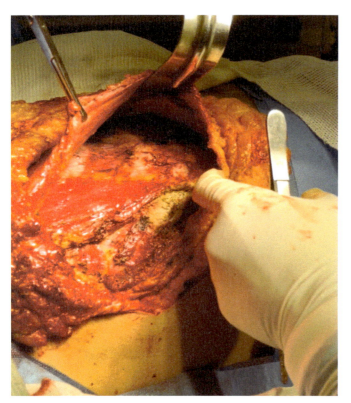

Figura 50.3 Descolamento e liberação dos músculos peitoral maior (anterior e elevado) e serrátil anterior com exposição dos arcos costais.

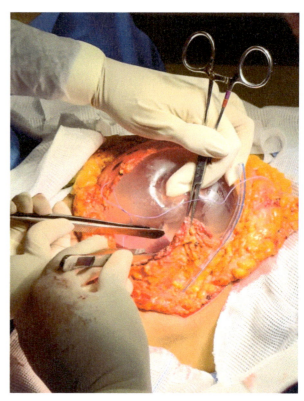

Figura 50.4 Fechamento da loja muscular completa com aproximação dos músculos peitoral maior e serrátil anterior após inclusão do implante de silicone.

lojas pré e retropeitorais. Procedemos sistematicamente a uma boa limpeza de toda a loja cirúrgica com solução salina diluída com substância antisséptica (clorexidina tópica) ou antibióticos de uso parenteral, a depender do protocolo de cada serviço.

A escolha do tamanho do implante de silicone ou do expansor tecidual deve levar em conta, principalmente, o tamanho da base, a altura e a projeção da mama, podendo haver uma flexibilidade de medidas, para mais ou para menos, de acordo com o desejo da paciente e a proposta do cirurgião, principalmente em relação à projeção e à altura do implante, quando for utilizado material de formato anatômico. Escolhido o implante, é feito seu preparo, o qual é aberto apenas no momento de sua inclusão e higienizado com a mesma solução utilizada no preparo da pele e das lojas cirúrgicas. Além disso, procede-se à troca das luvas de toda a equipe cirúrgica. Para colocação é necessário bom relaxamento muscular e adequada exposição da loja retropeitoral. Após essa etapa, o plano muscular é fechado, unindo o músculo peitoral maior ao músculo serrátil anterior com pontos separados, seguido do fechamento dos demais planos de sutura. Convém prestar atenção às bordas cutâneas, removendo aquelas áreas de sofrimento de modo a facilitar a cicatrização e melhorar o resultado estético (Figura 50.4).

Reconstrução mamária com implante direto associada à redução cutânea (*skin-reducing mastectomy*)

A reconstrução mamária com implante direto associada à redução cutânea foi originalmente descrita por Nava e cols. em 2006, os quais propuseram uma técnica que combinava a redução de pele com a confecção de um retalho dermoglandular do tipo *flap* nutrido a partir do sulco inframamário e fixado ao músculo peitoral maior para cobertura de um implante anatômico como estratégia de reconstrução mamária em mulheres portadoras de mamas largas e ptóticas, com grande distância do sulco inframamário até a aréola[5]. Essa técnica resulta em cicatriz em T invertido (padrão de Wise) com preservação ou não do CAP. Trata-se de uma boa opção para mamas grandes e ptóticas, porém, quanto maior o volume mamário ou a ptose, maiores as chances de sofrimento ou perda do CAP. Essa técnica, além de reduzir o excesso do envelope cutâneo redundante, permite restaurar um formato adequado da mama, com significativa elevação das mamas, aumentando o grau de simetrização. O grande inconveniente dessa técnica é que os retalhos ficam longos e mais vulneráveis com maior potencial para necrose e exposição dos implantes mamários[8].

Em estudo multicêntrico, Ellabban e cols.[9] avaliaram a reconstrução mamária imediata do tipo *skin reducing* com o uso de implantes em mamas grandes e ptóticas, associado a retalho dermomuscular (técnica de Hammock), confirmando sua segurança e versatilidade com a possibilidade de criação de uma mama de aparência natural com implantes maiores.

Maruccia e cols.[10] avaliaram a mastectomia redutora de pele (padrão de Wise) com reconstrução mamária pré-peitoral em mamas ptóticas grandes, relatando bons resultados em um seguimento de 23,2 meses. A satisfação e a qualidade de vida foram muito positivas. A principal complicação foi a deiscência da ferida na junção T, porém sem perda do implante. Muntean e cols.[11], utilizando a mesma técnica operatória, reiteraram os achados de segurança e confiabilidade mencionados. Vollbach e cols.[12], em estudo retrospectivo, procuraram os fatores de risco para complicações nas reconstruções mamárias de mamas grandes e ptóticas, encontrando a mastectomia com preservação de mamilo, índice de massa corporal (IMC) elevado, tempo cirúrgico maior e maior idade da paciente como fatores de risco independentes para complicações cirúrgicas, sobretudo as complicações cutâneas, como necroses e deiscências.

Técnica cirúrgica[6]

Com a paciente diante do cirurgião, procede-se à marcação tradicional de uma mamoplastia padrão de Wise. O primeiro ponto a ser definido é o ponto A, que deve ser colocado na linha hemiclavicular, em uma distância que varia de 19 a 23cm da fúrcula esternal. As marcações convencionais dos pontos B, C e D seguem os mesmos passos das utilizadas em mamoplastias redutoras e mastopexias. Quando o CAP for removido por ocasião da mastectomia, apagamos a marcação da linha semicircular na mama doente e mantemos essa marcação na mama de simetrização, buscando alcançar harmonia e simetria entre as mamas. As linhas dos pilares verticais devem medir entre 5 e 7cm até os pontos B e C, a partir de onde fazemos a extensão lateral a medial até alcançar a linha que demarca o sulco inframamário. O ponto D deve situar-se em uma projeção caudal da linha do ponto A, em geral posicionado de 8 a 12cm da linha média, dependendo da largura do tórax de cada paciente. A marcação cutânea do retalho dermoadiposo a ser confeccionado deve ter uma dimensão transversal semelhante ao tamanho da base do implante com comprimento vertical semicircular, cujo ápice deve medir cerca de 5 a 7cm (Figura 50.5).

Do ponto de vista cirúrgico, como em toda mastectomia preservadora de pele e/ou do CAP, é indispensável respeitar os planos de dissecção, com a confecção de retalhos cuidadosamente delimitados, especialmente nos ângulos de incisão, geralmente deixando espessura maior nessas áreas. Um aspecto inicial fundamental consiste na confecção do retalho dermoadiposo de base inferior, semelhante a uma matriz dérmica natural, amplamente decorticada, com a espessura normal do retalho da própria mastectomia. Diferentemente da técnica convencional, não há tanta necessidade de preservar a fáscia peitoral no polo inferior nem de deixar tecido fibroadiposo abundante nessa região. Terminada a mastectomia, procede-se à confecção da loja retropeitoral com a completa desinserção caudal do músculo peitoral maior. Não há necessidade de abaixarmos a linha do sulco inframamário. Nos casos de confecção de loja retropeitoral "completa", por opção e escolha do cirurgião, particularmente quando iremos utilizar os expansores teciduais, é feito o descolamento do músculo serrátil anterior pelo menos até a altura da linha média axilar.

A limpeza da loja cirúrgica, a colocação do dreno de sucção e a escolha do tamanho do implante seguem os princípios apresentados anteriormente. Com o implante escolhido e preparado, procede-se à sua colocação na nova loja elaborada com a sutura previamente realizada do músculo peitoral maior no retalho dermoglandular, de modo a cobrir anteriormente todo o implante mamário. Após essa etapa, é feito o fechamento dos planos, sendo possível ou não fixar o músculo serrátil na cobertura lateral do implante mamário, seguido do fechamento dos demais planos de sutura, com o resultado final equivalente ao de uma mamoplastia redutora de padrão

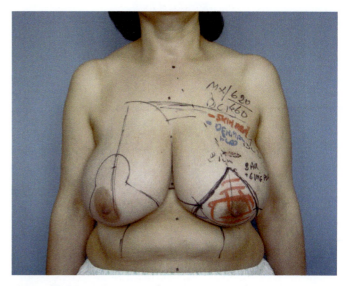

Figura 50.5 Desenho esquemático de marcação dos pontos anatômicos de referência para montagem da marcação cirúrgica orientadora do plano cirúrgico com redução cutânea, conforme proposto por Nava e cols. (2006)[6].

de Wise. Cabe prestar atenção às bordas cutâneas, removendo aquelas áreas de sofrimento com o objetivo de melhorar a cicatrização e o refinamento estético.

Reconstrução mamária com implante direto associada à redução cutânea (*skin-reducing mastectomy*) e autoenxertia do complexo areolopapilar (técnica de Thorek)

O principal obstáculo às reconstruções mamárias em pacientes portadoras de gigantomastias e nas mamas com ptose média ou acentuada é a viabilidade do CAP. A necessidade de mobilização em grandes distâncias exige um pedículo muito longo, aumentando a possibilidade de isquemia e necrose. O autoenxerto do CAP elimina essa preocupação e preserva a aparência natural da mama, apesar de entendermos que algumas de suas características são perdidas, como a sensibilidade, a projeção e até mesmo a coloração do CAP. Além disso, com essa técnica é possível realizarmos sua enxertia na localização mais simétrica ou estética desejável. Essa técnica associa os benefícios descritos no tópico anterior ao bônus da autoenxertia do CAP na tentativa de oferecer à paciente cosmese mais próxima à natural. As pacientes com gigantomastias ou ptose acentuada são boas candidatas para essa abordagem (Figura 50.6).

Técnica cirúrgica

Do ponto de vista técnico, essa abordagem cirúrgica é muito semelhante à proposta por Nava e cols. quanto à marcação/desenho cutâneo e para confecção da loja cirúrgica. A modificação, em relação à técnica de *skin-reducing mastectomy* é que iniciamos o procedimento cirúrgico com a remoção do CAP, mantendo-o conservado em solução salina até o momento de seu reimplante (Figuras 50.7 e 50.8). Na sequência, procedemos ao preparo cutâneo, realizando a decorticação da área marcada anteriormente e confeccionando o retalho dermocutâneo de base inferior, utilizado para cobertura e proteção do próprio polo inferior ou fechamento inferior, se for realizada a desinserção do músculo peitoral (Figuras 50.9 e 50.10).

Detalhe importante em relação ao preparo do CAP para o reimplante é que deve ser retirado todo o tecido gorduroso aderido à derme, deixando-o completamente uniforme e branco, de modo a diminuir a necrose e favorecendo a "pega" do enxerto. Calculado e delimitado o ponto exato da nova aréola, o leito receptor deve ser decorticado e limpo. Além disso, devemos fixar o CAP com pontos periféricos, utilizando fios inabsorvíveis de náilon 3.0 (geralmente oito) para fixação do "curativo de

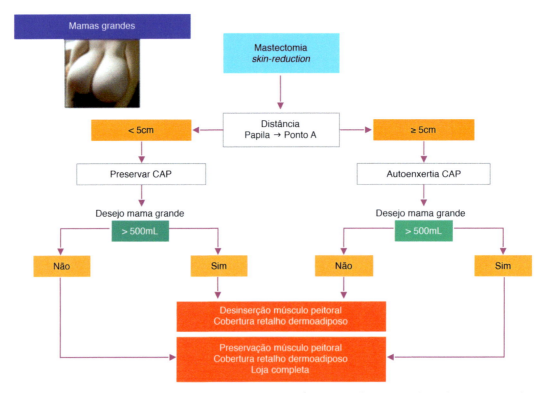

Figura 50.6 Fluxograma de conduta nas reconstruções mamárias em mulheres portadoras de mamas grandes em função do grau de ptose mamária e do desejo da paciente.

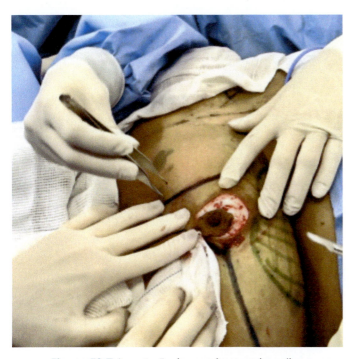

Figura 50.7 Amputação do complexo areolopapilar.

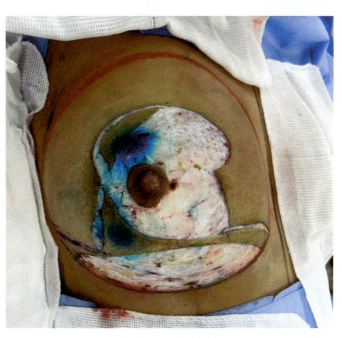

Figura 50.9 Decorticação de todo o território cutâneo a ser incisado.

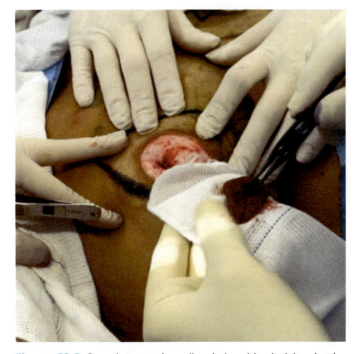

Figura 50.8 Complexo areolopapilar desinserido do leito doador original.

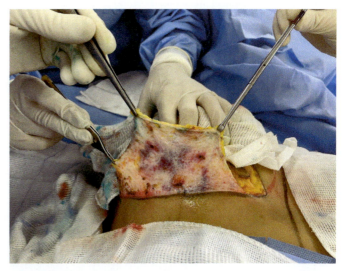

Figura 50.10 Retalho dermogorduroso de base inferior confeccionado na redução cutânea.

Brown" com esponja ou gaze, o qual deverá ser mantido por até 15 dias (Figuras 50.11 e 50.12).

Essa é a preferência dos autores para manejo de mamas muito grandes e com ptose importante. Uma boa opção, quando se decide por manter um volume grande com a utilização de implante ≥ 450mL, é a desinserção do músculo peitoral maior, seguida de sua fixação caudal no próprio *flap* dermogorduroso, confeccionado por ocasião da redução cutânea de base inferior (Figura 50.13), conforme proposto por Ross e cols.[13].

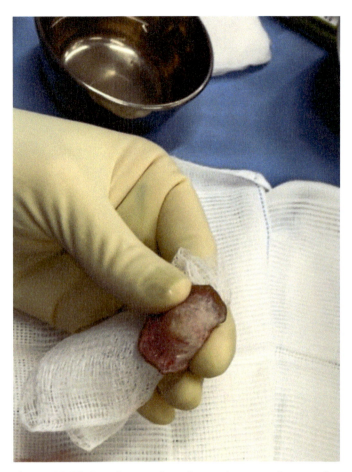

Figura 50.11 Complexo areolopapilar sendo preparado para reimplante no leito receptor.

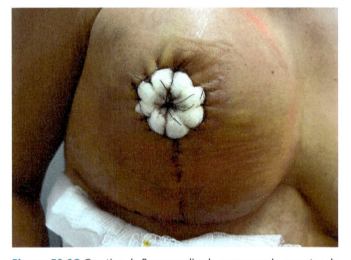

Figura 50.12 Curativo de Brown realizado com esponja e pontos de fixação individuais, que serão removidos cerca de 15 dias após o procedimento cirúrgico.

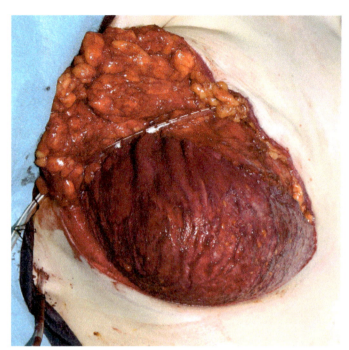

Figura 50.13 Retalho dermogorduroso de base inferior confeccionado e fixado na base do músculo peitoral maior desinserido conforme proposto por Ross e cols.[13].

Mamoplastia redutora seguida de mastectomia e reconstrução mamária em segundo tempo

Se houver tempo hábil e a paciente estiver disposta a se submeter a pelo menos dois procedimentos cirúrgicos grandes, pode ser considerada a abordagem em duas etapas: mamoplastia redutora no primeiro tempo e mastectomia com reconstrução mamária no segundo. Essa estratégia não pode comprometer ou atrasar o tratamento oncológico. Entretanto, em alguns casos, como em pacientes que farão quimioterapia neoadjuvante, essa pode ser uma boa e segura opção. Outra boa possibilidade é para aquelas mulheres portadoras de mutações genéticas e com indicação para cirurgia redutora de risco, quando podemos aguardar 3 a 4 meses de maneira segura e com boa e confortável programação.

A proposta de realizar antes a mamoplastia serve para diminuir inicialmente o volume mamário e reposicionar o CAP, otimizando a vascularização no momento da mastectomia e contribuindo para o bom resultado estético final. A técnica de mamoplastia redutora deve respeitar a preferência do cirurgião e os aspectos técnicos determinantes para escolha do pedículo de eleição, de maneira a seguir a mesma técnica para irrigação do CAP por ocasião do segundo tempo cirúrgico. Tondu e cols.[14] avaliaram a reconstrução mamária em dois tempos de mamas grandes e ptóticas. As pacientes foram submetidas à mamoplastia redutora ou a uma mastopexia no primeiro momento, com pré-modelagem da bolsa do implante por expansão subpeitoral com inclusão de expansor tecidual, seguida de mastectomia preservadora de CAP ou preservadora de pele, realizada 3 meses após a cirurgia inicial, quando o expansor seria substituído pelo implante definitivo. Esse procedimento se mostrou seguro e eficaz, com bons resultados cosméticos e baixa taxa de complicações, incluindo ausência de perda do CAP ou falha na reconstrução[14].

Outra possibilidade técnica para minimizar a ocorrência de necrose do CAP consiste na autonomização do suprimento vascular dessa região por meio de um procedimento cirúrgico em que, de maneira ambulatorial, podemos proceder à secção e separação da região do CAP do tecido glandular subjacente com a coagulação da rede vascular associada em uma primeira etapa. No segundo tempo, 3 a 4 semanas após o procedimento primário, é feita a mastectomia *nipple-sparing* com reconstrução mamária imediata, conforme proposto por Palmieri e cols.[15]. Essa é uma alternativa para mamas de médio volume e com pouca ptose, inclusive para portadoras de câncer de mama, quando 3 a 4 semanas seguramente não impactarão sua condição oncológica.

Reconstrução mamária com retalhos miocutâneos (TRAM ou grande dorsal)

De modo geral, a reconstrução com retalhos miocutâneos não costuma ser considerada a primeira escolha nessas circunstâncias, ficando reservada para os casos de complicações, como alternativa de resgate, ou para situações de exceção. As reconstruções com retalho TRAM são particularmente uma boa opção para as pacientes refratárias à utilização de material heterólogo e que necessitam de grandes volumes teciduais para recomposição mamária ou fechamento em casos de grande perda cutânea[16,17].

As pacientes com mamas volumosas ou submetidas à mastectomia unilateral sem reconstrução (p. ex., carcinoma inflamatório) e que desejam alcançar volume mamário semelhante ao natural são boas candidatas para reconstrução com TRAM ou músculo grande dorsal. Nessa técnica, particularmente no caso de reconstruções mamárias com músculo grande dorsal, volumes maiores podem ser alcançados com a utilização dos implantes de silicone. Por se tratar de cirurgias maiores e mais com-

plexas, a idade e as comorbidades da paciente são importantes fatores limitantes. A recuperação pós-operatória é mais longa e demanda maiores cuidados. Além disso, tanto na mama como na área doadora, haverá cicatrizes adicionais (no dorso ou no abdome)[17].

Para a seleção das candidatas à utilização do músculo grande dorsal, é necessária integridade do pedículo vascular do referido músculo. Para utilização do reto abdominal, a paciente não pode ter se submetido à abdominoplastia nem a grandes cirurgias envolvendo a parede abdominal e deve ter algum acúmulo de gordura na região infraumbilical – as pacientes com baixo ICM ou sarcopênicas não são boas candidatas.

Considerando os dados relativos às intercorrências associadas às técnicas de reconstrução mamária e comparando as reconstruções com retalhos miocutâneos, particularmente o TRAM, *versus* as reconstruções com expansor tecidual e/ou implantes mamários, em revisão sistemática e metanálise conduzida por Tsoi e cols.[17] foi observada taxas maiores de falha na reconstrução, de complicações cirúrgicas em geral, bem como de infecções nas cirurgias em que era utilizado material heterólogo, comparado com o retalho TRAM. Considerando que as reconstruções mamárias são de difícil condução em pacientes com mamas de grandes volumes e acarretam significativa taxa de complicações quando há necessidade de redução do envelope cutâneo, é possível que nessas situações tenhamos de ser mais flexíveis na indicação de reconstrução com retalho miocutâneo TRAM como primeira opção para casos bem selecionados (Quadro 50.2).

▶ COMPLICAÇÕES

Abordagens cirúrgicas são sempre passíveis de complicações operatórias. A conduta do cirurgião deve ser sempre pautada em prudência e perícia técnica, além de seguir as melhores recomendações, de modo a minimizar as possíveis consequências adversas dos procedimentos. A adoção das normas de antissepsia, o domínio da técnica operatória, a utilização de materiais adequados e a assistência adequada à paciente estão sempre associados aos melhores resultados.

Como em qualquer cirurgia, podem ocorrer complicações, como seroma, hematoma, infecção, necrose tecidual e falha na reconstrução. A hemostasia e o fechamento adequados, bem como a utilização de técnicas rigorosas de antissepsia, mas acima de tudo o respeito aos princípios técnicos, minimizam esses riscos. Outras complicações, como hipertrofia de cicatriz e deiscência de sutura, não dependem apenas da equipe cirúrgica, sedo influenciadas

Quadro 50.2 Análise comparativa das vantagens e desvantagens das diversas opções de reconstrução mamária de pacientes portadoras de mamas grandes		
Reconstrução em mamas grandes	Vantagens	Desvantagens
Reconstrução convencional (prótese ou expansor)	• Baixa taxa de complicações • Maior simplicidade para realização • Menor tempo cirúrgico	• Resultado estético limitado • Excesso de pele mantido, prejudicando a cosmese • Maior necessidade de cirurgias corretivas posteriores
Skin-reducing (mastectomia redutora de pele)	• Redução de pele favorece o resultado estético • Melhor ajuste do volume mamário desejado	• Risco de necrose do CAP proporcional ao volume e à ptose mamária • Maior taxa de deiscência e necrose cutânea
Skin-reducing + autoenxertia de CAP	• Redução de pele otimiza a estética • Mantém a aparência mais natural da mama e diminui o risco de perda do CAP • Garante melhor posicionamento do CAP	• Perda de pigmentação do CAP enxertado • Risco de perda do enxerto (CAP) • Achatamento e perda da papila
Mamoplastia redutora seguida de mastectomia + reconstrução	• Resultado estético mais satisfatório • Taxa menor de complicações • Tempo para melhor planejamento e ajustes	• Necessidade de dois tempos cirúrgicos • Possibilidade de impacto no tratamento oncológico
Retalhos musculocutâneos — TRAM e grande dorsal	• Possibilidade de alcançar volumes maiores e mais próximos à mama original • Melhores resultados em médio e longo prazo • Boa tolerância à radioterapia adjuvante • Opção segura para tecidos irradiados • Resgate para falha na reconstrução com outras técnicas	• Cirurgias de longa duração e com maior morbidade operatória • Necessidade de melhor seleção das pacientes candidatas (comorbidades, cirurgias prévias, capacidade de seguir as recomendações pós-operatórias etc.) • Exigência de maior treinamento

CAP: complexo areolopapilar; TRAM: retalho transverso do músculo reto abdominal.

pelas tendências naturais das pacientes, bem como pela obediência às orientações pós-operatórias[18].

Além das citadas, podem ocorrer outras complicações. Nas reconstruções que utilizam próteses e expansores teciduais há risco de extrusão e ruptura da prótese/expansor tecidual, bem como de contratura capsular. Esta última é mais comum entre as pacientes submetidas à radioterapia mamária adjuvante. Caso ocorram, é necessário avaliar a conduta adequada, seja o explante, seja a substituição da prótese, a capsulectomia ou outra medida qualquer. Especificamente para as mamas volumosas, o risco de perda do CAP ou do próprio retalho (da pele das mamas ou das reconstruções com retalhos miocutâneos) e a extrusão dos implantes são as complicações mais temidas. Para o posicionamento adequado do CAP, pode ser necessária a confecção de um pedículo demasiado longo, o que aumenta o risco de necrose, assim como a de retalhos muito delgados, que pode resultar em vascularização deficiente, aumentando o risco de intercorrências[17].

Além desses inconvenientes, pode haver ainda prejuízos estéticos, como mau posicionamento do CAP, alargamento ou hipertrofias cicatriciais, retrações e outras intercorrências que causam insatisfação estética nas pacientes. Nesses casos, é possível considerar nova abordagem para refinamento do resultado, melhorando a aparência cosmética final. Ademais, outras complicações podem ocorrer e devem ser prontamente avaliadas

para que as medidas necessárias para sua resolução sejam implementadas em tempo hábil. Manter o contato com a paciente e prestar a assistência adequada são partes de uma boa recuperação e do sucesso de uma reconstrução.

▶ CONSIDERAÇÕES FINAIS

A reconstrução mamária deve ser oferecida a todas as pacientes com proposta de mastectomia, respeitando não apenas o direito assegurado a todas elas, mas principalmente buscando restabelecer a integridade física e a dignidade de cada uma. O tamanho da mama ou o grau de ptose não deve ser um fator limitante da reconstrução mamária.

A avaliação pré-operatória adequada e um bom conhecimento das diversas alternativas técnicas e suas limitações, bem como uma discussão franca com as pacientes e os familiares, asseguram a cirurgias mais bem indicadas, resultando em mais satisfação e qualidade de vida para nossas pacientes.

Cabe ressaltar que não há apenas uma opção para reconstrução de mamas grandes, dependendo da maior experiência do cirurgião com uma ou outra alternativa, e frequentemente poderá ser necessária alguma reabordagem cirúrgica corretiva ou mesmo um manejo adequado das diversas intercorrências possíveis nessas circunstâncias. Infelizmente, há poucos dados na literatura científica sobre esse tema, e os estudos que existem são observacionais e séries com pequeno número de casos, o que limita essas definições.

Apesar disso, esperamos que este capítulo forneça algumas diretrizes para auxiliar a escolha desse difícil tópico para manejo da reconstrução mamária de portadoras de mamas grandes, analisando cuidadosamente cada ponto apresentado, e possa nos levar a alcançar os melhores resultados nessas situações.

REFERÊNCIAS

1. Dancey A, Khan M, Dawson J, Peart F. Gigantomastia — A classification and review of the literature. J Plast Reconstr Aesthet Surg 2008; 61(5):493-502. doi: 10.1016/j.bjps.2007.10.041.
2. Sacchini V, Luini A, Tana S et al. Quantitative and qualitative cosmetic evaluation after conservative treatment for breast cancer. Eur J Cancer 1991; 27(11):1395-400.
3. Toth B, Lappert P. Modified skin incisions for mastectomy: The need for plastic surgical input in preoperative planning. Plast Reconstr Surg 1991; 87:1048-53.
4. Kroll SS, Ames F, Singletary SE, Schusterman MA. The oncologic risks of skin preservation at mastectomy when combined with immediate reconstruction of the breast. Surg Gynecol Obstet 1991; 172:17-20.
5. Nava MB, Cortinovis U, Ottolenghi J et al. Skin-reducing mastectomy. Plast Reconstr Surg 2006; 118:603-10.
6. Elder EE, Brandberg Y, Björklund T et al. Quality of life and patient satisfaction in breast cancer patients after immediate breast reconstruction: A prospective study. Breast 2005; 14:201-8.
7. Dimovska EOF, Chen C, Chou H et al. Outcomes and quality of life in immediate one-stage versus two-stage breast reconstructions without an acellular dermal matrix: 17-years of experience. J Surg Oncol 2021; 124:510-20.
8. Rampazzo S, Spissu N, Pinna M et al. One-stage immediate alloplastic breast reconstruction in large and ptotic breast: An institutional algorithm. J Clin Med 2023; 12(3):1170-9.
9. Ellabban MA, Nawar A, Milad H, Ellabban MG. Single-stage immediate breast reconstruction using anatomical silicone-based implant and the Hammock technique of dermal-muscle flap in large and ptotic breasts: A multicenter study. World J Surg 2020 Jun; 44(6):1925-31. doi: 10.1007/s00268-020-05416-2.
10. Maruccia M, Elia R, Gurrado A et al. Skin-reducing mastectomy and pre-pectoral breast reconstruction in large ptotic breasts. Aesthetic Plast Surg 2020; 44(3):664-72. doi: 10.1007/s00266-020-01616-2.
11. Muntean MV, Oradan AV, Corpodean AA et al. Immediate breast reconstruction in large ptotic breasts using the inferior based dermal flap. Indications and technique. Chirurgia (Bucur) 2021 Mar-Apr; 116(2 Suppl):127-35.
12. Vollbach FH, Thomas BF, Fansa H. Identification of independent risk factors for skin complications in a multifactorial logistic regression analysis of simultaneous immediate autologous breast reconstruction and skin-reduction mastectomy in large and ptotic breasts using an inferiorly based deepithelialized dermal breast flap. J Pers Med 2022; 12(3):332. doi: 10.3390/jpm12030332.
13. Ross GL. One stage breast reconstruction following prophylactic mastectomy for ptotic breasts: The inferior dermal flap and implant. J Plast Reconst Aest Surg 2012; 65:1204-8.
14. Tondu T, Thiessen F, Hubens G, Tjalma W, Blondeel P, Verhoeven V. Delayed two-stage nipple sparing mastectomy and simultaneous expander-to-implant reconstruction of the large and ptotic breast. Gland Surg 2022; 11(3):524-34. doi: 10.21037/gs-21-734.
15. Palmieri B, Baitchev G, Grappolini S et al. Delayed nipple-sparing modified subcutaneous mastectomy: Rationale and technique. Breast J 2005; 11(3):173-8.
16. Teymouri H, Stergioula S, Eder M, Kovacs L, Biemer E, Papadopulos N. Breast reconstruction with autologous tissue following mastectomy. Hippokratia 2006; 10:153-62.
17. Tsoi B, Ziolkowski NI, Thoma A, O'Reilly D, Goeree R. Safety of tissue expander/implant versus autologous abdominal tissue breast reconstruction in postmastectomy breast cancer patients: A systematic review and meta-analysis. Plast Reconstr Surg 2014; 133:234-49.
18. Alderman AK, Wilkins EG, Kim HM, Lowery JC. Complications in postmastectomy breast reconstruction: Two-year results of the Michigan Breast Reconstruction Outcome Study. Plast Reconstr Surg 2002; 109:2265-74.

Capítulo 51

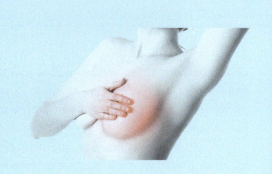

Uso de Telas e Matriz Acelular em Reconstrução Mamária

Fabrício Palermo Brenelli
Maria Virgínia Thomazini
Natalie Rios Almeida
Alícia Marina Cardoso
Graziela Couto de Carvalho

▶ INTRODUÇÃO

A reconstrução mamária após mastectomia constitui etapa fundamental da abordagem da paciente com câncer de mama. Desde a introdução da mastectomia com preservação de pele, a reconstrução mamária imediata promove melhores resultados estéticos e diminui o trauma psicológico e as consequências psicossociais relacionadas com a cirurgia, além de melhorar a autoestima e a percepção da paciente em relação à sua imagem corporal. Não existe técnica ideal, mas o que se espera é que esta seja eficaz, de rápida execução, comporte poucas complicações e seja reprodutível em diferentes realidades socioculturais. Nesse contexto se aplica a reconstrução mamária com próteses e expansores.

Com os avanços no diagnóstico precoce e a evolução do conhecimento a respeito da biologia tumoral houve um aprimoramento das técnicas de mastectomia, que se tornaram mais conservadoras. A conservação de pele, musculatura peitoral e até do complexo areolopapilar (CAP) passou a favorecer muito as indicações para reconstrução imediata (Figura 51.1). Assim, a evolução tecnológica dos materiais dos implantes de silicone, associada à melhoria das técnicas de mastectomia, tornou a reconstrução mamária com próteses e expansores mais popular em comparação com as técnicas de reconstrução com rotação de retalhos miocutâneos nas últimas décadas. Além de mais rápida, não provoca morbidade da área doadora, necessita menos tempo para recuperação e é mais facilmente reprodutível em diversas reali-

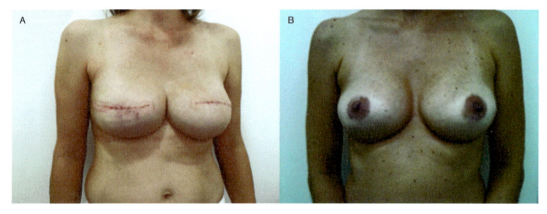

Figura 51.1 Evolução das mastectomias e reconstrução com implantes. **A** Mastectomia *skin-sparing* e reconstrução com implantes. **B** Mastectomia *nipple-sparing* periareolar superior e reconstrução com implantes.

dades, promovendo aumento significativo do número de reconstruções imediatas.

O aumento da indicação de reconstrução mamária com implantes se deve ainda à associação ao arsenal cirúrgico de técnicas e materiais, como lipoenxertia e matrizes acelulares, uma vez que proporciona a correção de defeitos pós-reconstrução com implantes, melhorando os resultados estéticos. Além disso, a reconstrução imediata é técnica e economicamente mais vantajosa, além de oncologicamente segura para abordagem do câncer de mama, tanto em caso de carcinoma *in situ* como invasivo.

Recentemente, houve um incremento de quase 80% nas reconstruções mamárias com implantes nos EUA, e uma das razões para esse aumento foi a utilização das matrizes acelulares e telas nas reconstruções, segundo Albornoz e cols. Por outro lado, no Brasil, o percentual de reconstruções mamárias realizadas pelo Sistema Único de Saúde (SUS) subiu de 15% em 2008 para 29% em 2014. Esse aumento significativo foi decorrente, principalmente, da técnica de reconstrução com implantes, sem, contudo, dispor de telas e matrizes na maior parte das vezes, demonstrando que esses materiais não são fundamentais na reconstrução imediata, mas podem ser muito úteis em casos específicos, sobre os quais discorreremos neste capítulo.

▶ RACIONAL PARA USO DE TELAS E MATRIZES ACELULARES

Historicamente, a reconstrução imediata com implantes surgiu com a colocação destes em posição subcutânea. Apesar da facilidade técnica, essa modalidade de reconstrução sempre esteve associada a maus resultados,

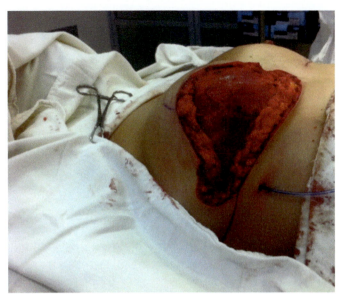

Figura 51.2 Bolsa muscular completa em mastectomia *skin-reducing*.

como *rippling* (enrugamento da pele sobre a cápsula do implante) e deformidades importantes ao longo do tempo, além de maior chance de extrusão, rotação, deslocamento e até perda da reconstrução.

Dessa maneira, a solução para esses problemas consistiu na utilização do implante em posição submuscular, mais precisamente do músculo peitoral maior e ver de parte do músculo serrátil (Figura 51.2) para formar uma bolsa que criaria uma proteção entre o implante e a pele, além de manter o implante pouco móvel, impedindo sua rotação e deslocamento.

Entretanto, nem sempre é possível a confecção de uma bolsa completa, dependendo de como é realizada a mastectomia, e o músculo peitoral pode ser insuficiente para a cobertura do implante (Figura 51.3). Nesse cená-

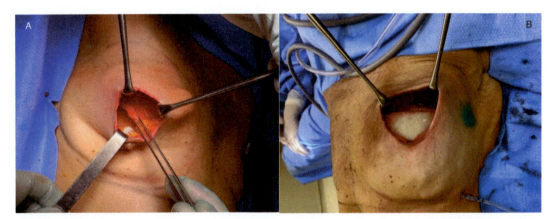

Figura 51.3 Mastectomia em paciente com várias cirurgias estéticas prévias com implante. **A** Ausência de músculo peitoral suficiente para cobrir todo o implante. **B** Cobertura do polo inferior do implante com matriz dérmica acelular (ADM) suturada ao músculo peitoral maior.

rio, as telas para reparação de defeitos de parede abdominal, como a correção de hérnias, passaram também a ser utilizadas na mama com intuito de manter o implante bem posicionado, evitar sua rotação e promover resultados mais naturais.

▶ USO DE TELAS SINTÉTICAS ABSORVÍVEIS E NÃO ABSORVÍVEIS

Inicialmente desenvolvidas para outros tipos de cirurgia, como as abdominais, cardiotorácicas e ginecológicas, as telas sintéticas foram incorporadas à cirurgia de reconstrução mamária e são consideradas atualmente opções seguras, viáveis e mais acessíveis do que as matrizes dérmicas acelulares. Em 1997, o cirurgião plástico Mario Rietjens descreveu pela primeira vez a utilização de tela sintética não absorvível na reconstrução mamária. Entretanto, dispomos de menos estudos detalhados sobre o uso de telas sintéticas (absorvíveis ou não) em comparação à literatura acerca das telas biológicas.

Os benefícios do uso de telas sintéticas ou biológicas incluem mais reconstruções mamárias em um único tempo após mastectomia, cobertura completa da prótese, maior projeção do polo inferior da mama, ajuste do sulco inframamário, ptose mais natural e redução da "animação da mama", conferindo, portanto, melhor efeito cosmético. Poucos estudos reportam a satisfação das pacientes com o uso de telas, e a maioria é pequena, unicêntrica e retrospectiva, limitando a generalização dos achados.

O mecanismo de integração das telas ainda não é completamente compreendido, mas depende principalmente do material de que são constituídas, levando a diferentes padrões de resposta inflamatória, tempo de absorção e resultados, como contratura, textura e naturalidade da mama. Comparando os padrões microscópicos de resposta inflamatória à presença de telas sintéticas e biológicas, algumas diferenças são identificadas quando se avalia o tecido adjacente. As telas biológicas promovem uma resposta com maior infiltração de miofibroblastos e neovascularização, além de deposição de colágeno em várias direções (paralelas e verticais). Já as telas sintéticas conduzem a uma resposta inflamatória baseada em células gigantes e as fibras de colágenos são depositadas de maneira paralela, mais alinhadas à superfície do implante, e em ambos os tipos de telas são identificadas metaplasias sinoviais. Essa variação no padrão de resposta inflamatória pode estar relacionada com a diferença quanto à ocorrência de contratura capsular.

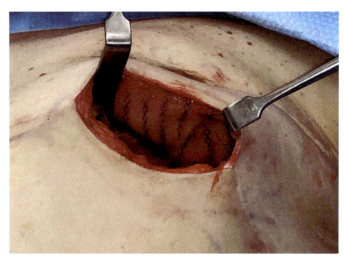

Figura 51.4 Tela não absorvível em cirurgia de revisão. Após 3 anos a tela está intacta com calcificações de depósito.

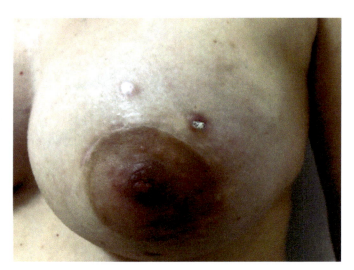

Figura 51.5 Exposição de tela não absorvível em polo superior da mama 18 meses após cirurgia *nipple-sparing* periareolar.

Entretanto, são necessários estudos de longo prazo que avaliem contratura e comparem esses dois materiais para assegurar a influência direta do tipo de resposta inflamatória local gerada e sua expressão clínica.

As telas não absorvíveis utilizadas incialmente, como a Ultrapro® e PTFE (politetrafluoretileno, conhecido como Teflon®), são muito rígidas e prejudicam o resultado estético das reconstruções (Figuras 54.4 e 54.5).

Com a disponibilidade de telas absorvíveis, como a composta por Vicryl, que é mais rapidamente absorvida, e a BIO-A® (GORE) e a TIGR® (não disponível no Brasil), que são mais lentamente reabsorvidas, as telas sintéticas passaram a compor um arsenal seguro, oferecendo bons resultados estéticos e muito custo-efetivos nos casos que demandam sua utilização (Figura 51.6).

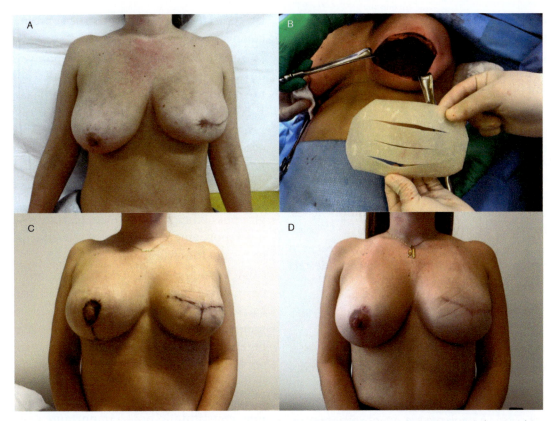

Figura 51.6 Mastectomia de resgate de mama esquerda com tela sintética absorvível BIO-A®. **A** Pré-operatório. **B** Incisões na tela para deixá-la mais maleável e cobrir o implante definitivo. **C** Pós-operatório de 15 dias – tela ainda rígida. **D** Pós-operatório de 6 meses – tela totalmente absorvida e cápsula periprotésica muito sutil.

Taxa de complicação

Um estudo que avaliou as complicações associadas ao uso de tela de poliglactina (Vicryl) em 227 pacientes submetidas à reconstrução mamária imediata subpeitoral com prótese após mastectomia mostrou que o uso dessa tela levou a um resultado estável após uma média de 7 anos de seguimento, com economia de mais de 1 milhão de dólares, comparado ao uso de matriz dérmica acelular. A taxa de infecção foi de 2,1%, e a de contratura capsular, 4,8%, sendo a radioterapia pré ou pós-operatória fator de risco para complicações (OR: 2,58; p = 0,009).

Uma metanálise publicada em 2015 avaliou 112 pacientes e 156 mamas operadas com uso de tela de Vicryl, comparado ao uso de matriz dérmica acelular. Apenas três estudos foram incluídos, o que demonstra a falta de dados na literatura especificamente sobre esse tema, com estudos que oferecem baixo nível de evidência e ausência de grupo de controle. Os autores identificaram menor frequência de infecção (2,6%) e perda da reconstrução (3,2%), mas sem diferença estatisticamente significativa em relação à tela biológica. Apenas a ocorrência de seroma foi significativamente menor, sendo identificado em 1,3% *versus* 3,9%; entretanto, não é possível afirmar a causalidade dessa diferença devido à baixa qualidade dos estudos. Os autores concluem que estudos prospectivos e de longo prazo são necessários para estabelecer as diferenças entre os dois tipos de tela e que, devido à diferença de valor de cerca de sete a 12 vezes entre os tipos de tela, os cirurgiões devem ser encorajados a utilizar as sintéticas como opção segura e efetiva na reconstrução mamária.

Em outro estudo, que comparou o uso dos dois tipos de tela na mesma paciente, um tipo em cada mama, a quantidade de seroma formado foi semelhante, diferindo apenas quando se avaliou a quantidade de aspirações de seroma após a retirada dos drenos, a qual foi maior na mama com a tela biológica. Alguns estudos em andamento comparam o uso de telas sintéticas e biológicas, como o ensaio clínico *Gothenburg TIGR®/Veritas® Study* (ClinicalTrials.Gov NCT02985073), que tem como desfecho primário as complicações.

O iBRA (*implant Breast Reconstruction evAluation*) é um estudo inglês multicêntrico, prospectivo, de fase IV, em andamento, que teve uma análise parcial publicada em 2019 e cujo objetivo primário era avaliar a segurança em curto prazo de reconstruções mamárias com implante com ou sem o uso de telas para identificar a plausibilidade de realizar no futuro um estudo clínico comparando as diferentes técnicas de reconstrução mamária. Esse estudo recrutou pacientes a partir de 16 anos, submetidas à cirurgia para redução de risco de câncer de mama ou com o diagnóstico da doença em 81 instituições da Inglaterra. Os autores avaliaram 2.108 pacientes com 2.655 mastectomias com reconstrução. Telas biológicas foram utilizadas em 1.133 (54%) e telas sintéticas em 243 (12%). O estudo mostrou pequenas diferenças entre os grupos, com o grupo de tela sintética apresentando taxas pouco maiores de complicações, com 20% de novas cirurgias (comparado a 17% no outro grupo), 26% de infecção *versus* 22% e 10% com perda de implante, comparado a 8% no grupo de tela biológica.

USO DA MATRIZ DÉRMICA ACELULAR (ADM)

A ADM (sigla em inglês para *Acellular Dermal Matrix*) é um biomaterial utilizado nas reconstruções com próteses e expansores que funciona como extensão do músculo peitoral para facilitar a cobertura dos implantes. Usada para cobrir o implante em sua porção inferior, lateral, inferolateral, de modo a recriar o sulco inframamário e o contorno lateral da mama, mantendo a posição do implante, constitui alternativa à loja submuscular peitoral total ou parcial. Mais recentemente, vem sendo utilizada como alternativa para reconstrução submuscular, como técnica para reconstrução pré-peitoral ou subcutânea.

Atualmente, encontram-se disponíveis vários tipos de ADM, provenientes de derme de cadáveres humanos – alogênicas (AlloDerm®, AlloMax®, DermAcell®, FlexHD®, BellaDerm®, DermaMatrix®) – ou de tecidos xenogênicos, obtidos de derme, pericárdio ou submucosa intestinal de suínos (Strattice®, Permacol®) e bovinos (SurgiMend®, Veritas®), entre outros. Sua espessura varia de < 1mm a > 4mm, sendo as mais espessas mais adequadas para fins cosméticos. Essa cobertura biológica possibilita a rápida revascularização do hospedeiro e o repovoamento celular, possivelmente melhorando os resultados cirúrgicos.

A introdução da ADM proporcionou aos cirurgiões meios alternativos para obtenção de tecido não cicatricial e vascularizado para cobertura dos implantes mamários nas reconstruções após mastectomia. Seu objetivo nas reconstruções com expansores e implantes é melhorar ou manter os componentes essenciais da estética mamária, incluindo o sulco inframamário, o qual muitas vezes é alterado durante a mastectomia, constituindo ponto importante para obtenção da simetria com a mama contralateral, e a ptose causada pelos efeitos da gravidade no tecido mamário em longo prazo e geralmente difícil de replicar com os implantes e a projeção. Além disso, a aparente resistência da derme acelular à contratura capsular reduz

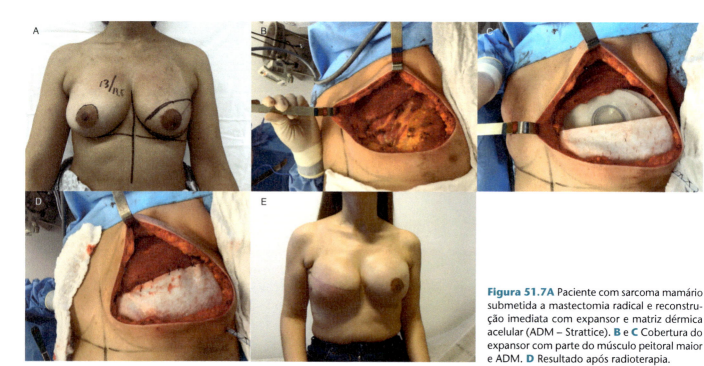

Figura 51.7A Paciente com sarcoma mamário submetida a mastectomia radical e reconstrução imediata com expansor e matriz dérmica acelular (ADM – Strattice). **B** e **C** Cobertura do expansor com parte do músculo peitoral maior e ADM. **D** Resultado após radioterapia.

as chances de deslocamento do implante. O melhor controle da posição do implante permite maior projeção do polo inferior, melhor definição do sulco inframamário e ptose de aparência mais natural (Figura 51.7). O uso da derme acelular para reconstrução da mama vem sendo explorado ativamente e com certeza evoluirá conforme a disponibilidade de novos dados. Ainda que existam vantagens proporcionadas pelas matrizes dérmicas acelulares, elas não são isentas de complicações.

Apesar de estudos iniciais sugerirem que uma de suas vantagens seria facilitar o processo de expansão no cenário da reconstrução com expansores, estudo multicêntrico randomizado mostrou que o uso de ADM não acelera as taxas de expansão pós-operatória nem reduz a percepção de dor no pós-operatório imediato ou na fase de expansão.

Ainda sobre as reconstruções mamárias imediatas com expansores de tecidos, enquanto alguns estudos mostraram melhores resultados estéticos, outros relataram taxas maiores de complicações com as técnicas que incorporaram o uso da matriz dérmica acelular associada aos expansores. Uma coorte prospectiva que envolveu 10 centros e incluiu 1.297 pacientes comparou mulheres submetidas à reconstrução imediata da mama com expansor que receberam ADM (655 pacientes) ou não (642 pacientes). Os grupos foram controlados de acordo com as covariáveis demográficas e clínicas, não sendo observadas diferenças significativas entre as coortes ADM e não ADM em relação às complicações gerais (OR: 1,21; p = 0,263), complicações consideradas maiores (OR: 1,43; p = 0,052), infecções de feridas (OR: 1,49; p = 0,118) ou falhas na reconstrução (OR: 1,55; p = 0,089) em seguimento de 2 anos após a reconstrução. Além disso, não houve diferença significativa em relação à avaliação dos resultados estéticos reportados pelas pacientes entre os dois grupos.

Outro estudo, revisão sistemática conduzida por DeLong, mostrou que, embora existam poucas evidências sobre os benefícios estéticos da ADM na reconstrução mamária baseada em expansor, quando se adotam parâmetros objetivos de satisfação estética as reconstruções mamárias com expansor e ADM parecem esteticamente superiores à reconstrução apenas com cobertura muscular, mas na avaliação reportada pelas próprias pacientes a satisfação estética é semelhante entre os grupos. Recente estudo multicêntrico prospectivo que também avaliou o uso de ADM na reconstrução mamária imediata com expansor relatou risco maior de complicações consideradas maiores (necessidade de readmissão hospitalar ou intervenção cirúrgica) com o uso da matriz, especialmente em pacientes com índice de massa corporal (IMC) elevado. Em relação à satisfação estética reportada pelas pacientes, não identificaram subgrupos em que a ADM foi associada a melhores resultados.

Matriz dérmica acelular e contratura capsular

A ADM parece estar associada a taxas menores de contratura capsular, comparada à utilização de loja muscular completa ou parcial para cobertura do implante. Os dados sobre a contratura capsular são constantemente emergentes, e novos artigos estão atestando o fato de que a incorporação da ADM à reconstrução mamária imediata ou tardia parece estar associada à redução significativa dos casos de contratura capsular. A maioria dos estudos, entretanto, é limitada em virtude do curto intervalo de seguimento e do pequeno número de pacientes, apresentando nível de evidência científica baixo. As taxas de contratura capsular variam de 0% a 3,5%.

Breuing relatou taxa zero de contratura capsular em 3 anos em mamas não irradiadas em série de 97 casos de reconstrução imediata e quatro reconstruções tardias com implantes ou expansores. Embora estejam surgindo dados para apoiar essa afirmação, já existe uma tendência encorajadora nesse sentido. Revisão da literatura realizada por Jansen em 2011 demonstrou que existe diferença de 0% a 8% entre as taxas de contratura capsular com o uso de AlloDerm®, as quais estiveram bem abaixo das médias reportadas para as taxas de contratura capsular não baseadas em AlloDerm®, que podem variar de 10% a 30% (Figuras 51.8 e 51.9).

Metanálise recente de braço único, que incluiu 2.941 casos de reconstrução mamária imediata com implante e ADM, relatou taxa de contratura capsular média de 2,4%, concluindo que a aplicação de ADM pode reduzir efetivamente a incidência de contratura capsular nesse cenário. Na análise de subgrupos foi observado que as pacientes com IMC < 24 e aquelas submetidas à radioterapia estavam mais propensas a apresentar essa complicação, mas com taxa imensamente menor que a de estudos com reconstrução subpeitoral e radioterapia, cujas taxas podem variar de 15% a 70%. No entanto, estudos adicionais com nível de evidência maior ainda são necessários para corroborar esses achados.

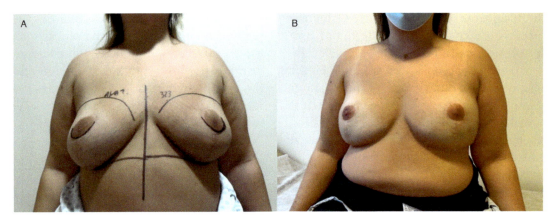

Figura 51.8 A Paciente com mamoplastia prévia e radioterapia. **B** Pós-operatório de 2 anos de mastectomia *nipple-sparing* periareolar bilateral e reconstrução com implante mais matriz dérmica acelular (Strattice). Ausência de contratura capsular.

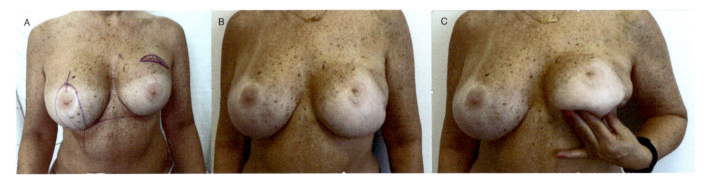

Figura 51.9 Recidiva local após setorectomia e radioterapia de mama esquerda. **A** e **B** *Nipple-sparing* à esquerda mais reconstrução com implante e matriz dérmica acelular. **C** Resultado após 3 anos, sem contratura capsular.

Matriz dérmica acelular e radioterapia mais cirurgia de revisão

Com o aumento da experiência cirúrgica e da compreensão sobre os benefícios mecânicos e biológicos da matriz dérmica acelular, a tendência é que as indicações para sua utilização também sejam estendidas para as cirurgias de revisão das reconstruções, diante das complicações reais e das expectativas das pacientes e dos próprios cirurgiões. Sabe-se que a taxa de reoperação após reconstrução com implantes gira em torno de 51% em 6 anos. Embora também ocorram complicações com o uso de ADM em cirurgias de revisão, têm sido demonstradas a alta frequência de sucesso no manejo de problemas muitas vezes desafiadores e a taxa baixa de recorrência desses defeitos ou de necessidade de nova cirurgia. Portanto, a indicação de ADM parece ter papel importante, principalmente, em cirurgias de revisão e nos casos de mamas irradiadas.

Em 2009, Nahabedian explorou o uso da matriz dérmica acelular no contexto da radioterapia pós-operatória. Esse estudo abordou o sentimento cada vez mais difundido de que a ADM afetava as taxas de complicações em pacientes que receberam radioterapia pós-operatória e levou outros autores a explorarem mais esses efeitos. Apesar de as indicações para irradiação da mama permanecerem crescentes, ainda é limitada a compreensão a respeito da incorporação fisiológica da ADM e de seu desempenho em longo prazo associado à radioterapia. A escassez de evidências é bem demonstrada pela revisão sistemática de Clemens, que avaliou 10 estudos clínicos, o maior deles com apenas 54 pacientes.

A maior metanálise, contendo mais de 6.199 pacientes e publicada por Lee e cols., mostrou que o uso das matrizes acelulares diminuía o risco de contratura capsular severa em 75% das vezes, além de reduzir em 80% a chance de luxação e mau posicionamento de implante na reconstrução, comparado à técnica habitual. Apesar da representatividade dos dados do ponto de vista estatístico (p < 0,00001; IC95%: 0,15 a 0,45), apenas dois estudos, dentro de um universo de 23, apresentaram resultados específicos para isso.

Outra metanálise, publicada por Hallber e cols. com a análise de 51 estudos, demonstrou que o uso de matriz dérmica acelular reduziu em 45% a chance de contratura capsular importante, comparado ao de telas sintéticas. Entretanto, esse resultado não foi significativo quando comparado ao não uso de telas. Dois estudos da metanálise foram significativos e apenas um não o foi, o que levou a um resultado não positivo, contrastando com a metanálise anterior.

Apesar das evidências escassas, existe a impressão entre os cirurgiões – assim como entre os autores deste capítulo – de que a ADM diminui a chance de nova contratura capsular quando utilizada em cirurgia revisional, reduzindo também o número de reoperações. Uma coorte retrospectiva avaliou 108 pacientes com contratura capsular de graus 3 e 4 de Baker após cirurgia estética da mama. Os desfechos foram divididos após a realização de capsulotomia simples, capsulectomia anterior, capsulectomia total e utilização de ADM (32 casos entre 217 cirurgias). O uso da ADM mostrou eficácia de 95% em uma única cirurgia, ao contrário das outras modalidades, que foram eficazes entre 67% e 77% das vezes, demonstrando que esse pode ser um cenário cada vez mais promissor para o uso da ADM (Figuras 51.10 e 51.11).

A literatura ainda carece de estudos robustos que pesem os potenciais benefícios do uso da ADM contra seu custo e potenciais efeitos adversos no contexto da irradiação e de cirurgias revisionais.

Matriz dérmica acelular e complicações

As taxas de complicações com o uso da ADM, por sua vez, variam de 0% a 44,7%. Os principais fatores que contribuem para as complicações incluem diferenças demográficas, indicações e variações na técnica cirúrgica, além da curva de aprendizado dos cirurgiões. A maioria dos estudos é retrospectiva e relata um risco alto de complicações em geral, como seroma, infecção, hematoma e falha da reconstrução, bem como aponta a necessidade de evidência mais robusta para a compreensão desses achados.

Estudo multicêntrico randomizado com seguimento de 6 meses relatou risco de perda do implante seme-

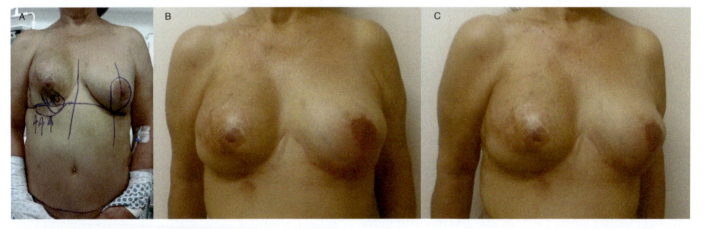

Figura 51.10A Tratamento de contratura capsular e mau posicionamento de implante em mama direita. A paciente já havia sido submetida a quatro cirurgias. **B** e **C** Pós-operatório de reparação com matriz dérmica acelular (Strattice) mais implante anatômico e mamoplastia com implante à esquerda.

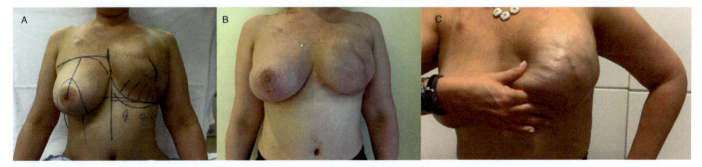

Figura 51.11A Tratamento de contratura capsular de mama esquerda. A paciente já havia sido submetida a duas cirurgias de revisão sem sucesso. Reparação com implante anatômico e matriz dérmica acelular. **B** e **C** Resultado 6 meses depois com resolução total da contratura capsular.

lhante em pacientes submetidas à reconstrução mamária imediata baseada em implante com ADM comparada à técnica convencional sem ADM, porém o grupo ADM apresentou mais resultados adversos com necessidade de intervenção cirúrgica. Por outro lado, ensaio multicêntrico randomizado que comparou a reconstrução mamária imediata em estágio único com implante e matriz dérmica acelular *versus* reconstrução mamária imediata convencional em dois estágios, com expansor no primeiro tempo, mostrou taxa de complicação pós-operatória marcadamente maior no grupo ADM, sendo o tamanho da mama o preditor mais significativo de complicações na reconstrução mamária com implante direto.

Provavelmente, esses estudos mostram vieses de seleção, e a complicação não está associada exclusivamente ao uso de ADM, mas às características das pacientes e a técnicas operatórias diferentes. A metanálise conduzida por Lee, citada anteriormente, com mais de 6.199 pacientes, mostrou que, embora o uso de ADM tenha aumentado significativamente os riscos de infecção, seroma e necrose do retalho da mastectomia, não afetou os riscos de perda do implante, reoperação e complicações totais. Além disso, a matriz possibilitou uma expansão intraoperatória significativamente maior e uma frequência reduzida de injeção para completar a expansão. De acordo com essa metanálise, os riscos crescentes de complicações graves e morbidade geral relacionadas com o uso de ADM podem não ser consideráveis, enquanto seus benefícios para prevenção de complicações tardias e melhora da dinâmica do expansor são bastante apreciáveis.

As principais complicações relacionadas com a ADM são seromas, infecção e a "síndrome da mama vermelha", que ocorre em 0% a 26% dos casos. Essa reação tem etiologia não totalmente esclarecida, mas provavelmente está ligada a uma reação inflamatória do tecido hospedeiro à ADM, seja pela migração de miofibroblastos e neovascularização, seja, talvez, mais relacionada com as substâncias de conservação da ADM. Na maioria das vezes é autolimitada e não exige outro tratamento que não os sintomáticos, como analgésicos e anti-inflamatórios. Habitualmente, o quadro é amenizado ou desaparece totalmente em questão de algumas semanas.

▶ CONSIDERAÇÕES FINAIS

Por fim, no contexto geral do uso da ADM na reconstrução mamária, revisão sistemática publicada por Hallberg, na qual foram incluídos 51 estudos, mostrou que faltam estudos com alto nível de evidência que comparem o uso e o não uso de matriz na reconstrução mamária imediata. Especificamente, não existem dados sobre o risco de recorrência do câncer, atraso do tratamento adjuvante e qualidade de vida relacionada com a saúde. Além disso, há risco de viés em muitos estudos. Muitas vezes não está claro quais complicações foram incluídas e como foram diagnosticadas e como e quando foram avaliados a contratura capsular e o resultado estético. São necessários ensaios controlados que analisem mais profundamente o impacto da radioterapia, o tipo de matriz e o tipo de procedimento (um ou dois estágios).

Dessa maneira, são necessárias mais evidências, e de melhor qualidade, para demonstrar seu papel na reconstrução mamária. A redução na taxa de contratura capsular e seu efeito em relação à radioterapia estão cada vez mais evidentes. Por outro lado, o uso indiscriminado pode levar a aumento de complicações desnecessárias, assim como a um alto custo do procedimento para as fontes pagadoras, que em nosso meio (Brasil) raramente arcam com o valor, que gira em torno de US$ 3.000,00 (valores de 2021). Novas fronteiras para sua aplicabilidade devem incluir sua utilização em técnicas de reconstrução imediata pré-peitoral, em que a ADM envolve o implante completamente e possibilita seu posicionamento abaixo da pele de mastectomias. Mais uma vez, essa aplicabilidade deve ser demonstrada em estudos prospectivos e de preferência randomizados, com análise de custo-benefício.

BIBLIOGRAFIA

Albornoz CR, Bach PB, Mehrara BJ et al. A paradigm shift in U.S. Breast reconstruction: Increasing implant rates. Plast Reconstr Surg 2013 Jan.

Becker H, Lind JG. The use of synthetic mesh in reconstructive, revision, and cosmetic breast surgery. Aesthetic Plast Surg 2013; 37(5):914-21.

Berna G, Cawthorn SJ. Long term follow-up on prepectoral ADM-assisted breast reconstruction: Evidence after 4 years. Eur J Plast Surg 2017; 40:255-8.

Breuing KH, Colwell AS. Inferolateral AlloDerm hammock for implant coverage in breast reconstruction. Ann Plast Surg 2007; 59(3):250-5.

Cheng A, Saint-Cyr M. Comparison of different ADM materials in breast surgery. Clin Plast Surg 2012 Apr; 39(2):167-75.

Clemens MW, Kronowitz SJ. Acellular dermal matrix in irradiated tissue expander/implant-based breast reconstruction: Evidence-based review. Plast Reconstr Surg 2012 Nov; 130(5 Suppl 2):27S-34S.

DeLong MR, Tandon VJ, Farajzadeh M et al. Systematic review of the impact of acellular dermal matrix on aesthetics and patient satisfaction in tissue expander-to-implant breast reconstructions. Plast Reconstr Surg 2019 Dec; 144(6):967e-974e.

Cordeiro PG, McCarthy CM et al. A single surgeon's 12-year experience with tissue expander/implant breast reconstruction — Part I. Plast Reconstr Surg 2006; 118:825-31.

Djohan R, Gage E, Gatherwright J et al. Patient satisfaction following nipple-sparing mastectomy and immediate breast reconstruction: an 8-year outcome study. Plast Reconstr Surg 2010; 125:818-29.

Faulkner HR, Shikowitz-Behr L, McLeod M, Wright E, Hulsen J, Austen WG. The use of absorbable mesh in implant-based breast reconstruction: A 7-year review. Plast Reconstr Surg 2020; 146(6):731e-6e.

Freitas-Júnior R, Gagliato DM, Moura Filho JWC et al. Trends in breast cancer surgery at Brazil's public health system. J Surg Oncol 2017 Apr.

Ganesh Kumar N, Berlin NL, Kim HM, Hamill JB, Kozlow JH, Wilkins EG. Development of an evidence-based approach to the use of acellular dermal matrix in immediate expander-implant-based breast reconstruction. J Plast Reconstr Aesthet Surg 2021 Jan; 74(1):30-40.

Hallberg H, Rafnsdottir S, Selvaggi G et al. Benefits and risks with acellular dermal matrix (ADM) and mesh support in immediate breast reconstruction: A systematic review and meta-analysis. J Plast Surg Hand Surg 2018 Jun; 52(3):130-47.

Hansson E, Burian P, Hallberg H. Comparison of inflammatory response and synovial metaplasia in immediate breast reconstruction with a synthetic and a biological mesh: A randomized controlled clinical trial. J Plast Surg Hand Surg 2020; 54(3):131-6.

Hansson E, Edvinsson AC, Hallberg H. Drain secretion and seroma formation after immediate breast reconstruction with a biological and a synthetic mesh, respectively: A randomized controlled study. Breast J 2020; 26(9):1756-9.

Hidalgo DA, Weinstein AL. Surgical treatment for capsular contracture: A new paradigm and algorithm. Plast Reconstr Surg 2020 Sep; 146(3):516-25.

Jansen LA, Macadam SA. The use of Alloderm in postmastectomy alloplastic breast reconstruction: part I: A systematic review. Plast Reconstr Surg 2011; 127:2232-44.

Jansen LA, Macadam SA. The use of AlloDerm in postmastectomy alloplastic breast reconstruction: part II: A cost analysis. Plast Reconstr Surg 2011; 127(6):2245-54.

Kim JY, Davila AA, Persing S et al. A meta-analysis of human acellular dermis and submuscular tissue expander breast reconstruction. Plast Reconstr Surg 2012; 129(1):28-41.

Lee KT, Mun GH. Updated evidence of acellular dermal matrix use for implant-based breast reconstruction: A meta-analysis. Ann Surg Oncol 2016 Feb; 23(2):600-10.

Liu J, Hou J, Li Z, Wang B, Sun J. Efficacy of acellular dermal matrix in capsular contracture of implant-based breast reconstruction: A single-arm meta-analysis. Aesthetic Plast Surg 2020 Jun; 44(3):735-42.

Lohmander F, Lagergren J, Roy PG et al. Implant based breast reconstruction with acellular dermal matrix: Safety data from an open-label, multicenter, randomized, controlled trial in the setting of breast cancer treatment. Ann Surg 2019 May; 269(5):836-41.

Margulies IG, Salzberg CA. The use of acellular dermal matrix in breast reconstruction: evolution of techniques over 2 decades. Gland Surg 2019; 8(1):3-10. doi:10.21037/gs.2018.10.05.

McCarthy CM, Klassen AF, Cano SJ et al. Patient satisfaction with postmastectomy breast reconstruction: A comparison of saline and silicone implants. Cancer 2010; 116(24):5584-91.

McCarthy CM, Lee CN, Halvorson EG et al. The use of acellular dermal matrices in two-stage expander/implant reconstruction: A multicenter, blinded, randomized controlled trial. Plast Reconstr Surg 2012; 130(5 Suppl 2):57S-66S.

Nahabedian MY. AlloDerm performance in the setting of prosthetic breast surgery, infection, and irradiation. Plast Reconstr Surg 2009; 124:1743-53.

Nahabedian MY. Prosthetic breast reconstruction and red breast syndrome: Demystification and a review of the literature. Plast Reconstr Surg Glob Open 2019 May; 7(5):e2108.

Negenborn VL, Dikmans REG, Bouman MB et al. Predictors of complications after direct-to-implant breast reconstruction with an acellular dermal matrix from a multicentre randomized clinical trial. Br J Surg 2018 Sep; 105(10):1305-12.

Petit JY, Gentilini O, Rotmensz N et al. Oncological results of immediate breast reconstruction: Long term follow-up of a large series at a single institution. Breast Cancer Res Treat 2008: 112:545-9.

Petit JY, Rietjens M, Lohsiriwat V et al. Update on breast reconstruction techniques and indications. World J Surg, 2012.

Potter S, Conroy EJ, Cutress RI et al. Short-term safety outcomes of mastectomy and immediate implant-based breast reconstruction with and without mesh (iBRA): A multicentre, prospective cohort study. Lancet Oncol 2019; 20(2):254-66.

Rietjens M, Costa Vieira MA, Urban C, Lohsiriwat V. History and development of breast implants. In: Urban C, Rietjens M (eds.) Oncoplastic and reconstructive breast surgery. Springer-Verlag, Italia, 2013; 195-203. doi: 10.1007/978-88-470-2652-0_21.

Rietjens M, Garusi C, Lanfrey E, Petit JY. Cutaneous suspension: Immediate breast reconstruction with abdominal cutaneous advancement using a non-resorptive mesh. Preliminary results and report of 28 cases. Ann Chir Plast Esthet 1997; 42(2):177-82.

Rodriguez-Unda N, Leiva S, Cheng HT, Seal SM, Cooney CM, Rosson GD. Low incidence of complications using polyglactin 910 (Vicryl) mesh in breast reconstruction: A systematic review. J Plast Reconstr Aesthet Surg 2015; 68(11):1543-9.

Sewart E, Turner NL, Conroy EJ et al. Patient-reported outcomes of immediate implant-based breast reconstruction with and without biological or synthetic mesh. BJS Open 2021; 5(1).

Sorkin M, Qi J, Kim HM et al. Acellular dermal matrix in immediate expander/implant breast reconstruction: A multicenter assessment of risks and benefits. Plast Reconstr Surg 2017 Dec; 140(6):1091-100.

Spear SL, Splitter CJ. Breast reconstruction with implants and expanders. Plast Reconstr Surg 2001; 107(1):177-87.

Spear SL, Sher SR, Al-Attar A, Pittman T. Applications of acellular dermal matrix in revision breast reconstruction surgery. Plast Reconstr Surg 2014; 133(1):1-10.

Watts GT. Reconstruction of the breast as a primary and secondary procedure following mastectomy for carcinoma. Br J Surg 1976 Oct; 63(10):823-5. Logan H. The insertion of protheses at mastectomy for carcinoma of the breast — A preliminary report. Br J Surg 1980 Jan; 67(1):69-70.

Zhao X, Wu X, Dong J, Liu Y, Zheng L, Zhang L. A meta-analysis of postoperative complications of tissue expander/implant breast reconstruction using acellular dermal matrix. Aesthetic Plast Surg 2015 Dec; 39(6):892-901.

Capítulo 52

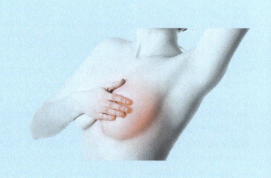

Reconstrução Mamária com Retalho do Músculo Grande Dorsal

Vanessa Villela Pignataro

Júlia Dias do Prado

Claudinei Destro

André Vallejo da Silva

▶ INTRODUÇÃO

O retalho do músculo grande dorsal (RGD) foi descrito em 1906 por Iginio Tansini, um cirurgião italiano preocupado em repor de algum modo o volume perdido na mastectomia radical utilizada na época[1]. No entanto, a ideia de reconstrução foi combatida por Halsted[2] já em 1907, o qual considerava um risco oncológico qualquer tentativa de reconstrução da mama.

Esquecido por décadas, apenas na década de 1970 o retalho foi revivido, por Olivari[3], e a partir daí se firmou como técnica básica no armamentário dos cirurgiões reconstrutores em todo o mundo. A partir dos estudos da vascularização da região toracodorsal, diversas modificações do retalho foram propostas, desde a utilização original elaborada por Tansini, incluindo todo o músculo vascularizado pelo pedículo toracodorsal e uma área de pele suprajacente, passando pela utilização parcial do músculo vascularizado apenas por um dos ramos principais intramusculares, conforme sugerido por Tobin[4], e chegando à ideia da utilização apenas de pele e tecido subcutâneo, sem aporte muscular, vascularizados por ramos perfurantes da artéria toracodorsal, descrita por Angrigiani[5], na Argentina, em 1995.

Em 1982, Bohme, na Alemanha, propôs a reconstrução mamária com retalho pediculado do grande dorsal sem a utilização de prótese de silicone associada, até então padrão diante do pequeno volume proporcionado apenas pelo retalho. Emmanuel Delay, um cirurgião francês de Lyon, publicou a primeira grande série de reconstrução mamária com essa técnica[6], que se mostrou bastante eficaz.

Mais recentemente, em 2022, JM Piat, na França, desenvolveu uma técnica idealizada para substituir a prótese mamária em pacientes previamente mastectomizadas que desejavam outro tipo de reconstrução com complicações menores em longo prazo, demonstrando resultados satisfatórios ao utilizar apenas pequena porção do músculo grande dorsal (*miniflap*) associado à lipoenxertia imediata por meio de uma cirurgia mais rápida, menos invasiva e com resultados bastante naturais[8].

▶ ANATOMIA CIRÚRGICA

Músculo grande dorsal

O músculo grande dorsal é triangular, de espessura variável, sendo cerca de 1cm mais fino no nível de suas origens fasciais inferiores e com cerca de 2,5cm próximo ao ponto de inserção superior. Situa-se superficialmente, exceto em sua parte mais superior medial, onde é coberto pelo trapézio, sendo o mais largo e o mais superficial músculo do dorso. Tem extensão em torno de 38 × 29cm e recobre toda a metade inferior do dorso. Seu pedículo vascular é longo, o que propicia um arco de rotação de cerca de 120 graus. Nasce dos processos espinhosos das seis vértebras torácicas inferiores, indiretamente dos processos espinhosos das vértebras lombares e sacrais, através de suas fixações à lâmina posterior da fáscia toracolombar e da crista ilíaca.

A fáscia toracolombar deve ser bem individualizada, pois é fina, e no momento de sua secção pode haver lesão dos músculos paravertebrais. Superiormente forma uma espiral em torno da margem inferior do redondo maior e no nível da ponta inferior da escápula eles se entrelaçam e seus tendões comumente se fundem, contribuindo para a formação da prega axilar posterior. Desse modo, na região axial, o grande dorsal ocupa posição inferior e lateral ao redondo maior e pode ser difícil a identificação de um plano de clivagem entre esses dois músculos.

A retirada do grande dorsal para confecção do retalho não desfigura a prega axilar posterior em razão da manutenção do redondo maior. O grande dorsal insere-se no assoalho do sulco intertrabecular do úmero. Posteriormente, está próximo à extremidade inferior da escápula, sendo recoberto pelo músculo trapézio na posição posteromedial superior, com conexão à fáscia toracolombar na porção posteromedial inferior; no nível mais profundo, relaciona-se com os músculos paravertebrais. Em sua porção anterior, tem proximidade com o serrátil anterior, havendo uma ligação fibrosa entre esses músculos, o que ocasiona, quando da confecção do retalho, o risco de lesões de partes do serrátil, devendo ser evitado. A diferença na disposição das fibras desses músculos é muito útil para sua individualização. Ainda em sua borda anterior, mas em posição inferior, o grande dorsal recobre parte do músculo oblíquo externo. A utilização do grande dorsal como retalho acarreta pouca deficiência funcional ou estética, sendo geralmente a cicatriz o único indício de sua utilização. O pedículo do grande dorsal compreende a artéria toracodorsal, duas veias e o nervo toracodorsal. Há pouca variação nessa vascularização, o que torna segura a transposição do músculo. A artéria subescapular é ramo da terceira porção da artéria axilar e desce em relação com a borda lateral da escápula. Dá um grande ramo, a artéria circunflexa da escápula, que se dirige posteriormente, continuando anteriormente como artéria toracodorsal, a qual acompanha o nervo toracodorsal e as veias. Esse pedículo toracodorsal penetra a superfície profunda do grande dorsal, 10 a 12cm abaixo da artéria axilar e cerca de 2,5 a 3cm por dentro da borda lateral do grande dorsal.

A artéria toracodorsal emite ramo colateral para irrigação do serrátil anterior. Essa conexão pode ser importante em caso de secção da artéria toracodorsal, mas, nesse caso, o arco de rotação do retalho será menor. Essa conexão pode ser utilizada para direcionar a localização da artéria toracodorsal. Há pedículos adicionais vindos das artérias intercostais e das artérias lombares. As artérias perfurantes miocutâneas têm diâmetro que varia de 0,5 a 1,5mm, sendo os dois terços proximais

dessas artérias supridos pela artéria dominante toracodorsal e o distal suprido pelos ramos segmentares secundários. Essa configuração deve ser transposta para os casos clínicos, o que permite que a ilha de pele possa ser levada com o músculo, e seu local preferencial é a margem lateral do músculo, próximo ao curso da artéria toracodorsal.

Músculo serrátil anterior

O serrátil anterior é um grande músculo que nasce como uma série de fitas da superfície externa das oito costelas superiores. Insere-se na superfície costal, no ângulo superior, ao longo da borda medial e no ângulo inferior da escápula. As fitas de origem inferior interdigitam-se com as do oblíquo externo. Suas fibras são muito aderidas às do grande dorsal, as quais devem ser separadas. O músculo serrátil anterior é inervado pelo nervo torácico longo.

Músculo redondo maior

O músculo redondo maior nasce na borda lateral da escápula, próximo a seu ângulo inferior, e se insere na crista do tubérculo menor do úmero, abaixo do tendão do subescapular. Os tendões do redondo maior e do grande dorsal comumente são fundidos.

O redondo maior, o grande dorsal e o subescapular formam a parede posterior da axila.

Músculo subescapular

O músculo subescapular forma uma parte da parede posterior da axila. Nasce em toda a fossa subescapular e seu tendão de inserção se fixa no tubérculo menor do úmero, acima do tendão do redondo maior.

Músculo redondo menor

O músculo redondo menor nasce na margem lateral da fossa infraespinhal e se insere no tubérculo maior do úmero.

Músculo infraespinhal

O músculo infraespinhal nasce na borda e na superfície inferior da espinha da escápula e se fixa no tubérculo maior do úmero.

Em resumo, são pontos importantes as correlações entre os músculos grande dorsal e o redondo maior, próximo à sua inserção umeral, em virtude da presença do pedículo toracodorsal. Note que a progressão distal desse pedículo ocorre por dentro da borda lateral do grande dorsal e a cerca de 2,5 a 3cm de sua borda anterior, pois é fundamental evitar a lesão desses vasos. Na região superomedial ele é parcialmente recoberto pelo trapézio. Mais inferiormente, convém atentar para a aderência entre o músculo grande dorsal e o serrátil anterior, sendo este mais profundo e intimamente aderido aos arcos costais. As aderências entre esses músculos são firmes quando do descolamento medial do grande dorsal e devem ser desfeitas de modo a evitar a elevação em conjunto desses dois músculos.

▶ SELEÇÃO DE PACIENTES

Entre as inúmeras técnicas disponíveis para reconstrução mamária tardia e imediata, quais pacientes selecionar para utilização do grande dorsal? As variáveis a considerar incluem a integridade do pedículo vascular, a possibilidade de fechamento do dorso, a necessidade ou não de reposição da pele do cone mamário, a radioterapia prévia no tórax anterior, o volume a ser reposto e a conduta a ser adotada em relação à mama contralateral. A aceitação de cicatrizes no dorso e da utilização de material aloplástico e em última instância o desejo da paciente constituem um grupo de variáveis que jamais deve ser esquecido. Pacientes com pele de boa qualidade, candidatas à reconstrução imediata, sem perspectiva de radioterapia no pós-operatório, com preservação de pele, são em princípio melhores candidatas a técnicas mais simples, como a reconstrução com implante de silicone. No entanto, parte dessas pacientes não deseja utilizar materiais aloplásticos, seja pelo receio de complicações, como infecção, contratura capsular e eventual necessidade de revisão cirúrgica, seja pela sensação de artificialidade que a consistência do implante proporciona, mesmo quando situado embaixo de um retalho musculocutâneo. Essas pacientes constituem o primeiro grupo importante de candidatas à reconstrução autóloga. Outro grupo importante de pacientes candidatas à utilização do RGD é formado por mulheres que necessitam aporte de pele para reposição de defeitos causados pela mastectomia em casos tardios, especialmente aquelas submetidas à radioterapia, como é o caso da paciente mostrada na Figura 52.1, o que torna improvável o sucesso da tentativa de expansão do remanescente cutâneo.

Nesse grupo de pacientes, o RGD constitui-se na técnica mais frequente de reconstrução, por ser um retalho mais confiável e com menos complicações do que retalhos baseados no abdome (p. ex., TRAM), e de realização

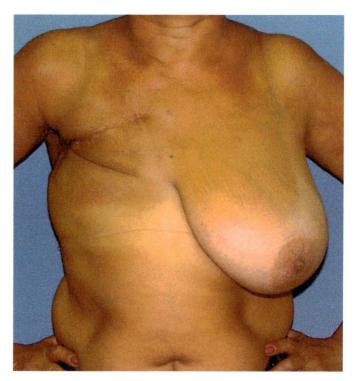

Figura 52.1 Paciente mastectomizada e irradiada à direita, o que dificulta a indicação de expansão da pele.

mais simples do que retalhos dependentes de microcirurgia (p. ex., DIEP).

Quanto à utilização ou não de implante de silicone associada ao retalho, atualmente fundamentamos nossa decisão em dois fatores: em primeiro lugar, na avaliação da disponibilidade de tecido adiposo no dorso ou em outro sítio doador que proporcione volume adequado à reconstrução. O exemplo apresentado na Figura 52.2 mostra uma paciente cujo volume é mais do que suficiente para preencher qualquer volume de mama. Vale ressaltar que isso não significa que essa escolha estaria restrita a pacientes com excesso de adiposidade. Nas pacientes com mamas de pequeno e médio volume que não desejem aumento da mama contralateral, as técnicas 100% autólogas podem ser empregadas, mesmo nas magras. Esse detalhe é especialmente verdadeiro porque o volume da neomama pode ser aumentado de maneira imediata ou tardia por meio de lipoenxertia do retalho, como veremos adiante.

Em segundo lugar, as pacientes que desejam aumento da mama contralateral, seja pelo pequeno volume existente, seja pela ptose associada à intensa substituição adiposa, são boas candidatas à associação do RGD ao implante de silicone. A melhor chance de se obter simetria em longo prazo é produzindo mamas com estrutura semelhante, ou seja, prótese de um lado, prótese do outro; reconstrução autóloga de um lado, o mesmo do outro. Essa regra não é

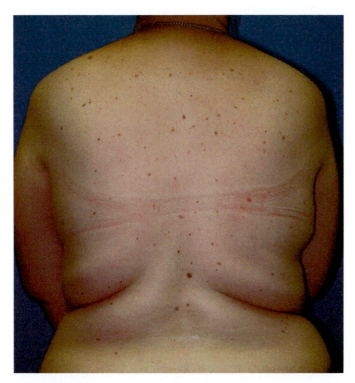

Figura 52.2 Dorso com volume satisfatório para reconstrução mamária.

absoluta, e em alguns casos é possível obter boa simetria em longo prazo com estruturas diferentes, mas essa possibilidade é muito maior quando se observa a regra.

ASPECTOS TÉCNICOS

Determinação das possibilidades de utilização do músculo grande dorsal

Antes de propor a reconstrução utilizando o RGD, há de se determinar sua viabilidade. É sempre possível que o músculo tenha sido desvascularizado por ligadura ou lesão do pedículo vascular durante esvaziamentos axilares mais agressivos, e a atrofia intensa do músculo o torna um vetor inadequado para o retalho. Costumamos fazer essa verificação por meio do exame clínico, palpando a localização do músculo, ao mesmo tempo que solicitamos à paciente que realize movimentos que promovam sua contração, como colocar as duas mão na cintura e comprimir fortemente os quadris. Essa manobra bilateralmente torna possível perceber a simetria com a contração muscular do grande dorsal em ambos os lados, o que em geral assegura sua viabilidade. É possível tentar identificar o pedículo no pré-operatório por meio de exames de imagem, como ultrassonografia com Doppler colorido ou angiografia, mas não existem evidências de que esse método seja melhor do que o exame clínico isolado.

Contraindicações

- Toracotomia prévia ipsilateral que tenha dividido o músculo.
- Ligadura prévia do pedículo.
- Resistência da paciente a cicatrizes no dorso.
- Linfedema grave do membro superior ipsilateral ao retalho.

Marcação do retalho

A marcação da ilha de pele a ser retirada dependerá da necessidade de reposição de pele para confecção do cone mamário. No primeiro momento é avaliada a disponibilidade da pele por meio da manobra de pinçamento (Figura 52.3), que demonstra a quantidade de pele que pode ser retirada, preservando a capacidade de fechamento local sem tensão excessiva, fator primordial para uma boa cicatrização. Nas técnicas de RGD estendido autólogo, a ilha de pele se situa no dorso. Já na técnica do *miniflap* lipoenxertado, a área doadora está localizada em sentido horizontal lateralmente ao sulco mamário e próximo de sua altura. Recomenda-se que a ilha de pele fique parcialmente sobre a porção medial do músculo grande dorsal para maior aporte vascular das perfurantes vindas desse músculo. Nas mastectomias preservadoras de pele, pouca pele é necessária – em geral, apenas o suficiente para repor o complexo areolomamilar. O aproveitamento de dobras cutâneas naturais possibilita melhor ocultação das cicatrizes, como na marcação da Figura 52.4, embora incisões excessivamente baixas dificultem o acesso à região axilar

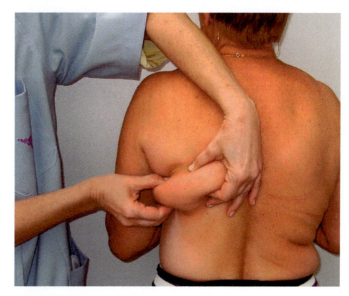

Figura 52.3 Manobra de pinçamento para avaliação da disponibilidade de pele no dorso.

e a manipulação do tendão do músculo. Por esse motivo, no RGD estendido autólogo, preferimos incisões arciformes próximas da ponta da escápula, como a mostrada na Figura 52.5, que proporciona excelente acesso cirúrgico e cicatriz de boa qualidade (Figura 52.6).

Nos casos em que é necessária grande reposição de pele, como nas pacientes submetidas a mastectomias radicais tratadas com radioterapia, incisões inclinadas, conhecidas como "mordida de tubarão" (Figura 52.7), possibilitam quantidade adequada de pele, às expensas de cicatrizes maiores, como a mostrada na Figura 52.8.

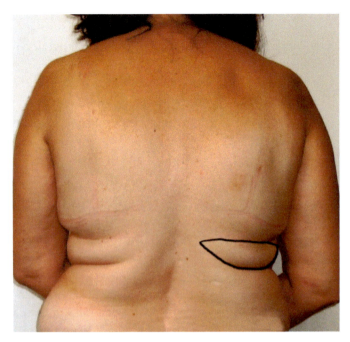

Figura 52.4 Aproveitamento de dobras cutâneas naturais, promovendo melhor ocultação das cicatrizes.

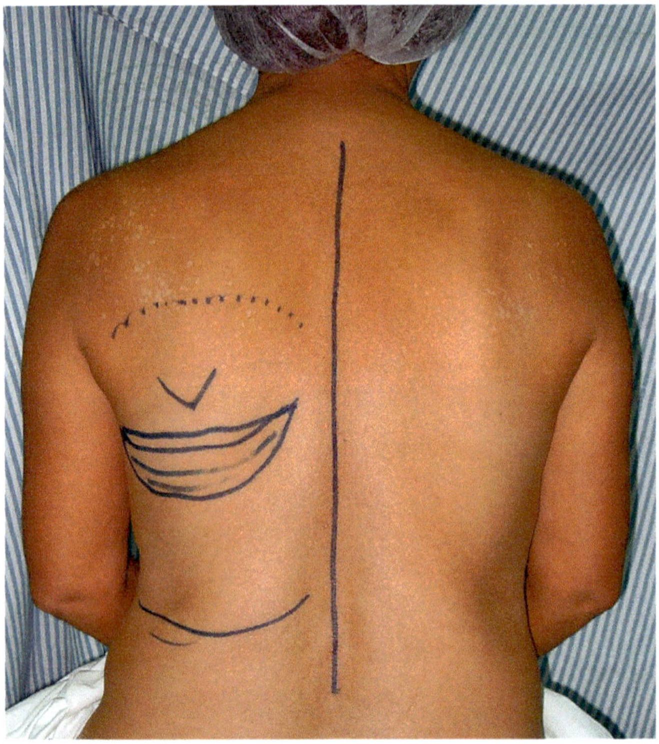

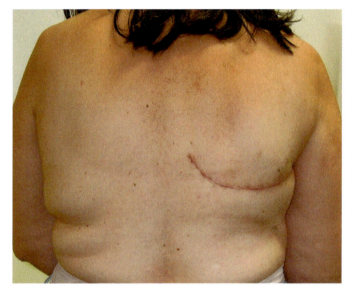

Figura 52.6 Resultado da cicatriz no dorso com a incisão arciforme.

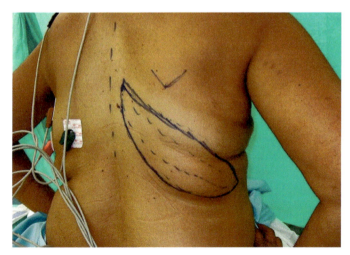

Figura 52.5 As incisões arciformes próximas da ponta da escápula proporcionam excelente acesso cirúrgico e cicatriz de boa qualidade.

Figura 52.7 As incisões inclinadas, conhecidas como "mordida de tubarão", possibilitam grande reposição de pele.

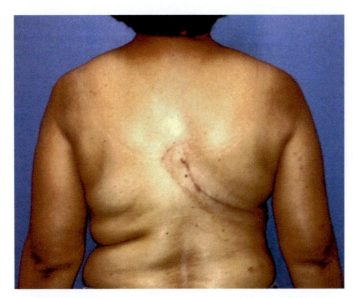

Figura 52.8 Cicatriz extensa resultante da incisão em "mordida de tubarão".

Posicionamento da paciente

A Figura 52.9 exemplifica o posicionamento da paciente na mesa cirúrgica para realização das técnicas do RGD estendido autólogo e do RGD associado à prótese. A paciente permanece em decúbito lateral com o membro superior confortavelmente apoiado e imobilizado em apoio acolchoado. Um coxim deve ser colocado na axila voltada para a maca com intuito de prevenir compressão do plexo braquial e suas complicações, que podem ser graves. Uma boa imobilização da paciente na mesa é fundamental para preservar a posição escolhida pelo cirurgião, uma vez que a mobilização inadvertida da paciente durante a cirurgia pode dificultar sobremaneira o procedimento.

Já no *miniflap* de grande dorsal lipoenxertado há algumas opções. Na técnica com a qual temos mais experiência e que vamos detalhar neste capítulo, posicionamos a paciente em decúbito dorsal levemente lateralizado com pequena elevação do lado a ser operado e o braço ipsilateral abduzido e fletido, de modo que a região axilar fique acessível (Figura 52.10). Consideramos essa uma grande vantagem dessa técnica, pois não é necessária a mudança de decúbito da paciente durante o procedimento, o que encurta significativamente o tempo cirúrgico. Entretanto, alguns cirurgiões preferem iniciar a cirurgia com a paciente em decúbito ventral para realizar a lipoenxertia com o músculo ainda no dorso e posteriormente virar a paciente para o decúbito dorsal[7].

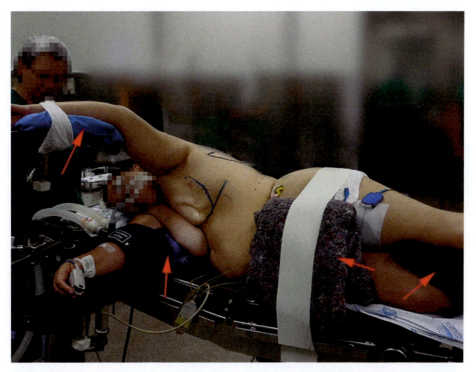

Figura 52.9 Posicionamento da paciente na mesa cirúrgica, em decúbito lateral, com o membro superior confortavelmente apoiado e imobilizado em apoio acolchoado. Deve haver o cuidado de se colocar um coxim na axila voltada para a maca, com o intuito de prevenir compressão do plexo braquial e suas complicações, que podem ser graves. Uma boa imobilização da paciente na mesa é fundamental.

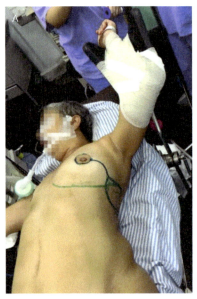
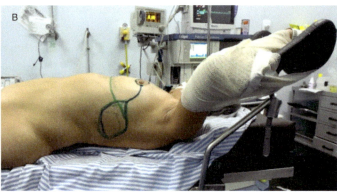

Figura 52.10A e B Posicionamento da paciente para reconstrução com *miniflap* de grande dorsal lipoenxertado.

Elevação do retalho

Retalho grande dorsal estendido autólogo

Nessa modalidade, incisam-se a pele e o subcutâneo, expondo-se a parte superficial da fáscia dorsal (Figura 52.11). A fáscia é incisada em toda a volta do retalho, e o plano de dissecção se situa imediatamente abaixo da fáscia, que permanece no retalho cutâneo, como pode ser visto na Figura 52.12. Toda a gordura abaixo da fáscia é transportada junto com o RGD para dar volume à neomama. As zonas de remoção de gordura do dorso foram descritas por Emmanuel Delay[6] e incluem a gordura anterior e posterior ao músculo, a gordura supraescapular, a gordura suprailíaca, a gordura anterior ao grande dorsal e a gordura incluída no retalho cutâneo. O restante da dissecção, a rotação do retalho e o fechamento do dorso são semelhantes àqueles realizados no retalho convencional.

Retalho grande dorsal convencional associado à prótese de silicone

A cirurgia inicia-se pela incisão completa da área cutânea demarcada e atravessa todos os planos superficiais até ser encontrado o plano muscular. Nessa modalidade, apenas o músculo é elevado, tornando a técnica mais fácil e rápida. A dissecção prossegue com a elevação

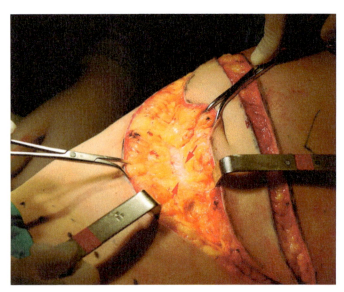

Figura 52.11 Exposição da parte superficial da fáscia dorsal.

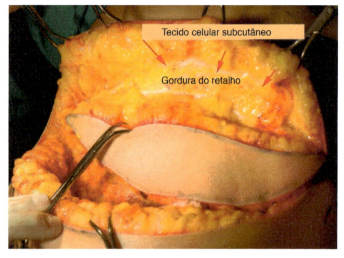

Figura 52.12 A fáscia é incisada em toda a volta do retalho, e o plano de dissecção se situa imediatamente abaixo da fáscia, que permanece no retalho cutâneo.

dos retalhos cutâneos sobre o músculo, de modo a expor todos os seus limites, com especial atenção para suas relações anatômicas com o serrátil anterior, cuja estreita relação, especialmente na região mais anterior, pode levar à elevação e à lesão inadvertida deste último, caso a separação dos dois músculos não seja corretamente identificada (Figuras 52.13 e 52.14).

Na região mais posterior, o tendão do RGD encontra-se profundamente ao músculo trapézio, sendo necessário um descolamento parcial desse músculo para exposição do referido tendão e do músculo romboide (Figura 52.15).

Em seguida, inicia-se o descolamento do músculo por sua face anterior, mais próximo da linha axilar, uma vez que a borda anterior do músculo é facilmente identificável em toda sua extensão. A dissecção prossegue com o descolamento do RGD de suas inserções posteriores, através da incisão de seu tendão, em sua parte superior, em sua interface com a musculatura superior do dorso, a saber, os músculos subescapulares, redondo maior e romboide. Como se vê, uma perfeita familiaridade com a anatomia da região é imprescindível para a correta realização da técnica. Uma vez liberadas todas as inserções anteriores e posteriores do grande dorsal, procede-se à sua desinserção inferior através da secção das inserções tendinosas e musculares na crista ilíaca. Nesse momento, o RGD encontra-se já elevado, preso apenas por sua inserção tendinosa no úmero (Figura 52.16).

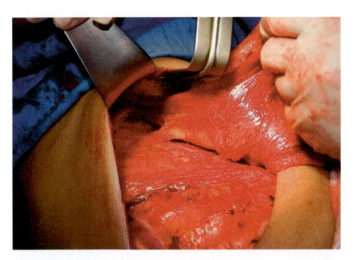

Figura 52.13 Exposição de todos os limites do retalho, com especial atenção para suas relações anatômicas com o serrátil anterior, cuja estreita relação, especialmente na região mais anterior, pode levar à elevação e à lesão inadvertida.

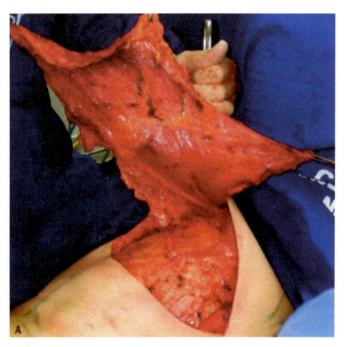

Figura 52.14 Elevação do retalho miocutâneo do grande dorsal.

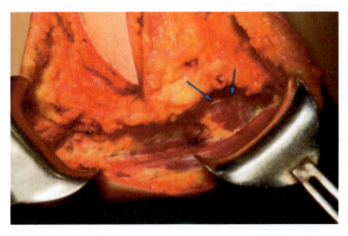

Figura 52.15 Na região mais posterior, o tendão do grande dorsal encontra-se profundamente ao músculo trapézio, sendo necessário seu descolamento parcial para exposição do referido tendão.

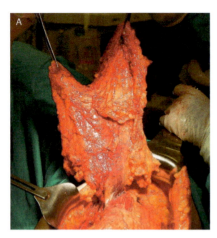 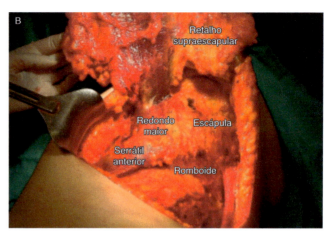

Figura 52.16A e B Retalho de grande dorsal elevado, preso apenas por sua inserção tendinosa no úmero.

No momento da abordagem axilar, é necessário grande cuidado na identificação do pedículo vascular toracodorsal, uma vez que sua lesão acidental significa, na prática, perda do retalho e do procedimento reconstrutivo. Uma vez identificado o pedículo, o tendão é dissecado em sua porção mais superior, proporcionando uma clara visão de suas partes muscular e tendinosa. O dedo indicador do cirurgião é introduzido entre o tendão e o pedículo vascular, protegendo-o, e a parte muscular do tendão é parcialmente seccionada, preservando cerca de 10% de suas fibras intactas. Essa manobra promove excelente mobilização e rotação do RGD, servindo a porção remanescente do tendão para impedir distensões excessivas do pedículo vascular que poderiam resultar em complicações vasculares, sobretudo congestão venosa. Sempre que possível, os ramos do pedículo toracodorsal para o serrátil são preservados, provendo uma via extra de vascularização, especialmente drenagem venosa. Não utilizamos a técnica de secção completa do tendão e esqueletização do pedículo proposta por alguns autores por considerarmos que a técnica apresentada possibilita a rotação mais do que adequada do retalho, além de ser mais segura (Figuras 52.17 e 52.18).

Uma vez concluída a dissecção do retalho, confecciona-se um túnel entre a região dorsal e o sítio da neoma-

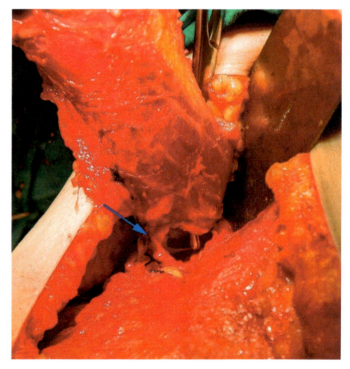

Figura 52.17 Sempre que possível, os ramos do pedículo toracodorsal para o serrátil são preservados, provendo uma via extra de vascularização, especialmente de drenagem venosa.

Figura 52.18 Não utilizamos a técnica de secção completa do tendão e esqueletização do pedículo, por considerarmos que a técnica apresentada permite rotação mais do que adequada do retalho, além de ser mais segura.

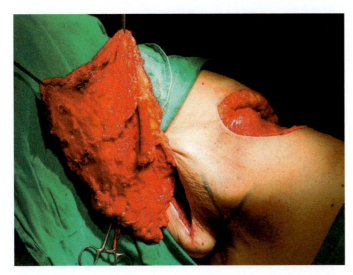

Figura 52.19 Túnel entre a região dorsal e o sítio da nova mama, situado o mais alto possível na axila para minimizar a percepção de volume na região lateral do tórax.

ma, o qual deve situar-se o mais alto possível na axila, de modo a minimizar a percepção de volume na região lateral do tórax (Figura 52.19). Após a rotação anterior do RGD, drenos são inseridos no dorso, e suturas de fixação são aplicadas em toda a extensão da interface entre os retalhos cutâneos e as estruturas musculotendinosas do dorso com o objetivo de diminuir o espaço morto e o movimento de deslizamento entre os dois planos anatômicos. Dessa maneira, diminui-se muito a ocorrência de seromas no pós-operatório e retira-se toda a tensão entre as bordas da incisão, que é fechada em três planos (subcutâneo, subdérmico e derme).

Miniflap *de grande dorsal lipoenxertado*

Após a incisão da ilha de pele é feita a dissecção de toda a borda medial do músculo grande dorsal, o qual é seccionado parcialmente com largura de aproximadamente 5cm e comprimento total de 12cm, não sendo necessário alcançar seus limites inferior, superior e medial. A menor extensão de retalho muscular dissecado diminui as taxas de complicação no dorso. Nessa técnica, simultaneamente à dissecção do retalho, idealmente se procede à lipoaspiração e ao preparo da gordura para enxertia por outro cirurgião.

Após dissecção do retalho do músculo grande dorsal é feita a lipoenxertia de gordura no músculo, ainda preso superior e inferiormente para facilitar o procedimento. A secção da porção superior é realizada após identificação e preservação do pedículo toracodorsal e também evitamos esqueletizar o pedículo vascular para impedir traciona-

mentos e torções. A porção inferior é seccionada, e o retalho deverá ser posicionado a fim de formar a neomama. A lipoenxertia também deverá ser feita na ilha de pele sobre o retalho muscular e no músculo peitoral maior para garantir maior volume e simetria com a mama contralateral.

Modelagem da neomama

Grande dorsal convencional

Após posicionar a paciente em decúbito dorsal na mesa cirúrgica, que deve permanecer elevada entre 30 e 45 graus, os braços são posicionados semifletidos ao longo do corpo com as mãos presas nas fossas ilíacas para melhor posicionamento da neomama. Iniciamos a modelagem pela fixação do tendão seccionado do grande dorsal à borda lateral do músculo peitoral, para impedir retrações deste em direção à axila e modelar o pilar lateral da neomama (Figura 52.20).

O retalho muscular é fixado medial e superiormente ao contorno da neomama com pontos separados de fio absorvível, e a prótese de silicone é inserida nessa bolsa muscular. Utilizamos habitualmente uma prótese texturizada, de perfil anatômico, com altura definida pela altura da mama contralateral projetada (não deixando de levar em conta eventuais modificações estruturais planejadas para a mama sadia, como mastopexias e/ou inserções de próteses). O restante do retalho é então suturado em sua face lateral, fechando a bolsa muscular por completo. Nos casos em que o retalho muscular não é suficiente para cobrir todo o implante e o músculo pei-

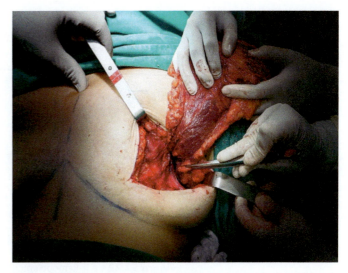

Figura 52.20 Fixação do tendão seccionado do grande dorsal à borda lateral do músculo peitoral para impedir retrações deste em direção à axila e modelar o pilar lateral da neomama.

toral encontra-se íntegro, pode-se optar por liberá-lo de suas inserções inferiores, utilizando-o para confeccionar a parte superior da bolsa, que é completada em sua porção inferior pelo grande dorsal.

Grande dorsal estendido

O posicionamento da paciente é semelhante ao mostrado no item anterior. Também iniciamos a modelagem pela fixação do tendão seccionado do grande dorsal à borda lateral do músculo peitoral, pelos mesmos motivos. O restante do retalho é então dobrado sobre si e modelado à face anterior do tórax para dar projeção e distribuição adequada à nova mama (Figura 52.21).

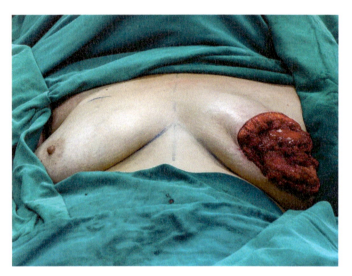

Figura 52.21 Dobramento do retalho sobre si, mostrando a modelagem da nova mama.

Caso não haja necessidade de reposição da pele (nos casos de reconstrução imediata ou quando o aporte de pele for feito mediante a confecção de retalho de avanço do abdome superior), a pele do dorso é retirada e as incisões fechadas após drenagem da região com drenos a vácuo (Figuras 52.22).

Convém frisar que na técnica do grande dorsal estendido não é obrigatório prover todo o volume planejado nesse primeiro procedimento. Se a quantidade de tecido não for suficiente para proporcionar a projeção necessária planejada para a neomama, um volume extra de tecido adiposo é fornecido por meio de lipoenxertia cerca de 4 a 6 meses após o procedimento inicial, tempo necessário para que se defina o volume final do retalho, que habitualmente se situa entre 70% e 75% do volume inicial. Podem ser feitas tantas sessões de lipoenxertia quantas forem necessárias para a obtenção do volume e formato desejados.

Miniflap *de grande dorsal lipoenxertado*

O retalho, já posicionado sobre o leito da mastectomia, deverá ter sua porção superior fixada na porção lateral do músculo peitoral maior. A ilha de pele é completa ou parcialmente decorticada, e sua porção medial deverá ser fixada à extremidade inferior do retalho do músculo grande dorsal, formando o volume a ser situado na porção medial da neomama.

O retalho deverá ser fixado inferiormente para que fique corretamente posicionado no sulco e porção medial. Se o volume atingido não tiver sido o suficiente, novas sessões de lipoenxertia poderão ser realizadas no futuro, de preferência aguardando 6 meses.

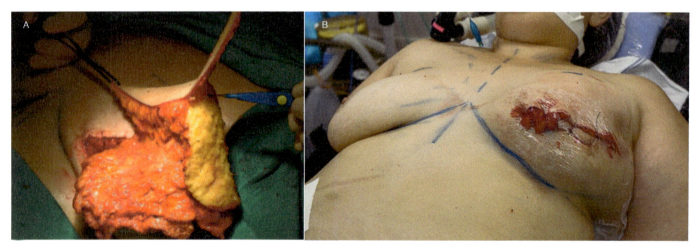

Figura 52.22A e B Remodelamento da pele necessária para a nova mama.

CASOS CLÍNICOS

- **Caso 1** – Reconstrução tardia com retalho do grande dorsal associado a implante texturizado anatômico de 325mL (Figura 52.23).
- **Caso 2** – Reconstrução tardia com retalho do grande dorsal associado a implante texturizado anatômico de 255mL e mamoplastia contralateral (Figura 52.24). A Figura 52.25, no sexto mês de pós-operatório, já demonstra assimetria causada pela descida da mama sem implante pela contratura capsular.
- **Caso 3** – Reconstrução tardia com retalho do grande dorsal estendido em paciente magra, encaminhada após extrusão de expansor. Note a ausência de assimetria significativa no dorso (Figura 52.26).
- **Caso 4** – Reconstrução imediata em paciente de 78 anos com carcinoma da mama esquerda (mamoplastia redutora prévia) com grande dorsal estendido – pós-operatório do primeiro tempo e após lipoenxertia de 230mL e mastopexia contralateral (Figura 52.27).
- **Caso 5** – Reconstrução imediata em paciente com carcinoma da mama esquerda com grande dorsal estendido (Figura 52.28A). Na Figura 52.28B é possível ver a projeção do grande dorsal em lilás e a projeção das zonas adiposas a serem elevadas com o retalho em verde. A Figura 52.28C mostra o retalho dissecado, pronto para rotação. Pós-operatório do primeiro tempo e após simetrização contralateral e reconstrução do complexo areolomamilar. Aspecto do dorso no pós-operatório (Figura 52.29).

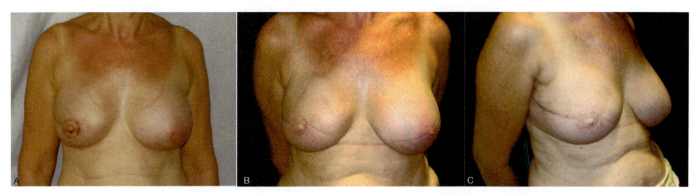

Figura 52.23A a C Reconstrução tardia com retalho do grande dorsal associado a implante texturizado anatômico de 325mL.

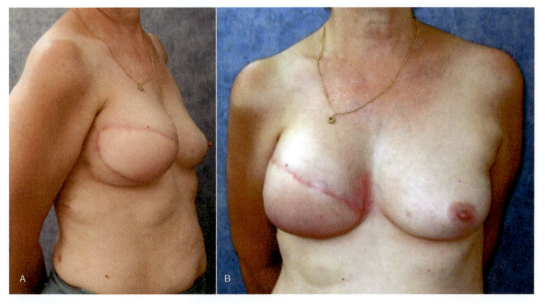

Figura 52.24A e B Reconstrução tardia com retalho do grande dorsal associado a implante texturizado anatômico de 355mL e mamoplastia contralateral.

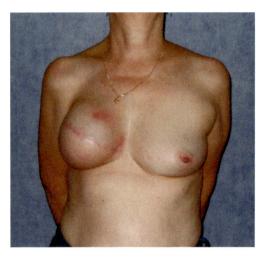

Figura 52.25 No sexto mês de pós-operatório, assimetria ocasionada pelo descenso da mama sem implante.

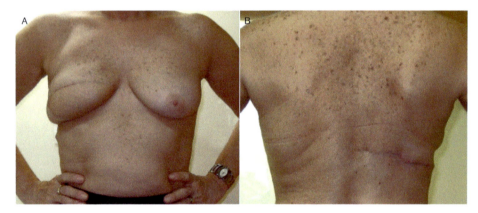

Figura 52.26A e **B** Reconstrução tardia com retalho do grande dorsal estendido em paciente magra encaminhada após extrusão de expansor.

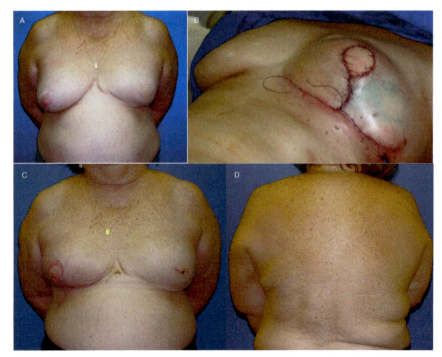

Figura 52.27A a **D** Reconstrução imediata em paciente de 78 anos com carcinoma da mama esquerda (mamoplastia redutora prévia) com grande dorsal estendido – pós-operatório do primeiro tempo e após lipoenxertia de 230mL e mastopexia contralateral.

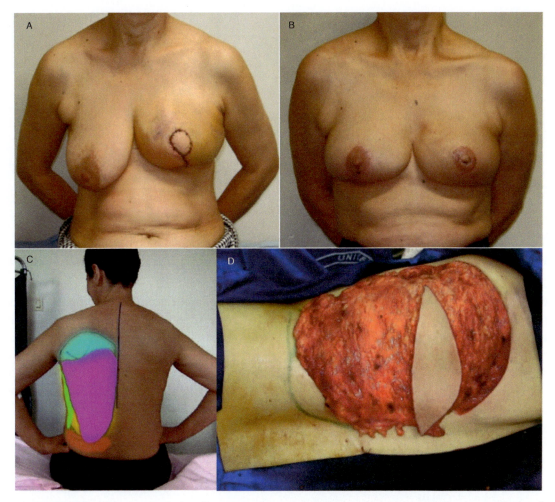

Figura 52.28A a D Reconstrução imediata em paciente com carcinoma da mama esquerda com grande dorsal estendido.

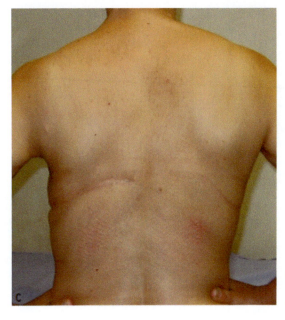

Figura 52.29 Pós-operatório do primeiro tempo e após simetrização contralateral e reconstrução do complexo areolomamilar. Aspecto do dorso no pós-operatório.

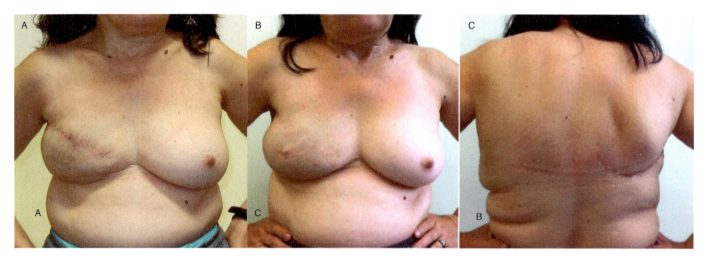

Figura 52.30A a C Reconstrução tardia com retalho do grande dorsal estendido – pós-operatório do primeiro tempo e após lipoenxertia de 260mL.

- **Caso 6** – Reconstrução tardia com retalho do grande dorsal estendido – pós-operatório do primeiro tempo e após lipoenxertia de 260mL (Figura 52.30). A Figura 52.31 mostra as zonas gordurosas a serem transpostas com o retalho estendido do grande dorsal.
- **Caso 7** – Reconstrução imediata em paciente com doença de Paget areolar associada à carcinoma ductal *in situ* e invasivo inicial na mama esquerda com *miniflap* de grande dorsal lipoenxertado. Foram injetados 160mL de gordura oriundos da parede abdominal. A Figura 52.32A mostra o pré-operatório com a marcação da pele a ser ressecada. A Figura 52.32B mostra o 15º dia de pós-operatório, enquanto as Figuras 52.32C e D apresentam o resultado final com o pós-operatório tardio de 15 meses da cicatriz na mama e na lateral do tórax de onde foi dissecado o retalho miocutâneo.

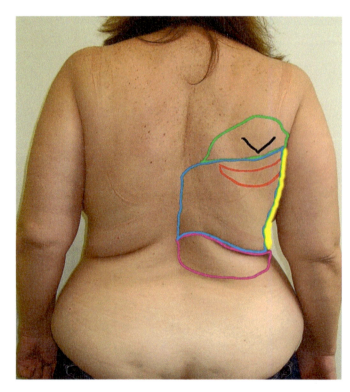

Figura 52.31 Zonas gordurosas a serem transpostas com o retalho estendido do grande dorsal. (*Preto*: ponta da escápula; *vermelho*: gordura da pele do retalho; *azul*: gordura anterior e posterior ao grande dorsal; *rosa*: gordura suprailíaca; *verde*: gordura supraescapular; *amarelo*: gordura da região lateral do tórax.)

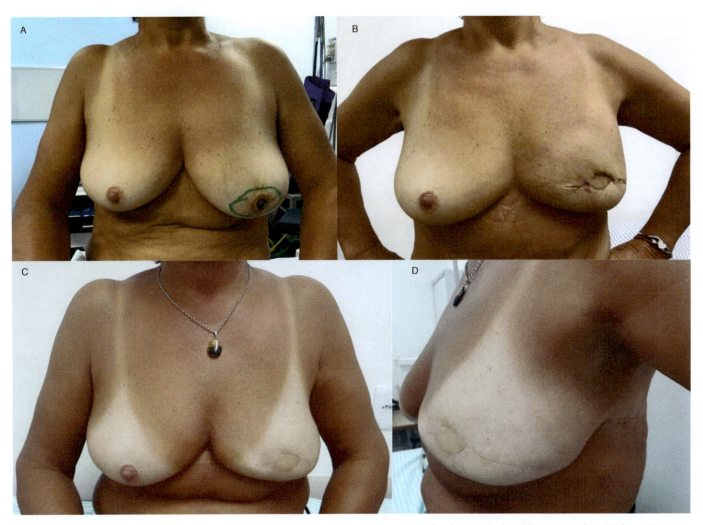

Figura 52.32A a D Imagens do pré e pós-operatório de reconstrução imediata com *miniflap* do grande dorsal lipoenxertado – 15 dias e 15 meses de pós-operatório.

REFERÊNCIAS

1. Maxwell GP. Iginio Tansini and the origin of the latissimus dorsi musculocutaneous flap. Plast Reconstr Surg 1980 May; 65(5):686-92.
2. Halsted WS. I – The results of radical operations for the cure of carcinoma of the breast. Ann Surg 1907 Jul; 46(1):1-19.
3. Olivari N. The latissimus flap. Brit J Plast Surg 1976; 29(2):126-8.
4. Tobin GR, Schusterman M, Peterson GH, Nichols G, Bland KI. The intramuscular neurovascular anatomy of the latissimus dorsi muscle: The basis for splitting the flap. Plast Reconstr Surg 1981 May; 67(5):637-41.
5. Angrigiani C, Grilli D, Siebert J. Latissimus dorsi musculocutaneous flap without muscle. Plast Reconstr Surg 1995; 96(7):1608-14.
6. Delay E, Gounot N, Bouillot A, Zlatoff P, Rivoire M. Autologous latissimus breast reconstruction: A 3-year clinical experience with 100 patients. Plast Reconstr Surg 1998 Oct; 102(5):1461-78.
7. Brondi RS, Oliveira VM, Bagnoli F, Mateus EF, Rinaldi JF. Autologus breast reconstruction with the latissimus dorsi muscle with immediate fat grafting: Long term results and patient satisfaction. Annals of Plastic Surgery 2019 Feb; 82(2):152-7.
8. Piat JM, Giovinazzo V, Talha A et al. Conversion of breast implants into natural breast reconstruction: Evaluating lipofilled mini dorsi flap. PRS Global Open, 2022 Jun.

Capítulo 53

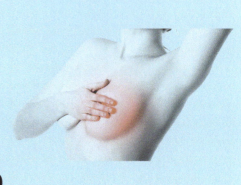

Retalho Miocutâneo do Músculo Reto Abdominal Transverso (TRAM) Pediculado

Régis Resende Paulinelli

Luiz Fernando Jubé Ribeiro

▶ INTRODUÇÃO

A reconstrução mamária abrange um conjunto de técnicas e táticas cirúrgicas que têm como objetivo restaurar o mais próximo possível do natural a mama extirpada parcial ou totalmente, procurando restabelecer a integridade e a imagem corporal da paciente, minimizando os impactos físico, sexual e psicossocial da mulher que sofre mutilação em razão do tratamento de câncer de mama[1].

Por melhor e mais refinada que seja a técnica, a mama reconstruída não será igual à original. A paciente deve, portanto, estar preparada para essa realidade, devendo ser adequadamente orientada e esclarecida sobre as possibilidades e as limitações das reconstruções mamárias, assim como quanto aos resultados cosméticos esperados e ao número de tempos cirúrgicos necessários para conclusão da reconstrução.

No caso da reconstrução com retalho miocutâneo do músculo reto abdominal (TRAM) são geralmente necessários dois ou três tempos cirúrgicos, realizando no primeiro tempo a reconstrução do volume mamário, da pele e às vezes da axila, e no(s) tempo(s) subsequente(s) a reconstrução do complexo areolomamilar (CAM), a simetrização da mama contralateral e os refinamentos tanto da mama reconstruída como da mama oposta.

Nos dias atuais, dispomos de grande variedade de técnicas para reconstrução mamária, as quais têm sido desenvolvidas através dos tempos e se aperfeiçoado à medida que são adquiridos novos conhecimentos, instrumentais e implantes cirúrgicos[2].

Até meados do século XX, a reconstrução mamária era muito questionada por se acreditar que poderia ocultar recidivas tumorais ou atrapalhar o tratamento. Atualmente, a segurança oncológica da reconstrução mamária imediata ou tardia é reconhecida[3].

O TRAM foi descrito e sistematizado, como o conhecemos, por Carl Hartrmpf em 1982[4]. Apesar do aumento recente da utilização dos implantes mamários nas reconstruções, em virtude da rapidez e da simplicidade técnica, o TRAM continua a ser bastante utilizado[5]. Considerado por muitos o retalho ideal para reconstrução mamária, produz uma mama de aparência leve e natural e com boa simetria com a mama contralateral, além de promover a melhora estética do abdome em muitos casos.

As indicações mais atuais da reconstrução com o retalho TRAM em nossa prática clínica são após radioterapia, como no caso de reconstruções tardias em plastrões irradiados, e nas recorrências locais, após tratamento conservador. Algumas mulheres preferem operar o abdome devido à insatisfação estética. Tem sido cada vez mais comum mulheres rejeitarem o uso das próteses em razão de experiência anterior desagradável, como contratura, ruptura, infecção ou perda da prótese, além da preocupação com problemas menos comuns, como a doença do silicone (síndrome ASIA) e linfomas. Também pode ser necessário o uso do TRAM para fechamento de grandes defeitos da parede torácica. Temos evitado a reconstrução imediata com retalho TRAM em pacientes com tumores localmente avançados, em que a indicação da radioterapia é conhecida. Apesar de os retalhos autólogos tolerarem a radioterapia melhor que as próteses, a radioterapia não é inócua e pode causar fibrose ou retração no retalho, o que pode dificultar a obtenção de um bom resultado. Nessa situação temos preferido fazer a reconstrução tardia, após a radioterapia, ou colocar um expansor ou prótese. Assim, no caso de bom resultado, podemos manter a reconstrução com prótese ou, no caso de mau resultado, podemos substituir a prótese pelo retalho miocutâneo.

Quando há necessidade de reconstrução autóloga, outras opções são populares. O retalho do músculo grande dorsal pode ser associado à prótese ou pode reconstruir toda a mama, quando feito de modo estendido ou lipoenxertado. Nos países desenvolvidos e em grandes centros médicos, algumas equipes têm preferido utilizar o retalho abdominal microcirúrgico, normalmente como artérias perfurantes inferiores profundas (DIEP, do inglês *Deep Inferior Epigastric Perforators*), que tem um potencial de preservação do músculo reto abdominal com menores complicações abdominais. Apesar de ultimamente haver mais publicações sobre o DIEP do que sobre o TRAM, acreditamos que o TRAM pediculado tenha suas vantagens por ser mais simples, mais econômico, mais acessível, demandar menos tempo de execução e por ser menor a taxa de necrose parcial e total[6-8].

A reconstrução autóloga, em especial o TRAM e DIEP, apresenta bons resultados em longo prazo, aumentando e reduzindo seu volume de acordo com as variações de peso e sofrendo discreta ptose com o tempo, à semelhança da outra mama. A grande maioria das pacientes persiste satisfeita com o aspecto das mamas em longo prazo[9]. Quando se avalia a satisfação das pacientes conforme o tipo de reconstrução mamária utilizado, após 5 anos, as mais satisfeitas são as que foram submetidas ao retalho TRAM, em seguida as submetidas ao retalho grande dorsal com ou sem próteses e, por último, as reconstruídas exclusivamente com próteses[10].

▶ INDICAÇÕES E CONTRAINDICAÇÕES

O retalho TRAM pode ser indicado na reconstrução mamária parcial ou total da mama após quadrantectomia ou mastectomia[11], também podendo ser utilizado para reconstrução da parede torácica após ressecção de extensas neoplasias malignas[12], como para reconstrução da mama em casos de amastia congênita[13].

A candidata à reconstrução com o TRAM deve ser cuidadosamente selecionada e avaliada de modo a minimizar a possibilidade de complicações e obter o melhor resultado. A paciente ideal seria aquela selecionada para abdominoplastia, com índice de massa corporal (IMC) < 25 ou 30, com pele e tecido gorduroso no abdome inferior suficientes para reconstruir a mama, sem comorbidades ou sem cirurgias abdominais prévias que possam ter levado à lesão dos vasos perfurantes responsáveis pela nutrição do retalho da nova mama ou do abdome[14].

Existem contraindicações relativas, as quais devem ser cuidadosamente avaliadas, pois aumentam a possibilidade de complicações: diabetes *mellitus*, obesidade, radioterapia pré e pós-operatória, quimioterapia, hábito de fumar e cirurgias abdominais prévias, com especial atenção às colecistectomias e às correções de hérnias umbilicais[15]. A lipoaspiração da parede abdominal tem sido apontada como contraindicação relativa, mas não há evidências de que o procedimento inviabilize a reconstrução com TRAM[16,17]. As laparotomias medianas impedem a utilização da metade do abdome contralateral ao músculo reto abdominal utilizado. Do mesmo modo, uma colecistectomia aberta impede a utilização do músculo reto abdominal daquele lado, uma vez que o músculo e os vasos epigástricos superiores já foram seccionados na primeira cirurgia. A abdominoplastia prévia é considerada uma contraindicação absoluta, pois promove a desconexão dos vasos perfurantes abdominais e periumbilicais[15]. As incisões à Pfannenstiel, por exemplo, após cesarianas ou histerectomias, têm pouca influência na vascularização do TRAM porque os vasos perfurantes principais, periumbilicais, não são normalmente afetados.

▶ TÉCNICA CIRÚRGICA

Desde a descrição inicial clássica do TRAM por Hartrampf, em 1982, vários autores vêm sugerindo pequenas modificações pessoais da técnica[4,14,18-20]. Não temos a intenção de descrever a técnica convencional, muito menos suas diversas modificações. Nosso objetivo é mostrar de maneira objetiva algumas preferências pessoais, de modo a servir como um guia prático aos cirurgiões que estão aperfeiçoando seu treinamento na cirurgia reconstrutiva da mama (Figura 53.1).

Antes da cirurgia, procede-se à marcação cutânea e ao planejamento cirúrgico, existindo diversas maneiras para marcação abdominal (Figura 53.2). A marcação vertical (VRAM), apesar de extremamente segura, é esteticamente desagradável para a paciente[21]. Portanto, só utilizamos esse retalho em casos excepcionais com grande risco de necrose gordurosa (Figura 53.3). Mesmo assim, nesses casos mais arriscados, preferimos, em vez do VRAM, utilizar um TRAM bipediculado ou o retalho do músculo grande dorsal. Os principais problemas do TRAM bipediculado são a maior morbidade abdominal e o maior tempo cirúrgico (Figura 53.4)[22]. Para fechamento de grandes defeitos da parede abdominal, o VRAM apresenta algumas vantagens por haver risco muito menor de necrose e atrasos no tratamento adjuvante.

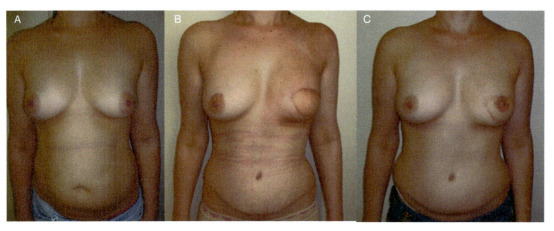

Figura 53.1A a C Exemplo típico de reconstrução imediata com TRAM pediculado. A paciente apresentava mama sem ptose e no tamanho desejado. Foi realizada a reconstrução com o retalho monopediculado, ipsilateral. A mama esquerda foi reconstruída discretamente maior, pois era esperada uma pequena reabsorção do retalho. O túnel para elevação do retalho foi medializado entre as duas mamas, preservando o sulco inframamário esquerdo para uma melhor simetria. Apesar da radioterapia após a reconstrução, não houve necrose gordurosa nem alterações significativas no aspecto da mama reconstruída. O mamilo foi reconstruído em segundo tempo através do retalho CV e da microdermopigmentação. (O passo a passo da reconstrução com TRAM pediculado pode ser consultado através do *QR code* ou do seguinte *link*: https://www.oncoplasty.com/?wix-vod-video-id=65646e5bf88a4aafb0358f78c824e6af&wix-vod-comp-id=comp-ka653ghm10.)

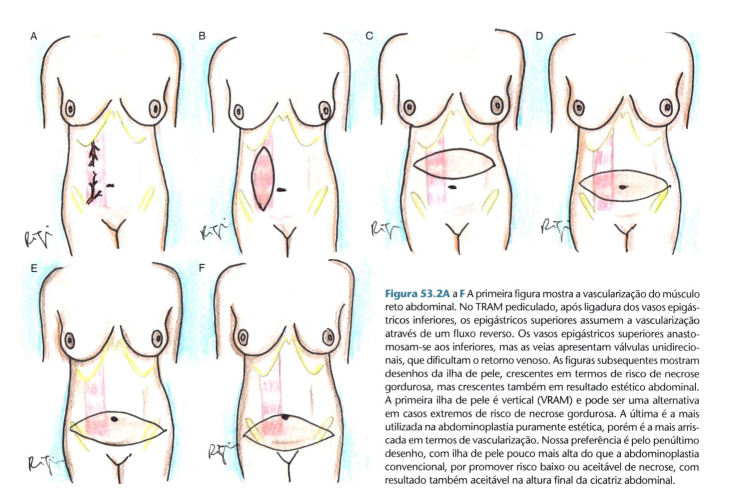

Figura 53.2A a F A primeira figura mostra a vascularização do músculo reto abdominal. No TRAM pediculado, após ligadura dos vasos epigástricos inferiores, os epigástricos superiores assumem a vascularização através de um fluxo reverso. Os vasos epigástricos superiores anastomosam-se aos inferiores, mas as veias apresentam válvulas unidirecionais, que dificultam o retorno venoso. As figuras subsequentes mostram desenhos da ilha de pele, crescentes em termos de risco de necrose gordurosa, mas crescentes também em resultado estético abdominal. A primeira ilha de pele é vertical (VRAM) e pode ser uma alternativa em casos extremos de risco de necrose gordurosa. A última é a mais utilizada na abdominoplastia puramente estética, porém é a mais arriscada em termos de vascularização. Nossa preferência é pelo penúltimo desenho, com ilha de pele pouco mais alta do que a abdominoplastia convencional, por promover risco baixo ou aceitável de necrose, com resultado também aceitável na altura final da cicatriz abdominal.

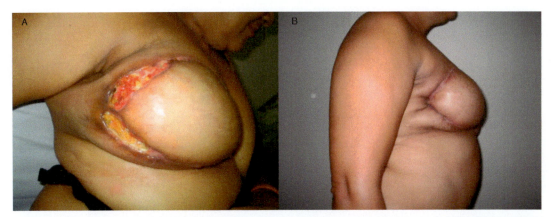

Figura 53.3A e **B** Exemplo de cicatrização por segunda intenção após desbridamento ambulatorial de área de necrose gordurosa. A área total de necrose costuma demorar algumas semanas para definir-se plenamente em decorrência da dificuldade no retorno venoso.

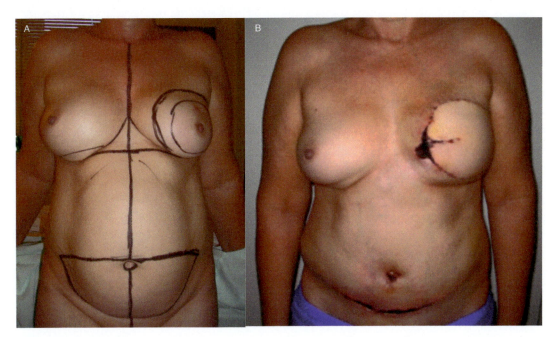

Figura 53.4A e **B** Paciente de alto risco para necrose gordurosa do retalho por ser tabagista, ter sobrepeso, mamas grandes e necessidade de radioterapia pós-operatória. Neste caso, optou-se pela reconstrução imediata com TRAM bipediculado, o que possibilita o deslocamento de maior volume tecidual com risco menor de necrose gordurosa. Não houve necrose no TRAM, mas necrose na pele da mastectomia e no abdome. As complicações abdominais são mais comuns nos retalhos bipediculados.

A marcação transversa, mais baixa, semelhante a uma abdominoplastia, é esteticamente a mais agradável. Entretanto, como a vascularização é retrógrada, proveniente dos vasos epigástricos superiores, quanto mais alta a ilha de pele, melhor a vascularização e menor o risco de necrose gordurosa[23]. Preferimos uma elipse discretamente mais alta do que uma abdominoplastia convencional.

Após a marcação abdominal em decúbito dorsal, realizamos a marcação torácica com a paciente em pé ou sentada (Figura 53.5). Marcamos o sulco inframamário, que deve ser preservado. O sulco inframamário é um ponto importante na simetria mamária e, se a dissecção cirúrgica ultrapassar inadvertidamente o sulco, este deve ser refeito por meio de sutura com fio inabsorvível, geralmente com náilon 4.0. Por esse mesmo motivo, preferimos medializar o túnel por onde o retalho miocutâneo é transferido para a parede torácica. Marcamos a linha axilar anterior e os limites mediais, laterais e superiores da nova mama, tendo a mama contralateral desejada como referência. Caso o limite lateral ou medial da mama tenha sido ultrapassado, também é necessária

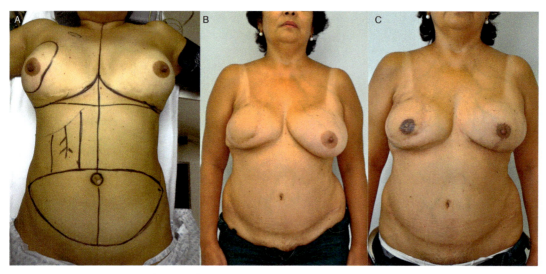

Figura 53.5A Marcação pré-operatória. **B** Resultado 6 meses após a primeira etapa de reconstrução tardia com TRAM monopediculado ipsilateral. **C** Resultado 6 meses após o segundo tempo cirúrgico, que consistiu na reconstrução do complexo areolomamilar e na mamoplastia contralateral. (Esta cirurgia está gravada e pode ser acessada pelo *QR code* ou pelo *link* a seguir: https://www.oncoplasty.com/?wix-vod-video-id=c24e60f9ea454b2e9804de254a979829&wix-vod-comp-id=comp-ka653ghm10.)

uma sutura interna para restabelecer esses parâmetros. Na reconstrução tardia, quando a pele restante da mama se encontra aderida à parede torácica, é necessário descolá-la e, geralmente, ressecar parte dessa pele irradiada para permitir a acomodação do retalho.

A confecção do retalho é iniciada pela região supraumbilical. Superficialmente, a incisão deve ser perpendicular à pele, mas profundamente à fáscia de Scarpa é aconselhável angular a dissecção em 30 graus cranialmente para diminuir a espessura do retalho abdominal e para preservar melhor os vasos perfurantes do músculo reto abdominal, responsáveis pela vascularização do retalho, especialmente na região periumbilical (Figura 53.6). Convém tomar o cuidado de não afinar muito o retalho de avanço abdominal nem tracioná-lo grosseiramente, assim como procurar reduzir seu descolamento para minimizar o risco de necrose do abdome. A área de descolamento deve, quando possível, limitar-se à região central do abdome. Convém limitar especialmente o descolamento superolateral, que não deve ultrapassar o gradil costal, onde se encontram vasos perfurantes importantes para nutrição da parede abdominal (Figura 53.7).

Alguns cirurgiões preservam a maior parte da aponeurose do músculo reto abdominal, ou mesmo parte do

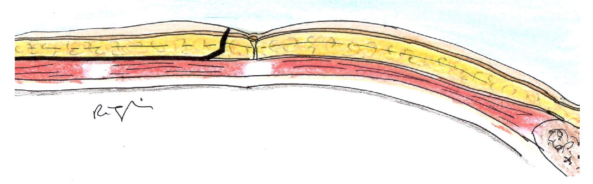

Figura 53.6 Desenho esquemático de corte sagital da parede abdominal, sendo o lado esquerdo cranial e o direito caudal. A linha negra mais evidente mostra o ângulo ideal da secção da parede abdominal. Superficialmente, a incisão é quase perpendicular à pele. Profundamente à fáscia de Scarpa, recomenda-se fazer um pequeno ângulo de inclinação cranial por dois motivos: primeiro, para diminuir, no momento da sutura, o desnível entre a espessura do tecido subcutâneo no abdome superior (mais espesso) e do tecido subcutâneo próximo à sínfise púbica (menos espesso); em segundo lugar, as perfurantes periumbilicais são muito importantes para nutrição deste retalho miocutâneo. Acreditamos que esta angulação da incisão possa ajudar a preservá-las. Por outro lado, um retalho cranial muito fino pode aumentar o risco de complicações abdominais.

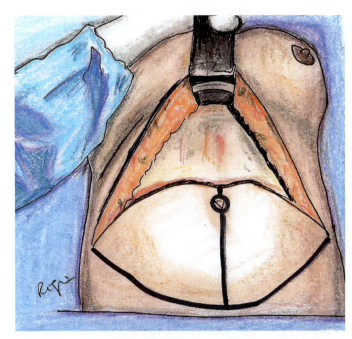

Figura 53.7 O descolamento do abdome superior deve ser cuidadoso, sem tração excessiva, com pouco trauma tecidual. Deve ser predominantemente na linha mediana e sobre o músculo reto abdominal. Lateralmente, deve-se descolar o mínimo possível, nunca ultrapassando o gradil costal, que apresenta vasos perfurantes importantes para nutrição da parede abdominal. Preferimos fazer o túnel medializado, passando pelo apêndice xifoide e evitando a destruição da maior parte do sulco inframamário.

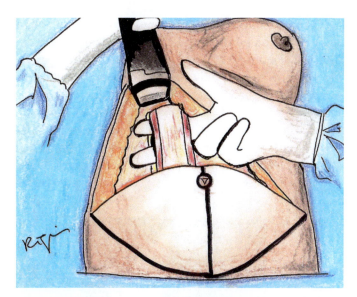

Figura 53.8 No intuito de facilitar o procedimento e torná-lo mais rápido e com menos risco de lesão vascular, não dissecamos mais individualmente as perfurantes como outrora. Mantemos apenas pequena borda medial e lateral da aponeurose do músculo reto abdominal, onde é fixada rotineiramente a tela de Marlex®. Iniciamos a dissecção de cranial para caudal, para facilitar a identificação da borda do músculo reto abdominal em sua porção abdominal inferior.

músculo, nos TRAM pediculados, possibilitando fechamento primário da parede abdominal. Esse procedimento tem benefício questionável, pois a utilização da tela de Marlex® reduz a incidência de herniações e diminui o desvio da linha média[24,25]. Além disso, a parte preservada do músculo parece fibrosar inteiramente na maioria dos casos, perdendo sua função[26,27]. Isso não costuma ocorrer nos retalhos microcirúrgicos baseados apenas nos vasos perfurantes, em que é preservado todo ou quase todo o músculo, bem como sua inervação[28].

No TRAM pediculado, em vez de dissecarmos os vasos perfurantes do músculo reto abdominal, o que exige muito cuidado, delicadeza e paciência, preferimos manter apenas uma borda medial e lateral de poucos milímetros em sua aponeurose, o suficiente para fixar com segurança a tela de Marlex®. Iniciamos pela parte cranial do músculo, para servir de guia à parte caudal, onde pode haver risco maior de lesão vascular inadvertida (Figura 53.8). A liberação da aponeurose deve evitar inicialmente as interseções tendíneas, onde o músculo é mais frágil. Por toda a extensão do músculo existem pequenos vasos e nervos perfurantes profundos que devem ser ligados.

O fechamento abdominal não deve ocorrer com tensão excessiva, o que pode levar à necrose, deiscência ou cicatriz alargada. Portanto, antes da incisão da borda inferior do TRAM, convém conferir – com a paciente em posição de Fowler, ou seja, com o dorso e os membros inferiores elevados – se o planejamento inicial do retalho está correto (Figura 53.9).

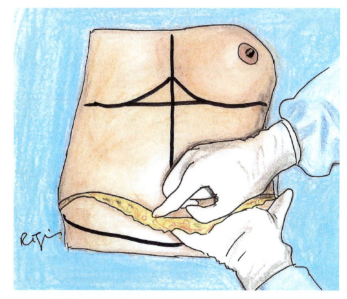

Figura 53.9 Em posição de Fowler (membros inferiores e dorso elevados), deve ser checado até onde o abdome avança sem tensão excessiva, antes da incisão da borda inferior do TRAM.

Os vasos epigástricos inferiores devem ser ligados e seccionados na borda lateral caudal do músculo reto abdominal (Figura 53.10). Quando possível, ligamos os vasos epigástricos na altura da linha arqueada para que uma porção inferior do músculo possa reforçar essa região mais frágil da parede abdominal. Acreditamos, entretanto, que o uso rotineiro da tela possa tornar esse passo de pouca importância, por fornecer isoladamente uma boa sustentação abdominal[31]. Só após nos certificarmos de que não houve transecção dos vasos perfurantes que nutrem o retalho e que a ligadura dos vasos epigástricos ocorreu sem intercorrências, realizamos o descolamento do outro lado do abdome. É necessário cuidado para identificar e dissecar corretamente o umbigo (Figura 53.11). Nossa preferência no umbigo é por um formato arredondado e pequeno na incisão da pele, que nos parece mais natural.

A próxima etapa consiste na secção caudal do músculo reto abdominal. Convém ter cuidado para evitar lesões das ligaduras dos vasos epigástricos inferiores e da cavidade abdominal (Figura 53.12).

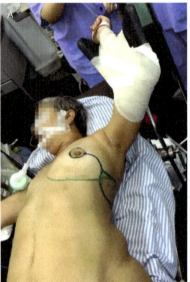
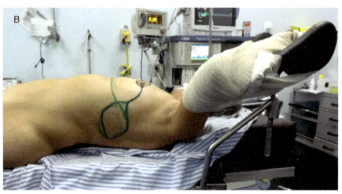

Figura 53.10A e B Ligadura dos vasos epigástricos inferiores na borda lateral caudal do músculo reto abdominal.

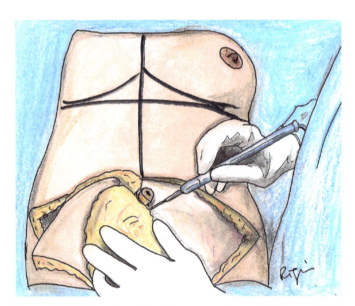

Figura 53.11 Ao se descolar o lado oposto, é necessário ter o cuidado de identificar e isolar corretamente o umbigo, evitando sua transecção. A partir da linha média, é preciso ter atenção para não avançar a dissecção sobre os vasos perfurantes do músculo reto abdominal, que nutrem o retalho.

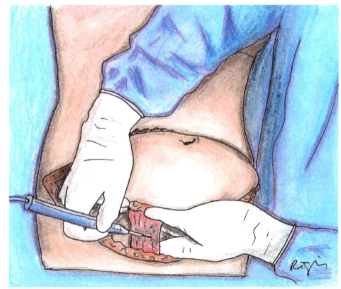

Figura 53.12 O músculo reto abdominal deve ser seccionado entre as ligaduras dos vasos epigástricos inferiores. A figura mostra a mão esquerda do cirurgião protegendo as ligaduras, orientando a secção e afastando o músculo da cavidade abdominal. Sugerimos realizar a secção com o bisturi elétrico na função coagulação, lentamente, para evitar sangramentos.

O túnel de comunicação entre o abdome e a parede torácica deve ser grande o suficiente para a passagem de uma das mãos do cirurgião, de modo a proporcionar uma rotação fácil, sem traumas. Antes da transferência do TRAM para a parede torácica, fixamos o músculo reto abdominal em sua aponeurose e no retalho, com alguns pontos separados com náilon 3.0 ou 4.0, com o cuidado de evitar as perfurantes, vistas por transparência. Isso evita que o músculo se descole inadvertidamente do retalho. Durante a manobra de rotação, ao mesmo tempo que o cirurgião traciona o retalho com pinças de Backhaus, o auxiliar protege o músculo com a mão e o força suavemente em direção ao túnel. As áreas de menor vascularização, e que não serão utilizadas na reconstrução, podem ser ressecadas antes da rotação do retalho para facilitar sua passagem pelo túnel.

A área do retalho com melhor vascularização é a imediatamente superior ao músculo reto abdominal, que quase não tem risco de necrose, desde que as perfurantes tenham sido preservadas. Essa é considerada a zona I. Inicialmente, acreditava-se que a segunda melhor área em termos de aporte sanguíneo seria sobre o músculo reto abdominal contralateral[4]. Estudos posteriores mostraram que essa premissa era falsa e que a zona II é a porção lateral do retalho, ipsilateral à zona I[29]. A zona III é a que inicialmente se acreditava ser a zona II, ou seja, a porção medial do retalho contralateral. A zona III, ou pelo menos parte dela, pode ser utilizada para dar volume à mama reconstruída, quando necessário. Por segurança, frequentemente descartamos parcial ou totalmente a zona III, mesmo que o volume seja discretamente insuficiente. Para melhorar a simetria, a mama contralateral pode ser reduzida ou uma pequena prótese pode ser inserida sob o TRAM em um segundo momento. Preferimos evitar a inserção da prótese no primeiro tempo para diminui o risco de complicações relacionadas com a prótese e a compressão do retalho. A zona IV, ou seja, a porção lateral do retalho contralateral, deve ser sempre descartada, mesmo que pareça viável (Figura 53.13). Uma cicatriz prévia de laparotomia mediana infraumbilical compromete a anastomose dos vasos sanguíneos além da linha média. Portanto, a zona III perde a vascularização e deve ser sempre totalmente descartada nesses casos.

No momento da transposição do TRAM para a parede torácica, o retalho deve ser sempre rodado para o lado da mama a ser reconstruída. A rotação para o lado contrário pode torcer o pedículo vascular e aumentar o volume no epigástrio. A rotação pode ser de 90 ou 180 graus, e pode ser ipsilateral ou contralateral, a depender

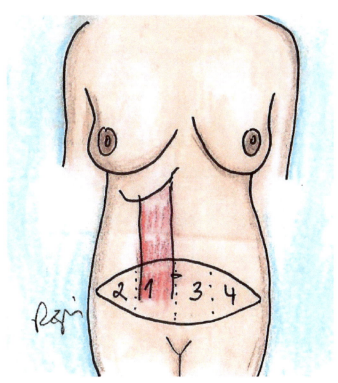

Figura 53.13 Zonas em ordem decrescente de vascularização do TRAM pediculado. A zona I, mais vascularizada, é a área localizada imediatamente sobre o músculo reto abdominal. A zona II é a porção lateral do mesmo lado. A zona III é a porção medial além da linha média. A zona IV é a porção mais lateral do outro lado.

das preferências pessoais do cirurgião. Há pouca evidência científica sobre a melhor alternativa. Em nossa opinião, é preferível fazer a menor rotação possível, ou seja, de 90 graus, para diminuir a torção do pedículo vascular. Preferimos utilizar o músculo ipsilateral por causar menos abaulamento no epigástrio (Figura 53.14). Outra vantagem dessa estratégia é a acomodação mais anatômica do retalho no tórax, que fica com maior projeção no polo inferior, à semelhança da mama normal (Figura 53.15).

Quando é necessário grande volume do retalho para reconstrução mamária, ou em pacientes com risco maior de necrose gordurosa, existem outras alternativas mais seguras.

A utilização de um TRAM bipediculado, com a vascularização preservada nos dois músculos retos abdominais, possibilita o uso do volume total do TRAM, que passa a ter, então, duas zonas I e duas zonas II (Figura 53.16). A rotação do retalho nesses casos pode ser tanto de 90 como de 180 graus. A rotação de 90 graus no TRAM bipediculado costuma tornar a altura da mama maior que a largura. Assim, nessa situação, consideramos preferível a rotação de 180 graus (Figura 53.17).

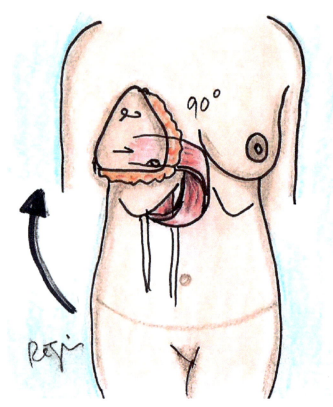

Figura 53.14 Após o descarte das áreas menos vascularizadas, a depender do volume desejado, o TRAM é transferido para a região do defeito da mastectomia. A rotação deve ser feita sempre para o lado do defeito. Preferimos utilizar o músculo ipsilateral, com uma rotação de 90 graus, para diminuir a torção do pedículo vascular e o abaulamento no epigástrio.

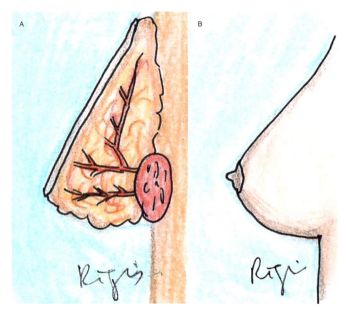

Figura 53.15A Corte transversal do TRAM monopediculado, ipsilateral, com rotação de 90 graus. **B** Mama em perfil. Há maior volume e projeção na zona I, posicionada no polo inferior da mama reconstruída, à semelhança da mama normal.

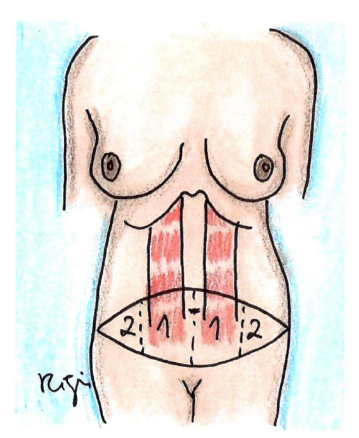

Figura 53.16 O TRAM bipediculado, ou seja, utilizando-se os dois músculos retos abdominais, possibilita o uso do volume total do abdome inferior, que passa a ter, então, duas zonas I, sobre o músculo, e duas zonas II, laterais.

A autonomização do TRAM, que consiste na ligadura bilateral dos vasos epigástricos inferiores em um tempo cirúrgico prévio, melhora a vascularização e torna possível a utilização de quase todo o retalho abdominal com segurança[30]. Não realizamos a autonomização do TRAM em todos os casos, pois nossa taxa de necrose é baixa, mas em caso de risco maior, como diabetes controlado, ex-tabagismo e sobrepeso, acreditamos ser recomendável sua realização. Nos casos de risco ainda maior, como em pacientes com diabetes descompensado, tabagistas e obesas, não utilizamos o TRAM por medo de complicações, nem mesmo após autonomização.

A autonomização deve ser sempre bilateral e pode ser feita de modos distintos, com incisões inguinais, por embolização ou por uma pequena incisão à Pfannenstiel (Figura 53.18). Estamos mais habituados com uma incisão à Pfannenstiel, central, única, de poucos centímetros. Convém tomar cuidado para que a incisão não fique demasiadamente baixa, criando duas cicatrizes pa-

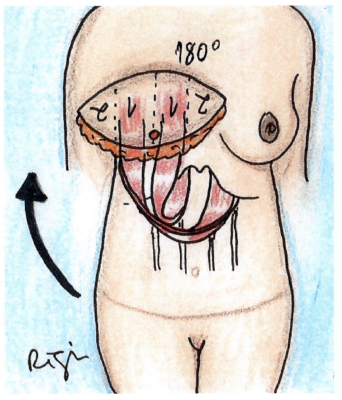

Figura 53.17 O TRAM bipediculado, à semelhança do monopediculado, deve ser girado sempre na direção do defeito a ser reconstruído. A figura mostra rotação de 180 graus do retalho.

ralelas no momento da realização do TRAM pediculado. Duas semanas após a autonomização, pode ser realizada a reconstrução. Não há problemas caso se demore mais. Em pacientes de alto risco com indicação para TRAM, por exemplo, temos feito a autonomização no momento da mastectomia e só procedemos à reconstrução após vários meses, pelo menos 3 meses após a quimioterapia e a radioterapia.

O TRAM livre, microcirúrgico, tem risco menor de necrose parcial do retalho e pode ser uma alternativa para redução de complicações em pacientes de risco. O mesmo não se aplica ao DIEP, quando o músculo é preservado e apenas alguns vasos perfurantes são utilizados[31]. No caso do DIEP há risco menor de complicações abdominais, mas aumento dos riscos de necrose parcial e total do retalho.

Nos casos de reconstrução mamária bilateral, o retalho do abdome pode ser bipartido e cada metade pode ser utilizada para reconstruir uma mama (Figura 53.19). Nossa preferência é pelo TRAM ipsilateral. Cada metade é rodada para o lado da mama a ser reconstruída de maneira independente, geralmente em ângulo de 90 graus (Figura 53.20).

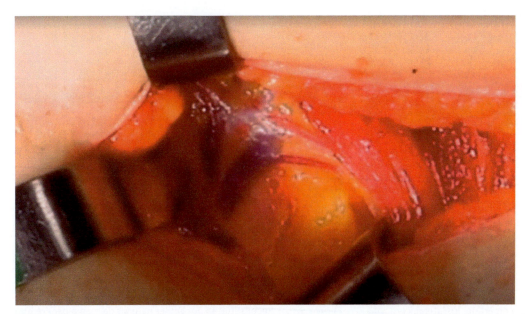

Figura 53.18 Detalhe da identificação dos vasos epigástricos inferiores, entrando pela lateral posteriormente ao músculo reto abdominal, durante cirurgia de autonomização por uma pequena incisão à Pfannenstiel. (É possível ver como fazemos habitualmente a autonomização do TRAM através do *QR code* ou do *link* a seguir: https://www.oncoplasty.com/?wix-vod-video-id=07c5191ccaaa4249b924f63c448f8951&wix-vod-comp-id=comp-ka653ghm10.)

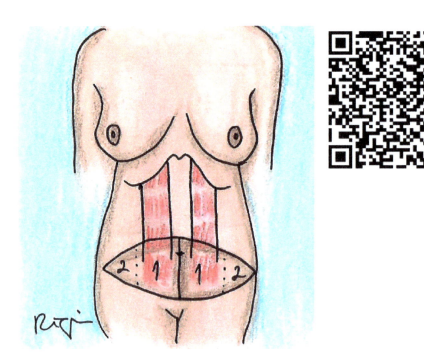

Figura 53.19 Nos casos de reconstrução mamária bilateral, o retalho do abdome pode ser bipartido e cada metade pode ser utilizada para reconstruir uma mama. (Um exemplo de TRAM bipartido pode ser visto através do *QR code* ou do *link* a seguir: https://www.oncoplasty.com/?wix-vod-video-id=dd76a33c19da4bbb97c685ffd99329a0&wix-vod-comp-id=comp-ka653ghm10.)

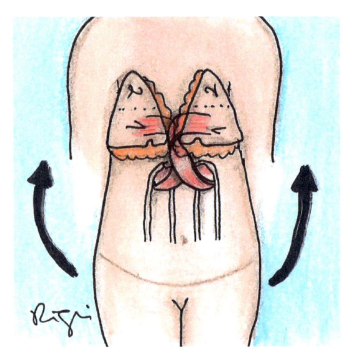

Figura 53.20 TRAM monopediculado bipartido, ipsilateral, com rotação de 90 graus para a reconstrução de ambas as mamas.

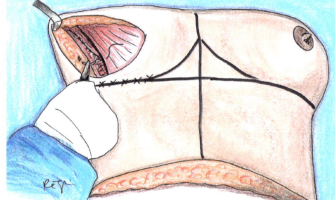

Figura 53.21 Reconstituição dos limites naturais da mama para reduzir o espaço morto e evitar a migração do retalho. As áreas em "x" representam os locais dos pontos de sutura, aproximando o músculo grande dorsal do músculo peitoral menor, e dos pontos para reconstituição do sulco inframamário. A figura mostra ainda a linha axilar anterior começando a ser refeita.

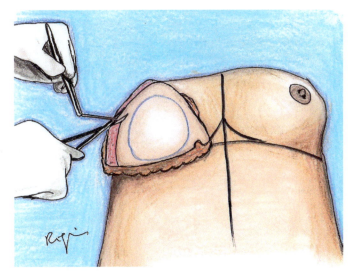

Figura 32.22 Após revisão da hemostasia e colocação de dreno de aspiração, o TRAM deve ser parcial ou totalmente desepitelizado e fixado à pele restante da mastectomia. Posiciona-se o retalho no tórax de acordo com o formato desejado da mama reconstruída, acomoda-se a pele torácica remanescente sobre o TRAM e marca-se a área necessária da desepitelização com azul de metileno estéril ou com caneta estéril apropriada. Deve ser evitada a tensão excessiva no fechamento cutâneo para diminuir o risco de necroses e cicatrizes hipertróficas.

Para o modelamento da mama reconstruída é importante preservar ou reconstituir seus limites anatômicos, reduzindo o espaço morto e evitando a migração do retalho (Figura 32.21). Quando realizamos o esvaziamento axilar, costumamos fechar a axila, aproximando o músculo grande dorsal do músculo peitoral menor. Pontos de sutura com fio inabsorvível são dados entre o tecido celular subcutâneo e a linha axilar anterior e para refazer o sulco inframamário, quando esses limites tiverem sido ultrapassados.

Não fixamos mais diretamente o retalho na musculatura peitoral. Consideramos esse um tempo cirúrgico desnecessário na maioria dos casos e que pode eventualmente causar retrações na mama reconstruída durante o processo de acomodação do TRAM, com o passar dos meses, pelo efeito da gravidade. O retalho é então, na maioria das vezes, fixado apenas pela pele, após desepitelização das áreas que ficarão sob o retalho de pele da mastectomia (Figura 53.22). O retalho costuma perder de 10% a 15% do volume após 6 meses, estabilizando-se a partir de então, o que deve ser levado em conta no momento da reconstrução mamária para evitar assimetrias futuras.

O grau de ptose da mama reconstruída é dado pela quantidade de pele deixada no retalho ou na parede torácica. Em geral, deixamos uma quantidade de pele suficiente apenas para fechar a mama sem tensão e corrigimos posteriormente a ptose da mama contralateral. Naqueles casos em que a paciente não deseja a correção da ptose, é possível deixar maior quantidade de pele, mantendo o retalho pendular e imitando a outra mama.

Para o fechamento abdominal, uma faixa de tela de polipropileno ou Vicryl®, de largura e altura semelhantes às da aponeurose que foi ressecada, é suturada na loja do músculo reto abdominal. Costumamos utilizar uma dupla sutura, sendo a primeira, mais profunda, de pontos simples separados e a segunda, superficial, de chuleio festonado com náilon 0 ou 2.0. A tela deve manter distância mínima de 1cm dos vasos epigástricos superiores, para evitar possível compressão vascular quando a paciente se sentar. Podem ser utilizados pontos de Baroudi para diminuir o espaço morto e a formação do seroma abdominal[32].

Para calcular a posição do umbigo, simula-se o fechamento da parede abdominal. Normalmente ele está posicionado na interseção da linha média com uma linha imaginária ligando as duas cristas ilíacas. Na onfaloplastia, o umbigo é fixado na aponeurose para evitar seu abaulamento (Figura 53.23). Além disso, costumamos retirar um pouco de tecido adiposo do abdome no

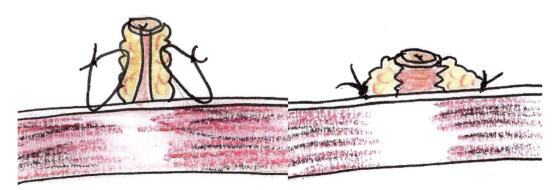

Figura 53.23 Corte longitudinal esquemático do abdome mostrando a fixação do umbigo à aponeurose para evitar sua protrusão.

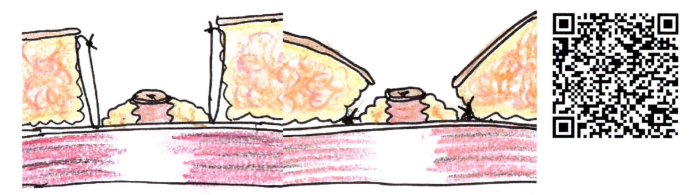

Figura 53.24 Corte longitudinal esquemático do abdome mostrando a fixação da parede abdominal à aponeurose na região da onfaloplastia para refazer a depressão natural do umbigo. São fixados os quatro pontos cardinais com náilon 2.0.

local onde se deve encaixar o umbigo e fixamos o plano subcutâneo dessa área à aponeurose, nos quatro pontos cardinais, com fio de náilon 2.0, para refazer a depressão natural do umbigo (Figura 53.24).

A mama reconstituída é suturada em dois planos: subdérmico e intradérmico. O abdome é suturado em três planos: subcutâneo, subdérmico e intradérmico. A maior parte da sutura é feita com Monocryl® 4.0, mas acreditamos que alguns pontos subdérmicos com fio inabsorvível (náilon 4.0) ou de absorção lenta (PDS 4.0) possam ajudar a diminuir o risco de alargamento das cicatrizes. O uso de adesivos cirúrgicos ou do Prineo® pode substituir o curativo, mas persiste a necessidade de sutura subcutânea, subdérmica e intradérmica[33,34].

Nos casos de reconstruções com próteses e com o grande dorsal, realizamos mais frequentemente no primeiro tempo a mamoplastia contralateral para simetrização. Entretanto, procuramos evitar a mamoplastia imediata nas reconstruções com TRAM, havendo alguns motivos para isso. Em primeiro lugar, nas pacientes submetidas ao TRAM existe a preocupação de que um baixo valor do hematócrito e da hemoglobina possa diminuir a oxigenação do retalho e aumentar o risco de necrose[35]. Procuramos manter o nível da hemoglobina > 10mg/dL, mesmo que para isso seja necessária uma hemotransfusão. Assim, preferimos evitar a perda sanguínea adicional da mamoplastia. Outro motivo é o grau variável de redução volumétrica com a possibilidade de perdas parciais no retalho, o que dificulta a obtenção de boa simetria em longo prazo. Por último, embora alguns artigos sugiram boa segurança com a associação de múltiplas cirurgias, existe o receio de que as cirurgias muito prolongadas possam aumentar o risco de complicações, como infecção e tromboembolismo[36,37].

Em geral, mantemos a paciente internada por 3 dias com heparina de baixo peso molecular, profilática por pelo menos 3 semanas. No primeiro dia, a paciente é mantida em repouso no leito com boa hidratação, analgésicos, antieméticos, antibioticoprofilaxia e sondagem vesical. No segundo dia ainda mantemos a hidratação venosa, de acordo com o volume drenado, e introduzimos dieta oral. No terceiro dia experimentamos a via oral exclusiva. A paciente deve ser mantida em posição de Fowler por 15 dias para evitar a tração da sutura abdominal. Mantemos os drenos a vácuo por pelo menos 7 dias ou até que o débito esteja < 30mL.

Realizamos o segundo tempo da reconstrução pelo menos 6 meses após a primeira cirurgia, para estabilização do resultado. Na segunda etapa, procedemos à reconstrução do CAM, à simetrização da mama contralateral, à revisão de possíveis cicatrizes inestéticas e aos refinamentos na mama reconstruída. Partes do retalho podem ser ressecadas, lipoaspiradas ou lipoenxertadas para melhorar seu contorno. Um bom planejamento da primeira etapa diminui a necessidade de grandes cirurgias sobre a mama reconstruída (Figura 53.25).

Figura 53.25 Detalhes do segundo tempo de reconstrução mamária após retalho TRAM pediculado podem ser vistos através do *QR code* ou do *link* a seguir: https://www.oncoplasty.com/?wix-vod-video-id=15e-1798709ad44cf813ee76ad4f7d626&wix-vod-comp-id=comp-kxtdlsj2.

COMPLICAÇÕES

A cirurgia de retalho TRAM para reconstrução de mama pode apresentar complicações com frequência e gravidade variáveis, as quais são influenciadas por vários fatores relatados anteriormente. Destacam-se perda de volume no retalho, infecção, fenômenos tromboembólicos, necrose gordurosa e necrose parcial ou total do retalho e da área doadora, bem como abaulamentos e hérnias da parede abdominal. A taxa total de complicações é variável, podendo atingir cerca de 30% ou mais[38,39].

Uma revisão sistemática sobre as reconstruções mamárias mostrou que a descrição das complicações costuma ser inconsistente e sem grande rigor metodológico. Para citar um exemplo com relação à incidência de necrose gordurosa, muitas séries não a definem e outras consideram critérios muito variáveis, como qualquer área palpável ou com pelo menos 1cm de diâmetro, ou de 2 a 5cm, ou vista em exames de imagem, ou pelo menos com 10% de perda do retalho, ou quando causam deformidades, e assim por diante[40].

A necrose gordurosa e a perda parcial ou total do retalho são complicações relativamente comuns, sendo mais frequentes em pacientes que se submetem à radioterapia e nas obesas, fumantes e mulheres com cirurgia abdominal prévia[38]. Em metanálise de estudos de coorte, a média da ocorrência da necrose gordurosa foi de 11,3%. As reconstruções com retalho microcirúrgico baseado em DIEP apresentaram incidência maior de necrose (14,4%), seguidas por TRAM monopediculado (12,3%), retalho microcirúrgico da artéria epigástrica inferior superficial (8,1%) e TRAM livre (6,9%)[15]. A perda total do retalho ocorre em menos de 1% dos casos, sendo mais comum nos retalhos microcirúrgicos[8].

A diminuição do volume do retalho pode atingir até 15%, variando de cerca de 4% nas pacientes que não receberam radioterapia a perto de 30% naquelas que foram tratadas posteriormente com radioterapia[38].

O tromboembolismo é complicação pouco frequente, mas de grande gravidade. A incidência de embolia pulmonar sintomática foi de 4% em uma série prospectiva de 430 pacientes. A incidência foi maior nas pacientes obesas e, curiosamente, nas portadoras de mutação no gene BRCA1. Recomenda-se manusear os tecidos com delicadeza no ato cirúrgico e promover a profilaxia dos fenômenos tromboembólicos, como deambulação precoce e uso de heparina de baixo peso molecular, meias elásticas compressivas e bombas pneumáticas[41].

As hérnias abdominais ocorrem em 4% dos casos, e os abaulamentos da parede abdominal, em 13%, sendo muito mais frequentes em pacientes obesas. O uso de tela sintética para fechamento da parede abdominal diminui bastante a ocorrência dessas complicações[42]. Pode haver redução da força na parede abdominal, em especial quando o TRAM é bipediculado ou quando se faz reconstrução mamária bilateral com o TRAM bipartido[14].

Na prevenção do seroma podem ser utilizados drenos de sucção e os pontos de Baroudi, que fixam o tecido adiposo à parede abdominal, diminuindo o espaço morto[32]. Nos casos de grande volume de coleção, após a retirada do dreno, a secreção serosa deve ser esvaziada por punção.

Quanto ao efeito da radioterapia e da quimioterapia no resultado das reconstruções, existem controvérsias na literatura quanto a um possível aumento na incidência das complicações[38,43-45]. Com relação à obesidade, apesar de as taxas de complicações e os custos do tratamento serem maiores para as obesas, os índices de satisfação não pareceram modificar-se muito em um estudo americano. O TRAM foi o método de reconstrução mais utilizado (em 53% da obesas contra 26% das pacientes não obesas [p = 0,01])[46]. Em nossas pacientes, assim como na literatura, a obesidade foi um dos principais fatores de risco para complicações na mama reconstruída e no abdome. Por isso, evitamos a reconstrução com TRAM em mulheres com IMC > 30[47].

CONSIDERAÇÕES FINAIS

Os retalhos miocutâneos são especialmente úteis em peles irradiadas, muito finas ou de má qualidade. O retalho TRAM é um retalho miocutâneo de grande utilidade na reconstrução mamária. Considerado por muito tempo o padrão ouro em termos de qualidade da reconstrução, trata-se de uma técnica que costuma promover bons resultados (geralmente melhores do que com a reconstrução com implantes e com retalho do grande dorsal). As taxas de satisfação quanto aos resultados estéticos do TRAM pediculado são muito altas tanto para a mama como para o abdome, apesar não ter o mesmo nível de qualidade e segurança abdominal de uma abdominoplastia ou do uso de DIEP.

As principais desvantagens são sua complexidade, a necessidade de curva de aprendizagem maior e a necessidade de uma prática constante, para diminuir os riscos das complicações. Talvez por isso o retalho TRAM tenha ficado mais restrito à prática de profissionais que trabalham em certos centros de referência. Com o grande desenvolvimento da reconstrução com próteses, as novas gerações infelizmente têm encontrado dificuldades em manter um bom nível de treinamento com o retalho TRAM. No entanto, é essencial que os que realmente se proponham a dedicar-se à reconstrução mamária dominem esse conhecimento ou tenham em sua equipe alguém que o faça, uma vez que mais cedo ou mais tarde será algo necessário.

REFERÊNCIAS

1. Zhong T, McCarthy C, Min S et al. Patient satisfaction and health-related quality of life after autologous tissue breast reconstruction: A prospective analysis of early postoperative outcomes. Cancer 2012; 118(6):1701-9.

2. Champaneria MC, Wong WW, Hill ME, Gupta SC. The evolution of breast reconstruction: A historical perspective. World J Surg 2012; 36(4):730-42.

3. Bezuhly M, Temple C, Sigurdson LJ, Davis RB, Flowerdew G, Cook EF. Immediate postmastectomy reconstruction is associated with improved breast cancer-specific survival: Evidence and new challenges from the Surveillance, Epidemiology, and End Results database. Cancer 2009; 115(20):4648-54.

4. Hartrampf CR, Scheflan M, Black PW. Breast reconstruction with a transverse abdominal island flap. Plast Reconstr Surg 1982; 69(2):216-25.

5. Albornoz CR, Bach PB, Mehrara BJ et al. A paradigm shift in U.S. Breast reconstruction: Increasing implant rates. Plast Reconstr Surg 2013; 131(1):15-23.

6. Mortada H, AlNojaidi TF, AlRabah R, Almohammadi Y, AlKhashan R, Aljaaly H. Morbidity of the donor site and complication rates of breast reconstruction with autologous abdominal flaps: A systematic review and meta-analysis. Breast J 2022; 2022:7857158.

7. Saldanha IJ, Broyles JM, Adam GP et al. Autologous reconstruction after mastectomy for breast cancer. Plast Reconstr Surg Glob Open 2022; 10(3):e4181.

8. He WY, El Eter L, Yesantharao P et al. Complications and patient-reported outcomes after TRAM and DIEP flaps: A systematic review and meta-analysis. Plast Reconstr Surg Glob Open 2020; 8(10):e3120.

9. Christensen BO, Overgaard J, Kettner LO, Damsgaard TE. Long-term evaluation of postmastectomy breast reconstruction with the pedicled transverse rectus abdominis musculocutaneous flap. J Plast Surg Hand Surg 2013; 47(5):374-8.

10. Bodin F, Zink S, Lutz JC, Kadoch V, Wilk A, Bruant-Rodier C. Which breast reconstruction procedure provides the best long-term satisfaction? Ann Chir Plast Esthet 2010; 55(6):547-52.

11. Tan BK, Joethy J, Ong YS, Ho GH, Pribaz JJ. Preferred use of the ipsilateral pedicled TRAM flap for immediate breast reconstruction: An illustrated approach. Aesthetic Plast Surg 2012; 36(1):128-33.

12. Tukiainen E. Chest wall reconstruction after oncological resections. Scand J Surg 2013; 102(1):9-13.

13. Hatano A, Nagasao T, Sotome K, Shimizu Y, Kishi K. A case of congenital unilateral amastia. J Plast Reconstr Aesthet Surg 2012; 65(5):671-4.

14. Hartrampf Jr CR, Bennett GK. Autogenous tissue reconstruction in the mastectomy patient. A critical review of 300 patients. Ann Surg 1987; 205(5):508-19.

15. Khansa I, Momoh AO, Patel PP, Nguyen JT, Miller MJ, Lee BT. Fat necrosis in autologous abdomen-based breast reconstruction: A systematic review. Plast Reconstr Surg 2013; 131(3):443-52.

16. Hess CL, Gartside RL, Ganz JC. TRAM flap breast reconstruction after abdominal liposuction. Ann Plast Surg 2004; 53(2):166-9.

17. Bond ES, Soteropulos CE, Poore SO. The impact of abdominal liposuction on abdominally based autologous breast reconstruction: A systematic review. Arch Plast Surg 2022; 49(3):324-31.

18. Paige KT, Bostwick III J, Bried JT, Jones G. A comparison of morbidity from bilateral, unipedicled and unilateral, unipedicled TRAM flap breast reconstructions. Plast Reconstr Surg 1998; 101(7):1819-27.

19. Bando M, Tanaka S. Breast reconstruction – some refinements of TRAM flap procedure. Gan To Kagaku Ryoho 1994; 21(Suppl 2):249-54.

20. Moon HK, Taylor GI. The vascular anatomy of rectus abdominis musculocutaneous flaps based on the deep superior epigastric system. Plast Reconstr Surg 1988; 82(5):815-32.

21. Robbins TH. Rectus abdominis myocutaneous flap for breast reconstruction. Aust N Z J Surg 1979; 49(5):527-30.

22. Simon AM, Bouwense CL, McMillan S, Lamb S, Hammond DC. Comparison of unipedicled and bipedicled TRAM flap breast reconstructions: Assessment of physical function and patient satisfaction. Plast Reconstr Surg 2004; 113(1):136-40.

23. Uroskie TW, Colen LB. History of breast reconstruction. Semin Plast Surg 2004; 18(2):65-9.

24. Zienowicz RJ, May Jr JW. Hernia prevention and aesthetic contouring of the abdomen following TRAM flap breast reconstruction by the use of polypropylene mesh. Plast Reconstr Surg 1995; 96(6):1346-50.

25. Wan DC, Tseng CY, Anderson-Dam J, Dalio AL, Crisera CA, Festekjian JH. Inclusion of mesh in donor-site repair of free TRAM and muscle-sparing free TRAM flaps yields rates of abdominal complications comparable to those of DIEP flap reconstruction. Plast Reconstr Surg 2010; 126(2):367-74.

26. Galli A, Adami M, Berrino P, Leone S, Santi P. Long-term evaluation of the abdominal wall competence after total and selective harvesting of the rectus abdominis muscle. Ann Plast Surg 1992; 28(5):409-13.

27. Suominen S, Tervahartiala P, von Smitten K, Asko-Seljavaara S. Magnetic resonance imaging of the TRAM flap donor site. Ann Plast Surg 1997; 38(1):23-8.

28. Egeberg A, Rasmussen MK, Sorensen JA. Comparing the donor-site morbidity using DIEP, SIEA or MS-TRAM flaps for breast reconstructive surgery: A meta-analysis. J Plast Reconstr Aesthet Surg 2012; 65(11):1474-80.

29. Hallock GG. Zones of the lower transverse rectus abdominis musculocutaneous flap based on laser Doppler flowmetry. Ann Plast Surg 1992; 29(2):117-21.

30. Erdmann D, Sundin BM, Moquin KJ, Young H, Georgiade GS. Delay in unipedicled TRAM flap reconstruction of the breast: A review of 76 consecutive cases. Plast Reconstr Surg 2002; 110(3):762-7.

31. Andrades P, Fix RJ, Danilla S et al. Ischemic complications in pedicle, free, and muscle sparing transverse rectus abdominis myocutaneous flaps for breast reconstruction. Ann Plast Surg 2008; 60(5):562-7.

32. Baroudi R, Ferreira CA. Seroma: how to avoid it and how to treat it. Aesthet Surg J 1998; 18(6):439-41.

33. Richter D, Stoff A, Ramakrishnan V, Exner K, Jernbeck J, Blondeel PN. A comparison of a new skin closure device and intradermal sutures in the closure of full-thickness surgical incisions. Plast Reconstr Surg 2012; 130(4):843-50.

34. Huemer GM, Schmidt M, Helml GH, Shafighi M, Dunst-Huemer KM. Effective wound closure with a new two-component wound closure device (Prineo) in excisional body-contouring surgery: Experience in over 200 procedures. Aesthetic Plast Surg 2012; 36(2):382-6.

35. Tzilinis A, Lofman AM, Tzarnas CD. Transfusion requirements for TRAM flap postmastectomy breast reconstruction. Ann Plast Surg 2003; 50(6):623-7.

36. Hester Jr TR, Baird W, Bostwick III J, Nahai F, Cukic J. Abdominoplasty combined with other major surgical procedures: Safe or sorry? Plast Reconstr Surg 1989; 83(6):997-1004.

37. Kryger ZB, Dumanian GA, Howard MA. Safety issues in combined gynecologic and plastic surgical procedures. Int J Gynaecol Obstet 2007; 99(3):257-63.

38. Mirzabeigi MN, Smartt JM, Nelson JA, Fosnot J, Serletti JM, Wu LC. An assessment of the risks and benefits of immediate autologous breast reconstruction in patients undergoing postmastectomy radiation therapy. Ann Plast Surg 2013; 71(2):149-55.

39. Gurunluoglu R, Gurunluoglu A, Williams SA, Tebockhorst S. Current trends in breast reconstruction: Survey of American Society of Plastic Surgeons 2010. Ann Plast Surg 2013; 70(1):103-10.

40. Potter S, Brigic A, Whiting PF et al. Reporting clinical outcomes of breast reconstruction: A systematic review. J Natl Cancer Inst 2011; 103(1):31-46.

41. Enajat M, Damen TH, Geenen A, Timman R, van der Hulst RR, Mureau MA. Pulmonary embolism after abdominal flap breast reconstruction: Prediction and prevention. Plast Reconstr Surg 2013; 131(6):1213-22.

42. Rossetto LA, Abla LE, Vidal R et al. Factors associated with hernia and bulge formation at the donor site of the pedicled TRAM flap. Eur J Plast Surg 2010; 33(4):203-8.

43. Chun YS, Verma K, Sinha I et al. Impact of prior ipsilateral chest wall radiation on pedicled TRAM flap breast reconstruction. Ann Plast Surg 2013; 71(1):16-9.

44. Azzawi K, Ismail A, Earl H, Forouhi P, Malata CM. Influence of neoadjuvant chemotherapy on outcomes of immediate breast reconstruction. Plast Reconstr Surg 2010; 126(1):1-11.

45. Patel SA, Sandberg LJ, Ranganath B, Devarajan K, Toto J, Topham NS. Impact of adjuvant chemotherapy on abdominal wall hernias and bulges after muscle-sparing free TRAM flaps for breast reconstruction. Ann Plast Surg 2012.

46. Kulkarni AR, Katz S, Hamilton AS, Graff JJ, Alderman AK. Patterns of use and patient satisfaction with breast reconstruction among obese patients: Results from a population-based study. Plast Reconstr Surg 2012; 130(2):263-70.

47. Mak JC, Kwong A. Complications in post-mastectomy immediate breast reconstruction: A ten-year analysis of outcomes. Clin Breast Cancer 2020; 20(5):402-7.

Capítulo 54

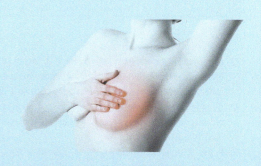

Microcirurgia na Reconstrução Mamária

Eduardo González
Gastón Berman
Sergio Quildrian

▶ INTRODUÇÃO

O uso de retalhos livres na reconstrução mamária surge a partir do avanço no uso de tecido autólogo para reconstrução mamária nas últimas décadas. Embora representem a opção mais complexa entre as diferentes técnicas de reconstrução mamária, os retalhos livres oferecem certas vantagens estéticas e são uma opção razoável em certas pacientes, nas quais não é viável o uso de retalhos ou implantes pediculados ou quando um resultado estético insatisfatório é antecipado com outro método reconstrutivo.

A título de introdução, muito se tem escrito sobre a expressão *cirurgia oncoplástica da mama* (COM) nos últimos anos, provavelmente sem considerar sua definição original para uso. Segundo Werner Audretsch, em 1994[1], a COM originalmente incluía todas as abordagens cirúrgicas da cirurgia plástica e reconstrutiva com o objetivo de obter uma ressecção oncológica com margens satisfatórias no tratamento conservador, tentando minimizar possíveis deformidades e alcançar melhores resultados estéticos.

Posteriormente, e após diferentes denominações relacionadas com a técnica realizada, o conceito foi ampliado para a expressão *reconstrução imediata tumor-específica* (*Tumor Specific Immediate Reconstruction* [TSIR])[2], proposta em 1996 pelo cirurgião plástico John Bostwick III, dos EUA, que inclui não só as técnicas de prevenção das sequelas do tratamento conservador, mas também todo o espectro de técnicas para reconstrução imediata após mastectomia parcial ou total (reconstrução mamária imediata [RMI]), a correção das sequelas (reconstrução mamária tardia [RMT]) e o reparo imediato no tratamento cirúrgico de tumores localmente avançados e recorrências na parede torácica. Atualmente, após essas discrepâncias na nomenclatura, a associação da expressão *cirurgia oncoplástica da mama* à classificação de John Bostwick nas publicações latinas e anglo-saxônicas é uniforme na comunidade médica.

▶ CONSIDERAÇÕES ONCOLÓGICAS E TÉCNICAS

Na reconstrução mamária pós-mastectomia (RMPM) é necessário analisar cada paciente individualmente e decidir sua indicação – tanto o tempo como a técnica cirúrgica a ser utilizada – de acordo com os seguintes fatores:
- Fatores que podem aumentar a morbidade.
- Fatores que possibilitam decidir o momento e a técnica da reconstrução.

Fatores que podem aumentar a morbidade

Diversos fatores podem influenciar a indicação da reconstrução mamária em relação às taxas de complicações e, consequentemente, a escolha da técnica e do momento, como obesidade, diabetes, tabagismo, doenças autoimunes e radioterapia prévia.

Fundamentalmente, obesidade, tabagismo e radioterapia prévia podem ser fatores condicionantes para o aumento da taxa de complicações com qualquer uma das técnicas de reconstrução indicadas com mais frequência atualmente. A obesidade pode aumentar as taxas de complicações em até 12 vezes[3-5] e o tabagismo, devido ao efeito vasoconstritor direto no nível da pele e à inibição indireta do fluxo capilar em razão da liberação de catecolaminas mediada pela nicotina, produz aumento da necrose dos retalhos de mastectomia[6] e vários distúrbios vasculares em técnicas de tecidos autólogos[7]. Radioterapia prévia poderia alterar o processo de reconstrução a partir de eventual alteração do leito vascular ou da produção de algum grau de fibrose que estaria ligada a distúrbios de cicatrização[8].

RECONSTRUÇÃO MAMÁRIA IMEDIATA OU TARDIA?

Atualmente, a reconstrução mamária está indicada para a maioria das pacientes em centros especializados no tratamento oncológico e reconstrutivo do câncer de mama. No entanto, ainda existem questões a resolver nesse sentido, como, por um lado, a relação entre esse procedimento, a técnica escolhida, a possibilidade de realização de radioterapia adjuvante e suas consequências e, por outro, os resultados estéticos e psicológicos ao longo do tempo e o impacto na qualidade de vida das pacientes.

Fatores oncológicos de decisão

Na RMI é necessário considerar os fatores oncológicos de decisão (FOD), que influenciam a indicação do tempo de reconstrução devido à possível intercorrência do procedimento reconstrutivo em razão da execução de tratamentos adjuvantes e às taxas de complicação.

Também é necessário analisar considerações técnicas que influenciam diretamente a RMI com o resultado cosmético final.

Os FOD têm a ver com:

- Características histológicas do tumor, tamanho, taxa de crescimento etc. (preferencialmente obtidas por biópsia histológica por agulha, por agulha grossa ou mamotomia).
- Avaliação clínica do envolvimento axilar ou determinada por métodos não invasivos (ultrassonografia, tomografia por emissão de pósitrons) ou minimamente invasivos (citologia, *core biopsy*).

A importância da avaliação desses fatores de decisão está diretamente relacionada com a possível necessidade de radioterapia adjuvante pós-mastectomia e sua implicação na indicação do momento (RMI ou RMT) ou da técnica (expansores ou tecido autólogo) da reconstrução mamária.

RECONSTRUÇÃO MAMÁRIA PÓS-MASTECTOMIA COM MATERIAIS HETERÓLOGOS (PROTÉTICOS) — INDICAÇÕES, CONTRAINDICAÇÕES. COMPLICAÇÕES — PREVENÇÃO E TRATAMENTO — INCONVENIÊNCIA

Reconstrução mamária pós-mastectomia — técnicas utilizadas

As técnicas cirúrgicas mais utilizadas atualmente estão listadas no Quadro 54.1.

A RMPM com expansores de tecido e próteses é atualmente a técnica mais utilizada (cerca de 75%)[9]. Há consenso quase unânime entre vários grupos com experiência em reconstrução mamária para o uso de expansores anatômicos com superfícies texturizadas, transitórios e com válvula embutida.

A RMPM com próteses ou expansores consiste na colocação de implante protético de uma dessas duas varian-

Quadro 54.1 Técnicas de reconstrução mamária
Procedimentos autólogos
• Retalho TRAM
• Pediculado
• Livre
• DIEP (perfurantes)
• Retalho SIEA – vasos epigástricos superficiais
• Aba de latíssimo do dorso (LD)
• Convencional com expansor ou implante
• Estendido (sem prótese)
• Aba toracoepigástrica – toracodorsal
• Outras abas livres (microcirúrgicas)
• Glúteo superior
• Glúteo inferior
• Lateral de músculo
• Retalho de Rubens
• Retalho de omento
• *Lipofiling* – enxerto de tecido adiposo
Procedimentos heterólogos (implantes)
• Próteses
• Silicone
• Salinas
• Poliuretano
• Expansores
• Redondos e lisos
• Anatômicos e texturizados
• Transitórios ou definitivos
Procedimentos combinados
Combinação de um procedimento autólogo com um heterólogo (p. ex., aba de LD + expansor)
Correção de simetria da mama restante

DIEP: retalho perfurante da artéria epigástrica inferior profunda; SIEA: retalho perfurante da artéria epigástrica inferior superficial; TRAM: retalho transverso do músculo reto abdominal.

tes na área de mastectomia no momento da ressecção ou de forma tardia. Preferimos prescrevê-la para pacientes com cobertura cutânea (irradiada ou não) e tecido celular subcutâneo de boa qualidade.

A escolha do expansor de tecido ou da prótese dependerá das características anatômicas de cada paciente, sendo indicado o expansor quando for necessário esticar a pele para formar naturalmente uma bolsa (anatomicamente), depois substituído por uma prótese que deverá ter, preferencialmente, o mesmo formato para dar volume. Em situações particulares (p. ex., RMI com preservação de pele e mamas pequenas ou médias) é possível obter bons resultados com próteses sem expansores.

Nossas indicações para expansores e próteses na RMI são:

- Mastectomias com conservação de pele e complexo areolopapilar e ressonância magnética são as indicações mais frequentes para colocação direta de prótese e, em alguns casos específicos, expansores anatômicos transitórios de tecido com válvula embutida. Cuidados devem ser tomados com a dissecção dos retalhos de mastectomia e a confecção, idealmente, de uma bolsa pré-peitoral.
- Em alguns casos, é viável a utilização de telas dérmicas acelulares ou sintéticas que tornem possível manter o expansor ou a prótese em posição, reduzindo o risco de alteração no resultado estético desejado. Também suportam o peso da prótese, evitando impacto direto no retalho de mastectomia.
- Mastectomias poupadoras de pele e ressonância magnética e uso de expansores definitivos, os quais são frequentemente indicados em reconstruções bilaterais simultâneas, quando não há dificuldade em obter simetria ou em pacientes com mamas de boa estrutura estética que podem ser imitadas com o expansor selecionado. Não costumam ser utilizados atualmente.

Nossas indicações para expansores e próteses na RMT incluem:

- Pacientes com os tecidos moles de boa qualidade no leito da mastectomia sem radioterapia prévia. Na reconstrução tardia, a cobertura muscular completa não é essencial, apenas o uso do músculo peitoral maior para cobrir a incisão da pele e proteger o implante de possível extrusão. Nos últimos anos temos optado por incisões no sulco submamário em muitas pacientes sem a necessidade de cobertura muscular.

- Pacientes com tecidos moles de boa qualidade no leito da mastectomia com radioterapia prévia. Contraindicação absoluta no passado, hoje em dia, se o leito for trófico e elástico, o expansor pode ser indicado diretamente e, em caso de dúvidas, um ou dois procedimentos de lipotransferência podem ser previamente indicados para melhorar o leito antes da colocação do expansor[8].
- Nas reconstruções mamárias secundárias com maus resultados em razão de próteses encapsuladas, leitos mal expandidos ou assimetrias à custa da má forma da mama reconstruída, é factível se os leitos a serem expandidos forem de boa qualidade, para indicar novos procedimentos reconstrutivos com expansores em um ou dois estágios.

As contraindicações à realização de RMPM incluem:

- Recusa da paciente em usar implantes.
- Radioterapia prévia com má qualidade da pele na área a ser expandida (contraindicação relativa, uma vez que hoje essa pele pode ser melhorada com transferência de gordura e o expansor é indicado).
- Retalhos com pele muito fina ou tensionada (contraindicação relativa, porque hoje é possível melhorar essa pele com transferência de gordura e indicar o expansor).
- Doenças do colágeno (contraindicação relativa, de acordo com a patologia preexistente sugerida após consulta com imunologista).
- Perda da integridade do músculo peitoral maior ou do próprio (mastectomia de Halsted), quando pode ser necessário complementá-lo com retalho do grande dorsal ou indicar diretamente uma variedade de retalho TRAM.
- Em casos particulares, a presença de mama contralateral grande e hipertrófica pode ser uma contraindicação relativa porque, apesar de sua redução, não é possível o uso de expansores e/ou próteses para atingir forma, volume e simetria adequados e duráveis, e por isso indicamos tecido autólogo.

Como se pode observar no Quadro 54.1, o tecido autólogo é excelente alternativa na reconstrução mamária (RMTA), apesar do baixo percentual de indicação dessas técnicas até 2007 (25% de todas as reconstruções)[9]. Em relação às próteses, seu uso se manteve estável por muito tempo, mas atualmente vem diminuindo em detrimento do uso de transferência de gordura para correção das sequelas dos leitos irradiados após mastectomia[10].

RECONSTRUÇÃO MAMÁRIA COM TECIDO AUTÓLOGO – INDICAÇÕES ATUAIS – TÉCNICAS UTILIZADAS E UTILIDADE DA MICROCIRURGIA

As principais vantagens da RMTA são a duração do resultado estético proporcionada pela sincronia com o envelhecimento natural, textura natural das mamas e ptose, mamas com aparência normal em posição estática e em movimento, modificações harmoniosas nas mudanças do peso corporal, possibilidade de fornecer pele em pacientes com escassez pós-mastectomia, além da ausência de encapsulamento, o que pode ocorrer com o uso de implantes. Além dessas vantagens relacionadas com o resultado estético da reconstrução, os retalhos livres têm melhor irrigação através da artéria epigástrica profunda inferior (nos casos de TRAM ou DIEP), diferentemente dos pediculados, cuja irrigação depende do pedículo superior, de menor calibre, mas que, por outro lado, preservam maior estrutura da parede abdominal por não mobilizarem todo o músculo reto abdominal como nos retalhos pediculados, diminuindo a morbidade da área doadora.

As desvantagens incluem a necessidade de equipe treinada e material adequado, além de aumento do tempo operatório e da possibilidade de morbidade da área doadora. Em pacientes com pouco tecido abdominal, a reconstrução pode não ser satisfatória e exigir o uso de outras áreas doadoras, se possível.

Em nossa experiência de mais de 30 anos em reconstrução mamária, iniciamos com a técnica de retalho miocutâneo em suas duas variantes mais frequentes: o retalho do grande dorsal (RGD) e o retalho do reto abdominal (retalho TRAM). A seguir, descreveremos nossa experiência e a evolução dos retalhos miocutâneos microcirúrgicos, as indicações e contraindicações, bem como nosso algoritmo, técnica, resultados e complicações.

Retalho miocutâneo do grande dorsal

O RGD é um retalho nobre, seguro e de fácil execução, que geralmente repara defeitos na parede torácica. Envolve a transposição para a face anterior do tórax de todo ou de parte do músculo grande dorsal com uma ilha de pele e tecido celular subcutâneo de tamanho adequado ao defeito a ser reparado. Apresenta alguns inconvenientes, como não oferecer volume suficiente à mama reconstruída na maioria dos casos, devendo, por isso, ser associado a próteses ou expansores, deixando sequelas cicatriciais no dorso e, em geral, a necessidade de exploração intraoperatória durante o procedimento cirúrgico para garantir a integridade do pedículo vasculonervoso toracodorsal. Com a variante de RGD estendido ou retalho de grande dorsal lipoenxertado[11] é possível obter simetria aceitável nos casos de mama contralateral de tamanho pequeno ou intermediário.

Nossas (eventuais) indicações de RGD na RMI são:

- Reparar defeitos de grandes ressecções em caso de tratamento de tumores localmente avançados, não necessariamente como tentativa de reconstruir a mama com critérios estéticos, mas para substituir tecidos moles e cobrir defeitos.
- Em mastectomias com conservação de pele devido a recidivas de tratamento conservador e radioterapia prévia, para substituir a pele ressecada, preservando o envelope mamário, associado a expansores e/ou próteses para dar volume (Figura 54.1).

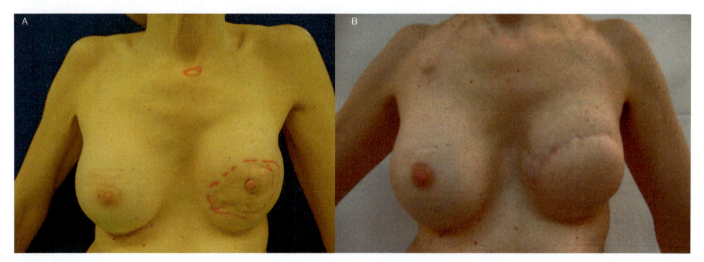

Figura 54.1A Paciente com recidiva local após tratamento conservador na mama esquerda. Tem próteses de silicone. Mastectomia simples e reconstrução mamária imediata com retalho do grande dorsal e troca de prótese. **B** Resultado final.

- Nas mastectomias poupadoras de pele, em virtude das recidivas do tratamento conservador e da radioterapia prévia, para substituir a pele ressecada, preservando o envelope mamário ao utilizar o retalho em sua variedade "estendida" de modo a obter volume sem o uso de próteses (Figura 54.2).

As indicações de RGD na RMT são:

- Pacientes que necessitam do suprimento de tecidos com boa vitalidade para a área tratada, tendo ou não recebido radioterapia, necessitam de mamas de médio ou grande volume mamário para manter a simetria e que, conhecendo as demais possibilidades de reconstrução com expansores, tecido autólogo convencional ou transferência de gordura, preferem o dorso como área doadora.
- Pacientes com contraindicação à reconstrução mamária com expansores (sequelas actínicas graves) e contraindicação absoluta à reconstrução mamária com retalho TRAM (p. ex., história de dermolipectomia ou ausência de panículo abdominal). (Esta indicação está em discussão desde a aplicação de técnicas de transferência de gordura.)
- Correção ou "resgate" de complicações da reconstrução com outras técnicas (p. ex., reparo da extrusão do expansor ou da prótese devido a fenômenos tróficos dos retalhos de mastectomia ou reparo de sequelas actínicas graves na reconstrução mamária com retalho TRAM [Figura 54.3]).

As contraindicações gerais são:

- Lesão do pedículo do músculo grande dorsal, avaliada clinicamente por métodos diagnósticos complementares (arteriografia, Doppler etc.) ou por exame intraoperatório (lesão ou má qualidade do vaso em razão de sequela actínica que altera a perfusão).
- Toracotomia homolateral prévia via vertical ou posterolateral.

Reconstrução mamária com retalhos abdominais

Indicações gerais

- Paciente com volume suficiente de tecido abdominal que deseje reconstrução definitiva e natural e esteja ciente das limitações funcionais e estruturais do procedimento.
- Especialmente indicada quando a mama contralateral é volumosa e ptótica.

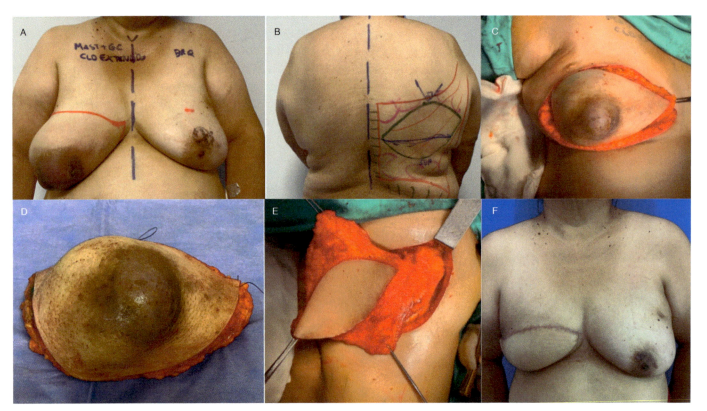

Figura 54.2A a **C** Paciente diagnosticada com adenomioepitelioma da mama direita na qual é previsto retalho extenso do grande dorsal. **D** a **F** Peça operatória, extensão do retalho e resultado 1 ano após a cirurgia.

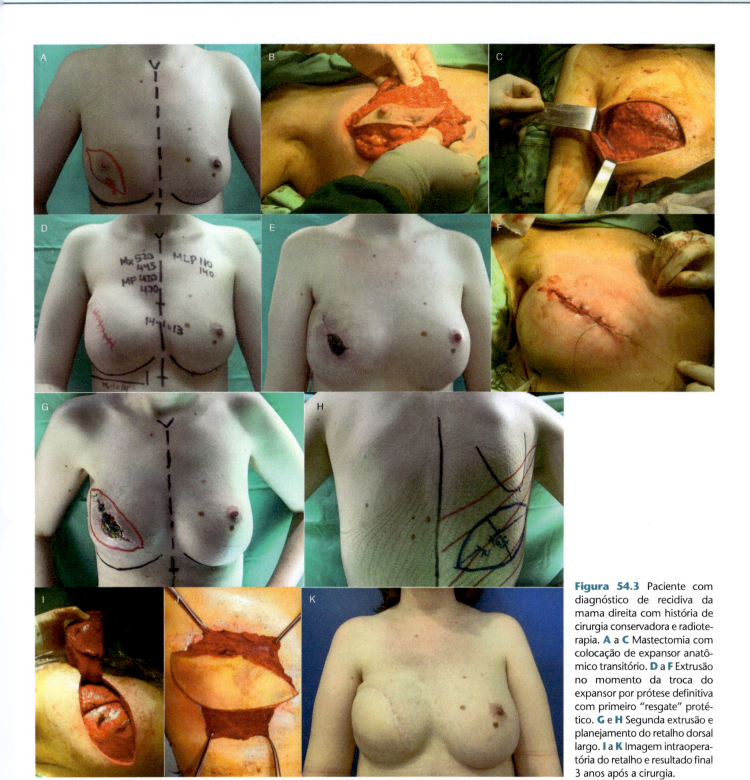

Figura 54.3 Paciente com diagnóstico de recidiva da mama direita com história de cirurgia conservadora e radioterapia. **A** a **C** Mastectomia com colocação de expansor anatômico transitório. **D** a **F** Extrusão no momento da troca do expansor por prótese definitiva com primeiro "resgate" protético. **G** e **H** Segunda extrusão e planejamento do retalho dorsal largo. **I** a **K** Imagem intraoperatória do retalho e resultado final 3 anos após a cirurgia.

Indicações do retalho TRAM e suas variantes em reconstrução mamária imediata

- Reparar defeitos de grandes ressecções no caso de tratamento de tumores localmente avançados, não necessariamente para reconstruir a mama com critérios estéticos, mas para substituir tecidos moles.
- Nas mastectomias poupadoras de pele, para reposição de pele e volume ressecados, preservando o envoltório mamário quando a paciente não aceita a reconstrução com material protético.
- Nas mastectomias poupadoras de pele devido a recidivas do tratamento conservador e radioterapia prévia, para reposição de pele e volume ressecados, preservando o envoltório mamário.

Indicações do retalho TRAM e suas variantes na reconstrução mamária tardia

- Pacientes que necessitam suprimento de tecidos com boa vitalidade para a área tratada, tendo ou não recebido radioterapia, precisam de mamas de médio ou grande volume para manter simetria e que, conhecendo as demais possibilidades de reconstrução com expansores, tecido autólogo convencional ou transferência de gordura, preferem o abdome como área doadora.
- Pacientes com contraindicação à RMT com expansores (sequelas actínicas graves). (Desde a aplicação das técnicas de transferência de gordura, esta indicação está sendo revista.)
- Correção de complicações da reconstrução por meio de outras técnicas (p. ex., reparo da extrusão do expansor ou da prótese devido a fenômenos tróficos dos retalhos de mastectomia ou reparo de sequelas actínicas graves em reconstrução mamária com grande dorsal isolado ou associado à prótese).

Contraindicações comuns a todas as técnicas

- Abdominoplastias.
- Em caso de história de colecistectomia por laparotomia convencional (incisão subcostal ou mediana), indica-se TRAM pediculado contralateral ou microcirúrgico.
- Cicatrizes abdominais que comprometam a vascularização dependente da epigástrica superior (pode ser indicado TRAM microcirúrgico).
- No caso de laparotomias medianas supra ou infraumbilicais, pode ser considerado um TRAM bipediculado, e a extensão da ilha de pele deve ser cuidadosamente avaliada ou um TRAM microcirúrgico associado deve ser indicado, se for necessário usar toda a ilha abdominal.
- Fatores de risco, como obesidade grave, e doenças sistêmicas, como diabetes e hipertensão.
- Fumantes (o risco pode ser reduzido pela metade ao parar de fumar pelo menos 6 semanas antes do procedimento).

Complicações

As complicações descritas para esses procedimentos são:

- Necrose total (em geral apenas em retalhos livres) ou necrose parcial do retalho (pediculado).
- Hérnia abdominal, possibilidade de abaulamento, fraqueza ou distúrbio funcional.
- Necrose gordurosa ou deiscência das bordas da ferida.
- Necrose ou mau posicionamento do umbigo.
- Intolerância à tela de reforço (se utilizada para reconstrução da parede abdominal).
- Infecção, seroma e hematoma.

Vantagens

- Os retalhos TRAM conferem mamas naturais, com melhor simetria e maior duração do resultado reconstrutivo.
- A preservação funcional e estrutural total da parede abdominal é melhor quando são utilizadas técnicas microcirúrgicas de perfurantes (retalho DIEP) ou superficiais (retalho SIEA).

Desvantagens

- Assimetria no contorno do abdome nos casos de retalho unipediculado.
- A malha de reforço, especialmente em variantes pedunculadas, é muitas vezes necessária. Risco de déficit estrutural da parede abdominal que pode resultar em fraqueza abdominal e aumento do risco de hérnias.
- Causa déficit funcional considerável, eliminando parte da musculatura abdominal, principalmente se for bipediculada.
- Os retalhos microcirúrgicos para a equipe cirúrgica implicam maior especialização e maior curva de aprendizado. O procedimento deve ser realizado por cirurgiões com ampla experiência e treinamento microcirúrgico em retalhos perfurantes.

- Para as pacientes significa aumento do tempo operatório (tempo médio da cirurgia: 6 horas).
- Não está disponível para todas as instituições.

Retalho miocutâneo do músculo reto abdominal (retalho TRAM)

Desde sua descrição, por Hartrampf em 1982[12], o retalho TRAM é o retalho miocutâneo de primeira escolha para reconstrução mamária Nessa intervenção, como em todas as técnicas de reconstrução, o treinamento e a curva de aprendizado são essenciais.

O retalho TRAM apresenta as seguintes variedades:

Retalho TRAM pediculado

Trata-se de um retalho que consiste na elevação do tecido cutâneo-adiposo do abdome inferior e sua rotação para o tórax, baseado na vascularização pelos vasos epigástricos superiores que secundariamente o suprem através de perfurantes periumbilicais. A vascularização primária e direta dessa ilha é suprida pelos vasos epigástricos inferiores profundos. Atualmente, o conceito de vascularização convencional da ilha abdominal de Boyd[13] foi alterado pelos critérios de Holm e Ninkovic[14], que consideram o segmento II da vascularização como a extremidade homolateral ao pedículo e o segmento III como o outro lado da linha média (Figura 54.4).

O retalho TRAM pediculado implica, segundo várias séries, risco < 10% de perda parcial do retalho, geralmente associado a distúrbios do retorno venoso. Esse mesmo mecanismo também justifica a presença de focos de citoesteatonecrose que podem modificar o resultado cosmético e, em alguns casos, exigir novas biópsias para descartar recidivas locais. A perda total do retalho, complicação extremamente rara, está associada à lesão involuntária da artéria epigástrica superior.

Mais raramente, são descritas infecções, hematomas, linfoceles do abdome, retardo na cicatrização da ferida abdominal e tromboembolismo.

Quando se deseja melhorar o fluxo arterial e venoso da ilha elevada, utilizar todo o volume da ilha, realizar reconstruções bilaterais simultâneas ou, quando um único pedículo não é suficiente para garantir a vitalidade de todo o retalho devido a cicatrizes prévias (mediana), ambos os retos abdominais podem estar elevados (retalho TRAM bipediculado). Como esse procedimento causa fraqueza acentuada da parede abdominal, em geral essa intervenção não é aconselhável, podendo ser substituída por retalhos livres microcirúrgicos em algumas de suas variantes.

A Figura 54.5 mostra a técnica e o resultado. As outras duas variantes – retalho TRAM livre e perfurante profundo da artéria epigástrica inferior (DIEP) – serão descritas a seguir no corte de reconstrução mamária com retalhos livres.

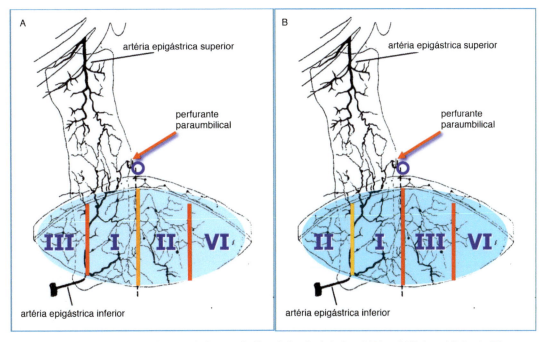

Figura 54.4 Conceitos de vascularização da ilha abdominal de Boyd (**A**) e de Holm e Ninkovic (**B**).

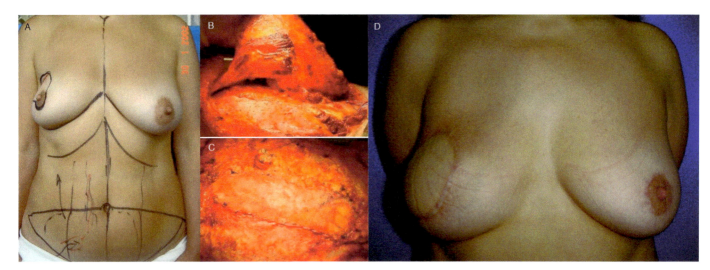

Figura 54.5 Retalho TRAM pediculado. **A** Paciente com recidiva local após tratamento conservador na mama direita. **B** Mastectomia simples e reconstrução mamária imediata com retalho pediculado homolateral do músculo reto abdominal. **C** Observadas sequelas na parede abdominal e no reparo com tela de polipropileno. **D** Resultado.

Reconstrução mamária com retalhos livres

Em geral, os mais utilizados são aqueles baseados em tecido abdominal (TRAM, msTRAM, DIEP, SIEA), embora para algumas pacientes, nas quais eles não possam ser utilizados devido a problemas anatômicos ou múltiplas cirurgias abdominais prévias, exista a opção de utilizar outros sítios doadores (retalhos baseados no pedículo glúteo ou retalhos de coxa).

Há quatro razões para a escolha do retalho livre: menor morbidade na área doadora, melhores fluxo arterial e drenagem venosa, maior facilidade na modelagem da mama e do sulco submamário e melhores possibilidades de revisões secundárias.

Avaliação perioperatória

✓ Características do retalho e da área doadora

O principal pré-requisito para a escolha de uma técnica de reconstrução microcirúrgica é a presença de tecido suficiente na área doadora do retalho para realização do procedimento. Para isso, deve-se avaliar não apenas a mama a ser reconstruída, mas também as características da mama contralateral. Além disso, é importante considerar se se trata de reconstrução mamária imediata com ou sem preservação de pele ou reconstrução tardia, devido à necessidade de maior quantidade de pele nas duas últimas opções. Essa situação será levada em conta na escolha do tipo de retalho que atenda às exigências de cada caso.

✓ Antecedentes da paciente

Ao se optar pelo uso de retalhos livres para reconstrução mamária, convém determinar a presença de determinadas condições da paciente que possam estar associadas a complicações pós-operatórias. Entre as mais comuns estão tabagismo, diabetes mal controlado e obesidade mórbida, os quais geralmente estão associados à necrose gordurosa parcial ou total do retalho. Cirurgias abdominais prévias (sejam convencionais, laparoscópicas e até mesmo lipoaspiração) podem afetar a irrigação dependente dos vasos epigástricos, seja por lesão do tronco principal da artéria epigástrica, de seus principais ramos de divisão intramuscular ou dos vasos perfurantes. A lipoaspiração pode não só afetar a irrigação da ilha de pele do retalho por lesão direta dos vasos perfurantes, mas também pode causar fibrose que dificulta a dissecção do retalho. Uma história de radioterapia prévia, especialmente em pacientes que necessitam de reconstrução tardia, pode afetar diretamente a qualidade dos vasos receptores do retalho.

Exames de imagem

✓ Tomografia computadorizada ou angiorressonância magnética

Estudos não invasivos são muito úteis para avaliar a anatomia da vascularização do tecido doador do retalho em múltiplos níveis, determinando as características do

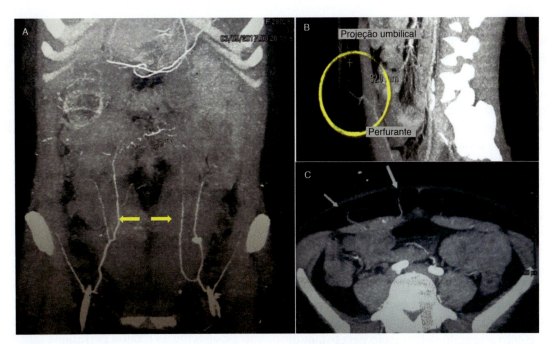

Figura 54.6A a C Angiotomografia pré-operatória para detecção de vasos perfurantes e avaliação do tipo de distribuição dos ramos divisores intramusculares da artéria epigástrica inferior profunda.

pedículo (calibre e comprimento), dos vasos perfurantes que irrigam o retalho (número, localização, diâmetro, trajeto) e a quantidade de tecido que será fornecido (Figura 54.6).

Esses estudos não invasivos têm grande importância nos casos em que é necessária a reconstrução mamária bilateral[15]. Embora a angiotomografia apresente maior resolução espacial, em geral a angiografia por ressonância alcança maior resolução de contraste, tornando possível evidenciar estruturas submilimétricas. Ao mesmo tempo, permitem o estudo dos vasos receptores, que, no caso da cirurgia mamária, são o pedículo toracodorsal e a artéria mamária interna.

✓ *Fluorescência com verde de indocianina*

Essa técnica, que avalia a perfusão tecidual, tem sido utilizada com sucesso durante a cirurgia e consiste na disposição de insumos específicos que permitam, por meio da injeção endovenosa de verde de indocianina, avaliar a perfusão do retalho e eventualmente descartar tecido com vitalidade menor, evitando, assim, áreas de necrose gordurosa uma vez realizada a reconstrução.

✓ *Ultrassonografia com Doppler*

A ultrassonografia com Doppler era o método de escolha antes do advento da angiotomografia. Atualmente, sua maior utilidade reside em confirmar a localização dos vasos perfurantes detectados com tomografia ou ressonância magnética e sua avaliação intraoperatória, sendo de grande importância para monitoração pós-operatória da perfusão do retalho.

Tipos de retalhos livres utilizados na cirurgia reconstrutiva da mama

Retalhos da parede abdominal

✓ *Retalho livre de reto abdominal anterior (retalho TRAM livre)*[16-17]

O retalho TRAM livre é um retalho miocutâneo que inclui uma porção variável do músculo reto abdominal, de onde emergem as artérias perfurantes que suprem a ilha de pele destinada a reconstruir o defeito mamário.

O TRAM livre pode ser utilizado com menos riscos do que o pediculado em situações especiais de pacientes com obesidade moderada, idosas ou com outras patologias gerais que possam causar a perda do retalho ou produzir necrose gordurosa, reduzindo, assim, o índice de complicações.

No retalho TRAM pediculado, a irrigação ocorre a partir da artéria epigástrica superior (ramo final da artéria mamária interna), que atravessa a espessura do músculo reto abdominal e representa o ponto de rotação do músculo. Ao contrário, no TRAM livre a irrigação dependerá da artéria epigástrica inferior profunda, que tem diâmetro de 1,6 a 3,5mm, e suas veias concomitantes (1,7 a 3,8mm de diâmetro)[18,19]. Esses vasos são então anastomosados aos vasos receptores do retalho que a equipe reconstrutiva escolherá oportunamente. Entre os vasos receptores frequentemente utilizados estão os do pedículo toracodorsal (com diâmetro arterial de 1,5 a 2mm), os quais geralmente são dissecados durante eventual linfadenectomia axilar realizada no mesmo ato cirúrgico. Se estiverem danificados ou não apresentarem bom calibre (esclerose actínica), ou se for realizada apenas biópsia de linfonodo sentinela, podem ser substituídos pelos vasos mamários internos homolaterais ao defeito (Figura 54.7).

Dissecados entre o terceiro e o quinto espaço intercostal, os vasos do pedículo toracodorsal tendem a promover um fluxo maior do que os toracodorsais e, devido à proximidade com a área do defeito, não necessitam de um pedículo de retalho muito longo, o que é importante em pacientes que não necessitam de retalhos de grande volume ou que não têm pedículos curtos. Quando se utilizam vasos mamários internos, a extremidade proximal dos vasos costuma ser utilizada para realização da anastomose, embora esta possa ser realizada distalmente em pacientes com bom fluxo, que nesse caso depende dos ramos colaterais. Independentemente do vaso receptor escolhido, sua viabilidade deve ser estabelecida por meio de angiografia não invasiva, especialmente em pacientes submetidos à cirurgia axilar (esvaziamento axilar, biópsia do linfonodo sentinela, biópsia de linfonodo incisional) ou radioterapia prévia.

De acordo com a quantidade de músculo ressecada e incorporada à dissecção do retalho, o retalho TRAM livre é classificado como *ms-0* (a espessura total do músculo reto abdominal é incorporada ao retalho), *ms-1* (o setor medial ou lateral do músculo é preservado), *ms-2* (os setores medial e lateral do músculo reto abdominal são preservados) e *ms-3* (preservação de todo o músculo, correspondente ao retalho perfurante DIEP)[20].

As Figuras 54.8 e 54.9 mostram a técnica e os resultados obtidos.

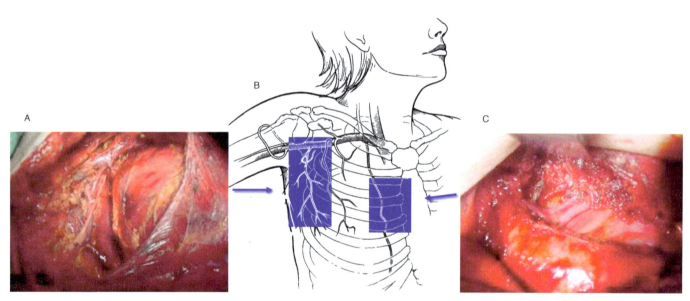

Figura 54.7A a C Retalho TRAM livre. Zonas doadoras vasculares. Vasos toracodorsais e mamários internos.

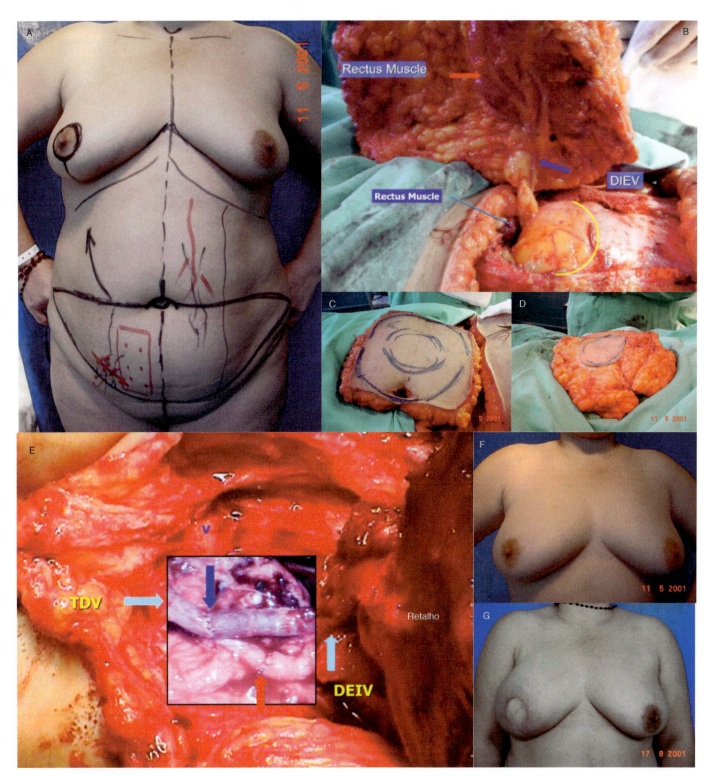

Figura 54.8 Retalho TRAM livre. **A** Paciente com tumor multicêntrico de mama direita. Está prevista mastectomia poupadora de pele com reconstrução imediata com retalho TRAM. Um plano duplo é mostrado com retalho livre e pediculado e é escolhido o retalho microcirúrgico homolateral. **B** a **D** Elevação do retalho à custa dos vasos epigástricos inferiores profundos por meio de ressecção da ilha do reto abdominal inferior e pré-modelagem no abdome antes da secção dos vasos. **E** Anastomose venosa e arterial microcirúrgica com náilon 10/0 entre os vasos toracodorsais inferior profundo e epigástrico (paciente com esvaziamento axilar). **F** e **G** Pré e pós-operatório.

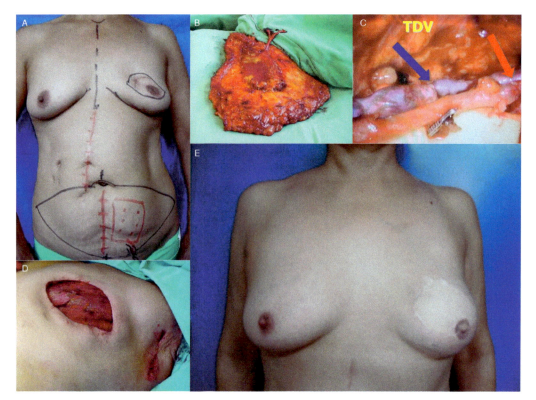

Figura 54.9 Retalho TRAM livre. **A** Paciente com recidiva local do tratamento conservador na mama esquerda e cicatriz mediana supra e infraumbilical. Programa-se retalho livre com hemi-ilha abdominal esquerda. **B** Mastectomia com esvaziamento axilar. **C** Retalho livre retirado do abdome, mostrando ilha do reto abdominal e pedículo vascular. **D** Anastomose microcirúrgica. **E** Resultado.

Associação dos retalhos TRAM livre e pediculado

Os retalhos livres não são indicados apenas como procedimento único, mas podem melhorar os resultados de um retalho pediculado ou associar-se a este em situações especiais.

Retalho TRAM misto

Essa variante, que associa retalho livre e pediculado, é utilizada no caso de incisões infraumbilicais de tamanho médio que tornam a ilha abdominal independente e evitam a elevação dos dois músculos retos.

Retalho TRAM com sobrecarga

Associação de retalho pediculado à anastomose arterial microcirúrgica para melhorar sua irrigação.

Retalho TRAM com superdrenagem

Associação de retalho pediculado à anastomose venosa microcirúrgica para melhorar a drenagem do retalho. Essa variante é frequentemente utilizada quando, durante a cirurgia, podem ser observados distúrbios do retorno venoso da ilha elevada.

Retalho TRAM "parasita"

Variedade especial utilizada nos casos de cicatriz infraumbilical média em que metade da ilha é vascularizada com o TRAM pediculado superior e a outra metade com anastomose microcirúrgica entre os dois pedículos epigástricos inferiores (artéria e veia).

Retalho TRAM tardio

Esta variedade especial de TRAM pediculado consiste na ligadura prévia por meio de pequeno procedimento cirúrgico dos vasos epigástricos inferiores e vascularização acessória da ilha abdominal para tornar dominante o fluxo epigástrico superior e reduzir a taxa de complicações na operação principal.

Retalho perfurante da artéria epigástrica inferior profunda (DIEP)[21,22]

A cirurgia reparadora evoluiu nas últimas décadas e conseguiu não só melhorar os resultados funcionais e estéticos, mas também reduzir a morbidade na área doadora do retalho, tornando-se cada vez mais importante.

Por outro lado, o refinamento da técnica cirúrgica levou ao desenvolvimento de retalhos cada vez mais complexos, dando origem aos retalhos perfurantes, nos quais a irrigação final do retalho dependerá de um vaso que atravesse (perfure) diferentes tecidos (músculo e/ou fáscia) até chegar ao tecido que finalmente será utilizado como retalho. Esses retalhos permitem a adaptação de tamanho e forma às necessidades do local a ser reconstruído e ao mesmo tempo evitam o uso de setores musculares que se atrofiam com o tempo e podem modificar o resultado estético final. Os retalhos perfurantes são tecnicamente mais exigentes, pois envolvem planejamento pré-operatório correto e dissecção intraoperatória complexa. Desde a descrição inicial, por Koshima e Soeda em 1989, o retalho perfurante da artéria epigástrica inferior profunda ou DIEP tornou-se uma alternativa a ser considerada em todas as reconstruções mamárias com tecido autólogo (Figura 54.10)[21].

Para todos esses retalhos, a presença de cicatrizes abdominais, como de McBurney, Pfannenstiel, mediana ou incisões de Kocher, pode levar à variação da abordagem técnica, embora não contraindique a técnica escolhida.

Como inconveniente, destacam-se o tempo de duração do procedimento e a necessidade de treinamento e curva de aprendizado para sua realização.

Técnica cirúrgica

Um estudo angiográfico pré-operatório deve ser realizado, conforme detalhado anteriormente, a fim de identificar a anatomia do pedículo principal, seus ramos divisórios (lateral e medial) e as perfurantes que surgem do pedículo principal. Em geral, são utilizadas perfurantes de diâmetro maior, geralmente localizadas no nível periumbilical, as quais são marcadas na pele com base no estudo angiográfico e sua localização é confirmada por ultrassonografia com Doppler no pré-operatório imediato. A marcação da ilha de pele do retalho é realizada inicialmente da mesma forma que o retalho TRAM.

A dissecção é realizada pelo plano supra-aponeurótico até a identificação das perfurantes que suprem o retalho e que foram previamente selecionadas com base nos exames de imagem. Uma vez identificadas as perfurantes, a aponeurose é seccionada, o músculo reto abdominal é exposto e os vasos são dissecados por via intramuscular até a identificação dos ramos divisórios dos vasos epigástricos profundos inferiores, que são então seccionados próximo à sua origem, no nível dos vasos ilíacos externos. Nesse momento, o pedículo é mobilizado através do músculo dissecado, preservando-o, e o

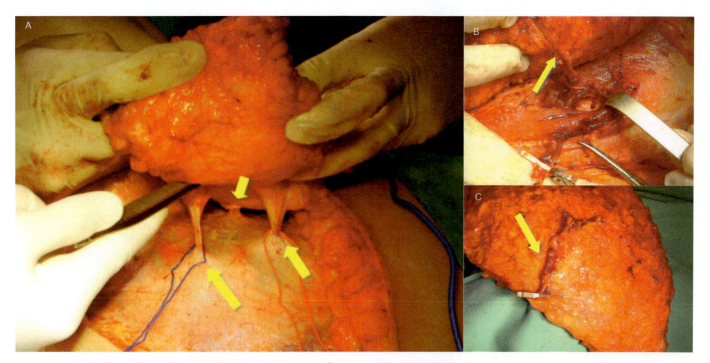

Figura 54.10 Retalho DIEP. **A** Dissecção dos principais vasos perfurantes previamente detectados por angiotomografia e ultrassonografia com Doppler. **B** Dissecção dos vasos epigástricos inferiores profundos em continuidade com a perfurante principal através do músculo reto abdominal, sem ressecá-lo. **C** Retalho removido com vasos perfurantes sem ressecção muscular.

retalho é liberado. O retalho é então posicionado no leito da mastectomia e realizada anastomose com os vasos mamários internos ou pedículo toracodorsal, como descrito previamente. Finalmente, o retalho é modelado e fixado ao leito de mastectomia. O leito doador geralmente é fechado com sutura simples da aponeurose, podendo ser necessário em alguns casos o uso de tela de polipropileno.

As Figuras 54.11 a 54.14 mostram a técnica e os resultados obtidos.

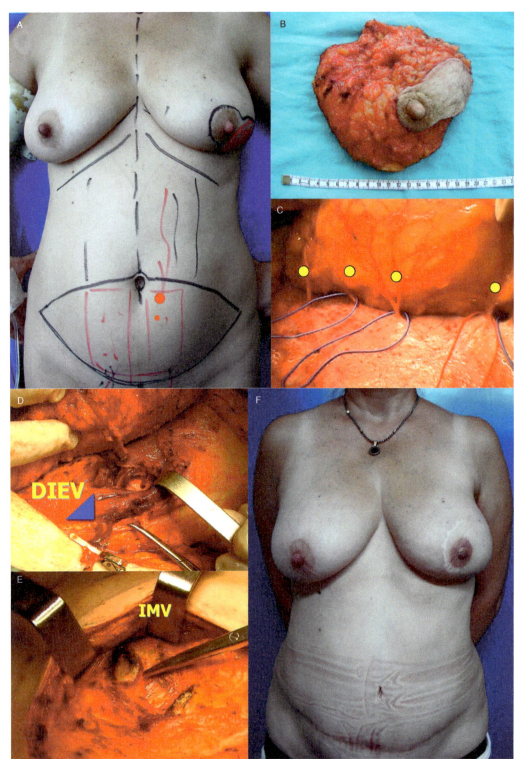

Figura 54.11 Retalho DIEP. **A** Desenho cirúrgico e identificação dos principais vasos perfurantes previamente detectados por angiotomografia e ultrassonografia com Doppler. **B** e **C** Mastectomia e dissecção do vaso perfurante. Dissecção dos vasos epigástricos inferiores profundos em continuidade com a perfurante principal através do músculo reto abdominal sem ressecção (**D**) e dissecção dos vasos mamários internos com ressecção prévia da cartilagem costal (**E**). **F** Resultado final.

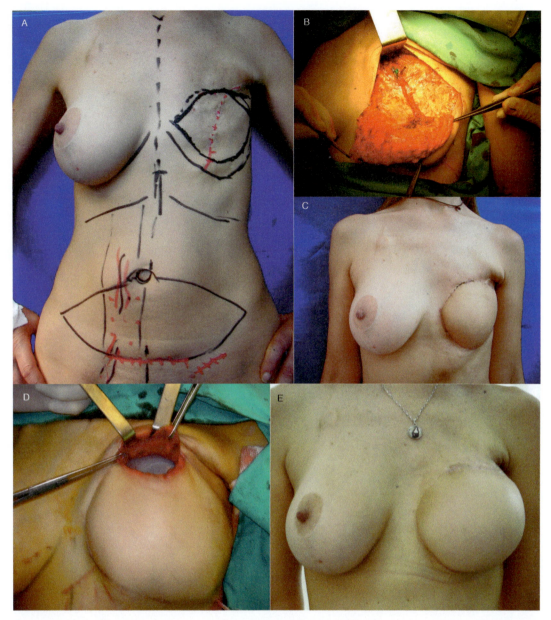

Figura 54.12 Retalho DIEP mais expansor. **A** Planejamento cirúrgico com identificação de perfurantes. **B** Anastomose em mamária externa. **C** Resultado do primeiro estágio com reparo da parede com retalho DIEP. **D** Colocação de expansor e, em seguida, prótese definitiva. **E** Resultado final.

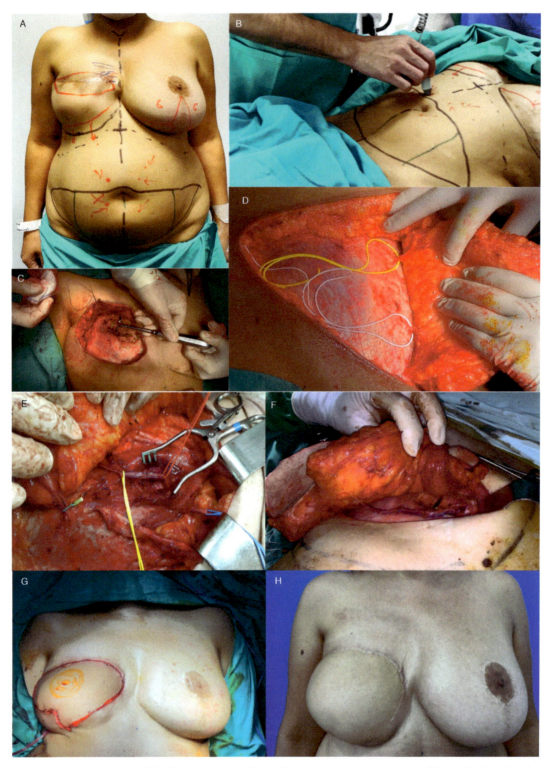

Figura 54.13 Paciente com história de mastectomia e radioterapia. Um expansor transitório tardio foi colocado, havendo falha de sua expansão. Planejamento do retalho DIEP. **A** e **B** Desenho cirúrgico e identificação dos principais vasos perfurantes por meio de ultrassonografia com Doppler, previamente detectados por angiotomografia. **C** e **D** Dissecção do terceiro espaço intercostal e identificação de vasos perfurantes. Retalho DIEP. **E** e **F** Dissecção intramuscular e liberação de ramos divisores da artéria epigástrica inferior profunda. Retalho anastomosado aos vasos mamários internos com uso de sutura mecânica na anastomose venosa e sutura manual na anastomose arterial. **G** e **H** Posicionamento, modelagem e resultado 2 anos após a cirurgia.

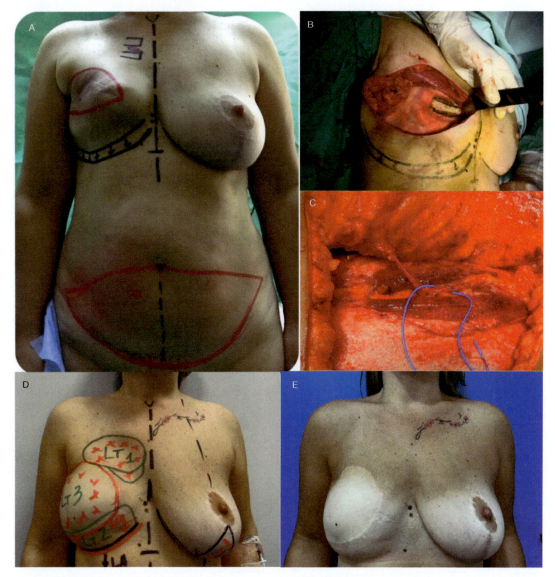

Figura 54.14 Paciente com história de mastectomia e radioterapia por sarcoma de mama. Um expansor transitório tardio foi colocado, ocorrendo falha em sua expansão. Planejamento de retalhos DIEP. **A** Desenho da cirurgia. **B** e **C** Exposição do quarto espaço intercostal com dissecção intramuscular e liberação de ramos divisórios da artéria epigástrica inferior profunda. **D** e **E** Otimização do resultado com transferência de gordura.

Retalho perfurante da artéria epigástrica inferior superficial (SIEA)

O retalho perfurante da região abdominal é baseado nos vasos epigástricos superficiais e, portanto, pode ser completamente dissecado em nível supra-aponeurótico. Em virtude da grande variabilidade no calibre dos principais vasos, apresenta maior percentual de complicações (necrose parcial e total), o que limita seu uso.

Retalhos alternativos[18,23]

Esses retalhos são muito úteis em pacientes com acometimento significativo da pele do tórax devido à radioterapia prévia e com possível alteração axilar pós-cirúrgica, sendo recomendados como vasos receptores os vasos da mamária interna, os quais só são indicados na impossibilidade de utilização das técnicas citadas.

Retalhos glúteos

A região glútea contém pele e tecido adiposo, que podem ser úteis caso seja necessário um retalho alternativo. De acordo com as características anatômicas, é possível utilizar retalhos perfurantes musculocutâneos ou fasciocutâneos dependentes das artérias glúteas superiores e glúteas inferiores. O volume de tecido que irá compor o retalho dependerá de cada paciente. Embora esses retalhos sejam uma opção válida, eles apresentam certas desvantagens que os tornam a segunda escolha em comparação com os retalhos baseados na parede abdominal. A posição da paciente não permite que duas equipes trabalhem com a mesma facilidade encontrada com os retalhos abdominais. Em caso de reconstrução mamária unilateral, algum procedimento deve ser realizado na região glútea contralateral para simetria. Convém levar em consideração que o tecido glúteo não fornece pele em grande quantidade ou de qualidade suficiente para grandes reconstruções, ao mesmo tempo que o desconforto na área da cicatriz glútea é frequente. A dificuldade em dissecar esses retalhos e a diferença no comprimento do pedículo os tornam tecnicamente mais complexos que os abdominais, o que se reflete em maior porcentagem de falhas nos retalhos (pode chegar a 10%, dependendo da série).

Retalhos da coxa

Retalho interno do músculo reto (grácil)

Esse retalho consiste em uma segunda ou terceira opção (após os retalhos de abdome e de nádega). Sua irrigação provém da artéria femoral circunflexa medial, sua dissecção é muito simples e a cicatriz, por estar localizada na parte interna da coxa, não é tão óbvia. No entanto, a quantidade de pele que pode ser incluída é escassa, o que representa uma desvantagem em certas pacientes. Em razão do tamanho das perfurantes, esse retalho é dissecado como retalho miocutâneo.

Retalho lateral da coxa

A coxa representa um potencial sítio doador do retalho, utilizando grandes vasos diferentes, todos derivados do sistema femoral profundo. O retalho de fáscia lata, ou mais medialmente o anterolateral, pode ser uma opção quando outras opções mais comuns não podem ser adotadas ou em caso de falha. Como nos outros retalhos de sítios não abdominais, é limitada a quantidade de pele que pode ser incluída, e a cicatriz na área doadora é muito evidente, motivo pelo qual é uma opção reconstrutiva raramente utilizada.

Controle pós-operatório de reconstrução mamária com retalhos livres

Além das complicações inerentes a qualquer procedimento cirúrgico (sangramento, hematoma, deiscência, infecção), o controle pós-operatório deve ser exaustivo e ter como objetivo a identificação precoce de qualquer sinal de trombose no pedículo do retalho. Embora possam ocorrer até mesmo após 1 semana, evidências indicam que em 95% dos casos ocorrem nas primeiras 72 horas após o procedimento. Por esse motivo, o controle deve ser maximizado nesse período, uma vez que a reintervenção precoce apresenta alto percentual de salvamento do retalho. A vitalidade do retalho é avaliada por meio de exame clínico, no qual serão observados a cor do retalho, sua temperatura, o turgor e o tipo de sangramento na picada, juntamente com o sinal de fluxo avaliado com Doppler.

Complicações da reconstrução mamária com retalhos abdominais livres

Fraqueza da parede abdominal

Retalhos baseados em tecido abdominal têm como desvantagem causar fraqueza permanente do tecido abdominal. Por esse motivo, ao longo da progressão de seu uso, a preservação da parede abdominal foi gradativamente maior, tendendo a preservar maior quantidade de músculo reto abdominal e aponeurose. A possibilidade de fraqueza da parede aproxima-se de 5% quando são utilizados retalhos livres, mas isso vai depender do tipo de retalho (maior nos casos de reconstrução mamária bilateral) e da técnica cirúrgica[24,25]. O dano à parede abdominal é menor do que com retalhos pediculados, e o uso de telas de reforço raramente é necessário.

Chang e cols. relataram um percentual geral de 5,9%, sendo mais frequente nas pacientes submetidas ao retalho TRAM clássico (9,9%) do que naquelas que receberam retalho ms-TRAM ou DIEP (3,7% e 5,9%, respectivamente)[26].

Trombose e perda de retalho

Esta é a complicação mais grave. A trombose dos vasos do retalho pode ser vista em 1% a 10% dos casos, de acordo com diferentes séries, exigindo a reexploração, que pode resgatar o retalho em mais de 50% dos casos. Em geral, a trombose venosa é mais frequente (cerca de 60%), sendo a causa predominante de falência precoce, enquanto a trombose arterial é geralmente a causa de falência tardia[27]. Essa complicação depende do tipo de retalho utilizado, da experiência da equipe cirúrgica e das características da paciente. Em algumas ocasiões pode ser resolvida com reoperação de emergência, quando são confirmadas alterações na vitalidade à monitorização pós-operatória do retalho (deve ser de hora em hora, controlando o enchimento capilar, a temperatura e o fluxo vascular com Doppler).

Nos centros com maior experiência em microcirurgia (MD Anderson Houston-Texas), a porcentagem de perda desses retalhos é < 2%.

Coriddi e cols., em publicação recente, relatam taxa de reexame de 2,2% em pacientes submetidas à reconstrução mamária com retalhos abdominais livres e perda de 0,8% em 2.103 retalhos[27].

O Quadro 54.2 apresenta as porcentagens de complicações observadas em mais de 150 retalhos microcirúrgicos. As complicações inerentes ao procedimento são mostradas nas Figuras 54.15 a 54.17.

Quadro 54.2. Complicações encontradas em 168 reconstruções mamárias com retalhos microcirúrgicos no Departamento de Mastologia do Instituto de Oncologia Ángel H. Roffo

Hérnias	2%
Necrose de abas	2,5%
Necrose gordurosa	1,8%
Necrose de retalhos abdominais	3,10%
Necrose do umbigo	2,2%
Infecções	2,0%
Necrose de retalhos em mastectomia	4%
Necrose do complexo areolopapilar	1%

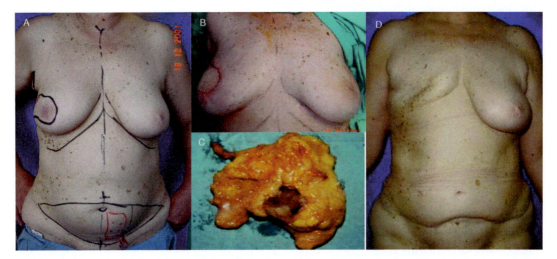

Figura 54.15A a C Retalho TRAM livre. Reconstrução mamária imediata com retalho microcirúrgico apresentando necrose total por trombose venosa refratária à revisão cirúrgica. **D** Sequelas pós-complicações.

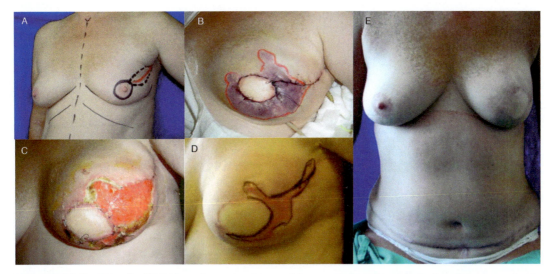

Figura 54.16A a E Retalho TRAM livre. Reconstrução mamária com retalho microcirúrgico imediato apresentando necrose extensa do retalho de mastectomia (paciente com radioterapia prévia e tabagismo). Conduta expectante com curas e toalete. Automodelagem da pele e resultado final após correções cirúrgicas das cicatrizes.

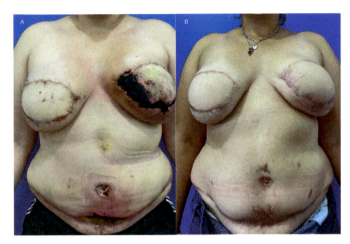

Figura 54.17A e B Retalho TRAM bilateral. Reconstrução mamária tardia com história de radioterapia na mama esquerda. Necrose parcial e deiscência de ferida abdominal. Automodelagem do retalho e resultado após 2 anos.

CONSIDERAÇÕES FINAIS

Atualmente, a cirurgia oncoplástica mamária tem por objetivo estabelecer critérios para indicação e seleção de técnicas baseadas em avaliação oncológica, resultado estético, preferência da paciente, cuidados com morbidade e qualidade de vida.

Em nossa experiência de mais de 30 anos em reconstrução mamária com retalhos miocutâneos e microcirúrgicos, embora essas técnicas tenham nos proporcionado os resultados mais satisfatórios com mamas naturais e manutenção ao longo do tempo, passamos a nos inclinar para outros procedimentos menos agressivos, sem morbidade nas áreas doadoras e com retorno mais rápido das pacientes às tarefas habituais, bem como impacto muito favorável na qualidade de vida. Esse descalonamento foi possibilitado pelo advento da transferência de gordura como alternativa em pacientes com sequelas cirúrgicas e actínicas graves, em que seu uso torna possível a realização de cirurgias menos cruentas e com bons resultados.

REFERÊNCIAS

1. Audretsch W et al. Oncoplastic surgery: "Target" volume reduction, (BCT mastopexy) lumpectomy reconstruction (BCT reconstruction) and flap supported operability in breast cancer. Proceedings of the Second European Congress on Senology, Viena, Austria. Oct. Bologna, Italy: Monduzzi 1994: 139-57.
2. Audretsch W et al. Tumor-specific immediate reconstruction (TSIR) in breast cancer patients. Perspect Plast Surg 1998; 11:71-106.
3. Chen C. The impact of obesity on breast surgery complications. Plast Reconstr Surg 2011 Nov; 128(5):395e-402e.
4. Ogilvie W et al. Effect of obesity on outcomes after breast reconstruction surgery: An analysis of national surgical quality improvement program. J Plast Reconstr Aesthet Surg 2022 Dec; 75(12):4496-512.
5. Boczar D et al. Microsurgical breast reconstruction in the obese patient using abdominal flaps: Complication profile and patient satisfaction. Ann Plast Surg 2020 Jun; 84(6S Suppl 5):S361-S363.
6. Singletary E. Skin-sparing mastectomy with immediate breast reconstruction: The MD Anderson Cancer Center Experience. Ann Surg Oncol 1996; 3(4):411-6.
7. Albino F. Irradiated autologous breast reconstructions: Effects of patient factors and treatment variables. Plast Reconstr Surg 2010 Jul; 126(1):12-6.
8. Ascherman J. Implant reconstruction in breast cancer patients treated with radiation therapy. Plast Reconstr Surg 2006 Feb; 117(2):359-65.
9. ASPS — American Society of Plastic Surgeons. Cosmetic Surgery Statistics, 2007. Disponível em: http://www.plasticsurgery.org.
10. Sarfati I et al. Adipose-tissue grafting to the post-mastectomy irradiated chest wall: Preparing the ground for implant reconstruction. J Plast Reconstr Aesth Surg 2011: 1-6.
11. Piat JM et al. Lipofilled mini dorsi flap: An efficient less invasive concept for immediate breast reconstruction. Ann Plast Surg 2020 Oct; 85(4):369-75.
12. Hartrampf C, Scheflan M, Black P. Breast reconstruction with a transverse abdominal island flap. Plast Reconstr Surg 1982. (1979); 69:216.
13. Holm C, Ninkovic M. Perfusion zones of the DIEP flap revisited: A clinical study. Plast Reconstr Surg 2006 Jan; 117(1):37-43.
14. Boyd J. The vascular territories of the superior epigastric and the deep inferior epigastric systems. Plast Reconstr Surg 1984 Jan; 73(1):1-16.
15. Alonso-Burgos A. Preoperative planning of deep inferior epigastric artery perforator flap reconstruction with multislice-CT angiography: Imaging findings and initial experience. J Plast Reconstr Aesthet Surg 2006; 59(6):585-93.
16. Holmstrom H. The free abdominoplasty flap and its use in breast reconstruction. An experimental study and clinical case report. Scand J Plast Reconstr Surg 1979; 13:423.
17. Grotting JC. Conventional TRAM flap versus free microsurgical TRAM flap for immediate breast reconstruction. Plast Reconstr Surg 1989 May; 83(5):828-41.
18. Rose J, Puckett Y. Breast reconstruction free flaps. Treasure Island (FL): StatPearls Publishing 2022 Jun.
19. Strauch B, Yu HL (eds.) Atlas of microvascular surgery. Anatomy and operative approaches. 2. ed. New York: Thieme Medical Publishers, Inc., 2006.
20. Nahabedian MY, Momen B, Galdino G, Manson PN. Breast reconstruction with the free TRAM or DIEP flap: Patient selection, choice of flap, and outcome. Plast Reconstr Surg 2002 Aug; 110(2):466-75; discussion 476-7.
21. Koshima I, Soeda S. Inferior epigastric artery skin flaps without rectus abdominis muscle. Br J Plast Surg 1989; 42:645-8.
22. Allen RJ, Treece P. Deep inferior epigastric perforator flap for breast reconstruction. Ann Plast Surg 1994; 32:32.
23. Myers PL, Nelson JA, Allen Jr RJ. Alternative flaps in autologous breast reconstruction. Gland Surg 2021 Jan; 10(1):444-59.
24. Bajaj AK, Chevray PM, Chang DW. Comparison of donor-site complications and functional outcomes in free muscle-sparing TRAM flap and free DIEP flap breast reconstruction. Plast Reconstr Surg 2006 Mar; 117(3):737-46; discussion 747-50.
25. Macadam SA et al. Quality of life and patient-reported outcomes in breast cancer survivors: A multicenter comparison of four abdominally based autologous reconstruction methods. Plast Reconstr Surg 2016 Mar; 137(3):758-71.
26. Chang EI et al. Comprehensive analysis of donor-site morbidity in abdominally based free flap breast reconstruction. Plast Reconstr Surg 2013 Dec; 132(6):1383-91.
27. Coriddi M et al. Management of postoperative microvascular compromise and ischemia reperfusion injury in breast reconstruction using autologous tissue transfer: Retrospective review of 2103 flaps. Microsurgery 2022 Feb; 42(2):109-16. doi: 10.1002/micr.30845.

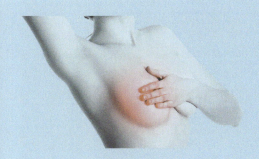

Capítulo 55

Reconstrução do Complexo Areolopapilar

Régis Resende Paulinelli

INTRODUÇÃO

A reconstrução do complexo areolopapilar (CAP) é parte importante da reconstrução mamária, pois visa dar maior naturalidade e simetria à mama reconstruída[1]. A reconstrução do CAP é geralmente realizada em um segundo tempo cirúrgico, após 4 a 6 meses, pelo menos, como parte do refinamento dos resultados da reconstrução mamária, uma vez que é recomendável que o resultado da reconstrução mamária esteja amadurecido. A reconstrução do CAP em tecido pouco vascularizado pode significar risco maior de necrose. Do mesmo modo, um CAP mal posicionado pode exigir cirurgias adicionais mais complexas para correção. Eventualmente, em casos selecionados, é possível reconstruir o CAP em tempo único (Figura 55.1).

A reconstrução do CAP, sem dúvida, influencia a satisfação da paciente com a reconstrução mamária e a aceitação da imagem corporal[1,2]. No entanto, os resultados com a reconstrução do CAP quanto à satisfação são inferiores aos da reconstrução do cone mamário independentemente da técnica utilizada. Em um questionário aplicado a mulheres que tiveram o CAP reconstruído, apenas 16% das pacientes não gostariam de mudar nada no aspecto da reconstrução do CAP. Os elementos principais de insatisfação com o resultado, em ordem decrescente, foram falta de projeção, diferença de cor, assimetria, tamanho, textura e posição[3].

Talvez a dificuldade para preservar bons resultados em longo prazo seja o motivo da grande variedade de técnicas existentes. Com o passar do tempo ocorre perda na projeção do mamilo e na coloração de alguns dos enxertos e da tatuagem, sendo comuns as reintervenções (Figura 55.2). Por este motivo, é recomendável sobrecorreção de pelo menos 50% da projeção do mamilo, quan-

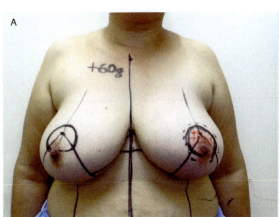
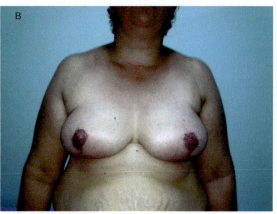

Figura 55.1 Em geral, o complexo areolopapilar é reconstruído em um segundo tempo cirúrgico devido ao risco de necrose ou de mau posicionamento. No caso de mamoplastia oncoplástica, os tecidos são bem vascularizados e a posição ideal do complexo areolopapilar já é conhecida, o que torna mais confiável a reconstrução imediata do complexo areolopapilar. Neste caso, em especial, o complexo areolopapilar da mama esquerda foi extirpado e reconstruído imediatamente por meio de enxerto de parte da aréola e do mamilo contralateral sobre um *plug flap* do pedículo inferior. **A** Planejamento pré-operatório da mamoplastia e localização central do tumor (*em vermelho*). **B** Resultado 2 meses após a cirurgia. (Outro exemplo de reconstrução imediata do complexo areolopapilar em caso de mamoplastia oncoplástica pode ser visto através do *QR code* ou do *link* a seguir: https://www.oncoplasty.com/?wix-vod-video-id=b4124080420448618929109 4cd2f091c&wix-vod-comp-id=comp-ka78v1mr.)

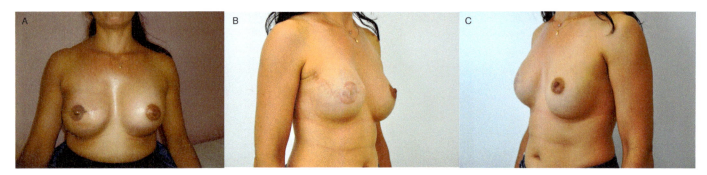

Figura 55.2 Exemplo da deterioração do resultado da reconstrução do complexo areolopapilar com o passar do tempo. **A** Aspecto 2 semanas após a troca do expansor pelo implante definitivo à direita com reconstrução do complexo areolopapilar com retalho CV, microdermopigmentação e mamoplastia de aumento contralateral. **B** e **C** Resultado após 3 anos com perda quase completa da projeção do mamilo e diminuição acentuada da pigmentação. A perda da projeção é especialmente comum em pacientes reconstruídas com expansor e implantes com tecidos demasiadamente delgados, insuficientes para promover hiperprojeção inicial com o retalho local.

do possível[4]. Os enxertos da aréola e do mamilo contralateral costumam ser os que menos se deterioram com o tempo (Figura 55.3). Os problemas maiores dos enxertos são o risco de morbidade para a área doadora e o risco de perda do enxerto (Figura 55.4). O melhor resultado estético é obtido quando não é necessário reconstruir o CAP, sempre que oncologicamente aceitável, por meio das mastectomias poupadoras da pele e do mamilo (Figura 55.5).

No momento da escolha da técnica reconstrutiva, alguns princípios básicos são importantes. Na reconstrução unilateral, o CAP contralateral serve de comparação. Na reconstrução bilateral é importante lembrar que a aréola feminina tem, em média, 4cm e o mamilo tem 1,3cm de diâmetro por 0,9cm de projeção[5]. Ainda nas reconstruções bilaterais é importante ter em mente as referências anatômicas do posicionamento do mamilo na mama, de modo a promover uma estética agradável[6]. A coloração costuma variar de acordo com a cor da pele e as características pessoais. As pacientes com aréolas e mamilos muito grandes são melhores candidatas para o enxerto contralateral por ser difícil reconstruir mamilos muito projetados em longo prazo e porque a paciente pode ter vontade de reduzi-los. As pacientes submetidas à reconstrução com expansores e implantes podem ter o tecido subcutâneo muito delgado e que ofereça pouco volume local para reconstrução do mamilo. Além disso, a disposição das cicatrizes deve ser levada em consideração para que os retalhos locais sejam desenhados de modo a contar com uma fonte de vascularização melhor. Tudo isso deve ser lembrado na hora da escolha da melhor técnica.

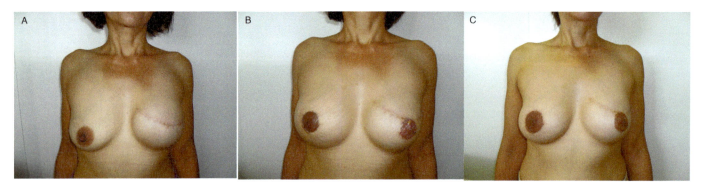

Figura 55.3 Os resultados da reconstrução com o enxerto do complexo areolopapilar contralateral costumam ser mais estáveis. Exemplo de caso semelhante ao apresentado na Figura 55.2. **A** Resultado 6 meses após reconstrução com expansor temporário. **B** Pós-operatório de 2 meses – a mamoplastia de aumento contralateral e a mastopexia *round block* foram realizadas ao mesmo tempo. **C** Resultado após 2 anos, mantendo coloração simétrica da aréola e projeção semelhante do mamilo.

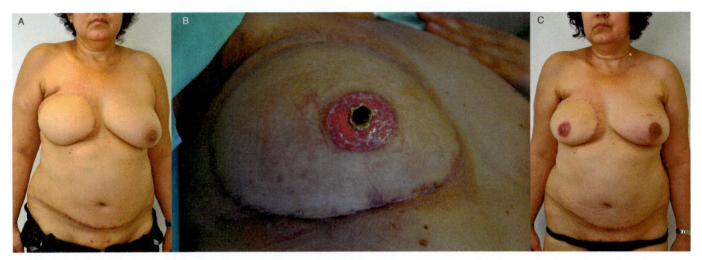

Figura 55.4 Exemplo de complicação na reconstrução do complexo areolopapilar com enxerto contralateral. **A** Resultado após 6 meses de uma reconstrução mamária tardia com retalho miocutâneo transverso do músculo reto abdominal (TRAM) monopediculado, ipsilateral. **B** Aspecto pós-operatório do segundo tempo, após 2 semanas, com perda total do enxerto, o que é raro mesmo em pacientes irradiadas. **C** Resultado após 3 meses com cicatrização por segunda intenção. Mesmo com a complicação, o resultado ficou razoável, pois a dermoabrasão é uma das técnicas propostas para reconstrução da aréola. De qualquer modo, em longo prazo, deverá ser necessária a complementação da coloração com tatuagem.

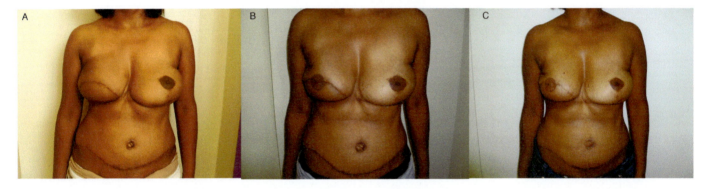

Figura 55.5 Exemplo de reconstrução mamária bilateral com retalho miocutâneo transverso do músculo reto abdominal (TRAM) bipartido monopediculado ipsilateral. **A** Resultado 6 meses após o primeiro tempo. **B** Resultado com 2 meses após reconstrução do complexo areolopapilar com retalho CV e microdermopigmentação. **C** Resultado após 1 ano com perda discreta da coloração e da projeção do complexo areolopapilar. O melhor resultado possível é obtido quando se pode preservar o complexo areolopapilar, a exemplo do observado na mama esquerda.

TÉCNICAS RECONSTRUTIVAS DO COMPLEXO AREOLOPAPILAR

As primeiras reconstruções do CAP foram realizadas na década de 1940, mas atualmente existe uma grande quantidade de técnicas propostas com essa finalidade (Figura 55.6)[2,7,8].

Reconstrução do mamilo

Enxertos e implantes

A bipartição com o enxerto do mamilo contralateral é a técnica mais antiga e também a que costuma promover maior simetria, sendo considerada ideal para as pacientes que apresentam o mamilo contralateral muito projetado, quando a paciente deseja reduzi-lo e também para pacientes com os tecidos da mama reconstruída muito delgados, o que pode dificultar a obtenção de uma projeção satisfatória[2]. Ademais, em tecidos irradiados, o enxerto costuma ter maior viabilidade do que os retalhos locais[9].

O principal receio é o da morbidade para o mamilo saudável. Metade das pacientes submetidas a essa técnica pode perder parcialmente a sensibilidade do mamilo, mas a perda completa da sensibilidade é rara. Os índices de satisfação são altos. A necrose completa do enxerto é rara, mas perdas parciais podem ocorrer em até 10% dos casos[9].

Diversas maneiras foram descritas para coleta de parte do mamilo. Retiramos com mais frequência a metade do mamilo no sentido longitudinal, suturando ao final o

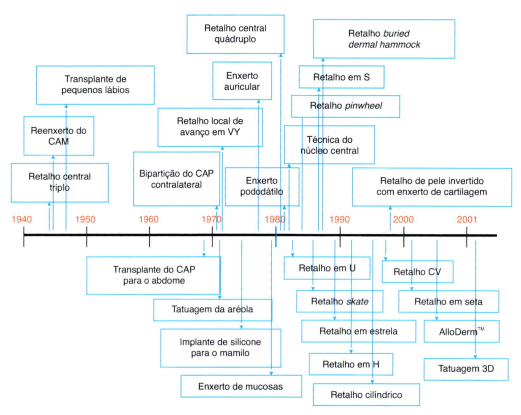

Figura 55.6 Evolução histórica das técnicas de reconstrução do complexo areolopapilar (CAP), com algumas das opções mais populares.

ápice da parte que sobrou do mamilo à sua base (Figura 55.7). Após qualquer enxerto, é recomendável a utilização de curativo compressivo por 1 ou 2 semanas (curativo de Brown).

Uma alternativa antiga e pouco utilizada consiste no transplante heterotópico, em que o próprio CAP ressecado fica enxertado em outra região, como no abdome, e é novamente transplantado para a mama reconstruída no momento oportuno. Alguns propõem ainda que o CAP seja criopreservado para enxerto posterior. Essa alternativa sempre suscitou discussões quanto à segurança oncológica, mas nesta era da mastectomia com preservação do CAP o receio é menor, desde que seja realizada uma seleção adequada dos casos[10,11].

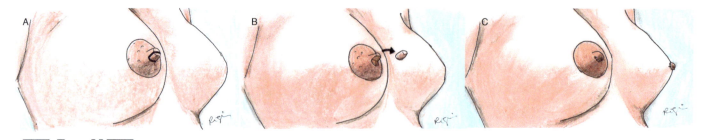

Figura 55.7 Exemplo de coleta do mamilo contralateral para enxerto. **A** Planejamento da incisão. **B** Parte retirada do mamilo. **C** Aspecto final após sutura do ápice do mamilo à base. (Um vídeo exemplificando a reconstrução do mamilo com enxerto contralateral pode ser visto por meio do QR code ou do link a seguir: https://pt.oncoplasty.com/?wix-vod-video-id=7a81489fd22a4d31a829f364d5abbd5f&wix-vod-comp-id=comp-kxtdlsj2.)

Há descrições sobre o uso de implantes autógenos da cartilagem auricular ou costal e enxertos da polpa plantar de um dos pododátilos, entre outros locais[12-14]. A cartilagem pode auxiliar a persistência da projeção mamilar, mas acrescenta uma cirurgia para sua coleta e ainda existe o risco de exposição.

Alguns autores, com o mesmo objetivo, utilizam alguma área da cicatriz prévia, suturada sobre si, enxertos de gordura ou mesmo materiais haloplásticos, como silicone, ácido hialurônico, hidroxiapatita em gel de celulose, Ceratita® e politetrafluoroetileno. Há também a descrição do uso de haloenxertos, como o Alloderm®[2,4,15-17]. Esses implantes e haloenxertos costumam ser associados a técnicas de retalhos locais para sua cobertura.

Retalhos locais

O uso de retalhos locais para reconstrução do mamilo é uma alternativa clássica e bem conhecida. Existem diversos tipos de retalhos locais. Inicialmente eram usados os retalhos de base central e a partir da década de 1980 sugiram muitas variações de retalhos pediculados, tanto com pedículo único como com duplo. Os resultados das diversas técnicas pediculadas são parecidos, não havendo comprovação de superioridade entre elas[18,19].

O grande problema dos retalhos reside em sua diminuição ou mesmo desaparecimento com o passar do tempo. Os retalhos centrais estão sujeitos às forças de contração e de retração, ao passo que os retalhos pediculados sofrem menos forças de retração. A vascularização dos retalhos pediculados também costuma ser melhor, pois provém do plexo subcutâneo e não tanto do tecido glandular profundo, como é o caso dos retalhos de base central. Cicatrizes e irradiação também podem prejudicar a vascularização e, consequentemente, o resultado final da reconstrução[2].

Os retalhos que utilizamos com maior frequência são o *retalho CV*, na maioria dos casos, e o *retalho cilíndrico*, quando se necessita de maior projeção ou volume para o mamilo (Figuras 55.8 e 55.9)[20,21]. O *retalho em S* pode ser útil nos casos em que a cicatriz cirúrgica prévia atravessa a região do neomamilo (Figura 55.10)[22].

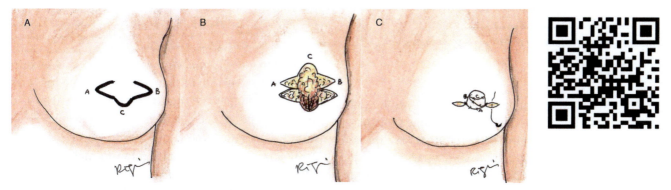

Figura 55.8 Reconstrução do mamilo com retalho CV. **A** Desenho do retalho, que consiste em dois Vs que se transformarão na projeção do mamilo e um C que cobrirá o topo do mamilo. **B** Confecção do retalho, preservando-se mais tecido na região central devido à vascularização. **C** Cruzamento dos Vs e o fechamento do C superiormente. O mamilo reconstruído deve ter inicialmente 50% a 100% mais projeção do que o contralateral devido à diminuição esperada. Na primeira semana é recomendável proteger o mamilo da compressão do sutiã e da roupa. (Um exemplo típico de retalho CV com micropigmentação imediata pode ser acessado por meio do *QR code* ou do *link* a seguir: https://pt.oncoplasty.com/?wix-vod-video-id=0357a97d794645a989218b9799997a85&wix-vod-comp-id=comp-kxtdlsj2.)

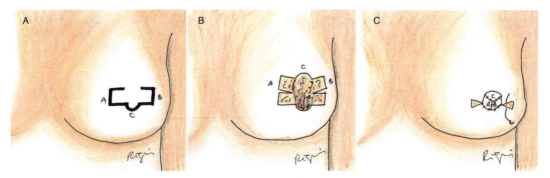

Figura 55.9A a C Reconstrução do mamilo com retalho cilíndrico. O desenho é parecido com o do retalho CV, com a diferença de que, em vez do V, há dois quadrados que se aproximam em vez de se cruzarem.

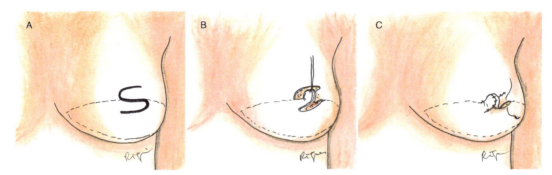

Figura 55.10 O retalho em S é formado por dois pedículos dermogordurosos opostos que são suturados entre si. É particularmente útil quando a cicatriz prévia passa pelo meio do local desejado para o mamilo. **A** Marcação do retalho em S. **B** Os dois pedículos sendo unidos. **C** Término da sutura com o mamilo já reconstruído.

Reconstrução da aréola

A reconstrução da aréola pode ser realizada com diversos tipos de enxertos ou com tatuagem. Os enxertos podem promover bom resultado, especialmente quando provêm da aréola contralateral ou da própria aréola ressecada, mas carreiam pequeno risco de morbidade para a área doadora e de perda do enxerto. A pigmentação pode ser utilizada em associação aos enxertos ou retalhos, mas pode ser realizada de modo exclusivo para reconstrução tanto da aréola como do mamilo. A tatuagem costuma despigmentar-se parcialmente com o tempo, sendo comuns os retoques.

Enxertos

A reconstrução da aréola com o enxerto contralateral costuma apresentar resultados muito próximos em termos de simetria. Nas mamoplastias redutoras realiza-se quase sempre redução da aréola. Assim, a parte externa, normalmente desprezada, pode servir de área doadora para o enxerto (Figura 55.11).

Caso a aréola contralateral tenha tamanho insuficiente, várias regiões do corpo podem fornecer pele para o enxerto da aréola. Os pequenos lábios foram o primeiro sítio doador para a aréola[8]. Diversas outras áreas doadoras já foram utilizadas e descritas na literatura, como pálpebra superior, mucosa oral, gengivas, região retroauricular, a própria mama, abdome, região suprapúbica, regiões perineal e perianal e glúteos[4]. A face interna superior da coxa e a região inguinal são locais doadores bastante populares para a aréola porque a pele é mais escura nessas regiões e as cicatrizes ficam pouco visíveis (Figura 55.12).

É muito difícil controlar a coloração dos enxertos. Inicialmente, costumam ficar hiperpigmentados, mas o grau de pigmentação é muito variável. Além disso, com o tempo a tendência é que o enxerto fique cada vez mais claro, de cor semelhante à do restante da pele da mama. Assim, a tatuagem continua sendo um método útil para melhorar a simetria mesmo nos casos em que tenham sido utilizados enxertos.

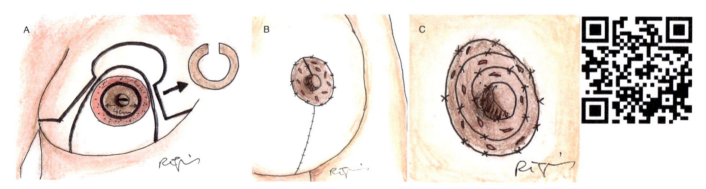

Figura 55.11 Reconstrução da aréola com enxerto da aréola contralateral. **A** Retirada da faixa externa da aréola, que é normalmente desprezada em uma mamoplastia, após a demarcação com o areolótomo. A depender da largura da pele da aréola disponível, pode ser realizado o enxerto de forma direta, como em **B**, ou pode ser feito o enxerto em espiral, para que a pele da aréola seja mais bem aproveitada na cobertura de toda a área receptora (**C**). Devem ser feitos alguns orifícios na pele enxertada para evitar o acúmulo de seroma e sangue, o que poderia levar à perda do enxerto. Em seguida é realizado o curativo de Brown. (Um vídeo ilustrativo com refinamentos de uma reconstrução mamária, onde pode ser vista a reconstrução da aréola com enxerto contralateral, pode ser acessado pelo *QR code* ou pelo *link* a seguir: https://pt.oncoplasty.com/?wix-vod-video-id=15e1798709ad44cf813ee76ad4f7d626&wix-vod-comp-id=comp-kxtdlsj2.)

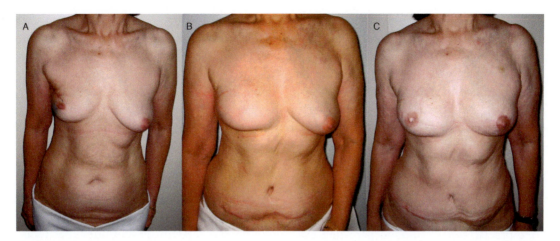

Figura 55.12A Aspecto pré-operatório. **B** Exemplo de reconstrução imediata da mama com retalho miocutâneo transverso do músculo reto abdominal (TRAM) monopediculado. **C** Aspecto 6 meses após a reconstrução do mamilo com retalho CV, reconstrução da aréola com enxerto de pele inguinal e mastopexia contralateral. Não foi utilizado nenhum tipo de tatuagem.

Tatuagem

A primeira vez que a tatuagem foi utilizada para reconstrução da aréola foi na década de 1970, após uma queimadura[23]. Desde então a técnica evoluiu significativamente. A composição dos pigmentos sofreu modificações e atualmente eles são menos alergênicos, fixam-se mais à pele e há grande variedade de cores disponíveis, inclusive linhas especializadas para reconstrução da aréola[4,24]. Em vez do aparelho comum de tatuagem, geralmente são utilizados aparelhos de maquiagem definitiva com agulhas de várias pontas, circulares ou lineares, de modo a produzir uma coloração mais homogênea.

A maioria dos cirurgiões faz a reconstrução do mamilo e encaminha a paciente para tatuagem depois de 6 a 12 semanas, para que haja tempo de a cicatrização amadurecer um pouco, bem como o resultado cirúrgico[25]. A desvantagem é que a paciente não sai da cirurgia com a reconstrução finalizada e precisa passar por outro procedimento com um segundo profissional, o qual, se não for bem treinado na reconstrução da aréola, pode prejudicar o resultado da cirurgia. Além disso, é mais fácil fazer uma tatuagem homogênea sobre uma superfície lisa do que sobre o mamilo reconstruído[26]. Contamos com um aparelho de microdermopigmentação e preferimos fazer a tatuagem no mesmo tempo cirúrgico. Inicialmente, procedemos à reconstrução do mamilo, sobre o retalho dérmico, com tonalidade pouco mais escura do que a aréola. Então, elevamos o retalho e reconstruímos o mamilo. Em seguida, fazemos a tatuagem da aréola mais clara do que o mamilo, mas ainda levemente mais escura do que a aréola contralateral (Figura 55.13).

Utilizamos agulhas circulares de cinco a oito pontas ou agulhas lineares de cinco pontas, em pequenos movimentos circulares, até que toda a área tatuada adquira um aspecto homogêneo e uniforme. A tatuagem não deve ser tão superficial a ponto de não se fixar à pele nem tão profunda a ponto de causar demasiada lesão da pele, pois pode ser fagocitada em sua maior parte pelos macrófagos. Após a tatuagem, utilizamos curativo vazado para evitar a compressão do mamilo reconstruído, com óleo rico em ácidos graxos essenciais, para evitar que a tatuagem se fixe

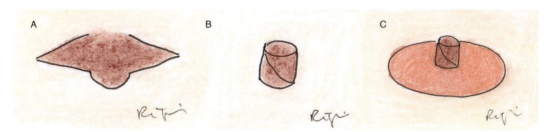

Figura 55.13 Tática para reconstrução do mamilo e pigmentação da aréola em tempo único. **A** Tatuagem do mamilo, em tonalidade mais escura, antes da elevação do retalho. **B** Mamilo tatuado e reconstruído. **C** Tatuagem final da aréola.

ao curativo e seja arrancada durante sua remoção. O curativo é trocado em poucos dias, e solicitamos que a paciente utilize uma pomada e um filme plástico para impedir a aderência da tatuagem ao sutiã. Também orientamos a paciente a não destacar algumas possíveis crostas sobre a área tatuada. Caso contrário, a tatuagem pode despregar-se e a coloração pode tornar-se irregular (Figura 55.14).

É possível a obtenção de resultados duradouros com essa técnica de retalho e tatuagem em tempo único, quando se consegue boa projeção do mamilo e quando a tatuagem fica uniforme e pouco mais escura do que a outra aréola no pós-operatório imediato (Figura 55.15). Por outro lado, é preciso tomar cuidado para não exagerar com tonalidades muito mais escuras, pois o CAP pode persistir muito mais escuro. Escurecer um pouco a tatuagem em um segundo procedimento é fácil, mas clareá-la é mais difícil. Quando o CAP fica muito mais escuro, costuma ser necessária a tatuagem contralateral para melhorar a simetria.

Recentemente, alguns autores divulgaram resultados satisfatórios com a tatuagem tridimensional exclusiva[27]. Em vez da técnica convencional de tatuar o mamilo mais escuro e a aréola mais clara, é criado um jogo de sombras para dar a ilusão de profundidade. Ao contrário do convencional, o mamilo é tatuado mais claro que a aréola. Um círculo mais escuro é tatuado em volta do mamilo, sendo mais largo no contorno inferior deste. Até os tubérculos de Montgomery podem ser tatuados por meio desse jogo de tonalidades (Figura 55.16). A tatuagem exclusiva pode ser interessante para pacientes irradiadas, nas quais os retalhos locais apresentam mais risco de necrosar. Além disso, podem ser úteis em pacientes que tiveram perda da projeção do mamilo reconstruído com o tempo ou que não desejam passar por outro procedimento cirúrgico (Figura 55.17). Do mesmo modo, algumas pacientes podem preferir a tatuagem exclusiva a passar por novo procedimento cirúrgico, mesmo que de pequeno porte.

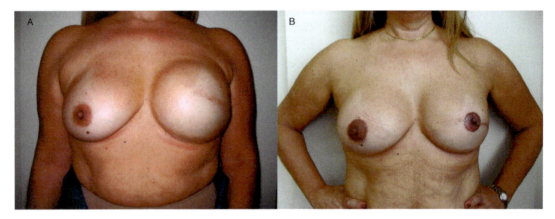

Figura 55.14A e B Aspecto pré e pós-operatório, em 3 meses, após troca do expansor pelo implante definitivo, reconstrução do mamilo com retalho CV e tatuagem da aréola e do mamilo em tempo único.

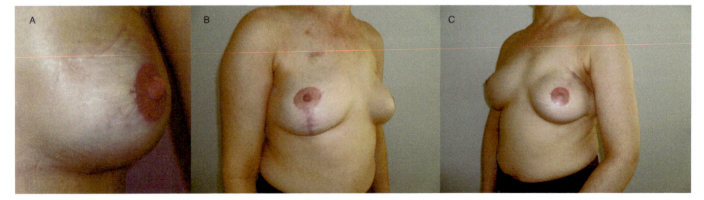

Figura 55.15A Pós-operatório recente, em 2 semanas da reconstrução do complexo areolopapilar com retalho CV e tatuagem imediata, mostrando hiperprojeção do mamilo e tonalidade mais escura da tatuagem. **B e C** Resultado tardio, após 2 anos, com projeção adequada do mamilo e coloração homogênea bem simétrica à aréola contralateral, sem necessidade de retoques da tatuagem.

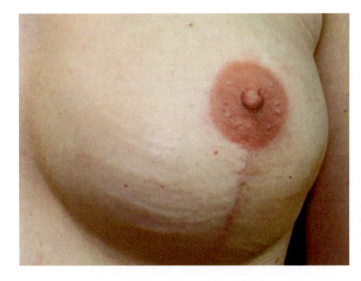

Figura 55.16 Mamilo e aréola reconstruídos exclusivamente com tatuagem tridimensional. (Cortesia do tatuador artístico de Nova Orleans, EUA, Vinnie Meyers, criador desta técnica.)

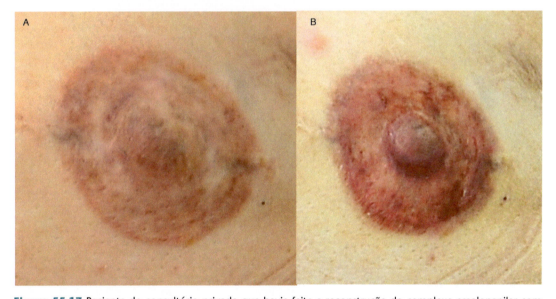

Figura 55.17 Paciente do consultório privado que havia feito a reconstrução do complexo areolopapilar com retalho CV e microdermopigmentação vários anos antes. Já havia sido feito retoque da tatuagem em 3D convencional, em que o mamilo é tatuado em uma tonalidade mais escura. Com o passar dos anos houve novamente perda de parte da coloração (**A**) e foi feita a tatuagem 3D com o jogo de sombras e luzes. **B** Resultado após 3 meses com a ilusão de ótica de boa projeção do mamilo e bom destaque da aréola.

REFERÊNCIAS

1. Wellisch DK, Schain WS, Noone RB, Little III JW. The psychological contribution of nipple addition in breast reconstruction. Plast Reconstr Surg 1987; 80(5):699-704.
2. Nimboriboonporn A, Chuthapisith S. Nipple-areola complex reconstruction. Gland Surg 2014; 3(1):35-42.
3. Jabor MA, Shayani P, Collins Jr DR, Karas T, Cohen BE. Nipple-areola reconstruction: Satisfaction and clinical determinants. Plast Reconstr Surg 2002; 110(2):457-63; discussion 64-5.
4. Farhadi J, Maksvytyte GK, Schaefer DJ, Pierer G, Scheufler O. Reconstruction of the nipple-areola complex: An update. J Plast Reconstr Aesthet Surg 2006; 59(1):40-53.
5. Hauben DJ, Adler N, Silfen R, Regev D. Breast-areola-nipple proportion. Ann Plast Surg 2003; 50(5):510-3.
6. Mallucci P, Branford OA. Concepts in aesthetic breast dimensions: Analysis of the ideal breast. J Plast Reconstr Aesthet Surg 2012; 65(1):8-16.
7. Adams WM. Free composite grafts of the nipples in mammaryplasty. South Surg 1947; 13(10):715-33.
8. Adams WM. Labial transplant for correction of loss of the nipple. Plast Reconstr Surg (1946) 1949; 4(3):295-8.
9. Zenn MR, Garofalo JA. Unilateral nipple reconstruction with nipple sharing: Time for a second look. Plast Reconstr Surg 2009; 123(6):1648-53.
10. Allison AB, Howorth Jr MG. Carcinoma in a nipple preserved by heterotopic auto-implantation. N Engl J Med 1978; 298(20):1132.
11. Cucin RL. Breast reconstruction with a cryopreserved nipple. Ann Plast Surg 1982; 8(2):163-5.
12. Guerra AB, Khoobehi K, Metzinger SE, Allen RJ. New technique for nipple areola reconstruction: Arrow flap and rib cartilage graft for long-lasting nipple projection. Ann Plast Surg 2003; 50(1):31-7.
13. Brent B, Bostwick J. Nipple-areola reconstruction with auricular tissues. Plast Reconstr Surg 1977; 60(3):353-61.

14. Klatsky SA, Manson PN. Toe pulp free grafts in nipple reconstruction. Plast Reconstr Surg 1981; 68(2):245-8.

15. Hallock GG. Polyurethane nipple prosthesis. Ann Plast Surg 1990; 24(1):80-5.

16. Panettiere P, Marchetti L, Accorsi D. Filler injection enhances the projection of the reconstructed nipple: an original easy technique. Aesthetic Plast Surg 2005; 29(4):287-94.

17. Nahabedian MY. Secondary nipple reconstruction using local flaps and AlloDerm. Plast Reconstr Surg 2005; 115(7):2056-61.

18. Alfano C, Tenna S, Caggiati A, Campanella A. Nipple reconstruction by local flaps: A long-term comparative study between star and skate techniques. Acta Chir Plast 2004; 46(4):127-31.

19. Momeni A, Becker A, Torio-Padron N, Iblher N, Stark GB, Bannasch H. Nipple reconstruction: Evidence-based trials in the plastic surgical literature. Aesthetic Plast Surg 2008; 32(1):18-20.

20. Losken A, Mackay GJ, Bostwick J. Nipple reconstruction using the C-V flap technique: A long-term evaluation. Plast Reconstr Surg 2001; 108(2):361-9.

21. Thomas SV, Gellis MB, Pool R. Nipple reconstruction with a new local tissue flap. Plast Reconstr Surg 1996; 97(5):1053-6.

22. Cronin ED, Humphreys DH, Ruiz-Razura A. Nipple reconstruction: The S flap. Plast Reconstr Surg 1988; 81(5):783-7.

23. Bunchman HH, Larson DL, Huang TT, Lewis SR. Nipple and areola reconstruction in the burned breast. The "double bubble" technique. Plast Reconstr Surg 1974; 54(5):531-6.

24. Vassileva S, Hristakieva E. Medical applications of tattooing. Clin Dermatol 2007; 25(4):367-74.

25. Spear SL, Arias J. Long-term experience with nipple-areola tattooing. Ann Plast Surg 1995; 35(3):232-6.

26. Liliav B, Loeb J, Hassid VJ, Antony AK. Single-stage nipple-areolar complex reconstruction technique, outcomes, and patient satisfaction. Ann Plast Surg 2013.

27. Halvorson EG, Cormican M, West ME, Myers V. Three-dimensional nipple-areola tattooing: A new technique with superior results. Plast Reconstr Surg 2014; 133(5):1073-5.

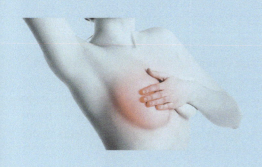

Capítulo 56
Enxerto Livre do Complexo Areolopapilar – Autoenxertia do Complexo Areolopapilar

Clécio Ênio Murta de Lucena
Annamaria Massahud Rodrigues dos Santos

▶ INTRODUÇÃO

A técnica cirúrgica *free nipple graft* (FNG), ou enxerto livre de aréola e papila, para execução de mamoplastias redutoras na vigência de gigantomastia, como a que ocorre na hipertrofia virginal das mamas, foi descrita originalmente em 1922, por Max Thorek, cirurgião húngaro-americano[1-3], fundador do Colégio Internacional de Cirurgiões, com o objetivo de minimizar o risco de necrose que frequentemente ocorria nessas grandes mamoplastias e aumentar a segurança desses procedimentos. Apesar da ampla utilização com essa finalidade, outras indicações têm sido postuladas na atualidade, aumentando seu espectro de utilização e fazendo ressurgir sua aplicação não apenas nas cirurgias plásticas, mas também nas cirurgias oncológicas e na própria cirurgia de readequação de gênero.

Considerado por muitos a "cereja do bolo" da própria caracterização anatômica das mamas, a presença do complexo areolopapilar (CAP) se torna fundamental para a identidade visual das mamas. Por isso, é importante abordarmos este tópico, que muitas vezes pode ser a saída para a confecção dessa estrutura anatômica. Neste capítulo discutiremos as aplicações atuais dessa técnica, bem como seus aspectos relevantes, considerando nossa experiência com o tema, e apresentaremos suas vantagens e desvantagens, buscando identificar as melhores candidatas para sua aplicação.

▶ INDICAÇÕES

Na atualidade, além da grande aplicação como recurso nas mamoplastias redutoras de mamas volumosas, a FNG também pode ser aplicada nas cirurgias oncoplásticas mamárias[4], nas cirurgias torácicas de redesignação de gênero – *top surgery female to male* (FTM) – ou mastectomia masculinizadora[5,6], bem como nas correções de ginecomastias severas e com ptose[7], além da própria mastectomia com reconstrução imediata nas pacientes portadoras de mamas grandes.

Mamoplastias redutoras

A cirurgia redutora de mamas é considerada efetiva para aliviar a dorsalgia e os problemas funcionais associados à hipertrofia mamária[8] e, em casos extremos, até da dispneia. Outro fator importante diz respeito ao efeito mecânico das mamas de grandes volumes, que produzem maceração e inflamação cutânea e aumento das infecções cutâneas no polo inferior das mamas, além de eczema areolar. Essa condição, quando sintomática, impacta diretamente a saúde física e emocional das mulheres. Dores cervicais e nas costas, além de problemas de autoestima, estão relacionadas com essa afecção[9], e a redução mamária, comparativamente à terapia conservadora, melhora muito a qualidade de vida dessas pacientes[10].

Aspectos técnicos relacionados com a cirurgia tornam-se desafiadores, sobretudo pelo risco de necrose do CAP. Em casos de gigantomastia e mamas com grande ptose, a manutenção do CAP é possível quando é utilizada a técnica descrita há um século por Thorek. Entretanto, apesar da preservação do CAP, no FNG a projeção do CAP pode ser comprometida[2,3,16-18].

Para melhorar os resultados na projeção do CAP, algumas adaptações da técnica podem ser utilizadas[16-20]. Abramson mantém um pedículo inferior, desepitelizado, de 9cm de largura na base e com altura até a metade da localização do novo CAP[17]. Colen incorpora um pedículo inferior desepitelizado que é utilizado como implante autólogo[18]. Romano e cols. e Gorgu e

561

cols. combinam a mamoplastia FNG com retalho dermoglandular rebatido composto pelo pedículo inferior[16,19]. Na técnica de Gorgu, os pilares são desenhados em linha *lasy-S*, alongando as bordas bilateralmente; o pedículo é, então, elevado no plano da fáscia peitoral, mantendo uma base de retalho de 6 a 8cm e de 3 a 5cm cranialmente. Esse retalho desepitelizado, em formato crescente, proporciona uma forma cônica para projeção do CAP[19]. Isken e cols. descreveram uma técnica em que se amputa a metade inferior da mama, procede-se a uma desepitelização triangular no retalho que, dobrada a partir da linha média, é suturada posteriormente na fáscia peitoral maior – nessa região se encontra o novo ponto de projeção do CAP[20]. Ademais, no FNG, a função de amamentação e a sensibilidade local ficam comprometidas devido à secção dos ductos mamários e dos nervos sensitivos[2,3,16-18].

Cirurgias oncoplásticas de mamas

Apesar de não haver na literatura publicações referentes especificamente à autoenxertia de aréola aplicada nas cirurgias oncoplásticas, este é um tema interessante e que tem por base a própria segurança oncológica da preservação do CAP, nos casos de pacientes submetidas à mastectomia preservadora de aréola, ou *nipple-sparing mastectomy* (NSM)[21]. Desse modo, com base nos mesmos princípios de indicação dessa técnica aplicada às mamoplastias redutoras, também é possível utilizar os aspectos técnicos de sua indicação nos casos de grandes deslocamentos teciduais ou de risco importante de sacrificar o pedículo vascular de irrigação do CAP. Obviamente, sua realização é possível naqueles casos sem evidência de comprometimento da região do CAP pela neoplasia.

Mastectomias em mamas grandes

O maior obstáculo às reconstruções mamárias em pacientes portadoras de gigantomastias e nas mamas com ptose média ou acentuada é a viabilidade do CAP. A necessidade de mobilização em grandes distâncias exige um pedículo muito longo, com maior propensão à isquemia e à necrose. O autoenxerto do CAP elimina essa preocupação e preserva a aparência natural da mama, apesar de entendermos que algumas de suas características são perdidas, como a sensibilidade, a projeção e até mesmo a coloração. Além disso, com essa técnica é possível realizarmos sua enxertia na localização mais simétrica ou estética desejável. Essa técnica soma os benefícios descritos no tópico anterior com o bônus da autoenxertia do CAP na tentativa de oferecer à paciente cosmese mais próxima à natural. A definição dessa técnica deve ser estabelecida já no planejamento cirúrgico original, esclarecendo as candidatas sobre suas vantagens e desvantagens.

O uso do FNG torna possível a reconstrução do CAP em tempo único, nas mastectomias preservadoras de pele em que ele seria perdido por questões anatômicas e não oncológicas, como na vigência de incisão areolar prévia, gigantomastia ou mamas extremamente volumosas, ptose ou radioterapia prévia[12]. Nos casos de mastectomia com reconstrução por implante ou por retalho, o FNG é uma alternativa para manutenção do CAP, apresentando segurança oncológica e resultado estético favorável em mulheres que seriam excluídas dessa preservação por gigantomastia e ptose excessiva[4,12].

Do ponto de vista técnico, essa abordagem inicia com a remoção do CAP (Figura 56.1), mantendo-o conservado em solução salina até o momento de seu reimplante. Na sequência, realizamos o procedimento oncológico previsto e a própria reconstrução mamária. Finalizado o fechamento mamário, procedemos à decorticação da área marcada para receber o enxerto livre de aréola, seja no ápice da cicatriz vertical, seja em posição alocada no cume do cone mamário, entre 5 e 7cm do sulco inframamário, na proposta de reconstrução em mamas grandes sem cicatriz vertical, segundo Vazquez e cols.[22].

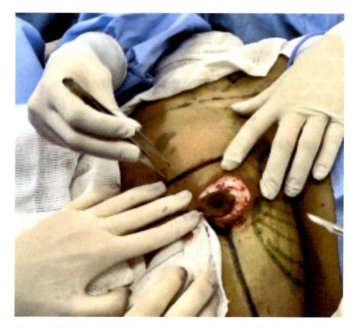

Figura 56.1 Retirada do complexo areolopapilar (CAP) no início do procedimento cirúrgico.

Cirurgia de readequação de gênero

Indivíduos portadores de disforia de gênero experimentam uma situação física e emocional complexa e importante com consequências muitas vezes extremas. Uma tentativa de minimizar esse sofrimento e angústia consiste na abordagem cirúrgica para readequação da configuração da parede torácica. Entre as diversas técnicas disponíveis para manejo dos casos de indivíduos transgênero masculinos está a mastectomia masculinizadora com a utilização de autoenxertia da aréola naqueles pacientes com mamas de grande volume ou grande ptose.

Nas cirurgias mamárias masculinizantes de redesignação de gênero, a mastectomia com reposicionamento do CAP e sua reinserção é uma das possibilidades de intervenção para promoção de resultado estético satisfatório, tendo em vista que homens transgênero possuem mamas mais volumosas e com mais excesso de pele do que aqueles com ginecomastia. Essa cirurgia pode auxiliar a disforia de gênero e melhorar a qualidade de vida de homens transgênero ou não binários[5]. Cerca de 40% das cirurgias mamárias masculinizantes são executadas por meio de técnicas que associam a excisão de pele, através de incisão no sulco inframamário, com o enxerto livre de mamilo (FNG)[6,23,24]. Essa técnica, sem incisão vertical, também pode ser utilizada em mamoplastias redutoras femininas em mamas com ptose acentuada[22].

O planejamento das cicatrizes e da posição do novo CAP se baseia nas considerações relativas à localização do CAP no tórax masculino e em suas relações com o músculo peitoral. No sexo masculino, alguns fatores impactam a relação do CAP com outras estruturas corporais. Assim, o índice de massa corporal, o peso e a altura devem ser considerados nas cirurgias mamárias masculinas. Uma maneira de se ajustar a localização consiste em considerar a posição do CAP em relação ao músculo peitoral maior. Desse modo, ele estará posicionado 2 a 3cm acima da borda inferior do músculo peitoral maior. Sugere-se que o centro da papila seja posicionado 2cm medialmente à borda lateral do músculo peitoral maior e 2,5cm acima da inserção inferior do mesmo músculo, mantendo-se a simetria pela comparação da posição papilar com a linha medioesternal, com a borda medial do músculo peitoral maior ou com o ângulo de Louis (ângulo esternal)[24].

Wilson e cols. observaram que o FNG apresenta menor percentual de reoperações agudas (4,8%) ou reparações secundárias (20,3%), nas cirurgias masculinizantes, em comparação com técnicas de pedículo inferior (8,9% e 27,9%) ou sem ressecção de pele (10,3% e 19%); os percentuais maiores de reabordagem foram registrados em cirurgias periareolares com ressecção de pele (37,5%)[6].

Em revisão sistemática recente, que incluiu 26 estudos controlados randomizados[25] e comparou as três principais técnicas – enxerto livre de aréola, técnicas de pedículo areolado e técnica periareolar – nessa população, observou-se taxa menor de complicações com a técnica do enxerto livre e taxa maior de satisfação com a técnica do pedículo areolado. A depender da experiência do cirurgião e da própria característica da mama, o enxerto livre de aréola pode ser utilizado na técnica clássica do tipo padrão de Wise com cicatriz final em T invertido e colocação da aréola no ápice da cicatriz vertical ou uma incisão arqueada posicionada na altura do sulco inframamário com colocação da aréola no meridiano mamário, em posição calculada de borda superior, variando entre 17 e 22cm de distância da fúrcula esternal (Figura 56.2).

Grandes ginecomastias

Ginecomastia é uma condição que se refere ao crescimento mamário em indivíduos do sexo masculino. Nos casos com indicação de abordagem cirúrgica, a finalidade desse tratamento inclui o achatamento da protrusão mamária no tórax, a eliminação ou atenuação da marca do sulco inframamário, a remoção dos tecidos glandular

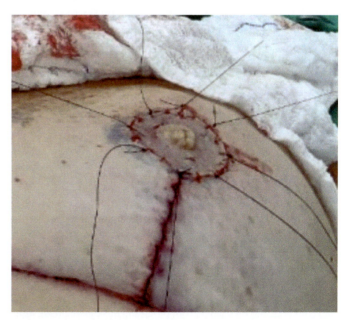

Figura 56.2 Colocação do complexo areolopapilar (CAP) no leito receptor com fixação com pontos de náilon 3.0 separadamente.

e adiposo excedentes, a simetrização dos hemitórax e das aréolas e a readequação da posição do CAP[26].

O planejamento e a própria definição da estratégia cirúrgica para correção da ginecomastia se baseiam na classificação proposta por Simon e cols.[27]. Mamas classificadas como grau III, com grandes volumes, excesso de pele e aspecto pendular, são boas candidatas à aplicação do FNG como estratégia para o posicionamento adequado do CAP. Apesar do grande número de opções cirúrgicas para manejo dos pacientes portadores de ginecomastia, essa é uma estratégia que pode contribuir para reduzir a taxa de complicações, principalmente necrose e perda de aréola[28].

Correção de má posição da aréola após mamoplastias

A má posição do CAP é observada após vários tipos de cirurgias mamárias, incluindo mamoplastias redutoras, oncoplastias e reconstruções por câncer de mama, sendo mais comum em cirurgias oncoplásticas, quando retiramos grande quantidade de tecido e é necessário deslocamento importante de componente fibroglandular para preenchimento dos defeitos provocados. Um motivo importante para salientar a posição inadequada do CAP é a radioterapia adjuvante. O manejo dessa situação é sempre um desafio, podendo ser corrigida por meio de técnicas como o rearranjo pedicular para elevação ou rebaixamento do CAP[29], o reposicionamento dos implantes[30], a expansão cutânea, o reposicionamento do próprio sulco inframamário ou até o reimplante do CAP com a técnica de autoenxertia[31], conforme apresentado nas Figuras 56.3 a 56.5. No entanto, não existe consenso

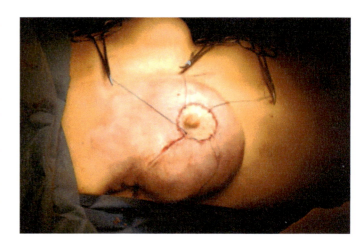

Figura 56.4 Complexo areolopapilar (CAP) colocado em leito receptor desepitelizado e fixado com pontos independentes. Observe a cicatriz de fechamento radial superolateral, correspondendo à área original do CAP doador. (Reproduzida de Rietjens e cols.. 2013[31].)

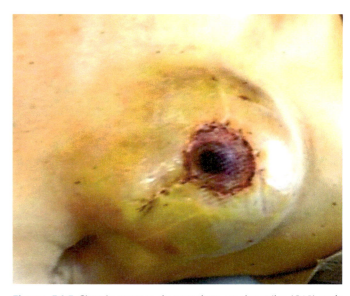

Figura 56.5 Cicatriz precoce do complexo areolopapilar (CAP) após a retirada do curativo de cobertura, demonstrando boa vitalidade e pequena área de sofrimento da ponta da papila. (Reproduzida de Rietjens e cols., 2013[31].)

quanto à melhor estratégia para essa abordagem, devendo cada caso ser adequado a cada situação específica, e o enxerto livre é uma boa opção nos casos em que as outras estratégias não surtiram o efeito desejado.

▶ ASPECTOS TÉCNICOS

Para obtenção dos melhores resultados, a técnica de FNG exige cuidados pré-operatórios com escrupulosa manipulação peroperatória e atenção no pós-operatório[1]. Desse modo, interferem no desfecho desde a perfeita assepsia da área a ser operada até os cuidados com

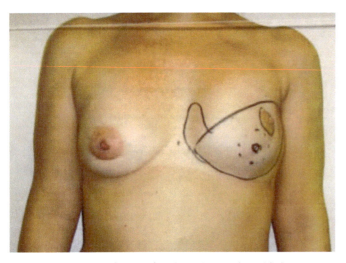

Figura 56.3 Visão pré-operatória de paciente submetida à reconstrução com implante de silicone, com deslocamento superolateral, resultando em assimetria significativa do complexo areolopapilar (CAP). (Reproduzida de Rietjens e cols., 2013[31].)

o curativo. Independentemente da cirurgia mamária, o retalho livre de CAP (Figura 56.6), retirado após infiltração local com solução de adrenalina, é mantido limpo em solução salina até que a área a ser enxertada esteja adequadamente demarcada e desepitelizada para recebê-lo (Figura 56.7)[22].

Detalhe importante em relação ao preparo do CAP para reimplante é que deve ser retirado todo o tecido gorduroso aderido à derme, deixando-o completamente uniforme e branco, com espessura bem delicada, para diminuir a necrose e favorecer a "pega" do enxerto. O leito receptor deve ser decorticado e limpo. Além disso, devemos fixar o CAP com pontos periféricos, usualmente nas posições de 12, 6, 3 e 9 horas, seguido de seus intermediários, com fios inabsorvíveis de náilon 3.0 (geralmente oito), reparados com pinças de Kelly (Figura 56.8). Antes da colocação da cobertura com gaze ou esponja sobre o enxerto, é importante a realização de diversas pequenas perfurações dessa aréola implantada com agulha 18G (40 × 12mm), para favorecer o escoamento da serosidade naturalmente produzida pela área decorticada, impedindo seu descolamento em razão desse acúmulo de líquido. Terminada a sutura do CAP na borda cutânea da área decorticada, os fios serão utilizados para fixação do "curativo de Brown" com esponja ou gaze, o qual deverá ser mantido por até 15 dias (Figura 56.9)[32,33].

Um aspecto importante no planejamento diz respeito à definição precisa da posição e do tamanho da área que será decorticada para receber o enxerto livre. Para isso, utilizamos pontos anatômicos de referência, como a junção do terço superior ao terço médio do braço, o cálculo da distância até a borda superior da implantação do CAP, que varia de 17 a 23cm da fúrcula esternal, a marcação do meridiano mamário, e a própria distância

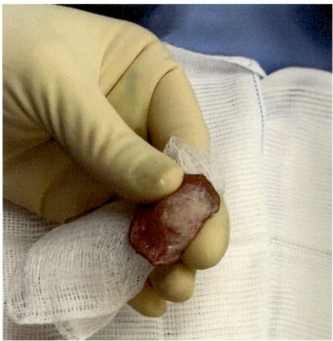

Figura 56.6 Complexo areolopapilar (CAP) sendo preparado para ser implantado no leito receptor.

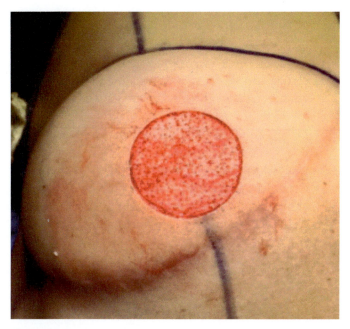

Figura 56.7 Leito receptor decorticado, pronto para receber o enxerto livre de aréola.

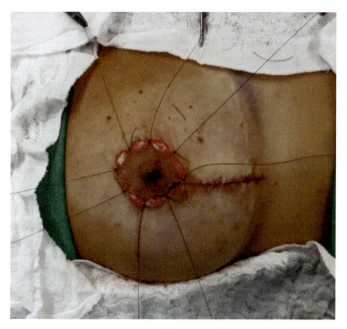

Figura 56.8 Enxerto livre de aréola fixado sobre o leito receptor com pontos separados para a própria fixação do curativo local.

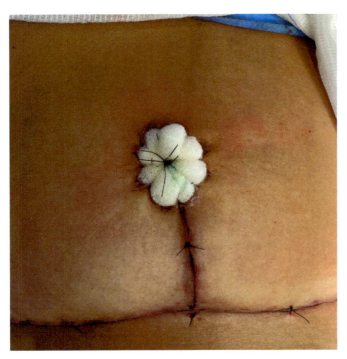

Figura 56.9 Curativo de Brown com pontos de fixação prendendo a esponja sobre o enxerto livre de aréola. Curativo usualmente removido entre 12 e 15 dias após a cirurgia.

entre a borda inferior de implantação do CAP e o sulco inframamário – em geral de 5 a 7cm.

Lucena e cols., em revisão integrativa, concluem que a técnica de FNG, apesar das limitações em relação à sensibilidade local, da despigmentação de pele e do impedimento para amamentação, tem ampla aplicação nas situações em que a manutenção do CAP poderia ser inviável do ponto de vista da vascularização do retalho devido ao tamanho ou ao formato da mama, ou em caso de necessidade de seu reposicionamento. Aspectos estéticos devem ser considerados, especialmente em cirurgias mamárias de redesignação de sexo, pois resultados pouco duradores podem influir na autoestima e na morbidade desses pacientes. Portanto, escores funcionais e estéticos devem ser introduzidos para melhorar as evidências em relação ao uso do retalho livre de aréola e papila[34].

CUIDADOS PÓS-OPERATÓRIOS

Os cuidados principais para o sucesso do FNG estão relacionados com o planejamento e o próprio ato cirúrgico em si. Entretanto, algumas orientações são extremamente importantes no período pós-operatório, as quais podem impactar significativamente o êxito do FNG. A primeira recomendação diz respeito ao prazo para retirada do curativo de Brown: cerca de 12 a 15 dias após a cirurgia.

Durante todo esse período, é importante evitar molhar o curativo. No entanto, entre 5 e 7 dias é recomendada uma aplicação abundante de óleo de girassol para hidratar o próprio enxerto, a qual deve ser repetida por ocasião da retirada do curativo. Nesse dia, após cortados todos os pontos de fixação, uma pequena mobilização da gaze ou esponja facilita seu desprendimento e a liberação da oclusão do enxerto. A aparência escura no enxerto implantado é frequente e quase sempre resultado de uma epidermólise superficial. Nos dias subsequentes é importante manter aplicação de óleo de girassol diariamente sobre o tecido implantado, até sua recuperação completa.

COMPLICAÇÕES

Complicações graves associadas a esse procedimento são incomuns. Nesses casos, a literatura cita sua ocorrência em aproximadamente 10% dos casos, comparáveis às diversas indicações para o uso dessa técnica[21,35]. Entre as principais complicações encontradas, destacam-se:

- **Necrose do retalho cutâneo:** mais frequentemente relacionada com mastectomias, mamoplastias ou cirurgias oncoplásticas do que com a autoenxertia propriamente dita. Quando acontece, em geral decorre de um retalho receptor muito delgado ou uma decorticação inadvertidamente grosseira.
- **Necrose papilar:** mais comum nas pacientes portadoras de papilas grandes, pode ser minimizada por meio de decapitação de parte da papila, aumentando as chances de sucesso.
- **Assimetrias:** essa alteração pode ocorrer tanto no formato que o CAP implantado pode adquirir com o passar do tempo como na altura do próprio enxerto, em geral decorrente da dinâmica de evolução das mamas com o passar do tempo, sobretudo quando a paciente for submetida à radioterapia adjuvante em uma das mamas.
- **Despigmentação do CAP:** infelizmente, não é uma complicação rara, particularmente em pacientes de pele escura, podendo ocorrer total ou parcialmente.
- **Cicatrizes grosseiras:** podem ocorrer na borda circunferencial do enxerto ou no próprio leito receptor.
- **Achatamento papilar:** é muito comum e de caráter evolutivo.
- **Falha do enxerto ou necrose completa:** felizmente, a perda completa do FNG é um evento raro. A preparação cuidadosa do retalho e alguns cuidados pós-operatórios apresentados neste capítulo minimizam esse risco. Na eventualidade de sua ocorrência, outras técnicas de reconstrução do CAP podem

ser requeridas, ou até mesmo uma dermopigmentação pode ser a solução.

- **Outras complicações:** como em todo e qualquer procedimento cirúrgico, podem ser observadas complicações gerais, como infecção do leito operatório, hematomas e dor.

▶ VANTAGENS E DESVANTAGENS

Como em qualquer procedimento cirúrgico, existem vantagens e desvantagens associadas à autoenxertia do CAP. Entre as vantagens destacam-se a simplicidade do procedimento, a boa flexibilidade de posicionamento e a forma precisa em sua aparência, além das taxas baixas de complicações, podendo ser utilizada em inúmeras situações de difícil solução por meio das técnicas mais usuais. Entre as desvantagens é importante salientar a perda de sensibilidade do CAP, a impossibilidade de amamentação, o achatamento papilar, a despigmentação e a necessidade de algum retoque futuro[35]. No balanço entre as vantagens e as desvantagens, nos parece ser uma estratégia de ótima solução para casos bem selecionados.

▶ CONSIDERAÇÕES FINAIS

A cirurgia de FNG é um procedimento com possibilidades de uso para reconstrução do CAP após mamoplastias redutoras, cirurgias masculinizantes e mastectomias oncológicas ou redutoras de risco, bem como nos casos de ginecomastias ou correção de má posição do CAP. O procedimento envolve a remoção do CAP e seu reposicionamento através do enxerto livre na nova localização determinada, seja ela a mama, a neomama ou a parede do tórax masculinizado. Suas vantagens advêm da mobilidade do enxerto de aréola, bem como de sua moldagem em tamanho e forma. Os riscos do enxerto livre, além da despigmentação, perda parcial ou total do enxerto, incluem a perda de sensibilidade da aréola e da papila, bem como de projeção do CAP e, nas mulheres, a perda da função de amamentação.

Uma das formas de minimizar a menor projeção do CAP nas mamoplastias redutoras consiste em associar o pedículo inferior não areolado na moldagem da mama. Os cuidados pré, per e pós-operatórios determinam o resultado e o sucesso dessa técnica. Em virtude das limitações da técnica e das possíveis complicações, as cirurgias mamárias com o uso de FNG devem ser amplamente discutidas com os pacientes no pré-operatório e consentidas a partir de expectativas realistas em relação ao resultado final da reconstrução.

Apesar dos inconvenientes apresentados, essa é uma ferramenta útil em casos específicos, minimizando as consequências da ausência do CAP na identidade da mama e melhorando inegavelmente a autoestima e a própria qualidade de vida de nossos pacientes.

REFERÊNCIAS

1. Thorek M. Possibilities in the reconstruction of the human form. A classic reprint. Aesth Plast Surg 1989; 13:55-8.

2. Wamalwa AO, Stasch T, Nangole FW, Khainga SO. Surgical anatomy of reduction mammaplasty: A historical perspective and current concepts. S AfJ Surg 2017; 55(1):22-8.

3. Mattioli WM, Penazzi Jr SA, Melo DSF. Use of the back-folded dermaglandular inferior pedicle in mammary amputation: Improving results. Rev Bras Cir Plast 2017; 32(3):339-45.

4. Kim EK, Cho JM, Lee JW. Skin-sparing mastectomy and immediate nipple graft for large, ptotic breast. J Breast Cancer 2019; 22(4):641-6. doi: 10.4048/jbc.2019.22.e52.

5. Etemad SA, Furuyama WM, Winocour JS. Double incision mastectomy with free nipple graft for masculinizing chest wall surgery. Plast Reconstr Surg Glob Open 2020; 8(11):e3184. doi:1 0.1097/GOX.0000000000003184.

6. Wilson SC, Morrison SD, Anzai L et al. Masculinizing top surgery: A systematic review of techniques and outcomes. Ann Plast Surg 2018; 80(6):679-83. doi: 10.1097/SAP.0000000000001354.

7. Brown RH, Chang DK, Siy R, Friedman J. Trends in the surgical correction of gynecomastia. Semin Plast Surg 2015; 29(2):122-30.

8. Saariniemi KM, Keranen UH, Salminen-Peltola PK, Kuokkanen HO. Reduction mammaplasty is effective treatment according to two quality of life instruments. A prospective randomised clinical trial. J Plast Reconstr Aesthet Surg 2008; 61(12):1472-8. doi: 10.1016/j.bjps.2007.09.024.

9. Santos GR, Araújo DC, Vasconcelos C et al. Impacto da mamoplastia estética na autoestima de mulheres de uma capital nordestina. Rev Bras Cir Plast 2019; 34(1):58-64.

10. Crittenden T, Watson DI, Ratcliffe J, Griffin PA, Dean N. Does breast reduction surgery improve health-related quality of life? A prospective cohort study in Australian women. BMJ Open 2020; 10:e031804. doi:10.1136/bmjopen-2019-031804.

11. Roje Z, Roje Z, Milosevic M et al. Current trends in breast reduction. Coll Antropol 2012; 36(2):657-68.

12. Doren EL, Van Eldik KL, Lopez JJ et al. Free nipple grafting: An alternative for patients ineligible for nipple-sparing mastectomy? Ann Plast Surg 2014; 72(6):S112-5. doi: 10.1097/SAP.0000000000000077.

13. Robert G, Duhamel A, Alet JM, Pelissier P, Pinsolle V. Complications of breast reduction about 715 breasts. Ann Chir Plast Esthet. 2014; 59(2):97-102. doi: 10.1016/j.anplas.2014.01.003

14. Karsidag S, Akcal A, Karsidag T et al. Reduction mammaplasty using the free-nipple-graft vertical technique for severe breast hypertrophy: Improved outcomes with the superior dermaglandular flap. Aesthetic Plast Surg 2011; 35(2):254-61. doi: 10.1007/s00266-010-9592-9.

15. Fırat C, Gurlek A, Erbatur S, Aytekin AH. An autoprosthesis technique for better breast projection in free nipple graft reduction mammaplasty. Aesthetic Plast Surg 2012; 36(6):1340-6. doi: 10.1007/s00266-012-9984-0.

16. Romano JJ, Francel TJ, Hoopes JE. Free nipple graft reduction mammoplasty. Ann Plast Surg 1992 Mar; 28(3):271-6. doi: 10.1097/00000637-199203000-00012.

17. Abramson DL. Increasing projection in patients undergoing free nipple graft reduction mammoplasty. Aesthetic Plast Surg 1999 Jul-Aug; 23(4):282-4. doi: 10.1007/s002669900284.

18. Stephen R. Colen, MD. Breast Reduction with use of the free nipple graft technique. Aesthet Surg J 2001; 21(3):261-71. doi: 10.1067/maj.2001.116439.

19. Gorgu M, Ayhan M, Aytug Z et al. Maximizing breast projection with combined free nipple graft reduction mammaplasty and back-folded dermaglandular inferior pedicle. Breast J 2007; 13(3):226-32. doi: 10.1111/j.1524-4741.2007.00414.

20. Isken T, Sen C, Onyedi M et al. A New application for increasing breast projection in free-nipple-graft reduction mammaplasty. Aesth Plast Surg 2008; 32:675-80. doi: 10.1007/s00266-008-9185-z.

21. Zaborowski AM, Roe S, Rothwell J et al. A systematic review of oncological outcomes after nipple-sparing mastectomy for breast cancer. J Surg Oncol 2023 Mar; 127(3):361-8. doi: 10.1002/jso.27115.

22. Vazquez OA, Yerke Hansen P, Komberg J et al. Free nipple graft breast reduction without a vertical incision. Plast Reconstr Surg Glob Open 2022; 10(3):e4167. doi: 10.1097/GOX.0000000000004167.

23. Schnitt D. Transgender top surgery or double incision, inspire aesthetics. 2018. Disponível em: https://www.youtube.com/watch?v=GT5gofoO3bk&t=474s. Acesso em: 09 abr 2023.

24. Moorefield AK, Stock A, Rose-Reneau Z et al. Analysis of nipple-areola complex localization using male cadavers: Considerations for gender-affirming surgery. Aesthet Surg J Open Forum 2021; 3(4):ojab032. doi: 10.1093/asjof/ojab032.

25. Zhu J, Wang E, Liu S et al. Impact of surgical technique on outcome measures in chest masculinization: A systemic review and meta-analysis. J Plast Reconstr Aestht Surg2023; 87: 109-16.

26. Cordova A, Moschella F. Algorithm for clinical evaluation and surgical treatment of gynaecomastia. J Plast Reconstr Aesthet Surg 2008; 61:41-9.

27. Simon BE, Hoffman S, Kahn S. Classification and surgical correction of gynecomastia. Plast Reconstr Surg 1973; 51:48-52.

28. Kasielska A, Antoszewski B. Surgical management of gynecomastia: An outcome analysis. Ann Plast Surg 2013; 71:471-5.

29. Mohmand H, Naasan A. Double u-plasty for correction of geometric malposition of the nipple-areola complex. Plast Reconstr Surg 2002; 109:2019-22.

30. Colwell AS, May JW Jr, Slavin SA. Lowering the postoperative high-riding nipple. Plast Reconstr Surg 2007; 120:596-9.

31. Rietjens M, De Lorenzi F, Manconi A et al. Free Nipple graft technique to correct nipple and areola malposition after breast procedures. Plast Reconstr Surg Glob Open 2013; 1:e69. doi: 10.1097/GOX.0000000000000002.

32. Fansa H, Linder S. Autologous breast reconstruction with free nipple-areola graft after circumareolar (skin reducing) mastectomy. J Personal Med 2022; 12(10):1588. doi: 10.3390/jpm12101588.

33. Mattioli WM, Penazzi Jr SA, Melo DSF. Uso do pedículo inferior não areolado na amputação mamária: Aprimorando resultados. Rev Bras Cir Plast 2017; 32(3):339-45.

34. Lucena CEM, Leon RAP, Paiva ACA, Nóbrega CS, Bahia IF. Free nipple graft: Current indications and applications of a centenary breast surgery technique – An integrative review. Mastology 2022; 32:e2021056.

35. Colen SR. Breast reduction with use of the free nipple graft technique. Aesthetic Surg J 2001; 21:261-71.

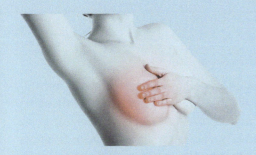

Capítulo 57

Escolha da Técnica e Cuidados Para Pacientes com Radioterapia Prévia

Maurício de Aquino Resende
Rodrigo de Jesus Lenharte
Lismara Ribeiro

▶ INTRODUÇÃO

O planejamento cirúrgico é o primeiro passo para um procedimento bem realizado. De maneira geral, ao programar uma cirurgia, o cirurgião deve estar ciente de seus limites e possibilidades de ajustes intraoperatórios em caso de obstáculos apresentados. Costuma-se dizer que a cirurgia começa com o desenho pré-operatório.

Quando se trata de pacientes irradiadas previamente, convém ter em mente que as dificuldades serão várias e um diálogo franco com a paciente, no intuito de diminuir suas expectativas quanto ao procedimento e a possibilidade de ambos, médico e paciente, lidarem com complicações, será muito importante para o aceite e o sucesso do procedimento.

Atualmente, não dispomos do nível 1 de evidência para indicar a melhor estratégia de reconstrução mamária e tratamento radioterápico do câncer de mama.

▶ RADIOTERAPIA

A radiação é usada para tratamento de tumores que têm absorção seletiva dos raios, comparados aos tecidos sadios. Em outras palavras, quando se irradia um tumor, a absorção é maior nas células tumorais e menor nos tecidos sadios.

O DNA é um alvo importante para os efeitos citotóxicos da radiação. A quebra dupla do DNA constitui uma das mais graves lesões e pode provocar a morte celular[1]. Este ocorre no meio em que a célula está, provocando uma série de alterações que com o passar do tempo agem em seu metabolismo e a levam à morte por um processo chamado apoptose ou morte celular programada.

Se o tumor não tivesse a propriedade de absorção seletiva dos raios, não seria possível o tratamento com radiação. O tumor tem um tipo de sensibilidade à radiação maior com menor capacidade de reparo em relação aos tecidos sadios[1]. Contudo, o tecido sadio também sofre danos, e é exatamente por isso que há dificuldade na reconstrução mamária nesses casos.

A irradiação de doses elevadas, quando aplicada uma única vez, produz lesões maiores do que se a mesma dose fosse aplicada de maneira fracionada para tratamento do câncer de mama. Os efeitos tóxicos do tratamento radioterápico irão depender dos seguintes fatores:

- Localização do tumor.
- Energia utilizada.
- Equipamento utilizado.
- Volume do tecido irradiado.
- Dose total.
- Estado geral da paciente.

A resposta clinica das pacientes é variável e dependente das características celulares que compõem os tecidos, da dose total de radiação, do fracionamento (dose/dia) e do volume irradiado[1].

Algumas reações são comuns às pacientes e independem do local de aplicação, como fadiga e reações dose-dependentes na pele. Em relação ao tempo de ocorrência, podem ser classificadas como:

- **Reações agudas:** surgem durante ou até 1 mês após o término do tratamento.
- **Reações subagudas:** surgem de 1 a 3 meses após o término do tratamento.
- **Reações tardias:** surgem de 3 a 6 meses ou até mesmo anos após o fim do tratamento.

Os efeitos na pele e na musculatura são basicamente considerados "queimaduras". A pele irradiada torna-se sensível durante o tratamento e sujeita a danos. Tanto a musculatura peitoral como a pele perdem sua elasticidade e tônus natural, passam a ter sua vascularização comprometida e diminuem sua capacidade de cicatrização, tornando-se vulneráveis a complicações. As reações de pele são o efeito colateral mais comum da irradiação, independentemente do campo de tratamento:

- **Radiodermite aguda:** caracteriza-se por eritema inicial e progressivo, eritema principal (tardio), descamação e ulceração, a depender da dose de radiação[2].
- **Radiodermite crônica:** caracteriza-se por isquemia, alterações na pigmentação da pele, espessamento da pele, telangiectasias e fibrose[2].

ESCOLHA TÉCNICA

É papel do cirurgião reparador discutir todas as possibilidades com a paciente, explicitando os riscos e benefícios de cada uma delas (Figura 57.1).

Cabe levar em consideração a presença ou não de áreas doadoras, a presença de comorbidades e, evidentemente, a qualidade da pele previamente irradiada, bem como a sobrevida e o desejo da paciente.

RETALHOS AUTÓLOGOS

O uso do retalho miocutâneo transverso do músculo reto abdominal (TRAM) ou do retalho do músculo grande dorsal é importante nesse tipo de paciente e era antigamente a única opção na maioria dos casos (Figuras 57.2 e 57.3). Atualmente, com o emprego de lipotransferência, as reconstruções mamárias com uso de expansores ou próteses definitivas, ou até mesmo com o uso exclusivo de gordura, passaram a ser alternativas para esse tipo de paciente, tamanho o ganho da qualidade da pele e da musculatura peitoral após a lipoenxertia[3].

Dependerão da presença de área doadora suficiente e viável para o procedimento e implicarão cicatrizes muitas vezes extensas, que podem incomodar as pacientes, sendo o motivo de sua recusa, e estão associados a complicações, como seroma, herniações, deiscências e muitas horas de curativos ou procedimentos complementares[4]. Em uma comparação entre reconstrução autóloga imediata seguida de radioterapia e reconstrução autóloga tardia após radioterapia, a maioria dos estudos relata taxas menores de complicações, incluindo retração cicatricial, perda de volume, esteatonecrose e revisões cirúrgicas, na última.

O melhor momento para a reconstrução autóloga tardia permanece incerto[5]. Hershenhouse e cols. pu-

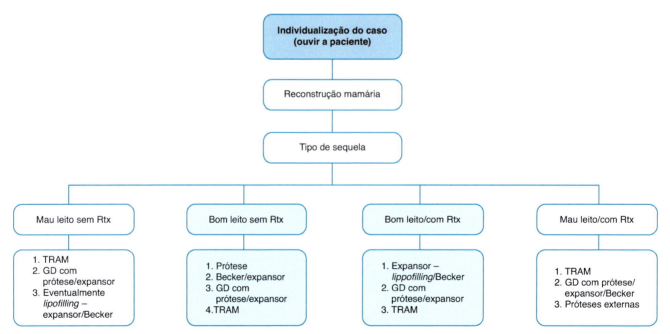

Figura 57.1 Fluxograma para reconstrução mamária tardia adotado no Hospital de Câncer de Barretos-SP.

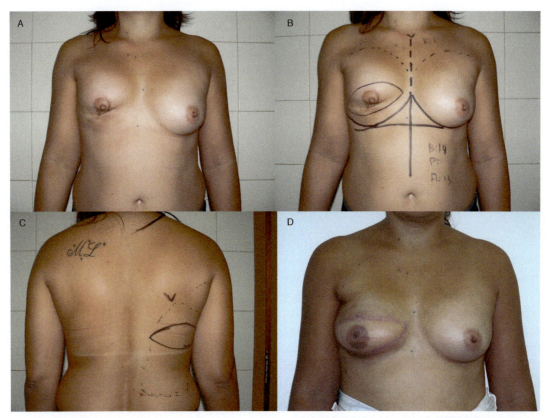

Figura 57.2A Paciente submetida a tratamento conservador com resultado escasso após radioterapia. **B** Programação pré-operatória para grande dorsal. **C** Desenho no dorso. **D** Resultado após rotação de grande dorsal com prótese.

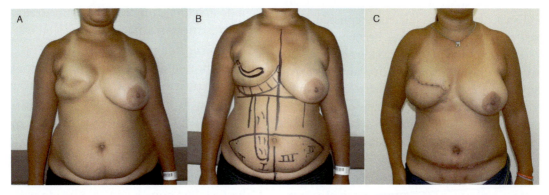

Figura 57.3A Paciente submetida a reconstrução imediata à direita, seguida de radioterapia com resultado escasso. **B** Planejamento pré-operatório para TRAM. **C** Resultado após TRAM.

blicaram os dados de revisão sistemática e metanálise, comparando os desfechos entre reconstruções imediatas e tardias com retalho autólogo em pacientes que realizaram radioterapia pós-mastectomia. Não houve diferença entre os dois grupos no que se refere às taxas de esteatonecrose, perda do retalho, hematoma, infecção do sítio operatório e trombose vascular. As pacientes que realizaram reconstrução imediata apresentaram taxas menores de seroma em relação àquelas que realizaram reconstrução tardia[6].

Manyam e cols. avaliaram os riscos de complicações e falhas na reconstrução em pacientes que receberam mastectomia de resgate e reconstrução imediata com retalho autólogo ou prótese expansora para tratamento de recidiva local pós cirurgia conservadora seguida de radioterapia e observaram que a complicação mais frequente nas reconstruções com retalho autólogo foi a necrose (pele, esteatonecrose e necrose do retalho), e que o risco de complicações atinge um platô 2 anos após a reconstrução, ao passo que as complicações podem ocorrer em até 10 anos naquelas que receberam reconstrução com prótese expansora/implante[7].

A reconstrução com retalho autólogo ou a combinação de retalho autólogo com implante foi mais segura em comparação à reconstrução baseada apenas em expansor/implante no cenário de reconstrução tardia após mastectomia seguida de radioterapia[8]. Para as pacientes previamente irradiadas, a reconstrução com retalho autólogo deve ser preferida e pode ser mais segura quando planejada e realizada em 12 meses no mínimo após a mastectomia seguida de radioterapia[9].

Implantes

De acordo com Lee, as pacientes submetidas à reconstrução pós-mastectomia baseada apenas em implante aloplástico após a radioterapia apresentaram riscos significativamente maiores para todos os tipos de complicações (infecção, necrose de retalho da mastectomia, contratura capsular, seroma, revisões cirúrgicas, falha na reconstrução), exceto hematoma, em comparação com as que não receberam radioterapia prévia[8].

Apesar do risco elevado de complicações, a reconstrução baseada em implante aloplástico apresenta muitas vantagens, sendo uma técnica menos invasiva, com tempo de recuperação mais rápido, que previne a morbidade do sítio doador de retalho autólogo, tem custo reduzido e pode ser oferecida às pacientes consideradas impróprias para reconstrução autóloga, seja em razão de comorbidades, seja por falta de tecido doador disponível. As reconstruções tardias baseadas em implante aloplástico podem ser uma alternativa à reconstrução baseada em retalho autólogo, principalmente quando realizadas em conjunto com o *lipofilling*. Razzouk e cols. obtiveram ótimos resultados e baixas taxas de falha (2,2%) após realizarem sessões de lipoenxertia da parede torácica seguida de reconstrução baseada em implante pré-peitoral[10].

Segundo Peter Cordeiro, para algumas pacientes com má sobrevida por conta de seu estadiamento, mas que querem preservar sua silhueta feminina, o uso de implantes aloplásticos para reconstrução mamária pode ser uma opção simples e rápida, muitas vezes com resultados escassos aos olhos do cirurgião, mas que, em detrimento dos desafios que a terapia oncológica provoca, possibilita que as pacientes recuperem sua autoestima e se sintam bem. Os cirurgiões reparadores precisam estar conscientes desses desafios e abertos para a mudança de paradigmas a favor de suas pacientes.

Para esses casos, recomenda-se a avaliação da pele no plastrão. Caso se consiga um *pinch* de prega cutânea,

imagina-se que uma loja protésica possa ser confeccionada. Em vista das dificuldades com as complicações cutâneas já mencionadas, o uso de implantes expansores definitivos ou de implantes com matrizes dérmicas pode ser uma alternativa nesses casos.

Lipofilling

O enxerto de gordura é uma técnica consolidada nesses casos, tornando possível a retomada do turgor e da elasticidade cutânea, além da melhora da distensibilidade muscular, caso seja realizada a loja muscular. Dessa maneira, pode ser associado ao uso de implantes, ou seja, após melhora da condição do plastrão com o enxerto de gordura, seria realizada a reconstrução com material aloplástico[11].

O transplante autólogo de gordura ou *lipofilling* tem sido associado ao aumento do trofismo e da vascularização cutânea, à redução da dor pós-operatória e à melhoria dos resultados cosméticos através da revitalização dos danos microvasculares e da fibrose intersticial em tecidos cronicamente danificados pela radiação, otimizando a interação do implante ou do retalho autólogo com o tecido adjacente[3,12]. A baixa morbidade e a segurança oncológica[13,14], além da perspectiva de poder evitar técnicas baseadas em retalhos pediculados ou microvasulares, fazem do *lipofilling* um procedimento atraente no processo de reconstrução mamária[11].

Protocolos de reconstrução híbrida (*lipofilling* + implante) apresentam taxas menores de contratura capsular, dor mamária e revisões cirúrgicas, comparados com a reconstrução baseada apenas em expansor/implante[3,15].

Atualmente, têm sido recomendadas muitas técnicas com o uso exclusivo de gordura, podendo ser criada uma nova mama, remodelada com enxerto autólogo de gordura, oferecendo grande naturalidade à reconstrução[15]. Cabe ressaltar que sua aplicabilidade prática é bastante reduzida, pois inúmeras sessões cirúrgicas são necessárias para que seja alcançado esse objetivo.

▶ CUIDADOS

Na medida do possível, recomenda-se uma boa avaliação dos casos para indicação da reconstrução mamária após radioterapia, sendo fundamental uma sutura delicada, assim como o manuseio e a exposição do tecido no momento de dissecção. Recomenda-se o uso de dreno por um período de 5 a 10 dias, o qual deve ser removido em caso de débito ≤ 50mL/24h.

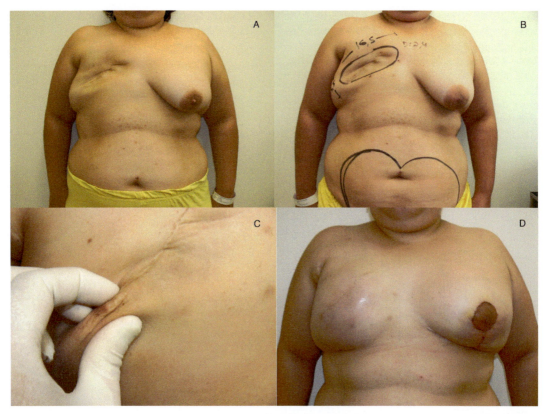

Figura 57.4A Paciente previamente tratada com mastectomia e radioterapia. **B** Marcação pré-operatória da lipoenxertia. **C** Prega cutânea satisfatória. **D** Resultado após três sessões de *lipofilling* e colocação de expansor definitivo.

Realizada a implantação, em caso de exposição do material aloplástico, opta-se por tentar a ressutura, se não houver suspeita de infecção. Em caso de infecção, recomendam-se a coleta de material para cultura e antibiograma e o início de tratamento. Convém observar a evolução do quadro: se favorável, manter implante; caso contrário, o material deve ser explantado e uma reconstrução provável com tecido autólogo deve ser planejada para um segundo tempo.

Cabe ressaltar a cada momento para a paciente a possibilidade de insucesso e de complicações, sendo fundamental que ela compreenda seus riscos.

CONSIDERAÇÕES FINAIS

Como a reconstrução mamária após radioterapia carreia riscos importantes, o diálogo franco, com a exposição das várias possibilidades e dos riscos e benefícios, é fundamental para sua realização.

As mulheres com câncer de mama têm o direito de ser reconstruídas, mas também devem ser instruídas para que tenham a ciência de que os caminhos a serem seguidos podem ser árduos e com muitas dificuldades tanto para elas como para seus médicos.

REFERÊNCIAS

1. Segreto HRC, Held KD, Michael BD, Segreto RA. Radiobiologia da bancada à clínica. 1. ed. São Paulo: Scortecci, 2016.
2. Salvajoli JV, Souhami L, Faria SL. Radioterapia em oncologia. 2. ed. São Paulo: Atheneu, 2013.
3. Turner A, Abu-Ghname A, Davis MJ, Winocour SJ, Hanson SE, Chu CK. Fat grafting in breast reconstruction. Semin Plast Surg 2020 Feb; 34(1):17-23. doi: 10.1055/s-0039-1700959.
4. Mortada H, AlNojaidi TF, AlRabah R, Almohammadi Y, AlKhashan R, Aljaaly H. Morbidity of the donor site and complication rates of breast reconstruction with autologous abdominal flaps: A systematic review and meta-analysis. Breast J 2022 Jun; 2022:7857158. doi: 10.1155/2022/7857158.
5. Yun JH, Diaz R, Orman AG. Breast reconstruction and radiation therapy. Cancer Control 2018 Jan-Dec; 25(1):1073274818795489. doi: 10.1177/1073274818795489.
6. Hershenhouse KS, Bick K, Shauly O et al. Systematic review and meta-analysis of immediate versus delayed autologous breast reconstruction in the setting of postmastectomy adjuvant radiation therapy. J Plast Reconstr Aesthet Surg 2021 May; 74(5):931-944. doi: 10.1016/j.bjps.2020.11.027.
7. Manyam BV, Shah C, Woody NM et al. Long-term complications and reconstruction failures in previously radiated breast cancer patients receiving salvage mastectomy with autologous reconstruction or tissue expander/implant-based reconstruction. Breast J 2019 Nov; 25(6):1071-8. doi: 10.1111/tbj.13428.
8. Lee KT, Mun GH. Prosthetic breast reconstruction in previously irradiated breasts: A meta-analysis. J Surg Oncol 2015 Oct; 112(5):468-75. doi: 10.1002/jso.24032.
9. Sekiguchi K, Kawamori J, Yamauchi H. Breast reconstruction and postmastectomy radiotherapy: Complications by type and timing and other problems in radiation oncology. Breast Cancer 2017 Jul; 24(4):511-520. doi: 10.1007/s12282-017-0754-3.

10. Razzouk K, Fitoussi A, Al Khori N, Pasquier J, Chouchane L, Tabrizi AR. Breast reconstruction combining lipofilling and prepectoral prosthesis after radiotherapy. Plast Reconstr Surg Glob Open 2020 May; 8(5):e2659. doi: 10.1097/GOX.0000000000002659.

11. Bonetti MA, Carbonaro R, Borelli F et al. Outcomes in hybrid breast reconstruction: A systematic review. Medicina (Kaunas) 2022 Sep; 58(9):1232. doi: 10.3390/medicina58091232.

12. Skillman J, McManus P, Bhaskar P, Hamilton S, Roy PG, O'Donoghue JM. UK guidelines for lipomodelling of the breast on behalf of Plastic, Reconstructive and Aesthetic Surgery and Association of Breast Surgery Expert Advisory Group. J Plast Reconstr Aesthet Surg 2022 Feb; 75(2):511-8. doi: 10.1016/j.bjps.2021.09.033.

13. Krastev TK, Schop SJ, Hommes J, Piatkowski AA, Heuts EM, van der Hulst RRWJ. Meta-analysis of the oncological safety of autologous fat transfer after breast cancer. Br J Surg 2018 Aug; 105(9):1082-97. doi: 10.1002/bjs.10887.

14. Goncalves R, Mota BS, Sobreira-Lima B et al. The oncological safety of autologous fat grafting: A systematic review and meta-analysis. BMC Cancer 2022 Apr; 22(1):391. doi: 10.1186/s12885-022-09485-5.

15. Piffer A, Aubry G, Cannistra C et al. Breast reconstruction by exclusive lipofilling after total mastectomy for breast cancer: Description of the technique and evaluation of quality of life. J Pers Med 2022 Jan; 12(2):153. doi: 10.3390/jpm12020153.

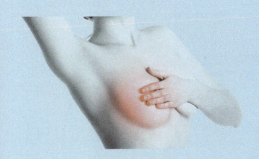

Capítulo 58

Reparação das Grandes Ressecções no Câncer de Mama

Régis Resende Paulinelli

Wilmar José Manoel

▶ INTRODUÇÃO

Apesar dos avanços no rastreamento e no diagnóstico precoce do câncer de mama, ainda há muitos casos dramáticos de tumores localmente avançados ou de recidivas tumorais locorregionais que exigem grandes ressecções cutâneas e em alguns casos até mesmo ressecções do gradil costal e do esterno. Infelizmente, isso ainda é relativamente comum em países em desenvolvimento, como o Brasil, especialmente no sistema público de saúde[1].

Nos casos de pacientes com múltiplas metástases sistêmicas, más condições clínicas, baixo *performance status* e mau prognóstico em curto prazo, a indicação da cirurgia pode ser questionável. No entanto, a maioria das pacientes pode beneficiar-se de uma conduta cirúrgica mais agressiva, mesmo que por questões higiênicas e de qualidade de vida. Há algumas evidências de que mesmo as pacientes metastáticas podem apresentar melhora na sobrevida quando fazem adequadamente o tratamento locorregional[2].

Existem diversas técnicas para reconstrução da parede torácica, desde algumas bem simples, utilizando-se de tecidos locais, até as mais complexas, por meio de retalhos miocutâneos pediculados ou microcirúrgicos. As técnicas mais comumente empregadas para fechamento de partes moles em casos extremos são os retalhos miocutâneos, como os dos músculos reto abdominal ou grande dorsal. Entretanto, as indicações são muito variáveis de acordo com a extensão do defeito, a disponibilidade de área doadora, as comorbidades, as cirurgias torácicas e abdominais prévias, as preferências e a experiência pessoal do cirurgião[3,4].

▶ FECHAMENTO DE MASTECTOMIAS COM GRANDE RESSECÇÃO CUTÂNEA

Quando a ressecção cutânea é maior do que o habitual em uma mastectomia, a primeira tentativa é a de se utilizar um retalho de avanço com os tecidos vizinhos torácicos e abdominais. Um simples descolamento cutâneo pode facilitar o fechamento e evitar cirurgias mais complexas. O descolamento pode estender-se cranialmente à região da clavícula, medialmente à mama contralateral, caudalmente ao abdome superior e lateralmente até a linha axilar posterior. O descolamento deve ser suficiente para que os retalhos sejam fechados sem tensão excessiva, caso contrário haverá risco maior de necrose e deiscência. Para o fechamento abdominal, uma abdominoplastia pode ser feita ao revés, descolando-se parte do abdome superior bilateralmente e aproximando-se os tecidos. A posição de Fowler por 15 dias, com a elevação dos membros superiores e inferiores, pode ajudar a diminuir a tensão na sutura. Alguns pontos subdérmicos com fios inabsorvíveis ou de absorção lenta ajudarão a evitar cicatrizes demasiadamente alargadas e inestéticas (Figura 58.1).

O retalho miocutâneo transverso do músculo reto abdominal (TRAM) é usado com frequência para o fechamento de grandes defeitos da parede torácica (Figura 58.2)[5]. Em geral, esse é um retalho bastante conhecido pelo cirurgião reconstrutor. Além disso, costuma promover benefício estético na área doadora abdominal e às vezes também na área do defeito torácico. Embora o objetivo inicial nesses casos não seja uma reconstrução mamária, é frequente que o retalho assuma, após algum tempo, formato bem parecido com o de uma mama. Em áreas muito extensas, caso seja necessário utilizar toda a zona III, ou mesmo a zona IV, deve ser considerado o uso do retalho bipediculado para diminuir o risco de necrose gordurosa. Entretanto, o retalho TRAM bipediculado tem risco maior de morbidade para a parede abdominal, razão pela qual, se a questão é de segurança, preferimos utilizar o retalho miocutâneo vertical do abdome (VRAM). O VRAM apresenta pior resultado estético,

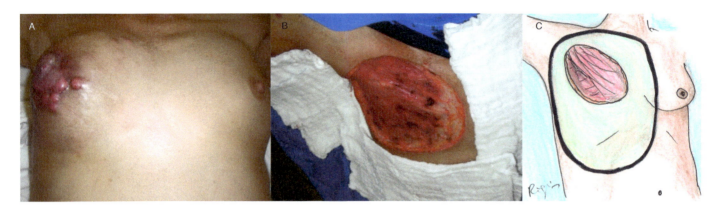

Figura 58.1A a C Um descolamento cutâneo ampliado pode ser suficiente para o fechamento cirúrgico, evitando-se uma cirurgia mais complexa. A área destacada *em verde* (**C**) mostra a extensa mobilização dos retalhos cutâneos. Seguindo o mesmo princípio, é possível realizar uma abdominoplastia invertida para facilitar o fechamento.

mas segurança vascular muito maior, pois apenas a zona I é utilizada. Outro problema do TRAM é que, quando se traciona o abdome para o fechamento, o defeito torácico se amplia. Isso não acontece no VRAM. Recomendamos ainda a utilização do VRAM contralateral ao defeito, pois, em caso de tensão nos tecidos, ainda é possível fazer um avanço abdominal.

Como essas pacientes costumam apresentar mau prognóstico, anemia, neutropenia e comorbidades associadas, por serem submetidas a esquemas de quimioterapia neoadjuvante agressivos e à radioterapia pré ou pós-operatória, o resultado estético geralmente não é o mais importante. Alguns retalhos cutâneos podem ser opções viáveis em razão da menor complexidade, da maior rapidez e das menores perdas sanguíneas, morbidades e risco de complicações em comparação com os retalhos miocutâneos[6]. No Brasil, é bem conhecido o retalho cutâneo transverso do abdome superior de Baroudi (Figura 58.3)[7]. Particularmente, preferimos, no mesmo perfil de indicações, o retalho cutâneo de avanço toracoabdominal (Figura 58.4)[6]. A vantagem principal é que, caso haja dificuldade no fechamento torácico, sua conversão para retalho miocutâneo do músculo oblíquo externo pode ser realizada facilmente (Figura 58.5)[8].

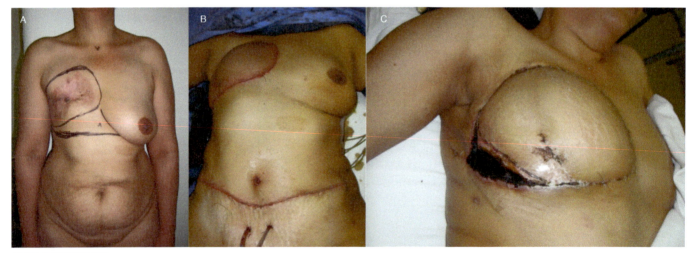

Figura 58.2A a C O TRAM é uma opção clássica para fechamento dos grandes defeitos da parede torácica. Exemplo de paciente com um tumor localmente avançado, sem resposta satisfatória à quimioterapia neoadjuvante, submetida à mastectomia radical e ao fechamento com TRAM monopediculado contralateral. Houve uma pequena área de necrose em parte da zona III que foi ressecada e fechada primariamente após 2 semanas. Neste caso, devido ao tamanho do retalho necessário, seria menos arriscada a rotação do TRAM bipediculado. O retalho VRAM, ou seja, vertical, tem como desvantagem o mau resultado estético, porém é muito mais rápido e seguro, pois utiliza apenas a zona I. (Um exemplo da utilização do VRAM como modo de fechamento da parede torácica pode ser visto através do *QR code* ou do *link* a seguir: https://pt.oncoplasty.com/?wix-vod-video-id=478ace35f5b74eb08e15be6cd55b473b&wix-vod-comp-id=comp-ka78xmg1.)

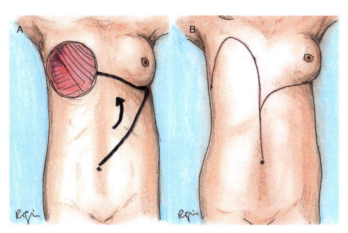

Figura 58.3 Retalho cutâneo transverso do abdome de Baroudi. Detalhes da marcação pré-operatória (**A**) e do aspecto final da sutura (**B**).

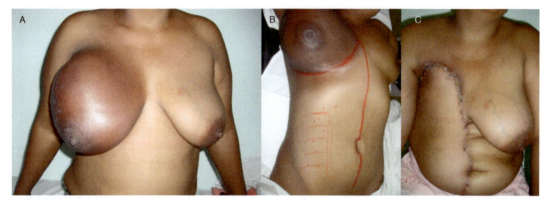

Figura 58.4A Exemplo de tumor localmente avançado sem resposta adequada à quimioterapia e à radioterapia neoajuvantes. **B** Planejamento pré-operatório com destaque para a área necessária de preservação dos vasos perfurantes do músculo oblíquo externo. Neste caso em especial não foi necessária a rotação do músculo, mas apenas o descolamento cutâneo. **C** Retalho toracoabdominal possibilitando o fechamento do defeito torácico de maneira simplificada.

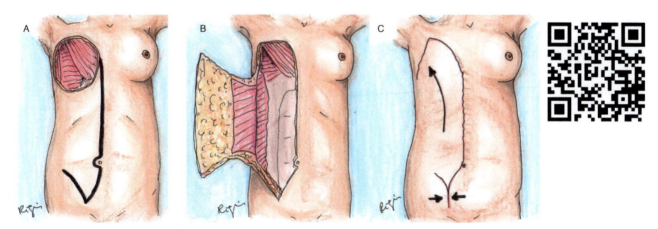

Figura 58.5A a C Caso o retalho cutâneo toracoabdominal não consiga fechar adequadamente o defeito, ou se a tensão na sutura for exagerada, é possível transformá-lo em um retalho miocutâneo do músculo oblíquo externo. O oblíquo externo é descolado do oblíquo interno e mantido preso ao retalho cutâneo. Cranialmente, a sutura é feita na forma de retalho de avanço em V-Y. (Um exemplo de reconstrução com o retalho miocutâneo do músculo oblíquo externo pode ser visto através do *QR code* ou do *link* a seguir: https://pt.oncoplasty.com/?wix-vod-video-id=644a4b22143b48769055009bf7766191&wix-vod-comp-id=comp-ka78xmg1.)

O tradicional retalho miocutâneo do músculo grande dorsal é de execução simples e apresenta risco baixo de necrose. A desvantagem principal é uma quantidade de pele relativamente pequena em comparação com os retalhos descritos anteriormente. Para se conseguir quantidade de pele muito maior com o grande dorsal, utiliza-se a técnica estendida em V-Y (Figura 58.6)[9]. Todo o tendão muscular pode ser seccionado, caso necessário, para aumento da amplitude de deslocamento do retalho.

Em caso de complicações, ou mesmo nas recidivas tumorais, é importante conhecer múltiplos retalhos cutâneos ou musculocutâneos para propiciar uma cobertura cutânea adequada e não retardar o tratamento sistêmico ou radioterápico (Figura 58.7). Outras alternativas são descritas na literatura, como retalho do omento, retalhos toracoepigástricos, retalhos microcirúrgicos variados e o enxerto direto de pele[8]. Em algumas situações, até a pele da mama contralateral pode ser utilizada (Figura 58.8)[10].

FECHAMENTO DAS RECIDIVAS LOCAIS

As recidivas locais após mastectomia costumam ter impacto negativo na sobrevida das pacientes e estar associadas a metástases à distância. Em geral, são decorrentes de tumores localmente avançados ou indícios de uma biologia tumoral agressiva[11]. Com frequência, o tórax já foi irradiado e a pele apresenta pouca elasticidade, fibrose, endurecimento e risco maior de sofrimento vascular em casos de grandes descolamentos. De qualquer modo, se for possível ressecar a lesão com margens amplas, muitas vezes pode-se conseguir um controle local adequado, o que pode se traduzir em melhor qualidade de vida ou, eventualmente, em sobrevida maior[2].

No manejo das recidivas locais, todas as técnicas anteriormente comentadas podem ser utilizadas. Além disso, é importante conhecer diferentes tipos de retalhos locais que possam facilitar o fechamento cutâneo, pois as recidivas podem ocorrer em diferentes formatos, tamanhos e localizações. Convém ressaltar que as cicatrizes

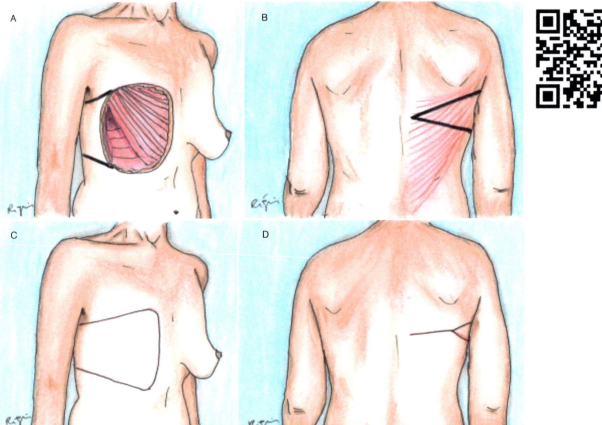

Figura 58.6 Desenho esquemático do planejamento pré-operatório (**A** e **B**) e do resultado final (**C** e **D**), com o retalho miocutâneo do músculo grande dorsal estendido em V-Y. (Um exemplo de fechamento da parede torácica com um retalho do músculo grande dorsal de avanço com fechamento em VY pode ser visto através do *QR code* ou do *link*: https://pt.oncoplasty.com/?wix-vod-video-id=37c19156266e44c1a787605b65ee2feb&wix-vod-comp-id=comp-ka78xmg1.)

Capítulo 58 | Reparação das Grandes Ressecções no Câncer de Mama

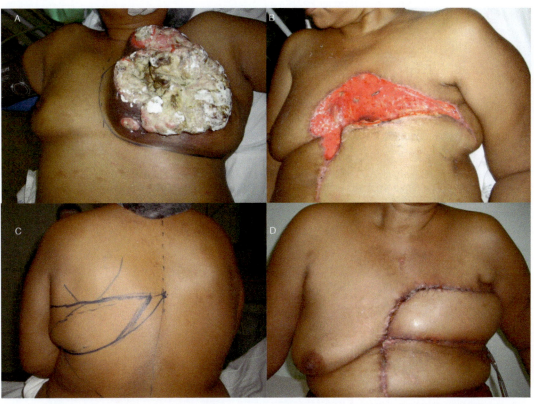

Figura 58.7A a D Este tumor ulcerado, sangrante, quimiorresistente, foi fechado inicialmente com retalho de avanço toracoabdominal. Entretanto, houve infecção e deiscência da sutura. Após o controle da infecção, foi utilizado o retalho do grande dorsal estendido, em V-Y, para evitar cicatrização por segunda intenção e atraso na radioterapia adjuvante. (Outro exemplo de fechamento da parede torácica com retalho do músculo grande dorsal clássico pode ser visto através do *QR code* ou pelo *link*: https://pt.oncoplasty.com/?wix-vod-video-id=77b525357fd54438b99fd64900675aeb&wix-vod-comp-id=comp-ka78xmg1).

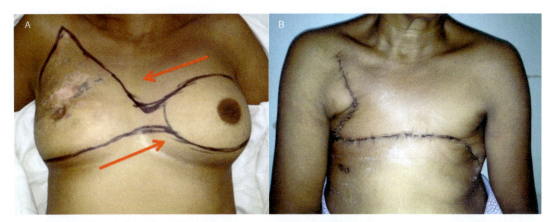

Figura 58.8A e B Exemplo de utilização da pele da mama contralateral para fechamento do defeito torácico. Neste caso, a paciente apresentava câncer de mama bilateral localmente avançado. O fechamento foi realizado segundo os princípios do retalho de avanço dos triângulos de Burow.

prévias podem dificultar o planejamento das ressecções e que a falta de pele pode ser maior em determinado sentido do que em outro[12].

Existem diversos tipos de retalhos locais, como os de rotação, de avanço (p. ex., V-Y, quadrangular, triângulo de Burow), de transposição, de interpolação (p. ex., zetaplastia), em ilha, romboide e bilobulado, entre outros[12-16]. Conhecer e dominar a técnica de alguns desses retalhos principais é importante para o fechamento adequado das áreas de recidiva local[10,14]. As Figuras 58.9 a 58.12 mostram alguns exemplos de retalhos locais úteis nessas circunstâncias[13,17].

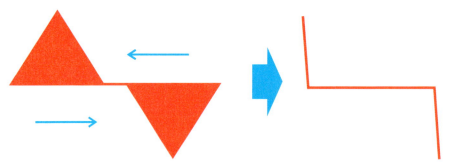

Figura 58.9 Desenho esquemático da ressecção de duas áreas de pele através dos triângulos de Burow. A cicatriz final tem formato de Z ou S. Podem ser extirpadas duas áreas de recidiva ou o segundo triângulo de pele pode ser ressecado apenas para facilitar o avanço do retalho. Existem diversas variações para essa técnica.

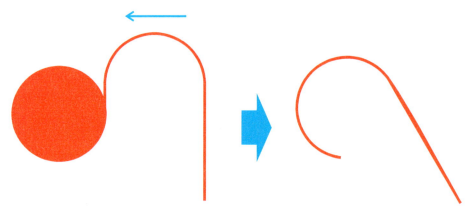

Figura 58.10 Desenho esquemático de um tipo de retalho simples de transposição e o resultado após sutura.

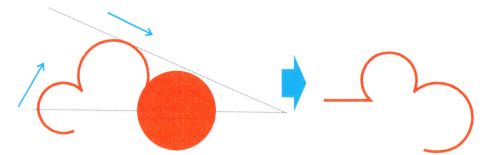

Figura 58.11 Caso haja a necessidade de correção de um defeito maior, pode-se realizar uma transposição dupla de pele, utilizando-se uma área doadora adicional à distância, como é o caso do retalho bilobado. Isso torna possível a distribuição das zonas de tensão de pele em várias direções, facilitando o fechamento. A figura mostra a marcação de Meadows, em que a primeira área de pele tem 75% do volume do defeito e a segunda tem 75% do volume da primeira.

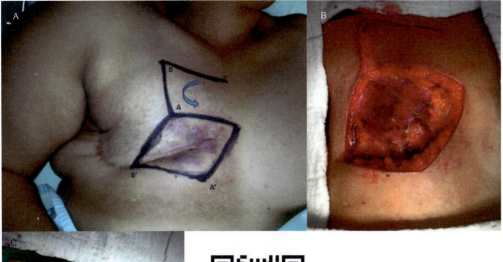
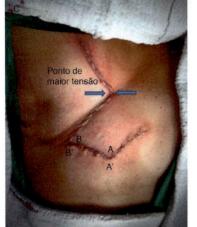

Figura 58.12A a C Exemplo de recidiva local após mastectomia. Foi utilizado o retalho romboide de Limberg para fechamento cutâneo. O formato é de um losango com dois ângulos de 60 graus e dois ângulos de 120 graus. O retângulo de pele a ser transposto pode ser desenhado em várias posições. A área doadora deve ser escolhida em razão da melhor elasticidade e abundância da pele ou pela ausência de cicatrizes prévias, ou por não estar irradiada, ou pela melhor fonte de vascularização. O ponto de maior tensão no fechamento é transferido de modo perpendicular ao defeito para o centro da região doadora. (Outro exemplo do uso do retalho romboide de Limberg para fechamento de grandes feridas pode ser visto através do *QR code* ou do *link*: https://pt.oncoplasty.com/?wix-od-video-id=811cb18c23814487a85fa2ef6465bab2&wix-vod-comp-id=comp-ka78xmg1.)

RESSECÇÃO E RECONSTRUÇÃO TORÁCICA DE PARTES ÓSSEAS

A recidiva na parede torácica é mais comum em pacientes que se submetem à mastectomia como tratamento inicial para câncer de mama devido à doença localmente avançada. Nessa situação, a recorrência locorregional é mais frequente nas proximidades das costelas e do esterno em virtude das perdas teciduais decorrentes da mastectomia[18].

Alguns tumores apresentam uma tendência limitada de disseminação hematogênica e linfática, demonstrando, então, maior agressividade local. Nesses casos, a ressecção de toda a espessura da parede torácica, com reconstrução, representa o padrão ouro de tratamento para esse subgrupo de pacientes. O objetivo primário da ressecção da parede torácica é alcançar o controle local paliativo da doença em longo prazo e a cura em um pequeno grupo selecionado de pacientes[18,19].

Os defeitos causados pela ressecção da parede torácica exigem reconstrução quando promovem instabilidade respiratória, o que inclui a ressecção de três ou mais arcos costais, ressecção parcial ou total do esterno e defeito > 5cm de diâmetro[20].

A escolha dos materiais envolvidos na reconstrução dependerá das propriedades do material utilizado, como durabilidade, disponibilidade, adaptabilidade, não reatividade e resistência à infecção[21].

A lista de próteses inclui materiais haloplásticos, como hastes de aço, titânio, lucite e fibra de vidro, e materiais sintéticos, como tela de polipropileno (Prolene), tela de poliglactina (Vicryl), Goretex, náilon, silicone, teflon, acrílico e silastic. Uma técnica muito utilizada para reconstrução do esterno é o *composite*, ou seja, uma espécie de "sanduíche" usando uma tela de polipropileno associada ao metilmetacrilato[21].

Os autores publicaram uma técnica pessoal de reconstrução da parede torácica na qual as estruturas ósseas remanescentes são perfuradas. Entre elas é tecida uma tela com fios de aço 2-0, sobre a qual é fixada uma tela sintética (geralmente de polipropileno). Em seguida, a tela é coberta por um retalho dermogorduroso, miocutâneo ou muscular regional. Essa técnica em três camadas promove grande estabilidade da parede torácica (Figura 58.13)[22].

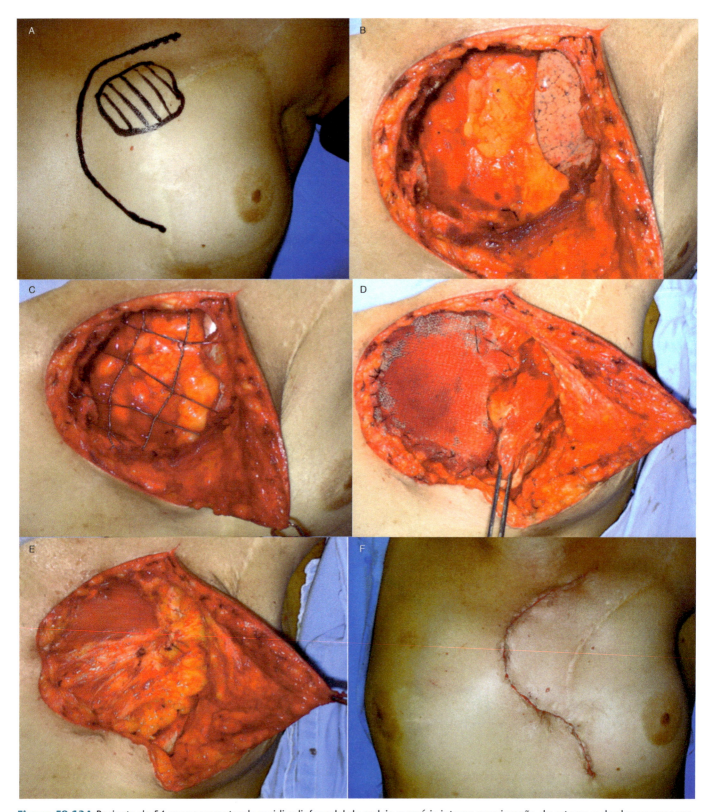

Figura 58.13A Paciente de 54 anos apresentando recidiva linfonodal da cadeia mamária interna com invasão do esterno e de alguns arcos costais 7 anos após mastectomia radical e reconstrução imediata com grande dorsal. **B** Toracectomia incluindo ressecção parcial do esterno e de três arcos costais. **C** Confecção da primeira camada da reconstrução com fio de aço 2-0. **D** Colocação da tela de prolipropileno para confecção da segunda camada. **E** Sutura do músculo peitoral maior sobre a tela de prolipropileno, formando a terceira camada. **F** Aspecto final após sutura da pele com pontos intradérmicos.

REFERÊNCIAS

1. Martins E, Freitas-Junior R, Curado MP, Freitas NM, Oliveira JC, Silva CM. Temporal evolution of breast cancer stages in a population-based cancer registry in the Brazilian central region. Rev Bras Ginecol Obstet 2009 May; 31(5):219-23.

2. Ruiterkamp J, Voogd AC, Bosscha K, Tjan-Heijnen VC, Ernst MF. Impact of breast surgery on survival in patients with distant metastases at initial presentation: A systematic review of the literature. Breast Cancer Res Treat 2010 Feb; 120(1):9-16.

3. Bakri K, Mardini S, Evans KK, Carlsen BT, Arnold PG. Workhorse flaps in chest wall reconstruction: The pectoralis major, latissimus dorsi, and rectus abdominis flaps. Semin Plast Surg 2011 Feb; 25(1):43-54.

4. Clemens MW, Evans KK, Mardini S, Arnold PG. Introduction to chest wall reconstruction: Anatomy and physiology of the chest and indications for chest wall reconstruction. Semin Plast Surg 2011 Feb; 25(1):5-15.

5. Hartrampf Jr CR. The transverse abdominal island flap for breast reconstruction. A 7-year experience. Clin Plast Surg 1988 Oct; 15(4):703-16.

6. Deo SV, Purkayastha J, Shukla NK, Asthana S. Myocutaneous versus thoraco-abdominal flap cover for soft tissue defects following surgery for locally advanced and recurrent breast cancer. J Surg Oncol 2003 May; 83(1):31-5.

7. Baroudi R, Pinotti JA, Keppke EM. A transverse thoracoabdominal skin flap for closure after radical mastectomy. Plast Reconstr Surg 1978 Apr; 61(4):547-54.

8. Matros E, Disa JJ. Uncommon flaps for chest wall reconstruction. Semin Plast Surg 2012 Feb; 25(1):55-9.

9. Micali E, Carramaschi FR. Extended V-Y latissimus dorsi musculocutaneous flap for anterior chest wall reconstruction. Plast Reconstr Surg 2001 May; 107(6):1382-90; discussion 91-2.

10. Fleetwood JR, Barrett SL, Day SV. Skin flaps. The Burow advancement flap for closure of plantar defects. J Am Podiatr Med Assoc 1987 May; 77(5):246-9.

11. Lowery AJ, Kell MR, Glynn RW, Kerin MJ, Sweeney KJ. Locoregional recurrence after breast cancer surgery: A systematic review by receptor phenotype. Breast Cancer Res Treat 2012 Jun; 133(3):831-41.

12. Krishnan R, Garman M, Nunez-Gussman J, Orengo I. Advancement flaps: A basic theme with many variations. Dermatol Surg 2005 Aug; 31(8 Pt 2):986-94.

13. Meadows AE, Rhatigan M, Manners RM. Bilobed flap in ophthalmic plastic surgery: Simple principles for flap construction. Ophthal Plast Reconstr Surg 2005; 21(6):441-4.

14. Galimberti G, Ferrario D, Molinari L, Jácome L, Galimberti R. Colgajo de avance: doble triángulo de Burow. Una opción para cierres de defectos faciales. Dermatol Argent 2012; 18(1):72-5.

15. Pacheco A, Webster R, Terres M, Netto R. Princípios da utilização de retalhos cutâneos e fasciocutâneos. In: Carreirão S, Carneiro-Júnior LVF (eds.) Cirurgia plástica para a formação do especialista. São Paulo: Atheneu; 2011: 113-26.

16. Limberger S. Plastic surgery and its therapeutic possibilities in dermatological diseases. Z Haut Geschlechtskr 1958 Oct; 25(7):183-9.

17. Tissiani LAL, Alonso N, Carneiro MH, Bazzi K, Rocco M. Versatilidade do retalho bilobado. Rev Bras Cir Plast 2011; 26(3):411-7.

18. Santillan AA, Kiluk JV, Cox JM et al. Outcomes of locoregional recurrence after surgical chest wall resection and reconstruction for breast cancer. Ann Surg Oncol 2008 May; 15(5):1322-9.

19. Faneyte IF, Rutgers EJ, Zoetmulder FA. Chest wall resection in the treatment of locally recurrent breast carcinoma: Indications and outcome for 44 patients. Cancer 1997 Sep; 80(5):886-91.

20. Pameijer CR, Smith D, McCahill LE, Bimston DN, Wagman LD, Ellenhorn JD. Full-thickness chest wall resection for recurrent breast carcinoma: An institutional review and meta-analysis. Am Surg 2005 Sep; 71(9):711-5.

21. Manoel WJ, Sarmento BJQ, Júnior LPS et al. A new chest wall reconstruction: A three-layer technique. Applied Cancer Research 2008; 28(1):24-8.

22. Manoel WJ, Paula CI, Conti RCD, Batista DC, Aidar S. Recidiva local de câncer de mama: Ressecção de parede torácica com nova técnica de reconstrução. Rev Bras Mastologia 1996; 6:80-5.

Capítulo 59

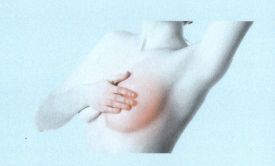

Desarticulação Interescapulotorácica

Flávia Cardoso Franca
Idam de Oliveira-Júnior
René Aloísio da Costa Vieira

▶ INTRODUÇÃO

As cirurgias para ressecção de tumores localmente avançados com margens adequadas podem implicar extensas ressecções de pele e de músculos da parede torácica, entre outras estruturas, originando grandes defeitos e a necessidade de estratégias para fechamento[1,2]. As principais são as rotações de retalhos locais dermogordurosos, fasciocutâneos ou retalhos miocutâneos, a depender do tamanho do defeito e da experiência e preferência da equipe cirúrgica[1,2]. Uma das cirurgias realizadas em tumores avançados é a desarticulação interescapulotorácica (DIET), que consiste na ressecção do membro superior, clavícula e escápula e está indicada para ressecção de tumores primários ou metastáticos das cinturas escapulares que invadem o feixe neurovascular axilar.

A DIET é uma amputação descrita para tratamento, paliativo ou curativo, de tumores ósseos, sarcomas de partes moles e melanoma, bem como em situações benignas, como osteomielites e grandes ferimentos. A primeira publicação encontrada na literatura inglesa sobre a DIET em pacientes com câncer de mama data de 1956, apresentando duas pacientes portadoras de neoplasia recorrente após tratamento primário, com edema, dor, tumoração axilar e perda de funcionalidade do membro superior ipsilateral à cirurgia[3]. No entanto, é possível encontrar relatos na literatura de que o primeiro autor a conceber a DIET para tratamento de alguns casos avançados de câncer de mama foi um brasileiro, Antonio Prudente, de São Paulo, que realizou a primeira cirurgia em 1933[4].

Prudente defendeu a DIET associada à mastectomia radical para tratamento de casos selecionados, como metástases fixas de linfonodos axilares, grande linfedema do membro superior ipsilateral ao câncer, membro superior disfuncional secundário a comprometimento local pelo câncer e de paciente com bom *status* nutricional e risco cirúrgico adequado[3]. Segundo Prudente, as contraindicações à DIET incluíam as pacientes com câncer de mama localmente avançado e metástases à distância disseminadas, com envolvimento profundo de estruturas torácicas, como arcos costais, que impossibilitassem a ressecção tumoral completa e adequada, e metástases fixas em linfonodos supraclaviculares com invasão do feixe neurovascular na base do pescoço[4]. Outras indicações estariam associadas a tumores primários localmente avançados ou recorrentes com invasão do plexo braquial, cavo axilar ou braço, síndrome de Stewart-Treves (SST) e sarcoma radioinduzido (SRI)[5]. Com a implementação das estratégias de rastreamento mamográfico, implicando diagnósticos mais precoces, e as mudanças na radioterapia, além de novos tratamentos sistêmicos, possibilitando melhor controle local da doença, tem sido observada a redução dos casos com indicação para DIET[5].

▶ SELEÇÃO DAS PACIENTES

A cirurgia é indicada em casos de tumores que evoluem com ulceração, radionecrose, tumoração fixa em axila, com extensão para vasos sanguíneos e/ou plexo braquial, dor intratável ou membro superior ipsilateral com linfedema e/ou sem função, geralmente aplicada a pacientes com *status* nutricional de razoável a bom e como último recurso após tratamento padrão com cirurgia local, tratamento sistêmico e radioterapia[6,7]. Além disso, é indicada para tratamento de sarcomas primários, na SST, em sarcomas pós-mastectomia e linfedema.

Quanto ao câncer de mama, observam-se descrições associadas à ressecção primária em tumor localmente avançado[8], ressecção de doença recorrente[9-12], associada à plexopatia braquial[12], SST[13,14] ou sarcoma secundário à radiação pelo câncer de mama[15,16] e doença metastática óssea[17]. Na histologia após ressecção tumoral pela DIET, observa-se a presença de carcinomas[12,18] e tumor *phyllodes* maligno[19], além de SRI como o angiossarcoma[13], o fibrossarcoma e o condrossarcoma[16]. Para os casos de câncer de mama localmente avançados, a cirurgia pode ser curativa, porém na maioria das vezes é realizada com objetivo paliativo[4].

Em 1948, Stewart e Treves publicaram seis casos de linfangiossarcoma em pacientes que evoluíram com linfedema de membro superior ipsilateral para mastectomia radical modificada secundária a câncer de mama e dois foram submetidos à DIET[20]. Posteriormente, em 1952, a doença foi denominada síndrome de Stewart-Treves e foi sugerido que a amputação radical precoce (p. ex., a DIET) fosse indicada assim que estabelecido o diagnóstico[21]. Desde então, são encontradas várias descrições de casos de SST submetidos à DIET, tanto no contexto paliativo como curativo, com sobrevida global e sobrevida livre de doença variáveis[13].

Em pacientes com câncer de mama, a radioterapia está associada a aumento do risco de desenvolvimento de uma segunda neoplasia não mamária, como o SRI[22] ou sarcoma ósseo. Apesar da histologia agressiva, a DIET torna possível o controle locorregional, sendo descrito o caso de uma paciente com sobrevida de 4 anos, evidenciando que essa cirurgia pode ser útil no contexto das neoplasias radioinduzidas após tratamento do câncer de mama[15,16], apesar de ser um evento raro.

Em séries de pacientes submetidas à DIET, a associação ao câncer de mama representa cerca de 12,5% das causas[23], com maior representação (37,5%) quando se considera a DIET em pacientes com doença metastática[24], sendo a doença recorrente sua principal indicação[9-11,24], e em caráter paliativo[10,12]. A literatura sobre o tema é limitada, observando-se apenas dois casos descritos na literatura latino-americana: uma paciente com câncer de mama que evoluiu com metástase óssea e necessidade de DIET para tratamento de fratura patológica ou para preveni-la[25] e uma paciente com câncer de mama localmente avançado com recorrência no cavo axilar ipsilateral (Figuras 59.1 e 59.2)[18]. Outras descrições relacionadas com o câncer de mama são observadas quando se avaliam os casos de reconstrução da parede torácica[19,26].

Apesar de seu aspecto radical, a cirurgia promove controle locorregional, melhora dos sintomas, aumento do intervalo livre de doença e melhora da qualidade de vida, o que justifica sua realização em casos selecionados, tanto com intenção curativa como paliativa[9,10,12]. Da mesma maneira, em pacientes com plexopatia braquial, envolvimento neurovascular da axila e disfunção do membro superior, é um procedimento a ser considerado[12].

▶ TÉCNICA

Como suscintamente apresentado nas Figuras 59.1 e 59.2, para realização da DIET é feita uma incisão na inserção do músculo esternocleidomastóideo na clavícula, estendida lateralmente ao longo de sua superfície anterior, dividida em Y na altura do acrômio. A incisão continua anteriormente no sulco deltopeitoral, sobre o músculo peitoral até a axila, e posteriormente ao longo da porção medial da escápula, até se juntar à incisão anterior no ângulo escapular. A clavícula é totalmente exposta para possibilitar a visualização do eixo neurovascular, sendo dividida lateralmente à inserção do músculo esternocleidomastóideo e então desarticulada do acrômio e do esterno.

O músculo peitoral maior é dividido no nível do peitoral menor. Os músculos peitoral menor, coracobraquial e bíceps são liberados de suas inserções para completar a exposição do eixo neurovascular. A veia e artéria subclávias e o plexo braquial são isolados e ligados. Os músculos romboides maior e menor são divididos de suas inserções escapulares, permitindo a elevação da escápula para dividir os músculos trapézio, elevador da escápula e latíssimo do dorso. O músculo serrátil anterior é liberado de sua inserção escapular. O membro superior é então removido em bloco. Quando há suspeita de acometimento tumoral de arcos costais, é possível removê-los em bloco com a peça cirúrgica mediante secção dos arcos costais acometidos. Drenos são posicionados, e um retalho miocutâneo vascularizado é usado para fechamento[9].

Em pacientes portadoras do câncer de mama, Prudente descreveu a técnica para remoção do membro superior em bloco com a mama. A incisão começa na borda interna do músculo deltoide, passa pelo sulco deltopeitoral e se estende pela clavícula até sua articulação com o esterno. A partir desse ponto, a incisão circunda a mama, descendo a partir de sua borda medial, passando pela inferior e ascendendo pela margem lateral da mama, cruzando a parede lateral torácica em direção à borda medial do músculo grande dorsal. A incisão continua superior e diagonalmente em direção à borda posterior do músculo deltoide, circundando-o até seu início.

A desarticulação da clavícula é realizada no esterno e na escápula. O músculo subclávio é seccionado e há a exposição do plexo braquial e da artéria e veia subclávias, que são ligados e seccionados. A mama é excisada em bloco, em conjunto com os músculos peitoral maior e menor. Linfadenectomia dos níveis I, II e III é realizada, bem como a ressecção dos nervos torácico longo e subescapular. O membro superior é rotacionado anteriormente, os músculos posteriores do úmero e da escápula são seccionados da parede torácica, e um retalho cutâneo a partir da região deltoide é confeccionado para ser utilizado como fechamento. Após essas etapas, é realizada a DIET em continuidade com a dissecção da fossa supraclavicular[4].

Exibimos um caso de DIET previamente publicado pelos autores[18] em paciente portadora de neoplasia mamária com comorbidades, que apresentou recorrência do tumor mamário no cavo axilar (Figura 59.1A e B), tornando necessária a DIET para promover controle locorregional. Exemplificamos partes da cirurgia, como a desinserção da escápula (Figura 59.1C), o descolamento da clavícula (Figura 59.1D), a ressecção da peça (Figura 59.2A), o fechamento primário (Figura 59.2B) e o resultado final (Figura 59.2C).

▶ COMPLICAÇÕES

Na DIET clássica, a taxa de complicação é relativamente baixa e geralmente associada a necrose de pele, deiscência local e derrame pleural[9-12]. Essas complicações são limitadas e não impactam negativamente o resultado pós-operatório[10]. No entanto, por se tratar de cirurgia de grande porte, a possibilidade de importante perda sanguínea, complicações locais, como infecções, e tromboembolismo pulmonar deve ser considerada e incluída na comunicação com a paciente e no manejo perioperatório[12].

Um dos principais pontos a considerar diz respeito ao fechamento da área ressecada, o qual pode ser realizado por meio de enxertos cutâneos, aproveitamento de parte

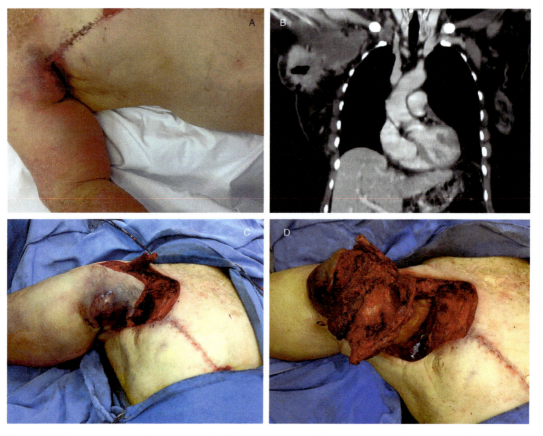

Figura 59.1 Paciente submetida a desarticulação interescapulatorácica por recorrência no cavo axilar. **A** Aspecto clínico. **B** Tomografia. **C** Desinserção da clavícula. **D** Descolamento da escápula.

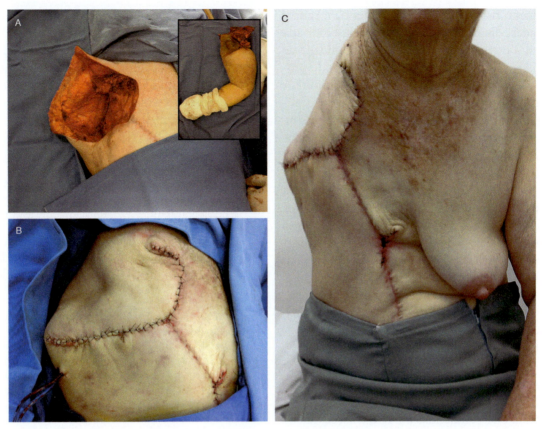

Figura 59.2 Desarticulação interescapulatorácica. Resultado após ressecção do membro. **A** e **B** Cirurgia. **C** Pós-operatório.

da pele do membro e rotação de retalhos miocutâneos[8-10,12]. Entre as complicações relatadas estão necrose de retalho ou de sua borda e cicatrização demorada.

Algumas complicações tardias são inerentes às amputações e relatadas nas descrições de casos de pacientes com câncer de mama submetidas à DIET, como dor fantasma e necessidade de reabilitação das pacientes devido à ausência do membro. No entanto, com o auxílio de uma equipe multidisciplinar, elas podem ser manejadas adequadamente, de modo a contribuir para a melhora da qualidade de vida dessas pacientes[12].

RECORRÊNCIA E SOBREVIDA

Uma série de casos mostrou que a sobrevida é maior quando a intenção da DIET é curativa – média de 23 meses –, diminuindo para 13 meses nos casos paliativos, tanto para controle de sintomas como para pacientes com doença sistêmica[10].

A maioria das desarticulações interescapulotorácicas descritas para tratamento do câncer de mama é indicada para casos de recorrência local e/ou locorregional, principalmente axilar[9,10,12]. No câncer de mama recorrente, a DIET pode ser curativa, na ausência de metástases à distância, ou paliativa e indicada para alívio dos sintomas locais, como dor não controlada, ulceração, odor fétido, infecções recorrentes, ulceração com necessidade de troca de curativos, sangramento, edema em membro superior, paralisia e/ou perda de funcionalidade do membro superior ipsilateral[26], ou para evitar esses desconfortos, visando ao controle local e à sobrevida livre de doença[10].

Pundi e cols., em uma série de casos levantados na literatura, relatam sobrevida média de 23,4 ± 14,6 meses para as pacientes com câncer de mama recorrente que foram submetidas à DIET com intenção curativa[10]. Os casos levantados por Goodman apresentaram sobrevida de 22 a 48 meses[9]. As pacientes com recorrência axilar de câncer de mama que evoluíram com plexopatia braquial por extensão local da doença, sem evidência de doença à distância, apresentaram sobrevida global de 13 a 22 meses e sobrevida livre de progressão de 2 a 9 meses[12].

No contexto paliativo, a sobrevida varia de 4 a 22 meses nos casos de doença recorrente e de 4 a 60 meses nos de doença metastática[9], e a sobrevida média é de aproximadamente 13 meses[10]. São encontradas sobrevida livre de progressão de 6 semanas e sobrevida global de 4 a 17 meses devido à evolução da doença[10,24,26].

Existe pequeno risco de SRI em pacientes com câncer de mama tratadas com radioterapia[27]. A cirurgia é indicada de acordo com a extensão da doença e a possibilidade de ressecção completa, e a opção pela amputação pode promover a cura. A cirurgia também torna possível diminuir os desconfortos da invasão local do SRI, geralmente localizados no ombro, nas regiões supra e infraclaviculares e na escápula[28]. A sobrevida global de pacientes com SRI após tratamento de câncer de mama submetidas à DIET é de 12 a 24 meses, com óbito em razão de metástases pulmonares[29,30]. Em uma série de sete casos de SRI após radioterapia por câncer de mama tratados com DIET, todos ressecados com margens macroscopicamente livres, cinco pacientes estavam vivas, com sobrevida de 18 a 60 meses após o diagnóstico do segundo tumor primário, e duas evoluíram para óbito por metástases em 6 e 17 meses após o diagnóstico. Nenhuma paciente viva evoluiu com recorrência local, porém uma apresentou metástases pulmonares[28]. Portanto, a DIET é uma opção para paliar sintomas e, em casos específicos, até mesmo curar pacientes selecionadas com SRI[29].

Para tratamento da SST, a DIET é descrita desde 1948, quando Stewart e Treves publicaram a série de seis casos que deu nome à síndrome[20]. Em uma série de oito casos de pacientes com SST submetidas à DIET, a sobrevida livre de progressão local variou de 1 a 27 meses, e duas pacientes não apresentaram recorrência local. A sobrevida global variou de 2 a 72 meses, com relato de uma paciente viva sem evidência de doença por 6 anos[31]. Quatro casos de mulheres com SST tratadas com DIET, vivas e sem evidência de doença, sobreviveram por 3, 16, 23 e 135 meses, respectivamente[32]. Definir a extensão do linfangiossarcoma pode ser difícil, e a DIET pode ser uma opção para ressecção cirúrgica completa com margens negativas[31].

Apesar da cirurgia extensa e das variáveis sobrevidas livre de doença e global, a DIET apresenta poucas complicações e elevado sucesso na atenuação dos sintomas, tanto nos casos com intenção curativa como paliativa[9,12,24], melhorando a qualidade de vida[18]. Logo, a cirurgia é plenamente justificada em casos selecionados, como tumores localmente avançados, infiltração de estruturas axilares, linfedema de membro superior importante com perda de função, SST e SRI, muitas vezes representando a principal possibilidade de controle local da doença e melhora da sobrevida dessas pacientes[33].

▶ CONSIDERAÇÕES FINAIS

A DIET, mesmo se tratando de uma amputação e consequentemente de uma cirurgia desfigurante, tem valor no arsenal cirúrgico para manejo da paciente com câncer de mama, apresentando poucas complicações, as quais, quando presentes, são pouco mórbidas e têm pequeno impacto na condução subsequente da neoplasia[9]. Além disso, o procedimento possibilita alívio da dor e do desconforto causados pelo membro superior edemaciado e tumorações axilares infiltrando o feixe neurovascular e/ou ulceradas, melhorando a qualidade de vida[18].

REFERÊNCIAS

1. Costa Vieira RA, Oliveira-Junior I, Branquinho LI, Haikel RL, Ching AW. Modified external oblique myocutaneous flap for repair of postmastectomy defects in locally advanced breast tumors: A cohort series associated with a systematic review of literature. Ann Surg Oncol 2021; 28(6):3356-64.

2. Vieira R, Silva KMT, Oliveira-Junior I, Lima MA. ITADE flap after mastectomy for locally advanced breast cancer: A good choice for mid-sized defects of the chest wall, based on a systematic review of thoracoabdominal flaps. J Surg Oncol 2017; 115(8):949-58.

3. Mussey RD. Palliative forequarter amputation for recurrent breast carcinoma. AMA Arch Surg 1956; 73(1):154-6.

4. Pack GT, McGraw TA. Interscapulomammothoracic amputation for malignant melanoma. Arch Surg 1961; 83:694-9.

5. Schwarz RE, Hillebrand G, Peralta EA, Chu DZJ, Weiss LM. Long-term survival after radical operations for cancer treatment-induced sarcomas — How two survivors invite reflection on oncologic treatment concepts. Am J Clin Oncol — Cancer Clin Trials 2002; 25(3):244-7.

6. Holleb AI, Lucas Jr JC. Palliative interscapulothoracic amputation in the management of the breast cancer patient. Cancer 1959; 12(4):643-7.

7. Ariel IM. Interscapulo-mammothoracic amputation for advanced breast cancer. Semin Surg Oncol 1987; 3(4):260-5.

8. Ayvaz M, Yilgor C, Mermerkaya MU, Konan A, Sonmez E, Acaroglu RE. Simultaneous forequarter amputation and radical mastectomy for metastatic breast carcinoma in a male patient: A case report. J Korean Surg Soc 2011; 81(Suppl 1):S6-S11.

9. Goodman MD, McIntyre B, Shaughnessy EA, Lowy AM, Ahmad SA. Forequarter amputation for recurrent breast cancer: A case report and review of the literature. J Surg Oncol 2005; 92(2):134-41.

10. Pundi KN, Al Jamal YN, Ruparel RK, Farley DR. Forequarter amputation for recurrent breast cancer. Int J Surg Case Rep 2015; 11:24-7.

11. Tsai CH, Tzeng HE, Juang WK et al. Curative use of forequarter amputation for recurrent breast cancer over an axillary area: A case report and literature review. World J Surg Oncol 2014; 12:346.

12. Behnke NK, Crosby SN, Stutz CM, Holt GE. Periscapular amputation as treatment for brachial plexopathy secondary to recurrent breast carcinoma: A case series and review of the literature. Eur J Surg Oncol 2013; 39(12):1325-31.

13. Roy P, Clark MA, Thomas JM. Stewart-Treves syndrome — Treatment and outcome in six patients from a single centre. Eur J Surg Oncol 2004; 30(9):982-6.

14. Costa Vieira RA, Araujo Silva I, Oliveira-Junior I, Almeida Santos Yamashita ME, Silva SRM. Unsuspected Stewart-Treves syndrome clinically mimicked by apparent bullous erysipelas and a systematic review of dermatological presentations of the classical Stewart-Treves syndrome. Cancer Rep (Hoboken) 2019; 2(2):e1143. doi: 10.1002/cnr2.1143.

15. Borman H, Safak T, Ertoy D. Fibrosarcoma following radiotherapy for breast carcinoma: A case report and review of the literature. Ann Plast Surg 1998; 41(2):201-4.

16. Doherty MA, Rodger A, Langlands AO. Sarcoma of bone following therapeutic irradiation for breast carcinoma. Int J Radiat Oncol Biol Phys 1986; 12(1):103-6.

17. Clara-Altamirano MA, Garcia-Ortega DY, Martinez-Said H, Caro-Sanchez CHS, Herrera-Gomez A, Cuellar-Hubbe M. Surgical treatment in bone metastases in the appendicular skeleton. Rev Esp Cir Ortop Traumatol 2018; 62(3):185-9.

18. Vieira RAC, Toller EA, Morgan AM, Oliveira Jr I. Forequarter amputation in a patient with locall advanced recurrent breast carcinoma. Mastology 2020; 30(1):e20190021

19. Osanai T, Kashiwa H, Ishikawa A, Takahara M, Ogino T. Improved shoulder contour following forequarter amputation with an osteomyocutaneous free flap from the amputated extremity: Two cases. Br J Plast Surg 2005; 58(2):165-9.

20. Stewart FW, Treves N. Lymphangiosarcoma in postmastectomy lymphedema; a report of six cases in elephantiasis chirurgica. Cancer 1948; 1(1):64-81.

21. Jessner M, Zak FG, Rein CR. Angiosarcoma in postmastectomy lymphedema (Stewart-Treves syndrome). AMA Arch Derm Syphilol 1952; 65(2):123-9.

22. Grantzau T, Overgaard J. Risk of second non-breast cancer after radiotherapy for breast cancer: A systematic review and meta-analysis of 762.468 patients. Radiother Oncol 2015; 114(1):56-65.

23. Rickelt J, Hoekstra H, van Coevorden F, de Vreeze R, Verhoef C, van Geel AN. Forequarter amputation for malignancy. Br J Surg 2009; 96(7):792-8.

24. Wittig JC, Bickels J, Kollender Y, Kellar-Graney KL, Meller I, Malawer MM. Palliative forequarter amputation for metastatic carcinoma to the shoulder girdle region: Indications, preoperative evaluation, surgical technique, and results. J Surg Oncol 2001; 77(2):105-13; discussion 14.

25. Clara-Altamirano MA, Garcia-Ortega DY, Martinez-Said H, Caro-Sánchez CHS, Herrera-Gomez A, Cuellar-Hubbe M. Surgical treatment in bone metastases in the appendicular skeleton. Rev Esp Cir Ortop Traumatol 2018; 62(3):185-9.

26. Lindford AJ, Jahkola TA, Tukiainen E. Late results following flap reconstruction for chest wall recurrent breast cancer. J Plast Reconstr Aesthet Surg 2013; 66(2):165-73.

27. Erel E, Vlachou E, Athanasiadou M, Hassan S, Chandrasekar CR, Peart F. Management of radiation-induced sarcomas in a tertiary referral centre: A review of 25 cases. Breast 2010; 19(5):424-7.

28. Bobin JY, Rivoire M, Delay E et al. Radiation induced sarcomas following treatment for breast cancer: Presentation of a series of 14 cases treated with an aggressive surgical approach. J Surg Oncol 1994; 57(3):171-7.

29. Souba WW, McKenna Jr RJ, Meis J. Radiation-induced sarcomas of the chest wall. Cancer 1986; 57(3):610-5.

30. Adam YG, Reif R. Radiation induced fibrosarcoma following treatment for breast cancer. Surgery 1977; 81(4):421-5.

31. Stewart NJ, Pritchard DJ, Nascimento AG, Kang YK. Lymphangiosarcoma following mastectomy. Clin Orthop Relat Res 1995:(320):135-41.

32. Roy P, Clark MA, Thomas JM. Stewart-Treves syndrome — Treatment and outcome in six patients from a single centre. Eur J Surg Oncol 2004; 30(9):982-6.

33. Co M, Lee A, Kwong A. Cutaneous angiosarcoma secondary to lymphoedema or radiation therapy — A systematic review. Clin Oncol (R Coll Radiol) 2019; 31(4):225-31.

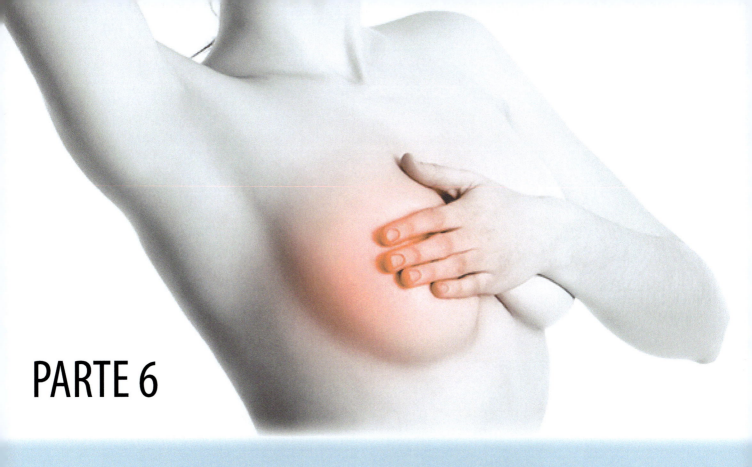

PARTE 6

MANEJO DAS COMPLICAÇÕES

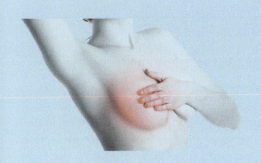

Capítulo 60

Contratura Capsular

Daniel Meirelles Barbalho

DEFINIÇÃO E EPIDEMIOLOGIA

Todo corpo estranho solicita a formação de uma cápsula fibrótica em nosso organismo. A contratura capsular ocorre quando a cápsula periprotésica se torna espessa e a diferenciação em miofibroblastos tenta restringir o volume ocupado pela prótese, levando à deformação com consequente perda do resultado estético e até mesmo dor.

A contratura capsular ocorre em cerca de 15% das reconstruções mamárias baseadas em prótese, podendo ultrapassar 50% na presença de radioterapia. É importante notar que o risco de contratura sempre aumenta com o passar do tempo, e essa estimativa de incidência pode variar significativamente de acordo com o tempo de seguimento de cada trabalho. A contratura capsular é a principal causa de cirurgias de revisão de próteses, perfazendo em torno de 50% das indicações dessas cirurgias de revisão[1,2].

CLASSIFICAÇÃO

A classificação das contraturas capsulares mais utilizada na prática clínica é a de Baker, idealizada para mastoplastias de aumento e modificada por Spear para reconstruções mamárias[3]:
- **Classe IA:** absolutamente natural; não se pode dizer que mama foi reconstruída.
- **Classe IB:** macia, mas a prótese é detectável por exame físico ou inspeção em razão da mastectomia.
- **Classe IIA:** contratura leve; prótese visível e detectável por exame físico.
- **Classe IIB:** contratura moderada; prótese facilmente detectável, mas o resultado é aceitável e não necessita intervenção cirúrgica.
- **Classe III:** contratura moderada; prótese facilmente detectável, exigindo intervenção cirúrgica.
- **Classe IV:** contratura grave; resultado inaceitável e/ou sintomatologia dolorosa que exige intervenção cirúrgica.

ETIOPATOGENIA

Vários fatores causais já foram apontados, como a hipótese da cicatriz hipertrófica, transudação de gel de silicone, presença de outros corpos estranhos, hematoma e infecção. A etiopatogenia mais aceita é a formação do biofilme. Nessa teoria, a colonização da superfície do implante por *Staphylococcus epidermidis*, insuficiente para a abertura de um quadro clínico franco de infecção, solicitaria uma resposta inflamatória crônica, levando ao desenvolvimento da contratura capsular[2].

FATORES DE RISCO

Na comparação da incidência de contratura entre diferentes técnicas, observou-se que são fatores de risco associados à contratura capsular: incisão periareolar *versus* sulco, loja retroglandular *versus* loja retropeitoral, cirurgias reconstrutoras *versus* cosméticas, implantes lisos *versus* texturizados, hematoma e infecção. Tabagismo e obesidade não foram associados à contratura capsular[2]. Vale ressaltar que algumas dessas conclusões são baseadas em trabalhos com números não tão expressivos de pacientes e que novos estudos poderiam trazer mais luz a essas questões.

Quanto à texturização das próteses, uma metanálise com 532 pacientes em sete trabalhos randomizados, com seguimento de 1 a 8 anos, revelou que as próteses texturizadas foram significativamente associadas a taxa menor de contratura (9%) quando comparadas com as próteses lisas (34%)[4].

Quanto à irrigação da loja com antibióticos, em uma metanálise com três estudos observacionais, totalizando

3.768 pacientes e seguimento de 6 a 87 meses, as lojas foram irrigadas com uma cefalosporina em dois trabalhos e com cefalosporina e gentamicina em um trabalho. A irrigação da loja com antibióticos foi significativamente associada à menor incidência de infecções. No entanto, o benefício absoluto foi pequeno: lojas irrigadas com antibióticos apresentaram 1,4% de infecções, enquanto as não irrigadas apresentaram 3,3% de infecções. Em dois trabalhos dessa mesma metanálise foi possível avaliar a ocorrência de contratura capsular entre 766 pacientes com seguimento de 21 a 87 meses. A irrigação da loja com antibióticos foi significativamente associada à menor incidência de contratura capsular. As lojas irrigadas apresentaram 3,6% de contratura, enquanto as não irrigadas com antibióticos apresentaram 7,2% de contratura[5]. Já em relação à continuação da antibioticoterapia sistêmica após o intraoperatório, até a retirada dos drenos, essa estratégia não diminui a taxa de infecção e está associada a 0,6% de casos de colite por *Clostridium difficile*[6]. No entanto, não se sabe se há influência da antibioticoterapia sistêmica na incidência de contratura capsular.

▶ PREVENÇÃO DA CONTRATURA CAPSULAR

Empiricamente, recomendam-se profilaxia antibiótica na indução anestésica, técnica cirúrgica acurada com hemostasia rigorosa, lavagem da loja com solução antibiótica, limpeza da pele e troca de luvas antes da manipulação da prótese. Há quem advogue a retirada do excesso do talco das luvas por fricção ou lavagem com soro fisiológico. Recomenda-se a manipulação mínima da prótese com mínimo contato com a pele e o fechamento imediato da ferida operatória.

▶ TRATAMENTO

Na ausência de radioterapia, a simples capsulotomia circunferencial e radiada com capsulectomia parcial em seus pontos mais espessos e troca da prótese é suficiente para a correção do problema (Figura 60.1).

Na presença de radioterapia, a simples troca da prótese com capsulotomia continua sendo possível, mas com taxas maiores de recidiva da contratura e de exposição da prótese. Nesses casos, o uso de retalhos e/ou lipoenxertia melhora o resultado das reconstruções com próteses após radioterapia (Figura 60.2).

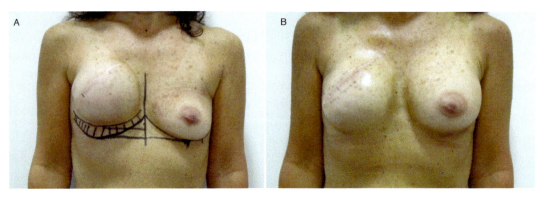

Figura 60.1A e B Correção de contratura capsular sem radioterapia após capsulectomia parcial, abaixamento do sulco e mastoplastia de aumento contralateral.

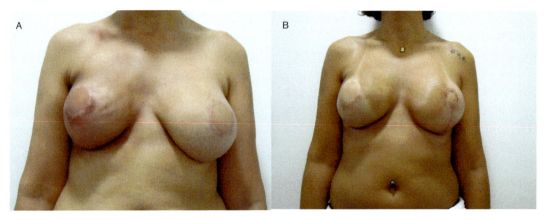

Figura 60.2A e B Correção de contratura capsular após radioterapia com retalho de grande dorsal e duas sessões de lipoenxertia na mama direita.

Retalhos

Em estudo de 63 pacientes após radioterapia, a associação do retalho de grande dorsal à prótese reduziu a taxa de contratura capsular para somente 3,1% em seguimento de 3 anos[7]. Outra opção é a substituição integral da prótese por retalhos autólogos, sejam eles do grande dorsal, retalho transverso do abdome (TRAM) ou microcirúrgicos.

Lipoenxertia

O uso da lipoenxertia na reconstrução mamária foi reavivado após os trabalhos de Coleman[8] com lipoenxertia facial. Após seu uso para correção de pequenos defeitos na mama, notou-se melhora da contratura capsular, bem como aceleração da cicatrização de úlceras actínicas, conforme o trabalho de Rigotti e cols.[9]. Isso incentivou o uso da lipoenxertia para contornar a contratura capsular decorrente da radioterapia.

Serra-Renom e cols.[10] relataram o sucesso da expansão de peles irradiadas após duas sessões de lipoenxertia de 150cc em 65 pacientes e Sarfati e cols.[11] publicaram seu sucesso em 68 pacientes irradiadas e tratadas com uma média de 2,3 sessões de lipoenxertia de 115cc antes de reconstruções tardias já com próteses definitivas. No primeiro trabalho não houve contratura após 1 ano de seguimento e no segundo a taxa de extrusão foi de somente 1,47%, com bons resultados em 23 meses de seguimento.

Os resultados, porém, não são uniformes. Em estudo observacional de Martin e cols.[12] com 57 pacientes e seguimento de 2 anos, a lipoenxertia não diminuiu a taxa de contratura capsular após radioterapia.

Corticoide

Pela hipótese de tratar-se de uma reação de hipersensibilidade ao silicone, a irrigação da loja com corticoides foi utilizada em uma tentativa de diminuir a taxa de contratura capsular.

Em estudo com animais[13], o uso de corticoide diminuiu a espessura da cápsula formada. Na prática clínica, a ideia foi abandonada em razão do excessivo adelgaçamento do retalho de pele inferior, onde em geral se deposita o excesso de corticoide pela gravidade.

Em estudo prospectivo não controlado com 25 pacientes com contratura de grau IV seguidas por 6 meses, Sconfienza e cols.[14] demonstraram melhora da dor e diminuição da espessura da cápsula após injeção ecoguiada de triancinolona nas áreas mais espessas da cápsula periprotésica.

Zafirlukast

Ainda seguindo a hipótese de hipersensibilidade aventada na tentativa do uso de corticoides, tentou-se também o uso de antileucotrienos de forma sistêmica.

Em ratos[15], o zafirlukast diminui a pressão medida dentro dos implantes após 3 meses de uso. Em estudo prospectivo não randomizado com 120 pacientes que receberam zafirlukast, 20mg VO a cada 12 horas por 6 meses, ou vitamina E como grupo-controle, houve melhora da complacência mamária no grupo do zafirlukast, mas não no grupo da vitamina E[16]. No entanto, não houve teste estatístico para comparar os grupos entre si ao final dos 6 meses. Cabe lembrar que as enzimas hepáticas devem ser monitorizadas durante o uso do zafirlukast.

Matrizes dérmicas acelulares (ADM)

Com a popularização do uso de ADM para revisão de cirurgias com prótese, como *rippling*, pequena espessura do retalho dérmico e déficit de cobertura muscular para controle da loja protésica, pudemos observar que seu uso reduz também a taxa de contratura capsular, inclusive na presença de radioterapia.

Salzberg e cols.[17] relataram a experiência com 1.584 reconstruções com ADM seguidas por 4,7 anos. Houve somente 0,8% de contratura capsular nesse grupo. Vale notar que no grupo de pacientes com radioterapia (104 reconstruções) a incidência de contratura capsular foi de somente 1,9%.

As reconstruções com ADM geralmente são feitas de modo pré-peitoral. Essa pequena taxa de contratura seria devida à presença da ADM ou à reconstrução pré-peitoral? Em trabalho de Sinnot e cols.[18] com 426 reconstruções seguidas por 19 (pré-peitoral) a 32 (subpeitoral) meses, 79 dessas reconstruções receberam radioterapia pós-operatória na presença de uma ADM. A simples mudança do plano subpeitoral para pré-peitoral reduziu a incidência de contratura capsular de 52% para 16%. O tempo de seguimento menor das pacientes com reconstrução pré-peitoral talvez explique parte dessa grande redução, mas é pouco provável que justifique toda a redução com a diferença de seguimento de apenas 1 ano. Vale lembrar que todas as pacientes que receberam radioterapia também receberam uma ADM e que essa redução se deu pela mudança do plano da reconstrução e não pela presença da ADM.

De fato, Urban e cols.[19] publicaram sua experiência com 280 reconstruções pré-peitorais sem qualquer ADM, seguidas por 16 meses. Dessas reconstruções, 44 receberam radioterapia pós-operatória, e a incidência de contratura capsular de Baker III ou IV foi de apenas 6,8% nesse grupo. Apesar do tempo de seguimento menor, esses números são bastante reconfortantes, mostrando que a redução da contratura capsular associada ao uso de ADM provavelmente se deve à mudança do plano da reconstrução e não à presença da ADM.

▶ CONSIDERAÇÕES FINAIS

A texturização da superfície das próteses de silicone representou um grande avanço e reduziu em 60% a formação de contratura capsular. No entanto, sua incidência ainda gira em torno de 15% nas reconstruções mamárias com próteses.

Minimizar a manipulação das próteses e irrigar a loja com soluções que evitem sua contaminação e drenem o excesso de sangue e debris parece diminuir a incidência de contratura.

Estudos têm sido feitos na tentativa de reduzir a ocorrência de contratura capsular, incluindo a cobertura das próteses com antibióticos e o uso de anti-inflamatórios e imunomoduladores, sendo aguardados possíveis resultados promissores.

Na ausência de radioterapia, a capsulectomia com troca da prótese é procedimento simples e eficaz na maioria das vezes.

Na presença de radioterapia, faz-se necessário o uso de um retalho e/ou lipoenxertia. A alegada redução de contratura capsular associada ao uso de ADM, mesmo na presença de radioterapia, provavelmente se deve mais à mudança do plano da reconstrução de subpeitoral para pré-peitoral do que à presença da ADM.

Estudos com mais tempo de seguimento são necessários, uma vez que a incidência de contratura capsular continua a aumentar em razão direta com o tempo de implantação da prótese.

REFERÊNCIAS

1. Handel N, Cordray T, Gutierrez J, Jensen JA. A long-term study of outcomes, complications, and patient satisfaction with breast implants. Plast Reconstr Surg 2006; 117(3). doi: 10.1097/01.prs.0000201457.00772.1d.
2. Dancey A, Nassimizadeh A, Levick P. Capsular contracture – What are the risk factors? A 14 year series of 1.400 consecutive augmentations. J Plast Reconstr Aesthetic Surg 2012; 65(2). doi: 10.1016/j.bjps.2011.09.011.
3. Spear SL, Baker JL. Classification of capsular contracture after prosthetic breast reconstruction. Plast Reconstr Surg 1995; 96(5). doi: 10.1097/00006534-199510000-00018.
4. Barnsley GP, Sigurdson LJ, Barnsley SE. Textured surface breast implants in the prevention of capsular contracture among breast augmentation patients: A meta-analysis of randomized controlled trials. Plast Reconstr Surg 2006; 117(7). doi: 10.1097/01.prs.0000218184.47372.d5.
5. Frois AO, Harbour PO, Azimi F et al. The role of antibiotics in breast pocket irrigation and implant immersion. Plast Reconstr Surg Glob Open 2018; 6(9):e1868. doi: 10.1097/gox.0000000000001868.
6. Sisco M, Kuchta K, Alva D, Seth AK. Oral antibiotics do not prevent infection or implant loss after immediate prosthetic breast reconstruction: Evidence from 683 consecutive reconstructions without prophylaxis. Plast Reconstr Surg 2022; Publish Ah:730-738. doi: 10.1097/prs.0000000000010073.
7. Garusi C, Lohsiriwat V, Brenelli F et al. The value of latissimus dorsi flap with implant reconstruction for total mastectomy after conservative breast cancer surgery recurrence. Breast 2011 Apr; 20(2):141-4. doi: 10.1016/j.breast.2010.10.007.
8. Coleman SR. Facial augmentation with structural fat grafting. Clin Plast Surg 2006; 33(4). doi: 10.1016/j.cps.2006.09.002.
9. Rigotti G, Marchi A, Galiè M et al. Clinical treatment of radiotherapy tissue damage by lipoaspirate transplant: A healing process mediated by adipose-derived adult stem cells. Plast Reconstr Surg 2007; 119(5). doi: 10.1097/01.prs.0000256047.47909.71.
10. Serra-Renom JM, Muñoz-Olmo JL, Serra-Mestre JM. Fat grafting in postmastectomy breast reconstruction with expanders and prostheses in patients who have received radiotherapy: Formation of new subcutaneous tissue. Plast Reconstr Surg 2010; 125(1). doi: 10.1097/PRS.0b013e3181c49458.
11. Sarfati I, Ihrai T, Duvernay A, Nos C, Clough K. Autologous fat grafting to the postmastectomy irradiated chest wall prior to breast implant reconstruction: A series of 68 patients. Ann Chir Plast Esthet 2013; 58(1). doi: 10.1016/j.anplas.2012.10.007.
12. Martin S, Cai L, Beniwal A, Tevlin R, Lee G, Nazerali RS. Autologous fat grafting and the occurrence of radiation-induced capsular contracture. Ann Plast Surg 2021; 86(5S Suppl 3). doi: 10.1097/SAP.0000000000002817.
13. Marques M, Brown S, Correia-Sá I et al. The impact of triamcinolone acetonide in early breast capsule formation in a Rabbit Model. Aesthetic Plastic Surgery 2012; Vol 36. doi: 10.1007/s00266-012-9888-z.
14. Sconfienza LM, Murolo C, Callegari S et al. Ultrasound-guided percutaneous injection of triamcinolone acetonide for treating capsular contracture in patients with augmented and reconstructed breast. Eur Radiol 2011; 21(3). doi: 10.1007/s00330-010-1921-5.
15. Bastos EM, Sabino Neto M, Garcia EB et al. Effect of zafirlukast on capsular contracture around silicone implants in rats. Acta Cir Bras 2012; 27(1). doi: 10.1590/s0102-86502012000100001.
16. Scuderi N, Mazzocchi M, Rubino C. Effects of zafirlukast on capsular contracture: Controlled study measuring the mammary compliance. Int J Immunopathol Pharmacol 2007; 20(3). doi: 10.1177/039463200702000315.
17. Salzberg CA, Ashikari AY, Berry C, Hunsicker LM. Acellular dermal matrix-assisted direct-to-implant breast reconstruction and capsular contracture: A 13-year experience. Plast Reconstr Surg 2016; 138(2):329-37. doi: 10.1097/PRS.0000000000002331.
18. Sinnott CJ, Persing SM, Pronovost M, Hodyl C, McConnell D, Ott Young A. Impact of postmastectomy radiation therapy in prepectoral versus subpectoral implant-based breast reconstruction. Ann Surg Oncol 2018; 25(10). doi: 10.1245/s10434-018-6602-7.
19. Urban CA, González E, Fornazari A et al. Prepectoral direct-to-implant breast reconstruction without placement of acellular dermal matrix or mesh after nipple-sparing mastectomy. Plast Reconstr Surg 2022; 150(5). doi: 10.1097/PRS.0000000000009618.

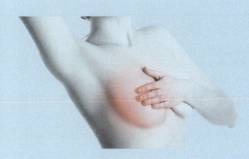

Capítulo 61

Curativos e Cuidados nas Complicações da Cirurgia Oncoplástica da Mama

Evandro Fallaci Mateus

Fabiana Coelho

▶ INTRODUÇÃO

As complicações cirúrgicas são inerentes a qualquer procedimento cirúrgico, além de causadas por um somatório de fatores, desde os intrínsecos, relacionados com as pacientes, como grau de nutrição, comorbidades associadas, uso de medicações e tabagismo, até os extrínsecos, como o fio e o tipo de sutura utilizados, técnica cirúrgica e a indicação do procedimento[1].

Nas técnicas de oncoplastia mamária, mastectomias radicais modificadas e reconstruções com implantes ou retalhos, os hematomas são as complicações agudas mais comuns; entretanto, as necroses e deiscências com perdas teciduais, ou até mesmo do implante/retalho, são as que potencialmente poderão atrapalhar o tratamento adjuvante da paciente[2,3].

Com o objetivo de evitar novas abordagens cirúrgicas e diminuir o tempo de cicatrização, o tratamento clínico dessas complicações com as coberturas especiais ou curativos mostrou-se altamente eficaz[4].

Um vasto arsenal terapêutico, composto por curativos passivos e ativos, é capaz de auxiliar a reparação e a reestruturação tegumentar em diversas situações[1,4,5].

A escolha do curativo deve ser baseada no conhecimento das bases fisiológicas da cicatrização e reparação tecidual, nunca esquecendo o quadro clínico da paciente e seus tratamentos adjuvantes[1,5].

▶ FISIOLOGIA DA CICATRIZAÇÃO

Maior órgão do corpo humano, a pele responde por aproximadamente 15% do peso corporal e é composta por duas camadas: epiderme e derme (Figura 61.1)[6].

A epiderme é uma camada fina e avascular subdividida em quatro estratos com regeneração em torno de 4 a 6 semanas: o estrato córneo se caracteriza pelo manto

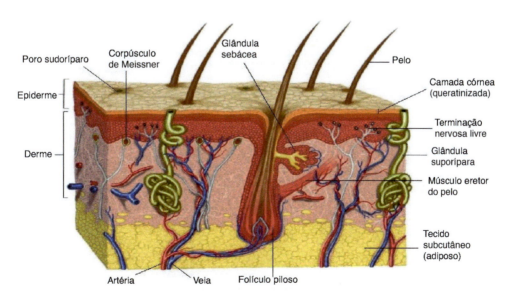

Figura 61.1 Epiderme e derme com suas principais estruturas anatômicas.

lipídico, por uma camada superficial de células mortas e por ter um pH em torno de 4,5 a 6; o estrato granuloso contém filamentos de queratina, proporcionando estabilidade e força tênsil à pele; a principal característica do estrato espinhoso é a presença de queratinócitos e melanina; por fim, o estrato basal promove a diferenciação celular dos outros estratos, assim como a síntese de vitamina D e a proteção ultravioleta[6,7].

Na derme se localizam as terminações nervosas, os vasos sanguíneos, as glândulas sebáceas, os folículos pilosos, os fibroblastos e, principalmente, o colágeno (Figura 61.2).

As feridas e lesões de continuidade acionam diretamente todo o processo fisiológico da cicatrização, que didaticamente pode ser dividido em três fases principais: inflamatória, proliferativa e de remodelação (Figura 61.3) [1,8].

Durante a primeira fase ocorrem a hemostasia e a migração de leucócitos e tem início a cascata de reparação tecidual. Inicialmente ocorre uma vasoconstrição transitória, que dura em torno de 10 a 15 minutos, devido à liberação de aminas vasoativas, seguida do processo de adesão e agregação celular. Ao mesmo tempo, o fibrinogênio sérico é clivado pela trombina resultante das vias de coagulação, em um processo mediado pela ação do fator XIII, e junto com as plaquetas formam o tampão hemostático[6,7].

Em resposta à produção endotelial de eicosanoides e leucotrienos, há aumento progressivo da permeabilidade vascular às células migrantes e substâncias biologicamente ativas, caracterizando a principal etapa da fase inflamatória. Posteriormente, monócitos se infiltrarão em resposta a estímulos semelhantes aos de neutrófilos e se diferenciarão em macrófagos (Figura 61.4) sob o estímulo de substâncias, como o interferon gama. Juntamente com os neutrófilos, os monócitos removerão partículas estranhas, bactérias e tecido morto do leito da ferida – a ação antimicrobiana dos polimorfonucleares se dá pela produção de radicais livres de oxigênio e a dos macrófagos pela síntese aumentada de óxido nítrico, que também age na vasodilatação e no aumento da permeabilidade vascular[6,7].

A segunda fase do processo é a de proliferação (veja a Figura 61.3), que se caracteriza principalmente por fibroplasia, angiogênese e reepitelização. Intensas migração e proliferação de fibroblastos, concomitantemente à

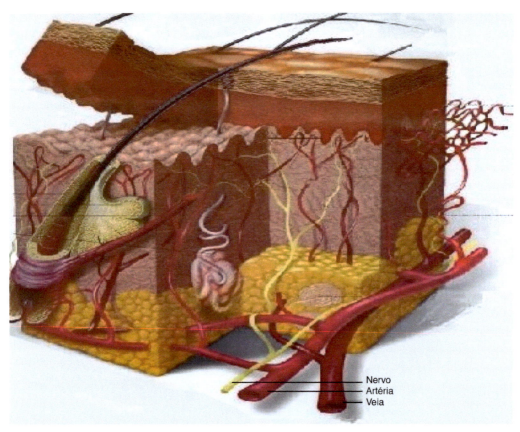

Figura 61.2 A derme com suas principais estruturas anatômicas.

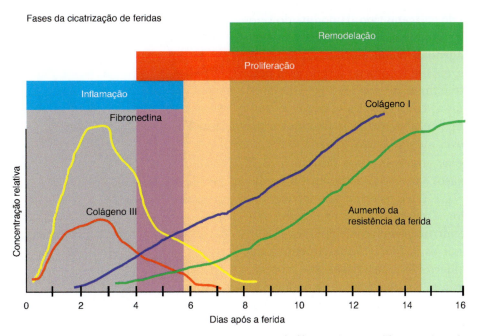

Figura 61.3 Fases da cicatrização com a concentração de fibronectina e os diferentes tipos de colágeno.

síntese de novos componentes da matriz celular, caracterizam fundamentalmente essa fase. Vale notar que essa migração e proliferação se fazem a partir das margens livres da ferida e das células mesenquimais. Esse conceito será de extrema importância quando abordarmos, mais adiante, as coberturas especiais nessa fase, sendo essencial o cuidado com as bordas da ferida[6,7].

Os fibroblastos diferenciados têm a capacidade de se contrair e expandir, movimentando-se pela ferida, e nesse movimento ocorre a deposição de fibronectina sobre o arcabouço de fibrina. O colágeno, por sua vez, se ligará à fibronectina em um sítio diferente da fibrina. Na matriz dérmica há essencialmente dois tipos de colágeno: tipos I e III. Na ferida acontece o contrário da derme íntegra:

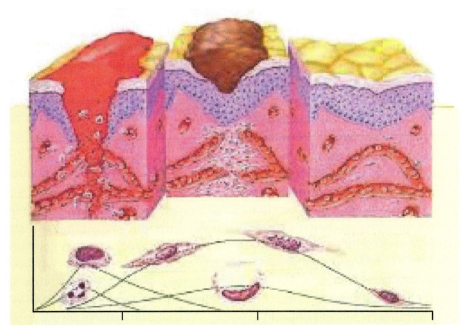

Figura 61.4 Estruturas polimorfonucleares com aspecto visual da lesão nas diferentes fases de cicatrização.

há maior proporção de colágeno tipo III do que do tipo I. Nesse contexto, os miofibroblastos se alinham e se ligam às fibras de colágeno de maior espessura, puxando-as em direção a eles, em um fenômeno responsável pela contração da ferida e estimulado por TGF-β e PDGF. A seguir, ao abordarmos as coberturas especiais, esse conceito também será de suma importância na escolha do material para promover menor contração da ferida[6,7].

Concomitantemente aos fenômenos descritos, há a formação de novos vasos a partir dos adjacentes à ferida. O FGF, o VEGF e o TGF-β são os principais agentes angiogênicos envolvidos. Esses vasos recém-formados são característicos do tecido de granulação e têm por finalidade nutrir e oxigenar os tecidos em crescimento para reepitelização da epiderme e recuperação das propriedades que foram perdidas em decorrência da lesão: proteção mecânica, regulação da temperatura local, defesa contra microrganismos e barreira hídrica[6,7].

A terceira e última fase, a de remodelação, tem como principal característica a mudança do tipo de colágeno que a compõe e sua disposição. Além da substituição, ocorre também uma alteração em sua organização, passando de fibras paralelas dispostas aleatoriamente para entrelaçadas e organizadas ao longo da linha de estresse[6,7].

A última fase do processo é responsável pelo aumento da resistência do leito danificado. Ao final da primeira semana após o surgimento da ferida ocorre a restauração de 3% da resistência da pele íntegra; a partir da terceira semana, 30%, e a partir de 3 meses, 80%. Em cerca de 1 ano, a relação entre os colágenos I e III atinge proporção semelhante à inicial, antes da ferida, mas nunca alcançará os 100% de sua resistência fisiológica[6,7].

Apesar de o mecanismo de cicatrização ser muito estudado, algumas questões permanecem inexploradas na literatura. A regulação fisiológica é um processo complexo que depende de diversos tipos celulares e mediadores interagindo em uma complicada sequência temporal[9].

O preparo meticuloso do leito da ferida, minimizando a proliferação bacteriana, removendo tecido desvitalizado, controlando o edema local, otimizando o suprimento vascular, prevenindo novos traumas locais e diminuindo os mecanismos de estresse, é fundamental para o processo de cicatrização adequado quando se utilizam coberturas especiais ou até mesmo curativos biológicos (enxertos autólogos, tecidos biológicos similares etc.)[9].

O processo de neovascularização representa um componente essencial na reparação tecidual com impacto direto desde a lesão inicial até o remodelamento final. A microvascularização contribui inicialmente com hemostasia, diminuição da perda sanguínea e estabilização da matriz tecidual provisória[9].

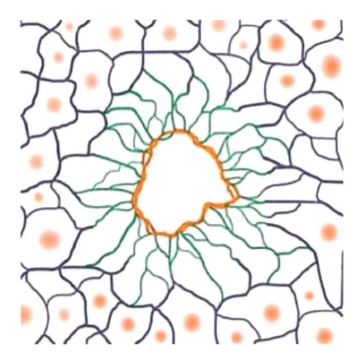

Figura 61.5 Esquema da microvascularização recém-formada. Arranjo circular dos novos vasos em torno das margens da lesão – ligação radial *em verde* como uma ponte entre a vascularização fisiológica e a nova rede formada.

Os conceitos de ferida aguda e ferida crônica não estão claros na literatura, mas sabemos que alterações no microambiente da lesão impedem a reparação tecidual. Hiperglicemia, inflamação persistente, deficiência de fator de crescimento e citoquinas são alguns dos principais pontos que interferem no recrutamento das *stem cells* para uma angiogênese e inadequada (Figura 61.5)[9].

Todas as etapas e fenômenos descritos referem-se ao processo fisiológico da cicatrização, o qual pode alterar-se completamente, diminuindo nos casos de diabetes *mellitus* e/ou de exposição a radiações ou aumentando a resposta, como nas cicatrizes queloidianas ou hipertróficas.

TIPOS DE COBERTURAS ESPECIAIS

O interesse da medicina pelos cuidados com as perdas de continuidade do tegumento cutâneo remonta à Antiguidade; entretanto, é relativamente recente o aparecimento de inúmeros tipos de curativos e coberturas especiais que auxiliam e estimulam as fases da cicatrização. Novas tecnologias para confecção do material e novos conceitos substituíram rotinas e práticas com poucas evidências científicas.

A escolha do material adequado para o curativo é decorrente do conhecimento tanto fisiopatológico como bioquímico dos mecanismos de cicatrização e reparação tissular[10].

Quadro 61.1 Classificação dos tipos de curativos disponíveis no mercado

Curativos passivos	• Curativo não aderente • Filme transparente • Espuma polimérica • Hidrocoloide • Hidrogel
Curativo com princípios ativos	• Alginato • Carvão ativado • Placas de prata
Curativos inteligentes	• Matriz de colágeno • Matriz de celulose
Curativos biológicos	• Curativos biológicos

Curativos ou coberturas especiais são definidos como um meio terapêutico que consiste na limpeza e aplicação do material sobre uma ferida para sua proteção, absorção e drenagem com intuito de melhorar as condições do leito da ferida e auxiliar sua resolução. Em nossa prática podem constituir o tratamento definitivo, mas na maioria das vezes consistem em uma etapa intermediária para uma nova abordagem cirúrgica[11].

Para as feridas abertas, a antiga controvérsia entre curativo seco e curativo úmido deu lugar a uma proposta atual de oclusão e manutenção do meio úmido[5]. A cicatrização através do meio úmido tem as seguintes vantagens: prevenir a desidratação do tecido que leva à morte celular, acelerar a angiogênese, estimular a epitelização e a formação do tecido de granulação, facilitar a remoção do tecido necrótico e fibrina e promover diminuição da dor mediante a hidratação das terminações nervosas[10,11].

Há no mercado diversos materiais disponíveis que podem ser utilizados nas diferentes etapas do tratamento das feridas, como higienização, desbridamento, diminuição da contaminação local, controle do exsudato, estímulo à granulação e proteção da reepitelização.

Fan e cols. sugerem que os curativos sejam classificados como passivos, ativos, inteligentes, biológicos e compostos biológicos. Nosso objetivo é trabalhar com os curativos passivos e ativos, como veremos adiante (Quadro 61.1). O Quadro 61.2 lista os materiais disponíveis no mercado, assim como suas características técnicas para aplicabilidade.

De acordo com a experiência clínica adquirida no ambulatório de Complicações Pós-Cirúrgicas da Clínica de Mastologia da Santa Casa de Misericórdia de São Paulo, sob a supervisão do Dr. Vilmar Marques de Oliveira, conseguimos associar à nossa realidade a aplicabilidade dos materiais apresentados.

As evidências científicas são escassas no que diz respeito às complicações após cirurgias das mamas, sendo os dados

Quadro 61.2 Tipos, composição e principais características técnicas dos curativos

Tipo	Composição	Mecanismo de ação
Curativo não aderente	Tela de acetato de celulose e/ou tela de Rayon com emulsão de petrolato	Promover meio úmido
Curativo não aderente com silicone	Tela de poliamida com silicone	• Livre fluxo de exsudato e remoção atraumática • Proporciona meio úmido • Possibilita menor número de trocas de curativo
Filme transparente	Polímero de poliuretano com uma das faces de adesivo de acrílico	• Cobertura impermeável à água e aos microrganismos • Manutenção do leito úmido • Possibilita menor número de trocas de curativo
Espuma polimérica com ou sem prata	Matriz de poliuretano e silicone com ou sem prata	• Absorção com isolamento térmico • Ação bacteriostática da prata • Possibilita trocas menos frequentes
Hidrocoloide	Polímero de poliuretano semipermeável (face externa) e carboximetilcelulose, gelatina e pectina (face interna)	• Absorve pequeno volume de exsudato • Mantém o meio úmido
Hidrogel	Polímero de álcool de polivinil, poliacrilamidas e polivinil	Mantém ambiente úmido, possibilitando a liquifação de materiais necróticos (desbridamento autolítico)
Alginato de cálcio	Fibras de algas marinhas impregnadas com cálcio	• O cálcio induz hemostasia: capacidade de absorver exsudatos • Desbridamento autolítico
Carvão ativado com prata	Fibras de carvão ativado impregnadas com prata 0,15%	• O carão ativado absorve o exsudato e diminui o odor • A prata exerce função bacteriostática
Malha com prata	Malha com sais de prata	A prata iônica causa a precipitação de proteínas, agindo na membrana citoplasmática da bactéria (bacteriostática)

extrapolados do tratamento de lesões vasculares, queimados e tratamento das úlceras diabéticas, devendo ser realizados mais trabalhos sobre a utilização das coberturas especiais nas complicações pós-cirúrgicas das mamas.

▶ PROTOCOLO PARA UTILIZAÇÃO DAS COBERTURAS ESPECIAIS

O tratamento das feridas cutâneas é dinâmico e depende a cada momento da evolução das fases de cicatrização. As complicações costumam ser decorrentes de vários fatores, mas sempre serão consideradas sérias pelas pacientes, aumentando sua ansiedade e insegurança, o que nos faz acompanhar e estreitar cada vez mais a relação médico-paciente.

Não existe na literatura médica um protocolo específico para tratamento das necroses e deiscências após cirurgias mamárias, mas apenas relatos de experiências em determinados serviços e dados extraídos do tratamento de outras lesões cutâneas, assim como trabalhos de superioridade entre os diversos tipos de coberturas.

As coberturas especiais devem:
- Promover barreira térmica.
- Proteger a ferida de traumas e infecções.
- Absorver o exsudato.
- Manter o ambiente úmido.
- Desbridar quando necessário.
- Ser de fácil aplicação e sem traumas na remoção.
- Confortáveis para a paciente.

Os recursos financeiros da paciente e/ou da unidade de saúde, a necessidade de uso contínuo do curativo e a avaliação dos custos e benefícios são alguns dos aspectos a serem considerados no momento da escolha, mas os curativos também devem adequar-se à natureza, à localização e ao tamanho da ferida.

A seguir, é apresentada sugestão de protocolo para avaliação e indicação das coberturas especiais.

Fase 0 – Necrose – quando presente (Figura 61.6)

Objetivos
- Desbridamento autolítico ou mecânico.
- Manter a umidade do leito da ferida.
- Hidratação das terminações nervosas (menos dor).
- Infecção presente – atividade antimicrobiana.

O que usar
- Papaína a 10% – baixo custo de manipulação para as Unidades Básicas de Saúde.
- Sulfadiazina de prata – queimaduras térmicas, radiodermites.
- Alginato de cálcio em gel – mais caro; pequenas áreas superficiais
  - se infecção presente: antibioticoterapia via oral ou endovenosa.

Como usar
- Papaína a 10% – três vezes ao dia – evitar meio de cultura.
- Sulfadiazina de prata + nitrato de cério – duas ou três vezes ao dia.
- Alginato de cálcio em gel – uma ou duas vezes ao dia.

Fase 1 – Inflamatória (Figura 61.7)

Objetivos
- Vasodilatação e exsudato importante.
- Evitar meio de cultura (curativos absorventes).
- Manter temperatura corporal (neoangiogênese).
- Infecção presente – atividade antimicrobiana.

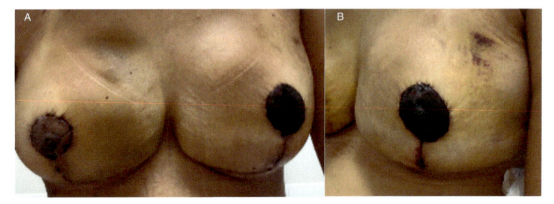

Figura 61.6A e **B** Fase 0 – necrose de aréola à esquerda.

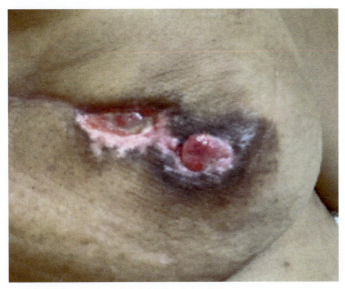

Figura 61.7 Fase 1 – inflamatória – vasodilatação e exsudato importantes.

O que usar

- Alginato de cálcio em placa.
- Hidrocoloides em placas.
- Hidrofibra em placa.
- Alginato de cálcio em gel.
- Carvão ativado ou prata (se infecção).

Como usar

- Troca com soro fisiológico a 0,9% aquecido ou em temperatura ambiente.
- Manipulação cuidadosa (estéril).
- Nunca deixar a cobertura aderir ao leito.
- Placa até 7 dias – troca a cada 3 dias melhora o resultado.
- Géis – três vezes ao dia.

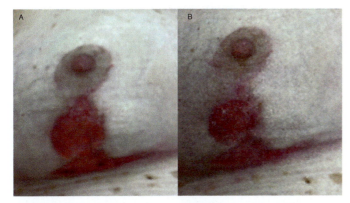

Figura 61.8A e B Fases 2 e 3 – proliferação e remodelação/pouco exsudato, novo epitélio, bordas hidratadas.

Fases 2 e 3 – Proliferação e remodelação (Figura 61.8)

Objetivos

- Novo epitélio.
- Pouco exsudato.
- Meio úmido.
- Manter bordas hidratadas.
- Atenção à pele íntegra próxima à ferida.

O que usar

- Papaína a 2% (epitelização).
- Ácidos graxos essenciais (AGE).
- Óleos vegetais polissaturados.
- Hidratantes na pele íntegra ao redor da lesão.

Como usar

- Papaína a 2% – três vezes ao dia.
- AGE – três vezes ao dia.
- Hidratantes na pele íntegra – três vezes ao dia.

Em feridas com áreas necróticas extensas e com aspecto de placa sem umidade, deve ser considerado o desbridamento cirúrgico complementar ao desbridamento químico. A placa necrótica evita as trocas com o leito da ferida, impede a visualização da profundidade exata do dano, promove meio de cultura e ainda libera citoquinas e diversos fatores de necrose tecidual que atrasam o processo de cicatrização.

Por definição, todo tecido exposto deve ser considerado contaminado; entretanto, devemos ficar sempre atentos aos sinais de infecção local, como sinais flogísticos e odor, durante a troca dos curativos. Cremes ou pomadas com agentes antibióticos não devem ser utilizados nessas situações porque o biofilme criado no leito da ferida e a ação dos agentes tópicos são quase nulos. Sempre que houver a suspeita de infecção, devemos introduzir antibióticos via oral ou endovenosa, a depender da extensão da lesão.

Na fase inflamatória, o exsudato geralmente é intenso, e deverão ser avaliadas as características e as quantidades produzidas, a presença de infecção e a capacidade absortiva do curativo escolhido. O profissional de saúde precisa estar ciente de que os curativos úmidos também produzem secreções de aspectos diversos, devendo saber reconhecê-las e tranquilizar a paciente e os familiares quanto à evolução do processo.

TRATAMENTOS ADJUVANTES

Os quadros de complicações pós-cirúrgicas em pacientes oncológicas causam ainda mais ansiedade quando é necessário iniciar quimioterapia e/ou radioterapia e não se consegue a epitelização completa da ferida, o que pode comprometer o tratamento da paciente.

Em vista do início da adjuvância, outros métodos foram sendo associados aos curativos e coberturas especiais com o objetivo principal de abreviar o tempo de epitelização das feridas.

Levando em consideração as características físicas e biológicas de todo o processo de cicatrização e remodelamento tecidual, três métodos podem ser associados: oxigenioterapia hiperbárica, curativo de pressão negativa e fotobiomodulação (laserterapia).

A oxigenioterapia hiperbárica é uma terapia que submete a paciente a um ambiente com oxigênio a 100% sob aumento de pressão atmosférica a fim de expandir a oferta de oxigênio pela hemácia e principalmente pelo plasma. Com oxigênio circulando pelo plasma, o microambiente da ferida se altera, aumentando os fatores de crescimento locais e consequentemente a neovascularização, bem como a produção de colágeno e a formação da matriz celular, e diminuindo os fatores inflamatórios locais com redução do edema e das citoquinas inflamatórias, assim como aumento da quimiotaxia dos macrófagos. Esses fatores, associados às coberturas especiais, promovem a redução do tempo de cicatrização[12].

O curativo de pressão negativa consiste em um sistema fechado que exerce pressão negativa no leito da ferida, aumentando o fluxo sanguíneo local e o recrutamento das organelas envolvidas em todo o processo, como fibroblastos e macrófagos, principalmente. Após a aplicação, notam-se alterações no microambiente das feridas, como absorção do exsudato local, edema e redução da contaminação bacteriana[13].

Outra técnica que vem ganhando bastante espaço na literatura para a cicatrização é a fotobiomodulação ou laserterapia. Algumas evidências demonstram ser possível adiantar o processo cicatricial ao estimular com *laser* as organelas envolvidas no processo, porém muitas questões ainda devem ser estudadas, como as referentes à melhor luz, ao comprimento de onda e ao tempo ideal de aplicação. Em nossa prática, a aplicação do *laser* em feridas que não epitelizam completamente em 15 a 20 dias tem levado à agudização do processo e à redução do tempo de cicatrização, devendo ser sempre associada aos curativos e coberturas especiais.

CONSIDERAÇÕES FINAIS

O acompanhamento e o tratamento das lesões cutâneas causadas por complicações pós-cirúrgicas exigem muita paciência, principalmente no que diz respeito ao acolhimento da paciente e ao tempo correto para iniciar o tratamento adjuvante (quimioterapia, radioterapia).

As coberturas especiais auxiliam e adiantam o processo fisiológico da cicatrização. Assim, é fundamental identificar possíveis falhas e todos os aspectos clínicos que possam atrapalhar o processo. Às vezes será preciso indicar novas abordagens cirúrgicas; no entanto, mesmo nessas situações, o preparo da lesão com as coberturas facilitará o procedimento.

A despeito da variedade de materiais disponíveis no mercado, não existe uma cobertura que englobe todos os fatores da cicatrização. Os materiais devem ser conhecidos por todos, e sua aplicabilidade pode variar de acordo com a fase e o tipo de lesão, o estrato socioeconômico e a experiência do profissional que efetuará o acompanhamento.

REFERÊNCIAS

1. Basic principles of wound management. Atualizado em 1 jul 2015. Disponível em: http://www.uptodate.com.
2. Harris L, Morrow O. Diseases of the breast. 5. ed. 2014: 537-51.
3. Chagas, Menke, Vieira, Boff. Tratado de Mastologia da SBM. 2011: 865-848.
4. Ubbink DT, Santema TB, Stoekenbroek RM. Systemic wound care: A meta-review of Cochrane systematic reviews. Surg Technol Int 2014 Mar; 24:99-111.
5. Luciane SP, Eline LB, Miguir TVD. Uso de hidrocoloide e alginato de cálcio no tratamento de lesões cutâneas. Rev Bras Enf 2013 set-out; 66(5):760-70.
6. Isaac C, Ladeira PRS, Rego FMP, Aldunate JCB, Ferreira MC. Physiological wound healing. São Paulo: Rev Med 2010 jul-dez; 89(3/4):125-31.
7. Junqueira LC, Carneiro J. Histologia básica. Rio de Janeiro: Guanabara Koogan, 1999: 303.
8. Li J, Chen J, Kirsner R. Pathophysiology of acute wound healing. Clin Dermatol 2007; 25(1):9-18.
9. Sorg H, Tilkorn DJ, Hager S, Hauser J, Mirastschijski U. Skin wound healing : An update on the current knowledge and concepts. Eur Sur Res 2017; 58:81-94.
10. Franco D, Gonçalves LF. Feridas cutâneas: A escolha do curativo adequado. Rev Col Bras Cir 2008; 35(3).
11. Smaniotto PHS, Galli R, Carvalho VF, Ferreira MC. Tratamento clínico da feridas – curativos. Rev Bras Cir Plast 2012; 27(4):623-6.
12. Lam G, Fontaine R, Ross FL, Chiu ES. Hyperbaric oxygen therapy. Adv Skin Wound Care 2017; 30(4):181-90.
13. Webster J, Liu Z, Norman G et al. Negative pressure wound therapy for surgical wounds healing by primary closure (Review). Cochrane Database Syst Rev 2019; 3(3):CD009261.

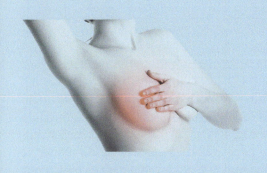

Capítulo 62

Qualidade de Vida na Cirurgia Oncoplástica Mamária

René Aloísio da Costa Vieira
Antônio Bailão-Júnior
Idam de Oliveira-Júnior

INTRODUÇÃO

A qualidade de vida é definida como "a percepção do indivíduo de sua posição na vida, no contexto da cultura, sistemas de valores nos quais ele vive em relação aos seus objetivos, expectativas, padrões e preocupações"[1]. Muitos dos sintomas agudos desaparecem nas pacientes tratadas de câncer de mama; no entanto, déficits emocionais e nas relações sociais e funções cognitivas, associados a sintomas específicos e preocupações decorrentes do câncer, influenciam a qualidade de vida[2].

Audretsch utilizou o termo *oncoplastia* como sinônimo de reconstrução mamária tumor-específica, sendo por isso associado à reconstrução após mastectomia e tratamento conservador da mama (TCM)[3]. Em 2008, Urban propôs três níveis de competência para a cirurgia oncoplástica mamária (COM): para procedimentos básicos que não exigem treinamento específico em cirurgia plástica (nível I); para mastopexia, aumento mamário, lipoenxertia mamária, retalho de Grisotti, reconstrução com implantes e procedimentos bilaterais (nível II); e para procedimentos complexos com retalhos (nível III)[4]. Em 2010, Clough e cols. introduziram uma classificação baseada no volume de ressecção, distinguindo entre nível I (ressecções < 20% do volume mamário) e nível II (ressecções extensas, representando 20% a 50% do volume mamário)[5]. Em 2019, um consenso da Sociedade Americana de Cirurgiões de Mama[6,7] introduziu as expressões *reposição de volume* e *deslocamento de volume*. No grupo de deslocamento de volume foram incluídas técnicas de nível I (excisão < 20% do volume) e nível II (técnicas de 20% a 50%). As técnicas de reposição de volume (> 50%) incluem retalhos locais/regionais, retalhos miocutâneos e reconstrução baseada em implantes. No entanto, alguns estudos não americanos, ao discutirem a oncoplastia, incluem a reconstrução mamária.

Existem diversos instrumentos para avaliação dos resultados cosméticos[8,9], mas nem sempre os resultados considerados pelos profissionais de saúde se assemelham aos levados em conta pelas pacientes, que geralmente tendem a expressar melhores pontuações[10]. Mesmo com bons resultados, uma parcela das pacientes se mostra descontente, uma vez que outros fatores podem influenciar esses resultados, como dor e depressão. Ao se avaliar pacientes submetidas à COM, convém considerar o viés de seleção dessas pacientes, as quais são mais jovens, com maior escolaridade, com tumores maiores, geralmente submetidas a tratamento neoadjuvante com resposta favorável[11-13], fato ainda não mensurado, mas que pode influenciar a qualidade de vida.

Ao avaliarmos a qualidade de vida na COM, devemos considerar o tipo de cirurgia, as condições associadas à sua indicação, a qualidade cosmética e a qualidade de vida da paciente[11,13]. Como a COM envolve uma gama de opções terapêuticas[14], devemos agrupá-la em situações distintas, como tratamento conservador com e sem cirurgia oncoplástica, oncoplastia extrema, mastectomia sem reconstrução, mastectomia com implantes, mastectomia com reconstrução com retalhos miocutâneos, preservação da aréola e lipoenxertia. Procuramos então identificar as principais situações relacionadas com a COM e os questionários de qualidade de vida, selecionando revisões sistemáticas e, em sua ausência, estudos de caso-controle. O texto a seguir representa uma versão reduzida de artigo publicado na língua inglesa pelos autores[15].

QUESTIONÁRIOS DE QUALIDADE DE VIDA ASSOCIADOS À CIRURGIA MAMÁRIA

Vários questionários de qualidade de vida (QQV) se encontram disponíveis. Na literatura, há questionários gerais (EORTC QLQ-30, FACT-G), específicos da mama (FACT-B, EORTC QLQ-BR23, EORTC QLQ-BR45 [atualização do BR23]), relacionados com alterações no ombro (FACT-B+4, SPADI, DASH, Quick-DASH) e ansiedade e depressão (HADS). Neles, as perguntas (PROM – *patient-reported-outcome-measures*) são agrupadas por temas, visando ao melhor entendimento das situações relacionadas com a qualidade de vida e denominadas domínios[16]. Assim, por exemplo, o questionário BCTOS se divide em 22 questões em seis domínios: sintomas relacionados com saúde, imagem corporal, funcionamento geral, aspectos psicológicos, funcionamento físico e função sexual. Também foram criados questionários que procuram avaliar a relação entre o tipo de cirurgia e a qualidade de vida[16,17]. Questionários específicos foram criados para responder perguntas associadas a situações não contempladas nos questionários gerais – no entanto, múltiplos aspectos se inter-relacionam para avaliação da qualidade de vida (Figura 62.1).

Para avaliação do tratamento cirúrgico da mama em pacientes submetidas à mastectomia sem reconstrução é utilizado o BREAST-Q/módulo mastectomia. Para as pacientes submetidas à cirurgia mamária conservadora são usados o BCTOS (*Breast Cancer Treatment Outcome Scale*)[18,19] e o BREAST-Q/módulo para TCM[20]. Para as pacientes submetidas à reconstrução mamária historicamente há o MBROS[16], seguido pelo BREAST-Q/módulo reconstrução[21] e o EORTC QLQ BRECON23[22]. Inicialmente desenvolvido para avaliação da cirurgia da mama[23] e usado tanto para cirurgia plástica como para reconstrutora, o BREAST-Q é dividido em seis domínios: satisfação com as mamas, resultado geral, processos de cuidado, psicossocial, físico e sexual. Na primeira versão foram criados questionários relacionados com a mamoplastia de aumento, a mamoplastia redutora e a reconstrução[23]. Atualmente na segunda versão, o BREAST-Q é o mais utilizado na literatura de reconstrução mamária[24]. Para os casos de câncer, o BREAST-Q versão 2.0 avalia o tratamento conservador, a mastectomia sem reconstrução e a reconstrução, por meio de questões sobre o pré e o pós-operatório, com questões específicas sobre uso de implantes, aréola, abdome, dorso e ombro[24].

QUALIDADE DE VIDA E CIRURGIA ONCOPLÁSTICA

A cirurgia oncoplástica mamária tornou-se uma expressão genérica. No que se refere ao TCM, o conceito vai além das técnicas de mastoplastia redutora, e envolve diferentes técnicas que visam à readequação do tecido mamário até a simetrização contralateral. Uma única revisão sistemática avaliou a qualidade de vida nos diversos aspectos da COM. Dos 702 artigos iniciais, 43 foram incluídos, representando 14.994 pacientes. O principal questionário utilizado foi o BREAST-Q (n = 11.176), sendo selecionadas 1.400 pacientes submetidas a TCM e COM, 2.970 à reconstrução com retalho autólogo e 6.806 à colocação de implantes. Resultados melhores foram observados nas pacientes submetidas ao TCM em relação à mastectomia com implante, nas submetidas à reconstrução autóloga em relação ao implante, nas com preservação areolar em relação à ausência de preservação e nas que usaram implante pré-peitoral em relação ao retropeitoral[25].

Muitos estudos têm comparado situações cirúrgicas específicas da COM e sua relação com a qualidade de vida. Procuramos então, a partir de revisões sistemáticas, selecionar os estudos mais representativos que avaliaram a COM nas diferentes situações cirúrgicas relacionadas com o tratamento do câncer de mama.

Tratamento conservador da mama e cirurgia oncoplástica

A relação entre TCM e COM envolve vários aspectos, desde a indicação (tumor, paciente, segurança) até o tipo de cirurgia (técnica, segurança oncológica, lateralidade,

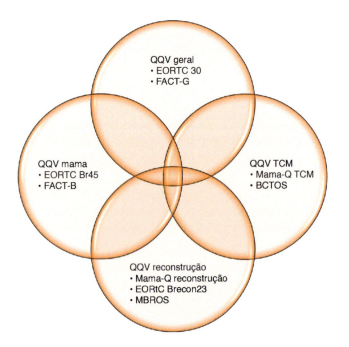

Figura 62.1 Principais questionários de qualidade de vida (*QQV*) utilizados em pacientes portadoras de câncer de mama submetidas à cirurgia mamária e reconstrutiva.

simetrização, tempo de seguimento), passando pela qualidade cosmética e influenciando a qualidade de vida[13]. Revisão sistemática comparou o TCM associado ou não à COM. Dos 688 artigos iniciais avaliados, foram selecionados seis artigos, com 832 pacientes, sendo observados resultados controversos em cinco estudos: a COM não se associou à melhora da qualidade de vida, sendo relatada a associação à melhoria em apenas um estudo[26]. A natureza dos estudos, geralmente retrospectivos, o viés de seleção das pacientes, o tempo desde a realização do procedimento primário e a ausência de uso sistemático de simetrização em todas as pacientes influenciaram negativamente os resultados[11,27].

No que se refere ao TCM associado à oncoplastia extrema (OE)[28], há apenas um estudo na literatura[29], o qual, apesar de analisar 204 pacientes, somente 33 delas haviam sido submetidas à OE. Os resultados foram superiores ao se realizar a OE no que se refere a bem-estar psicológico, satisfação com a mama, resultado e complexo areolar[29].

Mastectomia e mastectomia oncoplástica

A história da reconstrução mamária inicia com as reconstruções tardias por meio de retalhos miocutâneos (autólogos), sofrendo modificação com o tempo, quando as reconstruções passaram a ser imediatas e os retalhos foram substituídos pelas próteses mamárias. Passamos para as mastectomias preservadoras de pele, seguidas das mastectomias preservadoras de mamilo e as mastectomias profiláticas, cirurgias que apresentam prós e contras. Com o passar do tempo acentuam-se as assimetrias e os efeitos adversos, principalmente na presença de radioterapia. Recentemente, visando refinar os resultados, lançamos mão da lipoenxertia.

A perda da mama sem a reposição de seu formato implica diminuição da qualidade de vida. Metanálise comparou a qualidade de vida de pacientes submetidas à mastectomia sem reconstrução com a de pacientes submetidas ao TCM[30]. Inicialmente foram avaliados 892 artigos, selecionados seis, resultando em 1.931 pacientes. As pacientes submetidas ao TCM apresentaram melhores imagem corporal e perspectivas futuras com diminuição dos efeitos locais.

A preservação mamária (TCM) ou a reconstrução é sempre melhor que a mastectomia sem reconstrução. Estudo realizado com 400 pacientes por meio do BREAST-Q avaliou quatro grupos (controle, TCM e mastectomia com e sem reconstrução), observando melhores satisfação com a mama e bem-estar sexual nas pacientes submetidas à mastectomia com reconstrução, seguidas das submetidas

ao TCM e à mastectomia sem reconstrução. Quando avaliado o TCM em relação ao controle, os resultados foram semelhantes quanto à satisfação da mama, porém o bem-estar sexual foi maior no grupo-controle[31].

Outro estudo avaliou 618 pacientes submetidas a TCM, mastectomia e mastectomia com reconstrução, utilizando os questionários da EORTC QLQ-C30 e QLQ-BR23, e relatou resultados semelhantes no desempenho funcional e social das pacientes submetidas ao TCM e à mastectomia com reconstrução. No entanto, ao analisar a imagem corporal, os resultados foram superiores nas pacientes submetidas ao TCM, seguidas das pacientes submetidas à mastectomia com reconstrução, em relação às pacientes submetidas à mastectomia sem reconstrução[32].

Revisão sistemática com metanálise avaliou o impacto da reconstrução mamária em relação ao TCM. A partir de 12.192 artigos iniciais, os autores chegaram a 16 artigos com análise de 5.544 pacientes (1.458 submetidas a mastectomias, 2.612 ao TCM e 1.474 à mastectomia com reconstrução). O resultado evidenciou grande heterogeneidade entre os estudos, com resultados semelhantes em relação ao TCM e à mastectomia com reconstrução. Nas pacientes submetidas à mastectomia sem reconstrução, foram registradas piores saúde física e imagem corporal[33].

Na comparação entre as diferentes modalidades de reconstrução mamária (tecido autólogo ou implante), metanálise realizada a partir de 219 estudos iniciais selecionou nove para análise, chegando a 2.954 pacientes (2.129 com implantes e 825 com tecido autólogo). Foi observada satisfação geral elevada nas pacientes submetidas à reconstrução mamária, sendo maior a satisfação geral e com a mama nas que usaram tecido autólogo. Por outro lado, o bem-estar psicossocial, psíquico e sexual mostrou-se superior nas pacientes com implante mamário[34]. Outra metanálise analisou o mesmo aspecto, selecionando 10 artigos integrais a partir de 280 e chegando a 4.957 pacientes, 3.836 das quais foram avaliadas por meio do questionário BREAST-Q. Satisfação com os resultados e com as mamas, bem como o bem-estar sexual, foi maior com o uso de tecido autólogo[35].

A preservação areolar melhora a qualidade de vida, porém o número de estudos e casuísticas é limitado. Estudo de caso-controle pareado (n = 62), utilizando o BREAST-Q, comparou a qualidade de vida diante da presença (n = 32) e ausência (n = 32) de preservação areolar, observando maior satisfação quanto aos resultados e com as mamas no primeiro grupo[36]. Outro estudo, com as mesmas caraterísticas e com número menor de pacientes (n = 52; 26 × 26), relatou melhora significativa apenas no bem-estar sexual[37].

A mastectomia profilática tem se tornado cada vez mais frequente, o que parece estar associado à difusão dos testes genéticos, facilitando a seleção das pacientes. As pacientes se mostram satisfeitas com a indicação, porém apresentam queixas relacionadas com a prótese[38,39]. A primeira revisão sistemática selecionou 22 de 1.082 estudos, com 2.046 pacientes, revelando satisfação com a indicação, grande bem-estar psicossocial e com a imagem corporal, sendo o bem-estar social e a função somatossensorial os itens mais afetados[38]. A segunda revisão selecionou sete artigos de 7.272, com 730 mulheres, usando diferentes questionários. A satisfação geral e com os resultados cosméticos foi elevada, porém a cirurgia se associou a queixas relacionadas com rigidez, dormência e alteração no sexo, revelando a importância de informar as pacientes sobre as complicações associadas ao procedimento[39].

A lipoenxertia visa melhorar os resultados cosméticos. Revisão sistemática, que avaliou a técnica e selecionou seis artigos que utilizaram o BREAST-Q a partir de 2.915 trabalhos, representando 1.437 pacientes, relatou que a lipoenxertia melhora a satisfação mamária, mas não de maneira significativa[40].

Qualidade de vida na oncoplastia

Muitos estudos são necessários para acumular evidências, principalmente em populações diferentes[41], sendo observada nas revisões sistemáticas a heterogeneidade dos estudos[33-35], o que possivelmente estaria associado aos critérios de seleção das pacientes, às técnicas utilizadas e à não uniformidade dos questionários. Apesar dessas limitações, a COM melhora a qualidade de vida. As pacientes submetidas ao TCM ou à reconstrução da mama apresentam melhora da qualidade de vida. Em pacientes submetidas ao TCM, a COM ainda não demonstrou melhora na qualidade de vida, o que possivelmente é influenciado pelo viés de seleção das pacientes. Nas pacientes submetidas à mastectomia com reconstrução, os resultados na qualidade de vida são melhores quando a reconstrução é realizada com retalhos autólogos e quando se preserva a aréola. Nas pacientes submetidas à mastectomia profilática, a satisfação com a indicação é elevada, porém a paciente deve ser informada sobre as potenciais complicações associadas ao procedimento. A satisfação é elevada após lipoenxertia. De maneira geral, a COM melhora a qualidade de vida, bem como qualquer preservação ou reparo e o uso de tecidos autólogos.

Novos procedimentos são cada vez mais associados à COM, como Mesh nas mastectomias com prótese, implantes pré-peitorais, novas indicações da OE e a cirurgia robótica, o que abre espaço para novos estudos relacionados com a qualidade de vida no contexto da COM.

A oncoplastia se consolidada como procedimento a ser utilizado no cotidiano, havendo geralmente um viés de seleção nos estudos. Os resultados são controversos, porem a preservação da mama e da aréola e o uso de retalhos autólogos associam-se a melhores resultados na qualidade de vida.

REFERÊNCIAS

1. Heil J, Dahlkamp J, Golatta M et al. Aesthetics in breast conserving therapy: Do objectively measured results match patients' evaluations? Ann Surg Oncol 2011; 18(1):134-8.
2. Arndt V, Merx H, Stegmaier C, Ziegler H, Brenner H. Persistence of restrictions in quality of life from the first to the third year after diagnosis in women with breast cancer. J Clin Oncol 2005; 23(22):4945-53.
3. Audretsch WP, Rezai M, Kolotas C, Zamboglou N, Schnabel T, Bojar H. Tumor-specific immediate reconstruction in breast cancer patients. Persp Plast Surg 1998; 11(1):71-100.
4. Urban CA. New classification for oncoplastic procedures in surgical practice. Breast 2008; 17(4):321-2.
5. Clough KB, Ihrai T, Oden S, Kaufman G, Massey E, Nos C. Oncoplastic surgery for breast cancer based on tumour location and a quadrant-per-quadrant atlas. Br J Surg 2012; 99(10):1389-95.
6. Chatterjee A, Gass J, Patel K et al. A consensus definition and classification system of oncoplastic surgery developed by the American Society of Breast Surgeons. Ann Surg Oncol 2019; 26(11):3436-44.
7. Patel K, Bloom J, Nardello S, Cohen S, Reiland J, Chatterjee A. An oncoplastic surgery primer: Common indications, techniques, and complications in level 1 and 2 volume displacement oncoplastic surgery. Ann Surg Oncol 2019; 26(10):3063-70.
8. Santos G, Urban CA, Edelweiss MI, Kuroda F, Capp E. Evaluation of the aesthetical and quality of life results after breast cancer surgery. Rev Bras Mastol 2013; 23(3):60-8.
9. Vieira RAC, Silva FCB, Biller G, Silva JJ, Paiva CE, Sarri AJ. Instruments of quantitative and qualitative evaluation of breast cancer treatment sequels. Rev Bras Mastol 2016; 26(3):126-32.
10. Oliveira-Junior I, Brandini da Silva FC, Nazima F et al. Oncoplastic surgery: Does patient and medical specialty influences the evaluation of cosmetic results? Clin Breast Cancer 2021; 21(3):247-55.e3.
11. Oliveira-Junior I, Haikel RL, Vieira RAC. Breast-conserving treatment in oncoplastic times: Indications, cosmesis, and quality of life. Mastology 2021; 31:e20200040.
12. Vieira RAC, Ribeiro LM, Carrara GFA, Abrahão-Machado LF, Kerr LM, Nazário ACP. Effectiveness and safety of implant-based breast reconstruction in locally advanced breast carcinoma: A matched case-control study. Breast Care (Basel) 2019; 14(4):200-10.
13. Oliveira-Junior I, Silva IA, Silva FCB et al. Oncoplastic surgery in breast-conserving treatment: Patient profile and impact on quality of life. Breast Care (Basel) 2020; (15):1-11.
14. Bertozzi N, Pesce M, Santi PL, Raposio E. Oncoplastic breast surgery: Comprehensive review. Eur Rev Med Pharmacol Sci 2017; 21(11):2572-85.
15. Vieira R, Bailão-Junior A, Oliveira-Junior I. Does breast oncoplastic surgery improve quality of life? Front Oncol 2022; 12:1099125.
16. Chen CM, Cano SJ, Klassen AF et al. Measuring quality of life in oncologic breast surgery: A systematic review of patient-reported outcome measures. Breast J 2010; 16(6):587-97.
17. Pusic AL, Chen CM, Cano S et al. Measuring quality of life in cosmetic and reconstructive breast surgery: A systematic review of patient-reported outcomes instruments. Plast Reconstr Surg 2007; 120(4):823-37; discussion 838-829.
18. Vieira RAC, Silva F, Silva MES, Silva JJD, Sarri AJ, Paiva CE. Translation and cultural adaptation of the Breast Cancer Treatment Outcome Scale (BCTOS) into Brazilian Portuguese. Rev Assoc Med Bras (1992) 2018; 64(7):627-34.

19. Silva FCB, Silva JJ, Sarri AJ, Paiva CE, Vieira RAC. Comprehensive validation study of quality-of-life questionnaire using objective clinical measures: Breast Cancer Treatment Outcome Scale (BCTOS), Brazilian Portuguese version. Clin Breast Cancer 2019; 19(1):e85-e100.

20. O'Connell RL, DiMicco R, Khabra K et al. Initial experience of the BREAST-Q breast-conserving therapy module. Breast Cancer Res Treat 2016; 160(1):79-89.

21. Sbalchiero JC, Cordanto-Nopoulos FR, Silva CHD, Caiado-Neto BR, Derchain S. Tradução do questionário BREAST-Q para a língua portuguesa e sua aplicação em mulheres com câncer de mama. Rev Bras Cir Plast 2013; 28(S1):79.

22. Winters ZE, Afzal M, Rutherford C et al. International validation of the European Organisation for Research and Treatment of Cancer QLQ-BRECON23 quality-of-life questionnaire for women undergoing breast reconstruction. Br J Surg 2018; 105(3):209-22.

23. Pusic AL, Klassen AF, Scott AM, Klok JA, Cordeiro PG, Cano SJ. Development of a new patient-reported outcome measure for breast surgery: the BREAST-Q. Plast Reconstr Surg 2009; 124(2):345-53.

24. Cohen WA, Mundy LR, Ballard TN et al. The BREAST-Q in surgical research: A review of the literature 2009-2015. J Plast Reconstr Aesthet Surg 2016; 69(2):149-62.

25. Char S, Bloom JA, Erlichman Z, Jonczyk MM, Chatterjee A. A comprehensive literature review of patient-reported outcome measures (PROMs) among common breast reconstruction options: What types of breast reconstruction score well? Breast J 2021; 27(4):322-9.

26. Aristokleous I, Saddiq M. Quality of life after oncoplastic breast-conserving surgery: A systematic review. ANZ J Surg 2019; 89(6):639-46.

27. Ojala K, Meretoja TJ, Leidenius MH. Aesthetic and functional outcome after breast conserving surgery — Comparison between conventional and oncoplastic resection. Eur J Surg Oncol 2017; 43(4):658-64.

28. Silverstein MJ, Savalia N, Khan S, Ryan J. Extreme oncoplasty: Breast conservation for patients who need mastectomy. Breast J 2015; 21(1):52-9.

29. Nebril BA, Novoa AG, Polidorio N, Garea CC, Alejandro AB, Oses JM. Extreme oncoplasty: The last opportunity for breast conservation — Analysis of its impact on survival and quality of life. Breast J 2019; 25(3):535-6.

30. Ng ET, Ang RZ, Tran BX et al. Comparing quality of life in breast cancer patients who underwent mastectomy versus breast-conserving surgery: A meta-analysis. Int J Environ Res Public Health 2019; 16(24).

31. Howes BH, Watson DI, Xu C, Fosh B, Canepa M, Dean NR. Quality of life following total mastectomy with and without reconstruction versus breast-conserving surgery for breast cancer: A case-controlled cohort study. J Plast Reconstr Aesthet Surg 2016; 69(9):1184-91.

32. Kim MK, Kim T, Moon HG et al. Effect of cosmetic outcome on quality of life after breast cancer surgery. Eur J Surg Oncol 2015; 41(3):426-32.

33. Zehra S, Doyle F, Barry M, Walsh S, Kell MR. Health-related quality of life following breast reconstruction compared to total mastectomy and breast-conserving surgery among breast cancer survivors: A systematic review and meta-analysis. Breast Cancer 2020; 27(4):534-66.

34. Toyserkani NM, Jorgensen MG, Tabatabaeifar S, Damsgaard T, Sorensen JA. Autologous versus implant-based breast reconstruction: A systematic review and meta-analysis of BREAST-Q patient-reported outcomes. J Plast Reconstr Aesthet Surg 2020; 73(2):278-85.

35. Eltahir Y, Krabbe-Timmerman IS, Sadok N, Werker PMN, de Bock GH. Outcome of quality of life for women undergoing autologous versus alloplastic breast reconstruction following mastectomy: A systematic review and meta-analysis. Plast Reconstr Surg 2020; 145(5):1109-23.

36. Bailey CR, Ogbuagu O, Baltodano PA et al. Quality-of-life outcomes improve with nipple-sparing mastectomy and breast reconstruction. Plast Reconstr Surg 2017; 140(2):219-26.

37. Yoon-Flannery K, DeStefano LM, De La Cruz LM et al. Quality of life and sexual well-being after nipple sparing mastectomy: A matched comparison of patients using the BREAST-Q. J Surg Oncol 2018; 118(1):238-42.

38. Razdan SN, Patel V, Jewell S, McCarthy CM. Quality of life among patients after bilateral prophylactic mastectomy: A systematic review of patient-reported outcomes. Qual Life Res 2016; 25(6):1409-21.

39. Aygin D, Cengiz H. Life quality of patients who underwent breast reconstruction after prophylactic mastectomy: Systematic review. Breast Cancer 2018; 25(5):497-505.

40. Schop SJ, Joosen MEM, Wolswijk T, Heuts EM, van der Hulst R, Piatkowski de Grzymala AA. Quality of life after autologous fat transfer additional to prosthetic breast reconstruction in women after breast surgery: A systematic review. Eur J Surg Oncol 2021; 47(4):772-7.

41. Voineskos SH, Nelson JA, Klassen AF, Pusic AL. Measuring patient-reported outcomes: Key metrics in reconstructive surgery. Ann Rev Med 2018; 69:467-79.

Capítulo 63

Síntese Cirúrgica

Gustavo Zucca-Matthes

Na maioria das vezes a capacidade de um cirurgião é medida por seus pacientes pela qualidade de suas cicatrizes.

Luis Fernando Perin

▸ INTRODUÇÃO

Na prática clínica diária é muito comum ouvir as pacientes e seus acompanhantes comentarem sobre a qualidade de um procedimento cirúrgico a partir do aspecto final de sua cicatrização. Em outras palavras, parecem preocupar-se mais com a capa do que com o conteúdo. Esta não é uma crítica, mas uma reflexão sobre o momento que vive a humanidade, com tendências à superficialização, o que, por outro lado, não deve nem pode ser subestimado no mundo profissional.

Neste sentido, preocupar-se com a síntese das feridas torna-se também uma obrigação. Desse modo, cabe aos cirurgiões de mama dar uma atenção especial a determinados conceitos e princípios.

Equilíbrio talvez seja o objetivo almejado por todos e está intimamente ligado ao sucesso. Sabe-se que alcançá-lo na vida não é nada fácil, assim como é difícil conseguir um equilíbrio dos fatores que envolvem o processo de cicatrização. Uma boa cicatriz dependerá basicamente do balanço perfeito entre as características genéticas da paciente, a tensão imposta à sutura da ferida e os processos inflamatórios causados pelo trauma local.

▸ COMO MELHORAR AS CICATRIZES?

Seguindo o conceito de equilíbrio, o cirurgião deve buscar usar uma técnica cirúrgica ideal, com sutura em diferentes camadas, associada a excelente material, material este que deve ser apropriado para cada camada, com menor potencial de trauma ou estimulação de reações inflamatórias, otimizando os resultados (Figura 63.1).

Os passos básicos para que sejam alcançados os melhores resultados são descritos neste capítulo.

Conhecer todos os materiais de sutura e suas propriedades

Segundo William Halsted, os princípios da sutura envolvem:
- Manipular os tecidos gentilmente.
- Controlar a hemorragia cuidadosamente.
- Preservar a vascularização.
- Observar assepsia.
- Minimizar a tensão entre os tecidos.

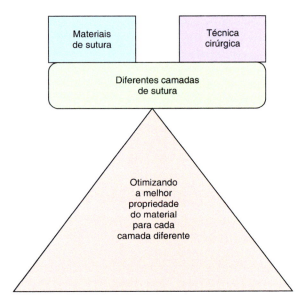

Figura 63.1 Conceito de equilíbrio, favorecendo a sutura.

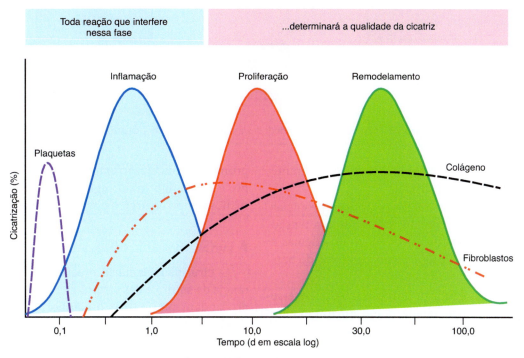

Figura 63.2 Fases da cicatrização.

- Posicionar os tecidos corretamente.
- Eliminar espaço morto.

No mercado será encontrada uma vasta gama de materiais de sutura de diferentes marcas e possibilidades de uso. Caberá ao cirurgião entender essas propriedades para empregar cada material em momento oportuno, visando extrair o melhor do produto, podendo ser encontrados: suturas não absorvíveis ou absorvíveis e adesivos cutâneos.

Outras características importantes das suturas são as seguintes:

- As agulhas podem ter papel fundamental, sendo traumáticas ou não traumáticas, e podem impor maior ou menor facilidade de manuseio ao penetrar o tecido, causando diferentes graus de trauma local. O manuseio gentil do tecido faz muita diferença.
- A força tênsil da sutura será responsável por diminuir a tensão entre os tecidos e será variável com o tempo. Portanto, quanto maior a força, maior o tempo para recuperação da reação inflamatória, favorecendo a cicatrização. Para se ter uma ideia comparativa entre os materiais, após 14 dias a força tênsil encontrada em suturas com Vicryl rapide®, Monocryl® e PDS® é de 0%, 40% e 80%, respectivamente.
- Biocompatibilidade do material, devendo ser escolhida individualmente para cada tecido a fim de otimizar sua utilização. A importância principal reside no controle dos processos inflamatórios locais ligados às respostas biológicas dos tecidos aos corpos estranhos presentes em suas diferentes camadas, além do tipo e do tempo de absorção do material.
- Controle de infecção: materiais de sutura associados a agentes químicos de controle de infecção, como triclosan, funcionando como agentes protetores da sutura mediante redução da colonização bacteriana do fio (efeitos bactericida e bacteriostático) e também diminuindo eventuais reações inflamatórias.

Os adesivos cutâneos devem ser de uso exclusivamente externo, não substituindo a sutura. Jamais devem ser usados dentro de feridas, mas superficialmente, após concluída a síntese (Figura 63.2).

Combinar as propriedades de cada material para cada camada diferente de sutura

Neste tópico, o equilíbrio entre a tensão dos tecidos e a reação inflamatória local passa a ser o foco das atenções (Figura 63.3).

Quando o objetivo é a redução de tensão, pensa-se em fios não absorvíveis. No entanto, esses fios podem causar desconforto, como a retirada de pontos, deixar fragmentos e, além disso, algumas suturas absorvíveis promovem comprovadamente redução de tensão nas fases críticas da cicatrização, podendo ser feitas em cama-

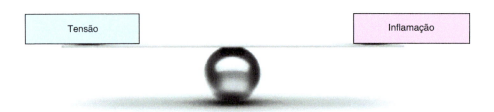

Figura 63.3 Combinando propriedades em função da melhor cicatrização.

das mais profundas e serão reabsorvidas mais e durante a fase de remodelamento cicatricial.

Nesse caso, os adesivos cutâneos podem propiciar aumento da superfície de contato, diminuindo a tensão entre os tecidos superficialmente e reduzindo edemas e a inflamação local, além de agir como curativos de barreira.

Quando o objetivo é reduzir a inflamação, prefere-se utilizar suturas de absorção rápida, que sejam totalmente absorvidas antes da fase de remodelamento.

Usar a melhor técnica cirúrgica para cada unidade anatômica diferente

O uso de suturas absorvíveis em polidioxanona pode favorecer o chamado "efeito de massa", ou seja, a dificuldade maior de absorção do material na região de maior volume, como nos nós de sutura. Portanto, nesse caso, recomenda-se menor uso possível de nós, de modo a favorecer uma cicatriz melhor.

A sutura deve ser realizada em diferentes planos, propiciando diferentes vetores de tração e menor retração cicatricial.

▶ PERSPECTIVAS

O uso das suturas barbadas tende a propiciar bom manejo da tensão e controle da aproximação tecidual durante a sutura, promovendo força e segurança na sutura contínua, sem uso de nós. Além disso, dispensa a necessidade de um auxiliar para a sutura, o qual deveria promover uma tensão extra ao segurar a extremidade do fio, e possibilita maior agilidade de sutura e, portanto, menos tempo cirúrgico e menor exposição anestésica.

▶ CONSIDERAÇÕES FINAIS

O cirurgião mamário precisa estar ciente da importância da sutura e das cicatrizes para suas pacientes, sendo fundamental buscar o equilíbrio entre a tensão dos tecidos e eventuais reações inflamatórias. O bom uso da técnica adequada aos materiais de sutura proporcionará os melhores resultados e maior satisfação tanto para a paciente e como para o cirurgião.

Este capítulo é dedicado a todos que acreditam que conhecimentos não possuem fronteiras.

Agradeço especialmente o Dr. Luis Fernando Perin, pessoa magnífica que busca equilíbrio diário para suas atitudes, hábil cirurgião, respaldado por conhecimentos esclarecedores e éticos, além de ser um professor de corpo e alma sem limites.

▶ BIBLIOGRAFIA

Debus ES, Geiger D, Sailer M, Ederer J, Thiede A. Physical, biological and handling characteristics of surgical suture material: A comparison of four different multifilamentar absorbable sutures. Eur Surg Res 1977; 29:52-61.

Hoshino S, Yoshida Y, Tanimura S, Yamauchi Y, Noritomi T, Yamashita Y. A study of the efficacy of antibacterial sutures for surgical site infection: A retrospective controlled trial. Int.Surg 2013 Apr-Jun; 98(2):129-32.

Nary Filho H, Matsumoto MA, Batista AC, Lopes LC, Góes F, Consolaro A. Comparative study of tissue response to Polyglecaprone 25, Polyglactin 910, and Polytetrafluorethylene suture materials in rats. Braz Dent J 2002; 13(2):86-91.

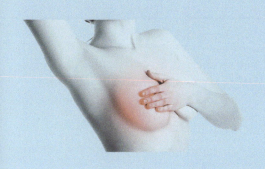

Capítulo 64

Infecções Associadas a Implantes Mamários

Maurício de Aquino Resende
José Carlos Campos Torres
Emmanuel Filizola Cavalcante

INTRODUÇÃO

A reconstrução mamária durante o tratamento oncológico tem por objetivo devolver a autoestima à mulher, cuja perda é decorrente da mutilação causada pela mastectomia[1].

Diversas técnicas para reconstrução mamária são descritas na literatura e, embora não exista uma exclusiva, o uso de implantes de silicone tem sido a mais utilizada nas últimas décadas em razão do tempo cirúrgico menor (comparado com outras propostas, como grandes rotações de retalhos), da rápida recuperação pós-operatória, da fácil reprodução em diversas populações e etnias, menores custos e ausência de dano no sítio doador[2].

Entre as complicações mais temidas está a infecção como consequência dramática, a qual ocorre em 1,1% a 2,5% das mamoplastias de aumento, mas pode chegar a 35% nas cirurgias de reconstrução pós-mastectomias) e a 53% com o uso de expansores[4].

A definição de infecção do sítio cirúrgico (ISC) não é consensual na literatura: alguns adotam critérios clínicos e laboratoriais; outros, a presença de celulite extensa.

O tempo de ocorrência e a intensidade do quadro também são tratados de maneiras diferentes por diversas instituições sanitárias e de controle. Segundo os critérios do National Surgical Quality Improvement Program (NSQIP), as infecções são consideradas superficiais quando não atingem profundamente os tecidos periprótese e ocorrem em até 30 dias após a cirurgia. Já os Centers for Disease Control (CDC) definem infecções superficiais como as que acontecem em até 30 dias e as profundas quando envolvem a fáscia e os músculos, geralmente ocorrendo em até 90 dias após a implantação[5].

Portanto, implantes e expansores, por serem constituídos de material heterólogo, não biológico, não estão isentos de falhas, e as infecções estão entre as complicações que mais impactam negativamente a vida das pacientes. Conhecê-las a fundo, bem como dominar as estratégias de prevenção e tratamento, é dever do cirurgião mamário.

MICROBIOLOGIA

O isolamento do microrganismo causador, embora desejável, nem sempre é possível. Fatores confusionais, como presença de flora mista, contaminação com germes cutâneos e dificuldade de isolamento de patógenos em meios comuns de cultura, entre outros, podem tornar esta tarefa impossível em diversos casos.

A maioria dos autores define as infecções relacionadas com o uso de implantes como decorrentes de bactérias presentes na própria pele da paciente. Em 2010, Feldman e cols. encontraram *Staphylococcus aureus* em 67% dos casos de infecção; destes, 68% eram resistentes à meticilina. Bactérias gram-negativas foram responsáveis por 6% das infecções, e nenhum agente foi isolado em 26% das culturas[6].

Weichman e cols., em 2013, encontraram com mais frequência o *Staphylococcus epidermidis* e o *Staphylococcus aureus*, seguidos, em ordem decrescente, por *Serratia marcescens*, *Pseudomonas aeruginosa*, *Enterococcus* sp., *E. coli* e *Morganella morganii*[7].

Em 2012, Franchelli e cols. encontraram bactérias gram-negativas em apenas 0,5% dos casos infectados, os quais ocorreram tardiamente. Por esse motivo, recomenda-se vigilância por pelo menos 6 meses das pacientes submetidas à reconstrução com implantes[8].

Germes menos frequentes e até bastante raros também foram associados a implantes, como na descrição de Dessy e cols., de 2012, que identificaram a colonização do implante pelo fungo *Candida albicans*[9]. Em outro relato, Scholz e cols. detectaram a presença de *Brucella inopinata* em uma senhora camponesa de 71 anos de idade portadora de brucelose[10]. Manteca e cols. identificaram, em 2009, a presença de *Streptomyces* sp. em uma portadora de infecção após reconstrução imediata com implantes[11].

Em recente revisão sistemática, envolvendo 25 estudos, a taxa reportada de infecções nos implantes foi de 5,4%. As culturas detectaram o agente causal em 75% dos casos e os espécimes mais frequentemente encontrados foram os gram-positivos (estafilococos, seguidos de estreptococos e enterococos). Entre os gram-negativos, a bactéria mais frequente era a pseudomonas[12].

▶ FATORES DE RISCO

A infecção é, sem dúvida, a complicação mais séria nas reconstruções com implantes, acarretando custos sociais e econômicos importantes, e entender os fatores de risco nos ajudará a identificar as pacientes mais suscetíveis e a adotar medidas profiláticas.

Embora não haja consenso absoluto, as diretrizes apontam vários aspectos associados à infecção nas cirurgias de reconstrução da mama com implantes e expansores com níveis de evidência variados. A mais usada, a diretriz da American Society of Plastic Surgeons (ASPS), em recente edição, destaca os seguintes fatores de risco com seus respectivos níveis de evidência:

Nível de evidência 1 — nível de recomendação A

Tabagismo

As complicações foram duas a três vezes maiores nas fumantes, com quase 6% de falhas das reconstruções.

Obesidade

A perda do implante foi três vezes maior nas pacientes com índice de massa corporal (IMC) > 25 e cerca de seis vezes maior naquelas com IMC > 30.

Nível de evidência 2 — níveis de recomendação A e B

Radioterapia

Um estudo retrospectivo detectou 40,7% de complicações, comparados com 16,7% nas pacientes não irradiadas. Entre as que receberam radioterapia no pós-operató-

rio *versus* as que não receberam, as taxas de infecção foram bem mais altas (20,5% *versus* 3,8%, respectivamente).

Níveis de evidência 3 e 4 — níveis de recomendação C e D

Quimioterapia

A neoadjuvância com quimioterapia não parece ser fator de risco significativo, particularmente quando se respeita o tempo necessário para a paciente recuperar eventual leucopenia. Entretanto, para o cenário de adjuvância, a demora no início da quimioterapia após reconstrução pode impactar negativamente a sobrevida livre de doença e é desaconselhada (nível C).

Diabetes

As pacientes com diabetes apresentam altas taxas de complicações, podendo chegar a 56,7%, porém não há significância estatística em modelos de regressão logística multivariada. Ainda assim, o diabetes é considerado um fator de risco em que deve ser evitado o uso de implantes (nível D).

Tamanho da mama

Em mamas com volume > 600g, é esperado o risco de necroses de cerca de 19% *versus* 1,8% em mamas menores, e as falhas no implante acontecem em 35,9% *versus* 16,7%, respectivamente, podendo ser considerado evitar o uso de implantes em mamas de volume maior, sempre que possível (nível D).

Frisell e cols. relataram diferença significativa nas taxas de infecção nas mulheres com implantes submetidas à radioterapia: 6,5% quando a radioterapia foi realizada antes e 7,5% quando após a mastectomia. O risco de falha na implantação entre as não fumantes e as fumantes foi semelhante nessa série. Em análise de subgrupos de diabetes, o tamanho da mama teve peso maior que a história prévia de cirurgia axilar, que por sua vez foi mais relevante que o histórico de infecção pós-reconstrução mamária[13].

Portanto, embora fique claro que o tabagismo, a radioterapia e o diagnóstico de diabetes sejam fatores de risco importantes, os autores divergem quanto ao peso de cada um deles para a determinação de infecção associada a implantes. Seguramente, o mastologista precisa considerar a possibilidade de outras opções cirúrgicas nessas situações, analisando o risco-benefício e lembrando que a associação desses fatores pode aumentar sobremaneira o risco de infecção.

Uso de matrizes dérmicas acelulares (ADM)

As matrizes dérmicas vêm sendo utilizadas especialmente para proteção da cicatriz em cirurgias reconstrutivas mamárias. Segundo estudos norte-americanos, essa prática tem aumentado o número de relatos de seroma (7,5%) e falhas nas reconstruções (5,5%), principalmente em mamas > 600g e pacientes obesas[14]. Entretanto, se o uso de ADM aumentaria as taxas de complicações, particularmente infecções, é um tema controverso.

Em metanálise sobre o uso de ADM em mastectomias do tipo *nipple-sparing*, de 778 cirurgias avaliadas que usaram ADM, infecções foram identificadas em 12% dos casos. Os autores destacam a importância da identificação dos fatores de risco (principalmente tabagismo e/ou uso de radioterapia) e de uma boa qualidade do retalho (nível de recomendação C). Em relação ao tipo de material (humano *versus* porcino) e à influência nos resultados da realização de cirurgia em dois tempos com expansor ou em tempo único com implante direto, não foi possível uma conclusão em virtude da heterogeneidade dos estudos[15].

Localização do implante (pré ou retropeitoral)

Na reconstrução mamária com implantes, a tática cirúrgica mais usada tem sido a confecção da loja retropeitoral. O posicionamento pré-peitoral, descrito nos anos 1970, tem obtido recentemente a preferência de um número crescente de cirurgiões da mama. Essa estratégia, a princípio associada a taxas de complicações altas, havia sido abandonada. Entretanto, essa constatação foi prematura e baseada em pequeno número de casos. Nos últimos anos, em razão da melhor compreensão da técnica, reapareceu como ótima opção. Por ser uma prática relativamente recente, são poucos os dados disponíveis na literatura. Em recente metanálise conduzida por Ostapenko e cols., não foi evidenciada diferença nas taxas de infecção entre ambas as técnicas[16]. Em estudo multicêntrico, Urban e cols., avaliando, nas reconstruções pré-peitorais, o uso de implantes de mastectomias subcutâneas sem o uso de matrizes, relataram 9,2% de casos de explantação secundários a infecção ou necrose de pele[17].

Estudos prospectivos randomizados, entre eles um brasileiro ainda em fase de recrutamento, têm seus resultados aguardados. Aparentemente, não há aumento das complicações com o posicionamento pré-peitoral do implante (nível de recomendação C).

▶ PREVENÇÃO DE INFECÇÃO POR MEIO DE PRÁTICAS COMUNS E PROTOCOLOS

Além das graves consequências clínicas e sociais, as infecções associadas a implantes apresentam também piores resultados estéticos.

Em busca de uma solução para esse problema sério, vários cirurgiões adotam medidas profiláticas, como descolonização da pele, uso de antibióticos durante ou após a cirurgia, soluções de irrigação, *swab* nasal pré-operatório, isolamento da papila e cuidados com a confecção do retalho. Este tema também é polêmico e tem sua prática baseada em experiências individuais, muitas vezes transmitidas de um cirurgião para outro. Em razão da grande dificuldade em isolar os fatores confusionais e promover grandes ensaios randomizados, a maioria dessas táticas provém de protocolos de serviços ou é embasada exclusivamente por dados de instituições isoladas. A seguir, são descritas as estratégias mais comumente utilizadas.

Spray intranasal

Craft e cols. utilizam *swab* nasal em todas as pacientes candidatas à mastectomia com reconstrução imediata com prótese, registrando importante redução nas taxas de infecção nas pacientes portadoras de *Staphylococcus aureus* meticilina-resistente e meticilina-sensível. Nessa série foram instiladas gotas nasais de mupirocina e realizada a lavagem da pele no sítio cirúrgico com clorexidina, ambos os procedimentos realizados nos 5 dias que antecederam a cirurgia. Além disso, foi realizada a lavagem do leito operatório com solução de povidina ou solução antibiótica. Apesar dos resultados animadores do estudo, diversos fatores confusionais e vieses nos impedem de chegar a uma conclusão definitiva sobre essas táticas[18].

Isolamento da papila

A preocupação com a possibilidade de que a colonização natural da papila aumente a taxa de infecção em implantações tem levado a esforços no sentido de reduzir esses riscos. Wixtrom e cols. tentaram isolar a papila durante procedimentos de mamoplastia de aumento por meio de filme plástico e redução do sangue sobre a pele incisada, após antissepsia padrão e realização do procedimento com a papila isolada (coberta). Em seguida, o filme plástico foi removido e enviado para cultura. Contaminação bacteriana foi encontrada em 34,9% dos casos, o que levou à conclusão de que hemostasia meticulosa, associada ao uso do filme plástico para isolar a papila, e a colocação do implante em posição retromuscular podem contribuir para a redução da formação do biofilme e para melhores taxas de sucesso na cirurgia[19].

Campos cirúrgicos estéreis e descartáveis

Showalter e cols., em estudo prospectivo e randomizado, demonstraram que o uso de campos cirúrgicos estéreis e descartáveis reduz o risco de infecção, relatando 17% de colonização ao final do ato cirúrgico nos campos reutilizáveis contra 4% nos descartáveis[20].

Cuidados na preparação do retalho, colocação e posicionamento do implante

Uma vez que cerca de 60% a 70% das infecções associadas aos implantes têm as bactérias que normalmente fazem parte da microbiota da pele como agentes causais, a adoção de alguns cuidados certamente minimizará esses riscos.

O cuidado cirúrgico tem início com a degermação e antissepsia da pele. Como o tempo residual dos compostos iodados é menor do que o dos compostos à base de clorexidina – estes últimos são os preferidos. Para confecção da loja é necessário cuidado com o uso do eletrocautério, a força excessiva aplicada em afastadores e a hemostasia. Antes da implantação, a pele deverá ser submetida a nova sessão de antissepsia com clorexidina.

Além disso, para a implantação, o material cirúrgico usado na confecção da loja (como os afastadores) deverá ser descartado e utilizado novo material. Todas as luvas deverão ser trocadas e lavadas com solução fisiológica (para remoção do talco antiaderente), e somente o cirurgião deve tocar no implante. Com delicadeza (evitando pressão excessiva que cause isquemia), o auxiliar expõe a cavidade (loja) sem invaginação da pele e o implante é inserido com manobras digitais. Sua posição, integridade e aspecto da superfície são checados. Procede-se à sutura em três planos ou mais, quando possível. Quando são utilizados implantes bilateralmente, os mesmos passos devem ser repetidos na outra mama. O uso de drenos não costuma ser necessário nas mamoplastias de aumento, mas eles são utilizados nas reconstruções mamárias e devem ser sempre fechados com sistema a vácuo, sendo preferencialmente utilizados os drenos canaliculares de silicone de leve pressão negativa.

Descolonização da pele e soluções de irrigação da loja

As bactérias fazem parte da microflora normal da pele, sendo os estafilococos e estreptococos os mais prevalentes. Com intuito de reduzir o risco de colonização por essas bactérias na loja do implante, muitos cirurgiões utilizam soluções à base de antibióticos ou produtos bactericidas. Entretanto, além de escassos, os dados disponíveis na literatura sobre os possíveis benefícios dessa prática não são conclusivos.

Ainda que a prática seja antiga, estudos recentes têm sido descritos. Baker e cols., por exemplo, obtiveram redução de 68% nas taxas de infecção com a utilização de soluções de clorexidina (CHG) na lavagem do sítio cirúrgico, particularmente quando associada à prevenção pré-operatória com mupirocina intranasal. Apesar de se tratar da padronização do protocolo de um serviço renomado, esse não é um estudo randomizado e apresenta limitações do ponto de vista metodológico para que tais medidas sejam consideradas imprescindíveis[21]. Estudos de revisões sistemáticas e metanálises tiveram essas táticas como foco. Em uma metanálise com o banco de dados de sete estudos, envolvendo uma população de quase 5.000 pacientes implantadas, Lynch e cols. demonstraram redução significativa das taxas de infecção no grupo que usou irrigação com antibiótico[22]. Frois e cols., ao avaliarem as mamoplastias de aumento, incluíram em revisão sistemática estudos em que foram usadas soluções que associavam antibiótico(s) com iodo-povidina e encontraram taxas reduzidas de infecção[23]. No entanto, os estudos mencionados não eram padronizados quanto à maneira de irrigação do implante ou da loja, não controlaram outras variáveis, como técnica cirúrgica, tipo de antibiótico e concentração e cuidados com o implante, nem foram randomizados prospectivamente.

Apesar de não haver uma evidência clara de que essas táticas reduzam efetivamente as taxas de infecção e de perda de implante, estudos não randomizados, em sua maioria retrospectivos, têm apontado um possível benefício em longo prazo na redução das taxas de contratura capsular. Em metanálise conduzida por Yalinis e cols., comparando os resultados em pacientes nas quais foi utilizada a solução de iodo-povidina com os obtidos em outras que receberam solução salina na loja, houve declínio nas taxas de contratura capsular severa (Backer III e IV), favorecendo o grupo que usou a solução de iodo-povidina. As taxas de ruptura dos implantes em longo prazo foram < 1%[24]. Também Samargandi e cols., em revisão sistemática que envolveu cerca de 9.000 pacientes implantadas que utilizaram bacitracina seguida de gentamicina, detectaram redução das contraturas capsulares de graus III/IV, em comparação com o uso de solução salina ou nenhuma solução[25]. Estudos anteriores, incluindo um estudo prospectivo, também vinham demonstrando benefícios em longo prazo da lavagem da loja e do implante com solução antibiótica[26]. Entretanto, o uso de clorexidina com o mesmo intuito não apresentou resultados tão animadores quanto a solução combinada de antibióticos.

A despeito de não haver consenso em relação a essas práticas nem evidência científica inequívoca, a tentativa de descolonização da pele por diversos meios tem sido amplamente praticada por diversos cirurgiões da mama espalhados pelo mundo. Em 2019, 63% dos cirurgiões plásticos norte-americanos irrigavam a loja e o implante, sendo o uso de antibiótico tríplice (bacitracina, cefazolina e gentamicina) a solução mais comum[27].

Uso de antibióticos sistêmicos

As cirurgias mamárias são classificadas como limpas, porém o microambiente da pele humana (particularmente da mama) é colonizado por diversas bactérias. Com intuito de reduzir o risco de infecção no implante, é comum o uso de dose única de antibiótico endovenoso no momento da indução anestésica. Essa prática vem carregada de evidências para diversos tipos de cirurgias em várias especialidades e é protocolar na maioria dos hospitais e clínicas cirúrgicas. Entretanto, por receio de uma infecção no sítio do implante com suas graves consequências, os cirurgiões têm prolongado o uso de antibióticos no pós--operatório de maneira muitas vezes empírica. Este tema foi motivo de diversas pesquisas, e estudos têm sido conduzidos para avaliar se de fato há benefício, além de investigar qual seria o esquema antibiótico ideal. Essas dúvidas decorrem dos resultados conflitantes de alguns estudos, em sua maioria compostos por séries isoladas de centros únicos ou estudos sem controle de variáveis confusionais. Por esse motivo, é fortemente recomendado que o mastologista conheça os dados atuais para guiar sua prática à luz das evidências científicas.

Já em 2010, Khan havia demonstrado que o uso endovenoso de antibióticos em dose única durante a indução anestésica para cirurgia de mamoplastia de aumento diminuía as intercorrências infecciosas, comparado ao uso endovenoso seguido de uso oral. Nesse estudo, o autor analisou as incidências de infecções superficiais e periprotéticas, e a dose endovenosa única apresentou melhores resultados nas duas situações[28].

Resultado semelhante também foi obtido por William e cols. em cirurgias de reconstrução mamária com implante, comparando um grupo com dose única endovenosa de cefazolina ou clindamicina com outro que recebeu limpeza da pele com iodo-povidina, irrigação da loja com bacitracina e uso pós-operatório contínuo de cefalotina até a

retirada do dreno. Não houve diferença estatística entre os dois grupos, sugerindo que uma única dose de antibiótico profilático é efetiva nas reconstruções com implante[29]. Em outro estudo randomizado, bem-desenhado, usando dose única *versus* quatro doses de floxacilina, sem uso de soluções de irrigação, ficou demonstrado que, após 6 meses de seguimento, 4,3% das pacientes tiveram o implante removido e que não houve diferença nas taxas de infecção entre os grupos, ocorrendo mais eventos adversos nas pacientes que receberam múltiplas doses[30].

Mais recentemente, em uma extensa revisão da literatura que contemplou 11 estudos e cuja casuística somada envolveu cerca de 16 mil mulheres, Yang e cols. demonstraram não haver diferença estatística nas taxas de infecção no sítio do implante com o uso prolongado de antibióticos profiláticos sistêmicos. Apesar da inclusão de diversos estudos retrospectivos com populações heterogêneas, os resultados são robustos em uma vasta coorte e tornam possível concluir que o uso prolongado de antibióticos não se mostrou benéfico para a redução de infecção[31].

Sobre o uso de antibióticos até a retirada do dreno, Barbera e cols. também não encontraram diferença estatisticamente significativa ao compararem um grupo de mulheres que usaram dose única de cefazolina ou clindamicina com o outro que, além dessa dose, recebeu antibioticoterapia prolongada até a remoção do dreno. Vale destacar que nessa série o tempo de permanência do dreno > 15 dias foi associado a taxas maiores de infecção e perda do implante[32].

Em síntese, o planejamento pré, intra e pós-operatório é crucial nas cirurgias reconstrutivas com implante, e algumas medidas podem ser tomadas para diminuir as taxas de infecções: degermação e limpeza pré-operatória, adequada antissepsia da pele, troca de luvas durante a implantação, cuidados na preparação do retalho e colocação do implante, utilização de campos estéreis descartáveis, separação do instrumental cirúrgico e uso de antibióticos profiláticos em dose única durante a indução anestésica. A prática de irrigação da loja com povidina, clorexidina ou antibióticos é controversa, carecendo de maiores evidências de nível 1 para redução dos casos de infecção, mas parece promover benefício em longo prazo ao mitigar a contratura capsular (particularmente o uso de soluções antibióticas).

▶ DIAGNÓSTICO

O diagnóstico de infecção em implantes, como em qualquer infecção, pode ser estabelecido de maneira aguda com os sinais clássicos de edema, hiperemia, ca-

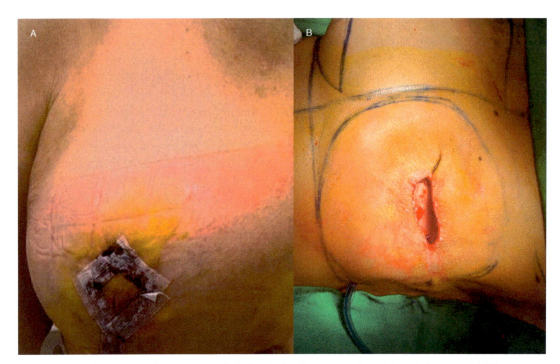

Figura 64.1 Infecção causada por agente de baixa virulência com quadro atípico. **A** Processo inicial sem apresentar todos os sinais inflamatórios clássicos. **B** Evolução do processo infeccioso com envolvimento e exposição do tecido subdérmico sobre a prótese.

lor, rubor e febre. Entretanto, a infecção pode ser causada por agente de baixa virulência, o que pode resultar em quadros atípicos, até mesmo sem nenhum dos sinais e sintomas referidos (Figura 64.1).

O diagnóstico clínico-laboratorial também é muito importante, havendo especialmente aumento dos leucócitos e desvio para a esquerda, além da elevação da proteína C reativa (PCR) e do volume de hemossedimentação (VHS), elementos indiretos e indicadores de processos inflamatórios, porém com baixa especificidade. Costumamos utilizar esses marcadores inflamatórios para monitoramento da resposta à terapia antibiótica e/ou cirúrgica nos casos de infecção.

O diagnóstico etiológico com isolamento bacteriano e avaliação *in vitro* de sua sensibilidade (antibiograma) é, sem dúvida, o padrão ouro e deverá ser sempre perseguido diante de um quadro infeccioso associado a implantes mamários. Nesses casos, o ideal é a obtenção de secreção por meio de punção, de preferência guiada por ultrassonografia, além de semeadura em meios de cultura (Figura 64.2).

Atenção especial deve ser dispensada aos casos tardios, de evolução mais insidiosa, em que podem estar presentes agentes etiológicos pouco frequentes, como as micobactérias. Nesses casos, devem ser solicitados exames de PCR e cultura específicos para esses agentes, os quais exigem meios de cultura apropriados e se desenvolvem de maneira bastante lenta. No caso da cultura, o material deve incluir, se possível, fragmentos de tecido, como fragmentos da cápsula, os quais devem ser acondicionados em frascos contendo soro fisiológico ou água

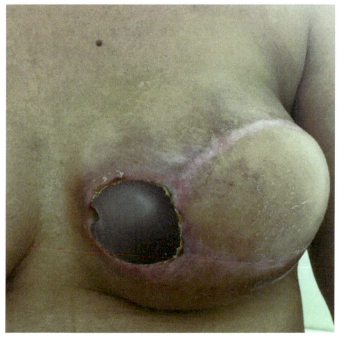

Figura 64.2 Exposição do implante com secreção purulenta periprotética.

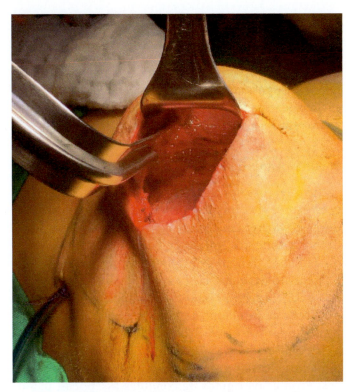

Figura 64.3 Coleta de fragmentos da cápsula para cultura.

destilada estéril. Em seguida, o material deve ser enviado ao laboratório em no máximo 6 horas para semeadura (Figura 64.3). Esse material não pode ser resfriado sob a pena de causar dano aos bacilos, devendo ser mantido em temperatura ambiente. Não devem ser enviados para cultura fragmentos da prótese, sendo este um dos critérios de descarte da amostra.

COMPLICAÇÕES

As possíveis complicações decorrentes de infecção no sítio do implante variam desde uma simples celulite até processos mais graves, como septicemias e óbito. Trata-se, portanto, de um quadro grave, que exige atenção especial, principalmente nas pacientes submetidas ou que serão submetidas à quimioterapia. Com frequência, a resolução do quadro infeccioso pode exigir a retirada do implante, o que significará uma perda brutal para a paciente (Figuras 64.4).

Vale a pena lembrar que boas práticas cirúrgicas minimizam riscos, porém um pequeno percentual das pacientes apresentará infecção no sítio cirúrgico mesmo nas mais hábeis e experientes mãos. Por esse motivo, o mastologista precisa estar atento ao diagnóstico de infecção associada a implante mamário, saber manejar esse tipo de complicação e alertar suas pacientes quanto à sua possibilidade.

Apesar de a expectativa de um processo infeccioso associado ao implante ser funesta e temerária, dados da literatura têm trazido alento. Peled e cols.[33] analisaram como evoluíram as pacientes que tiveram suas mamas reconstruídas com expansores e implantes e que apresentaram infecções. Segundo seus dados, a evolução foi boa mesmo naqueles casos em que vários procedimentos cirúrgicos foram necessários para tratamento do quadro infeccioso.

TRATAMENTO

O tratamento clássico depende da extensão da infecção e consiste no uso de antibióticos de amplo espectro, como as cefalosporinas por via endovenosa, seguida por

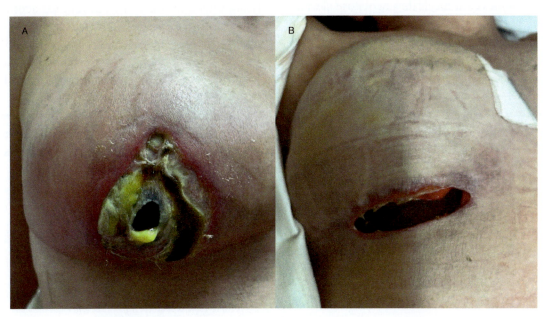

Figuras 64.4A e B Perda da prótese mamária por infecção e deiscência.

manutenção via oral. A retirada do implante está indicada nos casos de falha inicial da antibioticoterapia e de infecções extensas. O CDC, em virtude do aumento na incidência de infecção por *Staphylococcus aureus* meticilina-resistente, vem recomendando o uso de antibióticos sensíveis a esse grupo de bactérias de maneira profilática e, em certos casos, terapêutica.

Em casos de celulites, Khan sugere o uso de quinolonas por via oral, passando para imipenem, gentamicina ou vancomicina se ocorrer falha do primeiro regime oral[28]. Missana e cols. propuseram, após controle da infecção, abundante irrigação com lavagem de toda a cavidade e recolocação do implante, obtendo êxito no salvamento de todos os implantes entre os anos de 2001 e 2009, após um período de seguimento médio de cerca de 30 meses. Entretanto, essas taxas elevadas não são reproduzidas por outros centros[34].

Bennet e cols. estudaram o salvamento da prótese exposta, optando pela retirada do implante em caso de infecção. Em caso de controle da infecção e em pacientes previamente irradiadas, sugeriram o uso de implante menor ou de retalho miocutâneo com o propósito de aumentar a possibilidade de salvamento do implante[35]. Reish e cols., analisando entre 1.952 reconstruções consecutivas aquelas que apresentaram infecção (5,1%), verificaram que os principais fatores de risco foram tabagismo, quimioterapia, radioterapia e necrose de pele. Inicialmente, as pacientes foram submetidas a tratamento antibiótico endovenoso. As que não responderam clinicamente tiveram seus implantes retirados. As que responderam bem tiveram seus implantes trocados, e a taxa de salvamento foi de 37,3%. As pacientes com níveis de leucocitose elevados e com *S. aureus* meticilina-resistente apresentaram índices maiores de falha no salvamento[36].

Mais recentemente, outras técnicas de salvamento foram descritas com relativo sucesso na literatura. Uma delas consiste na tentativa de salvamento do implante por irrigação contínua da loja com solução antibiótica ou salina, de maneira minimamente invasiva, através de punção guiada por ultrassonografia[37], ou ainda submetendo a paciente à cirurgia de salvamento em tempo único com exposição a placas de polimetilmetacrilato impregnadas com antibiótico e substituição por expansor tecidual em tempo único[38]. Ambas as táticas de salvamento são relativamente novas e carecem de estudos prospectivos robustos. Entretanto, representam um esforço no sentido de evitar uma explantação definitiva com os consequentes danos corporais e psicológicos.

Portanto, o tratamento do quadro de infecção associado a implantes depende de vários fatores, como intensidade do processo, situação clínica da paciente, tempo de cirurgia e agente causador, entre outros, devendo ser individualizado. O uso de antibioticoterapia é mais adequado quando guiado por cultura e antibiograma, nos casos em que se fizer possível. O salvamento de implantes é controverso e de risco e, ao se optar por uma estratégia extrema como essa, deve ser individualizado caso a caso.

▶ CONSIDERAÇÕES FINAIS

As infecções nas cirurgias de implante, apesar de sua gravidade e dos importantes danos ou sequelas, ainda deverão ocorrer em virtude das próprias características do procedimento. Estudo de base populacional, usando dados de sinistro de seguradoras privadas de saúde e dados do Serviço Nacional de Segurança em Saúde dos EUA, concluiu que o uso de implantes em procedimentos limpos como a mastectomia, por si só, dobra o risco de infecções[39]. Recomenda-se selecionar a melhor e mais delicada técnica para realizar esses procedimentos cirúrgicos, de maneira a minimizar esses riscos. Protocolos rígidos de condutas assépticas, uso de antibióticos profiláticos durante a indução anestésica, cuidados intraoperatórios, evitando o uso excessivo de eletrocautério e a consequente isquemia tecidual, troca de luvas cirúrgicas na implantação, além de evitar o uso muito prolongado de drenos, são as medidas mais importantes para redução das taxas de infecção nesse tipo de cirurgia.

As pacientes submetidas a cirurgias com implantes, seja por aumento, seja por terem suas mamas reconstruídas após mastectomia, devem ser acompanhadas de maneira muito próxima por pelo menos 6 meses, período em que se desenvolve a grande maioria das infecções. Em caso de infecção, o pronto tratamento e a seleção das pacientes poderão ser fundamentais na tentativa de salvar esses implantes, quando aplicável.

Ser um(a) mastologista cuidadoso(a), detalhista e com práticas atualizadas é a grande arma para reduzir o risco de as pacientes adquirirem uma indesejável infecção em sítio de implante mamário.

REFERÊNCIAS

1. Salgarello M, Visconti G, Garone-Adesi L. Current trends in breast reconstruction. Min Surg 2021 Jun; 76(6):526-37.
2. Grieco MP, Simonacci F, Bertozzi N, Grignaffini E, Raposio E. Breast reconstruction with breast implants. Acta Biomed 2019 Jan; 89(4):457-62.
3. Hu Y, Zhou X, Tong X et al. Postoperative antibiotics and infection rates after implant-based breast reconstruction. A systematic review and meta-analysis. Front Surg 2022 Aug; 9:925-36.

4. Kraenzlin FS, Saunders H, Aliu O et al. Classification of breast tissues expander infections: Back to the basics. J Surg Oncol 2019 Aug; 120(2):142-7.

5. Azouz V, Mirhaidari S, Wagner DS. Defining infection in breast reconstruction: A literature review. Ann Plast Surg 2018 May; 80(5):587-91.

6. Feldman EM, Kontoyianis DP, Sharabi SE, Lee E, Kaufman Y, Heller L. Breast implant infections: Is cefazolin enough? Plast Reconstr Surg 2010 Sep; 126(3):779-85.

7. Weichman KE, Levine SM, Wilson SC, Choi M, Karp NS. Antibiotic selection for the treatment of infectious complication of implant-based breast reconstruction. Ann Plast Surg 2013 Aug; 71(2):140-3.

8. Franchelli S, Vassalo F, Porzio C et al. Breast implant infections after surgical reconstruction in patients with breast cancer: Assessment of risk factors and pathogens over extended post-operative observation. Surg Infect (Larchmt) 2012 Jun; 13(3):154-8.

9. Dessy LA, Corrias F, Marchetti F et al. Implant infection after augmentation mammaplasty: A review of the literature and report for a multidrug – resistant Candida albicans infection. Aesthet Plast Surg 2012 Feb; 36(1):153-9.

10. Scholz HC, Nockler K, Gollner C et al. Brucella inopinata sp. nov., isolated from a breast implant infection. Inst Syst Evol Microbiol 2010 Apr; 60(pt4):801-8.

11. Manteca A, Pelaez AI, Garcia-Suarez MM, Hidalgo E, Lopez S, Mendez FJ. A rare case of silicone mammary implant infection by Streptomyces ssp. in a patient with breast reconstruction after mastectomy: Taxonomic characterization using molecular techniques. Diagn Microbiol Infect Dis 2009 Apr; 63(4):390-3.

12. Banuelos J, Abu-Ghname A, Asaad M, Vyas K, Rizwan S, Sharaf B. Microbiology of implant-based breast reconstruction infections: A systematic review. Ann Plast Surg 2020 Aug; 85(2):194-201.

13. Frisell A, Lagergren J, Halle M, Boniface J. Risk factors for implant failure following revision surgery in breast cancer patients with a previous immediate implant⊠based breast reconstruction. Breast Cancer Res Treat 2020 Dec; 184(3):977-84.

14. Eichler C, Schulz C, Vogt N, Warm M. The use of dermal matrices (ADM) in breast reconstruction: A review. Surg Technol Int 2017 Dec; 31:53-60.

15. Heidemann LN, Gunnarsson GL, Salzberg CA, Sørensen JA, Thomsen JB. Complications following nipple-sparing mastectomy and immediate acellular dermal matrix implant-based breast reconstruction — A systematic review and meta-analysis. Plast Reconstr Surg Glob Open 2018 Jan; 6(1):e165.

16. Ostapenko E, Nixdorf L, Devyatko Y, Exner R, Wimmer K, Fitzal F. Prepectoral versus subpectoral implant-based breast reconstruction: A systemic review and meta-analysis. Ann Surg Oncol 2023 Jan; 30(1):126-36.

17. Urban CA, Gonzalez E, Fornazari A et al. Prepectoral direct-to-implant breast reconstruction without placement of acellular dermal matrix or mesh after nipple-sparing mastectomy. Plast Reconstr Surg 2022 Nov; 150(5):973-83.

18. Craft RO, Damjanovic B, Colwell AS. Evidence-based protocol for infection control in immediate implant-based breast reconstruction. Ann Plast Surg 2012 Oct; 69(4):446-50.

19. Wixtrom RN, Stutman RL, Burke RM, Mahoney AK, Codner MA. Risk of breast implant bacterial contamination from endogenous breast flora, prevention with nipple shields, and implication for biofilm formation. Aesthet Surg J 2012 Nov; 32(8):956-63.

20. Showalter BM, Crantford JC, Russell GB et al. The effect of reusable versus disposable draping material on infection rates in implant-based breast reconstruction: A prospective randomized trial. Ann Plast Surg 2014 Jun; 72(6):S165-9.

21. Baker NF, Brown O, Hart AM, Danko D, Stewart CM, Thompson PW. Preventing infection in implant-based breast reconstruction: Evaluating the evidence for common practices and standardized protocols. Plast Reconstr Surg Glob Open 2022 Mar; 10(3):e4208.

22. Lynch JM, Sebai ME, Rodriguez-Unda NA, Seal S, Rosson GD, Manahan MA. Breast pocket irrigation with antibiotic solution at implant insertion: A systematic review and meta-analysis. Aesth Plast Surg 2018 Oct; 42(5):1179-86.

23. Frois AO, Harbour PO, Azimi F et al. The role of antibiotics in breast pocket irrigation and implant immersion: A systematic review. Plast Reconstr Surg Glob Open 2018 Sep; 6(9):e1868.

24. Yalanis GC, Liu EW, Cheng HT. Efficacy and safety of povidone-iodine irrigation in reducing the risk of capsular contracture in aesthetic breast augmentation: A systematic review and meta-analysis. Plast Reconstr Surg 2015 Oct; 136(4):687-98.

25. Samargandi OA, Joukhadar N, Youha SA, Thoma A, Williams J. Antibiotic irrigation of pocket for implant-based breast augmentation to prevent capsular contracture: A systematic review. Plast Surg (OAKV) 2018 May; 26(2):110-9.

26. Adams Jr WP, Rios JL, Smith SJ. Enhancing patient outcomes in aesthetic and reconstructive breast surgery using triple antibiotic breast irrigation: Six-year prospective clinical study. Plast Reconstr Surg 2006 Jan; 117(!):30-6.

27. American Society of Plastic Surgeons. 2019 Plastic Surgery Statistics. Disponível em: https://www.plasticsurgery.org/documents/News/Statistics/2019/plastic-surgery-statistics-full-report-2019.pdf. Acesso em: 13 abr 2023.

28. Khan UD. Breast augmentation, antibiotic prophylaxis and infection: Comparative analysis of 1.628 primary augmentation mammoplasties assessing the role and efficacy of antibiotics prophylaxis duration. Aesthet Plast Surg 2010 Feb; 34(1)42-7.

29. William AT, Baluch N, Bagher S et al. A single pre-operative antibiotic dose is as effective as continued antibiotic prophylaxis in implant-based breast reconstruction: A matched cohort study. J Plast Reconstr Aesthet Surg 2015 May; 68(5):673-8.

30. Gahm J, Konstantinidou AL, Lagergren J et al. Effectiveness of single vs multiple doses of prophylactic intravenous antibiotics in implant-based breast reconstruction — A randomized clinical trial. JAMA Netw Open 2022 Sep; 5(9):e2231583.

31. Yang H, Chong W, Lazar MA. Extended prophylactic antibiotics for mastectomy with immediate breast reconstruction: A meta-analysis. Plast Reconstr Surg Glob Open 2020 Jan; 8(1):e2613.

32. Barbera F, Lisa A, Vinci V et al. Efficacy of short-term antibiotic prophylaxis in immediate two-stage breast reconstruction after mastectomy: A retrospective monocentric study. J Plast Aesthet Reconstr Surg 2021 Aug; 74(8):1758-62.

33. Peled AW, Stover AC, Foster RD, McGrath MH, Hwang ES. Long-term reconstructive outcomes after expander-implant breast reconstruction with serious infectious of wound-healing complications. Ann Plast Surg 2012 Apr; 68(4):369-73.

34. Missana MC, Blot F, Germain M. Treatment of infected breast implant in reconstructive surgery. Ann Chir Plast Esthet 2012 Feb; 57(1):16-24.

35. Bennett SP, Fitoussi AD, Berry MG, Couturaud B, Salmon RJ. Management of exposed, infected implant-based breast reconstruction and strategies for salvage. J Plast Aesthet Surg 2011 Oct; 64(10):1270-7.

36. Reish R, Damjanovic B, Austen W et al. Infection following implant-based reconstruction in 1.952 consecutive breast reconstructions: Salvage rates and predictors of success. Plast Reconstr Surg Jun 2013: 1223-30.

37. Kim A, Jung JH, Lee YJ, Park J-W, Pion JK. Minimally invasive salvage of infected breast tissue expanders: A continuous closed irrigation technique based on surface biofilm disruption. Plast Reconstr Aesthet Surg 2020 Feb; 73(2):295-302.

38. Xue AS, Volk AS, DeGregorio VL, Jubbal KT, Bullocks JM, Izaddoost SA. Follow-up study: One-step salvage of infected prosthetic breast reconstructions using antibiotic-impregnated polymethylmethacrylate plates and concurrent tissue expander exchange. Plast Reconstr Surg 2020 Feb; 145(2):240e-250e.

39. Olsen MA, Nickel KB, Fox IK et al. Incidence of surgical site infection following mastectomy with and without reconstruction using private insurer claims data. Infect Control Hosp Epidemiol 2015 Aug; 36(8):907-14.

Capítulo 65

Linfoma Anaplásico de Grandes Células e Outros Tumores Associados a Implantes Mamários

Zeynep D. Akdeniz

Bahadir M. Gulluoglu

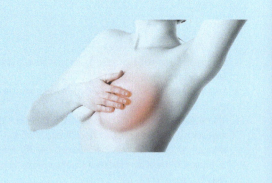

▶ INTRODUÇÃO

O linfoma anaplásico de grandes células associado ao implante mamário (BIA-ALCL) é um linfoma periférico incomum de células T que surge ao redor de implantes mamários de superfície texturizada. O BIA-ALCL foi descrito pela primeira vez em 1997, em um relato de caso nos EUA[1]. A comunicação de segurança do Food and Drug Administration (FDA), lançada em 2011, alertando sobre uma possível ligação entre implantes mamários e ALCL ajudou a conscientização de médicos e pacientes. Desde sua primeira descrição, mais de 1.000 casos foram relatados. Em 2016, a Organização Mundial da Saúde (OMS) descreveu o BIA-ALCL como uma entidade oncológica separada[2]. A prevalência de BIA-ALCL difere entre as coortes, variando entre 1:300 e 1:30.000[3-6]. Portanto, sugere-se que o BIA-ALCL seja tratado como "incomum" ou "emergente" em vez de "improvável" ou "raro"[7]. Os registros nacionais são fundamentais para retratar um quadro preciso da epidemiologia[8].

Embora o BIA-ALCL seja a primeira patologia maligna descrita associada à cápsula do implante mamário, vários outros tumores associados ao implante, como linfomas de células B e carcinomas de células escamosas, foram relatados na última década[9-10].

▶ ETIOLOGIA E PATOGÊNESE

O primeiro caso de BIA-ALCL foi relatado em uma paciente com histórico de 5 anos de implantes de solução salina texturizada Biocell[1]. A mulher de 41 anos apresentou massa na mama direita e foi tratada com radioterapia e quimioterapia, mas perdeu o seguimento mais tarde. Até o momento, todos os casos relatados de BIA-ALCL se desenvolveram em pacientes com implantes texturizados, histórico de implantes texturizados ou histórico desconhecido[11]. Não houve nenhum caso com história confirmada apenas de implantes lisos. Embora a associação entre implantes texturizados e BIA-ALCL esteja bem estabelecida, a maioria dos casos relatados possui dispositivos macrotexturizados específicos, como o Biocell da Allergan (Irvine, CA) e o poliuretano da Silimed (Rio de Janeiro, Brasil). Isso levou o FDA a classificar como classe I os implantes texturizados Biocell da Allergan em 2019[12].

A classificação da International Organization for Standardization (ISO) 14607:2018 é o sistema mais utilizado para categorizar os implantes de acordo com sua rugosidade superficial. No entanto, não leva em conta o processo de fabricação, que pode ser mais relevante do que a própria rugosidade na superfície.

Os dispositivos Nagotex® da Nagor apresentam uma área de superfície ainda maior do que o Biocell da Allergan, mas menos casos relatados e um risco calculado de 1:45.454 em comparação com 1:2.200 para o Biocell[13-16]. Da mesma maneira, o poliuretano (Microthane) Polytech (Dieburg, Alemanha) apresenta apenas três casos relatados em 550 mil implantes, em outubro de 2019[17]. Trata-se de um risco de aproximadamente 1:180.000, significativamente menor do que a taxa de 1:2.832 dos dispositivos de poliuretano Silimed[18]. Por conseguinte, mantém-se a necessidade de um sistema de classificação mais abrangente, que inclua parâmetros para além da "rugosidade de superfície".

Embora ainda não tenha sido delineada a patogênese exata, a etiologia é provavelmente multifatorial. Considera-se que a texturização, o tempo e a genética dos implantes desempenham um papel[19]. Inflamação crônica, fatores genéticos e digestão de detritos particulados provavelmente contribuem para seu desenvolvimento[20,21]. As bactérias *Ralstonia* não estão mais implicadas na patogênese, e as pacientes com BIA-ALCL não apresentam microbiomas distintos[22].

Algumas teorias têm sido propostas para explicar o possível mecanismo. De acordo com a teoria das partículas, os implantes mamários liberam partículas que são ingeridas por macrófagos que em troca induzem a tempestade de citocinas, causando inflamação crônica[23]. Em ambientes hipóxicos e imunocomprometidos, isso leva à linfoproliferação e à linfomagênese. A teoria da "tribologia" sugere que a tensão de cisalhamento > 100Pa da superfície texturizada na cápsula pode induzir apoptose celular, sustentando inflamação crônica.

O desenvolvimento de metaplasia sinovial como mecanismo de adaptação com recrutamento e proliferação de linfócitos T pode levar a mutações e proliferação monoclonal[24,25]. Carcinógenos como os hidrocarbonetos de arila na superfície dos implantes mamários têm sido apontados como condutores da expressão do receptor de aril hidrocarboneto nas células T, os quais são convertidos em derivados epóxidos indutores de danos ao DNA que causam acúmulo de mutações somáticas e levam à gênese do linfoma[26-28].

A inflamação crônica desempenha papel importante em todas essas teorias, e é provável que seja o principal mecanismo de desenvolvimento do BIA-ALCL. Fatores genéticos provavelmente também contribuirão, uma vez que estudos mostram que as portadoras de mutação BRCA1/2 com implantes têm um índice aumentado de BIA-ALCL[29]. Mulheres com síndrome de Li-Fraumeni, uma condição caracterizada por mutação germinativa no TP53, também desenvolvem BIA-ALCL[30-32].

▶ DIAGNÓSTICO E MANEJO

Os critérios da OMS para diagnóstico de BIA-ALCL são: (1) grande morfologia anaplásica, (2) coloração imuno-histoquímica confluente para CD30, (3) um único clone de célula T em citometria de fluxo e (4) surgimento em continuidade com implante mamário. Em 2017, o National Comprehensive Cancer Network (NCCN) publicou diretrizes para diagnóstico e manejo do BIA-ALCL[33], as quais foram atualizadas em 2019[34]. As pacientes apresentam mais comumente inchaço assimétrico ou massa pelo menos 1 ano após implante mamário de superfície texturizada. A presença de 5 a 10mL de líquido ao redor do implante em paciente assintomática não exige

investigação adicional. No entanto, a ultrassonografia é necessária para avaliar o líquido periprotético, a massa mamária ou os linfonodos regionais. Recomenda-se a aspiração por agulha fina de 20mL de líquido, no mínimo, para avaliação citológica. Uma massa suspeita exige biópsia tecidual. Os espécimes devem ser enviados para morfologia celular, imuno-histoquímica CD30 e citometria de fluxo para avaliação, quantificação e caracterização das células T.

Embora a imuno-histoquímica CD30 seja fundamental para o diagnóstico, ela não é patognomônica, uma vez que o CD30 também pode ser expresso por células inflamatórias benignas. Portanto, expressão de linfócitos T por CD30 com morfologia normal não exige investigação adicional[35,36]. Biomarcadores adicionais que podem ser necessários para descartar outras neoplasias incluem a expressão de CD2, CD3, CD4, CD5, CD7, CD8, CD45 e quinase do linfoma anaplásico (ALK). O BIA-ALCL é sempre ALK-negativo. No entanto, esse achado isoladamente não estabelece o diagnóstico, uma vez que existem outros tipos de ALCL que também são frequentemente ALK-negativos (Figura 65.1).

Para casos de BIA-ALCL comprovados por biópsia, é importante consultar uma equipe multidisciplinar, incluindo oncologistas cirúrgicos, patologistas, oncologistas e cirurgiões plásticos. A propedêutica pré-operatória deve incluir exames laboratoriais, como hemograma, lactato desidrogenase, painel metabólico e teste de hepatite B (para pacientes que receberão quimioterapia). A PET/CT também é recomendada para demonstrar massas associadas, envolvimento da parede torácica ou metástases. Se for alta a suspeita de ALCL sistêmico, recomenda-se a realização de biópsia de medula óssea[34].

Linfomas não Hodgkin são estadiados como tumores líquidos usando a modificação de Lugano do sistema de estadiamento de Ann Arbor. No entanto, esse sistema é limitado para descrição do envolvimento capsular observado no BIA-ALCL. Portanto, a classificação de metástase de linfonodo tumoral sólido (TNM) do MD Anderson (MDA) Cancer Center é usada para estadiamento de BIA-ALCL (Quadro 65.1)[37].

T descreve a extensão tumoral com base na infiltração da cápsula. Os tumores T1 estão confinados a um derrame no lado luminal da cápsula. Os tumores T2 demonstram infiltração capsular precoce. Os tumores T3 exibem agregados celulares ou lâminas infiltrando a cápsula. Os tumores T4 apresentam infiltração de linfoma além da cápsula.

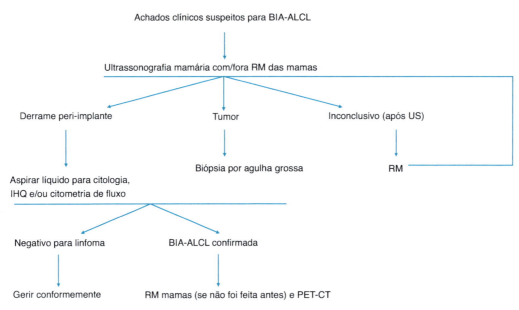

Figura 65.1 Fluxo de exames para casos com suspeita de BIA-ALCL.

Quadro 65.1 Estadiamento TNM do MD Anderson Cancer Center para BIA-ALCL	
Classificação TNM	
T: Extensão do tumor	
T_1	Limitado ao lado luminal da cápsula
T_2	Invasão precoce da cápsula
T_3	Folhas ou agregados de células invadindo a cápsula
T_4	Linfoma presente além da cápsula
N: Envolvimento de linfonodos	
N0	Sem envolvimento de linfonodos
N1	Um linfonodo regional envolvido
N2	Mais de um linfonodo regional envolvido
M: Metástase à distância	
M_0	Sem metástase à distância
M_1	Metástase distante presente
Estádio	
IA	$T_1N_0M_0$
IB	$T_2N_0M_0$
IC	$T_3N_0M_0$
IIA	$T_4N_0M_0$
IIB	$T_{1-3}N_1M_0$
III	$T_4N_{1-2}M_0$
IV	$T_xN_xM_1$

O *status* linfonodal é dividido em três: N0 ou nenhum, N1 descreve um linfonodo regional, e N2, a presença de múltiplos linfonodos regionais.

A metástase é simplesmente dividida em duas, dependendo de uma disseminação à distância estar presente ou ausente. No estádio I, a doença está confinada à cápsula mamária. No estádio II, há infiltração além da cápsula, sem envolvimento linfonodal regional ou infiltrados confinados à cápsula, com apenas um linfonodo regional envolvido. Há envolvimento linfonodal regional nas doenças em estádios III e IV que demonstram metástase à distância.

A ressecção cirúrgica completa da cápsula e a remoção do implante são essenciais[37]. A excisão cirúrgica completa prolonga a sobrevida global e a sobrevida livre de eventos, em comparação com outros métodos terapêuticos. A doença confinada à cápsula pode ser tratada apenas com cirurgia, caso não seja possível a ressecção cirúrgica completa. Ressecções incompletas comumente levam à recorrência local. Portanto, todos os esforços devem ser feitos para obter a excisão cirúrgica completa.

As pacientes com ressecções incompletas e doença residual ou disseminada geralmente necessitam de tratamentos adjuvantes. A radioterapia do local envolvido está indicada nos casos de doença residual, margens positivas ou invasão irressecável da parede torácica. A quimioterapia é necessária para as pacientes com MDA de estádio IIIB-IV. As diretrizes de tratamento de ALCL cutâneo primário ou sistêmico são geralmente usadas para tratamento das pacientes com a doença disseminada, uma vez que não há dados prospectivos sobre o manejo das pacientes com BIA-ALCL avançado. A quimioterapia padrão de primeira linha com ciclofosfamida, doxorrubicina, vincristina, etoposídeo e prednisona e o tratamento de segunda linha com brentuximabe devem ser considerados para pacientes com doença disseminada[34].

Em pacientes com doença unilateral, mas com colocação bilateral de implante, recomendam-se a remoção do implante contralateral e a capsulectomia total devido à possibilidade de início bilateral ou doença incidental.

OUTROS TUMORES ASSOCIADOS A IMPLANTES MAMÁRIOS

Além do BIA-ALCL, também têm sido relatados outros tumores, como linfomas de células B (LCB)[38] e carcinomas espinocelulares (CEC) decorrentes da cápsula do implante[39,40]. Embora o número de casos seja limitado nesse grupo, o FDA divulgou em 8 de setembro de 2022 um comunicado em que informava o público sobre os riscos[41]. O FDA emitiu outro comunicado em 8 de março de 2023, afirmando que 19 casos de CEC primário estão relatados na literatura, e os profissionais da saúde e as pessoas que buscam aumento da mama devem estar cientes de que há casos de CEC e outros linfomas decorrentes da cápsula de implantes mamários.

O mecanismo exato de como o CEC surge em uma cápsula acelular ainda não é conhecido. O tempo entre o implante inicial e o diagnóstico de CEC varia de 7 a 42 anos. O longo período em que os implantes permaneceram em vigor antes do diagnóstico pode sugerir o papel da inflamação crônica na patogênese. Foram relatados casos com história de implantes texturizados e lisos. Assim como no BIA-ALCL, a maioria dessas pacientes apresenta início agudo de dor e edema mamário unilateral. No entanto, as características clínicas do BIA-CEC parecem diferir do BIA-ALCL com disseminação extracapsular e evolução clínica mais agressiva no momento do diagnóstico, com uma taxa de mortalidade de aproximadamente 50%.

Há cerca de 30 casos de LCB que surgiram ao redor dos implantes mamários relatados na literatura. A maior dessas séries inclui oito casos de LCB com infecção ativa pelo vírus Epstein-Barr (EBV), um fator conhecido na patogênese do LCB[38]. O EBV é conhecido por suas propriedades oncovirais e linfotropismo de células B e provavelmente assume um papel fundamental na patogênese dos LCB associados ao implante.

CONSIDERAÇÕES FINAIS

De acordo com a Atualização de Recomendação Prática de 2022 da Conferência de Consenso Mundial sobre BIA-ALCL, esses casos não devem mais ser considerados uma complicação rara, mas resultado incomum da cirurgia de implante mamário[7]. A notificação de novos casos de BIA-ALCL pelos registros nacionais de implantes mamários desempenha papel crítico no estabelecimento de uma imagem clara da epidemiologia dessa doença. Há fortes evidências para confirmar uma relação causal entre implantes texturizados e BIA-ALCL, embora essa relação pareça ser mais forte com certos tipos de textura. A excisão em bloco, incluindo margens de tecido normal, possibilita a remoção completa da doença localizada. Essa abordagem prolonga a sobrevida global e a sobrevida livre de eventos. Os implantes mamários não são dispositivos vitalícios. As pacientes devem ser orientadas sobre a necessidade de pelo menos uma ou mais cirurgias de revisão ou explante do implante durante suas vidas.

REFERÊNCIAS

1. Keech JA Jr, Creech BJ. Anaplastic T-cell lymphoma in proximity to a saline-filled breast implant. Plast Reconstr Surg 1997; 100(2):554-5.
2. Swerdlow SH, Campo E, Pileri SA et al. The 2016 revision of the World Health Organization. Blood 2016 May; 127(20):2375-90. doi: 10.1182/blood-2016-01-643569.
3. Cordeiro P. Variability in incidence of BIA-ALCL in the literature: Why the difference. In: 3rd World Consensus Conference on BIA-ALCL. Disponível em: https://youtu.be/YYHSUPUyUJs?t=5295.
4. Doren EL, Miranda RN, Selber JC et al. U.S. epidemiology of breast implant-associated anaplastic large cell lymphoma. Plast Reconstr Surg 2017; 139(5):1042-50. doi: 10.1097/PRS.0000000000003282.
5. Collett DJ, Rakhorst H, Lennox P, Magnusson M, Cooter R, Deva AK. Current risk estimate of breast implant-associated anaplastic large cell lymphoma in textured breast implants. Plast Reconstr Surg 2019; 143(3S A review of breast implant-associated anaplastic large cell lymphoma):30S-40S. doi: 10.1097/PRS.0000000000005567.
6. de Boer M, van Leeuwen FE, Hauptmann M et al. Breast implants and the risk of anaplastic large-cell lymphoma in the breast. JAMA Oncol 2018; 4(3):335-41. doi: 10.1001/jamaoncol.2017.4510.
7. Santanelli di Pompeo F, Clemens MW, Atlan M et al. 2022 Practice recommendation updates from the World Consensus Conference on BIA-ALCL. Aesthet Surg J 2022 Oct; 42(11):1262-78. doi: 10.1093/asj/sjac133.
8. Cooter RD, Barker S, Carroll SM et al. International importance of robust breast device registries. Plast Reconstr Surg 2015; 135(2):330-6. doi: 10.1097/PRS.0000000000000885.
9. Medeiros LJ, Marques-Piubelli ML, Sangiorgio VFI et al. Epstein-Barr-virus-positive large B-cell lymphoma associated with breast implants: An analysis of eight patients suggesting a possible pathogenetic relationship. Mod Pathol 2021; 34(12):2154-67.
10. Whaley RD, Aldrees R, Dougherty RE et al. Breast implant capsule-associated squamous cell carcinoma: Report of 2 patients. Int J Surg Pathol 2022; 30(8):900-7.
11. Asaad M, Offodile A, Santanelli Di Pompeo F et al. Management of symptomatic patients with textured implants. Plast Reconstr Surg 2021; 147(5S):58S-68S.
12. U.S. Food and Drug Administration. Allergen recalls Natrelle Biocell textured breast implants due to risk of BIA-ALCL cancer. Disponível em: https://www.fda.gov/medical-devices/safety-communications/fda-requests-allergan-voluntarily-recall-natrelle-biocell-textured-breast-implants-and-tissue. Recuperado em: 24 out 2021.
13. Munhoz AM, Clemens MW, Nahabedian MY. Breast implant surfaces and their impact on current practices: Where we are now and where we are going? Plast Reconstr Surg Glob Open 2019; 7(10):e2466. doi: 10.1097/GOX.0000000000002466.
14. Atlan M, Nuti G, Wang H, Decker S, Perry T. Breast implant surface texture impacts host tissue response. J Mech Behav Biomed Mater 2018; 88:377-85. doi: 10.1016/j.jmbbm.2018.08.035.

15. Duteille F, Perrot P, Bacheley MH, Bell E, Stewart S. Ten-year safety data for Eurosilicone's round and anatomical silicone gel breast implants. Aesthet Surg J Open Forum 2019; 1(2):ojz012. doi: 10.1093/asjof/ojz012.

16. Loch-Wilkinson A, Beath KJ, Magnusson MR et al. Breast implant-associated anaplastic large cell lymphoma in Australia: A longitudinal study of implant and other related risk factors. Aesthet Surg J 2020; 40(8):838-46. doi:10.1093/asj/sjz333.

17. POLYTECH Health and Aesthetics GmbH. BIAALCL– POLYTECH update October 2019 and clarification of misleading statements. 2019. Disponível em: https://aleamed.eu/wp-content/uploads/2019/11/2019-10-25-_-BIA-ALCL-Polytech-Update-and-Comments-on-Misleading-Statements.pdf. Acesso em: 5 mar 2022.

18. Magnusson M, Beath K, Cooter R et al. The epidemiology of breast implant-associated anaplastic large cell lymphoma in Australia and New Zealand confirms the highest risk for grade 4 surface breast implants. Plast Reconstr Surg 2019; 143(5):1285-92. doi: 10.1097/PRS.0000000000005500.

19. Clemens MW, DeCoster RC, Fairchild B, Bessonov AA, Santanelli di Pompeo F. Finding consensus after two decades of breast implant-associated anaplastic large cell lymphoma. Semin Plast Surg 2019; 33(4):270-8. doi:10.1055/s-0039-1696998.

20. Leberfinger AN, Behar BJ, Williams NC et al. Breast implant associated anaplastic large cell lymphoma: A systematic review. JAMA Surg 2017; 152:1161-8.

21. Wang Y, Zhang Q, Tan Y et al. Current progress in breast implant-associated anaplastic large cell lymphoma. Front Oncol 2021; 11:785887.

22. Walker JN, Hanson BM, Pinkner CL et al. Insights into the microbiome of breast implants and periprosthetic tissue in breast implant-associated anaplastic large cell lymphoma. Sci Rep 2019; 9(1):10393.

23. Hallab NJ, Samelko L, Hammond D. The inflammatory effects of breast implant particulate shedding: Comparison with orthopedic implants. Aesthet Surg J 2019; 39(Suppl 1):S36-S48. doi: 10.1093/asj/sjy335.

24. Hall-Findlay EJ. Breast implant complication review: Double capsules and late seromas. Plast Reconstr Surg 2011; 127(1):56-66. doi: 10.1097/PRS.0b013e3181fad34d.

25. Giot JP, Paek LS, Nizard N et al. The double capsules in macro-textured breast implants. Biomaterials 2015; 67:65-72. doi: 10.1016/j.biomaterials.2015.06.010.

26. Fitzal F, Turner SD, Kenner L. Is breast implant-associated anaplastic large cell lymphoma a hazard of breast implant surgery? Open Biol 2019; 9(4):190006. doi: 10.1098/rsob.190006.

27. Turner SD. The cellular origins of breast implant-associated anaplastic large cell lymphoma (BIA-ALCL): Implications for immunogenesis. Aesthet Surg J 2019; 39(Suppl 1):S21-S27. doi: 10.1093/asj/sjy229.

28. Kadin ME. What cytokines can tell us about the pathogenesis of breast implant-associated anaplastic large cell lymphoma (BIA-ALCL). Aesthet Surg J 2019; 39(Suppl 1):S28-S35. doi:10.1093/asj/sjy250.

29. de Boer M, van Leeuwen FE, Hauptmann M et al. Breast implants and the risk of anaplastic large-cell lymphoma in the breast. JAMA Oncol 2018; 4(3):335-41. doi: 10.1001/jamaoncol.2017.4510.

30. Oishi N, Brody GS, Ketterling RP et al. Genetic subtyping of breast implant-associated anaplastic large cell lymphoma. Blood 2018; 132(5):544-7. doi: 10.1182/blood-2017-12-821868.

31. Oishi N, Miranda RN, Feldman AL. Genetics of breast implant-associated anaplastic large cell lymphoma (BIAALCL). Aesthet Surg J 2019; 39(Suppl 1):S14-S20. doi:10.1093/asj/sjy311.

32. Adlard J, Burton C, Turton P. Increasing evidence for the association of breast implant-associated anaplastic large cell lymphoma and Li Fraumeni syndrome. Case Rep Genet 2019; 2019:5647940. doi: 10.1155/2019/5647940.

33. Clemens MW, Horwitz SM. NCCN consensus guidelines for the diagnosis and management of breast implant associated anaplastic large cell lymphoma. Aesthet Surg J 2017; 37(3):285-9.

34. Clemens MW, Jacobsen ED, Horwitz SM. 2019 NCCN consensus guidelines on the diagnosis and treatment of Breast Implant Associated Anaplastic Large Cell Lymphoma (BIA-ALCL). Aesthet Surg J 2019 Jan; 39(Suppl 1):S3-S13. doi: 10.1093/asj/sjy331. PMID: 30715173.

35. Chott A, Vonderheid EC, Olbricht S, Miao NN, Balk SP, Kadin ME. The dominant T cell clone is present in multiple regressing skin lesions and associated T cell lymphomas of patients with lymphomatoid papulosis. J Invest Dermatol 1996; 106(4):696-700.

36. Kadin ME, Deva A, Xu H et al. Biomarkers provide clues to early events in the pathogenesis of breast implant associated anaplastic large cell lymphoma. Aesthet Surg J 2016; 36(7):773-81.

37. Clemens MW, Medeiros LJ, Butler CE et al. Complete surgical excision is essential for the management of patients with breast implant-associated anaplastic large cell lymphoma. J Clin Oncol 2016; 34(2):160-8.

38. Medeiros LJ, Marques-Piubelli ML, Sangiorgio VFI et al. Epstein-Barr-virus-positive large B-cell lymphoma associated with breast implants: An analysis of eight patients suggesting a possible pathogenetic relationship. Mod Pathol 2021 Dec; 34(12):2154-67. doi: 10.1038/s41379-021-00863-1.

39. Whaley RD, Aldrees R, Dougherty RE et al. Breast implant capsule-associated squamous cell carcinoma: Report of 2 patients. Int J Surg Pathol 2022; 30(8):900-7.

40. Buchanan PJ, Chopra VK, Walker KL, Rudolph R, Greco RJ. Primary squamous cell carcinoma arising from a breast implant capsule: A case report and review of the literature. Aesthet Surg J 2018 Jun; 38(7). doi: 10.1093/asj/sjy092.

41. U.S. Food and Drug Administration. Breast implants: Reports of squamous cell carcinoma and various lymphomas in capsule around implants: FDA safety communication. 2022. Disponível em: https://www.fda.gov/medical-devices/safety-communications/breastimplants reports-squamous-cell-carcinoma-andvarious-lymphomas-capsule-around-implants-fda.

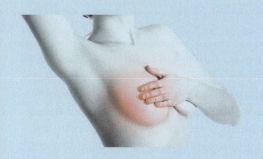

Capítulo 66

Síndrome Asia

Fabrício Palermo Brenelli
Maria Beatriz de Paula Leite Kraft Enz Hubert
Graziela Couto de Carvalho
Thiago Gaspar
Natalie Rios de Almeida

▸ INTRODUÇÃO

Os implantes de silicone foram introduzidos no mercado em 1962 e já em 1964 teve início a suspeita de que eles poderiam causar efeitos adversos, como mialgia, artralgia, fadiga, astenia e febre. No entanto, o primeiro relato clínico típico ocorreu apenas em 1979, quando foi realizado o explante em uma mulher que relatava sintomas adversos após mamoplastia de aumento com melhora dos sintomas após a retirada dos implantes de silicone. Mais tarde, Hennekens e cols. demonstraram a correlação positiva entre a presença de implantes mamários de silicone e as doenças do tecido conjuntivo. Esse estudo retrospectivo contemplou 10.830 mulheres com implantes das 395.543 que responderam o questionário de relato de sintomas de doenças do tecido conjuntivo. O risco relativo de doenças do tecido conjuntivo nas mulheres com implantes de silicone foi 24% maior (RR: 1,24; IC95%:1,08 a 1,41; p = 0,0015). Em concordância, Vasey e cols. e Fryzek e cols. demonstraram aumento de sintomas, como mialgia, artralgia, fadiga e perda cognitiva, em mulheres com implantes mamários. Nesse contexto surgiram as expressões *doença do silicone* e *síndrome da incompatibilidade ao silicone*.

Esses dados contribuíram para a suspensão, em 1992, dos implantes de silicone no mercado norte-americano. A polêmica seguiu e, em 1999, o Institute of Medicine e o Food and Drug Administration (FDA) concluíram que os dados eram inconclusivos, o que levou à regularização do uso de implantes de silicone em 2006. Paralelamente, sintomas adversos inespecíficos passaram a ser relatados após a exposição a outros agentes, como vacinas, principalmente após a Guerra do Golfo, quando os combatentes foram expostos a metais pesados, gases tóxicos, agentes antienvenenamento e vacinas. Muitos deles começaram a apresentar queixas inespecíficas, como cefaleia, fadiga, astenia, disfunções respiratórias, mialgia e afecções cutâneas – nos soldados norte-americanos, as prevalências de fadiga, cefaleia, perda de memória, artralgia, diarreia e dispepsia foram de 23%, 17%, 32%, 18%, 16% e 12%, respectivamente. Ocorrências similares foram observadas em combatentes ingleses, australianos e dinamarqueses. Cabe ressaltar que esses sintomas inespecíficos são similares aos da síndrome da incompatibilidade ao silicone e aos efeitos adversos das vacinas. Essa observação levou Yehuda Shoenfeld, em 2011, a descrever a síndrome ASIA (*Autoimmune/Inflammatory Syndrome Induced by Adjuvants*). Segundo Shoenfeld, indivíduos geneticamente suscetíveis poderiam desenvolver doenças autoimunes ou inflamatórias após a exposição a um determinado fator (antígeno).

Essa percepção baseou-se no conhecimento prévio de reações alérgicas e autoimunes e na descrição de sintomas inespecíficos após eventos bem definidos, como vacinações de rotina, vacinação dos combatentes da Guerra do Golfo (síndrome da Guerra do Golfo) e, mais recentemente, a inserção de implantes mamários de silicone. Quanto às vacinas, muitos indivíduos apresentaram alterações clínicas após sua aplicação, como artrite, vasculite, fadiga, lesão neuronal e encefalites. Uma reação vacinal adversa muitas vezes descrita foi a miofascite macrofágica, ocasionada pela deposição de alumínio proveniente da vacinação em tecidos musculares. A permanência longa do alumínio nesses tecidos, principalmente em indivíduos geneticamente predispostos, cursa com aumento de macrófagos e células T-CD8 nos tecidos musculares, que carreiam o alumínio. Ainda em relação às vacinas, muitas foram aplicadas nos combatentes da Guerra do Golfo, os quais apresentaram fadiga crônica, fibromialgia e sintomas similares à miofascite macrofágica. Nesses indivíduos, observou-se aumento da resposta imune Th-2, induzida pela exposição a antígenos.

Yehuda Shoenfeld foi o responsável por associar essa síndrome de sintomas inespecíficos relatados após a inserção de implantes de silicone a outros fatores desencadeantes, como vacinas e infecções. Desse modo, essa patologia foi denominada síndrome ASIA ou síndrome de Shoenfeld. No período de 2008 a 2022, foram registrados pelo FDA 7.467 casos de pacientes com sintomas inespecíficos após inserção de implantes mamários. Os relatos registrados aumentaram nos últimos anos, principalmente a partir de 2019, visto que até 2018 o FDA havia registrado 1.080 casos. Esse fenômeno provavelmente foi impulsionado pelas mídias sociais. Em 2022, um artigo de revisão questionou a real existência da doença do silicone e demonstrou a natureza psicossomática da doença. Segundo os autores, o compartilhamento das experiências vividas através das redes sociais pode causar ou exacerbar os sintomas, o que indica possível reação somática ao corpo estranho. Muitas pacientes procuram hoje cirurgiões para solicitar a remoção de seus implantes, e essa solicitação deve ser muito bem avaliada, uma vez que nem sempre é possível garantir resultados estéticos satisfatórios e porque a literatura ainda é controversa em relação à síndrome ASIA.

▶ ESTUDOS PUBLICADOS SOBRE A SÍNDROME ASIA POR IMPLANTES MAMÁRIOS

Cientificamente ainda é um desafio afirmar a existência ou não da síndrome ASIA, uma vez que a maioria dos estudos publicados após a primeira citação consiste em opiniões, revisões narrativas e editoriais. A maioria dos estudos de coorte é retrospectiva e, portanto, sujeita a vieses. Um interessante estudo comparou 100 mulheres holandesas com diagnóstico de síndrome ASIA no ano de 2014 a 100 mulheres norte-americanas com implantes mamários ou injeções de silicone na mama e também com sintomas compatíveis de síndrome de ASIA, relatados entre 1985 e 1992. A ocorrência dos sintomas nesse período de 30 anos foi similar em ambos os grupos. Giltay e cols. demonstraram em uma coorte retrospectiva que mulheres com implantes apresentavam maior ocorrência de artralgia, incômodo ocular e alterações cutâneas, porém sem diagnóstico reumatológico específico. Estudos mais recentes apontaram a associação positiva entre implantes de silicone e desenvolvimento de doenças reumatológicas.

O estudo ecológico conduzido por Watad e cols. avaliou 24.651 mulheres com implantes e as comparou a um grupo de controle com 98.604 mulheres que não tinham implantes mamários. O risco de desenvolvimento de qualquer doença reumatológica foi 22% maior no grupo das mulheres com implantes (OR: 1,22; IC95%: 1,18 a 1,26), sendo as maiores associações com sarcoidose (OR: 1,98), esclerose sistêmica (OR: 1,63) e síndrome de Sjögren (OR: 1,58). Esses dados concordam com uma grande coorte multicêntrica norte-americana que incluiu 99.993 mulheres, 56% delas com implantes. Nesse estudo, as mulheres com implantes de silicone apresentaram incidência maior de síndrome de Sjögren (RR: 8,14), esclerodermia (RR: 7,0) e artrite reumatoide (RR: 5,96).

Uma metanálise publicada em 2016 por Balk e cols. relatou apenas uma possível associação entre os implantes mamários e a síndrome de Sjögren e o fenômeno de Raynaud. Outra metanálise, publicada em 2022, detectou risco 35% maior de mulheres com implantes mamários de silicone desenvolverem artrite reumatoide. Ambos os estudos não demonstraram correlação com outros sintomas.

Em contrapartida, outras publicações não identificaram a associação entre os sintomas da síndrome ASIA e os implantes de silicone. Uma coorte holandesa comparou mulheres com diagnóstico de síndrome ASIA com mulheres com implantes assintomáticas e mulheres sem implantes mamários. A prevalência de artralgia, mialgia, fadiga, pirexia e perda cognitiva não foi maior no grupo das mulheres com implantes de silicone, quando realizado ajuste por idade, tabagismo e comorbidades. Barbosa e cols. compararam retrospectivamente 452 mulheres com 452 mulheres sem implantes mamários, não sendo observada diferença entre esses grupos quanto a sintomas constitucionais inespecíficos, patologias cardíacas, artrite reumatoide, lúpus e reações alérgicas.

Dessa maneira, há dados conflitantes na literatura, parecendo existir correlação entre os implantes mamários e o desenvolvimento de doenças reumatológicas. No entanto, a literatura sobre o assunto ainda é escassa e composta principalmente de estudos retrospectivos, inferindo-se vieses inerentes às metodologias nos resultados. Quanto aos sintomas inespecíficos, ainda não é possível afirmar a causalidade, uma vez que não há concordância na literatura.

▶ FISIOPATOLOGIA

A síndrome ASIA é considerada uma doença de etiologia multifatorial causada pela associação de fatores ambientais e genéticos. Os fatores de risco para seu desenvolvimento incluem mulheres na faixa etária dos 40 anos e exposição aos antígenos desencadeantes (adjuvantes). Os adjuvantes são substâncias exógenas que, após contato com o organismo, promovem resposta imunológica específica com aumento da produção de anticorpos e citocinas inflamatórias. As vacinas foram os primeiros adjuvantes utilizados e representaram um marco importante na saúde global, evitando dezenas de milhares de mortes.

Após a definição da síndrome por Shoenfeld, várias outras substâncias foram relacionadas com síndromes autoimunes, como alumínio, sílica, telas de polipropileno, dispositivos anticoncepção, próteses ortopédicas e oftalmológicas, injeção de bioimplantes, entre outras. Ademais, Shoenfeld descreveu a existência de fatores genéticos que levariam a uma predisposição para a síndrome. Isso seria justificado pela grande prevalência do uso de adjuvantes, mas com poucas pessoas desenvolvendo a síndrome ASIA. Posteriormente, descobriu-se que esse componente genético estaria relacionado com antígenos específicos das doenças autoimunes, principalmente HLA DRB1, HLA DQB1 e PTPN22.

O silicone já foi considerado uma substância inerte, sendo utilizado há mais de 50 anos em diversos implantes médicos. Embora seja considerado seguro, diversos estudos demonstraram seu papel no sistema imunológico. Esse composto à base de silício é capaz de promover uma ativação da resposta imune, produzindo e ativando células B e T e elevando os níveis de IgG e células Th1/Th17, além de ativar células apresentadoras de antígenos e promover a liberação de citocinas inflamatórias. Wolfram e cols. conduziram uma pesquisa que corroborou a presença de células T-CD4 e T-CD8 com predominância do fenótipo Th1 na cápsula peri-implante em comparação ao tecido adjacente.

A exposição ao adjuvante causa sintomas clínicos diversos e inespecíficos, como mialgia, rigidez matinal, parestesia, fadiga, diminuição cognitiva, cefaleia, sintomas depressivos, olhos e boca secos, alterações na pele e no cabelo e febre sem foco aparente. Esses sintomas podem estar presentes na fibromialgia e na síndrome da fadi-

ga crônica, mas sem preencher todos os critérios para fechar o diagnóstico. Fryzek e cols. mostraram relatos significativamente maiores de sintomas sistêmicos e reumatológicos nas pacientes que receberam implantes de silicone em comparação ao grupo que realizou cirurgia redutora sem implante. Zazgornik e cols. avaliaram anticorpos (FAN e fator reumatoide) em 36 mulheres com implantes de silicone e verificaram valores significativamente maiores em comparação às mulheres que não utilizaram implantes.

Yang e cols. têm delineado outras possíveis hipóteses etiológicas relacionadas com o desenvolvimento da síndrome ASIA com intuito de aprimorar as abordagens de prevenção, diagnóstico e tratamento. O biofilme, por exemplo, é originado a partir da aderência de bactérias à superfície de tecidos vivos, implantes e dispositivos médicos, culminando em um processo infeccioso contínuo e crônico. A complexidade da erradicação desses microrganismos contribui para a instauração de um estado inflamatório crônico. Os autores constataram a presença de culturas positivas em 36% das cápsulas removidas de mulheres que haviam passado por explante ou troca de próteses mamárias. Além disso, muitas dessas pacientes relataram melhorias significativas ou remissão completa dos sintomas após o procedimento. Não menos relevante, as mulheres submetidas à inserção de implantes de silicone podem experimentar sintomas de ansiedade e depressão que estão intimamente relacionados com sua aparência física, bem como com a preocupação constante com a saúde e a integridade dos implantes, justificando assim os sintomas associados à referida síndrome. Os autores também destacam o impacto que as redes sociais podem exercer sobre as pacientes, contribuindo para o aumento do temor e da ansiedade, além de incentivar o autodiagnóstico por meio da internet. Pesquisas indicam que 98,2% das pacientes fazem buscas em plataformas *online*, à procura de informações sobre os sintomas e até mesmo as opções de tratamento.

Estudos recentes têm demonstrado outra possível etiologia a partir do papel regulatório do sistema imunológico promovido pela vitamina D, e há dados que sugerem que sua deficiência correlaciona-se aos níveis de autoanticorpos, principalmente nas doenças autoimunes. Um estudo holandês revelou a relação inversa entre níveis de anticorpos e vitamina D nas pacientes submetidas à inserção de implantes mamários, demonstrando um possível papel benéfico na prevenção de sintomas autoimunes.

DIAGNÓSTICO

O diagnóstico da síndrome ASIA é clínico, a partir da presença de dois critérios clínicos maiores ou um maior com dois menores, após exclusão de doença autoimune ou inflamatória preexistente (Quadro 66.1). Não é necessária a realização de exames de imagem complementares, mas vale ressaltar que é importante certificar-se de que a paciente tenha exames de rastreamento atualizados.

Os critérios maiores são exposição conhecida a um antígeno (implantes, telas, vacinas, infecções, metais pesados, como titânio e mercúrio, iodo ou guaiacol) antes do aparecimento do quadro clínico, o qual inclui fadiga, distúrbios do sono, mialgia, miosite ou fraqueza muscular, artralgia ou artrite, perda cognitiva ou de memória, sensação de secura ocular ou na cavidade oral, pirexia e sintomas neurológicos. Outro critério maior é a melhora desses sintomas após a retirada do suposto agente precipitante ou biópsia do órgão acometido demonstrando achado compatível.

Já os critérios menores são compostos por presença de anticorpos contra o antígeno suspeito, síndrome do intestino irritável, fenômeno de Raynaud, associações de polimorfismos no gene HLA (HLA DRB1, HLA DQB1) e desenvolvimento de doença autoimune (esclerose múltipla, artrite reumatoide, síndrome de Sjögren, esclerose sistêmica, entre outras).

De acordo com o FDA, os sintomas mais comumente relatados são fadiga (43,6%), artralgia (29%), *brain fog* (falta de concentração, confusão mental [23,6%]), ansiedade (22,7%), queda de cabelo (20,3%), depressão (17,2%), doenças autoimunes (16,6%), *rash* cutâneo (15,6%), cefaleia (15,3%) e processos inflamatórios (14,7%).

CIRURGIA DE EXPLANTE MAMÁRIO

Atualmente, muitas mulheres procuram o mastologista após autodiagnóstico de síndrome ASIA e solicitam a remoção dos implantes mamários. Vários meios midiáticos contribuem para essas solicitações, sem esclarecer essa população de que a cirurgia pode não promover a melhora dos sintomas. Em 1997, Peters e cols. publicaram um estudo prospectivo com 100 mulheres que desejavam o explante e foram submetidas à cirurgia. Dessas, 18 haviam desenvolvido doenças reumatológicas ou autoimunes após a inserção dos implantes mamários. Após uma média de 2,7 anos, 45% das 75 pacientes que responderam o questionário enviado acreditavam que os implantes causaram problemas de saúde permanentes e 56% consideraram que não foram devidamente esclarecidas sobre os riscos antes da inserção dos implantes mamários; 80% das pacientes que não tinham diagnóstico de doenças autoimunes ou reumatológicas relataram melhora importante dos sintomas, com 93% de melhora psicológica. Já as pacientes com doenças autoimunes ou reumatológicas notaram melhora no pós-operatório imediato, porém voltaram a apresentar manifestações clínicas das doenças após 6 a 12 meses.

Maijers e cols. conduziram um estudo prospectivo que incluiu mulheres com diagnóstico de síndrome ASIA, 52 das quais foram submetidas à cirurgia de explante com melhora dos sintomas em 69% delas. A maior coorte retrospectiva foi apresentada em 2022, na qual foram avaliadas as queixas das mulheres com implantes antes e após a cirurgia de explante (entre 2019 e 2021), bem como a qualidade de vida, por meio de questionários, como o BREAST-Q. Nesse estudo, 109 mulheres foram submetidas ao explante e completaram os questionários pré e pós-operatórios com seguimento médio de 205 dias. Houve queda significativa dos escores de sintomas e melhora da satisfação das pacientes com suas mamas.

Newby e cols. compararam mulheres com diagnóstico de síndrome ASIA, mulheres com diagnóstico de síndrome ASIA submetidas a explante e mulheres sem implantes mamários. O primeiro grupo (mulheres com síndrome ASIA não submetidas a explante) apresentava maior ocorrência dos sintomas da síndrome, bem como de ansiedade e depressão. Nas pacientes submetidas ao explante a ocorrência dos sintomas também era maior do que nas sem implantes, sugerindo que a cirurgia de explante não melhora os sintomas da síndrome ASIA em todas as mulheres.

Wee e cols. demonstraram, em uma grande coorte retrospectiva (759 mulheres submetidas ao explante mamário), melhora duradoura das queixas relatadas após o procedimento de retirada dos implantes mamários. Outro estudo retrospectivo, conduzido por Serena e cols., demonstrou grande redução dos sintomas relatados após

Quadro 66.1 Critérios diagnósticos para síndrome ASIA	
Critérios clínicos	
Maiores	Menores
1. Exposição a um antígeno	1. Detecção de anticorpos contra o agente causador
2. Sintomas típicos: mialgia/miosite, artralgia/artrite, fadiga, distúrbios do sono, perda cognitiva ou de memória, pirexia, boca seca	2. Outros quadros clínicos: síndrome do intestino irritável, fenômeno de Raynaud, desenvolvimento de esclerose múltipla, síndrome de Sjögren, artrite reumatoide, esclerose sistêmica
3. Remoção do antígeno promove melhora	
4. Biópsia do órgão-alvo com achados histológicos sugestivos	3. Detecção de polimorfismo no gene HLA

Diagnóstico: 2 critérios maiores ou 1 critério maior + 2 menores

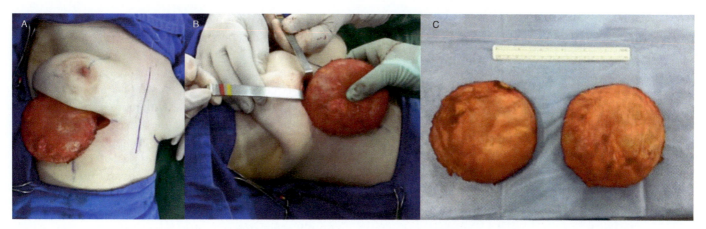

Figura 66.1A a C Capsulectomia total em bloco.

a cirurgia de explante em uma coorte de 229 mulheres. Em concordância, Miseré e cols. relataram melhora dos sintomas da síndrome ASIA em 60% das pacientes submetidas ao explante. Uma revisão sistemática com 23 estudos elegíveis, conduzida por Boer e cols., registrou melhora dos sintomas em 75% das pacientes (469 de 622).

Esses estudos demonstram, portanto, que parte das mulheres com síndrome ASIA apresenta melhora dos sintomas após o explante. No entanto, a fisiopatologia da síndrome ASIA e o mecanismo de melhora dos sintomas após cirurgia de explante mamário ainda não são totalmente conhecidos.

Glicksman e cols. conduziram um grande estudo prospectivo com 150 pacientes divididas em três grupos – o primeiro de mulheres com síndrome ASIA e desejo de explante, o segundo de mulheres com implantes assintomáticas mas com desejo de explante e o terceiro de mulheres sem implantes mamários. As pacientes com implantes foram submetidas ao explante com capsulectomia, e as cápsulas foram submetidas a análises. As pacientes com síndrome ASIA apresentavam maior concentração de arsênio e zinco nas cápsulas e menor concentração de cobalto, magnésio, ferro e estanho. As que não tinham implantes e fizeram apenas mamoplastia também apresentavam metais pesados no tecido mamário. Histologicamente, não se notou diferença significativa entre as cápsulas, bem como não houve diferença estatística na positividade de PCR de bactérias e fungos entre os grupos. Também foram dosados níveis séricos de TSH, vitamina D, 12 tipos de citocinas e imunoglobulinas anti-*Staphylococcus aureus*. O grupo com síndrome ASIA apresentou apenas aumento sérico dos níveis de interleucinas 17A, 13 e 22 e de IgG anti-*Staphylococcus aureus*.

As participantes do estudo responderam questionários antes da cirurgia, 3 a 6 semanas após o procedimento cirúrgico e 6 meses e 1 ano depois com o objetivo de avaliar se o tipo de capsulectomia (total em bloco, total ou parcial) cursaria com diferentes desfechos (Figuras 66.1 a 66.3). Todas as modalidades cursaram com melhora dos sintomas, sem diferença estatística, e a melhora foi duradoura. Após 1 ano, independentemente do tipo de capsulectomia, 88% das pacientes mantinham melhora do quadro clínico com redução de dois a 20 sintomas. As pacientes que previamente tinham síndrome ASIA reportaram menos ansiedade e fadiga, bem como menor ocorrência de distúrbios do sono. Outro estudo prospectivo ainda não publicado, conduzido por Anand Deva e

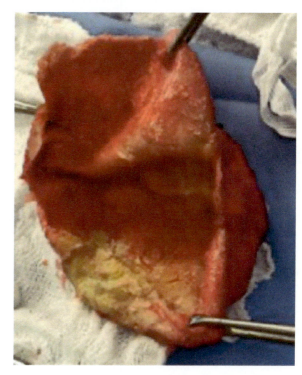

Figura 66.2 Capsulectomia total não em bloco.

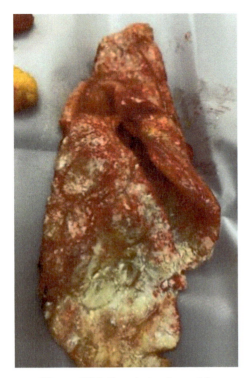

Figura 66.3 Capsulectomia parcial.

Mark Magnusson, demonstrou melhora nos sintomas de pacientes com síndrome ASIA independentemente do tipo de capsulectomia. Bird e cols., em uma coorte prospectiva de 109 pacientes, verificaram que a remoção dos implantes mamários, sem capsulectomia, foi capaz de promover melhora dos sintomas.

A partir desses dados, a cirurgia de explante pode ser oferecida às pacientes com síndrome ASIA sem a obrigatoriedade de capsulectomia intraoperatória. Convém, no entanto, explicar que 25% a 40% das pacientes submetidas ao procedimento cirúrgico não apresentam melhora dos sintomas, especialmente se tiverem doenças autoimunes ou reumatológicas.

CONSIDERAÇÕES FINAIS

A síndrome ASIA foi descrita por Shoenfeld em 2011, mas ainda hoje sua fisiopatologia não é completamente conhecida. O silicone, principalmente, parece desencadear resposta imunológica Th1 com aumento das interleucinas 17A, 13 e 22 e de citocinas inflamatórias. Essas alterações se manifestam clinicamente com sintomas inespecíficos, como fadiga, artralgia, *brain fog* (falta de concentração, confusão mental), ansiedade, queda de cabelo, depressão, doenças autoimunes, *rash* cutâneo, cefaleia e processos inflamatórios sistêmicos.

Como os sintomas são inespecíficos e os meios de comunicação discorrem com frequência sobre o assunto de maneira inadequada, muitas pacientes procuram os mastologistas para solicitar a remoção dos implantes mamários. A cirurgia de explante de fato parece melhorar os sintomas em aproximadamente 60% a 75% dos casos, mas ainda não se conhece o mecanismo exato que promove a melhora. As pacientes com diagnóstico de doenças autoimunes apresentam piores desfechos em comparação com as que apresentam apenas sintomas inespecíficos. Vale ressaltar que a capsulectomia não parece ser necessária e que esse procedimento aumenta os riscos de complicações pós-operatórias, como hematomas. Ainda há escassez de estudos prospectivos e metanálises sobre o assunto, bem como de dados de acompanhamento em longo prazo e, portanto, convém ter cautela ao indicar a cirurgia de explante.

BIBLIOGRAFIA

Ablin JN, Shoenfeld Y, Buskila D. Fibromyalgia, infection and vaccination: tTwo more parts in the etiological puzzle. J Autoimmun 2006; 27(3):145-52. doi: 10.1016/j.jaut.2006.09.004.

Agmon-Levin N, Paz Z, Israeli E, Shoenfeld Y. Vaccines and autoimmunity. Nat Rev Rheumatol 2009; 5(11):648-52. doi: 10.1038/nrrheum.2009.196.

Atiyeh B, Emsieh S. Breast Implant Illness (BII): Real syndrome or a social media phenomenon? A narrative review of the literature. Aesthetic Plast Surg 2022 Feb; 46(1):43-57.

Balk EM, Earley A, Avendano EA, Raman G. Long-term health outcomes in women with silicone gel breast implants: A systematic review. Ann Intern Med 2016; 164(3):164-75. doi: 10.7326/M15-1169.

Barbosa MR, Makris UE, Mansi IA. Association of breast implants with nonspecific symptoms, connective tissue diseases, and allergic reactions: A retrospective cohort analysis. Plast Reconstr Surg 2021; 147(1):42e-49e. doi: 10.1097/PRS.0000000000007428.

Bird GR, Niessen FB. The effect of explantation on systemic disease symptoms and quality of life in patients with breast implant illness: A prospective cohort study. Sci Rep 2022; 12(1):21073. doi: 10.1038/s41598-022-25300-4.

Cohen Tervaert JW, Martinez-Lavin M, Jara LJ et al. Autoimmune/inflammatory syndrome induced by adjuvants (ASIA) in 2023. Autoimmun Rev 2023; 22(5):103287. doi:10.1016/j.autrev.2023.103287.

Colaris MJL, de Boer M, van der Hulst RR, Cohen Tervaert JW. Two hundred cases of ASIA syndrome following silicone implants: A comparative study of 30 years and a review of current literature. Immunol Res 2017; 65(1):120-8. doi: 10.1007/s12026-016-8821-y.

Coroneos CJ, Selber JC, Offodile II AC, Butler CE, Clemens MW. US FDA breast implant post approval studies: Long-term Outcomes outcomes in 99.993 patients. Ann Surg 2019; 269(1):30-6. doi: 10.1097/SLA.0000000000002990.

De Boer M, Colaris M, van der Hulst RRWJ, Cohen Tervaert JW. Is explantation of silicone breast implants useful in patients with complaints? Immunol Re. 2017; 65(1):25-36. doi: 10.1007/s12026-016-8813-y.

Deva A. Personal communication – Scientific presentation. The Aesthetic Meeting 2023, Miami. Breast Implant Illness: Where do we stand now. Sunrise Session; Annual Meeting of The Aesthetic Society, Miami Beach, FL, 2023.

Food and Drug Administration. Update on the safety of silicone gel-filled breast implants. FDA, 2011.

Food and Drug Administration. FDA's medical device report for systemic symptoms in women with breast implants. Disponível em: https://www.fda.gov/medical-devices/breast-implants/medical-device-reports-systemic-symptoms-women-breast-implants. Acessado em: 16 jun 2023.

Fryzek JP, Signorello LB, Hakelius L et al. Self-reported symptoms among women after cosmetic breast implant and breast reduction surgery. Plast Reconstr Surg 2001; 107(1):206-13. doi: 10.1097/00006534-200101000-00034.

Garcia-Leal M, de Leon-Ibarra AL, Moreno-Pena PJ, Hernandez-Galarza I, Galarza-Delgado DA, Flores-Alvarado DE. Silicone breast implants and connective tissue diseases: How does current evidence add to the no-association consensus? Systematic review and meta-analysis. Women Health 2022; 62(4):302-14. doi: 10.1080/03630242.2022.2068734.

Gherardi RK, Coquet M, Cherin P et al. Macrophagic myofasciitis lesions assess long-term persistence of vaccine-derived aluminium hydroxide in muscle. Brain 2001; 124(Pt 9):1821-31. doi: 10.1093/brain/124.9.1821.

Giltay EJ, Bernelot Moens HJ, Riley AH, Tan RG. Silicone breast prostheses and rheumatic symptoms: A retrospective follow up study. Ann Rheum Dis 1994; 53(3):194-6. doi: 10.1136/ard.53.3.194.

Glicksman C, McGuire P, Kadin M et al. Impact of capsulectomy type on post-explantation systemic symptom improvement: Findings from the ASERF systemic symptoms in women-biospecimen analysis study: Part 1. Aesthet Surg J 2022; 42(7):809-19. doi: 10.1093/asj/sjab417.

Glicksman C, Wixtrom R, Kadin M et al. Heavy metals in breast implant capsules and breast tissue: Findings from the systemic symptoms in women-biospecimen analysis study: Part 2. Aesthet Surg J 2022; 42(9):1067-76. doi: 10.1093/asj/sjac106.

Glicksman C, McGuire P, Wixtrom R et al. Microbes, histology, blood analysis, enterotoxins, and cytokines: Findings from the ASERF systemic symptoms in women-biospecimen analysis study: Part 3. Aesthet Surg J 2023; 43(2):230-44. doi: 10.1093/asj/sjac225.

Glicksman C, McGuire P, Kadin M et al. Longevity of post-explantation systemic symptom improvement and potential etiologies: Findings from the ASERF systemic symptoms in women-biospecimen analysis study: Part 4. Aesthet Surg J 2023; 43(10):1194-204. doi: 10.1093/asj/sjad098.

Glicksman C, McGuire PA, McCarthy C, Spiegel A. Separating myth from reality in breast implants: An overview of 30 years of experience. Plast Reconstr Surg 2023. doi: 10.1097/PRS.0000000000010488.

Halpert G, Watad A, Tsur AM et al. Autoimmune dysautonomia in women with silicone breast implants. J Autoimmun 2021 Jun; 120:102631. doi: 10.1016/j.jaut.2021.102631.

Hennekens CH, Lee IM, Cook NR et al. Self-reported breast implants and connective-tissue diseases in female health professionals. A retrospective cohort study. JAMA 1996; 275(8):616-21. (Published correction appears in JAMA 1998 Jan 21; 279(3):198).

Institute of Medicine (US) — Committee on the Safety of Silicone Breast Implants; Bondurant S, Ernster V, Herdman R (eds.) Safety of silicone breast implants. Washington (DC): National Academies Press, 1999.

Janowsky EC, Kupper LL, Hulka BS. Meta-analyses of the relation between silicone breast implants and the risk of connective-tissue diseases. N Engl J Med 2000; 342(11):781-90. doi: 10.1056/NEJM200003163421105.

Jara LJ, García-Collinot G, Medina G et al. Severe manifestations of autoimmune syndrome induced by adjuvants (Shoenfeld's syndrome). Immunol Res 2017; 65(1):8-16. doi: 10.1007/s12026-016-8811-0.

Lee M, Ponraja G, McLeod K, Chong S. Breast implant illness: A biofilm hypothesis. Plast Reconstr Surg Glob Open 2020 Apr; 8(4):e2755. doi: 10.1097/GOX.0000000000002755.

Maijers MC, de Blok CJ, Niessen FB et al. Women with silicone breast implants and unexplained systemic symptoms: A descriptive cohort study. Neth J Med 2013; 71(10):534-40.

Miseré RML, Colaris MJL, Tervaert JWC, van der Hulst RRWJ. The prevalence of self-reported health complaints and health-related quality of life in women with breast implants. Aesthet Surg J. 2021; 41(6):661-668. doi: 10.1093/asj/sjaa207.

Miseré RML, van der Hulst RRWJ. Self-reported health complaints in women undergoing explantation of breast implants. Aesthet Surg J 2022; 42(2):171-80. doi: 10.1093/asj/sjaa337.

Newby JM, Tang S, Faasse K, Sharrock MJ, Adams WP. Commentary on: Understanding breast implant illness. Aesthet Surg J 2021; 41(12):1367-79. doi: 10.1093/asj/sjaa329.

Peters W, Smith D, Fornasier V, Lugowski S, Ibanez D. An outcome analysis of 100 women after explantation of silicone gel breast implants. Ann Plast Surg 1997; 39(1):9-19. doi: 10.1097/00000637-199707000-00002.

Seida I, Alrais M, Seida R et al. Autoimmune/inflammatory syndrome induced by adjuvants (ASIA): Past, present, and future implications. Clin Exp Immunol 2023; 213(1):87-101. doi: 10.1093/cei/uxad033.

Serena TJ, Habib P, Derosa A. Breast implant illness: A cohort study. Cureus 2023; 15(4):e38056. doi: 10.7759/cureus.38056.

Shoenfeld Y, Agmon-Levin N. ASIA — Autoimmune/inflammatory syndrome induced by adjuvants. J Autoimmun 2011; 36(1):4-8. doi: 10.1016/j.jaut.2010.07.003.

Shoenfeld Y, Zandman-Goddard G, Stojanovich L et al. The mosaic of autoimmunity: Hormonal and environmental factors involved in autoimmune diseases. Isr Med Assoc J 2008; 10(1):8-12.

Suh LJ, Khan I, Kelley-Patteson C, Mohan G, Hassanein AH, Sinha M. Breast implant-associated immunological disorders. J Immunol Res 2022; 2022:8536149. doi: 10.1155/2022/8536149.

Uretsky BF, O'Brien JJ, Courtiss EH, Becker MD. Augmentation mammaplasty associated with a severe systemic illness. Ann Plast Surg 1979; 3(5):445-7. doi: 10.1097/00000637-197911000-00010.

Vasey FB, Zarabadi SA, Seleznick M, Ricca L. Where there's smoke there's fire: The silicone breast implant controversy continues to flicker: A new disease that needs to be defined. J Rheumatol 2003; 30(10):2092-4.

Watad A, Rosenberg V, Tiosano S et al. Silicone breast implants and the risk of autoimmune/rheumatic disorders: A real-world analysis. Int J Epidemiol 2018; 47(6):1846-54. doi: 10.1093/ije/dyy217.

Watad A, Sharif K, Shoenfeld Y. The ASIA syndrome: Basic concepts. Mediterr J Rheumatol 2017 Jun; 28(2):64-9. doi: 10.31138/mjr.28.2.64.

Wee CE, Younis J, Isbester K et al. Understanding breast implant illness, before and after explantation: A patient-reported outcomes study. Ann Plast Surg 2020; 85(Suppl 1):S82-S86. doi: 10.1097/SAP.0000000000002446.

Wolfram D, Rabensteiner E, Grundtman C et al. T regulatory cells and TH17 cells in peri-silicone implant capsular fibrosis. Plast Reconstr Surg 2012 Feb; 129(2):327e-337e. doi: 10.1097/PRS.0b013e31823aeacf.

Yang S, Klietz ML, Harren AK, Wei Q, Hirsch T, Aitzetmüller MM. Understanding breast implant illness: Etiology is the key. Aesthet Surg J 2022 Mar; 42(4):370-7. doi: 10.1093/asj/sjab197.

Capítulo 67

Abordagem Cirúrgica do Explante Mamário

Idam de Oliveira-Júnior
René Aloísio da Costa Vieira

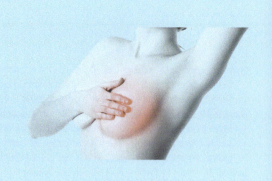

▶ INTRODUÇÃO

Desde a década de 1960, milhares de mulheres foram submetidas a procedimentos com implantes mamários de silicone (IMS), a maioria para fins estéticos. Durante esse período, os implantes apresentaram diversas adaptações na composição, formato e cobertura da superfície, representando um mercado em franca expansão, principalmente pelo espaço conquistado nas reconstruções após mastectomia. Apesar de a segurança desse material ter sido questionada no passado, atualmente é considerado seguro, inerte ao corpo humano, com pouco ou nenhum risco para as pacientes.

Existem crescentes evidências da associação entre IMS e indução de efeitos imunológicos e inflamatórios nos últimos anos, o que poderia desencadear neoplasias, como o linfoma BIA-ALCL (*Breast Implant Associated Anaplastic Large Cell Lymphoma*), e doenças autoimunes, como a síndrome ASIA (*Autoimmune/Auto-inflammatory Syndrome Induced by Adjuvants*). Estabelecer essa relação é complexo e, embora seja um tema amplamente estudado, os resultados ainda são inconsistentes e causam insegurança nas pacientes, ainda mais com a ampla divulgação em redes sociais[1].

Atualmente, seja pelo temor de apresentar alguma patologia relacionada com o IMS, seja por não mais desejá-lo por outros motivos, um grupo expressivo e heterogêneo de pacientes solicita a retirada do implante associado a resultado esteticamente aceitável. Outra situação que as leva a refletir sobre a troca ou o explante é a ruptura capsular, sendo estimado um dano ao implante na ordem de 5%, 9% e 25% aos 4, 5 e 10 anos, respectivamente[2]. Devemos colocar a segurança da paciente em primeiro lugar e expressar respostas respaldadas cientificamente. Não há espaço para que o medo influencie a decisão e isso se torne um nicho de mercado[3].

Em caso de indicação de explante mamário, é importante compreender que a força expansiva transmitida pelo implante ao longo do tempo resulta em mudanças notáveis na anatomia regional: pele, espessura do parênquima e musculatura. O tempo pode determinar alterações no peso da mulher, modificando o volume mamário, além da contratura capsular, com mudanças no formato da mama, rotação da prótese, elasticidade da pele, altura areolar e possibilidade de ruptura da prótese. Com isso, não há técnica especial e única para realizá-lo, mas uma combinação de técnicas que serão discutidas com cada paciente, as quais devem entender as mudanças no tamanho da mama em relação ao tempo: antes do aumento, no momento atual e após a explantação[4].

A falta de dados e a incerteza na tomada de decisão relacionadas com o explante exigem uma discussão ainda mais apropriada sobre os riscos e benefícios das possíveis opções de tratamento. Por isso, diversos algoritmos já foram desenvolvidos para auxiliar o cirurgião na tomada de decisão quanto às técnicas cirúrgicas a serem utilizadas, as quais podem ser divididas em: explante isolado, explante associado à restauração de volume (lipoenxertia), mastopexia e mastopexia com lipoenxertia. Assim, a escolha será baseada em variáveis como tamanho dos implantes que serão removidos, ptose mamária, volume mamário residual, disponibilidade de área doadora para lipoenxertia, expectativa da paciente e aceitação de cicatrizes[5].

▶ EXPLANTE

O objetivo do explante é remover o implante mamário de forma íntegra. A cápsula será manejada de acordo com a indicação da cirurgia, podendo ser deixada intacta ou realizada capsulotomia ou capsulectomia (total ou parcial). Em casos de BIA-ALCL, está indicada a capsulectomia total. Já para a contratura capsular de Baker de graus III ou IV, pode ser total ou parcial. Alguns autores advogam a retirada completa do implante e da cápsula em bloco em caso de suspeita de síndrome ASIA em virtude da possibilidade de *gel bleeding*, ou seja, a migração de partículas de silicone com consequente imunorreatividade (tais partículas podem estar impregnadas na cápsula). Contudo, Glicksman e cols. mostraram, em recente estudo prospectivo com 150 mulheres, que as pacientes com sintomas da síndrome ASIA apresentaram melhora nos sintomas sistêmicos autorreferidos independentemente do tipo de capsulectomia realizada[4,6-9].

Na indicação de capsulectomia para os implantes alocados na região retroglandular, recomenda-se primeiro a dissecção da cápsula anterior, por possibilitar melhor exposição para a cápsula posterior, que deve ser dissecada com cautela. Em casos de localização retromuscular, principalmente na presença de efeitos de animação, é importante considerar a dissecção do músculo peitoral maior com fixação na parede torácica para restaurar a posição anatômica normal[4].

O valor do envio da cápsula para avaliação anatomopatológica é discutível em vista da baixa probabilidade de serem encontrados achados anormais[9]. No entanto, na presença de quadro clínico suspeito para linfoma, tanto a cápsula como o líquido periprótese devem ser enviados para análise, principalmente para avaliação imuno-histoquímica (CD30)[10]. Assim, diante da simples presença de seroma de repetição, a avaliação é fundamental.

Um dos aspectos importantes na abordagem da explantação consiste em prever o aspecto da mama após o procedimento. A remoção do implante altera a aparência da mama, especialmente na presença de implantes de maior volume. Com isso, as pacientes tendem a demonstrar desapontamento estético com associação à mutilação. Nesse sentido, restaurar o volume da mama, associado ou não à pexia, é muitas vezes necessário para manter a estética satisfatória das mamas[11].

As pacientes devem entender o processo de envelhecimento e atrofia mamária e as limitações para alcançar o contorno adequado após a explantação, cientes das novas – e possivelmente maiores – cicatrizes na mama.

▶ RESTAURAÇÃO DE VOLUME

A restauração do volume mamário após a remoção do implante é uma tarefa difícil. Várias opções para alcançar o resultado desejado estão disponíveis, abrangendo lipotransferência, retalhos autólogos (locorregionais dermogordurosos e miocutâneos) até procedimentos microcirúrgicos, todos apresentando bons resultados e variações na morbidade pós-operatória.

Com a publicação de vários estudos que não encontraram contraindicações radiológicas ou oncológicas para lipoenxertia nas mamas, o procedimento passou a ser usado em uma variedade de aplicações, como reposição de volume após o explante. Para isso, a preservação da cápsula simplifica o procedimento cirúrgico, fornece suporte e evita que a gordura deslize para dentro da antiga bolsa do implante, aumentando a capacidade de realizar a lipoenxertia[12].

Entretanto, as pacientes devem ser informadas de que o enxerto de gordura pode não fornecer o mesmo volume do implante devido às diferenças individuais na absorção e perda de gordura. Além disso, a lipoenxertia pode proporcionar melhora no volume global, principalmente no polo superior, mas sem efeito na criação de projeção da região central.

A quantidade de gordura que deve ser enxertada difere entre as pacientes, mas em geral acredita-se que a capacidade de gordura seja de aproximadamente 1:1 (volume de gordura:volume do implante). A injeção deve ser realizada mais na região superior da mama, com extensão para a região medial, para confecção adequada do colo e do contorno das mamas. Em pacientes magras ou com retalhos mamários finos, a lipoenxertia pode precisar ser adiada para depois da cicatrização e adesão dos retalhos mamários e cutâneos. Cabe ressaltar que sessões adicionais podem ser necessárias em razão da taxa variável de absorção da gordura.

As possíveis complicações da lipoenxertia incluem irregularidades de contorno, endurações, dor persistente no local da injeção, hematoma, necrose gordurosa, formação de cistos oleosos e calcificações, infecção local e assimetria mamária[13].

Angrigiani e cols., visando à restauração do volume mamário, descreveram a utilização de um retalho locorregional em 24 pacientes baseado nas perfurantes intercostais anteriores do quinto espaço intercostal. O retalho é estendido lateralmente para obtenção de tecido desepitelizado da parede torácica lateral com posterior rotação medial. Isso faz com que o eixo longitudinal do retalho seja a continuação do sulco submamário até a linha axilar média, com bons resultados estéticos e satisfação das pacientes, avaliadas através do BREAST-Q[14].

▶ MASTOPEXIA

Na literatura, o detalhamento das considerações técnicas para procedimentos simultâneos de remoção de implantes mamários e mastopexia é limitado em virtude das possibilidades de complicações e do resultado estético insatisfatório associado ao desconhecimento por parte das pacientes acerca dos detalhes operatórios prévios, dificultando o planejamento cirúrgico com segurança.

Quando o explante é realizado, o envelope cutâneo sofre com o encurtamento da vertical, além de elevação do sulco inframamário, que era forçado na parte inferior por um grande implante. No entanto, é imprevisível até que ponto essas mudanças acontecem.

A mastopexia costuma ser a melhor escolha para remoção do excesso de pele da mama em pacientes que necessitam tratamento estético adicional após remoção do implante. Entretanto, de maneira isolada, pode ser insuficiente para pacientes que necessitam remodelamento do volume mamário ou volume adicional. Nesse sentido, a combinação de mastopexia com enxerto de gordura aborda de modo simultâneo a ptose e a perda de volume com bons índices de satisfação da paciente[15].

Para segurança adequada, o procedimento deve ser realizado com pedículo superomedial ou superior, pois o implante interfere na terceira, quarta e quinta perfurantes intercostais posteriores, comprometendo os pedículos central e inferior. Para garantir maior segurança ao procedimento, Hirsch descreve a realização de mamoplastia vertical bipediculada em 86 pacientes, não apresentando maiores complicações (necrose de complexo areolopapilar [CAP]) e com alta taxa de satisfação das pacientes. Vale lembrar que as limitações nos resultados estéticos finais são baseadas na qualidade e quantidade de tecido mamário disponível[16].

Rohrich e cols. propuseram algoritmo para realização de mastopexia após o explante baseado na ptose mamária, na espessura do parênquima (estimada pelo teste de "beliscão" do polo superior) e na distância ao CAP. As pacientes consideradas de alto risco (tabagismo, espessura do parênquima mamário < 4cm ou elevação > 4cm do CAP) não são candidatas à pexia. Já aquelas que necessitam ≥ 4cm de elevação de CAP, com > 4cm de espessura do parênquima ou que fumam, devem considerar a explantação isolada com possibilidade de mastopexia tardia, pelo menos 3 meses após. Assim, as candidatas ideais para explante e pexia em tempo único apresentam ptose de graus 2 e 3, com até 4cm de elevação do mamilo e com espessura adequada

do parênquima. Quando o cirurgião opta por elevar o mamilo > 4cm, convém descolar superiormente o mínimo possível de parênquima e utilizar uma base de pedículo mais larga para maximizar a vascularização e a segurança do procedimento[5].

Volume mamário, elasticidade da pele, assimetrias naturais e expectativa da paciente podem impactar a decisão cirúrgica. Atrofia tecidual, idade, gravidez, qualidade da pele e percepção do formato e volume da mama devem ser discutidos. O cirurgião deve planejar potenciais incisões, rearranjos teciduais e resultados, visando adequar as expectativas das pacientes à nova condição mamária[17].

▶ TRATAMENTO CONSERVADOR DA MAMA

Com o aumento do número de pacientes submetidas a implante mamário estético associado ao envelhecimento dessa população, começamos a identificar pacientes portadoras de implante e neoplasia mamária. Nessas pacientes geralmente se observam tumores menores com a possibilidade de submeter-se a tratamento conservador da mama (TCM). Nesses casos, a radioterapia se faz necessária, determinando efeitos sobre a mama e aumentando a probabilidade de contratura capsular[18]. Nesse sentido, a questão a se discutir diz respeito à troca do implante ou explante com remodelamento do volume mamário remanescente. Aquelas que optarem pela manutenção do implante devem ter ciência do aumento das taxas de contratura e fibrose mamárias associadas à radioterapia. Ao optar pelo explante, a paciente deve aceitar o novo volume mamário. Entretanto, esses dados são escassos na literatura.

A Figura 67.1 mostra o exemplo de uma paciente portadora de neoplasia mamária submetida à quimioterapia neoadjuvante, com resposta parcial (Figura 67.1A) e posteriormente à centralectomia esquerda, associada ao explante com capsuletomia total (Figura 67.1B) e reconstrução local com técnica de meia-lua (Figura 67.1C), apresentando boa evolução local (Figura 67.1D) com explante e simetrização à direita e tatuagem em segundo tempo (Figura 67.1E).

▶ CONSIDERAÇÕES FINAIS

O explante mamário está cada vez mais presente na rotina do cirurgião da mama, seja pelas complicações relacionadas ao uso do implante, seja pelo temor de patologias associadas. Por isso, o cirurgião deve discutir previamente com a paciente, com base na literatura, as indicações, as potenciais cirurgias e seus resultados.

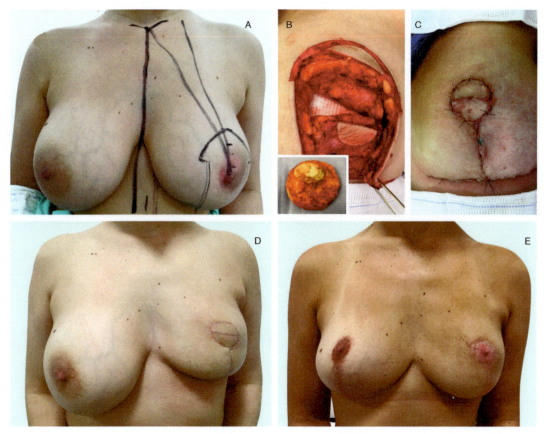

Figura 67.1 Explante mamário. **A** Exame clínico após quimioterapia. **B** e **C** Explante com reconstrução areolar com técnica de meia-lua. **D** Resultado inicial. **E** Resultado tardio com simetrização e primeira tatuagem.

REFERÊNCIAS

1. Tian WM, Rames JD, Blau JA, Taskindoust M, Hollenbeck ST. Contextualizing breast implant removal patterns with google trends: Big data applications in surgical demand. Plast Reconstr Surg Global Open 2022; 10(1):e4005.
2. Rietjens M, Villa G, Toesca A et al. Appropriate use of magnetic resonance imaging and ultrasound to detect early silicone gel breast implant rupture in postmastectomy reconstruction. Plast Reconstr Surg 2014; 134(1):13e-20e.
3. Rohrich RJ, Kaplan J. Are breast implants safe? P Plast Reconstr Surg 2020; 145(2):587-9.
4. Avashia YJ, Rohrich RJ, Gabriel A, Savetsky IL. Surgical management of the explant patient: An update on options for breast contouring and volume restoration. Plast Reconstr Surg 2020; 146(5):978-85.
5. Rohrich RJ, Parker III TH. Aesthetic management of the breast after explantation: Evaluation and mastopexy options. Plast Reconstr Surg 2007; 120(1):312-5.
6. Cohen Tervaert JW, Colaris MJ, van der Hulst RR. Silicone breast implants and autoimmune rheumatic diseases: Myth or reality. Current Opinion Rheumatol 2017; 29(4):348-54.
7. Swanson E. Evaluating risk versus benefit when advising asymptomatic women regarding explantation of textured breast implants. Plast Reconstr Surg Global Open 2022; 10(8):e4460.
8. Glicksman C, McGuire P, Kadin M et al. Impact of capsulectomy type on post-explantation systemic symptom improvement: Findings from the ASERF systemic symptoms in women-biospecimen analysis study: Part 1. Aesth Surg J 2022; 42(7):809-19.
9. Nahabedian MY. The capsule question: How much should be removed with explantation of a textured device? Plast Reconstr Surg 2021; 147(5S):44S-50S.
10. Vieira RAC, Oliveira-Junior I, Santos LF, Watanabe AU, Alves WEF, Neder L. Multidisciplinary approach in the clinical and laboratory investigation of a suspected case for anaplastic lymphoma associated with breast prosthesis. Mastology 2020; 30(1):e20200030.
11. Calobrace MB, Mays C. An algorithm for the management of explantation surgery. Clin Plast Surg 2021; 48(1):1-16.
12. Davis MJ, Perdanasari AT, Abu-Ghname A et al. Application of fat grafting in cosmetic breast surgery. Semin Plast Surg 2020; 34(1):24-9.
13. Groen JW, Negenborn VL, Twisk JW, Ket JC, Mullender MG, Smit JM. Autologous fat grafting in cosmetic breast augmentation: A systematic review on radiological safety, complications, volume retention, and patient/surgeon satisfaction. Aesth Surg J 2016; 36(9):993-1007.
14. Angrigiani C, Rancati AO, Masia J et al. Modified anterior intercostal artery perforator flap (AICAP) for autologous breast volume restoration after explantation. J Plast Reconstr Aesth Surg 2021; 74(11):2916-24.
15. Tanna N, Calobrace MB, Clemens MW et al. Not all breast explants are equal: contemporary strategies in breast explantation surgery. Plast Reconstr Surg 2021; 147(4):808-18.
16. Hirsch EM. Simultaneous Mastopexy explantation with a vertical bipedicle and novel open pattern marking technique. Aesth Surg J Open Forum 2021; 3(1):ojab001.
17. Manahan MA. Adjunctive procedures and informed consent with breast implant explantation. Plast Reconstr Surg 2021; 147(5S):51S-7S.
18. Kanda MH, Costa Vieira RA, Lima J, Paiva CE, Araujo RLC. Late locoregional complications associated with adjuvant radiotherapy in the treatment of breast cancer: Systematic review and meta-analysis. J Surg Oncol 2020; 121(5):766-76.

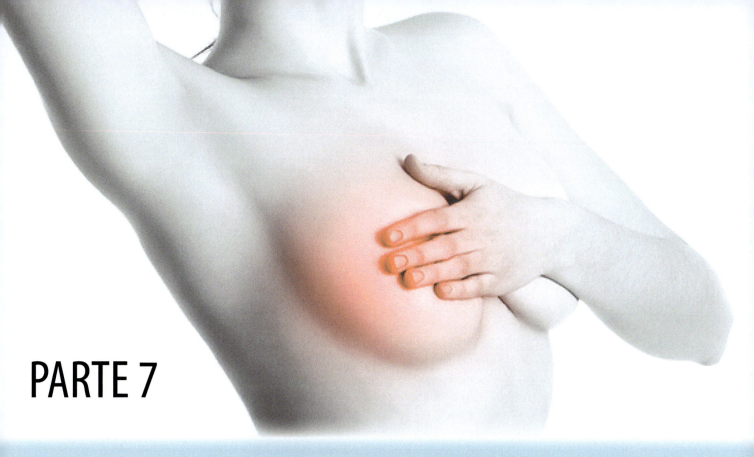

PARTE 7

SITUAÇÕES ESPECIAIS

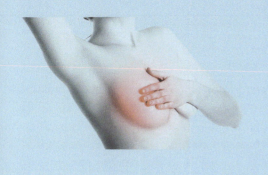

Capítulo 68

Ginecomastia

José Luiz Pedrini
Mário Casales Schorr
Andrei Gustavo Reginatto
Juliane Dal Vesco

▶ INTRODUÇÃO

Ginecomastia, patologia benigna caracterizada pelo aumento do tecido mamário em homens, é a alteração mamária mais frequente no sexo masculino[1], geralmente consequente a um desequilíbrio hormonal com excesso de estrogênio e/ou deficiência de androgênio no tecido mamário que pode ocorrer a partir de múltiplos mecanismos. Em cerca de 25% dos casos é considerada fisiológica e autolimitada[2]. Histopatologicamente é caracterizada por aumento do tecido conjuntivo estromal e periductal com hiperplasia ductal epitelial[3].

O aumento do tecido glandular mamário é comum, sua prevalência aumenta com a idade[4,5], e também está associado ao aumento do peso corporal[6]. Esse achado é identificado em 30% a 60% dos homens, bilateralmente na maioria dos casos, e pode estar presente por meses ou anos até o diagnóstico clínico[4-7].

▶ FORMAS DE APRESENTAÇÃO E PICOS DE INCIDÊNCIA

Puberal

A prevalência nessa faixa etária varia entre 22% e 69%[8]. Relativamente mais estrogênio pode ser produzido pelos testículos e tecidos periféricos antes que a secreção de testosterona atinja os níveis adultos, do meio para o final da puberdade, resultando na ginecomastia, que geralmente ocorre nesse período[9]. Os adolescentes costumam apresentar ginecomastia puberal fisiológica, que acontece caracteristicamente entre 13 e 14 anos, com duração de até 6 meses na maioria dos casos. Menos de 5% dos pacientes desse grupo evoluem para um quadro persistente, e são esses que procuram atendimento no final da adolescência ou na faixa dos 20 anos de idade[9].

Outras condições clínicas em adolescentes e adultos jovens que podem induzir a patologia incluem uso de medicamentos, puberdade precoce, síndrome de Klinefelter, atividade excessiva da aromatase de causa familiar ou esporádica, insensibilidade incompleta aos androgênios, tumores das suprarrenais ou testículos feminilizantes e hipertireoidismo[10-12].

Idosos

Patologia associada pode estar associada em 45% a 50% dos casos. Entre elas, as principais são doenças sistêmicas, medicações, obesidade, endocrinopatias e deficiência de testosterona. Pode haver algum grau de regressão espontânea após tratamento da causa, porém, se a ginecomastia durar mais de 1 ano, é provável que ocorram fibrose e hialinização do tecido, e a regressão espontânea é improvável mesmo com tratamento adequado da patologia de base. Além disso, os testículos podem segregar pouca testosterona em virtude do hipogonadismo primário ou secundário. A prevalência dessas condições aumenta com o avançar da idade. Metade dos homens têm baixa concentração de testosterona livre aos 70 anos de idade[13]. A atividade da enzima aromatase aumenta com a idade, e o peso corporal provavelmente é responsável por muitos casos de ginecomastia assintomática em idosos. De fato, há aumento progressivo da prevalência da ginecomastia com o aumento da massa corporal, provavelmente refletindo os efeitos parácrinos locais da produção de estradiol na gordura subareolar do tecido glandular mamário[4,6].

DIAGNÓSTICO

Avaliação clínica e diagnóstico diferencial

O primeiro passo consiste na confirmação da presença de componente glandular junto com o aumento do volume mamário, diferenciando-o da pseudoginecomastia, que é caracterizada pelo aumento da gordura subareolar sem o aumento do componente glandular da mama. O diagnóstico diferencial entre ginecomastia e pseudoginecomastia é estabelecido por meio do exame físico. Em pacientes com ginecomastia verdadeira, verifica-se a presença de tecido firme ou elástico, retroareolar e concêntrico, geralmente com 2cm de diâmetro (Figura 68.1)[9-14].

Outro diagnóstico diferencial importante é com o carcinoma de mama. O tecido que compõe a ginecomastia é macio, elástico ou firme, mas geralmente não é endurecido, e a área afetada é concêntrica em torno do complexo areolomamilar (CAM), além de ser clinicamente bilateral na maioria dos casos[4-6]. O câncer de mama costuma ser firme ou endurecido, localizado fora da área retroareolar e raramente bilateral. Além disso, ondulações na pele e retrações do CAM não estão presentes na ginecomastia, mas podem ser vistas em pacientes com câncer de mama. A presença de tecido elástico, macio, pode ser detectada nos primeiros 6 meses de desenvolvimento da ginecomastia, mas é incomum no câncer de mama. A descarga mamilar sanguinolenta está presente em 10% dos homens com câncer de mama, mas é um achado inesperado em casos de ginecomastia[15,16].

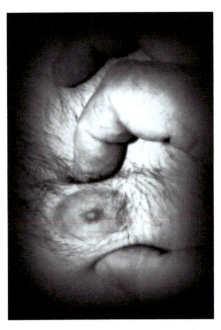

Figura 68.1 Pinçamento digital do tecido retroareolar para avaliação da presença de tecido mamário.

Avaliação por imagem

A mamografia é o principal exame para diagnóstico diferencial entre ginecomastia, lipomastia e câncer de mama, apresentando 90% de sensibilidade e especificidade para diferenciar achados benignos de doença maligna da mama. Evans e cols. avaliaram 104 pacientes de maneira cega, submetidos à biópsia de mama, e concluiram que a mamografia pode diferenciar acuradamente as doenças benignas e malignas e reduzir o número de biópsias em pacientes com avaliação clínica e radiológica sugerindo benignidade[17].

Na mamografia, a ginecomastia é caracterizada pela densidade retroareolar variável em tamanho e forma ou por mostrar densidade difusa e heterogênea, ocupando toda a mama. Na ecografia, é possível observar imagem hipoecoica retroareolar e/ou presença de área heterogeneamente difusa[18]. Portanto, a mamografia estará recomendada se o diagnóstico diferencial entre ginecomastia verdadeira e pseudoginecomastia não for clinicamente evidente e nos casos de sintomas recentes unilaterais. A ecografia é um método complementar e está indicada quando a mamografia é inconclusiva ou se o paciente se nega a fazer esse exame, também podendo ser útil para realização de punções guiadas[19,20].

Achados patológicos e associação com câncer

Quando a ginecomastia está presente por vários meses ou anos, o exame histológico geralmente mostra ductos dilatados com fibrose periductal, hialinização estromal e aumento da gordura retroareolar[21,22]. Por outro lado, pacientes que apresentam sintomas dolorosos e com o tecido mamário elástico, não endurecido, geralmente têm ginecomastia de início recente, e os achados patológicos incluem hiperplasia do epitélio ductal e infiltração do tecido periductal com a presença de células inflamatórias, além do aumento da gordura retroareolar[21,22].

Em estudo que analisou os resultados histopatológicos de 5.113 mamas masculinas com diagnóstico prévio de ginecomastia, Lapid e cols. relataram que o achado mais comum nos espécimes foi a ginecomastia verdadeira, seguida de pseudoginecomastia. A prevalência de carcinoma invasor foi de 0,11%, a de carcinoma intraductal, 0,18%, e a de hiperplasias atípicas, 0,4%. A prevalência de malignidades na biópsia definitiva de ginecomastias foi baixa, mas aumentou com a idade. Os casos unilaterais apresentaram prevalência maior de patologias, mas esse achado não encontrou significância estatística[11].

Em relação à citologia, Russin e cols. examinaram 50 casos de ginecomastia submetidos à aspiração com agulha fina para definição dos critérios para diferenciação de carcinoma de mama. Os parâmetros avaliados foram celularidade, arquitetura, presença de uma camada de células colunares, núcleos expostos, tamanhos celular e nuclear, características citoplasmáticas e nucleares e células aberrantes. Confusão diagnóstica pode ocorrer em situações de pouca celularidade, quando se analisam células isoladas ou em pequenos grupos. Entretanto, a presença de uma população de células mistas, compostas de camadas coesivas ou grupos de células típicas, núcleos expostos bipolares e células colunares em camada única, sugere ginecomastia e as diferencia do câncer de mama[13]. Gupta e cols. reforçam a importância da citologia no diagnóstico diferencial de câncer de mama e recomendam a punção por agulha fina para todos os casos de massas mamárias em homens adultos[15].

Em relação à expressão de receptores hormonais no tecido mamário masculino, Pensler e cols. analisaram 34 peças cirúrgicas de ginecomastia, três delas de pacientes com síndrome de Klinefelter. Não houve expressão significativa dos receptores de estrogênio e progesterona nos pacientes com ginecomastia idiopática, o que pode explicar o baixo índice de degeneração maligna nesses casos. Ao contrário, a alta expressão dos receptores hormonais nos casos de síndrome de Klinefelter fornece um mecanismo potencial para o desenvolvimento de neoplasias mamárias[17].

Estudo recente mostrou maior expressão da fração beta do estradiol na porção estromal do tecido mamário e baixa expressão no tecido epitelial de ambas as frações – alfa e beta – em ginecomastias idiopáticas puberais. Esse resultado pode direcionar a procura por novos e seletivos agentes antiestrogênicos voltados para o receptor de estrogênio para o tratamento medicamentoso da ginecomastia puberal[23].

A maioria dos centros de mama realiza ou solicita rotineiramente o exame anatomopatológico do tecido mamário excisado cirurgicamente; entretanto, em virtude da natureza benigna da ginecomastia e porque o diagnóstico clínico e por imagem é inequívoco na maioria dos casos, questiona-se a utilidade do exame histológico em adolescentes, grupo em que os riscos de patologias associadas são mínimos. Um estudo de revisão da literatura mostrou que a incidência de malignidade e outras anormalidades associadas à ginecomastia é extremamente baixa e, dados os custos inerentes ao exame, o exame histológico não deve ser realizado em indivíduos < 21 anos[24].

Diagnóstico etiopatológico

Uma vez estabelecido o diagnóstico, é importante avaliar suas possíveis causas, principalmente para descartar doenças sistêmicas graves ou tumores produtores de hormônios. Obesidade extrema, hipogonadismo, insuficiência hepática e renal e uso de medicações, hormônios e esteroides podem levar ao quadro de ginecomastia[25]. Integra essa investigação a revisão de todas as medicações em uso, incluindo produtos à base de ervas utilizados sem receita e que possam ser associados à ginecomastia.

As medicações contabilizam 20% dos casos de ginecomastia, e vários mecanismos patofisiológicos são associados aos medicamentos, ocasionando aumento do tecido mamário em homens[21]. Os hormônios sexuais e seus precursores podem ser bioconvertidos em estrogênios e promover aumento do tecido mamário. Os antiandrogênios usados para tratar o câncer de próstata, a espironolactona, a cimetidina, antipsicóticos de primeira geração, o verapamil, os estrogênios ou antiandrogênios ambientais e um ou mais componentes dos antirretrovirais utilizados no tratamento da imunodeficiência humana adquirida (HIV), principalmente os nucleosídeos inibidores da transcriptase reversa e os inibidores da protease, têm sido claramente associados à ginecomastia[21-30]. Adicionalmente, vários regimes quimioterápicos danificam os testículos e causam hipogonadismo primário. Outros fármacos, como metoclopramida e fenitoína, são associados à ginecomastia, mas sem uma relação de causa e efeito comprovada[30,31]. O uso de agentes, especialmente esteroides anabolizantes, incluindo também álcool, maconha e opioides, pode causar aumento do tecido mamário e deve ser levado em consideração[32].

O tratamento poderá envolver a troca por medicação alternativa ou a necessidade de cirurgia, ou até radioterapia, se o agente causador não puder ser descontinuado[33].

Avaliação laboratorial

Na ginecomastia puberal, os exames laboratoriais não costumam ser indicados devido à transitoriedade da alteração, exceto em casos de progressão rápida, persistência por mais de 1 ano após os 17 anos ou alargamento > 4cm de diâmetro. Nos casos de ginecomastia assintomática de longa data, também não há necessidade de exames laboratoriais de rotina. Quando solicitados, os principais exames são: hormônio folículo-estimulante (FSH), hormônio luteinizante (LH), prolactina, com a finalidade de detectar hipogonadismo primário ou secundário, hormônio tireoestimulante (TSH) e funções renais e hepáticas, bem como relação entre estradiol e testosterona para diagnóstico de tumores secretores de estrogênio, gonadotrofina coriônica humana (HCG) e alfafetoproteína, para excluir tumores testiculares ou extragonadais. Outros exames laboratoriais que podem ser solicitados incluem desidroepiandrosterona (DHEAS), Δ4-androstenediona, cortisol e cariótipo, quando indicado a partir de suspeitas clínicas[34].

Se os níveis de testosterona total forem limítrofes ou baixos, sua fração livre ou biodisponível deve ser avaliada para confirmação do hipogonadismo, o qual é primário, se associado ao aumento do LH, ou secundário, caso associado a níveis normais ou baixos de LH[33].

O longo tempo de duração dessa condição, já em estado fibrótico, sem evidência de outras doenças, é um dado tranquilizador; por isso, muitos mastologistas assumem uma posição minimalista quanto à abordagem e à investigação dos casos nessa condição.

Mesmo em pacientes sintomáticos com ginecomastia de início recente, sem diagnóstico causal com base na história e no exame físico, aparentemente os testes diagnósticos apresentam baixo índice de diagnóstico, e ainda não foi realizada uma análise prospectiva do custo-benefício nessa população. Em estudo retrospectivo que incluiu 87 homens com ginecomastia sintomática, 16% tiveram diagnóstico de doença renal ou hepática, 21% foram associados ao uso de medicações, em 2% foi identificado hipertireoidismo e 61% foram considerados idiopáticos. Em apenas um paciente (2%) foi encontrada anormalidade endócrina não diagnosticada previamente, um tumor testicular oculto das células de Leydig[34].

▶ IMPACTO PSICOSSOCIAL DA GINECOMASTIA

Para a população de adolescentes, a ginecomastia pode ser um problema persistente, ocorrendo durante um período crítico na formação da autoimagem e identidade de gênero. Esse é um processo de incongruência com o gênero masculino e pode afetar o desenvolvimento psicológico[35].

A ginecomastia tem impacto significativamente negativo do ponto de vista psicossocial, influenciando a sensação de bem-estar, especialmente quando relacionado com a interação social, a saúde mental e a autoestima. Estudo de caso-controle prospectivo conduzido por Nuzzi e cols. avaliou o impacto psíquico do aumento do tecido mamário em adolescentes em 47 casos de ginecomastia e em 92 controles sem ginecomastia, todos entre 12 e 21 anos de idade, e mostrou maior índice de massa corporal entre os casos; entretanto, a gravidade

do aumento mamário não afetou significativamente os testes realizados. Os autores concluíram que os serviços de saúde e os pacientes devem estar cientes do impacto psicossocial associado à ginecomastia e considerar o tratamento rápido e precoce desses adolescentes independentemente de sua gravidade[35].

Kinsella e cols. avaliaram a prevalência de distúrbios psicológicos em adolescentes com ginecomastia sintomática. Nesse estudo, 44 jovens de 10 a 18 anos de idade foram observados e comparados com os parâmetros da população em geral, exibindo níveis maiores de ansiedade, depressão e fobia social. Todos os pacientes apresentaram critérios diagnósticos que se enquadram no *Diagnostic and Statistical Manual of Mental Disorders-IV*. Os autores concluíram que a ginecomastia idiopática no adolescente é uma ameaça ao bem-estar psicológico e à identidade sexual e que os cirurgiões devem considerar fortemente o encaminhamento desses pacientes para avaliação e tratamento psicológico concomitantemente ao manejo cirúrgico[35].

▶ TRATAMENTO

Tratamento clínico

Se uma causa específica for identificada e tratada durante a fase dolorosa proliferativa, poderá ocorrer a regressão do aumento da glândula mamária, frequentemente decorrente da descontinuação da medicação indutora, em geral dentro de 1 mês após a interrupção do uso ou, nos casos de hipogonadismo primário, após o início do tratamento com testosterona.

Durante a fase proliferativa, que se manifesta clinicamente por dor mamária e massa elástica, não endurecida, pode ser tentado o tratamento medicamentoso. A maioria dos estudos com medicamentos, incluindo testosterona, di-hidrotestosterona, danazol, citrato de clomifeno, tamoxifeno e testolactona, não é controlada, o que dificulta a interpretação dos resultados, pois a ginecomastia pode inclusive resolver-se espontaneamente[36,37]. Os poucos estudos randomizados, duplo-cegos, controlados por placebo, geralmente têm número limitado de pacientes[34].

Embora não seja aprovado para tratamento da ginecomastia, o tamoxifeno, na dose de 20mg via oral, administrado diariamente por 3 meses, tem se mostrado efetivo, resultando em regressão parcial em até 80% dos casos e com regressão completa chegando a 60%[38-44]. Por outro lado, o inibidor da aromatase anastrozol não mostrou maior efetividade que o placebo em estudo randomizado, duplo-cego, controlado por placebo, em pacientes com ginecomastia puberal[45].

Além disso, acredita-se que o tamoxifeno possa prevenir o desenvolvimento de ginecomastia em homens que recebem monoterapia com altas doses de bicalutamida (Casodex® 150mg/dia) para o tratamento do câncer de próstata, com bons resultados, se comparado com o anastrozol e/ou placebo[46-48]. Apesar dos resultados animadores nos casos de homens tratados para câncer de próstata, a indicação de tamoxifeno para esses pacientes não é aprovada pelo Food and Drug Administration (FDA).

Entretanto, se a ginecomastia está presente há mais de 1 ano, é improvável sua regressão substancial, tanto espontaneamente como com o uso de terapia farmacológica, em virtude da presença de fibrose. Nesses casos, a mastectomia, que pode ser realizada por meio de diferentes técnicas, é o tratamento de escolha.

Avaliação clínica e classificação

A mama é avaliada quanto à presença de gordura ou parênquima e suas proporções. A consistência da mama ajudará a determinar a modalidade de tratamento mais efetiva para melhorar o resultado estético do paciente.

Uma classificação simplificada gradua a ginecomastia em graus I, II e III e associa os aspectos clínicos às melhores opções de tratamento cirúrgico (Quadro 68.1)[46].

Rohrich e cols. estabeleceram uma classificação mais extensa com base na composição do tecido mamário e no tamanho da ginecomastia e seu grau de ptose, oferecendo também a melhor opção de tratamento (Quadro 68.2).

Tratamento cirúrgico

Tipicamente, dois tipos de tecidos podem ser identificados na ginecomastia. Tecido fibroso denso estromal e tecido mamário se formam na região retroareolar, criando um efeito de massa proeminente. Estroma fibroadiposo pode desenvolver-se de maneira variável perifericamente na mama, particularmente quando o paciente apresenta índice de massa corporal aumentado. A cirurgia é direcionada para ambos os tecidos: utiliza-se a lipoaspiração para o tecido adiposo, contornando a mama, e a incisão direta para ressecção do tecido fibroso retroareolar. A ressecção da pele redundante é realizada quando necessário, imediatamente ou em procedimento posterior. Essas várias modalidades podem ser usadas isoladamente ou com a associação das técnicas para restaurar o contorno normal da parede torácica dos pacientes[41].

Lipoaspiração

Se o aumento mamário for primariamente atribuível ao excesso de tecido gorduroso, como nos casos de pseudoginecomastia, sem grande volume de parênquima fibroso, a lipoaspiração como técnica única poderá melhorar o contorno mamário sem as cicatrizes de uma incisão direta sobre a mama (Figura 68.2).

Quadro 68.1 Classificação da ginecomastia associando fatores clínicos às opções de tratamento

Classificação	Fatores clínicos	Opções de tratamento
Grau I	Tecido mamário sem ptose	Excisão e lipoaspiração
Grau II	Tecido mamário com CAM no sulco inframamário	Excisão, lipoaspiração e transposição do CAM
Grau III	Hipertrofia significativa com CAM abaixo do sulco inframamário	Redução mamária com transposição ou enxertia do CAM

CAM: complexo areolomamilar.
Fonte: adaptado de Jones, 2010.

Quadro 68.2 Classificação estendida de Rohrich, correlacionando fatores clínicos às opções de tratamento para ginecomastia

Classificação	Fatores clínicos	Opções de tratamento
Grau I: hipertrofia mínima — < 250g	Ia: tecido mamário lipossubstituído Ib: tecido mamário glandular fibroso	Lipoaspiração assistida por lipectomia (PAL ou UAL) Excisão adicional pode ser necessária
Grau II: hipertrofia moderada — > 250 e < 500g	IIa: tecido mamário lipossubstituído IIb: tecido mamário glandular e gordura periférica	Lipoaspiração assistida por lipectomia Excisão central e lipoaspiração periférica
Grau III: hipertrofia severa — > 500g	Ptose grau I	Excisão e lipoaspiração
Grau IV: hipertrofia severa — > 500g	Ptose graus II e III	Excisão, lipoaspiração e possível transposição do CAM

CAM: complexo areolomamilar; PAL: *power-assisted liposuction*; UAL: *ultrasound-assisted liposuction*.
Fonte: adaptado de Rohrich *et al.*, 1998.

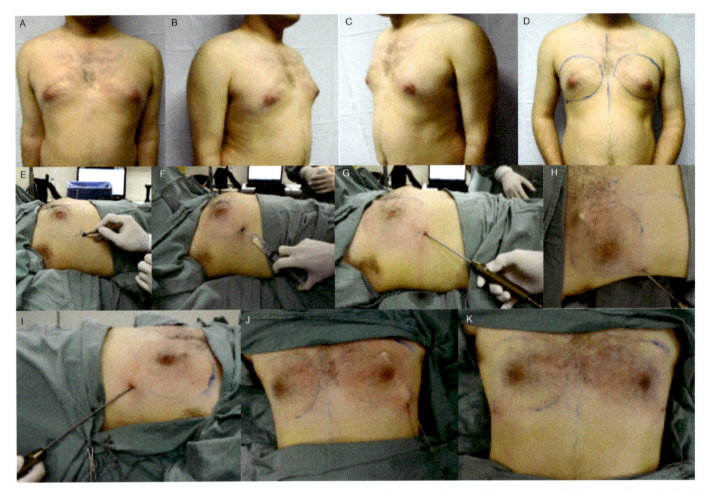

Figura 68.2A Pré-operatório – vista frontal. **B** e **C** Pré-operatório – vistas oblíquas. **D** Pré-operatório – marcação da área a ser lipoaspirada. **E** Incisão em linha axilar anterior para introdução de cânula de lipoaspiração. **F** Infiltração de solução de adrenalina e soro fisiológico na proporção de 1:200. **G** e **H** Lipoaspiração de mama direita na área demarcada. **I** e **J** Lipoaspiração de mama esquerda na área demarcada. É importante sistematizar o procedimento (p. ex., seguir o sentido horário) para manter a homogeneidade da sucção em toda a mama. **K** Resultado final imediato.

Mastectomia

Quando o tecido predominante é denso, com base na hipertrofia fibrosa do parênquima mamário, tende a ser resistente à remoção apenas com lipossucção. Nesses casos, a exérese da mama se torna necessária e várias técnicas podem ser utilizadas, associadas ou não à lipoaspiração.

✓ Excisão aberta

A incisão direta periareolar com retirada do tecido mamário é técnica amplamente aceita e muito utilizada (Figuras 68.3 e 68.4).

✓ Excisão aberta associada à lipoaspiração

Essa associação de técnicas tem sido amplamente utilizada porque em grande parte dos casos estão presentes tanto um componente adiposo como tecido fibroglandular. A retirada excisional do tecido gorduroso pode criar depressões, aderências, assimetrias e deformidades após a mastectomia[41].

A lipoaspiração como primeiro passo, principalmente na periferia do tecido mamário, previne essas sequelas com a retirada mais homogênea do componente adiposo e promove contorno mais bem definido da mama[41]. A segunda etapa do procedimento consiste na retirada excisional aberta do tecido mamário fibroso residual, em geral na região retroareolar (Figura 68.5).

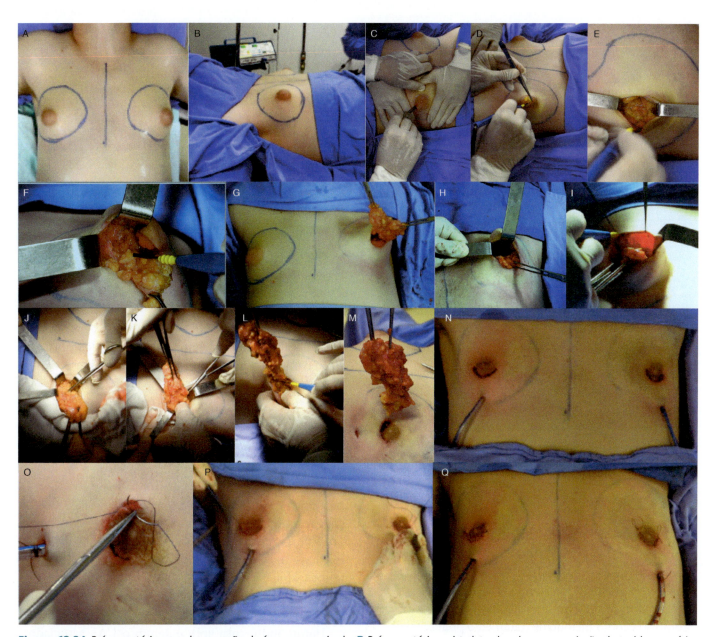

Figura 68.3 A Pré-operatório com demarcação da área a ser excisada. **B** Pré-operatório – vista lateral – observe a projeção do tecido mamário, principalmente da região retroareolar. **C** Incisão periareolar inferior da mama esquerda. **D** e **E** Incisão perpendicular do tecido mamário em direção posterior, dividindo-o em polos superior e inferior – essa manobra facilita a excisão quando a ginecomastia é volumosa. **F** Dissecção e confecção do retalho dermocutâneo do polo superior. **G** Polo superior da ginecomastia liberado após dissecção do músculo peitoral maior posteriormente. **H** Polo superior da mama esvaziado e pinçamento do tecido remanescente do polo inferior. **I** Visão cranial da dissecção anterior do polo inferior da mama. **J** a **L** Finalização da ressecção mamária com liberação do tecido inferior e posteriormente. **M** Polo inferior totalmente ressecado. **N** Ressecção bilateral finalizada e drenagem por sucção a vácuo. **O** e **P** Fechamento do subcutâneo. **Q** Resultado final imediato.

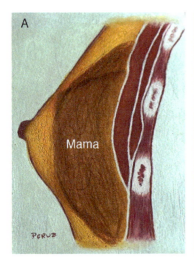 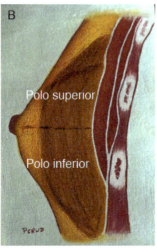 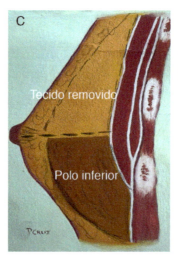 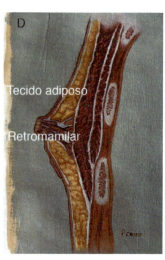

Figura 68.4A Esquema de ginecomastia com tecido central a ser removido. **B** Mama subdividida em polos superior e inferior para fins de cirurgia. **C** Remoção de um polo para posterior retirada do outro polo facilita a cirurgia. **D** Aspecto final, salientando que deve ser preservado o tecido subcutâneo condizente com todo o paciente; no tecido retroareolar, preservar o suficiente de tecido para evitar deformidade.

✓ Lipoaspiração assistida

Em pacientes com parênquima mamário denso associado a tecido gorduroso, o uso de energia para emulsificar o tecido fibroso residual para em seguida lipoaspirar o fluido residual é uma alternativa que vem sendo indicada. Nessa situação, tanto a PAL (*power-assisted liposuction*) como a UAL (*ultrasound-assisted liposuction*) podem ser técnicas adjuvantes muito úteis e oferecem uma alternativa à associação convencional da lipoaspiração na periferia da mama, complementada pela incisão direta com a retirada excisional do tecido mamário retroareolar.

A lipoaspiração combinada à ressecção da glândula é uma opção de tratamento cirúrgico preciso e menos invasivo com taxa menor de complicações, cicatrizes ocultas e grande satisfação do paciente. Essa abordagem deve ser promovida como método de tratamento preferencial[44].

✓ Power-assisted liposuction

A PAL consiste no uso de uma cânula especializada com movimento mecânico, o que elimina a necessidade de muitos movimentos manuais. De resto, é semelhante à técnica de lipossucção tradicional.

Em estudo de Lista e Ahmad, os autores avaliaram os resultados da PAL em 96 pacientes (192 mamas) e observaram que as complicações com o uso dessa técnica foram mínimas (1% das mamas) e que não foram necessárias revisões cirúrgicas, concluindo que essa é uma abordagem versátil e produz consistentemente contorno natural da mama masculina com cicatrizes mínimas[42].

Achados semelhantes foram encontrados por Lee e cols., em uma série de casos com 15 pacientes, os quais afirmam que essa técnica é efetiva na remoção tanto de tecido adiposo como glandular, enfatizando os excelentes resultados estéticos com cicatrizes imperceptíveis[43].

✓ Ultrasound-assisted liposuction

Uma cânula especializada transmite vibrações ultrassônicas dentro do corpo do paciente. Essas vibrações rompem as paredes das células adiposas, liquefazendo a gordura e facilitando a lipossucção do fluido residual. A UAL é uma boa escolha em casos de áreas fibrosas. Jones afirma que seus resultados tendem a ser melhores do que com o rompimento celular mecânico do PAL[44].

Hammond e cols. apresentaram o UAL associado à técnica *pull-through* (retirada do tecido mamário residual através da mesma incisão da cânula). Quinze pacientes foram avaliados e apresentaram bons resultados com bom contorno mamário, evitando-se o estigma da cicatriz mamária para abordagem da ginecomastia[45].

Rohrich e cols., em uma série de 61 pacientes submetidos à UAL, demonstraram índice de sucesso de 86,9% com o uso da técnica e afirmaram que o método é particularmente eficiente na remoção do tecido fibroso denso e oferece a vantagem de cicatrizes externas mínimas. Os autores concluem que o UAL é efetivo no tratamento da maioria dos casos de ginecomastia, sendo as técnicas excisionais reservadas para casos de ginecomastia severa com significativo excesso de pele[51].

Capítulo 68 | Ginecomastia

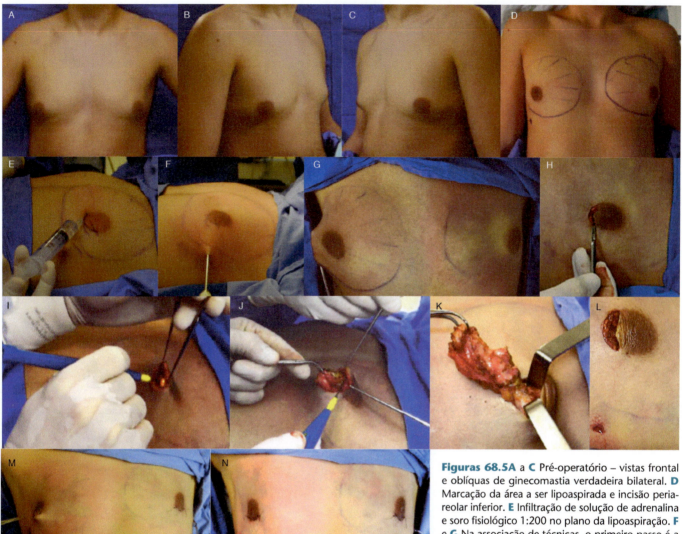

Figuras 68.5A a **C** Pré-operatório – vistas frontal e oblíquas de ginecomastia verdadeira bilateral. **D** Marcação da área a ser lipoaspirada e incisão periareolar inferior. **E** Infiltração de solução de adrenalina e soro fisiológico 1:200 no plano da lipoaspiração. **F** e **G** Na associação de técnicas, o primeiro passo é a lipoaspiração periférica do componente gorduroso da ginecomastia. **H** Completada a lipoaspiração, realiza-se incisão periareolar inferior para exérese do tecido mamário remanescente. **I** Liberação do complexo areolomamilar. **J** Observe a espessura do tecido retroareolar: o retalho muito fino pode causar o indesejável efeito de escavamento do complexo areolomamilar. **K** e **L** Finalizando a liberação do tecido mamário remanescente. **M** Fechamento do tecido subcutâneo após término bilateral do procedimento. **N** Resultado final imediato – uso de drenos de sucção a vácuo.

Ressecção endoscópica associada ou não à lipoaspiração

A ressecção endoscópica é uma alternativa para diminuir a extensão das cicatrizes e representa uma oportunidade importante para a mudança conceitual na abordagem dessa condição, passando da incisão aberta para procedimentos minimamente invasivos. A ressecção pode ser realizada com ou sem lipoaspiração.

Na associação de técnicas, a lipossucção a vácuo é realizada de modo a remover o tecido gorduroso. A excisão endoscópica do tecido fibroglandular remanescente é feita sob visão direta pela mesma incisão, substituindo a incisão aberta periareolar. O parênquima é dissecado em pequenos pedaços e retirado[46].

Em uma série de casos, incluindo 15 pacientes, Jarrar e cols. compararam a lipossucção isolada (n = 4), a excisão endoscópica e a lipossucção (n = 7) e a excisão endoscópica isolada (n = 1). O índice de satisfação alcançou 92%, e houve um caso de infecção e um de seroma. Os resultados continuaram estáveis durante o acompanhamento, e não foram necessárias revisões cirúrgicas nesses pacientes. Os autores concluem que a excisão endoscópica através de incisão única lateralmente na parede torácica é uma técnica minimamente invasiva efetiva e segura no manejo da ginecomastia[46].

Já Ohyama e cols. avaliaram a excisão da ginecomastia assistida por endoscopia através de incisão axilar, com a remoção em bloco dos tecidos fibroglandular e adiposo, sem o auxílio da lipoaspiração nessa série de casos. A cicatriz axilar foi pequena e discreta, e o contorno mamário pós-operatório foi satisfatório. Os autores concluem que a abordagem axilar através do sistema endoscópico é factível e pode ser muito útil no manejo da ginecomastia[47].

A Figura 68.6 ilustra um caso clínico com ressecção endoscópica assistida por lipoaspiração através de incisão única axilar

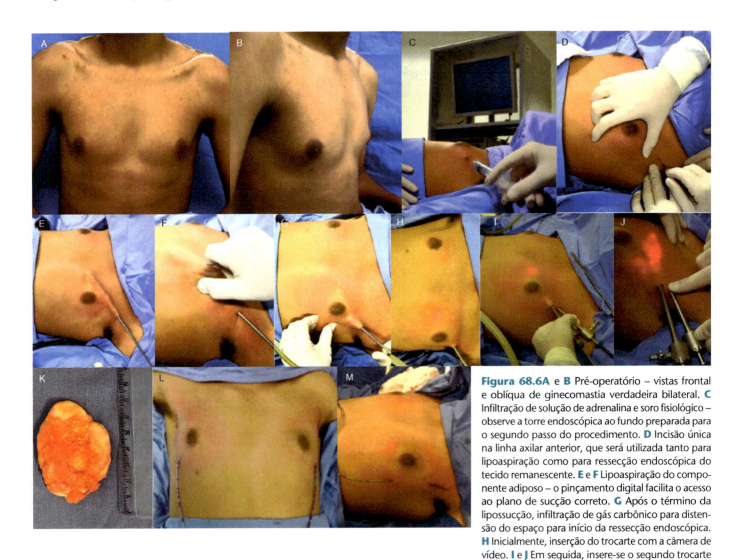

Figura 68.6A e **B** Pré-operatório – vistas frontal e oblíqua de ginecomastia verdadeira bilateral. **C** Infiltração de solução de adrenalina e soro fisiológico – observe a torre endoscópica ao fundo preparada para o segundo passo do procedimento. **D** Incisão única na linha axilar anterior, que será utilizada tanto para lipoaspiração como para ressecção endoscópica do tecido remanescente. **E** e **F** Lipoaspiração do componente adiposo – o pinçamento digital facilita o acesso ao plano de sucção correto. **G** Após o término da lipossucção, infiltração de gás carbônico para distensão do espaço para início da ressecção endoscópica. **H** Inicialmente, inserção do trocarte com a câmera de vídeo. **I** e **J** Em seguida, insere-se o segundo trocarte para realizar a liberação das travas do tecido remanescente. **K** Tecido mamário remanescente excisado através da mesma incisão para lipoaspiração e abordagem endoscópica. **L** e **M** Resultado imediato final – vistas frontal e lateral.

Incisões abertas – Escolha da cicatriz

A escolha da cicatriz envolve a quantidade de pele excedente e sua elasticidade, a composição tecidual e o tamanho da ginecomastia.

✓ Incisão periareolar com preservação da pele

Seguindo a premissa de intervenções menores com cicatrizes mais discretas, a maioria das incisões preserva a pele. A incisão de escolha nesses casos, em razão da discrição, é a periareolar inferior.

Em estudo retrospectivo de Wiesman e cols., incluindo 174 casos, 77% dos pacientes com ginecomastia de grau III obtiveram bons resultados com incisões sem a retirada de pele. Os autores concluíram que cirurgias preservadoras de pele devem ser a escolha inicial, incluindo a maioria dos casos com ginecomastia de grau III[49].

✓ Incisão com retirada de pele

Entretanto, a pele redundante após exérese do tecido mamário pode não se contrair de maneira previsível, principalmente em homens idosos ou quando o tamanho da ginecomastia e o grau de ptose são pronunciados. Nesses casos, pode ser necessária a excisão de pele para que seja alcançado resultado estético aceitável.

A técnica que inclui a decorticação periareolar excêntrica apresenta ótimos resultados e ainda mantém uma cicatriz periareolar, mais discreta. O fechamento em bolsa do subcutâneo para aproximação das bordas da ferida é uma medida simples que diminui a tensão entre o tecido areolar e a pele circundante, diminuindo os riscos de deiscência ou alargamento dessa cicatriz[50-52].

Cannistra e cols. observaram que a rede vasculonervosa que irriga e inerva o complexo areolomamilar provém principalmente das regiões cranial (12 horas) e caudal (6 horas) e que sua preservação é muito importante, mais do que dos pedículos laterais. A preservação desse duplo pedículo vasculonervoso reduz significativamente o risco de necrose areolar, especialmente em ginecomastias maiores e ptóticas, como as de grau III (Figuras 68.7)[50].

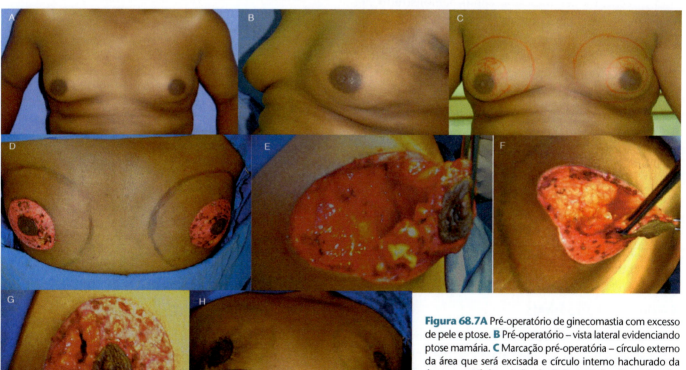

Figura 68.7A Pré-operatório de ginecomastia com excesso de pele e ptose. **B** Pré-operatório – vista lateral evidenciando ptose mamária. **C** Marcação pré-operatória – círculo externo da área que será excisada e círculo interno hachurado da área que será desepitelizada. **D** Desepitelização periareolar bilateral concluída. **E** Liberação do tecido retroareolar – atenção especial deve ser dada à espessura do retalho que inclui o complexo areolomamilar, em virtude do risco aumentado de sofrimento tecidual em consequência da desepitelização com diminuição do suprimento vascular. **F** e **G** Excisão completa do tecido mamário – retalho dérmico desepitelizado contendo o complexo areolomamilar. **H** Resultado final imediato com cicatriz periareolar.

✓ Transposição de aréola

Ginecomastias de grande volume com excesso de pele são de difícil correção apenas com a desepitelização periarolar e a lipoaspiração. Nesses pacientes, a mastectomia total com enxerto livre do complexo areolomamilar pode ser a melhor opção.

Entretanto, a decisão sobre a nova localização da aréola é arbitrária, e o planejamento pré-operatório, levando em consideração as medidas do manúbrio esternal ao púbis e a circunferência do tórax relacionadas proporcionalmente com a aréola, pode resultar em melhores simetria e resultado estético após a enxertia[53].

Comparação da eficácia das técnicas

Diversas técnicas estão disponíveis para abordagem cirúrgica da ginecomastia. As indicações dependem da quantidade de tecido mamário presente, do excesso e da qualidade da pele, da ptose mamária, do desejo do paciente e da preferência e capacitação do cirurgião[54,55].

A classificação clínica se correlaciona intimamente com a técnica a ser indicada, como demonstrado nos Quadros 68.1 e 68.2. O tratamento individualizado, inclusive com a associação de técnicas, torna difícil a comparação da eficácia ou dos resultados estéticos entre as diversas técnicas empregadas.

Entretanto, como regra geral, a mastectomia poupadora de pele, quando factível, inclusive em ginecomastias de grau III, oferece os melhores resultados[56]. Além disso, a associação de lipoaspiração está relacionada com melhores resultados estéticos e baixo índice de complicações[55]. A cirurgia endoscópica e a lipoaspiração assistida por ultrassom, considerada minimamente invasiva, com incisão remota ou periareolar, também apresentam bons resultados estéticos com a aparência de pacientes "não operados", sendo consideradas uma técnica segura com baixos índices de complicações[41,43,44,48,55].

▶ CONSIDERAÇÕES FINAIS

O diagnóstico clínico e por imagem inequívoca, a não associação a neoplasias mamárias e o desconforto físico e psíquico causado pela ginecomastia contribuem para a mudança do enfoque em relação ao manejo desse transtorno. Passa-se a considerar o impacto estético e na qualidade de vida dos pacientes em detrimento da simples remoção do tecido mamário.

Dentro dessa nova abordagem, em que os resultados estéticos e funcionais se tornam os objetivos centrais do cirurgião da mama, são fundamentais o desenvolvimento e a utilização de técnicas cirúrgicas menos invasivas com cicatrizes mais discretas, que preservem o contorno torácico e a simetria mamária, associadas a poucas complicações e sequelas. Neste capítulo foram abordadas as principais técnicas cirúrgicas e suas possíveis associações para as diversas possibilidades de apresentação clínica da ginecomastia, discutindo publicações recentes e relevantes com novas e factíveis opções a serem utilizadas pelos cirurgiões.

REFERÊNCIAS

1. Nuttall FQ. Gynecomastia as a physical finding in normal men. J Clin Endocrinol Metabol 1979; 48(2):338-40.
2. Niewoehner CB, Nuttal FQ. Gynecomastia in a hospitalized male population. Am J Med 1984; 77(4):633-8.
3. Georgiadis E, Papandreou L, Evangelopoulou C et al. Incidence of gynaecomastia in 954 young males and its relationship to somatometric parameters. Ann Human Biol 1994; 21(6):579-87.
4. Giordano SH, Buzdar AU, Hortobagyi GN. Breast cancer in men. Ann Internal Med 2002; 137(8):678-87.
5. Evans GF, Anthony T, Turnage RH et al. The diagnostic accuracy of mammography in the evaluation of male breast disease. Am J Surg 2001; 181(2):96-100.
6. Rissanen TJ, Makarainen HP, Kallioinen MJ, Kiviniemi HO, Salmela PI. Radiography of the male breast in gynecomastia. Acta Radiol 1992; 33(2):110-4.
7. Dialani V, Baum J, Mehta TS. Sonographic features of gynecomastia. J Ultrasound Med 2010; 29(4):539-47.
8. Carlson HE. Gynecomastia. New Engl J Med 1980; 303(14):795-9.
9. Andersen JA, Gram JB. Gynecomasty: Histological aspects in a surgical material.
10. Nicolis GL, Modlinger RS, Gabrilove JL. A study of the histopathology of human gynecomastia. J Clin Endocrinol Metabol 1971; 32(2):173-8.
11. Lapid O, Jolink F, Meijer SL. Pathological findings in gynecomastia: Analysis of 5.113 breasts. Ann Plast Surg 2013.
12. Williams MJ. Gynecomastia. Its incidence, recognition and host characterization in 447 autopsy cases. Am J Med 1963; 34:103-12.
13. Russin VL, Lachowicz C, Kline TS. Male breast lesions: Gynecomastia and its distinction from carcinoma by aspiration biopsy cytology. Diagn Cytopath 1989; 5(3):243-7.
14. Ersoz H, Onde ME, Terekeci H, Kurtoglu S, Tor H. Causes of gynaecomastia in young adult males and factors associated with idiopathic gynaecomastia. Intern J Androl 2002; 25(5):312-6.
15. Gupta RK, Naran S, Simpson J. The role of fine needle aspiration cytology (FNAC) in the diagnosis of breast masses in males. Eur J Surg Oncol 1988; 14(4):317-20.
16. Shozu M, Sebastian S, Takayama K et al. Estrogen excess associated with novel gain-of-function mutations affecting the aromatase gene. New Engl J Med 2003; 348(19):1855-65.
17. Pensler JM, Silverman BL, Sanghavi J et al. Estrogen and progesterone receptors in gynecomastia. Plast Reconstr Surg 2000; 106(5):1011-3.
18. Nicoletti GF, D'Andrea F, Ferraro G et al. Differential expression of estrogen receptor alpha and beta transcripts in tissues and in primary culture cells from pubertal gynecomastia. J Endocrinol Inv 2012; 35(2):150-3.
19. Nicoletti GF, D'Andrea F, Ferraro G et al. Differential expression of estrogen receptor alpha and beta transcripts in tissues and in primary culture cells from pubertal gynecomastia. J Endocrinol Inv 2012; 35(2):150-3.
20. Koshy JC, Goldberg JS, Wolfswinkel EM, Ge Y, Heller L. Breast cancer incidence in adolescent males undergoing subcutaneous mastectomy for gynecomastia: Is

pathologic examination justified? A retrospective and literature review. Plast Reconstr Surg 2011; 127(1):1-7.

21. Bowman JD, Kim H, Bustamante JJ. Drug-induced gynecomastia. Pharmacotherapy 2012; 32(12):1123-40.

22. Sauer MA, Rifka SM, Hawks RL, Cutler Jr GB, Loriaux DL. Marijuana: Interaction with the estrogen receptor. J Pharmacol Experim Therap 1983; 224(2):404-7.

23. Di Lorenzo G, Autorino R, Perdona S, De Placido S. Management of gynaecomastia in patients with prostate cancer: A systematic review. Lancet Oncol 2005; 6(12):972-9.

24. Satoh T, Fujita KI, Munakata H et al. Studies on the interactions between drugs and estrogen: Analytical method for prediction system of gynecomastia induced by drugs on the inhibitory metabolism of estradiol using Escherichia coli coexpressing human CYP3A4 with human NADPH-cytochrome P450 reductase. Analyt Biochem 2000; 286(2):179-86.

25. Dejager S, Bry-Gauillard H, Bruckert E et al. A comprehensive endocrine description of Kennedy's disease revealing androgen insensitivity linked to CAG repeat length. J Clin Endocrinol Metabol 2002; 87(8):3893-901.

26. Finkelstein JS, McCully WF, MacLaughlin DT, Godine JE, Crowley Jr WF. The mortician's mystery. Gynecomastia and reversible hypogonadotropic hypogonadism in an embalmer. New Engl J Med 1988; 318(15):961-5.

27. Brody SA, Loriaux DL. Epidemic of gynecomastia among Haitian refugees: Exposure to an environmental antiandrogen. Endocrine Practice 2003; 9(5):370-5.

28. Rahim S, Ortiz O, Maslow M, Holzman R. A case-control study of gynecomastia in HIV-1-infected patients receiving HAART. AIDS Reader 2004; 14(1):23-4, 9-32, 5-40.

29. Henley DV, Lipson N, Korach KS, Bloch CA. Prepubertal gynecomastia linked to lavender and tea tree oils. New Engl J Med 2007; 356(5):479-85.

30. Satoh T, Tomikawa Y, Takanashi K, Itoh S, Itoh S, Yoshizawa I. Studies on the interactions between drugs and estrogen. III. Inhibitory effects of 29 drugs reported to induce gynecomastia on the glucuronidation of estradiol. Biolog Pharmaceut Bull 2004; 27(11):1844-9.

31. Irving LM, Wall M, Neumark-Sztainer D, Story M. Steroid use among adolescents: Findings from Project EAT. J Adolescent Health 2002; 30(4):243-52.

32. Ting AC, Chow LW, Leung YF. Comparison of tamoxifen with danazol in the management of idiopathic gynecomastia. Am Surgeon 2000; 66(1):38-40.

33. Satoh T, Munakata H, Fujita K et al. Studies on the interactions between drug and estrogen. II. On the inhibitory effect of 29 drugs reported to induce gynecomastia on the oxidation of estradiol at C-2 or C-17. Biolog Pharmaceut Bull 2003; 26(5):695-700.

34. Andersen JA, Gram JB. Gynecomasty: histological aspects in a surgical material. Acta Pathol Microbiol Immunol Scand A 1982; 90(3):185-90.

35. Khan HN, Rampaul R, Blamey RW. Management of physiological gynaecomastia with tamoxifen. Breast 2004; 13(1):61-5.

36. Plourde PV, Reiter EO, Jou HC et al. Safety and efficacy of anastrozole for the treatment of pubertal gynecomastia: A randomized, double-blind, placebo-controlled trial. J Clinical Endocrinol Metabol 2004; 89(9):4428-33.

37. Boccardo F, Rubagotti A, Battaglia M et al. Evaluation of tamoxifen and anastrozole in the prevention of gynecomastia and breast pain induced by bicalutamide monotherapy of prostate cancer. J Clin Oncol 2005; 23(4):808-15.

38. Saltzstein D, Sieber P, Morris T, Gallo J. Prevention and management of bicalutamide-induced gynecomastia and breast pain: Randomized endocrinologic and clinical studies with tamoxifen and anastrozole. Prostate Cancer Prostatic Dis 2005; 8(1):75-83.

39. Perdona S, Autorino R, De Placido S et al. Efficacy of tamoxifen and radiotherapy for prevention and treatment of gynaecomastia and breast pain caused by bicalutamide in prostate cancer: A randomised controlled trial. Lancet Oncol 2005; 6(5):295-300.

40. Hammond DC. Surgical correction of gynecomastia. Plast Reconstr Surg 2009; 124(1 Suppl):61e-8e.

41. Abramo AC. Axillary approach for gynecomastia liposuction. Aesth Plast Surg 1994; 18(3):265-8.

42. Lista F, Ahmad J. Power-assisted liposuction and the pull-through technique for the treatment of gynecomastia. Plast Reconstr Surg 2008; 121(3):740-7.

43. Lee JH, Kim IK, Kim TG, Kim YH. Surgical correction of gynecomastia with minimal scarring. Aesth Plast Surg 2012; 36(6):1302-6.

44. GE J. Bostwick's plastic and reconstructive breast surgery. 3. ed. St. Louis, Missouri: Quality Medical Publishing, Inc., 2010.

45. Hammond DC, Arnold JF, Simon AM, Capraro PA. Combined use of ultrasonic liposuction with the pull-through technique for the treatment of gynecomastia. Plast Reconstr Surg 2003; 112(3):891-5; discussion 6-7.

46. Rohrich RJ, Ha RY, Kenkel JM, Adams Jr WP. Classification and management of gynecomastia: Defining the role of ultrasound-assisted liposuction. Plast Reconstr Surg 2003; 111(2):909-23; discussion 24-5.

47. Jarrar G, Peel A, Fahmy R, Deol H, Salih V, Mostafa A. Single incision endoscopic surgery for gynaecomastia. J Plast Reconstr Aesth Surg 2011; 64(9):e231-6.

48. Ohyama T, Takada A, Fujikawa M, Hosokawa K. Endoscope-assisted transaxillary removal of glandular tissue in gynecomastia. Ann Plast Surg 1998; 40(1):62-4.

49. Wiesman IM, Lehman Jr JA, Parker MG, Tantri MD, Wagner DS, Pedersen JC. Gynecomastia: An outcome analysis. Ann Plast Surg 2004; 53(2):97-101.

50. Cannistra C, Piedimonte A, Albonico F. Surgical treatment of gynecomastia with severe ptosis: Periareolar incision and dermal double areolar pedicle technique. Aesth Plast Surg 2009; 33(6):834-7.

51. Smoot III EC. Eccentric skin resection and purse-string closure for skin reduction with mastectomy for gynecomastia. Ann Plast Surg 1998; 41(4):378-83.

52. Persichetti P, Berloco M, Casadei RM, Marangi GF, Di Lella F, Nobili AM. Gynecomastia and the complete circumareolar approach in the surgical management of skin redundancy. Plast Reconstr Surg 2001; 107(4):948-54.

53. Huang TT, Hidalgo JE, Lewis SR. A circumareolar approach in surgical management of gynecomastia. Plast Reconstr Surg 1982; 69(1):35-40.

54. Murphy TP, Ehrlichman RJ, Seckel BR. Nipple placement in simple mastectomy with free nipple grafting for severe gynecomastia. Plast Reconstr Surg 1994: 94(6):818-23.

55. Wiesman IM, Lehman Jr JA, Parker MG, Tantri MD, Wagner DS, Pedersen JC. Gynecomastia: An outcome analysis. Ann Plast Surg 2004; 53(2):97-101.

56. Petty PM, Solomon M, Buchel EW, Tran NV. Gynecomastia: Evolving paradigm of management and comparison of techniques. Plast Reconstr Surg 2010; 125(5):1301-8.

Capítulo 69

Reconstrução Mamária Imediata na Gravidez e Lactação

Flávia Kuroda
Cícero de Andrade Urban
Mateus Ricardo Ulsan Lourenço

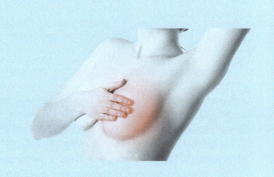

▶ INTRODUÇÃO

A definição de câncer de mama associado à gravidez (CMAG) inclui câncer diagnosticado durante a gestação e dentro de 1 ano após o parto ou em qualquer momento durante a lactação[1-3]. Embora a prevalência de CMAG seja relativamente baixa (varia de 1:10.000 a 1:3.000 de todas as gestações), ele coloca a equipe médica em um cenário complexo, pois dois indivíduos estão envolvidos: a mãe e o recém-nascido. Estima-se que 4% de todos os cânceres de mama possam ser diagnosticados em gestantes, e espera-se que sua incidência aumente devido ao adiantamento da gestação em todo o mundo[4,5], ou pelo menos 10% das pacientes com câncer de mama com menos de 40 anos de idade estarão grávidas no momento do diagnóstico, com o CMAG constituindo aproximadamente 7% de todos os cânceres de mama em mulheres < 45 anos[6,7]. A incidência de câncer de mama na gravidez continuará a crescer, e estratégias padronizadas de tratamento devem ser desenvolvidas[8].

As alterações fisiológicas mais comuns nas mamas durante a gestação e a lactação são ingurgitamento mamário, hipertrofia e descarga papilar espontânea, as quais podem dificultar ou retardar a detecção de massas discretas, atrasando o diagnóstico e levando a estágios mais avançados, comparados aos de mulheres de mesma faixa etária não grávidas. Isso, de maneira geral, forma o prognóstico das mulheres com câncer de mama associado à gestação relativamente pior em comparação com a estatística do câncer de mama em geral[9,10]. O CMAG apresenta-se geralmente como massa palpável e indolor ou, menos comumente, como descarga papilar hemorrágica. Com o atraso no diagnóstico, as pacientes com CMAG podem apresentar tumores maiores com riscos também maiores de envolvimento linfonodal.

Em relação à biologia tumoral do câncer de mama associado à gestação, a maioria é carcinoma ductal infiltrante, como nas pacientes não grávidas[11]. Comparado com o câncer de mama esporádico, a maioria dos casos de CMAG apresenta fenótipo mais agressivo e de alto grau[12], maior prevalência de triplonegativo[12-14], maior expressão de marcadores tumorais (PDL/PDL1, SRC, IGF e Wnt/β-caterina, RANK) e baixa prevalência de linfócitos infiltrantes do tumor (TIL)[15,16].

O manejo dessas pacientes representa um desafio para todos os envolvidos em seus cuidados. Em contraste com outras áreas da oncologia da mama, não há grandes estudos randomizados e protocolos para orientar as práticas clínicas e cirúrgicas. A maior parte das recomendações de tratamento baseia-se em relatos de casos e coortes retrospectivas. Assim, na ausência de estudos padronizados para CMAG, as opções de tratamento buscam priorizar o melhor tratamento para a mãe e minimizar os riscos para o feto[17-19].

Uma revisão sistemática relatou que as pacientes com CMAG apresentaram taxas maiores de recorrência local quando comparadas às pacientes-controle, mesmo com tumores iniciais, os quais geralmente evoluem com bom prognóstico[7]. Assim, as pacientes com CMAG com tumores T0-T2 devem ser consideradas e tratadas como de alto risco para recidiva local. Recentemente, a metanálise de Shao e cols. demonstrou que mulheres com câncer de mama durante ou após a gestação apresentam risco > 45% de morte e > 39% de morte e recorrência, comparadas às pacientes com câncer de mama não grávidas[20]. Por outro lado, diversos estudos revelam taxas melhores de sobrevida para mulheres que engravidaram após tratamento para câncer de mama em relação às que não engravidaram. Esses achados, no entanto, podem resultar do efeito "mãe saudável", um viés de seleção em que as mulheres que apresentaram resultados favoráveis são mais propensas a conceber do que aquelas que recaíram, distorcendo o verdadeiro efeito[21].

A estratégica terapêutica em pacientes com CMAG deve levar em consideração o tipo de tumor, o estádio da doença e, principalmente, a idade gestacional no momento do diagnóstico e o desejo da paciente e de seus familiares. O tratamento de uma gestante com câncer de mama deve ser discutido por equipe multidisciplinar, incluindo profissionais obstétricos, especialistas em medicina materno-fetal, neonatologista, além de todos os profissionais oncológicos, como cirurgião oncológico, oncologista clínico, radioncologista, geneticista e serviços de suportes psicossociais[22,23].

A cirurgia das mamas sob anestesia pode ser seguramente realizada em qualquer trimestre da gestação, com risco mínimo para o desenvolvimento fetal, e a abordagem cirúrgica deve ser seguida conforme os mesmos protocolos adotados para mulheres não grávidas[19,24]. A idade gestacional ao diagnóstico é importante fator para a escolha do tratamento. Durante o primeiro trimestre, o tratamento conservador da mama pode resultar em atraso importante para o início da radioterapia; por isso, a mastectomia é considerada o tratamento cirúrgico de escolha[22,25,26]. Durante o segundo e terceiro trimestres, o tratamento conservador da mama pode ser uma ótima opção sem comprometer o controle oncológico da doença. Como na população não gestante, não há benefícios em termos de sobrevida da mastectomia sobre a cirurgia conservadora da mama[22].

Embora os casos de CMAG apresentem alta taxa de metástase axilar[27], a biópsia de linfonodo sentinela deve ser oferecida às pacientes em estádio inicial. Diversos estudos[3,28,29] têm apontado a viabilidade da linfocintilografia durante a gestação com uma dose de irradiação uterina calculada em 1,67µGy, muito abaixo da dose de 50.000µGy necessária para provocar efeito teratogênico fetal[29,30]. Apesar de a segurança do tecnécio-99m ter sido comprovada, o azul isossulfano e o azul de metileno devem ser evitados em virtude dos potenciais eventos adversos, como reação alérgica e anafilaxia, atresia intestinal e óbito fetal[31,32].

Em se tratando de reconstrução mamária nos casos de CMAG, as alterações fisiológicas decorrentes da gestação e lactação podem dificultar que seja alcançada a simetria adequada das mamas. Assim, alguns autores defendem que a reconstrução mamária nesses casos seja

postergada para após o parto ou após o término do tratamento oncológico, quando todas as opções reconstrutivas poderão estar disponíveis[32]. Entretanto, estudos têm demonstrado que a reconstrução imediata após mastectomia em pacientes com CMAG apresenta melhores resultados estéticos sem maiores complicações pós-operatórias ou recorrência local[17,33-35].

Lohsiriwat e cols. descreveram a reconstrução na gravidez em 78 pacientes, 22 delas submetidas à mastectomia unilateral; dessas, 13 pacientes tiveram reconstrução imediata (12 com expansor tecidual e uma com implante imediato). Não houve infecção, hematoma, contração capsular ou necrose do retalho, e 75% das pacientes completaram a expansão intraparto. Onze das 12 pacientes continuaram a gravidez; uma evoluiu para aborto com 9 semanas. Em seguimento médio de 32 meses pós-parto, houve um caso de extravasamento do expansor após irradiação e apenas um caso de recidiva local (19 meses pós-mastectomia). Esse estudo sugere que a reconstrução intraparto é uma opção viável, porém mais estudos são necessários para comprovar sua segurança[32,33].

Novas abordagens, como a quimioterapia neoadjuvante, permitem, em alguns casos, adiar a cirurgia para o pós-parto, sendo possível realizar a cirurgia conservadora seguida de oncoplástica em tempo único, a fim de evitar a mastectomia[36,37].

O tratamento sistêmico deve ser prescrito de acordo com os mesmos protocolos adotados para pacientes com câncer de mama não gestantes e levando em consideração o estádio e a biologia tumoral, a idade gestacional e o plano de tratamento cirúrgico da paciente. O efeito da administração de drogas citotóxicas na gestação depende da idade gestacional em que ocorre a exposição. Durante o primeiro trimestre, a quimioterapia não é recomendada devido ao risco teratogênico potencial de todas as drogas antiproliferativas, mais especificamente durante a organogênese (da quarta à 12ª semana). O segundo e terceiro trimestres são caracterizados, principalmente, pela maturação e crescimento fetal, e um tratamento citotóxico nessas fases é mais seguro. Estudos retrospectivos demonstraram um decréscimo do risco da quimioterapia após o primeiro trimestre[22], porém ainda há relatos de restrição de crescimento intrauterino, prematuridade e baixo peso.

O tratamento endócrino (p. ex., tamoxifeno, análogos de GNRH) deve ser evitado durante a gestação devido aos riscos de sangramento vaginal, aborto espontâneo, malformações congênitas e óbito fetal[22]. Tamoxifeno é considerado teratogênico e em revisões sistemáticas tem demonstrado causar malformações maiores, incluindo genitália ambígua. A taxa de malformações maiores com o uso de tamoxifeno foi de 17,6%, comparada a 3% na população sem exposição. Em relação ao inibidor de aromatose, ainda não há estudos em mulheres gestantes, porém foi confirmado seu efeito teratogênico em modelos animais[22].

Assim, o objetivo deste capítulo é apresentar um modelo que torne possível realizar a reconstrução mamária imediata nesse grupo complexo de pacientes sem comprometer o tratamento oncológico ou a evolução do fetal.

ALGORITMO CIRÚRGICO

A maioria das pacientes com CMAG foi submetida à mastectomia. A reconstrução mamária pode ser realizada segundo um modelo específico desenhado em nossa Unidade Mama do Hospital Nossa Senhora das Graças, Curitiba-PR, desde 2008, onde essas pacientes foram divididas em três grupos distintos (Figura 69.1):

- **Primeiro trimestre:** reconstrução imediata em tempo único com implantes mamários e simetrização contralateral com redução mamária ou mastopexia ou cirurgia em dois tempos com expansores temporários (Figura 69.2).
- **Segundo e terceiro trimestres:** expansores temporários.
- **Lactantes:** expansores temporários, retalhos autólogos ou terapia conservadora de mama (TCM). Se a lactação cessou há pelo menos 3 meses, é possível realizar cirurgia em tempo único com implante definitivo e simetrização contralateral da mama (Figura 69.3). Nessa situação também é possível uma abordagem com cirurgia conservadora de mama.

FUNDAMENTAÇÃO

Embora a TCM seja boa alternativa em casos selecionados de CMAG, a presença de tumores maiores do que os encontrados em pacientes não grávidas, associada à necessidade de evitar a radioterapia até o parto, resulta em índices baixos deste tipo de cirurgia em pacientes com câncer de mama durante a gestação[38]. Na nossa Unidade de Mama não houve indicações de TCM, uma vez que os tumores dominantes foram pT2 e pT3.

A gravidez afeta todo o corpo. As alterações fisiológicas associadas à gestação incluem aumento do débito cardíaco, diminuição da resistência vascular periférica, aumento do volume sanguíneo, anemia fisiológica, aumento do consumo de oxigênio, aumento do fluxo plasmático renal, aumento da coagulação, diminuição da capacidade pulmonar, hipotensão posicional supina e esvaziamento gástrico lento[18,36]. Essas alterações impõem a necessidade de cuidados especiais dos anestesiologistas e da equipe cirúrgica (Quadro 69.1) e por isso existem limites a serem considerados na extensão das cirurgias na gestação.

Em relação à reconstrução mamária, a gravidez afeta principalmente as mamas, resultando em hiperplasia e hipertrofia glandular (o peso médio da mama normalmente duplica na gravidez), aumento da ptose, alargamento areolar, hipertrofia do mamilo e aumento da pigmentação do mamilo e da aréola. Ao final da gestação, a anatomia da mama é completamente alterada (Figura 69.4). Até o momento não existem dados sobre as alterações estruturais na mama, assim como volume e forma, e como isso pode afetar as decisões sobre a melhor técnica de reconstrução da mama em CMAG. Por isso,

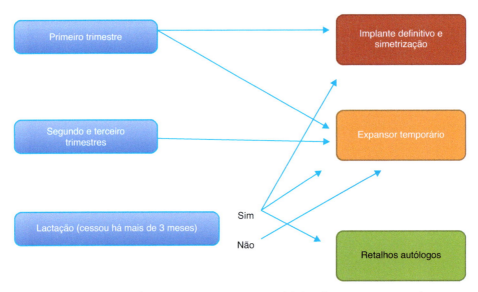

Figura 69.1 Algoritmo cirúrgico para reconstrução mamária imediata em gestantes e lactantes.

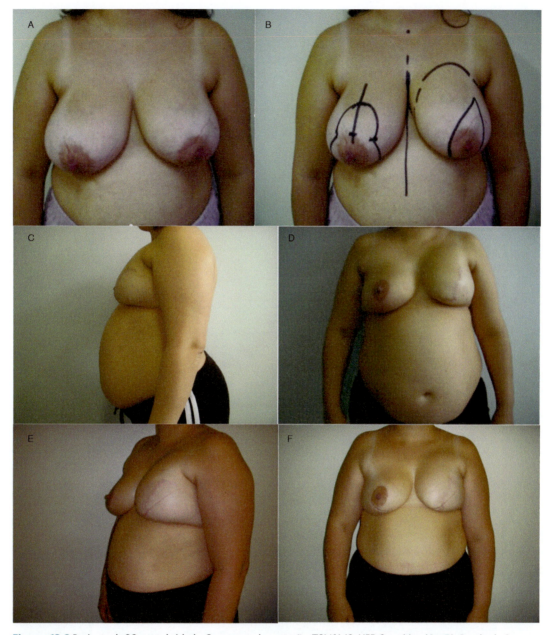

Figura 69.2 Paciente de 32 anos de idade, 8 semanas de gestação, T2N1M0, HER-2 positivo (**A** e **B**). Resultado 8 meses depois da mastectomia com preservação de pele, esvaziamento axilar, reconstrução imediata com prótese definitiva retropeitoral e redução mamária contralateral (**C** e **D**). Resultado 4 meses depois da gestação (**E** e **F**).

alguns autores defendem que a reconstrução da mama deva ser adiada para depois do parto, quando todas as opções poderão ter sido avaliadas (especialmente retalhos de tecido autólogo), e quando a simetria poderá ser mais facilmente alcançada.

Atualmente, no entanto, a reconstrução mamária imediata é amplamente preferida e não tem influência negativa nas taxas de sobrevida ou recorrência local do câncer de mama. Comparada à reconstrução tardia, a reconstrução imediata apresenta vantagens inatas em termos de qualidade de vida e resultados estéticos, especialmente em gestantes jovens[39]. Desse modo, no algoritmo da reconstrução, dividimos as pacientes dessa série em três categorias diferentes, de acordo com a fase da gravidez e as modificações corporais e mamárias:

- **Primeiro trimestre:** a mama e o corpo sofrem menos alterações por meio da gestação, e o resultado da mama reconstruída é mais previsível do que nas outras duas fases. Por isso, a reconstrução imediata pode ser realizada em cirurgia de tempo único

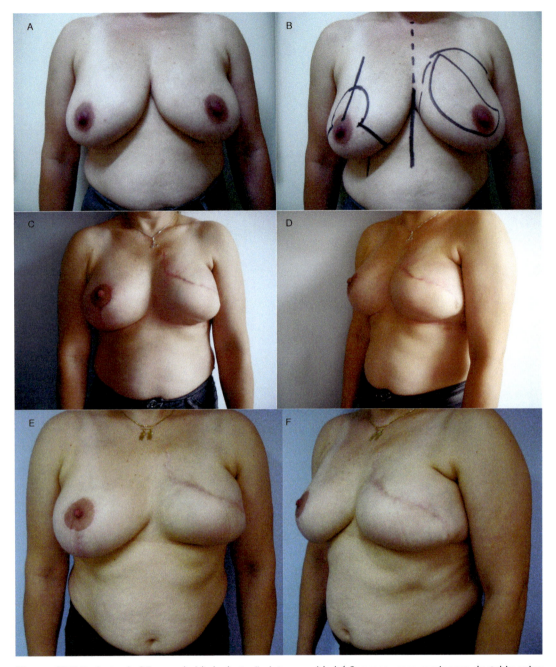

Figura 69.3 Paciente de 37 anos de idade, lactação interrompida há 3 meses, com carcinoma ductal invasivo T2N0M0, triplonegativo (**A** e **B**). Resultado 3 meses após mastectomia com preservação de pele, biópsia do linfonodo sentinela, reconstrução com prótese definitiva retropeitoral e redução mamária contralateral (**C** e **D**). Resultados depois de 2 anos da cirurgia (**E** e **F**).

com implantes mamários e simetrização contralateral com redução de mama ou mastopexia ou em cirurgia em dois tempos com expansores mamários temporários (veja a Figura 69.2). Nessa fase, são contraindicados retalhos de tecidos autólogos, especialmente as técnicas de parede abdominal (retalhos TRAM pediculados ou livres). Retalho do grande dorsal pode ser indicado em casos selecionados, porém aumenta o tempo cirúrgico e os riscos de complicações clínicas. Nessa série, duas pacientes foram submetidas à reconstrução mamária imediata através de cirurgia em tempo único com implante definitivo e simetrização contralateral, evoluindo com bom resultado estético. Não houve modificações significativas em suas mamas ao longo do tempo.

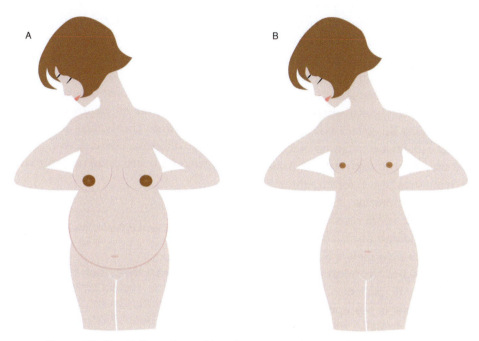

Figura 69.4A e **B** Alterações estéticas das mamas e do corpo durante a gestação.

- **Segundo e terceiro trimestres:** as modificações da mama e do corpo são mais evidentes, tornando menos previsível o resultado final da mama reconstruída. Nessas fases, o expansor temporário é a melhor opção. A segunda cirurgia deve ser realizada no mínimo 3 meses após o parto (considerando a impossibilidade de a maioria das pacientes amamentar devido ao tratamento oncológico) ou 3 meses após a lactação, quando a mama atinge forma, ptose e volume normais.
- **Lactação:** as modificações mamárias são mais evidentes, e as modificações corporais são progressivamente menos importantes do que antes do parto. Os expansores temporários são a melhor escolha. A segunda cirurgia deve ser programada para pelo menos 3 meses após o término da lactação, quando as mamas atingem volume, forma e ptose definitivos. Retalhos autólogos podem ser indicados como primeira opção cirúrgica em casos selecionados, considerando que os riscos são iguais aos das pacientes não lactantes e não grávidas. No processo decisório, é preciso considerar a imprevisibilidade das modificações mamárias após a lactação, o que pode influenciar negativamente a simetria das mamas. De fato, a maioria das pacientes de nossa série se encaixava nessa categoria. Todas foram submetidas à reconstrução com expansores temporários com bons resultados em longo prazo. Após o término da lactação, é mais viável alcançar a simetria, trocando o expansor temporário por implante definitivo, e realizar mamoplastia contralateral no mesmo ato cirúrgico. Não houve complicações adicionais em virtude da lactação. Nos casos em que a interrupção da amamentação ocorreu pelo menos 3 meses antes, é possível uma cirurgia reconstrutiva em tempo único com implante definitivo (veja a Figura 69.3) ou uma TCM seguida de técnicas oncoplásticas.

Como o CMAG consiste em um grupo de pacientes geralmente com doença mais agressiva (Quadro 69.1), é possível que algumas dessas pacientes sejam submetidas à radioterapia pós-mastectomia e/ou à terapia adjuvante mais agressiva, e é necessário que isso seja considerado no processo de decisão. A reconstrução mamária não deve atrasar o início da quimioterapia e/ou radioterapia. Em estudo prévio de análise retrospectiva e prospectiva com pacientes com CMAG que passaram por mastectomia, dissecção axilar e reconstrução mamária imediata de

Quadro 69.1 Alterações fisiológicas na gestação que podem interferir nas decisões e resultados da reconstrução mamária	
Alterações fisiológicas	Gestação
Débito cardíaco	Aumento de 30% a 50%
Hematócrito	30% a 35% normal
Frequência cardíaca	Aumento de 10 a 15bpm
Fatores de coagulação	Aumento dos fatores II, VII, VIII, IX, X e fibrinogênio
Glóbulos brancos	10.000 a 14.000
Plaquetas	Diminuídas a normais

março de 2004 a julho de 2008 em nosso serviço, de um total de 598 casos de câncer de mama, foram selecionados 10 casos de CMAG (1,7%) (Quadro 69.2). Essas pacientes eram mais jovens e com tumores mais agressivos do que as não grávidas. As reconstruções mamárias foram realizadas seguindo o modelo de decisão aqui apresentado. As pacientes no primeiro trimestre de gestação (n = 2) foram submetidas à reconstrução imediata em tempo único com implantes mamários e simetrização contralateral. Aquelas no segundo e terceiro trimestres (n = 2) foram submetidas à colocação de expansores temporários. As pacientes em lactação (n = 5) foram alocadas para receber expansores temporários ou cirurgia em tempo único com implantes em casos de lactação cessada pelo menos 3 meses antes (n = 1). Não houve complicações cirúrgicas ou atraso na terapia adjuvante nesse grupo de pacientes. Apenas uma paciente necessitou de radioterapia pós-operatória, resultando em contratura capsular de Baker de grau 2. Todas as pacientes encontram-se vivas e sem doença ativa, e a evolução fetal não foi comprometida pela cirurgia[40].

Dessa maneira, o ponto-chave desse algoritmo para a decisão quanto à melhor técnica para reconstrução mamária imediata é a lactação. As pacientes de primeiro trimestre e aquelas cuja amamentação cessou pelo menos 3 meses antes são mais previsíveis em termos de forma, volume e ptose, e por isso a cirurgia em tempo único pode ser uma boa opção. Nos casos em que os efeitos da lactação na mama estão presentes, os expansores temporários podem ser a melhor escolha em razão das modificações acentuadas nas mamas e da dificuldade em obter a simetria. Quando a quimioterapia neoadjuvante é indicada, o tratamento cirúrgico pode ser adiado para o pós-parto ou durante a lactação (cessada há mais 3 meses). Nesse caso, tanto a reconstrução imediata com implante definitivo como o TCM seguida de oncoplastia são indicações viáveis.

O tratamento do CMAG é complexo e desafiador, exigindo um equilíbrio entre a terapia oncológica apropriada e o risco materno-fetal, sendo fundamental o acompanhamento multidisciplinar. Por meio deste capítulo foi possível demonstrar uma abordagem reconstrutiva para minimizar os efeitos da mastectomia. Trata-se de um algoritmo transversal que considera todo os aspectos: oncológicos, obstétricos e reconstrutivos, e no qual a paciente e o feto estão no centro do processo decisório.

REFERÊNCIAS

1. Anderson BO, Petrek JA, Byrd DR, Senie RT, Borgen PI. Pregnancy influences breast cancer stage at diagnosis in women 30 years of age and younger. Ann Surg Oncol 1996 Mar; 3(2):204-11.

2. García-Manero M, Royo MP, Espinos J, Pina L, Alcazar JL, López G. Pregnancy associated breast cancer. Eur J Surg Oncol 2009 Feb; 35(2):215-8.

3. Gentilini O, Masullo M, Rotmensz N et al. Breast cancer diagnosed during pregnancy and lactation: Biological features and treatment options. Eur J Surg Oncol 2005 Apr; 31(3):232-6.

4. Litton JK, Theriault RL. Breast cancer and pregnancy: Current concepts in diagnosis and treatment. Oncologist 2010 Dec; 15(12):1238-47.

5. Hammarberg K, Sullivan E, Javid N et al. Health care experiences among women diagnosed with gestational breast cancer. Eur J Cancer Care 2018 Mar; 27(2):e12682.

6. Navrozoglou I, Vrekoussis T, Kontostolis E et al. Breast cancer during pregnancy: A mini-review. Eur J Surg Oncol 2008 Aug; 34(8):837-43.

7. Genin AS, Rycke Y, Stevens D et al. Association with pregnancy increases the risk of local recurrence but does not impact overall survival in breast cancer: A case-control study of 87 cases. Breast 2016 Dec; 30:222-7.

8. Rovera F, Frattini F, Coglitore A et al. Breast cancer in pregnancy. Breast J 2010 Sep; 16:S22-5.

9. Barrois M, Anselem O, Pierga JY et al. Cancer during pregnancy: Factors associated with termination of pregnancy and perinatal outcomes. Eur J Oncol Obstetr Gynecol and Reprod Biol 2021 Jun; 261:110-5.

10. Cubillo A, Morales S, Goñi E et al. Multidisciplinary consensus on cancer management during pregnancy. Clin Translational Oncol 2021 Jun; 23(6):1054-66.

11. Bonnier P, Romain S, Dilhuydy JM et al. Influence of pregnancy on the outcome of breast cancer: A case-control study. Int J Cancer 1997 Sep; 72(5):720-7.

12. Murphy CG, Mallam D, Stein S et al. Current or recent pregnancy is associated with adverse pathologic features but not impaired survival in early breast cancer. Cancer 2012 Jul; 118(13):3254-9.

13. Genin AS, Lesieur B, Gligorov J, Antoine M, Selleret L, Rouzier R. Pregnancy-associated breast cancers: Do they differ from other breast cancers in young women? Breast 2012 Aug; 21(4):550-5.

14. Madaras L, Kovács KA, Szász AM et al. Clinicopathological features, and prognosis of pregnancy associated breast cancer — A matched case control study. Pathol Oncol Res 2014 Jul; 20(3):581-90.

15. Azim HA, Vingiani A, Peccatori F, Viale G, Loi S, Pruneri G. Tumour infiltrating lymphocytes (TILs) in breast cancer during pregnancy. Breast 2015 Jun; 24(3):290-3.

16. Azim HA, Peccatori FA, Brohée S et al. RANK-ligand (RANKL) expression in young breast cancer patients and during pregnancy. Breast Cancer Res 2015 Dec; 17(1):24.

17. Meisel JL, Economy KE, Calvillo KZ et al. Contemporary multidisciplinary treatment of pregnancy-associated breast cancer. Springerplus 2013 Dec; 2(1):297.

18. Guidroz JA, Scott-Conner CEH, Weigel RJ. Management of pregnant women with breast cancer. J Surg Oncol 2011 Mar; 103(4):337-40.

19. Liberale V, Tripodi E, Ottino L, Biglia N. Surgery on breast cancer in pregnancy. Transl Cancer Res 2019; 8(I):S493-502.

Quadro 69.2 Comparação entre pacientes grávidas e não grávidas com câncer de mama invasivo no Hospital Nossa Senhora das Graças – Unidade Mama, Curitiba, PR – 2004 a 2010			
Características	Não grávidas (n = 598)	Grávidas (n = 10)	Análise estatística
Idade	56,6 anos	33 anos	–
T2 e T3	20,1%	90%	p = 0,0001
ER/PgR+	78,7%	30%	p = 0,0008
HER-2+++	22,4%	20%	p = 0,456
Axila+	15,1%	80%	p = 0,001
Mastectomia	45,8%	100%	p = 0,0002

Fonte: modificado de Urban e cols., 2010[40].

20. Shao C, Yu Z, Xiao J et al. Prognosis of pregnancy-associated breast cancer: A meta-analysis. BMC Cancer 2020 Dec; 20(1):746.

21. Hartman EK, Eslick GD. The prognosis of women diagnosed with breast cancer before, during and after pregnancy: A meta-analysis. Breast Cancer Res Treat 2016 Nov; 160(2):347-60.

22. Israel I, Margenthaler JA. Pregnancy-associated breast cancer. Curr Breast Cancer Rep 2022; 14(4):120-6.

23. Paris I, Di Giorgio D, Carbognin L et al. Pregnancy-associated breast cancer: A multidisciplinary approach. Clin Breast Cancer 2021; 21(1):e120-7.

24. Becker S. Breast cancer in pregnancy: A brief clinical review. Best Pract Res Clin Obstet Gynaecol 2016 May; 33:79-85.

25. Toesca A, Gentilini O, Peccatori F, Azim HA, Amant F. Locoregional treatment of breast cancer during pregnancy. Gynecol Surg 2014 Nov; 11(4):279-84.

26. Dziadek O, Singh P. Breast cancer in pregnancy. Case Rep Women Health 2014; 3(4):7-9.

27. Padmagirison R, Gajjar K, Spencer C. Management of breast cancer during pregnancy. Obstetr Gynaecol 2010 Jul; 12(3):186-92.

28. Gentilini O, Cremonesi M, Toesca A et al. Sentinel lymph node biopsy in pregnant patients with breast cancer. Eur J Nucl Med Mol Imaging 2010 Jan; 37(1):78-83.

29. Mondi MM, Cuenca RE, Ollila DW, Stewart IV JH, Levine EA. Sentinel lymph node biopsy during pregnancy: Initial clinical experience. Ann Surg Oncol 2006 Dec; 14(1):218-21.

30. Spanheimer PM, Graham MM, Sugg SL, Scott-Conner CEH, Weigel RJ. Measurement of uterine radiation exposure from lymphoscintigraphy indicates safety of sentinel lymph node biopsy during pregnancy. Ann Surg Oncol 2009 May; 16(5):1143-7.

31. Pruthi S, Haakenson C, Brost BC et al. Pharmacokinetics of methylene blue dye for lymphatic mapping in breast cancer — Implications for use in pregnancy. Am J Surg 2011 Jan; 201(1):70-5.

32. Cordeiro CN, Gemignani ML. Breast cancer in pregnancy: Avoiding fetal harm when maternal treatment is necessary. Breast J 2017 Mar; 23(2):200-5.

33. Lohsiriwat V, Peccatori FA, Martella S et al. Immediate breast reconstruction with expander in pregnant breast cancer patients. Breast 2013 Oct; 22(5):657-60.

34. Caragacianu DL, Mayer EL, Chun YS et al. Immediate breast reconstruction following mastectomy in pregnant women with breast cancer. J Surg Oncol 2016 Aug; 114(2):140-3.

35. Chirappapha P, Thaweepworadej P, Ngamphaiboon N, Sukprasert M, Sukarayothin T, Leesombatpaiboon M. Breast reconstruction in pregnancy: A case report of multidisciplinary team approach in immediate autologous flap reconstruction for pregnancy-associated breast cancer. Clin Case Rep 2017 Sep; 5(9):1450-3.

36. Amant F, Deckers S, Van Calsteren K et al. Breast cancer in pregnancy: Recommendations of an international consensus meeting. Eur J Cancer 2010 Dec; 46(18):3158-68.

37. Ng S, Shaffer K, Meghal T, Thomas-Harris L, Medik Y, Shah C. Management of pregnancy associated breast cancer: A review. Curr Breast Cancer Rep 2022; 14(4):233-41.

38. Jones AL. Management of pregnancy-associated breast cancer. Breast 2006 Dec; 15:S47-52.

39. Zanetti-Dällenbach R, Tschudin S, Lapaire O, Holzgreve W, Wight E, Bitzer J. Psychological management of pregnancy-related breast cancer. Breast 2006 Dec; 15:S53-9.

40. Urban CA, Lima R, Schunemann E, Spautz C, Rabinovich I. Immediate breast reconstruction in pregnancy and lactation. Rev Bras Mastol 2010; 20:115-20.

Capítulo 70

Cirurgia Mamária em Indivíduos Portadores de Disforia de Gênero

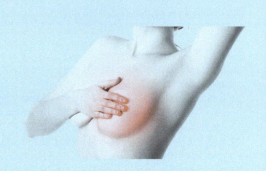

Márcia Portela de Melo

▶ INTRODUÇÃO

A mastologia é uma das especialidades que desempenham papel importante e responsável na promoção da saúde das pessoas que não se reconhecem no gênero designado ao nascimento. É preciso que os mastologistas, com o conhecimento a respeito das patologias mamárias, dos procedimentos de rastreamento de imagem das mamas e de todo o saber desenvolvido pela cirurgia oncoplástica e reconstrutora da mama, assumam esse papel no cuidado e tratamento desse grupo de pacientes.

Desde 1998, o Serviço de Psiquiatria do Hospital de Clínicas de Porto Alegre, por meio da criação do Programa de Identidade de Gênero (PROTIG) da Universidade Federal do Rio Grande do Sul (UFRGS), trabalha para o desenvolvimento da assistência e de protocolos de pesquisa com o propósito de oferecer o melhor atendimento médico para esse grupo de pessoas[1-3], tornando-se referência na América Latina para treinamento profissional e pesquisa nas áreas da medicina, psicologia e assistência social, entre outras. A partir de 2003, o programa foi ampliado e passou a incluir equipes cirúrgicas afins para pesquisa e avaliação das indicações e melhores técnicas de tratamentos cirúrgicos a serem oferecidos a esse grupo. Desde então, o Serviço de Mastologia do Hospital de Clínicas de Porto Alegre participa desse atendimento, realizando avaliações, cirurgias de mamoplastia de aumento e mastectomia masculinizadora, além do seguimento pós-operatório.

Estudos realizados dentro do programa PROTIG identificam, assim como estudos de âmbito mundial, a forte associação entre disforia de gênero e alterações relacionadas com a saúde mental, como depressão, ansiedade, estresse, pensamentos ruminantes e ideação suicida[4,5]. Por isso, devemos considerar sempre uma avaliação multidisciplinar para esse grupo de pacientes, sendo importante a participação de psiquiatras e psicólogos nesse atendimento, planejando e discutindo as ações terapêuticas, inclusive o momento certo para a cirurgia (Quadros 70.1 e 70.2).

A disforia de gênero está associada a um sofrimento clinicamente significativo ou prejuízo no funcionamento social, profissional ou em outras áreas importantes da vida do indivíduo[4-6]. O objetivo deste capítulo é contribuir para a proposição e o desenvolvimento de técnicas cirúrgicas de qualidade e individualizadas de acordo com as necessidades de homens trans e mulheres trans.

Quadro 70.1 Definições e termos
DSM V (Associação Americana de Psiquiatria) – "Disforia de Gênero"
• CID (Código Internacional de Doenças), 11ª edição – mudança do termo "Transexualismo" (CID 10: F64.0) para o termo 'Incongruência de Gênero', encontrado agora no Capítulo 17 – Condições relacionadas à saúde sexual, incluindo três diferentes CID: • HA60: Incongruência de Gênero da adolescência ou do adulto, • HA61: Incongruência de Gênero da infância, e • HA6Z: Incongruência de Gênero inespecífica

Quadro 70.2 Conselho Federal de Medicina – Resolução CFM 2.265/2019	
Hormonioterapia	• O tratamento hormonal cruzado só poderá ser iniciado a partir dos 16 anos • Cada pessoa será avaliada pela equipe multiprofissional envolvida no atendimento
Cirurgia	Os procedimentos cirúrgicos de adequação para atender pessoas com incongruência de gênero podem ser realizados apenas depois de 18 anos de idade, sendo exigido que o candidato tenha sido submetido anteriormente a, no mínimo, 1 ano de acompanhamento por equipe multiprofissional e interdisciplinar

MASTECTOMIA MASCULINIZADORA EM HOMENS TRANS

Vários estudos evidenciam melhora significativa na qualidade de vida dos homens trans após a mastectomia masculinizadora[5,6]. A presença das mamas, por vezes volumosas, dificulta a aceitação de sua imagem corporal, além de causar desconforto estético, dificuldades no convívio e nas interações sociais e desconforto ao enfaixar o tórax e usar roupas pesadas para escondê-las.

Ao realizar a mastectomia masculinizadora, dependendo do volume da mama, a presença de grandes cicatrizes pode ser algo difícil de evitar, mas o principal objetivo desse procedimento é obter um tórax com contorno o mais masculino possível, com remoção máxima da pele excedente após a mastectomia e reposicionamento adequado do complexo areolomamilar (CAM), mantendo boa simetria[7,8].

Diferentes técnicas podem ser propostas para a realização da mastectomia masculinizadora, e a escolha depende principalmente do volume das mamas e do grau de ptose mamária (Figura 70.1). Em alguns casos, devemos dar atenção à qualidade da pele em termos de turgor e elasticidade, visto que alguns pacientes apresentam muitas estrias, lesões e cicatrizes cutâneas em razão de traumas repetidos causados pelo enfaixamento exagerado das mamas, o que também pode influenciar a escolha da técnica cirúrgica[8-10].

Em nossa experiência observamos que a técnica concêntrica peri e parareolar com cicatriz final apenas circum-areolar está associada a um número maior de correções (novas cirurgias), como descrito na literatura. Segundo Van de Grigt e cols., 38,5% dos pacientes submetidos a essa técnica necessitam de novos procedimentos, em especial para correção de pele excedente, deiscências e cicatrizes alargadas, apresentando menor satisfação no pós-operatório[9,11,12].

As duas técnicas mais usadas no Serviço de Mastologia – HCPA são a mastectomia subcutânea com enxerto livre do CAM e a chamada técnica concêntrica lateral modificada. Essas técnicas atendem as necessidades para um resultado satisfatório na grande maioria dos casos e são descritas a seguir.

MASTECTOMIA SUBCUTÂNEA COM ENXERTO LIVRE DO COMPLEXO AREOLOMAMILAR

Essa técnica é a melhor opção para mamas de grande e médio volume, em especial quando associada a ptose de graus 2 e 3, quando também é necessário o reposicionamento do CAM[12,13]. A enxertia do CAM confere ampla liberdade para seu posicionamento sem a preocupação com sua vascularização através de um pedículo areolado, como nas técnicas de mamoplastias.

O posicionamento do CAM nos homens se apresenta de maneira distinta em relação às mulheres, sendo localizado em situação mais cranial e lateral em relação à posição nas mulheres[14-16]. Esse desafio pode revelar-se maior,

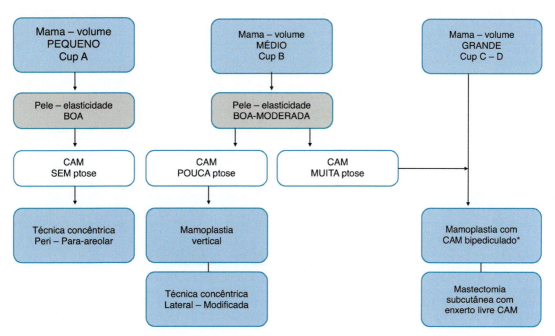

Figura 70.1 Escolha da técnica de mastectomia masculinizadora com base no volume e no grau de ptose mamária. (CAM: complexo areolomamilar.) (*Mamoplastia com CAM bipediculado, podendo também ser monopediculado.)

quando falamos em posicioná-lo após uma mastectomia masculinizadora, em mamas de maior volume e com ptose. Diversos autores descrevem formas para definir o posicionamento correto do CAM após a mastectomia, mas essa definição está ancorada em critérios métricos objetivos associados a uma certa visão intuitiva de simetria e estética[7,8,16]. Podemos considerar que, enquanto observamos a posição habitual do CAM em mulheres sem ou com pouca ptose na altura da metade do braço (a partir da prega axilar), nos homens, normalmente, identificamos o CAM posicionado discretamente mais elevado, no terço superior do braço, a partir da prega axilar (Figura 70.2), o que costuma corresponder a uma distância entre 18 e 19cm da fúrcula esternal à borda superior da aréola (distância fúrcula esternal-mamilo: 19 a 20cm)[14,15]. Em relação à linha média esternal, o mamilo masculino costuma estar localizado a uma distância de 11 a 12cm[14,15].

De maneira objetiva, o melhor modo de definir o posicionamento do CAM em relação à linha média do tórax é, após a definição da borda lateral do músculo peitoral maior, traçarmos uma linha longitudinal que irá delimitar a posição da borda lateral do CAM em torno de 2,5 a 3cm medialmente à borda do músculo peitoral (Figura 70.3)[7,8]. Deixamos previamente marcadas as li-

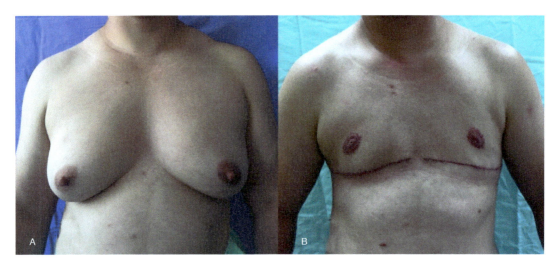

Figura 70.2 Posicionamento do complexo areolomamilar (CAM) masculino: situação mais cranial e lateral em relação à posição do CAM nas mulheres. Mastectomia masculinizadora. **A** Pré-mastectomia – posição do CAM em uma mama com ptose grau 1, na altura do terço médio do braço. **B** Pós-operatório de 30 dias – posição masculina do CAM, mais alta, no terço superior do braço.

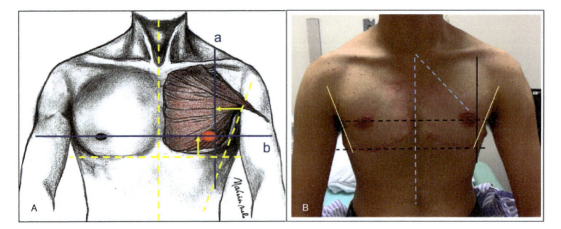

Figura 70.3A Posicionamento do complexo areolomamilar (CAM) masculino: marcar em amarelo as linhas de referência (linha mediana, borda lateral do peitoral, borda inferior do peitoral ou sulco inframamário); marcar em azul as que se cruzam: linha "a" – delimita a borda lateral da aréola (situada 2,5 a 3cm medial à borda lateral do peitoral) – e linha "b" – passa pelos mamilos, marcando a altura do CAM, situada na altura do terço superior do braço ou em torno de 3 a 4cm acima da borda inferior do músculo peitoral maior ou sulco inframamário. **B** Teste da marcação usando as mesmas linhas de orientação em um homem trans com 2 meses de pós-operatório.

nhas descritas e o local onde será posicionado o CAM, mas apenas ao final das suturas da mastectomia, após revisada a marcação prévia da posição do CAM, que pode ser alterada pela tração dos retalhos cutâneos e suturas, serão feitas a incisão e a desepitelização do local para enxerto. Também reduzimos o diâmetro da aréola a ser enxertada para em torno de 2,5cm (Figura 70.4A)[7]. Pode ser necessário reduzir o volume e a projeção do mamilo. Retiramos o máximo da derme para preparar o CAM a ser enxertado, deixando-o bastante fino. Também retiramos parte do tecido que preenche o mamilo, o que já propicia uma redução importante de volume e projeção, auxiliando a pega do enxerto. Em mamilos muito projetados, é necessário ressecar parte deles para reduzi-los. Uma das técnicas consiste em ressecar o topo do mamilo em cunha e em seguida realizar sutura interna em bolsa com fio não absorvível mononáilon 5.0, sem comprometimento do enxerto (Figura 70.4B).

O planejamento da incisão elíptica da mastectomia é feito posicionando a incisão inferior na altura do sulco inframamário (SIM), situado pouco abaixo da borda inferior do músculo peitoral maior[12,13]. A incisão superior é definida após tracionar levemente a mama em direção ao SIM, observando que o retalho cutâneo da mastectomia, acima do CAM, recubra a parede torácica anterior sobre a musculatura peitoral, local onde posteriormente faremos o enxerto do CAM (Figura 70.5). No planejamento da elipse poderá ser necessário alongar o eixo maior em direção à lateral do tórax para evitar redundância de pele nas extremidades da incisão. Em alguns casos podemos associar a lipoaspiração de algumas regiões da parede torácica para melhorar seu contorno com uma forma mais masculina (Figura 70.6).

Realizada a mastectomia, no momento da sutura das bordas costumamos fixar a incisão no SIM para mantê-la estável nessa posição (logo abaixo da borda inferior do músculo peitoral maior) e não ocorrer o tracionamento para uma posição mais cranial (Figura 70.7).

Preparamos a aréola e o mamilo (CAM) para enxertia, sendo este um enxerto de espessura parcial que contêm epiderme, deixando uma mínima parte da derme. O ideal é deixar o enxerto fino, melhorando a embebição na fase inicial da enxertia e exigindo menor suprimento sanguíneo a partir do leito subjacente, uma vez que estamos enxertando em um retalho cutâneo pós-mastectomia[17]. A revascularização do enxerto ocorre entre o quarto e o quinto dia de pós-operatório; assim, é fundamental a promoção de íntimo contato e imobilidade entre o enxerto e seu leito receptor pelo período mínimo de 5 dias[12,17]. Usamos o curativo de Brown para esse fim, sendo dados quatro pontos cardinais em lados opostos com fio inabsorvível e com fios deixados longos o suficiente para amarrar sobre o enxerto um curativo (gaze adequadamente enrolada ou esponja cirúrgica) que o comprima em direção ao leito da ferida (Figura 70.8). Entre o curativo e o enxerto podemos deixar uma gaze não aderente com petrolato. Esse curativo costuma ser deixado por 7 a 12 dias.

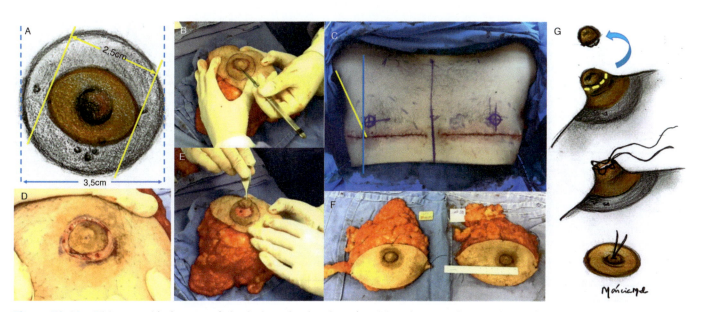

Figura 70.4A a F Momento ideal para conferir e incisar o local onde será posicionado o complexo areolomamilar (CAM) e redução do diâmetro da aréola. **G** Técnica para redução do mamilo muito projetado.

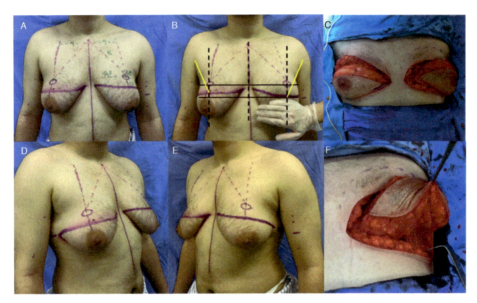

Figura 70.5A a F Planejamento da marcação da incisão elíptica da mastectomia subcutânea.

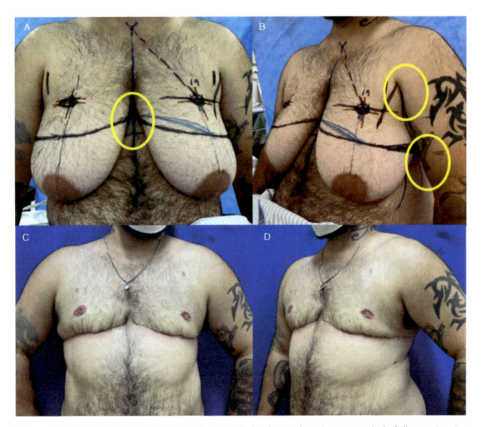

Figura 70.6A a D Caso de mastectomia masculinizadora subcutânea associada à lipoaspiração de porções do tórax. Homem trans com mamas volumosas, ptose grau 3 e obesidade. Associada lipoaspiração das regiões do prolongamento axilar, entre as mamas e laterais do tórax (*círculos amarelos*).

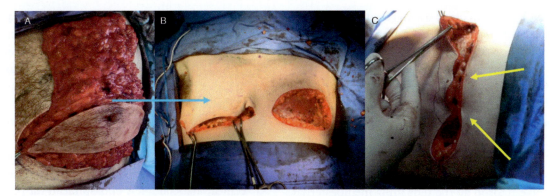

Figura 70.7A a C Mastectomia masculinizadora subcutânea e fixação da incisão na altura do sulco inframamário (SIM). A porção da mama acima da incisão superior da mastectomia é dissecada, respeitando o plano subcutâneo, fundamental para obtenção de retalho cutâneo de espessura constante, sem depressões e com boa perfusão, recobrindo a musculatura peitoral (*seta azul*). Este será o local de enxertia do complexo areolomamilar (CAM). Em **C**, as setas amarelas indicam o local de fixação das suturas, na altura do SIM, próximo à borda inferior do músculo peitoral maior.

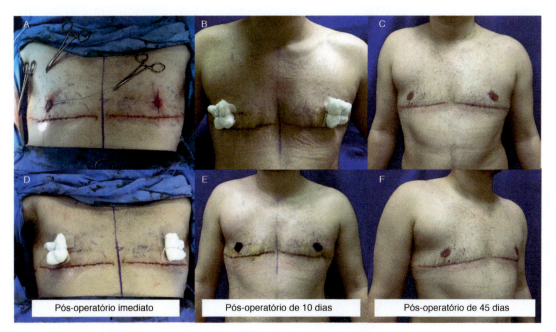

Figura 70.8 Enxertia do complexo areolomamilar (CAM). Retirada do curativo compressivo de Brown após 10 dias. Evolução do aspecto do enxerto até 45 dias de pós-operatório com completa cicatrização e vitalidade do CAM enxertado.

Mastectomia concêntrica lateral modificada

Podemos observar na Figura 70.1 que as técnicas de mamoplastia redutora podem ser transpostas para a realização da mastectomia masculinizadora[9,11,12]. Técnicas de pedículos areolados para mamas de maior volume com cicatriz final em T invertido podem ser usadas, mas consideramos que o excesso de pele e mesmo o volume mamário podem não ser suficientemente ressecados com essas técnicas devido ao grau de ptose e à necessidade de manter a vascularização do CAM pediculado.

No entanto, em mamas de pequeno e até médio volume, sem ou com ptose de grau 1, podemos usar incisões de mamoplastia com marcação vertical como as descrita por Peixoto (1980) e Lejour (1999). Em especial nos pacientes com pele elástica, sem muita flacidez, essa técnica proporciona boa adaptação do retalho cutâneo após remoção do tecido mamário.

Uma maneira de adaptar e amenizar o resultado de uma cicatriz de mamoplastia em um tórax masculino foi adaptar a técnica da mamoplastia vertical de Lejour, "girando a marcação vertical 90 graus" em direção à junção dos quadrantes laterais de cada mama e produzindo, ao final, uma cicatriz periareolar e outra horizontal em direção à linha axilar anterior (direção lateral), mais discreta e que auxilia a lateralização do posicionamento do CAM masculino (mais afastado da linha mediana do tórax em relação ao feminino).

Realizamos a marcação da linha mediana da fúrcula esternal ao apêndice xifoide e da linha média da mama (linha hemiclavicular), que vai do ponto médio clavicular, passando pelo mamilo e descendo verticalmente, cruzando o SIM, distando em torno de 10cm da linha medioesternal. Na linha média mamária, medimos 18 a 19cm da fúrcula esternal, onde será o futuro ponto superior da aréola, o ponto A. Traçamos duas linhas concêntricas, uma para-areolar (passando pelo ponto A) e outra periareolar, reduzindo o diâmetro da aréola para 2,5cm (aréola masculina)[14]. A área desepitelizada entre as duas incisões concêntricas contempla a ressecção da maior parte da pele excedente pós-mastectomia. Para reduzir o perímetro da incisão concêntrica maior para-areolar a ser suturada na incisão menor periareolar, realizamos o pinçamento manual vertical dos pontos 1 e 2 ao longo da borda lateral da circunferência maior para-areolar, tendo como referência central a linha horizontal que passa pelo mamilo até a linha axilar anterior (ponto 3), e unimos os três pontos, desenhando um triângulo cuja base é a incisão concêntrica maior, semelhante ao que seria feito na marcação da mamoplastia vertical (Figura 70.9). Esse prolongamento lateral horizontal da marcação também permite ressecar o excesso de pele e subcutâneo dos quadrantes externos (mais volumosos) da mama. Nessa técnica, associamos a lipoaspiração da parede anterior do tórax, em especial nas regiões do prolongamento axilar, ao redor das mamas e em direção à lateral do tórax (locais onde o tórax feminino pode acumular mais tecido adiposo). A lipoaspiração também pode auxiliar a retração e acomodação da pele do tórax.

Após a desepitelização entre as duas incisões concêntricas marcadas previamente, incisamos a derme em toda sua extensão, entre os pontos 1 e 2, deixando a derme intacta no restante da porção medial ao redor da aréola, que

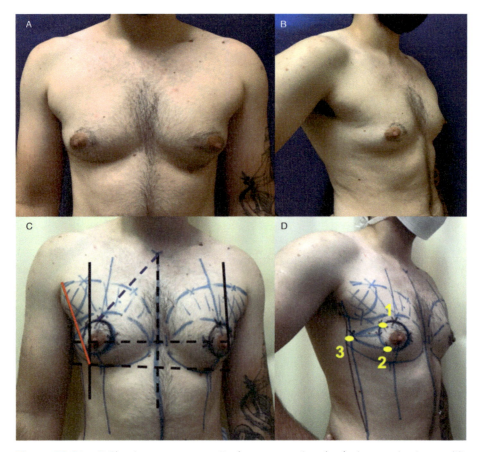

Figura 70.9A a D Planejamento e marcação da mastectomia pela técnica concêntrica modificada com extensão lateral. Mamas de médio volume, sem ptose. A marcação peri e para-areolar reposiciona o CAM mais cranial e lateralmente. A incisão do prolongamento lateral reduz a circunferência a ser suturada na borda da aréola, que será reduzida, e ajusta o volume de pele sobre o tórax anterior. A marcação hachurada em azul, acima do CAM, indica a área a ser lipoaspirada.

será seu pedículo vascular. Realizamos a mastectomia a partir da abordagem retroareolar, incluindo a ressecção em bloco da ilha de pele triangular sobre a junção dos quadrantes laterais da mama (Figura 70.10). O fechamento é feito com a aproximação dos pontos 1 e 2, reduzindo a circunferência da incisão concêntrica maior para-areolar, seguida da sutura periareolar com o uso da bolsa de tabaco ou sutura *interlocking* para acomodação e compensação das bordas das incisões concêntricas (Figura 70.11)[18]. Se necessário, podemos promover a redução dos mamilos.

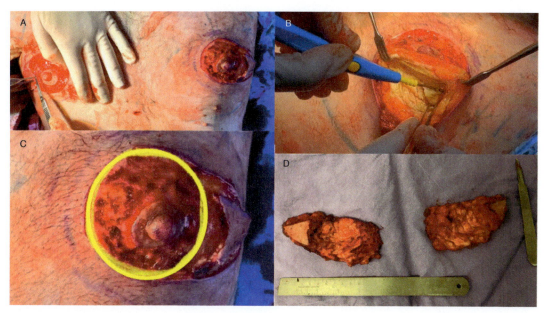

Figura 70.10A a D Mastectomia subcutânea segundo a técnica concêntrica lateral modificada. Primeiro passo do procedimento – lipoaspirar as áreas ao redor das mamas e na porção de tecido adiposo ao redor do CAM na própria mama. Área concêntrica periareolar desepitelizada. Mastectomia do tecido glandular mamário residual pós-lipoaspiração + pele lateral da mama.

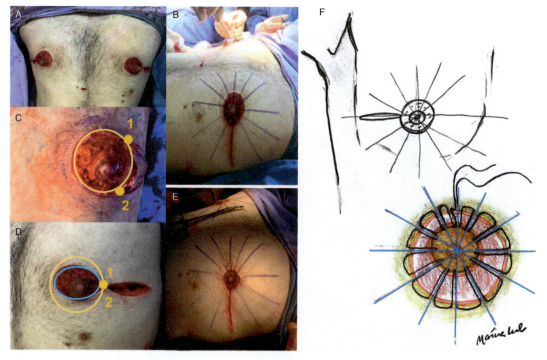

Figura 70.11 Fechamento e ajustes das suturas periareolares. **A** a **C** Redução da circunferência da incisão para-areolar (união dos pontos 1 e 2). **D** a **F** Sutura *interlocking* da aréola.

Nas duas técnicas, sempre deixamos drenos de aspiração fechada contínua a vácuo pelo período de 7 a 15 dias, conforme a drenagem (Figura 70.12). Também orientamos os pacientes a usarem colete cirúrgico ou faixa torácica de Neoprene pelo período de 4 a 5 semanas para auxiliar o processo de cicatrização e acomodação dos retalhos cutâneos e reduzir a formação de hematoma e seroma[19].

MAMOPLASTIA DE AUMENTO EM MULHERES TRANS

A técnica da mamoplastia de aumento em mulheres trans busca não apenas proporcionar maiores volume e projeção mamária, mas também conferir um formato mais equilibrado entre as metades superior e inferior da mama, nem sempre alcançado com a terapia hormonal cruzada. Embora a técnica seja semelhante à realizada em mulheres cis, algumas peculiaridades devem ser observadas em relação ao posicionamento dos implantes, à altura do SIM e à posição das aréolas. A maioria das pacientes apresenta um tórax com configuração mais ampla e uma musculatura peitoral mais reforçada.

O ideal é que essas pacientes já estejam em terapia hormonal cruzada com estrogênios para um desenvolvimento mínimo do tecido mamário, o que contribui para melhor cobertura do implante e melhor resultado cosmético. Algumas pacientes, mesmo em terapia hormonal, apresentam predomínio de tecido mamário nos quadrantes superiores e retroareolar, com pouco ou nenhum volume mamário inferiormente ao CAM, podendo também ocorrer assimetrias no desenvolvimento mamário[20].

Podemos inserir o implante por meio de incisão axilar, SIM ou periareolar. Preferimos realizar uma pequena incisão localizada no SIM e, quando necessário, reposicionar o CAM, realizando a abordagem com incisões concêntricas peri e para-areolar e obtendo ao final uma cicatriz *circum-areolar*[20,21]. A colocação retroglandular ou retropeitoral do implante, conferindo uma cobertura muscular ao polo superior do implante (*dual plane*), pode ser uma opção para um resultado mais natural em alguns casos. Embora seja uma situação incomum, já tivemos uma paciente com importante perda de peso após cirurgia bariátrica, na qual foi necessária realizar marcação tipo mamoplastia redutora para ressecar o excesso de pele e reposicionar o CAM, associada à inserção do implante (Figura 70.13).

Posicionamento e escolha dos implantes

Na escolha dos implantes, damos preferência aos redondos e com projeção alta na grande maioria dos casos. A principal medida na escolha do implante é a da base da mama ou do que será a base da nova mama, considerando a medida horizontal do hemitórax, iniciada 1cm lateral à linha média esternal até a porção mais lateral da mama, na linha axilar anterior (Figura 70.14). Essa medida nos fornece um parâmetro objetivo para auxiliar a escolha do implante, considerando também a projeção e o volume preexistente da mama[21]. A escolha do implante também irá depender do desejo e da expectativa da paciente, bem como de sua altura e contorno corporal.

Algumas pacientes podem apresentar tórax excessivamente amplo, e devemos ter atenção quando essa característica estiver associada a um pequeno desenvolvimento do volume mamário. Precisamos de um implante com medida de base maior para evitar que as mamas fiquem muito separadas, com grande espaço vazio entre elas. Nessa situação extrema pode ser necessário esco-

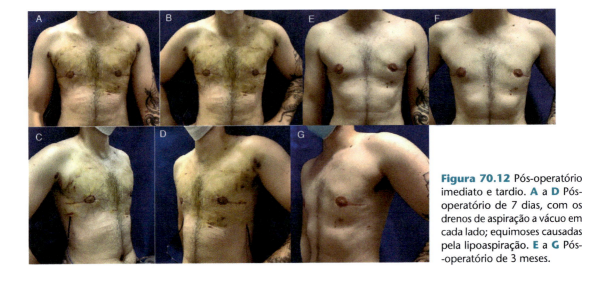

Figura 70.12 Pós-operatório imediato e tardio. **A** a **D** Pós-operatório de 7 dias, com os drenos de aspiração a vácuo em cada lado; equimoses causadas pela lipoaspiração. **E** a **G** Pós-operatório de 3 meses.

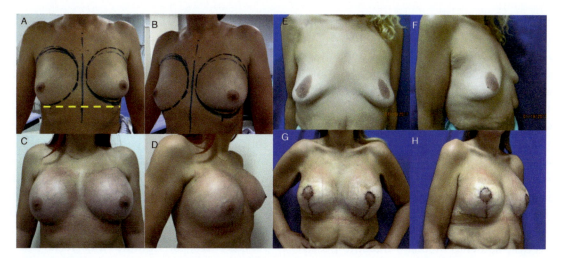

Figura 70.13 Mamoplastia de aumento em mulheres trans e planejamento das incisões. **A** a **D** Incisão no sulco inframamário (SIM) com correção da altura do SIM da mama esquerda. Implante de silicone redondo, perfil alto, 485cc. O contorno azul marca a área de descolamento retroglandular e retropeitoral (*dual plane*) compatível com a necessidade para as dimensões da base da prótese. **D** a **G** Perda de peso pós-bariátrica, pele excedente, marcação tipo mamoplastia redutora. Implante de silicone redondo, perfil alto, 525cc. Inserção do implante no plano *dual plane* devido à pouca cobertura da metade superior da mama (*pinch* < 2cm).

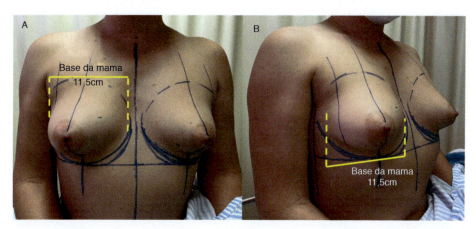

Figura 70.14A e **B** Medida da base da mama e escolha do implante em mulher trans: pré-operatório.

lher um implante com menor projeção (perfil moderado) para garantir um implante com maior medida de base e maior volume. A escolha do implante adequado para cada tipo de tórax, volume de mama e elasticidade da pele preexistente reduz o risco de algum sofrimento vascular do retalho cutâneo da mama ou deiscência de ferida operatória, sem sacrificar o bom resultado estético. Quanto mais alto o perfil, menor é a base do implante de silicone e maior é sua projeção.

Nas pacientes nas quais a terapia hormonal cruzada não produziu tecido mamário suficiente, inicialmente pode ser necessário o uso de um expansor de tecido. Uma alternativa, caso haja área doadora, consiste em realizar a lipoenxertia[21,22] para aumentar a espessura do retalho cutâneo-adiposo da parede torácica e então inserir um implante de silicone direto, provavelmente em um plano *dual plane*.

A opção de usar um plano retroglandular associado ao plano retropeitoral (*dual plane*) pode oferecer um aspecto mais natural à mamoplastia de aumento em pacientes magras e com pouca espessura de tecido para cobertura do polo superior do implante. Esta pode ser a melhor decisão para pacientes nas quais o *pinch test* nos quadrantes superiores das mamas seja < 2cm[21,23].

Iniciamos o procedimento com o planejamento e a marcação das incisões para acessar o espaço retroglandular com a paciente em posição ortostática. Convém observar características como simetria do tórax, volume, forma das mamas já desenvolvidas com a terapia hormonal, posição do CAM, altura e simetria do SIM. Entre as mulheres trans, 16,2% podem necessitar implantes de volumes distintos para corrigir assimetrias de volume, com diferenças de até 46,7cc, em média[21]. Algumas vezes pode ser mais fácil corrigir a assimetria de volume com a ressecção do tecido mamário excedente, sendo possível obter melhores resultados em termos não apenas de volume, mas também de forma.

Marcam-se as dimensões e o posicionamento da nova base da mama, evitando descolar o espaço retroglandular além do necessário lateralmente (a linha axilar anterior é uma boa referência na maioria das vezes) e aproximar o descolamento medial o máximo possível da linha medioesternal. Atenção especial é necessária para não provocar uma simastia. Limita-se o descolamento superior até a altura necessária para acomodar o implante, evitando seu deslocamento posterior para uma posição mais cranial. Por vezes, pode ser necessário criar ou refazer a posição do SIM, em geral posicionando-o em situação mais inferior (considerar a distância de 6 a 7cm da borda inferior do CAM até o SIM), equilibrando o volume mamário entre as metades superior e inferior da mama e tendo como referência a projeção mamilar (análise morfométrica da mama – 50%/50%; 45%/55%) (Figura 70.15)[20,24].

Assim como nas mamoplastias de aumento em mulheres cis, o descolamento retroglandular deve ser suficiente para acomodar sem dobras o implante e deve ser iniciado a partir dos limites mediais, priorizando o preenchimento da região mais medial e RRA da mama e favorecendo o melhor resultado cosmético na região do decote.

Quando, após a inserção do implante, mesmo em posição adequada, observamos lateralização extrema ou desconfortável do CAM ao olhar em relação à linha média, podemos corrigir a lateralização com incisões concêntricas peri e para-areolares posicionadas mais medialmente, conforme a necessidade de cada caso (a distância da borda medial do CAM até a linha média é em torno de 8 a 9cm na mulher cis, sendo maior nas mulheres trans e podendo ser intensificada ou diminuída de acordo com o volume e a posição do implante). Na maioria das vezes, conseguimos a correção por meio do preenchimento da lateral mamária pelo implante, deixando para criar mais uma cicatriz periareolar se for realmente necessário.

No caso de inserção do implante retropeitoral (*dual plane*), iniciamos o descolamento retroglandular próximo ao SIM e, ao atingirmos a borda mais inferior do músculo peitoral maior, seguimos o descolamento no plano retromuscular, elevando em conjunto o músculo e o tecido mamário. Respeitamos os mesmos limites de dissecção e, assim como nas mamoplastias de aumento em mulheres cis, é necessário liberar parte da inserção medial do músculo peitoral maior. Essa etapa do procedimento é muito importante para permitir a acomodação do implante sem deslocamento posterior no pós-operatório, evitando também a contração do músculo em faixa sobre o implante, conforme os movimentos da pacien-

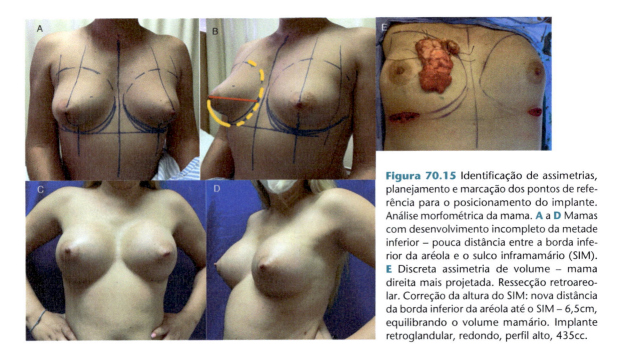

Figura 70.15 Identificação de assimetrias, planejamento e marcação dos pontos de referência para o posicionamento do implante. Análise morfométrica da mama. **A a D** Mamas com desenvolvimento incompleto da metade inferior – pouca distância entre a borda inferior da aréola e o sulco inframamário (SIM). **E** Discreta assimetria de volume – mama direita mais projetada. Ressecção retroareolar. Correção da altura do SIM: nova distância da borda inferior da aréola até o SIM – 6,5cm, equilibrando o volume mamário. Implante retroglandular, redondo, perfil alto, 435cc.

te, o que se torna ainda mais importante nas mulheres trans, cuja musculatura costuma apresentar espessura e força de contração maiores. O músculo permanece fixo ao tecido mamário medialmente, não permitindo sua retração em sentido cranial devido ao desprendimento parcial medial.

Em todas as pacientes, o sutiã cirúrgico é colocado ao final do procedimento e seu uso é mantido nas próximas 4 a 5 semanas de pós-operatório.

▶ CONSIDERAÇÕES FINAIS

Os estudos mostram melhora significativa da qualidade de vida e do modo como essas pessoas percebem o próprio corpo após a cirurgia das mamas, tanto entre homens como entre mulheres trans[5,6,25]. A avaliação pré-operatória é um momento de extrema importância nesse processo, lembrando que grande parte desses pacientes apresenta comorbidades psiquiátricas, como ansiedade e transtornos de humor, dificuldades em seus grupos familiar e social, e muitas vezes uma longa espera para realizar a cirurgia das mamas, o que provoca uma expectativa nem sempre compatível com a realidade.

No período pré-operatório, é necessário estabelecer uma relação médico-paciente positiva com atenção ao histórico clínico, ao exame físico e aos objetivos a serem alcançados com a cirurgia. Por fim, convém estabelecer um equilíbrio entre os desejos do paciente, as limitações das técnicas e as características anatômicas preexistentes. No pós-operatório, embora os resultados sejam imediatos, o aspecto final é estabelecido e pode ser mais bem avaliado 3 a 6 meses após o procedimento cirúrgico. Manter o paciente motivado e atento aos cuidados necessários durante cada fase de sua recuperação é fundamental.

REFERÊNCIAS

1. Bränström R, Pachankis JE. Reduction in mental health treatment utilization among transgender individuals after gender-affirming surgeries: A total population study. Am J Psychiatr 2020; 177:727-34.
2. Dhejne C, Vlerken RV, Heylens G, Arcelus J. Mental health and gender dysphoria: A review of the literature. Int Rev Psychiatr 2016; 28:44-57.
3. Lobato MIR. Editorial: Gender dysphoria: Diagnostic issues, clinical aspects, and health promotion. Front Psychiatry 2022; 13:1000939.
4. Silva DC, Salat LP, Villas-Bôas AP et al. Factors associated with ruminative thinking in individuals with gender dysphoria. Front Psychiatry 2021; 12:602293.
5. Wiepjes CM, Nota NM, de Blok CJM et al. The Amsterdam cohort of gender dysphoria study (1972-2015): Trends in prevalence, treatment, and regrets. J Sex Med 2018; 15:582-90.
6. Sir E, Tuluy Y. Evaluation of life improvement in trans men after mastectomy: A prospective study using the TRANS-Q. Aesth Plast Surg 2022; 46:2556-61.
7. Agarwal CA, Wall VT, Mehta ST et al. Creation of an aesthetic male nipple areolar complex in female-to-male transgender chest reconstruction. Aesth Plast Surg 2017; 41(6):1305-10.
8. Mett TR, Krezdorn N, Luketina R et al. Optimal positioning of the nipple-areola complex in men using the Mohrenheim-Estimated-Tangential-Tracking-Line (METT-Line): An intuitive approach. Aesth Plast Surg 2017; 41(6):1295-302.
9. van de Grift TC, Elfering L, Bouman MB et al. Surgical indications and outcomes of mastectomy in transmen: A prospective study of technical and self-reported measures. Plast Reconstr Surg 2017; 140(3):415e-424e.
10. Top H, Balta S. Transsexual mastectomy: Selection of appropriate technique according to breast characteristics. Balkan Med J 2017; 34(2):147-55.
11. Kääriäinen M, Salonen K, Helminen M, Karhunen-Enckell U. Chest-wall contouring surgery in female-to-male transgender patients: A one-center retrospective analysis of applied surgical techniques and results. Scand J Surg 2016; 1-6.
12. Sundhagen HP, Opheim AB, Wæhre A et al. Chest wall contouring in transgender men: A 20-year experience from a national center. Plast Reconstr Surg Glob Open 2023.
13. Kamali A, Sigurjónsson H, Gran I at al. Improved surgical outcome with double incision and free nipple graft in gender confirmation mastectomy. Plast Reconstr Surg Glob Open 2021; 9:e3628.
14. Beer GM, Budi S, Seifert B et al. Configuration and localization of the nipple-areola complex in men. Plast Reconstr Surg 2001; 108:1947-51.
15. Timmermans FW, Jansen BAM, Mokken SE et al. The ideal location of the male nipple-areolar complex: A pinpointing algorithm. Int J Transgend Health 2021; 22(4):403-11.
16. Atiyeh BS, Dibo SA, El Chafic AH. Vertical and horizontal coordinates of the nipple-areola complex position in males. Ann Plast Surg 2009; 63:499-502.
17. Lofêgo JA, Dadalti P, Cotrim D et al. Skin grafts in cutaneous oncology. An Bras Dermatol 2006; (5):465-72.
18. Righi B, Robotti E. Successfully exploiting two opposing forces: A rational explanation for the "interlocking suture". Aesth Plast Surg.2011; 35:177-83.
19. Ammari T, Sluiter EC, Gast K et al. Female-to-male gender-affirming chest reconstruction surgery. Aesth Surg J 2018: 1-14.
20. Cuccolo NG, Kang CO, Boskey ER et al. Epidemiologic characteristics and postoperative complications following augmentation mammaplasty: Comparison of transgender and cisgender females. Plast Reconstr Surg Glob Open 2019; 7:e2461.
21. Bekeny JC, Zolper EG, Manrique OJ et al. Breast augmentation in the transgender patient: Narrative review of current techniques and complications. Ann Transl Med 2021; 9(7):611.
22. Narayan SK, Morrison T, Dugi DD et al. Gender confirmation surgery for the endocrinologist. Endocrinol Metab Clin North Am 2019; 48:403-20.
23. Tebbetts JB, Adams WP. Five critical decisions in breast augmentation using five measurements in 5 minutes: The high five decision support process. Plast Reconstr Surg 2005; 116:2005-16.
24. Song S, Parmeshwar N, Steiner G, Kim EA. Morphometric analysis of gender-affirming breast augmentation. Plast Reconstr Surg Glob Open 2022; 10:e469.
25. Agarwal CA, Scheefer MF, Wright LN et al. Quality of life improvement after chest wall masculinization in female-to-male transgender patients: A prospective study using the BREAST-Q and Body Uneasiness Test. J Plast Reconstr Aesthet Surg. 2018; 71(5):651-7.

Capítulo 71

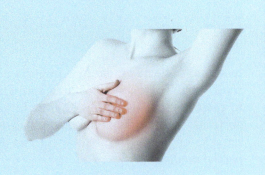

Qualidade de Vida em Cirurgia Oncoplástica e Reconstrução Mamária

Elvis Lopes Barbosa
Darley De Lima Ferreira Filho
Nancy Cristina Ferraz de Lucena Ferreira
Thaís de Lucena Ferreira
Marden Pinheiro Teixeira Costa

▶ INTRODUÇÃO

A mulher que passa pelo estresse derivado do diagnóstico de câncer de mama e realiza uma mastectomia sofre pelo diagnóstico de uma doença que pode causar a destruição de sua vida. A alta incidência do câncer de mama entre as mulheres pode levar a quadros de cancerofobia, ocasionando transtornos afetivos e emocionais, bem como ansiedade generalizada, estados depressivos, momentos de negação, autopunição, passividade e isolamento social[1].

Mutilada pelo procedimento cirúrgico, a mulher sabe que terá de percorrer um longo caminho, permeado por mitos e realidade, ancorada no desconhecimento dos efeitos colaterais dos tratamentos e na alteração de sua imagem corporal e da qualidade das relações afetivas desenvolvidas ao longo de sua vida.

As mamas têm uma grande importância para as mulheres, pois representam maternidade, sexualidade e feminilidade. Os mastologistas, além de tratarem o câncer de mama, devem devolver a saúde física e mental a essas pacientes e fazer com que consigam manter sua qualidade de vida, bem como o efeito estético. Com a consagração do tratamento conservador como seguro e eficaz, segundo Veronesi e Fisher, procurou-se melhorar os resultados da oncoplastia, sempre em busca da simetrização da mama oposta[2].

Oncoplastia é um termo genérico que envolve indicação e técnica com resultado oncológico seguro, por meio de diferentes tipos de cirurgia, cosmese, satisfação da paciente e boa qualidade de vida[3].

O único tratamento cirúrgico para o câncer de mama no passado era a mastectomia, e a reconstrução com retalho miocutâneo era praticamente a única opção tardia disponível. Com o avanço das técnicas de cirurgia conservadora, a oncoplastia combinada à radioterapia revelou-se uma opção viável de tratamento, mas nem sempre associada a bons resultados cosméticos – até 30% das pacientes submetidas à quadrantectomia necessitam reparo em razão dos resultados estéticos insatisfatórios[4].

As mastectomias, anteriormente muito radicais, tornaram-se mais conservadoras por meio da preservação da pele e/ou mamilo. A reconstrução da mama com retalhos miocutâneos foi substituída pelo uso de próteses, considerada uma opção segura em virtude das baixas taxas de recorrência e do alto grau de satisfação das pacientes[5]. Por isso, na abordagem multidisciplinar do câncer de mama, o mastologista cumpre um papel fundamental ao estender as indicações da cirurgia conservadora, respeitando os princípios oncológicos e possibilitando a manutenção do contorno corporal[6].

As pesquisas têm demonstrado que as pacientes que realizam mastectomia sem reconstrução imediata sentem um grande impacto negativo no ponto de vista social, comparadas às submetidas à reconstrução imediata, a qual apresenta grande benefício na qualidade de vida e leva a mulher de volta à vida social, bem como à sua família[7].

Em síntese, as técnicas cirúrgicas oncológicas, aliadas aos conceitos de cirurgia plástica, propiciam maior arsenal cirúrgico, promovendo segurança no tratamento oncológico, além de resultados estéticos favoráveis, minimizando assim os danos físicos e psicológicos à paciente.

QUALIDADE DE VIDA

Qualidade de vida é definida pela Organização Mundial da Saúde (OMS) como "a percepção do indivíduo sobre sua posição na vida no contexto cultural e sistemas de valores em que ele vive em relação aos seus objetivos, expectativas, padrões e preocupações". Nas pacientes tratadas para câncer de mama, alguns fatores interferem e prejudicam a qualidade de vida, como déficit emocional nas relações sociais e nas funções cognitivas, associado às preocupações com o câncer[8].

O que se busca é a qualidade de vida, principalmente após o tratamento. Nesse sentido, inúmeros trabalhos demonstram impactos positivos na vida, em geral naquelas pacientes mastectomizadas que realizaram reconstrução. Segundo Zehra e cols., a proporção de mulheres submetidas à reconstrução mamária após mastectomia aumentou de 11,6%, no início do ano de 1998, para cerca de 36,4%, no final de 2011[9].

Embora o objetivo da reconstrução pós-mastectomia seja melhorar a qualidade de vida por meio da restauração da imagem corporal, ela está associada a distúrbios físicos e psicossociais, muitas vezes relacionados com a extensão da ferida cirúrgica, a morbidade da área doadora e a desfiguração[9].

A qualidade de vida da mulher também sofre influência direta das outras terapias, como quimioterapia, radioterapia e hormonioterapia. Os sintomas variam de leves, como náuseas e vômitos, a moderados ou intensos, como queda de cabelo, desejo sexual hipoativo e infertilidade.

A avaliação da qualidade de vida deve englobar tanto os aspectos físicos ou estéticos, como os psicológicos, sociais e sexuais. Nesse contexto, a mulher que se adapta e convive com mais facilidade com as sequelas e limitações impostas pelo tratamento do câncer de mama tende a retomar sua rotina diária de maneira mais autônoma e independente.

INSTRUMENTOS QUE AVALIAM A QUALIDADE DE VIDA

A qualidade de vida em cirurgia oncoplástica e cirurgia reconstrutora da mama é avaliada por meio de questionários apropriados. Os vários instrumentos de avaliação disponíveis devem ser validados por metodologia específica, e as medidas dos resultados relatados pelas pacientes são organizadas por domínios e questões. Os domínios consistem no agrupamento de questões que avaliam o mesmo assunto. O agrupamento de situações similares torna possível considerar o assunto e comparar grupos de pacientes em situação semelhante. A gênese de uma ferramenta que avalie a qualidade de vida, em cirurgia e câncer de mama, passa por etapas e considerações de hábitos e cultura da população, inclusive tradução linguística adequada[10].

Entre os inúmeros instrumentos utilizados e disponíveis, há alguns específicos para a cirurgia mamária, como EORTC QLQ-BR23 (*European Organization for Research and Treatment of Cancer Quality of Life Breast Cancer Study Group*), BCTOS (*Breast Cancer Treatment Outcome Scale*), MBROS-S (*Michigan Breast Reconstruction Outcomes Study-Satisfaction Questionnaire*), MBROS-BI (*Michigan Breast Reconstruction Outcomes Study-Body Image Questionnaire*) e BREAST-Q, este último o mais usado[11].

O BCTOS é um questionário projetado para analisar as avaliações subjetivas das mulheres no que concerne à cosmese e ao *status* funcional da cirurgia conservadora seguida de radioterapia e a relação entre o tratamento escolhido e a qualidade de vida. Os três domínios são *status* cosmético, *status* funcional e dor específica da mama.

O MBROS-S é um questionário que avalia a satisfação da paciente, após mastectomia seguida de reconstrução, em dois domínios: satisfação geral e satisfação estética, e foi projetado especificamente para avaliar as percepções da paciente sobre a aparência física após reconstrução mamária.

O EORTC QLQ-BR23 avalia questões específicas da qualidade de vida relevantes para uma paciente com câncer de mama. Duas escalas funcionais avaliam a imagem corporal e a sexualidade e três escalas analisam os sintomas para mama, braço e da terapia sistêmica[11].

O BREAST-Q, desenvolvido em 2009, mede as percepções das pacientes tanto do ponto de vista quantitativo como qualitativo a partir de três domínios relacionados com a qualidade de vida (bem-estar psicossocial, físico e sexual) e três domínios associados à satisfação (com as mamas, com o resultado e com cuidado)[12,13]. O BREAST-Q pode ser utilizado nas cirurgias oncoplásticas e mastectomias, bem como em cirurgias reconstrutoras e estéticas puras, para avaliar a satisfação e a qualidade de vida relacionada à saúde.

Com base no BREAST-Q, o nível de satisfação é maior com a reconstrução mamária bem-sucedida do que nos casos sem reconstrução, mais com os retalhos musculares do que com as cirurgias conservadoras e mais com as mastectomias sem reconstrução, próteses e expansores. A cirurgia conservadora supera, em grau de satisfação, os implantes e as mastectomias sem reconstrução. As pró-

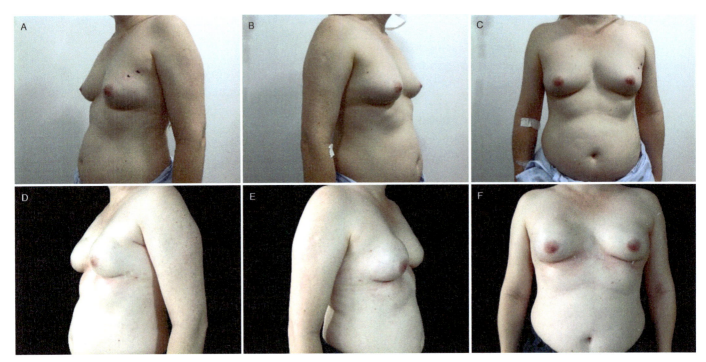

Figura 71.1A a **F** Adenomastectomia oncológica e reconstrução com prótese pré-peitoral.

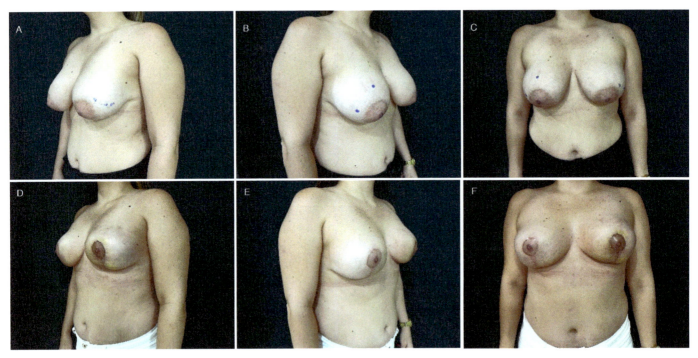

Figura 71.2A a **F** Pedículo inferior.

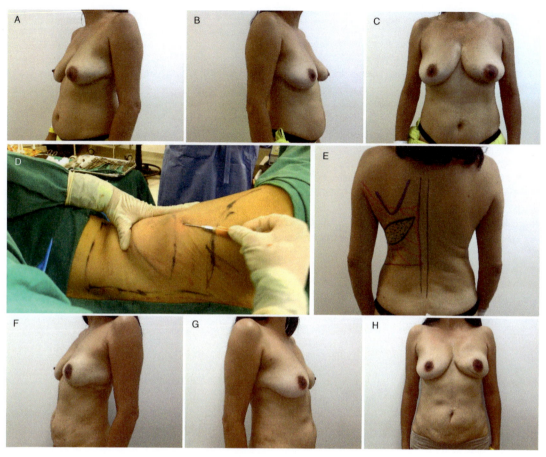

Figura 71.3A a H Grande dorsal lipoenxertado.

teses, independentemente do formato, apresentam escore maior nesse quesito do que os expansores, assim como as pacientes não irradiadas em relação às irradiadas. Quando submetidas à mastectomia profilática contralateral seguida de reconstrução, o nível de satisfação é superior ao das mulheres que não realizaram cirurgia profilática[12].

As pacientes submetidas à reconstrução mamária com retalhos livres poderiam ter prejuízo da imagem corporal devido aos sítios doadores, como abdome, coxa e nádega. O BODY-Q, um questionário originalmente utilizado para pacientes com perda importante de peso e após cirurgia bariátrica, pode avaliar, por meio de escalas, partes do corpo que servem de sítios doadores para retalhos livres, incluindo a avaliação da imagem corporal. Comparando as pacientes submetidas à reconstrução com retalhos livres com as pacientes reconstruídas com implantes, a avaliação da qualidade de vida em relação à mama reconstruída e à imagem corporal foi melhor no primeiro grupo. A estética da área doadora não afeta negativamente a imagem corporal em mulheres submetidas à reconstrução com retalho livre[14].

CONSIDERAÇÕES FINAIS

As ferramentas que avaliam a qualidade de vida das pacientes diagnosticadas com câncer de mama são muito importantes nesse contexto. Esses instrumentos, utilizados para mensurar a qualidade de vida, devem ser validados considerando também o aspecto transcultural, assim como uma adequada tradução linguística. A gênese desses questionários deve visar a uma representação realista da qualidade de vida das pacientes submetidas ao tratamento cirúrgico oncoplástico e reconstrutivo.

À luz do conhecimento hodierno, as margens oncológicas diminuíram, mantendo a segurança oncológica, minimizando a cirurgia oncológica, aumentando a taxa de resultados estéticos satisfatórios e, portanto, maximizando os resultados. O racional de todo esse pensamento é a melhora na qualidade de vidas de nossas pacientes oncológicas.

Independentemente da sobrevida livre de doença ou da sobrevida global, a melhora na qualidade de vida deve ser sempre um objetivo a ser alcançado, residindo aí a importância dos instrumentos citados nas tomadas de decisão e do tratamento personalizado.

REFERÊNCIAS

1. Wellisch DK, Dimatteo R, Silverstein M et al. Psychosocial outcomes of breast cancer therapies: Lumpectomy versus mastectomy.Psychosomat1989; 30:365-73.
2. Fobair P, Stewart SL, Chang S et al. Body image and sexual problems in young women with breast cancer. Psychooncol 2006; 15:579-94.
3. Hoffman AS, Cantor SB, Fingeret MC et al. Considering breast reconstruction after mastectomy. Plast Reconstr Surg Glob Open 2019; 7:e2500.
4. Clough KB, Cuminet J, Fitoussi A, Nos C, Mosseri V. Cosmetic sequelae after conservative treatment for breast cancer: Classification and results of surgical correction. Ann Plast Surgery 1998; 41(5):471-81. doi: 10.1097/00000637-199811000-00004.
5. Mota BS, Riera R, Ricci MD et al. Nipple- and areola-sparing mastectomy for the treatment of breast cancer. Cochrane Database Syst Rev 2016; 11:CD008932. doi: 10.1002/14651858.CD008932.pub3.
6. Jeevan R, Browne JP, Gulliver-Clarke C et al. Surgical determinants of patient-reported outcomes following postmastectomy reconstruction in women with breast cancer. Plast Reconstr Surg 2017; 139:1036e-45.
7. Winters ZE, Benson JR, Pusic AL. A systematic review of the clinical evidence to guide treatment recommendations in breast reconstruction based on patient-reported outcomes measures and health-related quality of life. Ann Surg 2010; 252:929-42.
8. Arndt V, Merx H, Stegmaier C, Ziegler H, Brenner H. Persistence of restrictions in quality of life from the first to the third year after diagnosis in women with breast cancer. J Clin Oncol Off J Am Soc Clin Oncol 2005; 23(22):4945-53. doi: 10.1200/JCO.2005.03.475.
9. Zehra et al. Health-related quality of life following breast reconstruction compared to total mastectomy and breast-conserving surgery among breast cancer survivors: A systematic review and meta-analysis.
10. Vieira RA et al. Does breast oncoplastic surgery improve quality of life? Frontiers in Oncology. doi: 10.3389/fonc.2022.1099125.
11. Chen et al. Measuring quality of life in oncologic breast surgery: A systematic review of patient-reported outcome measures. Breast J 2010; 16(6):587-97. doi: 10.1111/j.1524-4741.2010.00983.x.
12. Liu LQ et al. Breast-Q measurement of the patient perspective in oncoplastic breast surgery: A systematic review. Plast Reconstr Surg Glob Open 2018; 6:e1904. doi: 10.1097/GOX.0000000000001904.
13. Pusic AL et al. Development of a new patient-reported outcome measure for breast surgery: The Breast-Q. doi: 10.1097/PRS.0b013e3181aee807.
14. Miseré RML et al. Breast-related and body-related quality of life following autologous breast reconstruction is superior to implant-based breast reconstruction — A long-term follow-up study. Breast 2021; 59:176e-182e.

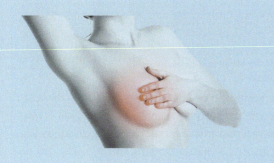

Capítulo 72
Avaliação dos Resultados Cosméticos Após Reconstrução Total e Parcial da Mama

Cícero de Andrade Urban

Flávia Kuroda

▸ INTRODUÇÃO

Atualmente, a reconstrução mamária e a oncoplastia são consideradas partes integrantes do tratamento cirúrgico da mama e por isso as grandes mutilações causadas pela mastectomia e a cirurgia conservadora são temas cada vez menos frequentes. Nos últimos 20 anos observamos grandes avanços e inovações que elevaram a qualidade da reconstrução mamária após mastectomia ou cirurgia conservadora da mama. Diversos métodos e técnicas cirúrgicas foram desenvolvidos. Expansores temporários com válvula integrada, implantes de gel de silicone ou solução salina sofreram melhorias significativas, e uma inovadora abordagem oncoplástica descrita com base em um algoritmo oncoplástico, angiografia a *laser* fluorescente com indocianina, matrizes dérmicas acelulares e as técnicas atuais de lipoenxertia revolucionaram a reconstrução mamária. Esses avanços focaram em melhorar o resultado cirúrgico e estético, bem como em reduzir os eventos adversos[1]. Em se tratando de segurança oncológica, múltiplos estudos e metanálises bem conduzidos demonstraram que a reconstrução mamária imediata apresenta resultados oncológicos semelhantes aos da mastectomia isolada no câncer de mama inicial[2-4]. Embora as séries sejam retrospectivas não controladas e estejam ausentes estudos randomizados comparando a OP com a cirurgia conservadora (CC) clássica, os dados atuais são suficientes para incorporar a cirurgia oncoplástica (OP) à CC[5-8].

Existe um consenso de que a reconstrução mamária contribui positivamente para a qualidade de vida de muitas mulheres submetidas à mastectomia por câncer de mama[9-11]. A satisfação da paciente é um dos *endpoints* mais importantes do tratamento, cujos objetivos primordiais são atender às expectativas da paciente, melhorar sua qualidade de vida e promover bom resultado estético. Assim, a demanda por resultados cada vez mais satisfatórios é uma exigência atual crescente tanto das pacientes como do sistema de saúde. A avaliação do resultado estético é subjetiva, podendo variar de acordo com o ponto de vista da paciente, dos cirurgiões e dos profissionais independentes e sofrendo influências de múltiplos aspectos – físicos, clínicos, psicológicos e culturais – de difícil mensuração. Estudos sobre reconstrução mamária tendem a relatar alto nível de satisfação com o resultado estético, porém se trata de modelos e questionários de avaliação estética não padronizados, o que dificulta a análise e comparação eficazes das técnicas do ponto de vista científico. Assim, a seleção do melhor método para avaliar o resultado estético sistemática e objetivamente permanece como desafio.

Neste capítulo serão abordados os principais métodos de avaliação subjetiva e objetiva do resultado estético após reconstrução total e parcial das mamas.

▸ FATORES RELACIONADOS COM O RESULTADO ESTÉTICO

Resultado estético satisfatório é o principal objetivo da reconstrução mamária. Por se tratar de uma questão subjetiva, a avaliação estética impõe limitações na tentativa de mensurá-la nos estudos clínicos, principalmente por sofrer a influência de diversos fatores, como situação socioeconômica, condições clínicas e tipo de tratamento proposto, como terapia adjuvante, tipo de reconstrução, preservação do complexo areolopapilar (CAP) e simetrização da mama contralateral[12]. Além dos fatores clínicos, como volume e forma da mama, localização e tamanho do tumor, grau de densidade e consistência da pele, a expectativa da paciente em relação ao resultado esperado também é fator de extrema relevância.

Os modelos existentes não incluem todos esses aspectos individualizados ou a opinião da paciente. No serviço Unidade Mama do Hospital Nossa Senhora, em Curitiba, um estudo prospectivo incluiu 79 pacientes submetidas à mastectomia com reconstrução imediata com prótese (RIP) ou CC seguida de OP entre 2019 e 2021, sendo realizada análise pré-operatória da expectativa e satisfação das mamas por meio do questionário BREAST-Q. O grupo da mastectomia com RIP apresentou taxa maior de satisfação com suas mamas nativas do que o grupo OP (p = 0,001). Em relação à análise da expectativa pré-operatória, ambos os grupo apresentaram alta taxa de expectativa com a aparência das mamas quando vestidas. Entre as participantes do grupo da mastectomia com RIP, 43% esperaram que as mamas apresentassem alguma sensibilidade após 1 ano. A maioria (71% no grupo OP e 80% no grupo RIP) esperava que a aparência das mamas (simetria) após 1 ano da cirurgia permanecesse similar, enquanto 42,9% do grupo OP e 36,7% do RIP esperavam que as mamas permancessem parecidas 10 anos após a cirurgia (Quadro 72.1)[13].

No geral, o resultado estético declina ao longo do tempo, especialmente quando a paciente é submetida à quimioterapia ou radioterapia adjuvante. Além disso, as pacientes com câncer de mama podem sofrer variações de peso quando é indicado o uso de hormonioterapia, causando assimetrias e impacto na satisfação dessas pacientes.

Clough e cols. avaliaram prospectivamente o resultado estético da reconstrução de mama com prótese e concluíram que há declínio do resultado do estético de forma linear com relação ao tempo, passando de um resultado inicial aceitável em 86% dos casos no período de 24 meses para somente 54% em 60 meses. Esse declínio não apresentou associação com o tipo e o volume da prótese utilizada nem com a idade da paciente ou a incisão e o tipo da mastectomia realizada. A contratura capsular patológica foi o único fator que contribuiu significativamente para um resultado estético insatisfatório[14].

Quadro 72.1 Taxa de satisfação e expectativa pré-operatória entre os grupos – BREAST-Q				
BREAST-Q		CC + OP (n = 49)	Mastectomia + reconstrução imediata com implante (n = 30)	p
Satisfação		Média ± DP	Média ± DP	
Bem-estar psicossocial		55,5 ± 16,7	71,9 ± 23	0,92
Bem-estar sexual		61,3 ± 23	61 ± 21,6	0,95
Bem-estar físico		69,1 ± 16,4	68,2 ± 22,4	0,85
Satisfação com as mamas		55,5 ± 16,7	71,9 ± 23	0,001
Expectativa		Média ± DP	Média ± DP	
Expectativa com dor		63,2 ± 18,9	56,7 ± 23,9	0,19
Expectativa com aparência das mamas vestidas		93,4 ± 16,3	82,9 ± 6,5	0,03
		N	N	
Expectativa com aparência das mamas quando despida após 1 ano	Diferentes	1 (2%)	0 (0%)	0,623
	Similares	35 (71,4%)	24 (80%)	
	Exatamente iguais	6 (12,2%)	4 (13,3%)	
	Não sei	7 (14,3%)	2 (6m7%)	
Expectativa com sensibilidade das mamas após 1 ano	Quase sem sensibilidade	3 (6,1%)	6 (20%)	0,001
	Alguma sensibilidade	10 (20,4%)	13 (43,3%)	
	Sensibilidade normal	25 (51%)	3 (10%)	
	Não sei	21 (42,9%)	8 (26,7%)	
Expectativa com aparência das mamas após 10 anos	Diferentes	9 (18,4%)	6 (20%)	0,721
	Praticamente iguais	21 (42,9%)	11 (36,7%)	
	Exatamente iguais	3 (6,1%)	4 (13,3%)	
	Não sei	16 (32,7%)	9 (30%)	

CC: cirurgia conservadora; DP: desvio padrão; OP: cirurgia oncoplástica.

Especificamente na CC, estudos demonstram que os principais fatores associados à assimetria das mamas são idade > 60 anos, índice de massa corporal (IMC) elevado, tumores grandes e localizados nos quadrantes central e medial, mamas de pequeno volume, necessidade de reexcisão, ressecção de parênquima mamário > 100cm^3 e altas doses de radioterapia[15,16]. Em um estudo de coorte com 1.035 pacientes, os fatores que impactaram negativamente o resultado estético foram infecção de ferida operatória, dor, alargamento e palpação da cicatriz e a presença de queloides[17]. Na reconstrução de mama (com implante ou retalho), os fatores que influenciaram negativamente a satisfação com o resultado foram radioterapia adjuvante, número maior de cirurgias necessárias para reconstrução, reoperação por complicações, IMC elevado e mais tempo entre a reconstrução e o preenchimento do questionário de avaliação[18].

Uma revisão sistemática de estudos sobre a satisfação das pacientes com a reconstrução da mama pós-mastectomia demonstrou que, em geral, as pesquisas publicadas relatam bons níveis de satisfação. Os estudos sugerem que as pacientes ficaram satisfeitas com a mama reconstruída independentemente da técnica utilizada, ao passo que a idade e o momento da realização do procedimento (imediato ou tardio) não afetaram a satisfação geral. Simetria, tamanho, forma e cicatrizes das mamas foram relatados como itens que influenciaram a pontuação das pacientes. A reconstrução da aréola e do mamilo influenciou positivamente a satisfação, ao passo que a radiação antes ou após a reconstrução e as complicações contribuíram para a insatisfação quanto ao resultado[12].

Os métodos de avaliação estética em reconstrução de mama podem ser divididos em subjetivos e objetivos. Os subjetivos incluem a autoavaliação por meio de questionários de qualidade de vida e de avaliações feitas por um simples observador ou por um painel de observadores. Já os métodos objetivos incluem outros tipos de quantificação, como medições físicas diretas, medições em fotografias e avaliação por imagem tridimensional ou *softwares* específicos para a mama.

▶ MÉTODOS SUBJETIVOS

Atualmente não existe nenhuma avaliação estética subjetiva que seja considerada padrão ouro. O resultado estético relatado pela paciente fornece uma visão única, sob uma perspectiva diferente do que é avaliado por métodos de medições objetivas ou do próprio cirurgião. A visão da paciente sobre o resultado estético pode ser avaliada por meio de questionários ou entrevistas. Entre os diversos instrumentos descritos para medir o resultado estético, a escala de autoestima de Rosenberg[19,20] é a mais utilizada. Traduzida e validada para a língua portuguesa, com a própria paciente fazendo sua avaliação, é, sem dúvida, a de realização mais fácil. Entretanto, sua reprodutibilidade é baixa, por muitas vezes refletir a adaptação psicossocial da paciente com seu resultado estético e estar diretamente relacionada com vários fatores, como idade e nível socioeconômico. Estudos que compararam as avaliações realizadas pelas pacientes e por observadores externos mostraram que as pacientes consideram seus resultados mais favoráveis do que os observadores[21-23].

A avaliação estética pela paciente pode muitas vezes ser confundida com qualidade de vida, e na realidade ambos se completam. Nesse sentido, para análise da estética, os questionários de qualidade de vida podem ser aplicados como método científico eficaz, apesar de muitas vezes desenvolvidos por outras áreas médicas e adaptados posteriormente para a cirurgia plástica. Outra possibilidade é a aplicação de um questionário específico e validado para avaliar os resultados da cirurgia da mama[24].

O questionário BCTOS, elaborado por Stanton, Krishnan e Collins em 2001, foi desenvolvido para avaliação subjetiva das mulheres e aborda as dimensões mais importantes de morbidade pós-tratamento em relação ao resultado estético e funcional, contendo 22 itens e sendo de fácil aplicação. As pacientes são instruídas a classificar cada item do questionário em uma escala de quatro pontos para avaliar as diferenças entre a mama tratada e a não tratada – (1) sem diferença; (2) ligeira diferença; (3) diferença moderada; e (4) grande diferença. A versão em inglês produziu uma estrutura fatorial coerente em 18 itens e três escalas definidas como *status* funcional (p. ex., movimento do braço e do ombro, rigidez ou dor), *status* estético (p. ex., tamanho e textura da mama, forma da mama, cicatriz) e *status* da dor mamária (p. ex., dor no peito, dor no ombro e sensibilidade mamária)[25].

Mais recentemente, o BREAST-Q foi desenvolvido especificamente para avaliar a percepção das pacientes submetidas às cirurgias da mama. Instrumento elaborado em 2009 pelo Memorial Sloan Kettering Hospital e a University of British Columbia e validado segundo as normas e diretrizes do Scientific Advisory Committee of the Medical Outcomes Trust e o Food and Drug Administration (FDA), o formulário é composto de dois domínios: qualidade de vida e satisfação da paciente. O domínio 1 (qualidade de vida) é integrado por três subdomínios: bem-estar físico, psicológico e sexual, enquanto o domínio 2 (satisfação da paciente) consiste em três subdomínios: satisfação com as mamas, com o resultado e com os cuidados da equipe.

O questionário torna possível avaliar os resultados em mulheres submetidas a diferentes tipos de cirurgia da mama. Atualmente, é composto por quatro módulos (mamoplastia de aumento, redução/mastopexia, mastectomia e reconstrução), cada um com uma versão pré e pós-operatória. O módulo BREAST-Q reconstrução (pós-operatório) consiste em nove escalas. Cada módulo é composto por múltiplas escalas independentes. O escore de cada escala é transferido para uma escala de 100 pontos. Assim, cada escala exibe um escore de 0 (muito insatisfeita) a 100 (muito satisfeita)[26-28].

O questionário foi traduzido para o português pelo serviço de Cirurgia Plástica e Mastologia do INCA – Rio de Janeiro, seguindo as normas da instituição que detém os direitos autorais (MAPI Trust)[29]. Em 2012, um módulo pré-operatório de expectativa em reconstrução mamária foi incluído nos questionários do BREAST-Q e abrange uma variedade de procedimentos cirúrgicos na mama, incluindo questões sobre como a paciente espera sentir-se na primeira semana, no primeiro ano e 10 anos após a cirurgia[30].

De todas as ferramentas disponíveis para avaliação dos resultados relatados pela paciente, o BREAST-Q se consagrou como o questionário padrão ouro mais utilizado nos últimos tempos[31-34]. Em 2017, utilizamos o BREAST-Q em um estudo transversal e multicêntrico que incluiu 129 pacientes com câncer de mama – 94 submetidas à mastectomia com reconstrução mamária imediata com prótese e simetrização em mama oposta (72,8%) e 35 à mastectomia sem reconstrução de mama (27,1%). Na avaliação da qualidade através do BREAST-Q, o grupo da reconstrução imediata com implantes apresentou taxas de satisfação maiores com as mamas e bem estar psicossocial e sexual, comparadas às submetidas à mastectomia sem reconstrução da mama[23].

O método subjetivo e qualitativo mais frequentemente usado consiste na avaliação por um ou vários observadores, normalmente por meio de registros fotográficos, usando tabelas ou escalas de graduação, que comparam a mama tratada com a não tratada. Os avaliadores podem ser cirurgiões, grupos de cirurgiões da mesma ou de diferentes especialidades, outros profissionais da saúde e a população em geral. Uma variedade de escalas de graduação estética se encontra descrita na literatura. Uma revisão sistemática de 120 artigos constatou a presença de 12 diferentes escalas de avaliação estética profissional na literatura, sendo a escala de 4 pontos a mais comumente utilizada[35]. Ainda não há uma escala padrão ouro para avaliação específica do resultado estético em reconstrução mamária.

Apesar das falhas reconhecidas, como baixa concordância entre observadores, a escala de Harris, introduzida por Jay Harris em 1979, é a medida mais amplamente utilizada e aceita pela comunidade científica, avaliando o resultado estético segundo a ocorrência de fibrose, retração da mama e mudanças na pele (0 para nenhuma, 1 para leve, 2 para moderada e 3 para severa). No conjunto, o resultado estético é classificado como 1 para excelente (mama tratada idêntica à não tratada), 2 para bom (mama tratada com leve diferença em relação à não tratada), 3 para razoável (mama tratada claramente não idêntica à não tratada sem distorções graves) e 4 para ruim (mama tratada seriamente distorcida)[36].

A escala de Harvard é uma escala ordinal simples que consiste em quatro categorias: excelente, bom, razoável e pobre. A avaliação do resultado da reconstrução da mama por meio de quatro escalas tende a apresentar concordância inaceitável interobservadores, uma vez que os avaliadores utilizam diretrizes subjetivas para caracterizar cada categoria[37].

Visser e cols. desenvolveram um método para pontuar o resultado estético após reconstrução da mama através da escala de Likert de 5 pontos (volume, forma, simetria, aparência da cicatriz e CAP). A escala de Likert de 5 pontos varia de muito ruim (1) a muito bom (5). O item volume é graduado como muito pequeno (1), igual (3) ou muito grande (5), e o resultado estético geral pode alcançar até 10 pontos, desde muito ruim (1) até muito bom (10).

Outras escalas foram elaboradas, como a descrita por Van Dam e Aaronson, que avalia cinco critérios específicos – visibilidade da cicatriz, tamanho e forma das mamas, posição do CAP e cor da pele, além do método descrito e modificado por Garbay e cols., que leva em consideração volume e forma das mamas, simetria, posição do sulco e cicatriz – o resultado varia de 0 (pior resultado) a 10 (melhor resultado)[38]. Esse instrumento parece ser o mais completo para avaliação dos resultados estéticos sob o ponto de vista dos *experts*. Uma revisão sistemática de estudos que avaliaram a estética após a cirurgia reconstrutora de mama demonstrou que 43 estudos (46,7%) utilizaram o escore baseado em subescala para analisar os resultados. Foram avaliados em média cinco componentes relacionados com a estética e um terço dos estudos (n = 15) usou sistemas de escore previamente publicados. Desses, mais da metade (n = 8) usou o sistema de Garbay modificado, desenvolvido especificamente para avaliação da reconstrução das mama (Quadro 72.2)[39].

Quadro 72.2 Escala para avaliação de resultados estéticos em cirurgia mamária (sistema de Garbay modificado)			
Subescala	Categoria 0	Categoria 1	Categoria 2
Volume da mama	Marcada diferença de volume	Leve diferença de volume	Mamas simétricas
Forma da mama	Marcada deformidade no contorno ou forma assimétrica	Leve deformidade no contorno ou forma assimétrica	Mamas simétricas
Simetria das mamas	Marcada assimetria	Leve assimetria	Mamas simétricas
Sulco inframamário	Pouco definido ou não definido	Definido, mas assimétrico	Definido e simétrico
Cicatrizes	Resultado pobre (hipertrofia ou contratura da cicatriz)	Resultado médio (cicatrizes largas, má correspondência de cor, mas sem hipertrofia ou contratura)	Resultado bom (cicatrizes finas, coloração adequada)

Fonte: Garbay, Rietjens e Petit, 1992[38].

As principais desvantagens dessas escalas subjetivas são sua variabilidade e baixa reprodutibilidade, por apresentarem baixa concordância intra e interobservadores. Nesse caso, muitas vezes, é utilizada a média calculada a partir de um painel de avaliadores. Outro problema é a falta de uma escala padronizada para analisar o resultado estético. Uma escala ordinal bruta com quatro ou cinco categorias é imprecisa para identificar elementos estéticos individuais[40].

▶ MÉTODOS OBJETIVOS

Os métodos objetivos se utilizam de medições diretamente realizadas nas pacientes ou em fotografias e se baseiam essencialmente na simetria entre as mamas (a tratada e a não tratada)[41,42]. Essas ferramentas têm potencial reprodutibilidade, mas não integram a opinião da paciente e a posição do tumor[41]. As fotografias devem ser tiradas da região da mama, no nível do ombro e do umbigo, em cinco ângulos: visão frontal, laterais e em ângulo de 45 graus entre as vistas frontal e laterais direita e esquerda.

As medidas físicas, por meio de antropometria, são baseadas em medidas lineares entre os pontos localizados na superfície, sendo consideradas uma ferramenta útil para a quantificação do resultado estético. Entretanto, apresentam várias limitações pragmáticas. Parâmetros fundamentais, como a projeção das mamas, são de avaliação difícil devido à curvatura da parede torácica e à mobilidade do tecido subcutâneo. Estudos de medidas lineares devem ser realizados prospectivamente e exigem uma intervenção extra, que tende a manter baixo o número de sujeitos. Não é viável a obtenção de um grande número de medições em cada indivíduo. Se uma medida específica não for valiosa, não é possível tentar outra diferente retrospectivamente. Para validar uma medida específica, são necessários estudos de múltiplas instituições com vários observadores, o que se torna dispendioso.

Por essa razão, medidas diretas têm utilização limitada na prática clínica e não são realizadas rotineiramente[40].

A análise por meio de fotografias é mais objetiva e tem sido amplamente utilizada em vários estudos com o propósito de avaliação estética após cirurgia conservadora ou reconstrutora da mama. No entanto, revisão sistemática recente mostrou que o desenho desses estudos, em termos de metodologia, varia muito. A avaliação por imagens em duas dimensões fornece informações limitadas por se tratar de imagens estáticas e, além disso, há pouca concordância sobre quem deve julgar as imagens, se as pacientes, os cirurgiões ou um painel multiprofissional, e sobre o número e o tipo de incidência fotográfica. A falta de padronização é demonstrada em uma revisão sistemática de 122 estudos que avaliaram a estética de 11.308 pacientes em uma média de 28,8 meses de seguimento. A estética foi avaliada por profissionais da saúde em 33 estudos (27,1%), pelas próprias pacientes em 37 estudos (30,3%) e por ambos em 52 estudos (42,6%). Em 43 estudos (40,2%), a avaliação estética profissional foi realizada clinicamente em 49 (45,8%) por fotografia e em 13 (12,1%) por meio de análise geométrica[39].

Na tentativa de reduzir as falhas relatadas, foram desenvolvidos métodos de avaliação mais objetivos, como programas de computador para análise computadorizada de simetria das mamas através de medidas de fotografias em duas dimensões. Os principais métodos objetivos e computadorizados que avaliam os registros fotográficos das pacientes submetidas a cirurgia da mama são o *Breast Cancer Conservative Treatment*, o *Cosmetic results* (BCCT. core)[43], o *Breast analysing tool* (BAT)[44,45] e o kOBCS© [46].

O método BAT foi desenvolvido em JAVA™ e pode ser executado em várias plataformas. Conforme descrito no artigo original de Krois e cols., o usuário atribui os contornos da mama manualmente e seleciona o centro através da fúrcula estenal e a localização dos mamilos[45]. A pontuação para simetria é obtida por meio do *software* Breast Symmetry Index (BSI), descrito por Fitzal na Áustria para avaliação do resultado estético. A simetria é calculada a partir das diferenças de tamanho e forma entre as mama direita e esquerda, e seis componentes são avaliados: distância jugulomamilar, posição horizontal do mamilo, posição vertical do mamilo, área da mama, silhueta da mama e posição do mamilo em relação ao contorno da mama[47]. Um valor mais alto de BSI significa assimetria maior. Conforme demonstrado em trabalhos anteriores, a análise da simetria das mamas através do *software* BAT não apresenta variabilidade entre observadores e tem excelente reprodutibilidade, independentemente do tempo de observação, da qualidade da imagem em relação à iluminação e da habilidade técnica dos examinadores[48].

Já o *software* kOBCS© é um método objetivo que documenta as mudanças estéticas das mamas após a cirurgia conservadora por meio da escala objetiva de cosmética da mama (*Objective Breast Cosmesis Scale* [OBCS]). Através de fotografias não padronizadas (apenas uma foto frontal da paciente), a OBSC mede a assimetria geométrica global da mama após cirurgia conservadora através das medidas e pontos específicos da mama. O kOBCS© demonstrou ser confiável e apresenta alta repodutividade, além de ser de fácil utilização e ter alta precisão clínica entre especialistas e não especialistas[46]. Uma limitação é a incapacidade de avaliar as pacientes com doenças bilaterais da mama e não possibilita a avaliação da cicatriz cirúrgica ou da despigmentação da pele, por ser um programa baseado exclusivamente no desvio geométrico entre a área tratada da mama e a mama não tratada[46].

O *Breast Cancer Conservative Treatment* (BCCT.core), desenvolvido por pesquisadores em Portugal, consiste em um sistema de computador que avalia objetiva e automaticamente a estética da mama submetida ao tratamento conservador de câncer. Esse programa fornece uma avaliação estética geral através dos pontos de referência compilados pelo avaliador (contornos da mama, mamilos e fúrcula esternal [Figura 72.1]). A graduação é baseada em assimetria, alterações da cor da pele e aparência da cicatriz cirúrgica na fotografia bidimensional de mulheres submetidas à CC da mama com ou sem radioterapia. Os dados se utilizam de um algoritmo validado para alcançar uma classificação geral como excelente, bom, razoável e fraco[43].

Apesar de ser um método desenhado especificamente para avaliação de mamas submetidas a tratamento conservador, Preuss, Lester e Saunders compararam a escala de Harris com o programa BCCT.core em pacientes submetidas à mastectomia com reconstrução. Nesse estudo, o BCCT.core demonstrou correlação com a escala de Harris para avaliação do resultado estético da cirurgia unilateral, sendo sugerido seu uso potencial para avaliação estética da reconstrução de mama pós-mastectomia unilateral[49].

Estudo recente avaliou os resultados estéticos em pacientes submetidas à CC da mama, à mastectomia total com reconstrução imediata da mama e à mastectomia total sem reconstrução através do *software* BCCT.core e do grupo de especialistas, encontrando uma boa correlação entre os resultados do BCCT.core e do grupo de especialistas quando as notas foram dicotomizadas em boas *versus* ruins [50], sugerindo o uso potencial do BCCT.core para avaliação de resultado estético também em cirurgia reconstrutora da mama.

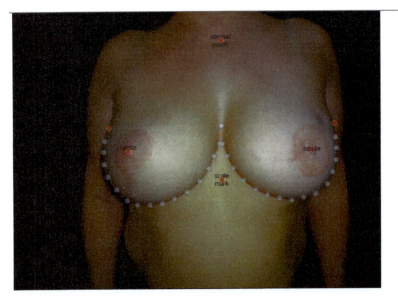
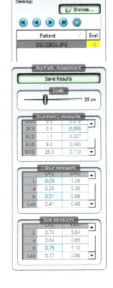

Figura 72.1 Exemplo de aplicação do BCCT.core.

A análise por meio de fotogrametria tem vantagens sobre a antropometria: as fotografias são mais eficientes e menos intrusivas, trata-se de um registro permanente, sendo possível obter uma variedade de medidas retrospectivamente; através de análise digital de fotografias digitalizadas em um computador, os resultados objetivos são mais consistentes. Por outro lado, as desvantagens incluem a possibilidade de alguns pontos anatômicos não serem visíveis e as medidas não poderem ser obtidas seguindo o contorno do corpo da paciente. Alguns estudos têm relatado desvios de padrão intra e interobservadores para medições lineares por meio de fotografias, devido, principalmente, à falta de um manual coerente que identifique os pontos anatômicos. Diretrizes consistentes com fotografias padronizadas são essenciais para a avaliação do resultado estético por meio de fotogrametria reprodutível[40].

A avaliação estética pode ainda ser obtida com mais precisão por meio de sistemas de imagens tridimensionais, permitindo a captura de uma quantidade maior de informações. O desenvolvimento do sistema 3D apresenta os seguintes objetivos: auxiliar o cirurgião no planejamento cirúrgico através da análise da forma, simetria e volume da mama, ajudar a paciente a compreender melhor sua cirurgia e possibilitar a comparação dos resultados pós-operatórios de maneira objetiva.

Os dados objetivos obtidos a partir de um sistema de imagem tridimensional parecem ser promissores em razão da maior acurácia em relação às avaliações subjetivas tradicionais para análise cosmética dos resultados. Apesar de o sistema de captura 3D representar um avanço tecnológico inovador na área médica, ainda faltam estudos que demonstrem sua aplicabilidade na prática clínica, os quais são escassos, pequenos e limitados à cirurgia plástica, e seus custos e viabilidade continuam sendo questões importantes para os usuários. Algoritmos e *softwares* ainda estão em evolução e assim permanecerão por muito tempo. A cor e as cicatrizes, características consideradas importantes, não estão incluídas na análise. A captura de imagem 3D em mamas com ptose e em movimento é o grande desafio dessa tecnologia[51]. Há carência de dados que tenham comparado a satisfação das pacientes com câncer de mama randomizadas em grupos que tiveram ou não acesso à simulação 3D no pré-operatório. Dados recentes de nosso serviço demonstraram que a inclusão do sistema de imagem 3D no pré-operatório das pacientes submetidas à reconstrução mamária e OP impactou significativamente a satisfação com a informação.

Gilmour e cols. compararam a avaliação pós-operatória de reconstrução mamária por meio de fotografias e de vídeo digital, concluindo que as imagens em vídeo são superiores às fotografias em termos de concordância entre os avaliadores e da correlação com a autoavaliação daso paciente por apresentarem mais informações (como o movimento) da mama reconstruída[52].

Nossa casuística para análise do resultado estético tanto em CC com OP como com mastectomia com reconstrução imediata com prótese e reconstrução com prótese pré-peitoral foi publicada em de três artigos:

- Santos e cols., em estudo transversal multicêntrico, compararam o resultado estético em pacientes submetidas à OP *versus* lumpectomia por meio de três métodos de avaliação diferentes, sendo incluídas 122 pacientes – 57 no grupo OP e 65 no grupo lumpectomia. A avaliação estética foi realizada por especialistas, utilizando a escala de Garbay, pelas pacientes e por meio do *software* BCCT.core. Os resultados estéticos excelentes foram mais frequentes no grupo OP de acordo com a análise do *software* e dos especialistas. A análise multifatorial demonstrou que idade > 70 anos, tumores em quadrantes mediais, inferiores e centrais e mamas volumosas foram fatores de risco para o resultado estético ruim nas lumpectomias[53].

- Na sequência, em 2017, um estudo transversal e multicêntrico realizou a análise estética por meio de três diferentes métodos: avaliação da paciente através do questionário Breast-Q, por quatro especialistas e pelo *software* BCCT.core. O estudo mostrou que as pacientes avaliaram melhor seus resultados do que o *software* e os especialistas, não havendo diferença significativa entre a análise por *software* e pelos especialistas[23].

- Recentemente publicamos um estudo multicêntrico que incluiu 280 pacientes submetidas à mastectomia preservadora de aréola e mamilo, seguida de reconstrução imediata com implante pré-peitoral sem a utilização de matriz dérmica acelular. Na análise do resultado estético, avaliado objetivamente por meio do *software* BCCT.core, resultados bons e excelentes foram encontrados em 87,3% das pacientes[54].

▶ CONSIDERAÇÕES FINAIS

A reconstrução da mama é um dos maiores avanços da cirurgia da mama nos últimos anos. Com seu desenvolvimento, questões relacionadas com os potenciais benefícios na qualidade de vida e no resultado estético se tornaram preocupações e desafios relevantes para as pacientes com câncer de mama. A análise estética é o resultado final de uma série de fatores, alguns relacionados com o próprio tratamento, outros com as características físicas, psicológicas e culturais das pacientes.

Por englobar questões subjetivas e de difícil mensuração, métodos de avaliação, questionários validados e ferramentas reprodutíveis necessitam ser padronizados para permitir comparações de técnicas de reconstrução mamária com propósito clínico e científico. O modelo ideal consistiria na avaliação pré-operatória para análise das expectativas e definição do perfil estético de cada paciente, de modo a possibilitar a comparação com o resultado pós-operatório. Na prática clínica, entretanto, isso é inviável. Desse modo, a partir de uma comunicação clara entre o médico e a paciente sobre as limitações, os riscos e os benefícios da reconstrução será possível manejar as expectativa e reduzir os riscos de insatisfação com o resultado estético da cirurgia.

REFERÊNCIAS

1. Nahabedian M. Innovations and advancements in breast reconstruction. Gland Surg 2015; 4(2):91-2.
2. Petit J, Gentilini O, Rotmensz N et al. Oncological results of immediate breast reconstruction : Long term follow-up of a large series at a single institution. Breast Cancer Res Treat 2008; 112:545-9.
3. de La Cruz L, Moody AM, Tappy EE, Al E. Overall survival, disease-free survival, local recurrence, and nipple-areolar recurrence in the setting of nipple-sparing mastectomy: A meta-analysis and systematic review. Ann Surg Oncol 2015; 22(10):3241-9.
4. Agrawal A, Sibbering D, Courtney CA. Skin sparing mastectomy and immediate breast reconstruction: A review. Eur J Surg Oncol 2013; 39(4):320-8.
5. Clough KB, van la Parra RFD, Thygesen HH, t al. Long-term results after oncoplastic surgery for breast cancer. Ann Surg 2018 Jul; 268(1):165-71.
6. Kosasih S, Tayeh S, Mokbel K, Kasem A. Is oncoplastic breast conserving surgery oncologically safe? A meta-analysis of 18.103 patients. Ame J Surg 2020 Aug; 220(2):385-92.
7. Fitzal F, Bolliger M, Dunkler D et al. Retrospective, multicenter analysis comparing conventional with oncoplastic breast conserving surgery: Oncological and surgical outcomes in women with high-risk breast cancer from the OPBC-01/iTOP2 study. Ann Surg Oncol 2022; 29(2):1061-70.
8. Rietjens M, Urban CA, Rey P, Mazzarol G, Maisonneuve P. Long-term oncological results of breast conservative treatment with oncoplastic surgery. Breast 2007; 16(4):387-95.
9. Flitcroft K, Brennan M, Spillane A. Women's expectations of breast reconstruction following mastectomy for breast cancer: A systematic review. Supp Care Cancer 2017; 25(8):2631-61.
10. Cordeiro PG. Breast reconstruction after surgery for breast cancer. N Engl J Med 2008 Oct; 359(15):1590-601.
11. Rowland J, Desmond K, Meyerowitz B et al. Role of breast reconstructive surgery in physical and emotional outcomes among breast cancer survivors. J Nat Cancer Instit 2000; 92(17):1422-9.
12. Guyomard V, Leinster S, Wilkinson M. Systematic review of studies of patients' satisfaction with breast reconstruction after mastectomy. Breast 2007 Dec; 16(6):547-67.
13. Kuroda F, Urban CA, Loureiro MP, Lourenço MRU, Sobreiro BP. A prospective evaluation of breast satisfaction and expectation in preoperative breast reconstruction patients. Mastology 2021; 31(1):92.
14. Clough KB, O'Donoghue JM, Fitoussi AD, Nos C, Falcou MC. Prospective evaluation of late cosmetic results following breast reconstruction. Plast Reconstr Surg 2000; 107(7):1702-9.
15. Hennigs A, Biehl H, Rauch G et al. Change of patient-reported aesthetic outcome over time and identification of factors characterizing poor aesthetic outcome after breast-conserving therapy: Long-term results of a prospective cohort study. Ann Surg Oncol 2016 May; 23(5):1744-51.
16. Heil J, Riedel F, Golatta M, Hennigs. Retrospective, multicenter analysis comparing conventional with oncoplastic breast conserving surgery: Oncological and surgical outcomes in women with high-risk breast cancer. Springer Intern Publ 2020: 93-106.
17. Rezai M, Knispel S, Kellersmann S, Lax H, Kimmig R, Kern P. Systematization of oncoplastic surgery: Selection of surgical techniques and patient-reported outcome in a cohort of 1.035 patients. Ann Surg Oncol 2015 Oct; 22(11):3730-7.
18. Duraes EFR, Schwarz GS, Sousa JB et al. Factors influencing the aesthetic outcome and quality of life after breast reconstruction. Ann Plast Surg 2020 May; 84(5):494-506.
19. Veiga D, Veiga-Filho J, Ribeiro L et al. Quality-of-life and self-esteem outcomes after oncoplastic breast-conserving surgery. Plast Reconstr Surg 2010; 125(3):811-7.
20. Dini G, Al E. Translation into Portughese, cultural adaptation and validation of the Rosenberg Self-Esteem Scale. Rev Soc Bras Cir Plast 2004; 18:47-52.
21. Beesley H, Ullmer H, Holcombe C, Salmon P. How patients evaluate breast reconstruction after mastectomy, and why their evaluation often differs from that of their clinicians. J Plast Reconstr Aesthet Surg 2012 Aug; 65(8):1064-71.
22. Veiga D, Veiga-Filho J, Ribeiro L, Archangelo-Junior I, Mendes D, Andrade V. Evaluations of aesthetic outcomes of oncoplastic surgery by surgeons of different gender and specialty: A prospective controlled study. Breast 2011; 20(5):407-12.
23. Kuroda F, Urban CA, Zucca-Matthes G et al. Evaluation of aesthetic and quality-of-life results after immediate breast reconstruction with definitive form-stable anatomical implants. Plast Reconstr Surg 2016; 137(2):278e-86e.
24. Sampaio M, Fraga M. Aesthetic principles for breast reconstruction: Breast aesthetic units and evaluation of late aesthetic results. In: Urban CA, Rietjens M (eds.) Oncoplastic and reconstructive breast surgery. 1. ed. Milão: Springer 2013: 85-90.
25. Stanton A, Krishnan L, Collins C. Form or function? Part 1. Subjective cosmetic and function correlates of quality of life in women treated with breast-conserving surgical procedures and radiotherapy. Cancer 2001; 91(12):2273-81.
26. Pusic AL, Klassen AF, Scott AM, Klok J, Cordeiro PG, Cano SJ. Development of a new patient-reported outcome measure for breast surgery: the Breast-Q. Plast Reconstr Surg 2009; 124(2):345-53.
27. Mundy LR, Homa K, Klassen AF, Pusic AL, Kerrigan CL. Breast cancer and reconstruction: Normative data for interpreting the Breast-Q. Plast Reconstr Surg 2017 May; 139(5):1046e-55e.
28. Cano SJ, Klassen AF, Scott AM, Pusic AL. A closer look at the Breast-Q©. Clin Plast Surg 2013 Apr; 40(2):287-96.
29. Cordantonopoulos FR, Sbalchiero JC, Silva CHD, Caiado Neto BR, Derchain S. Tradução do questionário Breast-Q para a língua portuguesa e sua aplicação em mulheres com câncer de mama. Rev Bras Cir Plast 2013; 28:1-103.
30. Morzycki A, Corkum J, Joukhadar N, Samargandi O, Williams JG, Frank SG. The impact of delaying breast reconstruction on patient expectations and health-related quality of life: An analysis using the Breast-Q. Plastic Surgery 2020; 28(1):46-56.
31. Cagli B, Cogliandro A, Barone M, Persichetti P. Quality-of-life outcomes between mastectomy alone and breast reconstruction: Comparison of patient-reported Breast-Q and other health-related quality-of-life measures. Plast Reconstr Surg 2014; 133(4):594e-5e.
32. Eltahir Y, Werners LLCH, Dreise MM et al. Quality-of-life outcomes between mastectomy alone and breast reconstruction: Comparison of patient-reported Breast-Q and other health-related quality-of-life measures. Plast Reconstr Surg 2013; 132(2):201e-9e.
33. Le NK, Persing S, Dinis J et al. A Comparison of Breast-Q scores between prepectoral and subpectoral direct-to-implant breast reconstruction. Plast Reconstr Surg 2021; 148(5):708e-14e.
34. Liu LQ, Branford OA, Mehigan S. Breast-Q measurement of the patient perspective in oncoplastic breast surgery: A systematic review. Plast Reconstr Surg Glob Open 2018; 6(8):1-8.

35. Maass SWMC, Bagher S, Hofer SOP, Baxter NN, Zhong T. Systematic review: Aesthetic assessment of breast reconstruction outcomes by healthcare professionals. Ann Surg Oncol 2015; 22(13):4305-16.

36. Harris J, Levene M, Svensson G et al. Analysis of cosmetic results following primary radiation therapy for stages I and II carcinoma of the breast. Int J Radiat Oncol Biol Phys 1979; 5(2):257-61.

37. Lemaine V, McCarthy C. Measuring outcomes in breast surgery. Clin Plast Surg 2013 Apr; 40(2):331-9.

38. Garbay J, Rietjens M, Petit JY. Esthetic results of breast reconstruction after amputation for cancer — 323 cases. Paris: J Gynecol Obstet Biol Reprod 1992; 21(4):405-12.

39. Potter S, Harcourt D, Cawthorn S et al. Assessment of cosmesis after breast reconstruction surgery: A systematic review. Ann Surg Oncol 2011 Mar; 18(3):813-23.

40. Kim MS, Sbalchiero JC, Reece GP, Miller MJ, Beahm EK, Markey MK. Assessment of breast aesthetics. Plast Reconstr Surg 2008 Apr; 121(4):186e-94e.

41. Veiga DF, Veiga-Filho J, Ribeiro LM, et al. Evaluations of aesthetic outcomes of oncoplastic surgery by surgeons of different gender and specialty: A prospective controlled study. Breast 2011 Oct; 20(5):407-12.

42. Cardoso MJ, Cardoso JS, Wild T, AI E. Comparing two objective methods for the aesthetic evaluation of breast cancer conservative treatment. Breast Cancer Res Treat 2009; 116(1):149-52.

43. Oliveira HP, Magalhaes A, Cardoso MJ, Cardoso JS. An accurate and interpretable model for BCCT.core. Conference proceedings. Annual International Conference of the IEEE Engineering in Medicine and Biology Society 2010 Jan; 2010:6158-61.

44. Fitzal F, Krois W, Trischler H et al. The use of a breast symmetry index for objective evaluation of breast cosmesis. Breast 2007; 16(4):429-35.

45. Krois W, Romar AK, Wild T et al. Objective breast symmetry analysis with the breast analyzing tool (BAT): Improved tool for clinical trials. Breast Cancer Res Treat 2017 Jul; 164(2):421-7.

46. Soror T, Lancellotta V, Kovács G et al. kOBCS©: A novel software calculator program of the Objective Breast Cosmesis Scale (OBCS). Breast Cancer 2020; 27(2):179-85.

47. Fitzal F, Krois W, Trischler H et al. The use of a breast symmetry index for objective evaluation of breast cosmesis. Breast 2007; 16(4):429-35.

48. Cardoso MJ, Cardoso JS, Wild T et al. Comparing two objective methods for the aesthetic evaluation of breast cancer conservative treatment. Breast Cancer Res Treat 2009; 116(1):149-52.

49. Preuss J, Lester L, Saunders C. BCCT.core — Can a computer program be used for the assessment of aesthetic outcome after breast reconstructive surgery? Breast 2012 Aug; 21(4):597-600.

50. Kim MK, Kim T, Moon HG et al. Effect of cosmetic outcome on quality of life after breast cancer surgery. Eur J Oncol 2015; 41(3):426-32.

51. Cardoso MJ. Is three betters than two? The use of 3D scanners in the assessment of aesthetic results in local breast cancer treatment. Breast 2012; 21(3):227-8.

52. Gilmour A, Mackay IR, Young D, Hill ME, Brown L, Malyon AD. The use of real-time digital video in the assessment of post-operative outcomes of breast reconstruction. J Plast Reconstr Aesthet Surg 2014; 67(10):1357-63.

53. Santos G, Urban CA, Edelweiss MI. Long-term comparison of aesthetical outcomes after oncoplastic surgery and lumpectomy in breast cancer patients. Ann Surg Oncol 2015; 22(8):2500-8.

54. Urban CA, González E, Fornazari A et al. Prepectoral direct-to-implant breast reconstruction without placement of acellular dermal matrix or mesh after nipple-sparing mastectomy. Plast Reconstr Surg 2022; 150(5):973-83.

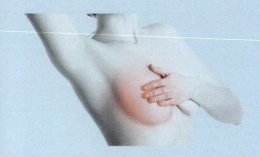

Índice Remissivo

A

Adenomastectomia, 81
Adolescentes, ginecomastia, 641
Alterações genéticas, 74
Anatomia cirúrgica
- mama, 3-17, 244
- - aréola, 7
- - artérias, 9
- - drenagem
- - - linfática, 21
- - -venosa, 13
- - fáscias, aponeuroses e ligamentos, 7
- - inervação, 13
- - papila, 4
- - parênquima e estroma mamários, 4
- - pele, 4
- - subcutâneo, 4
- superfície do tronco anterior, 4
- tronco, músculos, 17-21
Antibióticos, 617
Aponeuroses mamárias, 7
Aréola mamária, 4, 7
Artérias
- axilar, 12
- mamárias, 9
Assimetrias das mamas, 28
Autoenxertia do complexo areolopapilar, 561

B

Batwing miniflap, 312
BIA-ALCL, 622
Biologia tumoral, 72
Biópsias da mama
- ambulatoriais, 49-61
- - assistida a vácuo e excisão assistida a vácuo, 53
- - punção aspirativa com agulha fina, 49
- - punção por agulha grossa, 51
- complicações, 46
- indicações, 46
- lesões impalpáveis, 44
- - a vácuo, 45
- - cirúrgicas, 44
- - *core biopsy*/agulha grossa, 45
- - excisional, 46
- - indicações, 44
- - punção aspirativa com agulha fina, 45
- linfonodo sentinela, 104
- resultados de lesões B3, 46
BI-RADS (*Breast Imaging Reporting and Data System*), 43
Breast cancer index, 72
Breast implant illness (doença do silicone), 268

C

Calcificações da mama, mamografia, 25
Câncer de mama, 64-77, 79
- abordagem axilar, 84-89
- - aplicação do linfonodo sentinela, 85
- -definição de tratamento, 85
- - evolução histórica, 84
- - linfonodo sentinela em pacientes submetidos à neoadjuvância, 87
- - recomendações, 85
- - tratamento
- - - cirúrgico UPFRONT, 86
- - - sistêmico, 106
- alterações genéticas, 74
- biologia tumoral e subtipos moleculares, 72
- cirurgias
- - conservadoras, 82
- - tratamento, 79
- classificação histológica, 65
- contralateral, 130
- - história familiar, 131
- - incidência, 130
- endocrinoterapia, 108
- estadiamento, 65
- etiologia, 64
- fatores prognósticos e preditivos, 66
- hereditário, genes relacionados, 163
- hormonioterapia, 113-116
- incorporação do painel genético no planejamento terapêutico, 163
- - considerações, 166
- - prognóstico, 164
- - tratamento
- - - adjuvante clínico, 164
- - - adjuvante radioterápico, 165
- - - neoadjuvante, 164
- - - paliativo, 165
- inflamatório, 142
- localmente avançado, 91-99
- - cirurgia axilar, 96
- - cirurgia e reconstrução, 94
- - considerações, 98
- - definição, 91, 148
- - diagnóstico, 92
- - fatores prognósticos, 98
- - modalidades de terapias combinadas e adjuvância, 97
- - radioterapia, 93
- - ressonância magnética, 93
- - tratamento, 92
- mamografia, 24
- mastectomias, 79
- novos biomarcadores e potenciais alvos terapêuticos, 75
- quimioterapia, 106
- radioterapia, 118-126
- tratamento, 76, 243
- - conservador, oncoplastia, 249-254
Carcinomas de mama, 65
Cicatriz mamária, 182, 362
- como melhorar, 610
- fisiologia da cicatrização, 597
Cirurgia mamária, 273
- axilar após quimioterapia neoadjuvante, 158
- conservadora
- - reparação das deformidades, 319-334
- - - correções tardias dos defeitos, 334
- - - lipoenxertia imediata, 332
- - - mamoplastias modificadas, 324
- - - reconstruções parciais da mama com retalhos à distância, 332
- - - retalho bilobado, 328
- - - retalho dermoglandular, 322
- - - retalho toracoepigástrico, 329
- - - retalho toracolateral, 330
- - - rotação glandular, 320
- - tumores localmente avançados, 135-146
- - - avaliação do espécime cirúrgico, 140
- - - compensação geométrica disfarçada, 136
- - - complicações cirúrgicas, 141

689

- - - considerações, 145
- - - mamoplastia de compensação geométrica clássica, 136
- - - *miniflap* do músculo grande dorsal, 136
- - - novas indicações, 136
- - - qualidade de vida *versus* mastectomia, 144
- - - resposta à quimioterapia neoadjuvante e desfechos oncológicos, 138
- - - resultado estético, 144
- - - técnica oncoplástica, 136
- estética da mama, cuidados especiais, 180-185
- - avaliação, 183
- - cicatrizes, 182
- - considerações, 185
- - forma, 181
- - inclusão de implante mamário, 184
- - mamoplastia redutora, 184
- - pós-operatório, 184
- - resultados, avaliação, 184
- - simetria, 182
- - volume, 180
- não oncológica, prevenção e controle das intercorrências, 235-240
- oncoplástica, 243, 249, 260, 562
- - abordagem com um único cirurgião *versus* dois, 258
- - apoio psicossocial, 263
- - avaliação fotográfica, 263
- - baseada em competências, 277
- - boas práticas, 260
- - *breast implant illness* (doença do silicone), 268
- - cicatrizes, qualidade, 362
- - cirurgia de simetrização contralateral, 263
- - complexo areolopapilar, 362
- - complicações, curativos e cuidados, 597
- - conservação mamária, cirurgia, 266
- - considerações, 254, 258, 260, 270
- - curva de aprendizado, 258
- - definição, 260
- - desenhos pré-operatórios, 252
- - estratégias para diminuir as complicações relacionadas ao implante, 267
- - evidências científicas, 255
- - exames de imagem, 250
- - experiência brasileira, 278
- - extrema, 373
- - - autocrítica, 381
- - - planejamento cirúrgico, 376
- - - segurança oncológica, 379
- - - trajeto, 373
- - fatores técnicos, 262
- - forma das mamas, 361
- - informações às pacientes, 263
- - lipoenxertia, 363
- - lipomodelação, 268
- - modelos de formação e mentoria, 274
- - oportunidades de atualização virtual, 281
- - pré-operatório, 250, 261, 265
- - quadrante central, planejamento, 252
- - qualidade de vida, 605
- - radioterapia, 268

- - reconstrução mamária
- - - autóloga, 262, 268
- - - com implantes, 262
- - - tardia, 263
- - refinamentos, 360-366
- - segurança oncológica, 256
- - seleção das pacientes, 249
- - simetria das mamas, 361
- - subunidades estéticas, 364
- - técnicas, 262
- - - deslocamento de volume, 266
- - - pedículo superior e inferior, 253, 254
- - - periareolares, 253
- - - reposição volêmica, 266
- - textura, 361
- - toma de decisão, 263, 265
- - treinamento, 273-281
- - vigilância radiológica, 269
- - volume das mamas, 361
- plástica da mama, mamografia, 24
- readequação de gênero, 563
- simetrização contralateral, 263
Clavícula, 4
Comorbidades na oncoplastia, 247
Compensação geométrica
- clássica, 337
- combinada, 341
- disfarçada, 341
- dupla, 341
- invertida, 337
- limites, 346
Complexo areolopapilar (CAP), 298, 362
- alterações benignas e malignas, 303
- autoenxertia, 561
- características anatômicas e funcionais, 299
- fatores que predizem comprometimento em grandes séries, 302
- mastectomia preservadora, 469
- - complicações, 473
- - considerações, 475
- - contraindicações, 469
- - indicações, 469
- - radioterapia, 474
- - seguimento das pacientes, 474
- - segurança oncológica, 474
- - técnica, 471
- reconstrução, 551
- suprimento sanguíneo, 299
- tratamento cirúrgico das patologias, 309
Contratura capsular, 593
- classificação, 593
- considerações, 596
- definição, 593
- epidemiologia, 593
- etiopatogenia, 593
- fatores de risco, 593
- prevenção, 594
- tratamento, 594
Core biopsy (punção por agulha grossa), 45, 51
Correção de má posição da aréola após mamoplastias, 564
Corticoide, 595
Crioablação, 58
- indicação, 59
- mecanismo de ação, 58
- técnica, 58

Crista ilíaca, 4
Curativos nas complicações da cirurgia oncoplástica da mama, 597
- alginato de cálcio, 601
- carvão ativado com prata, 601
- considerações, 604
- espuma polimérica com ou sem prata, 601
- filme transparente, 601
- hidrocoloide, 601
- hidrogel, 601
- malha com prata, 601
- não aderentes, 601
- protocolo para utilização das coberturas especiais, 602
- tipos de coberturas especiais, 600
- tratamentos adjuvantes, 604

D

Deformidades em cirurgia cardíaca
- estruturais, 227
- reparação, técnicas alternativas e retalhos locorregionais, 319
Desarticulação interescapulotorácica, 584
- complicações, 586
- recorrência, 587
- seleção das pacientes, 584
- sobrevida, 587
- técnica, 585
Disforia de gênero, cirurgia mamária, 662
Dissecção axilar, 86
Distorção arquitetural da mama, 30
Doença do silicone, 268

E

Endocrinoterapia, 108
- adjuvante na pós-menopausa, 109
- adjuvante na pré-menopausa, 109
- neoadjuvante, 108
Enxerto livre , 308
- complexo areolopapilar, 561
- - aspectos técnicos, 565
- - considerações, 567
- - desvantagens, 567
- - indicações, 561
- - complicações, 566
- - cuidados pós-operatórios, 566
- - vantagens, 567
Esteatonecrose, 227
Estroma mamário, 4
Evidências científicas em cirurgia oncoplástica, 255
- considerações, 258
- resultados, 257
- segurança, 256
- tópicos importantes, 258
Exames de imagem após a quimioterapia neoadjuvante, 93
Expansores teciduais, 447
- considerações, 452
- cuidados pós-operatórios, 451
- definitivo, 428
- escolha, 448
- segunda etapa da reconstrução, 451
- seleção das pacientes, 447

Índice Remissivo

- técnica operatória, 448
- temporários, 429
- tipos, 448
Explante mamário, 630, 634
- considerações, 636
- mastopexia, 636
- restauração de volume, 635
- tratamento conservador da mama, 636

F

Fáscias mamárias, 7, 8
Fechamento de mastectomias com grande
ressecção cutânea, 575
Formas das mamas, cirurgia, 181, 361
Fotografias, sistematização da documentação
fotográfica, 177
- câmera, 177
- - posicionamento e enquadramento, 178
- considerações, 179
- fundo, 178
- posicionamento da paciente, 179

G

Genes
- BRCA 1/ 2, 74, 76
- câncer de mama hereditário, 163
Ginecomastia, 564, 641
- considerações, 652
- diagnóstico, 642
- formas de apresentação, 641
- impacto social, 644
- picos de incidência, 641
- tratamento, 644
Glândula mamária, 197
Gordura para *lipofilling*, preparo, 406
- complicações, 410
- história, 406
- indicações, 407
- técnica cirúrgica, 407
Grandes ressecções no câncer de mama,
reparação, 575
Gravidez, reconstrução mamária, 654

H

HER-2, 67
Hipertrofia mamária, 186
- mamilo, 309
Hipomastia mamária, 207
Homens trans, mastectomia, 663
Hormonioterapia no câncer de mama, 113
- adjuvante, 114
- considerações, 116
- definição de tumor receptivo-positivo, 113
- neoadjuvante, 114
- paliativa, 115

I

Idosos, ginecomastia, 641
Implantes mamários, 425-430
- complicações, 430
- considerações, 430
- definitivo retromuscular, reconstrução

mamária, 432
- - complicações, 443
- - conduta na mama contralateral, 444
- - considerações, 445
- - contraindicações, 434
- - imediata *versus* tardia, 433
- - indicações, 433
- - satisfação da paciente, 445
- - segurança oncológica, 444
- - seleção de pacientes, 434
- - técnica cirúrgica, 435
- - vantagens, 433
- inclusão, cirurgia estética, 184
- infecções, 613
- - considerações, 620
- - diagnóstico, 617
- - fatores de risco, 614
- - microbiologia, 613
- - prevenção, 615
- - tratamento, 619
- mamografia, 25
- mamoplastia de aumento, 236
- seleção das pacientes, 425
- tipos de próteses, 426
- tumores, 622
Incisura supraesternal, 4
Infecções, 227
Inibidor
- CDK4/6, 75
- PARP, 165
Intercorrências em cirurgia mamária não
oncológica, 235
- mamoplastia de aumento
- - enxerto autólogo de gordura, 237
- - implantes, 236
- mamoplastia redutora, 238
Inversão do mamilo, 309
Irrigação
- mama, 10
- tórax, 13

K

Ki-67, 70

L

Lactação, reconstrução mamária, 654
Lesões dos quadrantes
- centrais, 298
- - alterações benignas e malignas associadas
ao complexo areolopapilar passíveis
de correção cirúrgica na rotina da
mastologia, 303
- - anomalias do mamilo, 309
- - características anatômicas e funcionais do
complexo areolopapilar, 299
- - complicações, 314
- - considerações, 317
- - enxerto livre, 308
- - fatores preditivos para bons resultados
estéticos em cirurgias conservadoras para
câncer de mama, 308
- - retalhos locorregionais mais utilizados
nas reconstruções após quadrantectomias
centrais, 312

- - segundo tempo da reconstrução
mamária, 303
- - técnicas para reconstrução do mamilo, 305
- - tratamento cirúrgico de patologias
retroareolares e do complexo
areolopapilar, 309
- inferiores, remodelamento oncoplástico, 291
- - abordagem
- - - pedículo superior em T invertido, 291
- - - ressecção em gota, 293
- - - ressecção lateral em L, 293
- - mamoplastia em V, 294
- - retalho
- - - miocutâneo de grande dorsal, 295
- - - ramos perfurantes das artérias
intercostais, 296
- - - toracoepigástrico, 294
- superiores, remodelamento oncoplástico, 283
- - anatomia, 283
- - complicações, 289
- - considerações, 290
- - desvantagens, 284
- - indicações, 284
- - marcações cirúrgicas, 285
- - planejamento cirúrgico, 285
- - vantagens, 284
Ligamentos mamários, 7
Linfomas anaplásicos de grandes células, 622
- diagnóstico, 623
- etiologia, 622
- manejo, 623
- patogênese, 622
Linfonodo sentinela, 85
- macrometástase, 86
- pacientes submetidos à neoadjuvância, 87
- positivo, manejo da axila, 86
Lipoenxertia, 247, 363, 387-403, 412, 595
- avaliação pré-operatória, 391
- câncer de mama, 387
- - avaliação pré-operatória, 391
- - considerações, 403
- - contraindicações, 394
- - cuidados pós-operatórios, 400
- - discussões e controvérsias, 400
- - indicações, 394
- - mecanismo de ação, 389
- - técnica, 387, 389, 391
- complicações, 402, 410
- considerações, 403
- contraindicações, 394
- cuidados pós-operatórios e seguimento, 400
- desenvolvimento, 387
- discussões e controvérsias atuais, 400
- história, 387
- imediata, 332, 417
- indicações, 394, 407
- mecanismo de ação, 389
- preparação da gordura, 406
- princípios técnicos, 389
- segurança oncológica, 414
- técnica cirúrgica, 391, 407, 413
- vantagens, 413
Lipofilling, 406
Lipomodelação, 268
Lipotransferência, 406

M

Macromastia, 195
Macrometástase em linfonodos sentinelas, 86
Mamas, 3
- anatomia cirúrgica, 3-17, 244
  - - aréola, 7
  - - artérias, 9
  - - drenagem venosa, 13
  - - fáscias, aponeuroses e ligamentos, 7
  - - inervação, 13
  - - papila, 4
  - - parênquima e estroma mamários, 4
  - - pele, 4
  - - subcutâneo, 4
- estrutura, 7
- ideal, conceito, 215
- grande, reconstrução mamária, 477
  - - complicações, 486
  - - considerações, 486
  - - por que fazer, 478
  - - técnicas, 479
Mamilo, 4
- hipertrofia, 309
- inversão, 309
- reconstrução, 305
Mammaprint, 71
Mamografia, 23-32
- contrastada, 30
- diagnóstica, 25
  - - avaliação de resposta após tratamento
    com quimioterapia adjuvante, 25
  - - controle radiológico, 25
  - - descarga papilar, 25
  - - estudos de implantes mamários, 25
  - - mama masculina, 25
- principais achados radiológicos
  - - assimetrias, 28
  - - calcificações, 26
  - - distorção arquitetural, 30
  - - nódulos, 25
- rastreamento, 23
  - - câncer, 24
  - - população transgênero, 24
  - - pós-tratamento de câncer de mama, 24
  - - pré-operatório para cirurgia plástica, 24
  - - pré-terapia hormonal, 24
Mamoplastia
- aumento, 206-214
  - - após reconstruções mamárias, 211
  - - complicações, 214
  - - correção da ptose associada, 215-221
  - - hipomastia, 207
- cicatriz periareolar, 312
- compensação geométrica, 336-346
  - - clássica, 136, 337
  - - combinada, 341
  - - disfarçada, 341
  - - dupla, 341
  - - invertida, 337
  - - limites, 346
- conceito, 274
- contrastes, 274
- em V, 294
- enxerto autólogo de gordura, 237

- história, 274
- implantes, 236
- incisões reduzidas, 222-228
  - - complicações, 227
  - - considerações, 228
  - - indicações, 223
    - - - técnicas cirúrgicas, 223
- pedículo superior, 186-193
  - - complicações, 193
  - - histórico, 186
  - - indicações, 187
  - - técnica cirúrgica, 187
- periareolar, 224
- redutora, 184, 238, 561
  - - pedículo inferior, 195-205
    - - - aspectos anatômicos, 195
    - - - avaliação pré-operatória, 197
    - - - complicações, 203
    - - - considerações, 204
    - - - indicações, 197
    - - - resultados, 203
    - - - técnica operatória, 198
- vertical, 223
Marcadores imuno-histoquímicos, 67
Mastectomias, 79
- aumento em mulheres trans, 670
- conservadoras, 80
- contralateral profilática, 130
  - - complicações, 132
  - - considerações, 133
  - - impacto na mortalidade, 131
  - - técnica cirúrgica, 132
  - - tipo de cirurgia, 132
- mamas grandes, 562
- masculinizadora em homens trans, 663
- poupadora de pele, 269
- preservação do mamilo, 269
- preservadora do complexo
  areolopapilar, 469-475
  - - câncer de mama, 471
  - - complicações, 473
  - - considerações, 475
  - - contraindicações, 469
  - - indicações, 469
  - - preventiva, 470
  - - radioterapia, 474
  - - seguimento das pacientes, 474
  - - segurança oncológica, 474
  - - técnica, 471
- qualidade de vida, 607
- radical de Halsted, 79
- radical modificada por
  Madden-Auchincloss, 80
- radical modificada por Pattey-Dysson, 79
- redutora de risco (profilática), 101-105
  - - incidência, 101
  - - contralateral, 104
  - - seleção de pacientes, 102
  - - técnica cirúrgica, 103
- simples, 79
- *skin-sparing* (preservação da pele), 80
- subcutânea com enxerto livre do complexo
  areolomamilar , 663
- total subcutânea com preservação do
  complexo areolomamilar, 81

Mastologia, 172
Mastologistas, relação médico-paciente, 168
- aspectos éticos, 170
- colocando limites, 169
- comunicação interpessoal, 169
- considerações, 173
- escolha esclarecida, 172
- responsabilidade
  - - civil do médico, 170
  - - penal, 171
Mastopexias, 238
Matriz dérmica acelular, 492, 595
- complicações, 495
- contratura capsular, 493
- radioterapia mais cirurgia de revisão, 494
Microcirurgia na reconstrução mamária, 530
- considerações, 550
  - - oncológicas e técnicas, 530
- imediata ou tardia, 531
- pós-mastectomia com materiais
  heterólogos, 531
- tecido autólogo, 533
Micrometástase em linfonodos sentinelas, 174
Miniflap do músculo grande dorsal, 136, 421
Mulheres trans, mamoplastia, 670
Músculos
- deltoide, 4
- grande dorsal, 18, 20, 498
  - - reconstrução mamária com retalho, 498
- infraespinhal, 499
- peitoral maior e menor, 4, 17, 20
- redondo maior e menor, 499
- reto abdominal, 4, 18, 20
  - - transverso pediculado, retalho
    miocutâneo, 514
- serrátil, 20, 499
- subclávio, 17, 20
- subescapular, 18, 20, 498
- tórax, 17, 18
Mutações
- ESR1, 75
- PIK3CA, 75

N

Necroses
- complexo areolopapilar, 227
- retalho cutâneo, 227
Nervos
- axila, 17
- mamários, 13
- peitorais, 16
- relevância nas cirurgias da mama e axila, 14
Nódulos
- mamografia, 25
- ressonância magnética, 42

O

Oncoplastia mamária, 243-248
- anatomia mamária, 244
- comorbidades, 247
- conceito, 243
- distribuição de volume mamário e anatomia
  estática, 246
- extrema, 149

Índice Remissivo

- lipoenxertia, 247
- pedículos inferiores e superiores, 246
- pré-operatório, análise da mama, 247
- radioterapia, 245
- tratamento conservador do câncer de mama, 249-254
- visão estética, 247
Oncotype DX, 71

P

Papila mamária, 4
Parede torácica, 17
Parênquima mamário, 4
PD-L1, 76
Pedículos em cirurgia mamária, 229-234, 246, 253, 254
- I (base inferior), 230, 246
- II (base superior), 186, 230, 246
- III (triangular), 231
- IV (alongado), 232
- V (areolado), 232
Pele da mama, 4
Platina no tratamento do câncer, 165
Plexo braquial direito, 16
Plug flap, 312
Prega axila anterior, 4
Pré-operatório para cirurgia plástica, mamografia, 24
Processo
- acrômio, 4
- xifoide, 4
Prolongamento axilar da glândula mamária, 4
Prosigna/PAM50, 72
Próteses para implantes, 426
- complicações, 430
- considerações, 430
- escolha, 429
- expansores definitivos, 428
- expansores temporários, 429
- gel de silicone, 427
- microtexturizada com titânio, 428
- revestida com poliuretano, 428
- salinas, 427
Ptose mamária, 181
- classificação, 216
- correção, mamoplastia de aumento, 215
- - complicações, 220
- - considerações, 221
- - cuidados pós-cirúrgicos, 219
- - indicações, 216
- - planejamento pré-operatório, 216
- - técnicas cirúrgicas, 216
- definição, 215
Punção aspirativa
- agulha fina (PAAF), 45, 49
- agulha grossa, 51

Q

Quadrantes, lesões
- centrais, 298
- - alterações benignas e malignas associadas ao complexo areolopapilar passíveis de correção cirúrgica na rotina da mastologia, 303

- - anomalias do mamilo, 309
- - características anatômicas e funcionais do complexo areolopapilar, 299
- - complicações, 314
- - considerações, 317
- - enxerto livre, 308
- - fatores preditivos para bons resultados estéticos em cirurgias conservadoras para câncer de mama, 308
- - retalhos locorregionais mais utilizados nas reconstruções após quadrantectomias centrais, 312
- - segundo tempo da reconstrução mamária, 303
- - técnicas para reconstrução do mamilo, 305
- - tratamento cirúrgico de patologias retroareolares e do complexo areolopapilar, 309
- inferiores, remodelamento oncoplástico, 291
- - abordagem
- - - pedículo superior em T invertido, 291
- - - ressecção em gota, 293
- - - ressecção lateral em L, 293
- - mamoplastia em V, 294
- - retalho
- - - miocutâneo de grande dorsal, 295
- - - ramos perfurantes das artérias intercostais, 296
- - - toracoepigástrico, 294
- superiores, remodelamento oncoplástico, 283
- - anatomia, 283
- - complicações, 289
- - considerações, 290
- - desvantagens, 284
- - indicações, 284
- - marcações cirúrgicas, 285
- - planejamento cirúrgico, 285
- - vantagens, 284
Quadrantectomia da mama, 82
Qualidade de vida na cirurgia oncoplástica, 605
- reconstrução mamária, 674
Quimioterapia, 106
- adjuvante, 107
- neoadjuvante, 106
- - manejo da mama e axila após a quimioterapia, 155
- - reconstrução parcial da mama, 149

R

Radioterapia no câncer, 118-126, 245, 569
- após cirurgias conservadoras, 122
- - fracionamento em mamas reconstruídas, 123
- - identificação do leito tumoral, 123
- - parcial, 124
- após mastectomia, 118
- - complicações, 120
- - indicações, 119
- cirurgias das mamas, escolha da técnica e cuidados, 569
- cuidados com reconstrução parcial da mama, 367
- efeitos da radiação, 367
- localmente avançado, 93

Receptores
- androgênio, 75
- estrogênio, 67
- progesterona, 67
Recidiva na parede torácica, 581
Reconstrução mamária
- autóloga, 262
- complexo areolopapilar, 551
- - técnicas, 553
- fatores
- - que podem aumentar a morbidade, 530
- - oncológicos de decisão, 531
- gravidez e lactação, 654
- imediata, 531
- implantes, 262
- - definitivo retromuscular, 432-445
- - - complicações, 443
- - - conduta na mama contralateral, 444
- - - considerações, 445
- - - contraindicações, 434
- - - imediata *versus* tardia, 433
- - - indicações, 433
- - - satisfação da paciente, 445
- - - segurança oncológica, 444
- - - seleção de pacientes, 434
- - - técnica, 435
- - - vantagens, 433
- mama grande, 477
- - complicações, 486
- - considerações, 486
- - técnica, 479
- mamilo, técnica, 305
- mamoplastia de aumento após reconstruções, 211
- microcirurgia, 530
- parcial, 149
- - cuidados após radioterapia, 367
- pós-mastectomia com materiais heterólogos, 531
- pré-peitoral, 453-466
- - considerações, 464, 465
- - contraindicações, 454
- - desfechos clínicos, 458
- - indicações, 454
- - pontos-chave, 466
- - técnica cirúrgica, 455
- resultados cosméticos, 679
- retalhos abdominais, 534
- retalhos do músculo grande dorsal, 498, 533
- - anatomia cirúrgica, 498
- - aspectos técnicos, 501
- - casos clínicos, 509
- - contraindicações, 501
- - determinação das possibilidades de utilização do músculo, 501
- - elevação do retalho, 504
- - lipoenxertia imediata, 417-422
- - - considerações, 422
- - - *miniflap* lipoenxertado, 421, 507
- - marcação do retalho, 501
- - modelagem da neomama, 507
- - posicionamento da paciente, 503
- - seleção de pacientes, 500
- - - passos do procedimento, 418

- segundo tempo, 303
- segurança após quimioterapia neoadjuvante em tumores multicêntricos, 148-153
  - - aspectos éticos, 170
  - - considerações, 152
  - - quimioterapia neoadjuvante, 149
  - - responsabilidade
    - - - - civil do médico, 170
    - - - - penal, 171
- tardia, 263, 531
- tecido autólogo, 533
- tela e matriz acelular, 488
  - - complicação, taxa, 491
  - - considerações, 496
  - - racional para uso, 489
  - - sintéticas absorvíveis e não absorvíveis, 490
- total da mama, 152
Relação médico-paciente, 168
- colocando limites, 169
- indicações, 284
- planejamento cirúrgico, 285
- processo da comunicação interpessoal, 169
Remodelamento oncoplástico nas lesões dos quadrantes
- centrais, 298- 318
  - - anomalias do mamilo, 309
  - - complexo areolopapilar, 299
  - - complicações, 314
  - - considerações, 317
  - - enxerto livre, 308
  - - fatores preditivos para o bom resultado estético, 308
  - - retalhos locorregionais mais utilizados nas reconstruções após quadrantectomias centrais, 312
  - - segundo tempo, 303
  - - técnicas, 305
  - - tratamento cirúrgico de patologias retroareolares e do complexo areolopapilar, 309
- inferiores, 291-297
  - - mamoplastia em V, 294
  - - pedículo superior em T invertido, 291
  - - ressecção em gota, 293
  - - ressecção lateral em L, 293
  - - retalho de ramos perfurantes das artérias intercostais, 296
  - - retalho miocutâneo de grande dorsal, 295
  - - retalho toracoepigástrico, 294
- superiores, 283-290
  - - anatomia, 283
  - - complicações, 289
  - - considerações, 290
  - - desvantagens, 284
  - - marcação cirúrgica, 285
  - - vantagens, 284
Reparação
- deformidades em cirurgia conservadora, 319-334
  - - correções tardias dos defeitos, 334
  - - lipoenxertia imediata, 332
  - - mamoplastias modificadas, 324

- - reconstruções parciais da mama com retalhos à distância, 332
- - retalho bilobado, 328
- - retalho dermoglandular, 322
- - retalho toracoepigástrico, 329
- - retalho toracolateral, 330
- - rotação glandular, 320
- grandes ressecções no câncer de mama, 575
Ressecção segmentar da mama, 82
Ressonância magnética mamária, 38
- câncer localmente avançado, 93
- foco, 42
- indicações, 39
  - - descarga papilar patológica, 40
  - - diagnóstico, 39
  - - rastreamento, 40
- nódulos, 41
- realce não nodular, 41
Retalhos
- abdominais livres, 548
- alternativos, 547
- bilobado, 328
- coxa, 548
- dermoglandulares, 322
- glúteos, 547
- miocutâneo do músculo
  - - grande dorsal, 295
  - - reto abdominal transverso pediculado, 514
    - - - complicações, 527
    - - - considerações, 527
    - - - contraindicações, 515
    - - - indicações, 515
    - - - técnica cirúrgica, 516
- perfurante da artéria epigástrica inferior
  - - profunda, 542
  - - superficial, 547
- perfurantes da parede torácica, 348
  - - AICAP/MICAP, 352
  - - anatomia, 348
  - - aspectos técnicos e planejamento operacional, 355
  - - considerações, 356, 359
  - - implicações clínicas, 348
  - - indicações, 352
  - - investigação diagnóstica e oncológica, 354
  - - LICAP, 349
  - - LTAP, 351
  - - procedimentos em estágio único *versus* em duas etapas, 358
  - - seleção das pacientes, 353
  - - TDAP, 352
- ramos perfurantes das artérias intercostais, 296
- toracoepigástrico, 294, 329
- toracolateral, 330
- TRAM, 514, 539
  - - complicações, 527
  - - considerações, 527
  - - contraindicações, 515
  - - indicações, 515
  - - técnica cirúrgica, 515
Rotação glandular, 320

S

Salpingooforectomia bilateral (SOB), 105
Seromas, 227
Setorectomia, 82
Simetria das mamas e cirurgia, 182, 361
Síndrome ASIA, 627
- cirurgia de explante mamário, 630
- considerações, 632
- diagnóstico, 630
- estudos publicados, 628
- fisiopatologia, 629
Síntese cirúrgica, 610
Sistema Bi-RADS (*Breast Imaging Reporting And Data System*), 43
Spray intranasal, 615
Sutura, 611

T

Telas sintéticas, 490
Terapia hormonal (TH)
- mamografia, 24
Testes genômicos, 70
- *breast cancer index*, 72
- mammaprint, 71
- oncotype DX, 71
- prosigna/PAM50, 72
Textura das mamas, 361
Tomossíntese, 30
Transgêneros, mamografia, 24
Treinamento em cirurgia oncoplástica, 273
- baseada em competências, 277
- conceitos, 274
- considerações, 281
- contrastes, 274
- experiência brasileira, 278
- história, 274
- modelos de formação e mentoria, 274
- oportunidades de atualização virtual, 280
Triângulo deltopeitoral, 4
Tronco
- musculatura, 17
Tubérculo maior do úmero, 4
Tumour Infiltrating Lymphocytes (TILs), 76

U

Ultrassonografia da mama, 32
- automatizado (ABUS), 37
- indicações, 32
- limitações, 33
Umbigo, 4

V

Veias mamárias, 13
Volume das mamas, cirurgia, 180, 361

Z

zafirlukast